U0198043

髓内钉手术学

张 伟 唐佩福 主编

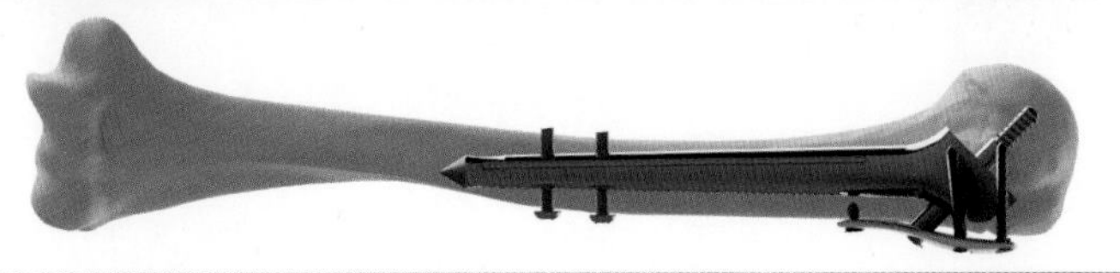

清華大學出版社
北 京

图书在版编目（CIP）数据

髓内钉手术学 / 张伟，唐佩福主编 . — 北京：清华大学出版社，2020.10
ISBN 978-7-302-55659-6

Ⅰ. ①髓… Ⅱ. ①张… ②唐… Ⅲ. ①骨折固定术 Ⅳ. ① R687.3

中国版本图书馆 CIP 数据核字（2020）第 101974 号

责任编辑：肖　军
封面设计：吴　晋
责任校对：赵丽敏
责任印制：杨　艳

出版发行：清华大学出版社
网　　址：http://www.tup.com.cn，http://www.wqbook.com
地　　址：北京清华大学学研大厦 A 座　　邮　　编：100084
社 总 机：010-62770175　　邮　　购：010-62786544
投稿与读者服务：010-62776969，c-service@tup.tsinghua.edu.cn
质量反馈：010-62772015，zhiliang@tup.tsinghua.edu.cn
印 装 者：三河市龙大印装有限公司
经　　销：全国新华书店
开　　本：185mm×260mm　　印　张：26.25　　字　数：656 千字
版　　次：2020 年 11 月第 1 版　　印　次：2020 年 11 月第 1 次印刷
定　　价：298.00 元

产品编号：086864-01

主编简介

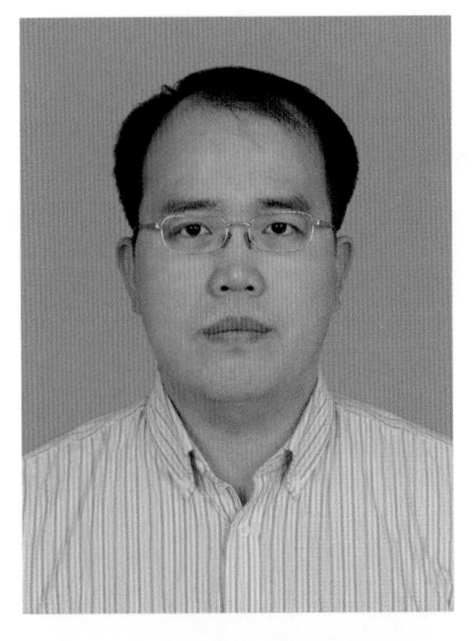

张伟　博士，中国人民解放军总医院第一医学中心骨科。国际内固定协会（AO）会员，并以AO访问学者到德国Hannover Medical School创伤外科中心学习。2009年毕业于四川大学华西医学中心，获临床医学七年制硕士学位；2019年毕业于解放军医学院，获临床医学专业博士学位。副主译《骨科核心知识》，参编参译《创伤骨科手术学》《洛克伍德成人骨折》（第8版）和《坎贝尔骨科手术学》（第13版）及《假体周围骨折》《微创接骨板技术》（MIPO第2版）等多部专著。发表论文10多篇，其中SCI收录6篇，Medline收录3篇。申请完成9项专利，其中发明专利2项。参与国家级课题3项，院级课题2项。

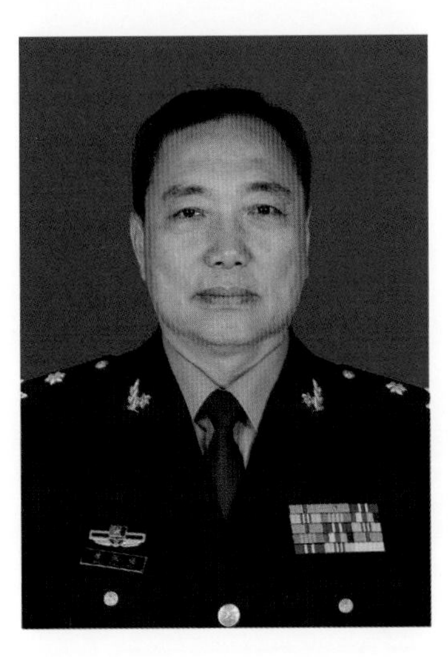

唐佩福　主任医师，教授，博士生导师。现任中国人民解放军总医院骨科医学部主任，国家骨科与运动康复临床医学研究中心主任；目前担任中华医学会创伤学分会主任委员，国家卫生健康委员会能力建设和继续教育中心骨科专业委员会主任委员，中华医学会骨科学分会外固定与肢体重建学组组长，全军骨科专业委员会主任委员，北京医学会骨科学分会候任主任委员，国际矫形与创伤外科协会（SICOT）中国部创伤学会主任委员，国务院第7批学科评议小组成员。

主持：国家“863”计划重大项目、国家自然科学基金重点国际合作项目、国家“863”计划重点项目、国家科技支撑计划、军队后勤重大项目，军队“十二五”等重点课题。获授权专利98项，其中国际发明专利5项、国家发明专利44项，部分专利实现成果转化，并在临床广泛推广应用。以第一/通信作者在*Nature Communications*，*Advanced Materials*等高水平SCI期刊发表论文100余篇。主编主译专著19部，以第一完成人获得：国家科技进步奖一等奖1项，华夏医学科技进步奖一等奖1项，军队科技进步奖一等奖1项，军队杰出技术人才奖，国际发明金奖1项，何梁何利“医学药学”奖，“发明创业奖·人物奖”特等奖，吴阶平医学奖-保罗·杨森药学研究奖，中国医学科学家奖。先后荣获个人一等功1次、二等功1次、三等功2次，被评为原总后勤部优秀共产党员。先后培养博士硕士研究生/博士后113名，多次获评中国人民解放军总医院优秀教师。

编 者 名 单

主　　审　张英泽　张伯勋
主　　编　张　伟　唐佩福
副 主 编　张　卓　魏均强
编　　者　（以姓氏笔画为顺序）

王　锟（中国人民解放军总医院第一医学中心）
王　铖（中国人民解放军总医院第一医学中心）
邬晓勇（中国人民解放军总医院第一医学中心）
苏秀云（南方科技大学医院）
杜海龙（中国人民解放军总医院第一医学中心）
李　佳（中国人民解放军总医院第一医学中心）
李建涛（中国人民解放军总医院第一医学中心）
张　伟（中国人民解放军总医院第一医学中心）
张　卓（中国人民解放军总医院第一医学中心）
张如意（首都医科大学北京市石景山医院）
赵　喆（北京清华长庚医院）
赵燕鹏（中国人民解放军总医院第一医学中心）
郝　明（中国人民解放军总医院第一医学中心）
聂少波（中国人民解放军总医院第一医学中心）
郭　徽（中国人民解放军总医院第一医学中心）
唐佩福（中国人民解放军总医院第一医学中心）
曹延祥（中国人民解放军总医院第二医学中心）
常祖豪（中国人民解放军总医院第一医学中心）
梁永辉（北京大学航天中心医院）
魏均强（中国人民解放军总医院海南医院）

学术秘书

张　昊（中国人民解放军总医院第一医学中心）

序

髓内固定的理念虽然历史悠久，但是真正将这一理念成功引入临床的是一名德国军医：Gerhard Küntscher 教授——“现代髓内钉之父”。他提出了髓内固定的三大重要原则，并逐渐成为了日后髓内钉固定的基本理念，即①进钉点远离骨折断端，而骨折断端无需显露；②使用足够口径的内置物恢复肢体的功能；③髓内置入物应填充髓腔全长。“二战”期间，大量的伤员为 Küntscher 教授髓内钉理念的实践提供必要的客观条件；同时，髓内钉固定在救治伤员和快速恢复部队战斗力方面的成功也引起了广大骨科医师的关注。“二战”后，Küntscher 教授并没有停止其对髓内钉的思考，他又提出了开拓性的理念——扩髓和交锁固定技术。这些理念和技术为髓内钉在临床应用提供了更为坚实的基础。

解放军总医院骨科是国内最早开展髓内钉技术的单位之一，至今已有 40 多年的历史。作为全军创伤骨科中心与国家骨科和运动康复临床医学研究中心，唐佩福教授所带领的创伤骨科团队在髓内钉领域做了大量的临床和科研工作，取得了一系列成果，积累了丰富的临床经验。他们对之前的工作进行总结，撰写了本书，并邀请我作序。我有幸先睹为快，为该书的深入浅出和图文并茂所吸引。相信该书能够成为创伤骨科同道的良师益友，从而有利于推动我国髓内钉标准化诊治水平的进一步提高。

纵观全篇，该书有以下特点：

第一，“知史以明鉴，查古以至今。”该书在总论和分论章节中，对髓内钉的历史演变和技术更新做了详细地阐述。这些历史的经验告诉我们，无论现在的工具多么先进、智能，手术医师都应该对髓内钉的原理，演进过程、手术适应证的变化和技术改良过程有充分的认识和深刻的理解。不要忘记髓内钉固定的三大基本原理—弹性固定、扩髓和交锁螺钉固定，经历了近百年的探索才日趋成熟，其中的失败和曲折对于我们审视自己的医疗行为和进行有效的创新都大有裨益。

第二，“凡事预则立，不预则废。”任何一种手术技术的成功开展和应用，都需要系统地学习相应的术前评估策略、适应证的选择、手术技术以及并发症的预防和处理，髓内钉也不例外。该书对这些内容进行了深入浅出的讲解，条目清晰。此外，还展示了大量解放军总医院骨科的病例，使读者更容易理解相应的内容，可谓匠心独运。

第三，“苟日新，日日新，又日新。”解放军总医院骨科始终站在创新的前沿。有关髓内钉设计和应用的 6 项国家发明专利，5 项国际发明专利，2 项产品注册证，都充分印证了这一点。解放军总医院创伤骨科团队研究并发现的股骨近端“三角形稳定”生物力学理念，以全新的概念指导了内侧支撑髓内钉的设计和应用。该髓内钉的设计构型和操作步骤，在本书中均进行了介绍。此外，该书还介绍了解放军总创伤骨科团队在人工智能技术和髓内钉技术相结合方面所作出的贡献，让人印象深刻。

唐佩福教授是我国著名的创伤骨科专家，是全军骨科和全国创伤领域的领军人物。他的睿智、敢为、实干和开拓精神，成为解放军总医院骨科事业蓬勃发展的中坚力量和基石。张伟医师作为唐佩福教授的学生，是一位脚踏实地、技术过硬的年轻医师，他的辛勤工作必将有所收获。

我衷心地祝贺该书的出版，期待该书的出版能进一步规范髓内钉技术并指导骨科医师开展髓内钉临床实践，改善骨科临床的治疗效果；推动骨科学科的整体发展。

张英泽
中国工程院院士
2020 年 8 月

前　言

自20世纪30年代开始，髓内钉技术开始在临床应用至今。由于该技术切口小、操作简便、损伤少、可早期负重活动，且并发症相对开放性手术明显减少，从而受到创伤骨科医师的青睐。伴随现代材料科学的飞速发展和髓内钉设计的更迭改进，目前髓内钉技术日趋成熟，应用广泛，操作体系也日趋完善和规范。

但是，在临床实践和学术交流中，我们发现依然会有大量髓内钉术后患者发生严重的并发症，如骨折延迟愈合和不愈合、畸形愈合和感染等。这些并发症不仅给患者的身心健康带来严重的负面影响，也给其家庭和社会造成了巨大的负担。这些髓内钉并发症发生的根源在于我们对髓内钉技术认识上有不足，理念上存在误区。这些不足和误区不仅影响患者的临床疗效，还将影响我们国家医疗改革的进程，尤其是基层骨科医师的能力建设；同时，也不利于我国创伤骨科的快速发展和崛起。

中国人民解放军总医院骨科团队在老一代骨科专家的指导下，很早就开展髓内钉的学术和临床研究并取得一系列的科研成果。经过多年的临床实践，在汲取了国内外先进经验的基础上形成了一整套髓内钉理念和技术操作规范，在围术期管理、手术治疗、术后康复、并发症处理等方面构建了与髓内钉相关的完整体系，并在新的髓内钉技术架构中融进了快速康复外科和精准骨科的新理念，形成了髓内钉技术先进性和可操作性的统一。我们编写本书的目的就是希望将解放军总医院骨科近40年来在髓内钉治疗骨折领域所积累的宝贵经验系统地介绍给骨科同仁，加强对髓内钉技术的认识和理念；以期共同推动我国骨科内固定技术的有序发展。

在此，衷心感谢我们的前辈陈景云教授、卢世璧院士、张伯勋教授、王继芳教授的薪火相传、悉心教诲铸成本书的基础与底蕴；感谢王岩教授对本书的策划与指导；感谢梁雨田教授、刘玉杰教授等老专家始终如一的支持与厚爱；感谢在本书编写过程中团队成员所付出的辛勤努力，感谢首都医科大学附属北京世纪坛医院姚琦教授、清华大学长庚医院赵喆医师在书稿校审、图片绘制和资料整理收集方面给予的帮助。同时，感谢清华大学出版社医学分社给予的大力支持。

在本书编写过程中，我们一直关注国内外髓内钉技术的最新进展，并力求内容翔实。但创伤骨科的理念、器械发展日新月异，加之编写时间有限，编者水平有限，难免挂一漏万。谨代表全书编委衷心期望广大读者一如既往对本书从形式上到内容方面提出宝贵意见，这种帮助至为重要和极其宝贵。谨致以最诚挚的谢意！

张　伟　唐佩福
中国人民解放军总医院骨科医学部
2020年6月

目　　录

第 1 章　髓内钉发展史

1. 髓内固定理念的起源

早期的西班牙征服者宣称，玛雅部落的医师使用木棒进行髓内固定治疗骨折。考古学证据也证实了玛雅人使用环钻术治疗颅脑疾病，但至今尚未发现同时代使用髓内固定治疗长骨骨折的证据。

近代，英国外科医师 White 在治疗肱骨近端假关节时，将肱骨干的近端部分修整成尖刺状插入肱骨头内进行固定，即早期的“俄罗斯锁”（Russian lock）结构。在美国独立革命后的费城，这一手术被称为“White 手术”。Roux 在法国以“圈地”来形容这一手术。这一术式发展至今，则演变成为治疗股骨转子间骨折的内移截骨术，通过将头颈骨块插入股骨近端髓腔增加稳定性。

假关节形成的经典治疗手段是使用金属针（pin）多次贯穿骨折不愈合区域，这一过程被称为“穿线（seton）”治疗。1841 年，普鲁士外科医师 Dieffenbach 结合 White 的手术理念和穿线治疗理念，在假关节处进行多处钻孔并打入象牙桩（ivory peg）以增加稳定性（见图 1-1-1）。1870 年，Bérenger Féraud 编著了一本关于骨折治疗方法的专著，将象牙桩作为一种治疗骨折的手术方法进行了介绍。维多利亚时代的医师使用多种象牙钉（ivory pin）增加骨折的稳定性。他们使用的象牙钉长度逐渐增加，最终出现了沿髓腔插入的象牙钉。在 19 世纪和 20 世纪更替的年代，象牙是欧洲主要的髓内固定物，偶尔也会使用其他兽牙和鹿角等材料进行髓内固定。

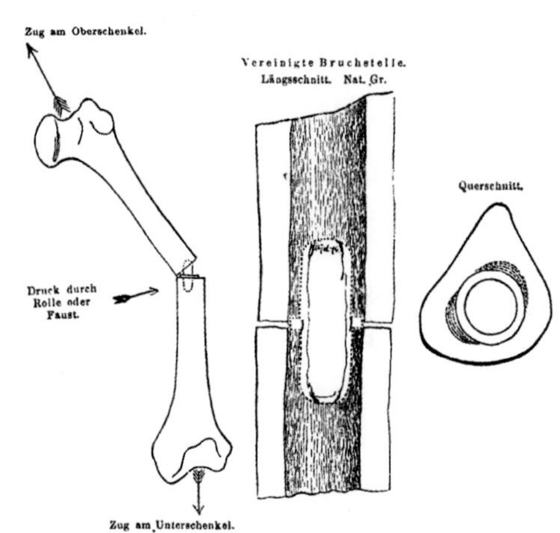

图 1-1-1　使用象牙桩进行髓内固定的理念示意图（引自 *ivory peg*）

第一个对髓内固定理念进行思考和实验论证的医师是来自美国的 Nicholas Senn。1893 年，Senn 向美国外科协会展示了两种使用牛骨进行骨折固定的方法：将牛骨插入人骨髓腔（髓内固定），或将人骨插入牛骨髓腔（骨夹板）（见图 1-1-2）。由于向髓腔内插入外源性材料的安全性遭到质疑，研究的焦点发生了变化，关注焦点转移至采用自体皮质骨治疗假关节形成，包括来自完整骨或部分胫骨的条形皮质骨。

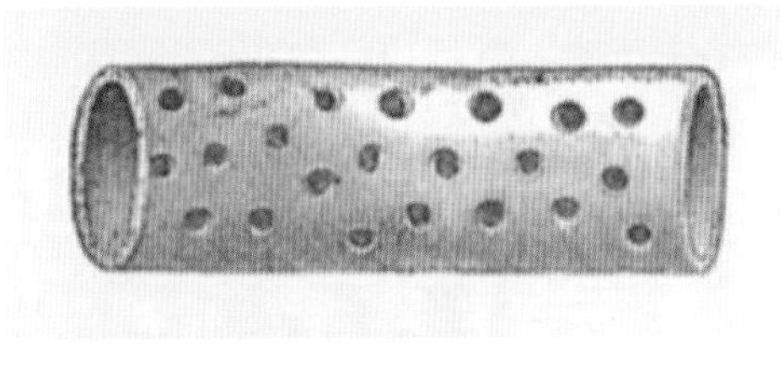

图 1-1-2　Senn 设计的牛骨夹板

William Arbuthnot Lane 爵士首先提出了“接骨术”这一术语。虽然他在使用 Lane 接骨板固定骨折方面更为出名，但也的确使用过银涂层的钢制髓内桩治疗假关节形成。德国的 Themistocles Gluck 则在 19 世纪 90 年代使用象牙或金属材料的髓内固定装置治疗骨折。

直到 1906 年，法国的外科论文才开始报道使用髓内桩进行骨不连的治疗。但是这种髓内装置的置入并不容易。锥形的髓内桩很难滑入表面不规则的髓腔内。因此，Ernest W. Hey Groves 发明了一种方法，即自髓腔的一侧插入髓内桩，然后使用绳索将其拉至骨不连的部位进行固定。Hey Groves 在第一次世界大战之后使用髓内钉治疗了一批感染性骨不连的患者。他采用短髓内钉，自大转子进钉，近端钉尾突出进行引流。这种方法尤其适用于股骨近端骨折的治疗，而对于不愿截肢的感染性骨不连患者也很适合。

1911 年，纽约的 Lilienthal 使用铝制髓内支具治疗了 1 例股骨干骨折。1913 年，Georg Schöne 报道了使用银针（pin）治疗 6 例前臂骨折的效果，手术的进针点远离骨折断端，同时采用了闭合复位的方法，并讨论了生物可吸收内置物的可能性。1914 年，Burghard 提出应用髓内钉（nail）、髓内桩（peg）和螺钉（screw）是维持骨复位的最佳方法。1921 年起，德国的 Oskar Müller-Meernach 开始使用金属螺栓（bolt/Bolzen）插入长骨髓腔治疗骨折，这些金属螺栓由 Krupp 不锈钢或含铬黄铜支撑，其报道发表于 1933 年的 *Zentralblatt für Chirurgie* 杂志。

早在 1937 年，L.V. 和 H.L. Rush 兄弟开始使用弹性金属线（wire）治疗长骨骨折。Rush 髓内钉系统则由此得到了全面发展，使用塑形的髓内钉穿过骨骼进行固定，其原理是使髓内钉和髓腔内壁形成三点或多点接触而获得稳定。Rush 兄弟的理论为弹性髓内钉的发展奠定了基础。这种弹性髓内固定的方法在维也纳的 Ender 学院得以延续，进一步发展为当前小儿骨科所采用的弹性髓内针。而在 1938 年，Robert Danis 选择了另一种完全不同的方式，即使用短粗的内固定材料制作髓内钉治疗髋部、腓骨和跟骨等多种骨折（图 1-1-3）。

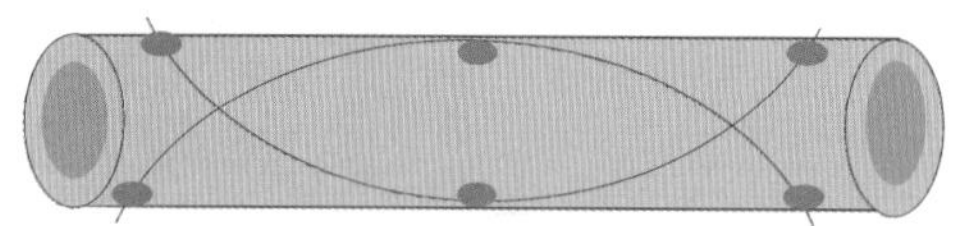

图 1-1-3 髓内钉的三点固定原理

2. Gerhard Küntscher 和他的髓内钉

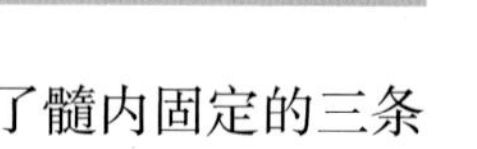

虽然髓内固定理念并不是由 Gerhard Küntscher 最先提出的，但他提出了髓内固定的三条重要进展，这三个重要特点也逐渐成为了日后髓内钉内固定的基本理念，包括：

- 进钉点远离骨折断端，而骨折断端无须显露；
- 使用足够口径的内置物恢复骨折的功能；
- 髓内置入物应填充髓腔全长。

1939 年，Küntscher 报道了其首例使用髓内钉治疗股骨转子下骨折的效果。1940 年 3 月，在德国外科协会年会上，Küntscher 报道了 13 例髓内钉的应用经验，其中 11 例为股骨骨折。在他的报道中，所有患者在治疗后即可进行患肢活动。

虽然战争为世界带来了巨大的灾难和损失，但髓内钉在枪弹伤中的应用在第二次世界大战中得到了验证。Lorenz Böhler 认为髓内钉的使用存在一定风险，其适应证仅限于长骨的中三分之一部分骨折。然而 1943 年到 1944 年 9 月苏芬战争期间，Küntscher 在芬兰进行了髓内钉在枪弹伤中应用的研究，并获得了开拓性的进展。在 C. Häbler 教授受德国空军委托而编著的《髓内钉技术手册》中，对 Küntscher 的研究工作给予了高度评价和肯定。

第二次世界大战结束后，Küntscher 供职于 Schles-wig-Hesterberg 市医院，继续他的髓内钉研究。其研究结果将在后续的相关章节中进行描述。正是由于其在髓内钉领域所做出的开拓性贡献，Gerhard Küntscher 被后人称为“现代髓内钉之父”（图 1-1-4）。

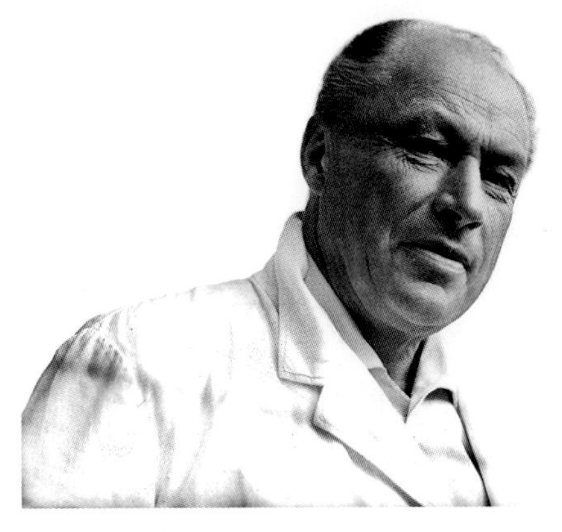

图 1-1-4 “现代髓内钉之父”——Gerhard Küntscher

3. 髓内钉在第二次世界大战后的发展

随着第二次世界大战的结束，在欧洲得到治疗的美军伤员返回美国，美国医学界开始接触到新的髓内固定理念。这些成功治疗的病例使得美国骨科界开始重新思考这种治疗方式的可行性。

MacAusland 将一名髓内钉治疗股骨干骨折患者体内的髓内钉取出进行了研究，并使用钽金属对取出的髓内钉进行了仿制。1945 年 9 月 11 日，MacAusland 施行了美国第一例 Küntscher 髓内钉手术，患者是一名 78 岁女性。即使 Smith-Petersen 对来自德国的髓内钉理念十分抵触，截至 1947 年，美国仍进行了大量的髓内钉手术，同时建立了基金会进行髓内钉技术研究和器械制造，包括菱形和四叶草形截面的髓内钉产品。与此同时，髓内钉相关的英文专著也得以编著和出版。

20 世纪 50 年代，关于髓内钉的治疗效果仍然存在争议。1950 年，Dana Street 在美国医学会杂志（*The Journal of the American Medical Association*，JAMA）上发表了一篇文章，将骨牵引、接骨板和髓内钉进行了对比，并认为髓内钉是治疗股骨干骨折的最佳方法。然而，美国骨科医师协会（AAOS）骨折与创伤委员会的 Hugh Smith 则提出了完全相反的结论。Smith 进行了一项前瞻性研究，共计超过 700 个病例，使用的内固定器械包括 Küntscher 四叶草形髓内钉、Hansen Street 髓内针和 Lotte 髓内钉。研究发现，3 种髓内钉的治疗效果没有明显差别，但认为“如果经验不足、技术不恰当，会导致更为严重的后果”。由于惧怕出现灾难性的后果，髓内钉技术早期在英语国家内没有得到广泛推广。直到数十年后，交锁髓内钉的引入才改善了这一状况。

由于理念上的分歧，加上透视和扩髓技术尚未普及，Küntscher 所代表的欧洲和 Smith-Peterson 所代表的美国对髓内钉的使用仍然持不同观点。虽然 Küntscher 在战后始终致力于促进髓内钉的改进并在欧洲进行推广，但即使到 1972 年因心脏病发作去世时，他关于髓内固定的理念仍然没有为美国骨科界所普遍接受。

如果提起著名的 Küntscher 协会，就不得不提起 Klaus Klemm。Klemm 最初致力于治疗骨感染。但由于持续牵引会限制有限的床位周转，Klemm 不得不考虑采用更为积极的治疗策略。自 1970 年起，Klemm 与 Dieter Schellmann 共同设计了交锁髓内钉，并同时应用抗生素骨水泥珠链进行骨感染的治疗。

在 1972 年 Küntscher 去世后，Klemm 和 Schellmann 发表了关于交锁髓内钉的文章。而在 Küntscher 去世的同年，他先前的同事和学生在柏林成立了一个研究髓内钉的组织——Gerhard Küntscher Kreis，并进一步发展为拥有自己杂志、年会及关于骨折治疗论文奖项的正规学术组织。而交锁髓内钉的理念也催生出了 Grosse-Kempf 髓内钉的出现。

4. 髓内钉在美国的发展

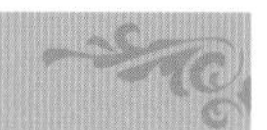

来自西雅图的 Kay Clawson 是支持 Küntscher 关于透视引导下闭合复位顺行髓内钉技术的美国先驱。他认为髓内钉获得成功的核心包括内置物和相关器械、骨折手术台及透视引导技术，并将这一技术连同相应的设备都带回了西雅图。Don Smith 当时在西雅图 Harborview 医院任住院总医师，Ted Hansen 是 Don 的住院医师，而 Bob Winquist 还只是一名医学生。Don 在访问欧洲时，并没有发现社区内 Küntscher 治疗方案的相关并发症。这是由于社区医院无法负担昂贵的透视设备费用，因而不施行此类手术。以此为启发，同时由于经皮髓内钉内固定具有相对较短的恢复期及更高的社会经济学优势，Don Smith 在西雅图建立了以 Harborview 为中心的转诊机制——股骨骨折的患者在牵引固定后转送至 Harborview，手术后再转回当地医院。

截至 1984 年，股骨和胫骨交锁髓内钉已经成为成熟的技术，同时在美国市场上也可以获得此类产品，Hansen 和 Winquist 开始在美国推广闭合髓内钉技术。同时，他们促进了小直径髓内钉的使用——髓内钉的直径从最初的 15mm 和 16mm 逐渐减小。但随着髓内钉直径的减小，问题也随之而来：首先是经锁定孔的髓内钉断裂，其次是置钉过程中的扭转形变造成锁定困难。

美国的医师和器械生产商为了减少射线暴露，一直致力于设计远端锁钉的导向器。最初，Howmedica 公司设计了与髓内钉相连接的长导向器，但这种导向器从未真正有效过。O.E.C. 公司开发了磁力导航装置，利用髓内钉上的锁定孔进行瞄准锁钉，但此装置并不可靠。来自孟菲斯的 Charles Taylor 尝试利用航空工程材料解决锁钉的难题，但也没有成功。上述尝试也进一步说明了锁定导向的困难。在 1983 年到 1984 年的冬季，时任 Campbell Clinic 初级主治医师 J. Charles Taylor 的高级住院医 Tony Russell 希望能设计一种全新的交锁髓内钉，并在美国进行生产。他询问了 Zimmer 公司，得知交锁髓内钉“没有未来”。最终，Russell 和 Taylor 仅能够说服 Richard 公司实现他们的理念。

受到 Smith & Nephew 公司的指点，Richard 公司的工程师开始使用枪孔钻床技术制作骨科内置物。枪孔钻床技术通过在金属棒中心直接钻孔而获得管状材料，这一技术能够精确控制管状材料壁的厚度。而传统技术是将金属片卷曲来制造中空髓内钉。因此，利用枪孔钻床技术生产出的髓内钉具有更高的扭转强度，其弯曲特性与骨相似。很快，这种“等弹性”髓内钉所获得的高愈合率就得到证明，而美国市场也对这种“本土制造”的髓内钉产生了极大的兴趣。随着新型髓内钉的治疗适应证扩大，髓内钉的应用在美国得到了推广。

5. 小结

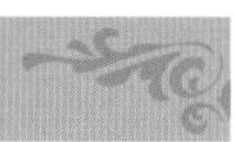

当今，采用髓内钉进行骨折固定和药物释放系统的理念已经得到广泛接受。然而，对髓内固定理念的探索并未就此结束。骨折固定的新策略、新材料的应用及新设计理念的出现，就像我们的先驱在髓内钉发展上所付出的不断探索一样，都需要大量的研究进行支持和证实。未来研究的重点势必更关注于长骨的生物学和机械力学特点之间的联系，髓内钉也将由于其独特的内在优势而得到进一步发展。

（张　卓　魏均强）

参 考 文 献

[1] Farill J. Orthopedics in Mexico [J]. J Bone Joint Surg Am, 1952, (24): 506-512.

[2] Bérenger Féraud LJB. Traité de l'Immobilisation Directe des Fragments Osseux dans les Fractures [J]. Paris: DeLahaye, 1870.

[3] Knothe U, Knothe Tate ML, Perren SM. 300 Years of Intramedullary Fixation - from Aztec Practice to Standard Treatment Modality [J]. European Journal of Trauma, 2000, 26 (5): 217-225.

[4] Bircher H. Eine neue Methode unmittelbarer Retention bei Frakturen der Röhrenknochen [J]. Langenbecks Arch Chir, 1886, (34): 410-422.

[5] Gluck T. Autoplastic transplantation. Implantation von Fremdkörpern [J]. Berl Klin Wochenschr, 1890, (19): 421-427.

[6] Eynon-Lewis NJ, Ferry D, Pearse MF. Themistocles Gluck: an unrecognised genius [J]. BMJ, 1992, (305): 1534-1536.

[7] Hey Groves EW. Ununited fractures with special reference to gunshot injuries and the use of bone grafting [J]. Br J Surg, 1918-1919, (6): 203-247.

[8] Schöne G. Zur Behandlung von Vorderarmfrakturen mit Bolzung [J]. Münch Med Wschr, 1913, (60): 2327-2328.

[9] Burghard FF. A system of operative surgery [M]. London: Oxford University Press, 1914.

[10] Lilienthal H. Fracture of the femur: open operation with introduction of intramedullary splint [J]. Ann Surg, 1911, (53): 541-542.

[11] Müller-Meernach O. Die Bolzung der Brüche der langen Röhrenknochen [J]. Zentralbl Chir, 1933, (29): 1718-1723.

[12] Küntscher G. The marrow nailing method [J]. Schönkirchen: Stryker Trauma GmbH, 1947.

[13] Rush LV, Rush HL. A reconstruction operation for comminuted fracture of the upper third of the ulna [J]. Am J Surg. 1937; (38): 332-333.

[14] Ender J. Probleme beim frischen per und subtrochanteren Obershenkelbruch [J]. Hefte Unfallheilkd, 1970, (106): 2-11.

[15] Danis R. Théorie et Pratique de L'Ostéosynthèse [M]. Paris: Masson& Cie, 1949.

[16] Küntscher G. Erfahrungen der Kieler Klinik mit der Schenkelhalsnagelung [J]. Zentralbl Chir, 1939, (21): 36-37.

[17] Young H, Topliss C. Complications associated with the use of a titanium tibial nail [J]. Injury, 2007, 38 (2): 223-226.

[18] Küntscher G. Die Marknagelung von Knochenbrüchen [J]. Langenbecks Arch Chir, 1940, (200): 443-455.

[19] Böhler L, Böhler J. Küntscher's medullary nailing [J]. J Bone Joint Surg Am, 1949, (31): 295-305.

[20] Küntscher G, Maatz R. Technik der Marknagelung [M]. Georg: Leipzig Thieme, 1945.

[21] MacAusland WR. Medullary nailing of fractures of the long bones [J]. Surg Gynecol Obstet, 1947, (84): 85-89.

[22] Smith-Petersen MN, Cave EF, Vangorder GW. Intracapsular fractures of the neck of the femur [J]. Arch Surg, 1931, (23): 715-759.

[23] Street DM, Hansen HH, Brewer BJ. The medullary nail [J]. Arch Surg, 1947, (55): 423-432.

[24] Street DM. Chapter 1: The evolution of intramedullary nailing. In: Browner BD, editor. The science and practice of intramedullary nailing [M]. 2nd ed. Baltimore: Williams & Wilkins, 1996: 1-26.

[25] Street DM. Medullary nailing of the femur. JAMA, 1950, (143): 709-714.

[26] Watson-Jones R, Bonnin JG, King T, et al. Medullary nailing of fractures after fifty years with a review of the deficiencies and complications of the operation [J]. J Bone Joint Surg Br, 1950, (32): 694-729.

[27] Lottes JO. Medullary nailing of the tibia with the triflange nail [J]. Clin Orthop Relat Res, 1974, (105): 253-266.

[28] Modny MT, Bambara J. The perforated cruciate intramedullary nail: preliminary report of its use in geriatric

patients [J]. J Am Geriatr Soc, 1953, (1): 579-588.
[29] Aufranc OE, Jones WN, Harris WH. Femoral shaft fracture I [J]. J Am Med Assoc, 1962, (182): 1325-1327.
[30] Fischer S. Gerhard Küntscher 1900-1972 [J]. J Bone Joint Surg Am, 1974, (56): 208-209.
[31] Maatz R, Lentz W, Arens W, Beck H. Die Marknagelung und andere intramedulläre Osteosynthesen [J]. Stuttgart: Schattauer Verlag, 1983.
[32] Klemm K, Schellmann WD. Dynamische und statische Verriegelung des Marknagels [J]. Unfallheilkunde, 1972, (75): 568-575.
[33] Clawson D, Kay S, Robert F, et al. Closed intramedullary nailing of the femur [J]. J Bone Joint Surg Am, 1971, (53): 681-692.
[34] Kempf I, Grosse A, Beck J. Closed locked intramedullary nailing: its application to comminuted fractures of the femur [J]. J Bone Joint Surg Am, 1985, 67 (5): 709-720.
[35] Hansen ST, Winquist RA. Closed intramedullary nailing of fractures of the femoral shaft: technical considerations [J]. AAOS Instr Course Lect, 1978, (27): 90-108.
[36] Hansen ST, Winquist RA. Closed intramedullary nailing of the femur. Küntscher technique with reaming [J]. Clin Orthop, 1979, (138): 56-61.
[37] Browner BD, Wiss DA. The Grosse-Kempf locking nail for the femur. In: Browner BD, Edwards CC, editors. The science and practice of intramedullary nailing [M]. Philadelphia: Lea & Febiger, 1987: 233-252.
[38] Russell TA, Taylor J, Charles L, et al. Mechanical characterization of femoral interlocking intramedullary nailing systems [J]. J Orthop Trauma, 1991, (5): 332-340.
[39] Woods JB, Burns PR. Advances in intramedullary nail fixation in foot and ankle surgery [J]. Clin Podiatr Med Surg, 2011, 28 (4): 633-648.
[40] Lucas SE, Seligson D, Henry SL. Intramedullary supracondylar nailing of femoral fractures [J]. Clin Orthop, 1993, (296): 200-206.
[41] Perren SM. Evolution of the internal fixation of long bone fractures [J]. J Bone Joint Surg, 2002, 84 (8): 1093-1110.
[42] Nieto H, Baroan C. Limits of internal fixation in long-bone fracture [J]. Orthop Traumatol Surg Res, 2017, 103 (1): S61-S65.

第 2 章　髓内钉相关基础科学

第 1 节　髓内钉的设计原理

1. 弹性髓内钉和刚性髓内钉

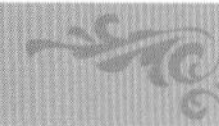

1.1　弹性髓内钉

弹性髓内钉是第一种广泛应用于临床的髓内钉系统，由德国的 Gerhard Küntscher 提出，并由美国的 Rush 兄弟所推广。其优势和缺点同样明显。

事实上，弹性髓内钉应当被称之为髓内针（pin）更为合适，因为此类髓内钉的力学特性与当代传统意义上的髓内钉（nail）有所不同。这些髓内针的直径小而韧性较大；成本较低且适用范围较为广泛；较好的韧性使得这些髓内针能够穿过骨皮质窗。通过使用一定数目的弹性髓内针进行髓腔内弹性固定以稳定骨折。这种理念当今被称之为 Küntscher 髓内钉理念。弹性固定利用了骨折固定的张力带原则：预弯的弹性髓内钉在骨折处产生张力，使得骨折具有轴向移位趋势；由于髓内钉进钉点远离骨折断端，骨折处周围完整的软组织即会对骨折施加压力。由此，弹性髓内钉以患处长骨及其周围软组织构成了张力带结构。通常选择 3～4 个位点以不同的弯曲方向进针即可维持骨折的稳定性。

弹性髓内钉的缺点同样明显。①弹性髓内钉的理念受到材料弹性属性的限制：早期的弹性髓内钉使用不锈钢材料制成。随着时间的进展，材料的弹性会逐步转变为固定形变，破坏张力带结构的力学平衡，导致二次移位的发生。②退钉：髓内针（pin）很可能自进钉点处退出，或突入松质骨结构，甚至在轴向负重时突破关节面。③稳定性不足：髓内针对于骨折块旋转的控制作用也十分有限。④适用对象受限：弹性髓内针在成人骨折中的应用仍然受到限制。即使采用强度更大的预弯髓内针（Ender），仍然无法解决这一问题。但是，对于稳定型骨折，如果患者具有良好的依从性，仍然能够获得成功的治疗效果。

为了进一步解决弹性髓内钉存在的问题，Küntscher 及后来的 Hackethal 提出了采用多根（集束状）弹性髓内针在髓腔内以不同的角度进行撑开，将入钉点和骨干峡部完全填充。这样的结构具有更高的硬度，能够提高治疗的成功率，当前仍然应用于部分上肢骨折的治疗。

材料的改变为弹性髓内钉的应用开拓了新的领域——钛合金（Ti6Al4V 或 Ti6Al7Nb）具有良好的弹性和抗固定形变特点，可应用于儿童干性骨折的治疗。由于本书只针对成人骨折进行阐述，此处对于弹性髓内钉在儿童骨折中的应用不作深入讨论。

1.2　刚性髓内钉

与弹性髓内钉不同，刚性髓内钉采用的是另一种完全不同的固定理念。Küntscher 提出，刚性髓内钉的理念是柱状髓内支撑，同时通过对周围骨皮质的压配防止二次移位，控制骨块旋转。为了使刚性髓内钉获得良好的压配，必须选择比髓腔直径更为粗大的髓内钉，用锤子将髓内钉敲入髓腔，以使周围的骨皮质对髓内钉产生均匀的环绕压力（图 2-1-1）。此

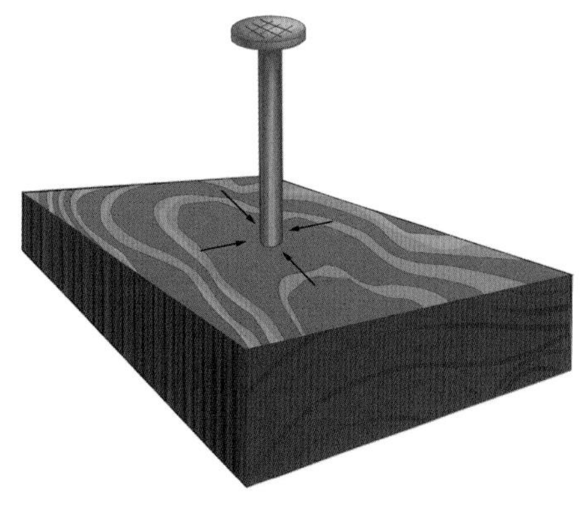

图 2-1-1 木工钉楔入木头比喻压配的特性

时，在插入髓内钉前应使用弹性扩髓钻进行髓腔准备，避免过度压配造成医源性骨折。

刚性髓内钉的设计必须考虑骨骼的解剖形态（如股骨前弓），以重建正常的骨骼生物力学特性。刚性髓内钉仅能获得极其有限的形变，其远端可能造成骨皮质局部的应力集中，进而发生应力遮挡现象。而扩髓对骨骼和全身产生的影响将在本章节后面详细阐述。

即使采用刚性髓内钉，也无法获得 AO 组织所提出的接骨板 - 螺钉系统“绝对稳定”的效果。因此，刚性髓内钉治疗的骨折均为二期骨痂愈合。

2. 小直径髓内钉：不锈钢或钛合金

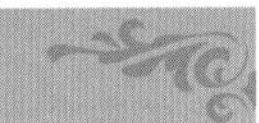

小直径髓内钉的出现本质上是为了实现不扩髓髓内钉的理念。为了不扩髓而直接插入髓内钉，需要髓内钉足够细，同时也具有足够的强度以应对髓内钉所承受的张力。

最早应用于临床的小直径髓内钉为中空无开槽髓内钉，采用不锈钢材料制成，其横截面近似于三角形（Delta Nail）。后来，市场上相继出现了由不锈钢金属制作的实心髓内钉，以用于股骨和胫骨骨折的治疗（UFN® 和 UTN®）。这些髓内钉最初用于开放骨折的临时内固定，而后逐渐演变成为所有干性骨折髓内固定的标准。最终，出现了由钛合金制成的交锁髓内钉（ACE）。钛合金材料的弹性更加接近骨干的力学属性，有利于骨折愈合。

然而，早期的钛合金都会在其表面形成一层黑色的氧化物，同时向周围组织释放有毒的金属离子，包括铝、钒或铌。因此，ACE 采用了一种被称为“钛阳极化”的航空科技手段，通过电解过程增强钛合金表面的抗刮擦能力和机械强度。

当代的髓内钉主要采用钛合金材料制成，其表面处理方式主要有两种，分别会对材料的机械和表面属性产生不同的影响。第一种被称为“Ⅱ型阳极化”，主要改变内置物的表面属性，可深达其内部 5μm 的水平，使其表面具有更好的生物相容性和耐腐蚀能力，通过降低蛋白质吸收而减少骨细胞的粘附，同时降低炎症或过敏反应，减少毒性离子的释放。第二种被称为“Ⅲ型阳极化”（涂色阳极化），其厚度为 20～200nm，采用有颜色的钛氧化物制成。这一过程增加了内固定材料的骨整合特性。根据涂层厚度的不同，内固定表面会显现不同的颜色。不同的颜色也简化了内固定系统的辨认过程。

不扩髓髓内钉的应用意味着小直径髓内钉需要与传统髓内钉具有同等的机械强度。通过优化横截面形状或使用新材料，从而在必要强度、弹性和疲劳耐受中获得平衡。除了不锈钢材料的最新进展外，新型的钛合金（Ti6Al4V 或 Ti6Al7Nb）能够提供更接近于正常皮质骨的力学特性。然而，髓内钉直径的减小无疑会增加其机械失效的概率。

3. 髓内钉嵌顿现象

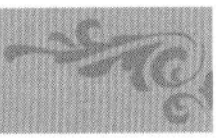

一些临床证据表明，Küntscher 的理念实际上的确发挥了作用。尤其是在髓内钉置入很长时间后取出时，医师会发现，手术取出髓内钉十分困难。在极少数情况下，髓内钉的远端部

分很难通过髓腔峡部。这些现象都表明，髓内钉远端的横向弹性加压是有效的。而髓内钉难以取出则是由于骨长入发生在了髓腔峡部以下的滑槽内（图 2-1-2）。这也进一步从侧面证实了髓内钉的开槽在髓腔峡部闭合，而其远端则在峡部以下增宽。

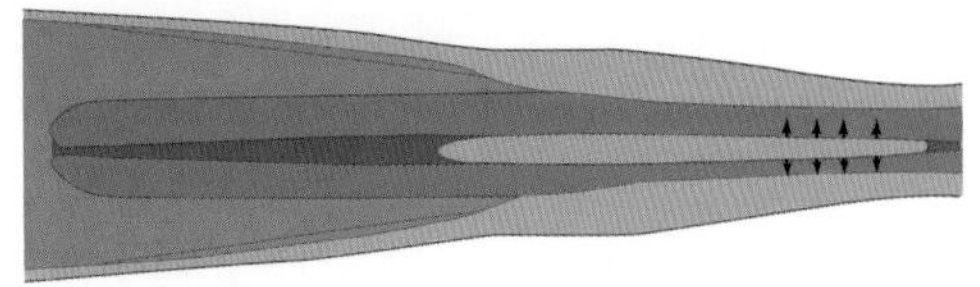

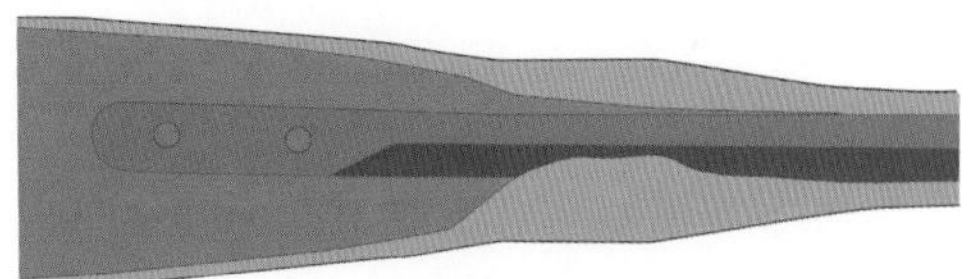

图 2-1-2 髓内钉嵌顿现象及其示意图

即使使用较细的钛合金髓内钉也会发生嵌顿现象。在髓内钉的取出过程中，髓内钉会突然卡在髓腔中。如果此时使用更大的力量强行取出，会造成骨干爆裂。这也是由于开槽部分的骨长入引起的。这种现象也导致小直径钛质开槽髓内钉遭到了禁用。

另一种嵌顿现象发生于松质骨区域，髓内钉远端较长的锁定孔内发生骨长入。这种嵌顿现象同样会导致髓内钉取出困难。

4. 髓内钉的形状和进钉点选择

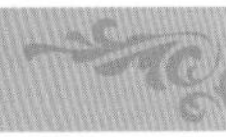

另一个决定髓内钉特性的设计特点是其弯曲程度，而这一特性仍然饱含争议，同时经历了大量的演变。以股骨髓内钉为例，早期 Küntscher 所设计的髓内钉采用直钉设计，随后出现的髓内钉则考虑到了股骨的解剖特点和进钉点的位置选择，而进行了一系列改进。

考虑到股骨存在生理性前弓，出现了弯曲的髓内钉。医疗器械市场上，不同的生产厂家均提供了弯曲髓内钉，其弧度半径为 1500～3000mm（表 2-1-1 和图 2-1-3）。但必须考虑到，正常人群的股骨前弓弧度会随着年龄增长和骨质疏松的逐渐加重而进一步加大，同时伴有骨皮质的萎缩变薄。即使使用带有弧度的髓内钉，患者发生大腿前方疼痛、骨皮质穿出甚至骨折的风险也进一步增加。随着对成人股骨解剖研究的深入，当前也出现了更为新型的髓内钉。一些厂家根据髓内钉长度的不同而调整髓内钉的弧度半径，以匹配不同的插入深度。

表 2-1-1 不同弧度的股骨髓内钉

髓内钉种类	弧度半径（mm）	髓内钉种类	弧度半径（mm）
AO-Universal, UFN	1500	Grosse-Kempf	2500
Targon F	2000	Centronail	2500
Russell-Taylor	2300	SFN	3000

进钉点的选择与髓内钉的形态直接相关。同样以股骨髓内钉为例。早期的髓内钉为直钉设计，为了顺利插入髓内钉，需要自梨状窝开口进钉。但部分文献报道，无论自梨状窝开口进钉或取钉，均可能损伤环绕股骨颈的旋股动脉，进而造成股骨头坏死。另外，自梨状窝进钉也可能导致医源性的股骨颈骨折。为了降低这些风险，部分厂家开始设计进钉点更为偏外的髓内钉，即自大转子顶点进钉，以保护梨状窝部位的软组织（图 2-1-3）。同时，自大转子顶点进钉，无论在平卧位或侧卧位，进钉点都更为靠近皮肤，也进一步减少了软组织的激惹。为了能够顺利地自大转子顶点进钉，髓内钉的近端需要向外侧发生一定角度的偏移

(offset)。同时，为了顺应股骨的髓腔形态，髓内钉的主体部分仍然需要一定程度的前弓弧度，而前弓弧度与近端外翻的角度位于相差 90° 的两个平面上。因此，自大转子进钉的髓内钉在插入过程中需要沿其轴线方向旋转 90°（图 2-1-4）。

与股骨类似，肱骨髓内钉也有不同的形状设计和进钉点选择。这一部分将在各论中进一步讨论。

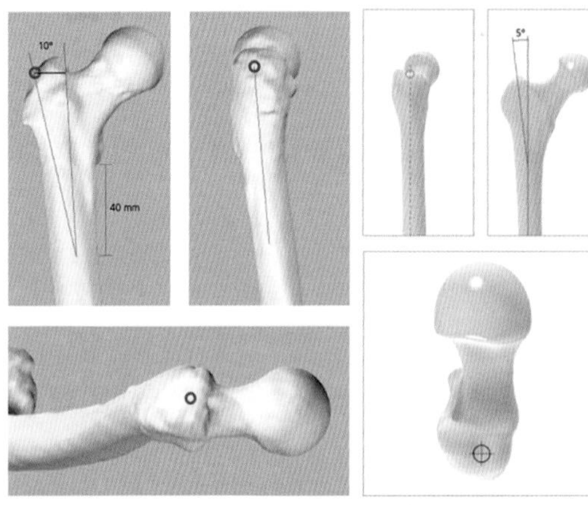

图 2-1-3　股骨大转子进钉点：不同角度的髓内钉进钉点位置不同

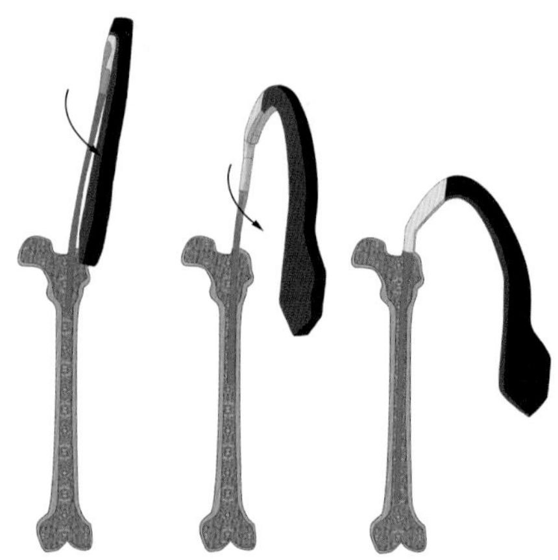

图 2-1-4　偏外侧进钉时，主钉置入技巧

5. 髓内钉加压

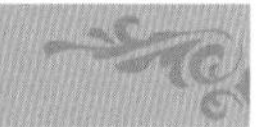

无论采用髓内固定或髓外固定，轴向加压的目的有 4 个：获得紧密的皮质接触、增加抗扭转稳定性、促进骨折愈合及在术后早期活动中减缓疼痛。

髓内钉加压的理念可以追溯到 20 世纪 40 年代早期，通过髓内固定针和同时置入的弹簧实现肱骨干骨折的动态加压（见图 2-1-5）。20 多年后，有学者通过将远端锁定，同时在顶端使用加压螺钉向近端骨块施加向下的压力从而实现静态加压。当代加压髓内钉的雏形是由 Ritter 在 20 世纪 80 年代后期提出的：首先通过远端的圆孔和近端的长圆形孔将髓内钉锁定，然后旋转髓内钉内部的加压螺钉对长圆形内的锁定螺钉进行推挤，从而实现对近端骨块的加压。这一应用的 5 年临床经验在 1991 年得到报道。自此，大量的交锁髓内钉系统均开始提供轴向加压的功能。长骨的稳定性骨折、骨折不愈合和横行截骨是使用轴向加压技术的优良指征。另外，膝关节和踝关节融合也能够通过轴向加压获得最大稳定性。

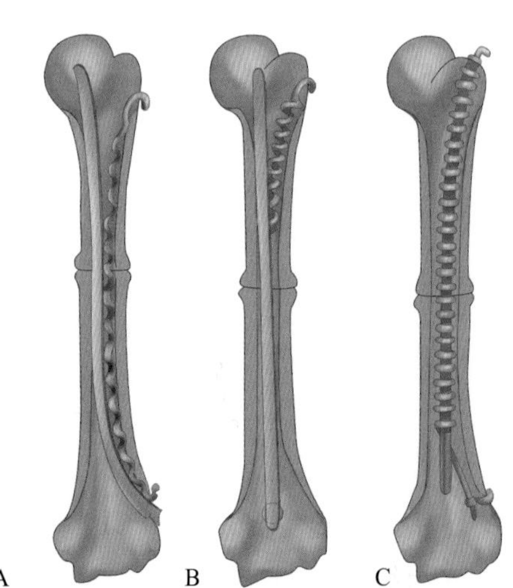

图 2-1-5　通过髓内针和弹簧进行断端加压

上述方法是通过髓内钉内部对骨块进行加压。这种方法能够使得骨折断端在愈合过程中保持高水平的

骨块间加压。而另一种通过髓内钉外部进行加压的方式同样利用了相同的机制。外部加压是通过髓内钉导向器上的螺纹孔拧入螺钉，从而实现将近端骨块向远端推移的过程。与内部加压不同的是，通过螺纹孔进行加压的螺钉需要在加压完成后取出，然后在髓内钉近端的静态锁定孔添加额外的锁定螺钉，这一过程可能会导致骨块之间的加压效果部分丢失。

目前临床上更为常用的是髓内钉回敲技术（见图 2-1-6）。在置入合适长度的髓内钉后，锁定远端的静态锁定螺钉。然后通过回敲与髓内钉相连的辅助器械，利用静态锁定螺钉带动远端骨块向近端退回，从而实现加压的效果。完成加压过程后，锁定近端的静态锁定螺钉。回敲过程的优点是容易操作，但其加压的确切程度和效果并不能完全与上面介绍的加压方法相提并论，有时患者会发生愈合欠佳及完全负重下的疼痛。因此，术者在进行操作时应充分考虑到上述情况。

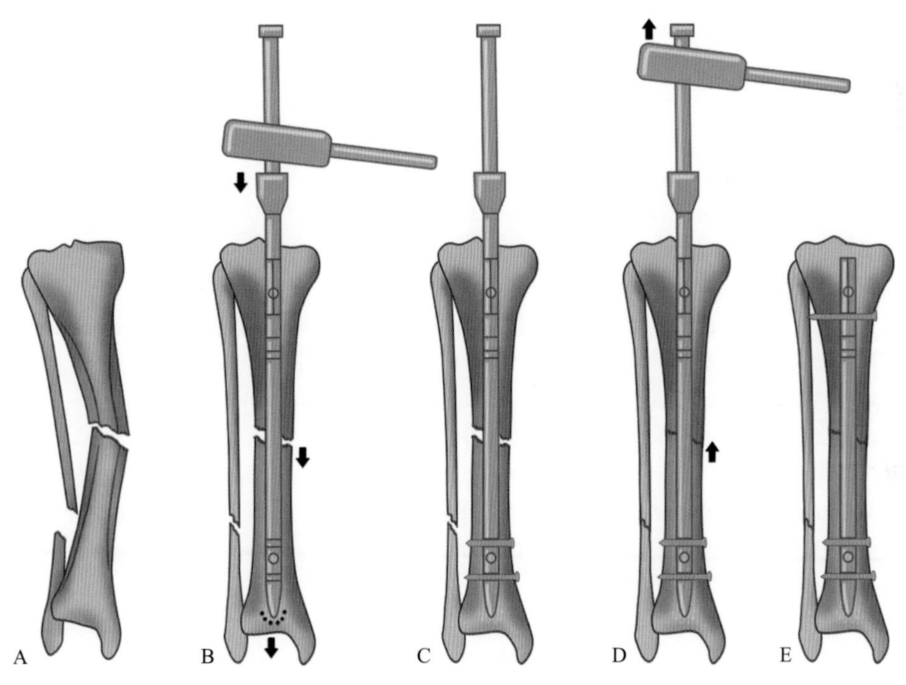

图 2-1-6　髓内钉“回敲”断端加压技术

参 考 文 献

[1]　Küntscher G. Das Ausschalten der Infektion auf dem Gebiet der Knochenchirurgie [J]. Bull Soc Int Chir, 1972, (6): 572-578.

[2]　Rush LV, Rush HL. A reconstructive operation for comminuted fractures [J]. Am J Surg, 1937, (38): 332.

[3]　Rush L. Atlas of rush-pin technics. A system of fracture treatment [J]. Meridian: Berivon Co., 1955. (2): 101-105

[4]　Ender HG. Fixierung trochantärer Frakturen mit elastischen Kondylennägeln [J]. Chir Praxis, 1974, (18): 81-89.

[5]　Krettek C, Mannss J, Miclau T, et al. Deformation of femoral nails with intramedullary insertion [J]. J Orthop Res, 1998, 16 (5): 572-575.

[6] Küntscher G, Maatz R. Technik der Marknagelung [M]. Leipzig: Georg Thieme, 1945.

[7] Küntscher G. Praxis der Marknagelung [M]. Stuttgart: Schattauer, 1962.

[8] Smith-Petersen MN, Cave EF, Vangorder GW. Intracapsular fractures of neck of femur. Treatment by internal fixation [J]. Arch Surg, 1931, (23): 715.

[9] Speitling A. Intramedullary nail systems. In: Kempf I, Leung KS, editors. Practice of intramedullary locked nails [M]. Berlin/Heidelberg: Springer, 2002: 51-59.

[10] Modny MT, Bambara J, Modny MT, et al. The perforated cruciate intramedullary nail: preliminary report of its use in geriatric patients [J]. J Am Geriatr Soc, 1953, 1 (8): 579-588.

[11] Klemm K, Schellmann WD. Dynamische und statische Verriegelung des Marknagels. Mschr [J]. Unfallheilkd, 1972, (75): 568-575.

[12] Winquist RA, Hansen Jr ST, Clawson DK. Closed intramedullary nailing of femoral fractures. A report of five hundred and twenty cases [J]. J Bone Joint Surg (Am), 1984, 66 (4): 529-539.

[13] Dagrenat D, Kempf I. Biomechanics of locked intramedullary fixation. In: Kempf I, Leung KS, editors. Practice of intramedullary locked nails [M]. Berlin/Heidelberg: Springer, 2002: 43-49.

[14] Johnson KD, Tencer A. Mechanics of intramedullary nails for femoral fractures [J]. Unfallchirurg, 1990, 93 (11): 506-511.

[15] Whittle AP, Russell TA, Taylor JC, et al. Treatment of open fractures of the tibial shaft with the use of interlocking nailing with-out reaming [J]. J Bone Joint Surg (Am), 1992, 74 (8): 1162-1171.

[16] Perren SM. Die wissenschaftlichen Grundlagen der Marknagelung zur Behandlung von Knochenbrüchen [J]. OPJ, 1995, 11 (3): 270-275.

[17] Utvåg SE, Reikerås O. Effects of nail rigidity on fracture healing. Strength and mineralisation in rat femoral bone [J]. Arch Orthop Trauma Surg, 1998, 118 (1-2): 7-13.

[18] Diamanti MV, Del Curto B, Pedeferri M. Anodic oxidation of titanium: from technical aspects to biomedical applications [J]. J Appl Biomater Biomech, 2011, 9 (1): 55-69.

[19] Klein NW, Rahn BA, Frigg R, et al. Reaming versus non-reaming in medullary nailing: interference with cortical circulation of the canine tibia [J]. Arch Orthop Trauma Surg, 1990, (109): 314-316.

[20] Reichert ILH, McCarthy ID, Hughes SPF. The acute vascular response to intramedullary reaming [J]. J Bone Joint Surg, 1995, 77 (B): 490-493.

[21] Brookes M. Bone circulation and effects of experimental interventions. In: Kempf I, Leung KS, editors. Practice of intramedullary locked nails [M]. Berlin/Heidelberg: Springer, 2002: 11-30.

[22] Giannoudis PV, Furlong AJ, Macdonald DA, et al. Reamed against unreamed nailing of the femoral diaphysis: a retrospective study of healing time [J]. Injury, 1997, (1): 15-18.

[23] Tornetta 3rd P, Tiburzi D. The treatment of femoral shaft fractures using intramedullary interlocked nails with and without intramedullary reaming: a preliminary report [J]. J Orthop Trauma, 1997, 11 (2): 89-92.

[24] Anglen JO, Blue JM. A comparison of reamed and unreamed nailing of the tibia [J]. J Trauma, 1995, 39 (2): 351-355.

[25] Lindeque BG, Agudelo J. Incarcerated tibial nail [J]. Orthopedics, 2009, 32 (2): 126.

[26] Collinge CA, Beltran CP. Does modern nail geometry affect positioning in the distal femur of elderly patients with hip fractures? A comparison of otherwise identical intramedullary nails with a 200 versus 150cm radius of curvature [J]. J Orthop Trauma, 2013, 27 (6): 299-302.

[27] Gautier E, Ganz K, Krügel N, et al. Anatomy of the medial femoral circumflex artery and its surgical complications [J]. J Bone Joint Surg Br, 2001, (82): 358-363.

[28] Brumback RJ, Toal Jr TR, Murphy-Zane MS, et al. Immediate weight-bearing after treatment of a comminuted fracture of the femoral shaft with a statically locked intramedullary nail [J]. J Bone Joint Surg (Am), 1999,

81 (11): 1538-1544.

[29] Kaspar K, Schell H, Seebeck P, et al. Angle stable locking reduces interfragmentary movements and promotes healing after unreamed nailing. Study of a displaced osteotomy model in sheep tibiae [J]. J Bone Joint Surg (Am), 2005, 87 (9): 2028-2037.

[30] Höntzsch D, Blauth M, Attal R. Angle-stable fixation of intramedullary nails using the Angular Stable Locking System® (ASLS) [J]. Oper Orthop Traumatol, 2011, (23): 387-396.

[31] Strecker W, Suger G, Kinzl L. [Local complications of intramedullary nailing]. [Article in German] [J]. Orthopade, 1996, 25 (3): 274-291.

[32] Krettek C, Schandelmaier P, Tscherne H. Neue Entwicklungen in der Stabilisierung dia-metaphysärer Frakturen der langen Röhrenknochen [J]. Orthopade, 1997, 26 (5): 408-421.

[33] Stedtfeld HW, Mittlmeier T, Landgraf P, et al. The logic and clinical applications of blocking screws [J]. J Bone Joint Surg (Am), 2004, 86 (Suppl 2): 17-25.

[34] Maatz R. [History of intramedullary osthesythesis]. [Article in German]. In: Maatz R, Lentz W, Arens W, Beck H, editors. Die Marknagelung und andere intramedulläre Osteosynthesen [M]. Stuttgart/New York: F. K. Schattauer, 1983.

[35] Funk Jr FJ, Wells RE, Street DM. Supplementary fixation of femoral fractures [J]. Clin Orthop Relat Res, 1968, (60): 41-50.

[36] Kaessmann HJ. Stabile Osteosynthese durch den Kompressionsnagel [J]. Chirurg, 1966, (37): 272-276.

[37] Kaessmann HJ, Weber HG. [Technic of compression nailing] [J]. [Article in German]. Zentralbl Chir, 1969, 94 (15): 496-502.

[38] Ritter G. Compression osteosyntheses with the new AO universal nail [J]. Functional principle and biomechanical prerequisites. Article in German. Unfallchirurg, 1991, 94 (1): 9-12.

[39] Bühren V. Intramedullary compression nailing of long tubular bones [J]. Unfallchirurg, 2000, 103 (9): 708-720.

[40] Gonschorek O, Hofmann GO, Bühren V. Interlocking compression nailing: a report on 402 applications [J]. Arch Orthop Trauma Surg, 1998, 117 (8): 430-437.

[41] Mückley T, Lerch C, Gonschorek O, et al. Compression nailing for posttraumatic rotational femoral deformities: open versus minimally invasive technique [J]. Int Orthop, 2005, 29 (3): 168-173.

[42] Moore FA, Moore EE. Evolving concepts in the pathogenesis of postinjury multiple organ failure [J]. Surg Clin North Am, 1995, 75 (2): 257-277.

[43] Pape HC, Regel G, Dwenger A, et al. Effects of different intramedullary stabilizing procedures of the femur on lung function in polytrauma [J]. Unfallchirurg, 1992, 95 (12): 634-640.

[44] Bone LB, Anders MJ, Rohrbacher BJ. Treatment of femoral fractures in the multiply injured patient with thoracic injury [J]. Clin Orthop Relat Res, 1998, (347): 57-61.

[45] Pape HC, Giannoudis P, Krettek C. The timing of fracture treatment in polytrauma patients: relevance of damage control orthopedic surgery [J]. Am J Surg, 2002, 183 (6): 622-629.

[46] Finkemeier CG, Schmidt AH, Kyle RF, et al. A prospective, randomized study of intramedullary nails inserted with and without reaming for the treatment of open and closed fractures of the tibial shaft [J]. J Orthop Trauma, 2000, 14 (3): 187-193.

[47] Keating JF, O'Brian PI, Blachut PA, et al. Locking intramedullary nailing with and without reaming for open fractures of the tibial shaft [J]. J Bone Joint Surg, 1997, (79): 334-341.

[48] Melcher GA, Metzdorf A, Schlegel U, et al. Influence of reaming versus nonreaming in intramedullary nailing on local infection rate: experimental investigation in rabbits [J]. J Trauma, 1995, 39 (6): 1123-1128.

第 2 节　髓内钉固定的骨生物学特性

1. 骨折的愈合过程

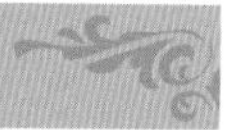

骨折愈合是一个连续的过程，可大致分为两期，即前期和后期。前期是骨折愈合的准备阶段，包括局部出血、炎症反应、局部组织坏死、骨形成细胞的聚集增殖，以及断端之间纤维组织、软骨和新骨的形成；后期是骨痂或新生骨的成熟与重塑阶段，包括新生骨的矿化、板层骨的形成和新生骨在力学刺激下重塑改建。骨骼的生长和重塑过程是受到其所属的力学环境影响的，这一结论由 Wolff 定律得到总结。Wolff 定律认为，骨的形状和功能的每一次改变都会引起骨内部结构的某些特定性变化，同样也会引起其外部轮廓的继发性改变，这些改变的出现是符合数学定律的。骨折愈合与其他软组织愈合不同，即不形成瘢痕。

1.1　骨折的愈合方式

一般来说，骨折愈合分为两种形式，即一期愈合和二期愈合。

一期愈合是指直接愈合，多见于骨折行坚强内固定并得到断端加压的情况下。骨折断端在短时间内即通过哈弗系统得到重建而直接发生连接，X 线上并无明显的外骨痂形成，骨折线逐渐消失。研究表明，骨表面的相对位移低于 2% 即可发生一期愈合。而嵌插性骨折、干骺端骨折和椎体压缩骨折，由于断端骨面交错产生直接接触，也可以发生一期愈合。一期愈合时，骨形成细胞为来源于血管内皮细胞和血管周围间充质细胞的骨原细胞，由此演变成骨细胞，几乎不发生骨膜反应，因此无骨痂形成。

二期愈合又被称为间接愈合。当代骨折治疗多采用半刚性 / 弹性固定和早期部分负重，因此多数骨折通过二期愈合的方式达到愈合。此时的骨折愈合过程受到各种因素的影响（如断端之间的微动），产生断端吸收，断端骨膜在应力作用下形成骨痂，经塑形改造达到愈合。二期愈合发生时，在骨折间隙中先有过渡性的纤维组织或纤维软骨的形成，之后逐渐被骨组织替代。在组织和细胞水平上，通常将二期愈合分为四个阶段：血肿及肉芽组织修复期、原始骨痂形成期、成熟骨板期和塑形期。

1.2　影响骨折愈合的因素

1.2.1　局部因素

1.2.1.1　局部的血液供应

局部的血液供应是影响骨折愈合最根本的因素。无论一期愈合还是二期愈合，良好的血液供应都是必要条件。成骨组织的活性主要取决于断端是否具有充足的血运，一切影响血液供应的因素都会进一步影响骨折愈合的速度，甚至影响能否愈合。

某些特殊的骨折部位，即使在生理状态下的血供也很贫乏，如腕舟骨、股骨颈和胫骨中下 1/3 处。这些部位在骨折后本身就有更高的骨折延迟愈合或不愈合风险。而骨折后骨皮质血供的主要来源是骨折断端周围的软组织，而修复组织也主要来自于软组织而非骨组织本身。严重的软组织损伤、过度粗暴的复位过程、严重的骨折移位或手术中过度剥离、局部感染等因素均会影响软组织对骨折的血液供应。

1.2.1.2　骨折类型

通常来说，斜行和螺旋形骨折的断面接触面积更大，髓腔所占面积也更大，具有更好的断端和髓腔血供，更利于骨痂的生长和骨折的愈合。嵌插型骨折由于骨折断端接触紧密，也较容易获得愈合。骨折断端分离移位、骨质缺损、软组织嵌顿、横形骨折、粉碎性骨折或多段骨折的愈合过程更长，甚至可能发生不愈合。

1.2.1.3　骨折端的稳定程度和内固定类型

稳定可靠的固定能够维持骨折复位，并允许早期功能锻炼。研究表明，骨折愈合早期的持续加压和中后期的周期性负荷有利于骨折愈合。因此，理想的内固定物应在早期具有坚强的固定，后期又与骨本身的弹性模量相近，减少应力遮挡，避免固定段发生骨质疏松。

髓内钉固定后，由于髓内钉与骨紧密接触形成压配，会造成内侧皮质不同程度的缺血坏死。但是，随着血管重建及干骺端血供的代偿作用，髓腔血供会逐渐恢复，骨的再生由外层的活性皮质骨向内进行。髓内钉内固定分为扩髓髓内钉和非扩髓髓内钉，相关内容将在后续章节详细阐述。

1.2.1.4　神经因素

脑外伤患者的骨折愈合明显加快，且骨痂形成量大；颈脊髓和上位胸脊髓损伤患者常出现异位骨化。研究表明，神经生长因子（nerve growth factor，NGF）能刺激骨形成。在神经损伤后，该神经所支配的效应组织会产生更多神经生长因子，诱导损伤神经向效应器官生长。骨和周围骨骼肌所产生的神经生长因子会促进骨痂形成。

1.2.2　全身因素

年龄是影响骨折愈合的一个重要因素。已知随着年龄增长，骨膜细胞层会发生变化，骨外膜由富含血管和细胞性结构变为纤维结缔组织，骨损伤后细胞有丝分裂增加幅度较年轻患者减小，可用于骨组织修复的成骨性干细胞数减少，愈合时间延长。

性别也会对骨折愈合时间产生影响。有报道发现，男性发生骨折不愈合的概率高达女性的 4 倍，而在肥胖和绝经后女性中，肱骨骨折不愈合的概率则高于男性。

营养不良也会影响骨折愈合。骨折后机体对营养的需求增加。缺乏钙和磷将延迟骨痂形成，从而影响骨愈合。蛋白质缺乏会影响骨痂强度。贫血对骨愈合影响较大，主要影响软骨基质矿化过程。这一方面是由于体内氧张力下降，另一方面贫血时缺铁会直接影响能量代谢。糖尿病患者由于营养和神经血管功能缺陷，骨折愈合会延迟。生长激素缺乏会导致骨愈合延迟。

糖皮质激素、抗凝血药物、非甾体抗炎药及化疗药物均会对骨折愈合产生影响。香烟中的尼古丁会直接抑制骨细胞增殖及其功能，造成血管收缩，从而影响骨折愈合过程。

2. 髓内钉对骨折愈合的影响

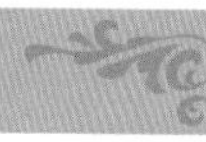

2.1　髓内钉对骨折部位血供的影响

髓内钉，尤其是扩髓髓内钉，治疗骨折时虽然具有明显的力学优势，但其对髓内血运的破坏似乎是毋庸置疑的。

动物实验表明，对未发生骨折的骨干进行单纯扩髓操作，在操作后 1 周内皮质血供会受到阻断，但血供在第 2 周得到恢复。血管造影证实，骨膜对于骨皮质的血供几乎不受到任何影响。在扩髓后 1～8 周，可见到明显的外骨痂形成，这些外骨痂由骨膜血管供养。在第 12 周，骨皮质明显增厚，但仅有稀疏的髓内外血管的交通支形成。而扩髓后插入髓内钉，虽然在术后第 1 周，髓内血供遭到阻断，但血管会在第 2 周开始向髓内钉和骨皮质内侧之间的间隙浸润。即使髓腔被髓内钉紧密填充，骨皮质供血也几乎没有受到任何影响。外骨痂会在骨表面形成，并由骨膜血管供血。在术后第 12 周同样能够观察到坚硬的薄层骨膜骨痂形成（图 2-2-1～图 2-2-4）。

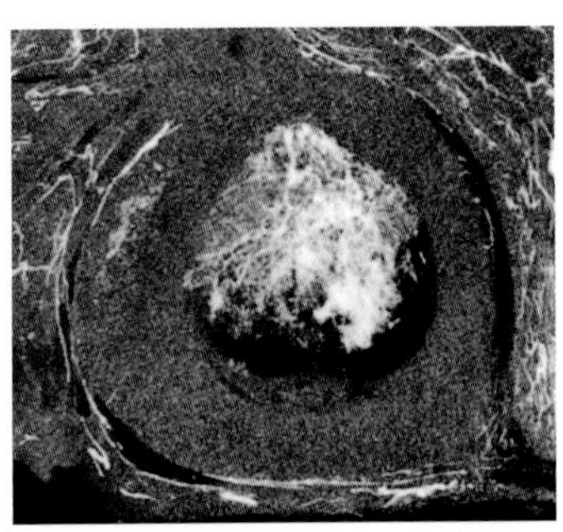

图 2-2-1　扩髓后 2 周可见外骨痂形成，血管造影显示外骨痂由骨膜血管供血

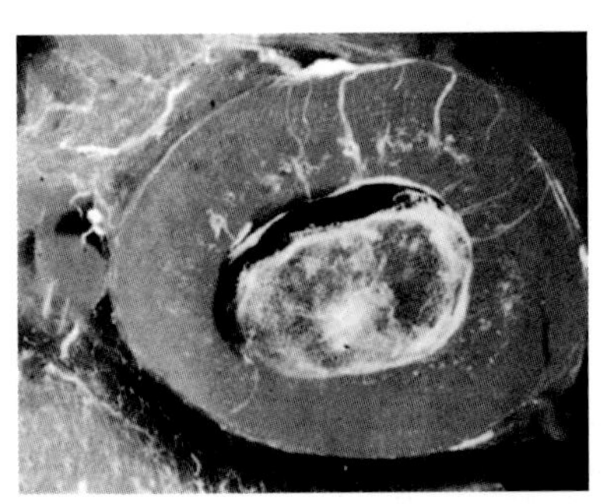

图 2-2-2　扩髓后 12 周，血管造影，可见皮质增厚

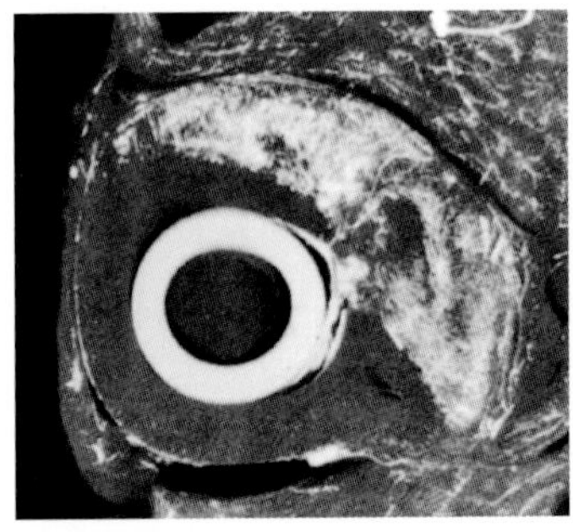

图 2-2-3　扩髓髓内钉术后 2 周，外骨痂形成

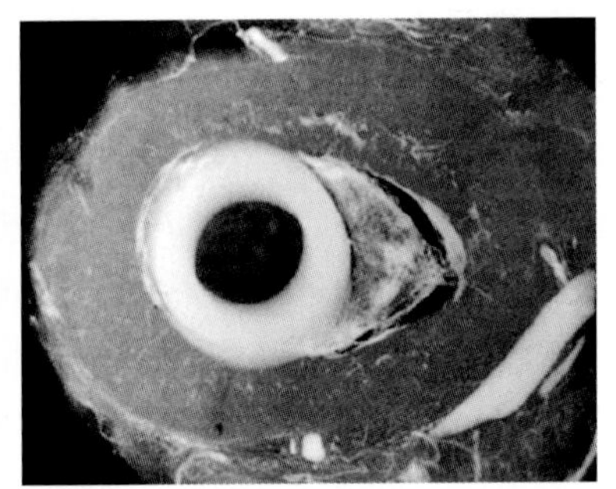

图 2-2-4　扩髓髓内钉术后 12 周，血管造影可见皮质增厚

因此，无论扩髓后是否插入髓内钉，均会发生暂时性的髓内血供阻断。然而，在接骨板内固定后发生的缺血区域骨质疏松、骨皮质厚度减少和骨皮质髓腔化等现象并未出现在单纯扩髓及扩髓髓内钉置入手术后的长骨样本中。骨膜血液循环在骨髓再生过程中维持了骨皮质的活性。相对于接骨板压迫导致的骨皮质缺血，扩髓操作保留了骨皮质的活性。另外，骨膜循环供应致使外骨痂形成。这一现象对于获得坚实的骨性愈合和避免骨折不愈合至关重要。

对于骨折的长骨，不扩髓髓内钉以及包括 Rush 钉、Ender 钉等弹性髓内钉借助三点固定，对骨内膜表面的血液供应影响较小，同时能将骨髓和成骨驱动细胞推向骨折断端并将其包绕。通过这一方式可以向稳定的力学环境提供产生骨痂和促进骨性愈合的细胞。动物实验对不扩髓髓内钉产生的影响进行了验证。在手术后 2 周和 4 周对全骨进行影像学检查和横断微观成像，发现没有外骨痂形成的征象。这一发现证实了在不进行扩髓或发生某些形式的骨内损伤后，完整的未骨折长骨上无法形成外骨痂。

2.2　髓内钉对骨生物力学的影响

髓内钉治疗长骨骨折具有很多生物力学上的优势。髓内钉通过髓腔固定，最大程度地降低了内置物与长骨轴线之间的距离，使骨折后下肢应力经长骨轴线传导，从而减少了内置物所承受的弯曲应力，使其主要承受压力和扭转力。而接骨板为偏心固定，应力通过螺钉传导至位于骨皮质外的接骨板，再进一步传递至骨折线另一端的螺钉，使得螺钉 - 接骨板结构不但要承受压力和扭转力，同时还要承受骨折断端可能带来的折弯应力。在这种折弯应力下，接骨板或螺钉可能发生疲劳性断裂，导致内固定失效。另外，髓内固定所提供的生理性力学传导也能够最大程度地降低应力遮挡效应。

从生物学角度上讲，在当代技术下，髓内钉内固定不需要暴露骨折断端，能够有效保护断端周围软组织的完整性。另外，研究已经证实，无论是否扩髓，髓内钉置入后 3～6 周，髓内血供即可得到恢复，进而使得骨折断端的骨内外血供均得以重建，改善了骨折愈合的能力，使得髓内钉 - 骨结构的力学稳定性得到快速的重建和加强。

然而，髓内固定并不是万能的，髓内钉和锁定螺钉同样会发生疲劳断裂。大量研究已经报道了疲劳性断裂的发生。大多数发生于髓内钉的相对薄弱区，如髓内钉近端开槽和非开槽部位的延续部，有限元分析也证实了该部位在力学上相对薄弱。这也使得当代髓内钉从设计和制造上进行了改进，采用一体铸造的管状设计，而非早期使用金属片卷曲成型。远端锁定螺钉孔是另一处容易发生断裂的部位，尤其是靠近近端的远端锁定孔。除了硬件本身存在的问题，医师对内固定强度过度自信和患者过早的完全负重也是造成内固定结构断裂的原因之一。另外，不可否认的一点是，早期对于较新的临床技术应用是存在失误的，这也可能对最终的治疗效果产生负面影响。

对于不同的交锁髓内钉，其抗疲劳断裂的能力也不同。髓内钉直径越小，其抗疲劳断裂能力越差。大多数小直径髓内钉是不扩髓髓内钉，从生物力学角度上讲，这些内置物抗疲劳属性明显更差。同时，为了避免扩髓，这些髓内钉并不能与髓腔完全形成压配固定，致使整个骨和内固定体系不够坚强，更容易发生二次骨折移位和内固定松动。因此，在进行内置物选择时应格外谨慎。

参考文献

[1] Küntscher G. Die Marknagelung [M]. Berlin: Werner Saeger Verlag, 1950.

[2] Wanzl M, Foehr P, Schreiber U, et al. Biomechanical testing to evaluate the cut-through resistance of intramedullary nails for the proximal humerus [J]. Injury, 2016, (47): S20-S24.

[3] Ozan F, Gurbuz K, Uzun E, et al. The inflatable intramedullary nail for humeral shaft fractures [J]. J Orthop, 2017, 14 (1): 137-141.

[4] Eveleigh RJ. A review of biomechanical studies of intramedullary nails [J]. Med Eng Phys, 1995, 17 (5): 323-331.

[5] Chen SH, Yu TC, Chang CH, et al. Biomechanical analysis of retrograde intramedullary nail fixation in distal femoral fractures [J]. Knee, 2008, 15 (5): 384-389.

[6] Horn J, Linke B, Hontzsch D, et al. Angle stable interlocking screws improve construct stability of intramedullary nailing of distal tibia fractures: a biomechanical study [J]. Injury, 2009, 40 (7): 767-771.

[7] Goldzak M, Simon P, Mittlmeier T, et al. Primary stability of an intramedullary calcaneal nail and an angular stable calcaneal plate in a biomechanical testing model of intraarticular calcaneal fracture [J]. Injury, 2014, (45): S49-S53.

[8] Ni M, Niu W, Wong DW-C, et al. Finite element analysis of locking plate and two types of intramedullary nails for treating mid-shaft clavicle fractures [J]. Injury, 2016, 47 (8): 1618-1623.

[9] Nourisa J, Rouhi G. Biomechanical evaluation of intramedullary nail and bone plate for the fixation of distal metaphyseal fractures [J]. J Mech Behav Biomed Mater, 2016, (56): 34-44.

[10] Samiezadeh S, Fawaz Z, Bougherara H. Biomechanical properties of a structurally optimized carbon-fibre/epoxy intramedullary nail for femoral shaft fracture fixation [J]. J Mech Behav Biomed Mater, 2016, (56): 87-97.

[11] Wanzl M, Foehr P, Schreiber U, et al. Biomechanical testing to evaluate the cut-through resistance of intramedullary nails for the proximal humerus [J]. Injury, 2016, (47): S20-S24.

[12] Beytemur O, Baris A, Albay C, et al. Comparison of intramedullary nailing and minimal invasive plate osteosynthesis in the treatment of simple intra-articular fractures of the distal tibia [J]. (AO-OTA type 43 C1-C2). Acta Orthop Traumatol Turc, 2017, 51 (1): 12-16.

[13] Nieto H, Baroan C. Limits of internal fixation in long-bone fracture [J]. Orthop Traumatol Surg Res, 2017, 103 (1): S61-S66.

第 3 节　扩髓髓内钉

1. 概述

根据 Küntscher 最初的设计理念，插入髓腔的髓内钉通过在峡部的弹性扩张获得固定效果。当时采用的髓内钉是四叶草截面形状的中空髓内钉，通过弹性扩张获得动态加压，骨与髓内钉的三点接触提供了抗旋转稳定性。这一技术的必要条件之一是髓内钉和髓腔的良好匹配，即滑动匹配决定了内固定架构对旋转畸形的控制。如果髓内钉直径过大，在插入过程中会产生困难，导致插入受阻或医源性骨折发生。因此，Küntscher 设想通过对髓腔进行扩髓操作来避免上述问题的发生。

扩髓过程通过磨除骨骼髓腔内皮质而扩大髓腔内径，从而可应用更大直径的髓内钉。骨 - 内置物界面面积随着髓内钉直径的扩大而增加，从而提供更好的稳定性和力学属性。而扩髓应用的适应证也仅限于长骨干中段的横行或斜形骨折。

2. 扩髓的影响

2.1　血供

骨的供血动脉主要来自三个不同的动脉系统。

- 营养动脉及其分支：营养动脉自骨干进入骨，并在髓腔内分为升支和降支，提供骨干内层 2/3 皮质的血供。毛细血管穿透内皮质供应哈弗管的分支。

- 干骺端 / 骨骺动脉：这些动脉在干骺端 / 骨骺的近端和远端入骨，并与髓内动脉形成交通支。
- 骨膜血管：提供骨皮质外层 1/3 的血供，并在骨内血液循环中扮演重要角色。骨膜血管来源于周围软组织，如肌肉和筋膜。

髓内静脉被称为“容量血管”，具有菲薄且可延展的管壁，能够储存大量血液。另外，其管径是髓内动脉的 6～8 倍，同时在髓腔内分布更为广泛。

扩髓会导致髓内动静脉受损。研究发现，扩髓程度与皮质骨血流减少程度呈直接相关。扩髓直接影响皮质内层 2/3 的血供。在髓内钉置入后 12 周，骨的血液循环和灌注逐渐恢复至术前水平。

另外，髓内扩髓可能会导致相应的失血。有研究证实，扩髓相关的出血可高达 400ml。损伤程度较轻患者（ISS＜16）的失血量明显高于多发伤患者（ISS＞16）。

2.2 髓腔压力变化

全身和局部因素会对髓内血供和髓腔压力产生影响。动物实验已经证实了全身血压与髓内压力的相关性。髓腔压力的升高与诸多因素相关。

扩髓过程会导致髓内容物的迁移，进而驱使大量的髓内脂肪进入长骨周围的血流中。即使极少量的髓内容物迁移也会引起可以检测到的髓腔压力升高，如开髓和导针置入的过程。而扩髓开始的过程会导致大量骨髓在髓腔内发生移动，此时髓腔压力最高。同时，当扩髓钻到达长骨最远端时，髓腔压力升高最多。因此，扩髓距离越长，髓腔压力升高越多。

骨折的类型和部位也会影响髓腔压力。文献证实，发生骨折的长骨在扩髓过程中的髓腔压力升高程度低于未发生骨折的长骨。简单骨折、无移位或移位极少骨折的压力升高程度高于粉碎性骨折。骨折近端的髓腔压力低于远端。这均是由于部分的髓内容物经骨折断端流出，释放了髓腔内的压力。

病理性骨折患者在扩髓过程中更容易发生脂肪栓塞。这是由于肿瘤将髓腔填充，髓内容物无法经由骨折断端外流。此时进行扩髓会产生更高的压力，导致大量骨髓进入血流。

一些研究对可能降低扩髓过程中髓腔压力的因素和技术进行了探讨，结果发现，使用更为尖锐的扩髓钻、增加扩髓转速能够降低髓内压力和肺动脉的压力。

2.3 热效应

扩髓产生的热效应也是不能忽视的。大量研究发现扩髓会产生客观的热效应。在一些病例中，产热会导致骨坏死和相关并发症。机械切割、扩髓钻与骨之间的摩擦及局部接触压力升高是髓内温度上升的主要原因。研究发现，温度超过 56℃会导致骨坏死，这是骨组织内碱性磷酸酶发生变形的温度转折点。超过 3～5 次的反复扩髓即可能导致骨发生热坏死并改变骨内膜的结构。而一旦温度超过 70℃，则可能发生广泛的骨坏死。扩髓过程所持续的时间也是一个不可忽视的重要因素。髓内温度保持在 47℃，时间超过 1 分钟，即会导致骨皮质坏死和成骨功能受损。

较大的钝头扩髓钻会导致温度的急剧升高，在临床中应当摒弃。另有研究表明，扩髓直径超过髓内钉直径 1.5mm 是相对安全的。

2.4 对骨折愈合的影响

虽然扩髓会导致上述的副作用，但大量临床证据表明，这一过程对骨折的愈合也是具有正面影响的。

髓内钉扩髓使得大量的骨膜血管浸润，进而导致广泛的骨膜下骨痂形成。这一结果可增加骨折愈合后的骨 - 髓内钉抗扭转和抗弯曲力学强度。扩髓碎屑中含有丰富的成骨和骨诱导因子，可进一步加速骨折的修复。这一效果类似于“自体植骨”作用，并得到了临床和实验室研究的支持。Schmidmaier 等对骨碎屑的成分进行了分析，发现其内成纤维细胞生长因子（FGF）、血小板趋化生长因子（PDGF）、胰岛素样生长因子 1（IGF-1）、变形生长因子 β（TGF-β）和骨形态发生蛋白 2（BMP-2）的含量明显提高。这些因子具有明确的刺激骨折断端成骨的作用，其“自体植骨”效应相当于传统的植骨手术。另有证据表明，成骨细胞能够在扩髓产生的高温下存活，并在扩髓中得到活化刺激，这也能进一步保证骨折的良好愈合。

扩髓后可以使用直径更粗大的髓内钉进行固定，使骨折在力学上更为稳定，这也是骨折愈合得到改善的另一个潜在因素。扩髓髓内钉的髓内钉 - 骨接触面更广泛，能进一步改善稳定性。

3. 扩髓的全身反应和治疗

3.1 肺动脉脂肪栓塞

临床和动物实验均表明，髓腔压力高于收缩压时，髓腔内容物会进入血流。经计算，下肢扩髓髓内钉手术会导致平均 80ml 的脂肪入血。而术中经食管超声（TEE）监测发现，当髓腔压力超过 200mmHg 时会发生肺动脉栓塞。其临床表现包括一过性的血管痉挛（增加肺动脉压力、氧合降低及右心颤动）及相关的全身变化。临床研究发现，伴有胸部损伤的患者接受股骨干骨折髓内钉内固定治疗时，发生急性呼吸窘迫综合征（ARDS）的概率更高。而即使不伴有胸部损伤，接受不扩髓髓内钉的患者也可能出现一过性的氧合恶化，而这一现象在使用扩髓髓内钉的患者中更为显著。

3.2 脂肪入血的免疫反应

骨髓中的一些炎症因子会随着脂肪一并进入血液，从而刺激发生血管痉挛和支气管痉挛。肺部的血管痉挛会导致肺动脉压力在扩髓后升高。另外，全身释放的脂肪酸和骨髓血会诱导肺部血管发生血管炎，这一结果也得到了临床和实验室研究的证实。而中性粒细胞的激活化则导致脂肪酸诱导的肺部损伤发生。中性粒细胞所产生的活化酶会引起肺间质和肺泡水肿、失去顺应性、肺泡塌陷、呼吸衰竭（ARDS）和低氧血症。扩髓所诱发的凝血激活也进一步加剧了肺栓塞的发生风险。

3.3 患者评估

对于多发伤患者，“死亡三联征”是评价患者状态的可靠指标，包括失血性休克、低体温和凝血功能紊乱。而对于钝性损伤的患者，其肢体和躯干（胸腹部）的软组织损伤程度对于患者临床进展的影响较大。因此，为了避免脂肪入血的相关全身并发症危及生命，多发伤合并长骨骨折的患者需要接受四项必要评估。

- 失血性休克：收缩压是低血容量的最可靠指标。另外，脉搏减弱和尿量减少也是相对可靠的体征。必须时刻注意，年轻患者可以通过心跳加快代偿血容量不足，而一旦进入失代偿期，患者的状况会急剧恶化且难以逆转。
- 低体温：血容量不足或救治时间过长会导致患者低体温。33℃是评价患者低体温状态的危机指标。低体温患者更容易发生心律不齐、心搏骤停和凝血障碍。
- 凝血功能障碍：血小板计数是创伤后凝血功能障碍的可靠筛查指标，并与不良预后相关。受伤首日血小板计数低于 90 000 与多脏器功能衰竭和死亡直接相关，表示患者可能发生弥漫性血管内凝血（DIC）。
- 软组织损伤：严重肢体损伤、碾压伤、严重骨盆骨折、胸腹部外伤的患者需要进行评估。临床研究表明，胸部外伤与全身并发症相关。另外，严重的软组织损伤可能导致免疫系统过度激活，进而发展成全身炎症反应综合征（SIRS）。

对于多发伤患者的评估将在后续章节中进一步讨论。

3.4　分期手术

对于多发伤患者，如果将初次外伤认为是“第一次打击”，则手术或其他临床处置就是可能导致患者病情恶化的“第二次打击”。这一理论的建立使得多发伤救治的原则在过去一个世纪中发生了翻天覆地的变化。

多发伤患者能否接受扩髓髓内钉治疗是以生理学指标作为评价基础的。在施行救治时，应根据患者的伤情将其分为稳定、临界、不稳定和濒死四组，并根据不同的分组采取不同的救治策略（图 2-3-1）。

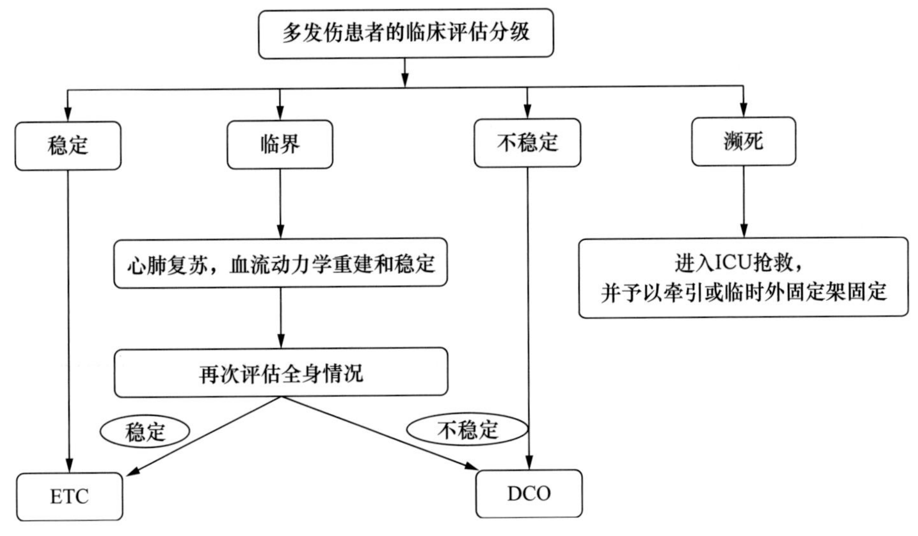

图 2-3-1　多发伤患者救治原则

对于临界和不稳定患者，分期手术能够改善其最终预后，降低死亡率。有关多发伤患者的救治原则和髓内钉在多发伤患者骨折治疗中的应用会在后续章节中具体讨论。

4. 小结

扩髓髓内钉目前在临床上得到广泛应用。如果应用得当，其“自体植骨”效应、更好的力学稳定性能够改善骨折的愈合。但是，由于扩髓过程本身具有局部和全身的不良反应，一旦发生，其结果可能是灾难性的，甚至导致患者死亡。因此，患者的选择应当十分谨慎，尤其对于拟早期施行手术的患者。

参考文献

[1] Shaw NE. Pulmonary complications after intramedullary stabilization of the femur. Ann R Coll Surg Engl [J]. Philadelphia, 1964, (35): 77-88.

[2] Klein MP, Rahn BA, Frigg R, et al. Reaming versus non-reaming in medullary nailing: interference with cortical circulation of the canine tibia [J]. Arch Orthop Trauma Surg, 1990, 109 (6): 314-316.

[3] Trueta J. Blood supply and the rate of healing of tibial fractures [J]. Clin Orthop Relat Res, 1974, (105): 11-26.

[4] Nutz V. Differential circulatory value of various femoral shaft areas-experimental studies in rabbits [J]. Langenbecks Arch Chir, 1988, 373 (4): 206-213.

[5] Kirschner MH, Menck J, Hennerbichler A, et al. Importance of arterial blood supply to the femur and tibia for transplantation of vascularized femoral diaphyses and knee joints [J]. World J Surg, 1998, 22 (8): 845-851.

[6] Simpson AH. The blood supply of the periosteum [J]. J Anat, 1985, 140 (Pt 4): 697-704.

[7] Morgan JD. Blood supply of growing rabbit's tibia [J]. J Bone Joint Surg (Br), 1959, 41-B (1): 185-203.

[8] McCarthy I. The physiology of bone blood flow: a review [J]. J Bone Joint Surg Am, 2006, 88 (Suppl 3): 4-9.

[9] Cuthbertson EM, Siris E, Gilfillan RS. The femoral diaphyseal medullary venous system as a venous collateral channel in the dog [J]. J Bone Joint Surg Am, 1965, (47): 965-974.

[10] Mueller CA, Rahn BA. Intramedullary pressure increase and increase in cortical temperature during reaming of the femoral medullary cavity: the effect of draining the medullary contents before reaming [J]. J Trauma, 2003, 55 (3): 495-503.

[11] Grundnes O, Utvag SE, Reikeras O. Restoration of bone flow following fracture and reaming in rat femora [J]. Acta Orthop Scand, 1994, 65 (2): 185-190.

[12] Grundnes O, Utvag SE, Reikeras O. Effects of graded reaming on fracture healing. Blood flow and healing studied in rat femurs [J]. Acta Orthop Scand, 1994, 65 (1): 32-36.

[13] Hupel TM, Aksenov SA, Schemitsch EH. Effect of limited and standard reaming on cortical bone blood flow and early strength of union following segmental fracture [J]. J Orthop Trauma, 1998, 12 (6): 400-406.

[14] Schemitsch EH, Kowalski MJ, Swiontkowski MF, et al. Cortical bone blood flow in reamed and unreamed locked intramedullary nailing: a fractured tibia model in sheep [J]. J Orthop Trauma, 1994, 8 (5): 373-382.

[15] Tornetta III P, Tiburzi D. The treatment of femoral shaft fractures using intramedullary interlocked nails with and without intramedullary reaming: a preliminary report [J]. J Orthop Trauma, 1997, 11 (2): 89-92.

[16] Hupel TM, Aksenov SA, Schemitsch EH. Muscle perfusion after intramedullary nailing of the canine tibia [J]. J Trauma, 1998, 45 (2): 256-262.

[17] Stein Jr AH, Morgan HC, Reynolds FC. Variations in normal bone-marrow pressures [J]. J Bone Joint Surg (Am), 1957, 39 (5): 1129-1134.

[18] Wozasek GE, Simon P, Redl H, et al. Intramedullary pressure changes and fat intravasation during intramedullary nailing: an experimental study in sheep [J]. J Trauma, 1994, 36 (2): 202-207.

[19] Kropfl A, Davies J, Berger U, et al. Intramedullary pressure and bone marrow fat extravasation in reamed and unreamed femoral nailing [J]. J Orthop Res, 1999, 17 (2): 261-268.
[20] Wenda K, Runkel M. Systemic complications in intramedullary nailing [J]. Orthopade, 1996, 25 (3): 292-299.
[21] Muller C, McIff T, Rahn BA, er al, Weller S. Influence of the compression force on the intramedullary pressure development in reaming of the femoral medullary cavity [J]. Injury, 1993, 24 (3): S36-39.
[22] Muller C, McIff T, Rahn BA, et al. Intramedullary pressure, strain on the diaphysis and increase in cortical temperature when reaming the femoral medullary cavity-a comparison of blunt and sharp reamers [J]. Injury, 1993, 24 (Suppl 3): S22-30.
[23] Muller CA, Baumgart F, Wahl D, et al Technical innovations in medullary reaming: reamer design and intramedullary pressure increase [J]. J Trauma, 2000, 49 (3): 440-445.
[24] Kelly PJ. Anatomy, physiology, and pathology of the blood supply of bones [J]. J Bone Joint Surg (Am), 1968, 50 (4): 766-783.
[25] Baumgart F, Kohler G, Ochsner PE. The physics of heat generation during reaming of the medullary cavity [J]. Injury, 1998, 29 (Suppl 2): 11-25.
[26] Ochsner PE, Baumgart F, Kohler G. Heat-induced segmental necrosis after reaming of one humeral and two tibial fractures with a narrow medullary canal [J]. Injury, 1998, 29 (Suppl 2): 1-10.
[27] Matthews LS, Hirsch C. Temperatures measured in human cortical bone when drilling [J]. J Bone Joint Surg (Am), 1972, 54 (2): 297-308.
[28] Lundskog J. Heat and bone tissue. An experimental investigation of the thermal properties of bone and threshold levels for thermal injury [J]. Scand J Plast Reconstr Surg, 1972, (9): 1-80.
[29] Eriksson A, Albrektsson T. The effect of heat on bone regeneration: an experimental study in the rabbit using the bone growth chamber [J]. J Oral Maxillofac Surg, 1984, (42): 705-711.
[30] Muller C, Rahn BA, Pfister U, et al. Extent of bluntness and damage to reamers from hospitals [J]. Injury, 1993, 24 (3): S31-5.
[31] Forster MC, Aster AS, Ahmed S. Reaming during anterograde fem- oral nailing: is it worth it? [J]. Injury, 2005, 36 (3): 445-449.
[32] Forster MC, Bruce AS, Aster AS. Should the tibia be reamed when nailing? [J]. Injury, 2005, 36 (3): 439-444.
[33] Giannoudis PV, Snowden S, Matthews SJ, et al. Friction burns within the tibia during reaming. Are they affected by the use of a tourniquet? [J]. J Bone Joint Surg (Br), 2002, 84 (4): 492-496.
[34] Bhandari M, Guyatt G, Tornetta III P, et al. Randomized trial of reamed and unreamed intramedullary nailing of tibial shaft fractures [J]. J Bone Joint Surg (Am), 2008, 90 (12): 2567-2578.
[35] Frolke JP, Nulend JK, Semeins CM, et al. Viable osteoblastic potential of cortical reamings from intramedullary nailing [J]. J Orthop Res, 2004, 22 (6): 1271-1275.
[36] Giannoudis PV, Pountos I, Morley J, et al. Growth factor release following femoral nailing [J]. Bone, 2008, 42 (4): 751-757.
[37] Hupel TM, Aksenov SA, Schemitsch EH. Cortical bone blood flow in loose and tight fitting locked unreamed intramedullary nailing: a canine segmental tibia fracture model [J]. J Orthop Trauma, 1998, 12 (2): 127-135.
[38] Hoegel F, Mueller CA, Peter R, et al. Bone debris: dead matter or vital osteoblasts [J]. J Trauma, 2004, 56 (2): 363-367.
[39] Wenisch S, Trinkaus K, Hild A, et al. Human reaming debris: a source of multipotent stem cells [J]. Bone, 2005, 36 (1): 74-83.
[40] Frolke JP, Van de Krol H, Bakker FC, et al. Destination of debris during intramedullary reaming. An experimental study on sheep femurs [J]. Acta Orthop Belg, 2000, 66 (4): 337-340.
[41] Frolke JP, Bakker FC, Patka P, et al. Reaming debris in osteotomized sheep tibiae [J]. J Trauma, 2001, 50 (1):

65-69.

[42] Schmidmaier G, Herrmann S, Green J, et al. Quantitative assessment of growth factors in reaming aspirate, iliac crest, and platelet preparation [J]. Bone, 2006, 39 (5): 1156-1163.

[43] Giannoudis PV, Einhorn TA. Bone morphogenetic proteins in musculoskeletal medicine [J]. Injury. 2009; 40 (3): S1-3.

[44] Giannoudis PV. Fracture healing and bone regeneration: autologous bone grafting or BMPs? [J]. Injury, 2009, 40 (12): 1243-1244.

[45] Hoegel FW, Abdulazim AN, Buehren V, et al Quantification of reaming debris at the fracture gap of diaphyseal A3 femur fractures after reamed intramedullary nailing and using an intramedullary application system [J]. J Trauma, 2010, 69 (6): 98-101.

[46] Pratt DJ, Papagiannopoulos G, Rees PH, et al. The effects of medullary reaming on the torsional strength of the femur [J]. Injury, 1987, 18 (3): 177-179.

[47] Pape HC, Zelle BA, Hildebrand F, et al. Reamed femoral nailing in sheep: does irrigation and aspiration of intramedullary contents alter the systemic response? [J]. J Bone Joint Surg Am, 2005, 87 (11): 2515-2522.

[48] Pape HC, Giannoudis PV, Krettek C, et al. Timing of fixation of major fractures in blunt polytrauma: role of conventional indicators in clinical decision making [J]. J Orthop Trauma, 2005, 19 (8): 551-562.

[49] Schult M, Kuechle R, Hofmann A, et al. Pathophysiological advantages of rinsing-suction-reaming (RSR) in a pig model for intramedullary nailing [J]. J Orthop Res, 2006, 24 (6): 1186-1192.

[50] Husebye EE, Lyberg T, Opdahl H, et al. Cardiopulmonary response to reamed intramedullary nailing of the femur comparing traditional reaming with a one-step reamer-irrigator-aspirator reaming system: an experimental study in pigs [J]. J Trauma, 2010, 69 (4): 6-14.

[51] Higgins T, Casey V, Bachus K. Cortical heat generation using an irrigating/aspirating single pass reaming vs. conventional stepwise reaming [J]. J Orthop Trauma, 2007, (21): 192-197.

[52] McCall TA, Brokaw DS, Jelen BA, et al. Treatment of large segmental bone defects with reamer-irrigator-aspirator bone graft: technique and case series [J]. Orthop Clin North Am, 2010, 41 (1): 63-73.

[53] Conway JD. Autograft and nonunion: morbidity with intramedullary bone graft versus iliac crest bone graft [J]. Orthop Clin North Am, 2010, 41 (1): 75-84.

[54] Lowe JA, la Rocca GJ, Murtha Y, et al. Complications associated with negative pressure reaming for harvesting autologous bone graft: a case series [J]. J Orthop Trauma, 2010, 24 (1): 46-52.

[55] Belthur M, Conway JD, Jindal G, et al. Bone graft harvest using a new intramedullary system [J]. Clin Orthop Relat Res, 2008, 466 (12): 2973-2980.

[56] Watson AJ. Genesis of fat emboli [J]. J Clin Pathol Suppl (R Coll Pathol), 1970, (4): 132-142.

[57] Duwelius PJ, Huckfeldt R, Mullins RJ, et al. The effects of femoral intramedullary reaming on pulmonary function in a sheep lung model [J]. J Bone Joint Surg Am, 1997, 79 (2): 194-202.

[58] Schemitsch EH, Turchin DC, Anderson GI, et al. Pulmonary and systemic fat embolization after medullary canal pressurization: a hemodynamic and histologic investigation in the dog [J]. J Trauma, 1998, 45 (4): 738-742.

[59] Vance B. The significance of fat embolism [J]. Arch Surg, 1931, (23): 426.

[60] Wenda K, Runkel M, Degreif J, et al. Pathogenesis and clinical relevance of bone marrow embolism in medullary nailing-demonstrated by intraoperative echocardiography [J]. Injury, 1993, 24 (3): S73-81.

[61] Pape HC, Regel G, Tscherne H. Local and systemic effects of fat embolization after intramedullary reaming and its influence by cofactors [J]. Tech Orthop, 1996, (11): 2-13.

[62] Pape HC, Auf'm'Kolk M, Paffrath T, et al. Primary intramedullary femur fixation in multiple trauma patients with associated lung contusion-a cause of posttraumatic ARDS? [J]. J Trauma, 1993, 34 (4): 540-547.

[63] Pape HC, Dwenger A, Regel G, et al. Pulmonary damage after intramedullary femoral nailing in traumatized

sheep-is there an effect from different nailing methods? [J]. J Trauma, 1992, 33 (4): 574-581.

[64] Pape HC, Regel G, Dwenger A, et al. Influences of different methods of intramedullary femoral nailing on lung function in patients with multiple trauma [J]. J Trauma, 1993, 35 (5): 709-716.

[65] Halasz NA, Marasco JP. An experimental study of fat embolism [J]. Surgery, 1957, 41 (6): 921-929.

[66] Niden AH, Aviado Jr DM. Effects of pulmonary embolism on the pulmonary circulation with special reference to arteriovenous shunts in the lung [J]. Circ Res, 1956, 4 (1): 67-73.

[67] Demling RH, Wong C, Fox R, et al. Relationship of increased lung serotonin levels to endotoxin-induced pulmonary hypertension in sheep. Effect of a serotonin antagonist [J]. Am Rev Respir Dis, 1985, 132 (6): 1257-1261.

[68] Lindsey HE, Wyllie JH. Release of prostaglandins from embolized lungs [J]. Br J Surg, 1970, 57 (10): 738-741.

[69] Fairbank AC, Thomas D, Cunningham B, et al. Stability of reamed and unreamed intramedullary tibial nails: a biomechanical study [J]. Injury, 1995, 26 (7): 483-485.

[70] Pape HC, Giannoudis P. The biological and physiological effects of intramedullary reaming [J]. J Bone Joint Surg Br, 2007, 89 (11): 1421-1426.

[71] Pape HC, Dwenger A, Grotz M, et al. Does the reamer type influence the degree of lung dysfunction after femoral nailing following severe trauma? An animal study [J]. J Orthop Trauma, 1994, 8 (4): 300-309.

[72] Wang HM, Bodenstein M, Markstaller K. Overview of the pathology of three widely used animal models of acute lung injury [J]. Eur Surg Res, 2008, (40): 305-316.

[73] Ito K, Mizutani A, Kira S, et al. Effects of Ulinastatin, a human urinary trypsin inhibitor, on the oleic acid induced acute lung injury in rats via the inhibition of activated leucocytes [J]. Injury, 2005, (36): 387-394.

[74] Ware LB, Matthay MA. The acute respiratory distress syndrome [J]. N Engl J Med, 2000, 342 (18): 1334-1349.

[75] Heim D, Schlegel U, Perren SM. Intramedullary pressure in intramedullary nailing of the femur and tibia [J]. Helv Chir Acta, 1994, 60 (4): 605-610.

[76] Velmahos GC, Chan L, Chan M, et al. Is there a limit to massive blood transfusion after severe trauma? [J]. Arch Surg, 1998, 133 (9): 947-952.

[77] Kobbe P, Lichte P, Wellmann M, et al. Impact of hypothermia on the severely injured patient [J]. Unfallchirurg, 2009, 112 (12): 1055-1061.

[78] Sturm JA, Wisner DH, Oestern HJ, et al. Increased lung capillary permeability after trauma: a prospective clinical study [J]. J Trauma, 1986, 26 (5): 409-418.

[79] Nuytinck JK, Goris JA, Redl H, et al. Posttraumatic complications and inflammatory mediators [J]. Arch Surg, 1986, 121 (8): 886-890.

[80] Pape HC, Schmidt RE, Rice J, et al. Biochemical changes after trauma and skeletal surgery of the lower extremity: quantification of the operative burden [J]. Crit Care Med, 2000, 28 (10): 3441-3448.

[81] Schemitsch EH, Jain R, Turchin DC, et al. Pulmonary effects of fixation of a fracture with a plate compared with intramedullary nailing. A canine model of fat embolism and fracture fixation [J]. J Bone Joint Surg Am, 1997, 79 (7): 984-996.

[82] Pape HC, Rixen D, Morley J. Impact of the method of initial stabilization for femoral shaft fractures in patients with multiple injuries at risk for complications [J]. Ann Surg, 2007, (246): 3.

[83] Pape HC, Tornetta Ⅲ P, Tarkin I, et al. Timing of fracture fixation in multitrauma patients: the role of early total care and damage control surgery [J]. J Am Acad Orthop Surg, 2009, 17 (9): 541-549.

[84] Pape HC, Regel G, Tscherne H. Pulmonary complications after intramedullary stabilization of the femur. In: The science and practice of intramedullary nailing [M]. New York: William & Wilkins, 1996: 77-88.

[85] Giannoudis PV, Snowden S, Matthews SJ, et al. Temperature rise during reamed tibial nailing [J]. Clin Orthop

Relat Res, 2002, (395): 255-261.

[86] Garcia OG, Mombiela FL, De La Fuente CJ, et al. The influence of the size and condition of the reamers on bone temperature during intramedullary reaming [J]. J Bone Joint Surg (Am), 2004, (86): 994-999.

[87] Liu X-Y, Jiang M, Yi C-L, et al. Early intramedullary nailing for femoral fractures in patients with severe thoracic trauma: A systemic review and meta-analysis [J]. Chinese Journal of Traumatology, 2016, 19 (3): 160-163.

[88] DeFroda SF, Klinge SA. Fat Embolism Syndrome with Cerebral Fat Embolism Associated with Long-Bone Fracture [J]. Am J Orthop (Belle Mead NJ), 2016, 45 (7): E515-E521.

第 4 节　交锁髓内钉

1. 概述

髓内钉的交锁（interlocking），对于手术而言只是一小步，但对髓内钉的手术而言却是开创性的一大步。然而，这一小步，却是烦琐、耗时、有透视需求并且伴随着并发症的过程。因此，全世界的骨科医师都在探索如何走好这“一小步”。历史上，在骨科手术的领域，很少有任何一个单纯的问题出现了如此之多的手术技术。

本章节将以顺行股骨髓内钉、胫骨髓内钉和肱骨髓内钉的远端锁定为重点进行阐述。大多数锁定原则也可适用于逆行股骨髓内钉、胫骨髓内钉（融合用）和肱骨髓内钉。而前臂和锁骨的交锁髓内钉直径更小，其锁定过程将单独讨论。

辐射暴露是创伤骨科医师不能回避的问题。随着微创手术的推广应用，这一问题比几十年前更为严重。白皮书《减少医学影像不必要辐射暴露的倡议》表明，C 形臂透视的强度相当于接受了 250～3500 次胸部 X 线检查。

2. 辐射暴露

上文提到，辐射暴露是创伤骨科医师无法回避的问题。传统髓内钉手术中的骨折复位、进钉及锁定过程均需要在透视下进行。透视将产生高水平的分散射线，可导致在手术室中的每一个人暴露在放射线中。虽然一些文献就瞄准设备的使用进行了报道，但大多数医师仍然在透视下采用徒手技术进行操作。

放射防护的目的在于在最少的射线暴露下完成一枚或两枚远端锁钉锁定过程。手术过程中的透视屏蔽会产生散射辐射。X 射线经过患者的组织反射或散射后会以较低的能量继续传播。这一现象被称为“康普顿散射”。康普顿散射会在暴露于射线的患者周围产生一个辐照区域，任何处于这一区域中的手术医师和手术室工作人员都会受到辐射伤害。根据平方反比定律，辐射的强度随着距离增加而明显降低。

X 射线会使原子和分子发生电离，破坏 DNA 分子结构或杀伤活体细胞。细胞核内受损的 DNA 会导致细胞的异常增殖，进而发生癌变。文献报道了辐射与甲状腺癌的关系。即使相对较低剂量的辐射也会导致 DNA 的破坏，这种破坏效应会随着时间进一步累积。

国际上采用剂量当量计算散射辐射的吸收能量，其计算单位为西韦特（Sievert [Sv]，J/

kg）。为了对职业暴露人员进行保护，国际放射防护委员会（International Commission on Radiological Protection）设立了年等效剂量极限：躯干部位的最大剂量为 20mSv，甲状腺和双眼为 150mSv，双手为 500mSv。

Trout 等的研究表明，在股骨髓内钉手术中，手术医师所接受的剂量当量为 0.17～0.22mSv。由于距离 X 线球管更近，双手是远端徒手锁钉中辐射暴露最多的部位。Levin 等通过研究发现，在手术过程中，头颈部接受的辐射平均剂量为 0.7mSv。主力手在插入髓内钉和近端锁钉过程中所接受的平均辐射剂量共为 0.13mSv，而仅在远端锁钉过程中，辐射剂量即高达 0.12mSv。Muzaffar 等使用热释光剂量仪进行测试后发现，手术中的平均辐射暴露时间为 3.89 分钟，双手和双眼所接受的平均辐射剂量分别为 0.27mSv 和 0.09mSv。其他研究中，股骨髓内钉手术中接受的辐射剂量为 0.29～0.70mSv。由此，Blattert 等计算得出结论，一名骨科医师在一年中可以完成至少 750 例股骨髓内钉手术，而不会超过国际放射防护委员会所提出的最大允许剂量。

即便如此，尽可能降低医师在手术中的辐射暴露也是十分必要的。因此，在施行透视引导下手术时，应要求手术医师穿着铅衣和甲状腺围脖，以降低暴露相关风险。

3. 交锁螺钉的位置选择

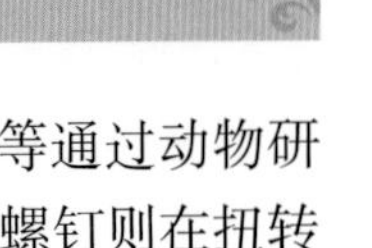

当前对于交锁螺钉的最佳位置选择于干骺端或骨干仍然存在争议。Burns 等通过动物研究发现，干骺端交锁螺钉在更高的轴向应力下更容易失效，而骨干部位的交锁螺钉则在扭转应力下发生灾难性的失败。骨骼模型的非破坏性力学实验发现干骺端交锁螺钉会发生更大的成角移位，这是由于干骺端螺钉所承受的扭矩更大。而尸体研究中发现，除抗压强度外，增加交锁螺钉的数目并不能改变髓内钉结构的力学属性。然而，在使用小直径髓内钉和小直径交锁螺钉，需要通过回敲纠正骨折块分离时，使用最大数目的螺钉能够限制或避免回敲过程中螺钉发生形变。

4. 静态和动态交锁及髓内钉动力化

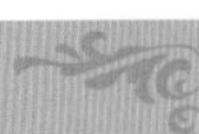

交锁髓内钉可以进行静态锁定或动态锁定。早期交锁髓内钉的动态锁定是通过不进行近端或远端锁定的方式实现的。后来在髓内钉的远端出现了纵行的锁定孔，允许出现有限的轴向移位（短缩）而不牺牲旋转稳定性。横行、短斜行和大多数楔形骨折均适于采用动态锁定。动态锁定被认为有利于刺激骨折愈合。早期的交锁髓内钉在静态锁定 6～8 周后均改为动态锁定。然而，实验室和临床研究均没有发现动态锁定刺激骨折愈合的证据。因此，如果能够获得良好的骨折块接触，不需要进行动态锁定，仅需要在完成远端静态锁定后采用“回敲”技术进行加压。当前，动态锁定仅被应用于骨折牵张状态、骨折块吸收和（或）骨折延迟愈合的处理中。

5. 锁钉顺序

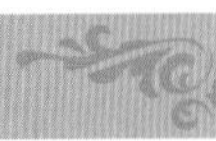

为了避免骨折线过度分离，髓内钉加压技术已经广泛得到应用。通过简单的“回敲”或

髓内钉内部构造进行加压，促进骨折的愈合。无论采用何种方式进行加压，均需要首先进行远端锁定。髓内钉加压技术在前面章节已有所描述。

6. 远端锁定技术

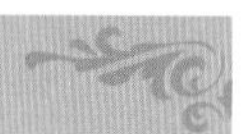

文献中报道了许多髓内钉的远端锁钉锁定技术，可以分为以下几种：徒手技术、安装在髓内钉上的导向工具、安装在C形臂上的导向器、基于C形臂影像分析的技术、计算机导航和自锁髓内钉。逆行髓内钉的近端锁定技术相当于顺行髓内钉的远端锁定技术。

6.1 徒手锁定技术

徒手锁定技术是最为常用的远端锁定技术。传统的徒手锁定技术利用了等圆重叠的原理：在C形臂透视下，使髓内钉远端锁定孔的两侧完全呈圆形并重叠，这就表明锁定孔的两侧共轴（见图2-4-1）。切开皮肤后，使用套筒到达骨皮质的一侧，并经过套筒置入钻头，透视下使其位于锁定孔的中心（见图2-4-2）。沿锁定孔的轴线进行双侧皮质钻孔，完成锁定过程。

传统锁定技术的优势在于不需要任何其他辅助工具，但对透视技术要求颇高。同时，在钻孔和锁定过程中，均需要反复透视以确认钻头和交锁螺钉的位置。经验不足的医师在进行远端锁钉操作时，透视量会显著增加。如果使用传统的动力钻（不可透视、无成角），由于钻本身的体积更大，在透视下会阻挡锁定孔的成像，需要不断调整钻柄的位置，寻找合适的透视角度，并且钻头长度会明显占据透视机与肢体之间的空间。另外，由于透视机与肢体之间的距离增大，微小的钻孔方向改变难以被发现，而这种方向改变可能会导致锁定最终失败。在不断调整钻柄位置时，有可能发生钻头断裂在骨内的情况。而不断调整钻孔角度也会

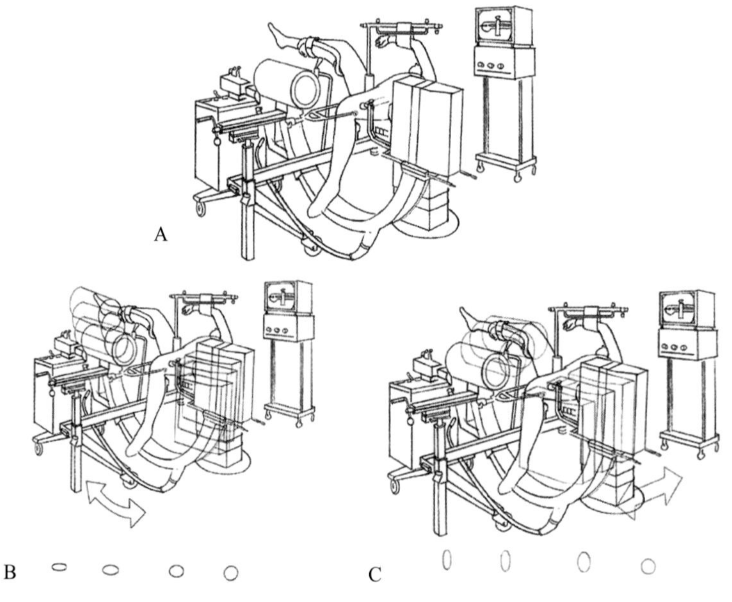

图2-4-1 进行徒手远端锁钉时的透视机的使用

A. 患者体位和透视机位置示意图；B. 固定透视机的水平位置，通过在垂直面上旋转C形臂进行调整；C. 固定透视机C形臂的角度，水平移动透视机进行调整

造成导致骨干或干骺端的皮质薄弱、缺损及可能发生的髓内钉主钉磨损，进而弱化固定效果，甚至发生内固定断裂及失效（见图 2-4-3）。

为避免上述情况的发生，徒手锁定技术得到了一系列改进，包括利用相邻钉孔作为导向、利用相同的髓内钉作为体外导向参考、扩大导向孔及采用金属短棒定位等。所有这些技术改进的目标主要在于优化开皮质过程（使用斯式针、克氏针或导针）、维持正确的钻孔方向及减少辐照总量。许多作者均强调了维持锁定孔两侧正圆和共轴的重要性，认为这一前提是徒手锁钉的基础。

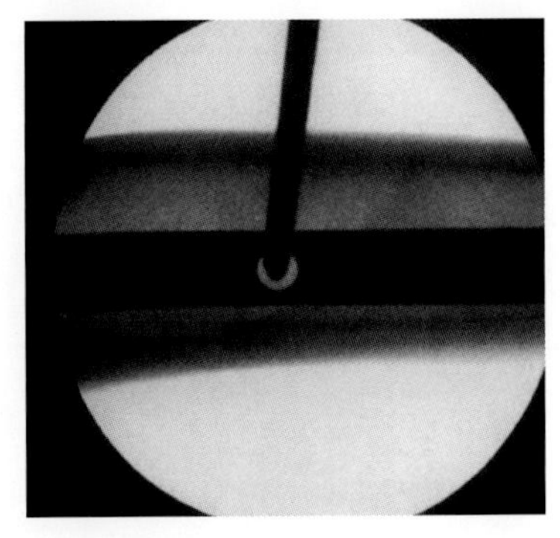

图 2-4-2 克氏针位于远端锁定孔中心

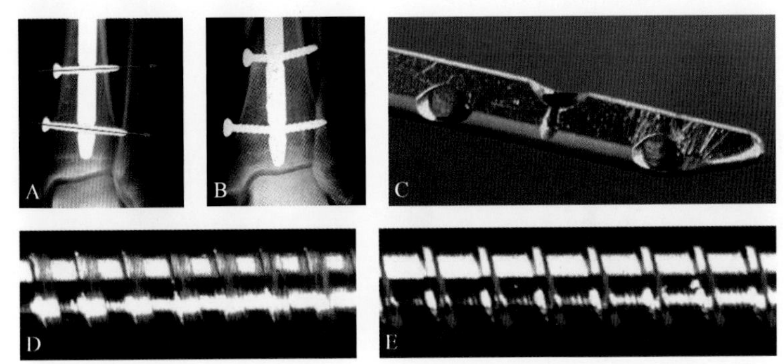

图 2-4-3 远端锁钉锁定相关问题

A. 锁钉方向不平行；B. 断钉；C. 髓内钉损坏；D. 螺钉的螺纹磨损；E. 与图 D 的新螺钉螺纹对比

虽然技术改进能够部分减少辐射总量和皮质缺损的问题，但这些问题仍然是存在的，尤其是透视辐射。同时，如果在钻孔后无法准确定位，重新钻孔仍然会造成皮质缺损。另外，徒手技术始终是基于透视和经验的不精确技术，钻头和髓内钉之间发生的摩擦在一定程度上仍然难以完全避免。

6.2 髓内钉远端锁钉导向器

远端锁钉导向器的出现和使用是为了减少在髓内钉远端锁钉过程中的辐射剂量。然而，传统的远端锁钉导向器常难以准确地完成锁定过程。无论使用开槽或不开槽髓内钉，在主钉插入髓腔的过程中均会发生一定程度的弯曲（见图 2-4-4），而这种弯曲程度常是难以预测的。中空的开槽髓内钉同时还会发生远端的扭转现象（见图 2-4-5）。这些远端的形变会导致锁钉导向器无法正确瞄准髓内钉置入后的远端锁钉孔位置。

正由于上述现象的存在，使得远端锁钉导向器得到了改进。免透视可调节导向器通过首先对皮质内髓内钉前壁进行定位，由于髓内钉前壁到锁钉钉孔的距离固定，定位代偿了矢状面的髓内钉形变；通过与定位器连接的导向器进行横向钻孔；近端锁钉孔通常会在内侧轻度过钻，这样能够代偿冠状面的形变（见图 2-4-6）。临床研究已经证实了这一装置的可靠性，且尤其适用于透视应用受限制的地区。

另一种装置被称为部分免透视瞄准器，通过在有限透视次数下进行等比例计算形变程度，从而确定冠状面的形变。与徒手锁定技术相比，由于不需要锁定钉孔呈正圆，透视辐射

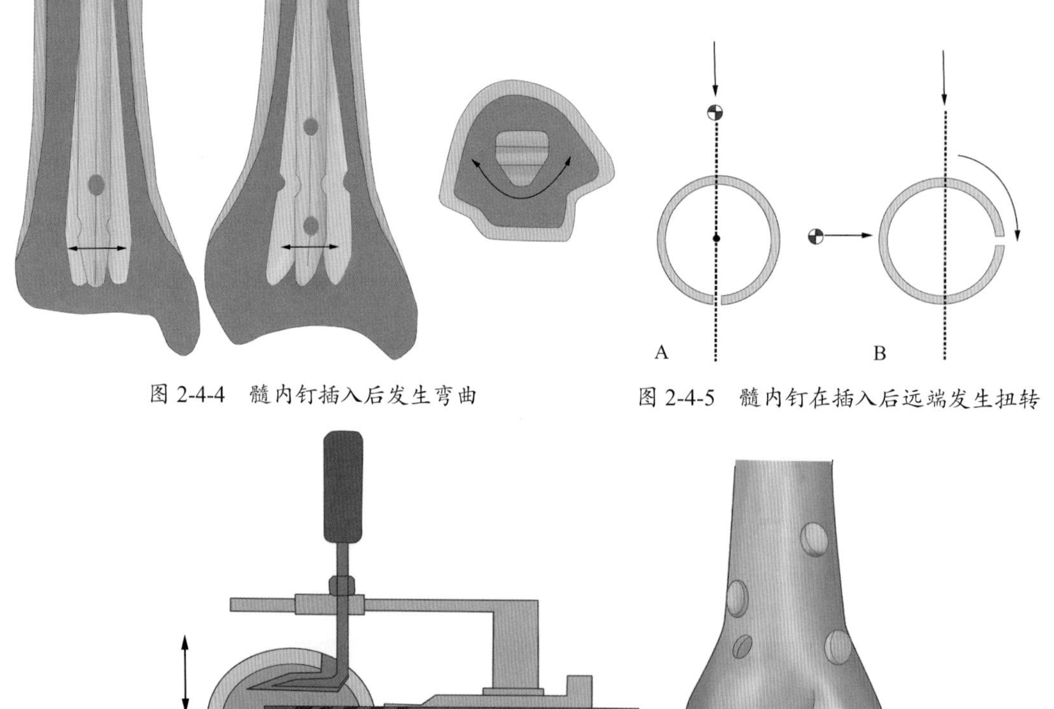

图 2-4-4　髓内钉插入后发生弯曲

图 2-4-5　髓内钉在插入后远端发生扭转

图 2-4-6　使用螺钉前方定位，克服远端的弯曲形变

量得以大大降低。

然而，上述两种装置仅可应用于无开槽的髓内钉，因为开槽髓内钉远端发生的扭转形变仍然难以进行估计。

6.3　C 形臂导向器和 C 形臂影像分析技术

早期的 C 形臂导向器将导向器固定在 C 形臂上，由于这种设计难以控制，所以不易推广（见图 2-4-7）。当今的理念是使用激光进行皮肤切口定位，确定钻孔位置和方向。这一理念进一步发展后，可使用互相垂直的激光束进行更准确的定位。

6.4　计算机导航和磁力导航技术

骨科手术中使用计算机导航的核心目的通常是定位。虽然计算机导航发展出了多种原型，但至今仍没有得到广泛应用。大量文献报道了计算机导航在髓内钉远端锁定中的应用，包括基于传统 C 形臂和最近出现的机器人辅助技术。然而，这些技术离常规临床应用仍有距离。

即使计算机导航还没有得到广泛的临床应用，但一种电磁导向技术已在临床实践中得到了成功的使用（见图 2-4-8）。这种技术是在中空的髓内钉中放置磁力探针，引导钻孔和锁定过程完成。虽然这一系统受到周围金属器具的影响，而且一次性磁力探针并不通用于各品牌

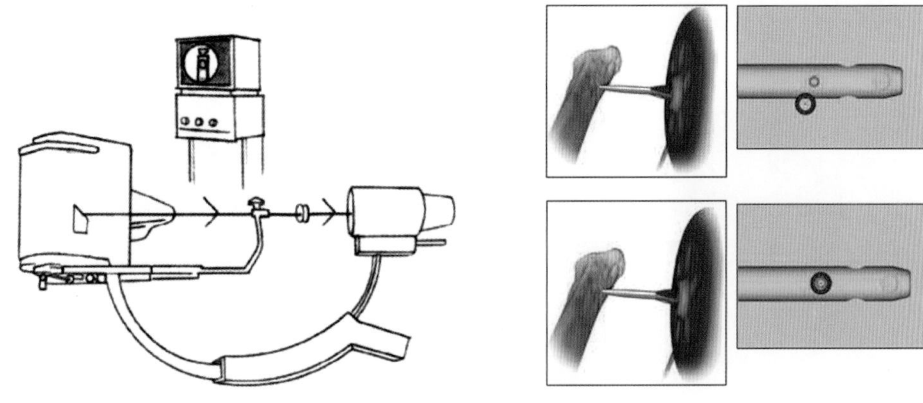

图 2-4-7　固定于 C 形臂上的导向器及其设计原理　　图 2-4-8　磁力导航装置（施乐辉）

髓内钉，但这一设计仍可能是导航技术的研究方向之一。

6.5　自锁髓内钉

很多厂商均设计了带自锁定机制的髓内钉系统，如突入固定在松质骨区域的锁定鳍和锁定爪系统（见图 2-4-9）。但与传统的锁定螺钉相比，自锁髓内钉的力学强度有限，尤其在不稳定骨折中的应用，限制了这些设计的广泛应用。一些自锁机制的并发症也相当高。另外，一些特殊材料制作的髓内钉（Carbofix，IL）可能会造成其他问题，除了极高的价格外，由于火化过程中可能产生问题，需要在患者去世后取出。

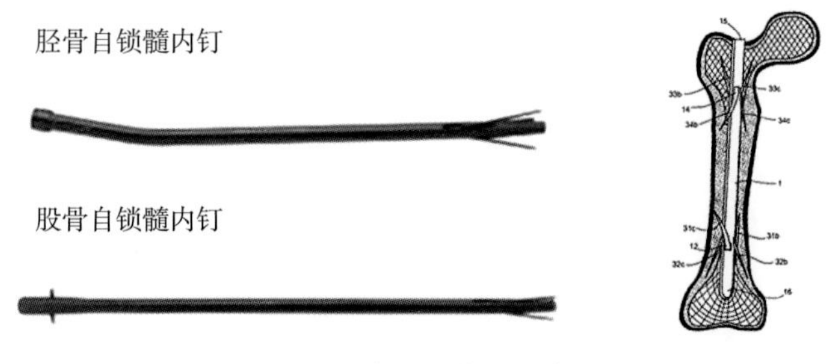

图 2-4-9　自锁髓内钉示意图

7. 髓内钉摆动现象

早期胫骨髓内钉远端锁钉孔有 3 个。但由于部分患者骨折过于偏远端或存在骨质疏松，使得远端骨块以前后向锁定钉为轴发生摆动（见图 2-4-10）。因此，当代髓内钉设计在远端留置了 4 枚锁钉孔，以应用于极远端骨折和骨质疏松骨的固定。

随着髓内钉越来越多地应用于干骺端骨折，尤其是胫骨干骺端骨折的治疗，成角稳定锁定系统（angular stable locking system，ASLS）被用于改善骨折稳定性，避免发生骨折不愈合或畸形愈合。然而，研究并未证实这种设计与传统交锁髓内钉相比存在明显优势，无论其是否应用于老年骨质疏松患者。

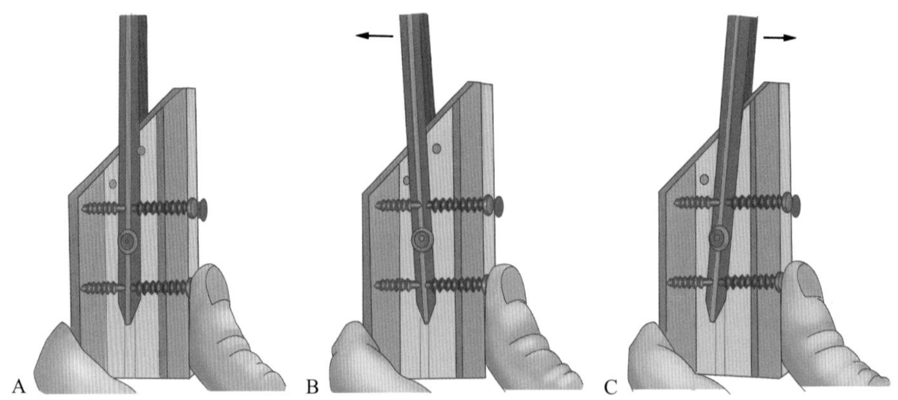

图 2-4-10 使用有机玻璃模拟髓内钉远端摆动现象

8. 交锁髓内钉相关并发症

交锁髓内钉常见的并发症包括螺钉断裂、松动，髓内钉磨损，锁钉定位失败等。其中，内置物断裂是由材料特性、负荷量、负荷周期、表面几何形态和完整性及其他方面综合作用下发生的。同时，医师的因素也会对内固定是否发生断裂产生影响。在进行锁定钻孔时，如果钻头没有位于锁定孔的中心，则可能造成髓内钉锁定孔的磨损，这种磨损是髓内钉经钉孔断裂的危险因素之一。另外，偏心钻孔也可能发生钻头断裂、过度产热等问题（表 2-4-1）。

交锁螺钉松动发生的原因包括骨量不佳（骨质疏松）和螺钉过紧。一旦螺钉发生松动，可能会影响整体内固定结构的稳定性，同时也会产生局部的软组织激惹。

锁定钉定位问题可同时发生于近端和远端。即使使用导向器进行锁定也可能发生定位问题，甚至可能发生于髓内钉近端螺钉的锁定。如果导向把手与髓内钉的连接不够牢靠，就会发生导向偏差。在至少两个平面反复核实螺钉是否位于锁定孔内且长度是否足够十分必要。另外，使用导向器进行交锁螺钉锁定，必须在置入髓内钉前对每一个导向孔进行检查，确保导针、钻头和锁定螺钉能够通过锁定孔。

表 2-4-1 螺钉断裂的影响因素及手术医师决策所产生的影响

影响因素	手术医师的影响
负荷量	建立负荷分散结构（首先行远端锁定，回敲技术）
负荷周期	早期负重
材料强度	内置物选择，钛合金>不锈钢
材料硬度	内置物选择，不锈钢>钛合金
表面几何特性	内置物选择
表面完整性	避免由于偏心钻孔导致的髓内钉和锁定螺钉破坏

（张 卓 魏均强）

参 考 文 献

[1] Kempf I, Grosse A, Beck G. Closed locked intramedullary nailing. Its application to comminuted fractures of the femur [J]. J Bone Joint Surg (Am), 198, 67 (5): 709-720.

[2] Tornetta P, Tiburzi D. The treatment of femoral shaft fractures using intramedullary interlocked nails with and without intramedullary reaming: a preliminary report [J]. J Orthop Trauma, 1997, 11 (2): 89-92.

[3] Sanders R, Koval KJ, DiPasquale T, et al. Exposure of the orthopaedic surgeon to radiation [J]. J Bone Joint Surg (Am), 1993, 75 (3): 326-330.

[4] Levin PE, Schoen Jr RW, Browner BD. Radiation exposure to the surgeon during closed interlocking intramedullary nailing [J]. J Bone Joint Surg (Am), 1987, 69 (5): 761-766.

[5] Whatling GM, Nokes LD. Literature review of current techniques for the insertion of distal screws into intramedullary locking nails [J]. Injury, 2006, 37 (2): 109-119.

[6] Mizuno T, Kyoizumi S, Suzuki T, et al. Continued expression of a tissue specific activated oncogene in the early steps of radiation-induced human thyroid carcinogenesis [J]. Oncogene, 1997, 15 (12): 1455-1460.

[7] ICRP. Recommendations of the International Commission on Radiological Protection [J]. Ann ICRP, 1990, (21): 1-3.

[8] Roux A, Bronsard N, Blanchet N, et al. Can fluoroscopy radiation exposure be measured in minimally invasive trauma surgery? [J] Orthop Traumatol Surg Res, 2011, 97 (6): 662-667.

[9] Trout ED, Kelley JP. Scattered radiation from a tissue-equivalent phantom for x rays from 50 to 300 kVp [J]. Radiology, 1972, 104 (1): 161-169.

[10] Madan S, Blakeway C. Radiation exposure to surgeon and patient in intramedullary nailing of the lower limb [J]. Injury, 2002, 33 (8): 723-727.

[11] Muzaffar TS, Imran Y, Iskandar MA, et al Radiation exposure to the surgeon during femoral interlocking nailing under fluoroscopic imaging [J]. Med J Malaysia, 2005, (60): 26-29.

[12] Miller ME, Davis ML, MacClean CR, et al. Radiation exposure and associated risks to operating-room personnel during use of fluoroscopic guidance for selected orthopaedic surgical procedures [J]. J Bone Joint Surg (Am), 1983, 65 (1): 1-4.

[13] Sugarman ID, Adam I, Bunker TD. Radiation dosage during AO locking femoral nailing [J]. Injury, 1988, 19 (5): 336-338.

[14] Blattert TR, Fill UA, Kunz E, et al. Skill dependence of radiation exposure for the orthopaedic surgeon during interlocking nailing of long-bone shaft fractures: a clinical study [J]. Arch Orthop Trauma Surg, 2004, 124 (10): 659-664.

[15] Harstall R, Heini PF, Mini RL, et al. Radiation exposure to the surgeon during fluoroscopically assisted percutaneous vertebroplasty: a prospective study [J]. Spine, 2005, 30 (16): 1893-1898.

[16] Burns CG, Litsky AS, Allen MJ, et al. Influence of locking bolt location on the mechanical properties of an interlocking nail in the canine femur [J]. Vet Surg, 2011, 40 (5): 522-530.

[17] George CJ, Lindsey RW, Noble PC, et al. Optimal location of a single distal interlocking screw in intramedullary nailing of distal third femoral shaft fractures [J]. J Orthop Trauma, 1998, 12 (4): 267-272.

[18] Sayana MK, Davis BJ, Kapoor B, et al. Fracture strain and stability with additional locking screws in intramedullary nailing: a biomechanical study [J]. J Trauma, 2006, 60 (5): 1053-1057.

[19] Xavier F, Goldwyn E, Hayes W, et al. A comparison of the compressive strength of various distal locking screw options in the treatment of tibia fractures with intramedullary nails [J]. J Long Term Eff Med Implants, 2011, 21 (3): 185-192.

[20] Gong F, Wang K, Dang X, et al. Study of the impact of the number of distal locking bolts on the biomechanical feature of locking intramedullary nails [J]. Zhongguo Xiu Fu Chong Jian Wai Ke Za Zhi, 2005, 19 (1): 58-60.

[21] Krettek C, Schulte-Eistrup S, Schandelmaier P, et al. Osteosynthesis of femur shaft fractures with the unreamed AO-femur nail. Surgical technique and initial clinical results standard lock fixation [J]. Unfallchirurg, 1994, 97 (11): 549-567.

[22] Krettek C, Schandelmaier PTH. Non-reamed interlocking nailing of closed tibial fractures with severe soft tissue injury: indications, technique and clinical results [J]. Clin Orthop, 1995, (315): 34-47.

[23] Georgiadis GM, Minster GJ, Moed BR. Effects of dynamization after interlocking tibial nailing: an experimental study in dogs [J]. J Orthop Trauma, 1990, 4 (3): 323-330.

[24] Brumback RJ. The rationales of interlocking nailing of the femur, tibia, and humerus [J]. Clin Orthop Relat Res, 1996, (324): 292-320.

[25] Dagrenat D, Moncade N, Cordey J, et al. Effects of the dynamization of static bolt nailing. In vivo experimentation [J]. Rev Chir Orthop Reparatrice Appar Mot, 1988, 74 (Suppl 2): 100-104.

[26] Wu CC, Shih CH. Effect of dynamization of a static interlocking nail on fracture healing [J]. Can J Surg, 1993, 36 (4): 302-306.

[27] Krettek C, Rudolf J, Schandelmaier P, et al. Unreamed intramedullary nailing of femoral shaft fractures: operative technique and early clinical experience with the standard locking option [J]. Injury, 1996, 27 (4): 233-254.

[28] Krettek C, Konemann B, Mannss J, et al. Analysis of implantation-induced nail deformation and roentgen morphometric studies as the principle for an aiming device for distal interlocking nailing without roentgen image intensification [J]. Unfallchirurg, 1996, 99 (9): 671-678.

[29] Krettek C, Mannss J, Miclau T, et al. Deformation of femoral nails with intramedullary insertion [J]. J Orthop Res, 1998, 16 (5): 572-575.

[30] Krettek C, Konemann B, Miclau T, et al. In vitro and in vivo radiomorphometric analyses of distal screw hole position of the solid tibial nail following insertion [J]. Clin Biomech (Bristol, Avon), 1997, 12 (3): 198-200.

[31] Krettek C, Mannss J, Konemann B, et al. The deformation of small diameter solid tibial nails with unreamed intramedullary insertion [J]. J Biomech, 1997, 30 (4): 391-394.

[32] Krettek C, Könemann BFO, Miclau T, et al. Experimental study of distal interlocking of a solid tibial nail: radiation-independent distal aiming device (DAD) vs free-hand technique (FHT) [J]. J Orthop Trauma, 1998, (12): 373-378.

[33] Krettek C, Konemann B, Miclau T, et al. A new mechanical aiming device for the placement of distal interlocking screws in femoral nails [J]. Arch Orthop Trauma Surg, 1998, 117 (3): 147-152.

[34] Krettek C, Konemann B, Miclau T, et al. A mechanical distal aiming device for distal locking in femoral nails [J]. Clin Orthop Relat Res, 1999, (364): 267-275.

[35] Pardiwala D, Prabhu V, Dudhniwala G, et al. The AO distal locking aiming device: an evaluation of efficacy and learning curve [J]. Injury, 2001, 32 (9): 713-718.

[36] Giri SK. Achieving distal locking without an image intensifier [J]. Nepal Med Coll J, 2007, 9 (4): 275-277.

[37] Pennig D, Oppenheim W, Faccioli G, et al. Intramedullary locked nailing of femur and tibia: insertion of distal locking screws without image intensifier [J]. Injury, 1997, 28 (4): 323-326.

[38] Babis GC, Benetos IS, Karachalios T, et al. Eight years' clinical experience with the Orthofix tibial nailing system in the treatment of tibial shaft fractures. Injury [J], 2007, 38 (2): 227-234.

[39] Babis GC, Benetos IS, Zoubos AB, et al. The effectiveness of the external distal aiming device in intramedullary fixation of tibial shaft fractures [J]. Arch Orthop Trauma Surg, 2007, 127 (10): 905-908.

[40] Anastopoulos G, Ntagiopoulos PG, Chissas D, et al. Distal locking of tibial nails: a new device to reduce

radiation exposure [J]. Clin Orthop Relat Res, 2008, 466 (1): 216-220.

[41] Veen EJ, Ettema HB, Zuurmond RG, et al. Are there any advantages in using a distal aiming device for tibial nailing? Comparing the Centro Nailing System with the Unreamed Tibia Nail [J]. Injury, 2011, 42 (10): 1049-1052.

[42] Boraiah S, Barker JU, Lorich D. Efficacy of an aiming device for the placement of distal interlocking screws in trochanteric fixation nailing [J]. Arch Orthop Trauma Surg. 2009, 129 (9): 1177-1182.

[43] Knudsen CJ, Grobler GP, Close RE. Inserting the distal screws in a locked femoral nail [J]. J Bone Joint Surg (Br), 1991, (73): 660-661.

[44] MacMillan M, Gross RH. A simplified technique of distal femoral screw insertion for the Grosse-Kempf interlocking nail [J]. Clin Orthop Relat Res, 1988, (226): 252-259.

[45] Hashemi-Nejad A, Garlick N, Goddard NJ. A simple jig to ease the insertion of distal screws in intramedullary locking nails [J]. Injury, 1994, 25 (6): 407-408.

[46] Rohilla R, Singh R, Magu N, et al. A. Nail over nail technique for distal locking of femoral intramedullary nails [J]. Int Orthop, 2009, 33 (4): 1107-1112.

[47] Salvi AE. The chessboard technique. A new freehand aiming method for rapid distal locking of tibial nails [J]. Bull NYU Hosp Jt Dis, 2008, (66): 317-319.

[48] Medoff RJ. Insertion of the distal screws in interlocking nail fixation of femoral shaft fractures [J]. J Bone Joint Surg Am, 1986, 68 (8): 1275-1277.

[49] Granhed HP. A new technique of distal screw insertion for locked nailing [J]. Acta Orthop Scand, 1998, 69 (3): 320-321.

[50] Pennig D, Brug E, Kronholz HL. A new distal aiming device for locking nail fixation [J]. Orthopedics, 1988, 11 (12): 1725-1727.

[51] Kelley SS, Bonar S, Hussamy OD, et al. A simple technique for insertion of distal screws into interlocking nails [J]. J Orthop Trauma, 1995, 9 (3): 227-230.

[52] Noordeen HH, Sala MJ, Belham GJ. Insertion of distal screws in interlocking intramedullary nails [J]. Injury, 1993, 24 (5): 357-358.

[53] Owen TD, Coorsh J. Insertion of the distal locking screws in femoral nailing: a simplified technique [J]. Injury, 1993, 24 (2): 101-103.

[54] Reynders P, Schonken P, Hoogmartens M. Interlocking nail: a practical aiming device for distal screw insertion [J]. Acta Orthop Belg, 1990, 56 (3-4): 605-608.

[55] Harrington P, Howell F. An aid to distal locking of the Russell-Taylor humeral nail [J]. Injury, 1998, 29 (9): 732-733.

[56] Rao JP, Allegra MP, Benevenia J, et al. Distal screw targeting of interlocking nails [J]. Clin Orthop, 1989, (238): 245-248.

[57] Graham GP, Mackie IG. Experience with the AO locking femoral nail [J]. Injury, 1988, (19): 249-253.

[58] Hudson I. Locking nailing: an aid to distal targeting [J]. Injury, 1989, (20): 129-130.

[59] Mahaisavariya B, Laupattarakasem W, Kosuwon W. An aiming device for distal locking in closed locked femoral nailing [J]. Injury, 1992, 23 (2): 143-144.

[60] Saw Y. Closed intramedullary distal locking made easier [J]. Injury, 1993, 24 (3): 214-215.

[61] Ohe T, Nakamura K, Matsushita T, et al. Stereo fluoroscopy assisted distal interlocking of intramedullary nails [J]. J Orthop Trauma, 1997, 11 (4): 300-303.

[62] Lim JT, Brown MF. A simple radiolucent drill guide to aid intramedullary nail locking [J]. Ann R Coll Surg Engl, 2005, 87 (3): 213.

[63] Goodall JD. An image intensifier laser guidance system for the distal locking of an intramedullary nail [J].

Injury, 1991, 22 (4): 339.
[64] Stedtfeld HW, Jurowich B, Baumer F, et al. Laser focusing device for the distal locking of intramedullary nails [J]. Chirurg, 1990, 61 (6): 469-72.
[65] Goulet JA, Londy F, Saltzman CL, et al. Interlocking intramedullary nails. An improved method of screw placement combining image intensification and laser light [J]. Clin Orthop Relat Res, 1992, (281): 199-203.
[66] Viant WJ, Phillips R, Griffiths JG, et al. A computer assisted orthopaedic surgical system for distal locking of intramedullary nails [J]. Proc Inst Mech Eng H, 1997, 211 (4): 293-300.
[67] Suhm N, Jacob LA, Zuna I, Regazzoni P, et al. Fluoroscopy based surgical navigation vs. mechanical guidance system for percutaneous interventions. A controlled prospective study exemplified by distal locking of intramedullary nails [J]. Unfallchirurg, 2003, 106 (11): 921-928.
[68] Wang JQ, Zhao CP, Wang MY, et al. Computer-assisted auto-frame navigation system for distal locking of tibial intramedullary nails: a preliminary report on clinical application [J]. Chin J Traumatol, 2006, 9 (3): 138-145.
[69] Malek S, Phillips R, Mohsen A, et al. Computer assisted orthopaedic surgical system for insertion of distal locking screws in intramedullary nails: a valid and reliable navigation system [J]. Int J Med Robot, 2005, 1 (4): 34-44.
[70] Zheng G, Zhang X, Haschtmann D, et al. Accurate and reliable pose recovery of distal locking holes in computer-assisted intramedullary nailing of femoral shaft fractures: a preliminary study [J]. Comput Aided Surg, 2007, 12 (3): 138-151.
[71] Lee MY, Kuo CH, Hung SS. A new fluoroscopy-free navigation device for distal interlocking screw placement [J]. J Med Eng Technol, 2008, 32 (4): 284-295.
[72] Wang JQ, Wang JF, Hu L, et al. Effects of medical robot-assisted surgical navigation system in distal locking of femoral intramedullary nails: an experimental study [J]. Zhonghua Yi Xue Za Zhi, 2006, 86 (9): 614-618.
[73] Hofstetter R, Slomczykowski M, Sati M, et al. Fluoroscopy as an imaging means for computer-assisted surgical navigation [J]. Comput Aided Surg, 1999, 4 (2): 65-76.
[74] Windolf M, Schroeder J, Fliri L, et al. Reinforcing the role of the conventional C-arm-a novel method for simplified distal interlocking [J]. BMC Musculoskelet Disord, 2012, (13): 8.
[75] Yaniv Z, Joskowicz L. Precise robot-assisted guide positioning for distal locking of intramedullary nails [J]. IEEE Trans Med Imaging, 2005, 24 (5): 624-35.
[76] Juneho F, Bouazza-Marouf K, Kerr D, et al. X-ray-based machine vision system for distal locking of intramedullary nails [J]. Proc Inst Mech Eng H, 2007, 221 (4): 365-75.
[77] Lei H, Sheng L, Manyi W, et al. A biplanar robot navigation system for the distal locking of intramedullary nails [J]. Int J Med Robot, 2010, 6 (1): 61-65.
[78] Moreschini O, Petrucci V, Cannata R. Insertion of distal locking screws of tibial intramedullary nails: a comparison between the free-hand technique and the SURESHOT Distal Targeting System [J]. Injury, 2014, 45 (2): 405-407.
[79] Negrin LL, Vecsei V. Is a magnetic-manual targeting device an appealing alternative for distal locking of tibial intramedullary nails? [J] Arch Trauma Res, 2013, 2 (1): 16-20.
[80] Hoffmann M, Schroder M, Lehmann W, et al. Next generation distal locking for intramedullary nails using an electromagnetic X-ray-radiation-free real-time navigation system [J]. J Trauma Acute Care Surg, 2012, 73 (1): 243-248.
[81] Arlettaz Y, Dominguez A, Farron A, et al. Distal locking of femoral nails: evaluation of a new radiation-independent targeting system [J]. J Orthop Trauma, 2012, 26 (11): 633-637.
[82] Stathopoulos I, Karampinas P, Evangelopoulos DS, et al. Radiation-free distal locking of intramedullary nails:

evaluation of a new electromagnetic computer-assisted guidance system [J]. Injury, 2013, 44 (6): 872-875.

[83] Hanks GA, Foster WC, Cardea JA. Treatment of femoral shaft fractures with the Brooker-Wills interlocking intramedullary nail [J]. Clin Orthop Relat Res, 1988, (226): 206-218.

[84] Krettek C, Haas N, Mathys Sr R, et al. Initial clinical experience with osteosynthesis of femoral shaft fractures with a newly developed intramedullary implant (claw interlocking nail) [J]. Unfallchirurg, 1991, 94 (1): 1-8.

[85] Ebraheim NA, Milem CA, Jackson WT. Complicated removal of the distal locking device of Brooker-Wills [J]. Clin Orthop Relat Res, 1993, 90 (2): 275-278.

[86] Ebraheim NA, Olscamp A, Jackson WT. Difficulty in removal of the distal locking device of the Brooker-Wills tibial nail [J]. Contemp Orthop, 1995, 31 (3): 181-184.

[87] Ebraheim NA, Paley KJ. Penetration of the distal femur by the distal locking device of Brooker Wills interlocking nail [J]. Clin Orthop Relat Res, 1993, (297): 218-223.

[88] Pillips AQ, Patel AD, Donell ST. Explosion of Fixation humeral nail during cremation: novel "complication" with a novel implant [J]. Injury Extra, 2006, (37): 357-358.

[89] Thelen S, Betsch M, Grassmann JP, et al. Angle stable locking nails versus conventionally locked intramedullary nails in proximal tibial shaft fractures: a biomechanical study [J]. Arch Orthop Trauma Surg, 2012, 132 (1): 57-63.

[90] Gueorguiev B, Wahnert D, Albrecht D, et al. Effect on dynamic mechanical stability and interfragmentary movement of angle-stable locking of intramedullary nails in unstable distal tibia fractures: a biomechanical study [J]. J Trauma, 2011, 70 (2): 358-365.

[91] Muckley T, Hoffmeier K, Klos K, et al. Angle-stable and compressed angle-stable locking for tibiotalocalcaneal arthrodesis with retrograde intramedullary nails. Biomechanical evaluation [J]. J Bone Joint Surg (Am), 2008, 90 (3): 620-627.

[92] Hoegel FW, Hoffmann S, Weninger P, et al. Biomechanical comparison of locked plate osteosynthesis, reamed and unreamed nailing in conventional interlocking technique, and unreamed angle stable nailing in distal tibia fractures [J]. J Trauma Acute Care Surg, 2012, 73 (4): 933-938.

[93] Wahnert D, Stolarczyk Y, Hoffmeier KL, et al. Long-term stability of angle-stable versus conventional locked intramedullary nails in distal tibia fractures [J]. BMC Musculoskelet Disord, 2013, (14): 66-68.

[94] Park SH, O'Connor K, McKellop H, et al. The influence of active shear or compressive motion on fracture-healing [J]. J Bone Joint Surg Am, 1998, 80 (6): 868-878.

[95] Kaspar K, Schell H, Seebeck P, et al. Angle stable locking reduces interfragmentary movements and promotes healing after unreamed nailing. Study of a displaced osteotomy model in sheep tibiae [J]. J Bone Joint Surg (Am), 2005, 87 (9): 2028-2037.

[96] Horn J, Linke B, Hontzsch D, et al. Angle stable interlocking screws improve construct stability of intramedullary nailing of distal tibia fractures: a biomechanical study [J]. Injury, 2009, 40 (7): 767-771.

[97] Augat P, Burger J, Schorlemmer S, et al. Shear movement at the fracture site delays healing in a diaphyseal fracture model [J]. J Orthop Res, 2003, 21 (6): 1011-1017.

第3章　髓内钉相关临床知识

第1节　术前规划

1. 概述

长骨骨折的髓内钉固定能够获得令患者和手术医师均感到满意的结果。然而，满意临床结局的前提是对骨折本身、患者需求、医师的手术技术及医疗机构能够提供的手术设备等进行详尽的术前考量。谨慎细致的术前规划有助于更好地完成手术目标，避免手术时间过度延长，以及不必要的并发症和不良预后的发生。详细了解骨折形态、患者状况、拟采用内置物的应用指征和局限性，同时充分认识到术者自身手术技术的优势和缺陷，达成医师 - 患者 - 骨折这三个因素的“三位一体”综合考量，对于成功施行髓内钉手术十分重要。

骨折形态通常是影响骨折治疗选择的最重要因素。对于下肢长骨而言，骨干的横行或斜行简单骨折被认为是髓内钉内固定的最经典指征。但是，对于更靠近关节面的骨折，无论是否累及关节面，髓内钉的使用仍然存在争议。在对骨折形态进行评估时，应考虑下列问题：

（1）骨折位置。

（2）需要采用交锁螺钉固定的骨折块长度：当代的髓内钉设计和手术技术允许对更靠近关节面的较小骨块进行固定。

（3）近端或远端关节面是否受累：在关节内骨折不是过于复杂的情况下（AO/OTA B 型或 C1 型），同样可以选择髓内钉固定。但是，关节面的解剖复位和坚强固定应先于长骨的固定。

（4）骨折粉碎程度：高能量损伤所致的节段性、粉碎性复杂骨折应在牵引和其他辅助复位手段下，通过与对侧肢体进行对照，确定合适的长度和力线。

患者的状态也是需要考量的一个重要因素。无论全身状况还是肢体状况，最终都会影响骨折固定方式的选择。例如，合并颅脑损伤、胸部损伤和股骨骨折的患者可能更适于早期接受临时外固定，而不是看上去简单易行的髓内钉手术治疗，这是因为髓内钉手术可能会引起全身性炎症反应。反之，单纯骨折的患者可以受益于早期髓内钉固定，缩短住院时间，以及进行早期功能锻炼。由于髓内钉被认为是一种“软组织友好”型的治疗方式，越来越多的证据表明，即使应用于ⅢB 型胫骨开放性骨折，相比外固定，髓内钉所发生的问题更少。当然，唯一需要避讳的是进钉点周围的软组织污染 / 感染，这会显著增加手术后感染的风险。在这种情况下，使用牵张型外固定架临时固定，等待合适的手术时机更换髓内钉可能更为稳妥。最后，受伤前的患者活动水平和全身内科情况同样会影响治疗选择。

手术医师和医疗机构的自身因素也是髓内钉手术选择中不可忽视的。手术医师需要对使用髓内钉固定的理念和骨折复位所需的手术技术、器械应用具有足够的认识和理解。每一种不同类型的髓内钉固定时，导针、扩髓钻甚至锁定螺钉的选择是否合适都会影响固定效果和预后。手术医师同时也应当熟悉每一种特定品牌和型号髓内钉的长度和直径，以及其所在医疗机构中供应状况。手术室工作人员，包括器械护士和供应护士，都应当在手术开始前了解髓内钉的设计、辅助器械、锁定螺钉及动力工具的使用。所有髓内钉手术都必须进行术中透视。透视机应当由专人进行操作和维护。在手术开始前应当确认是否有合格的手术室工作人员配合手术。研究表明，与日间相比，夜间进行的髓内钉手术具有更高的并发症发生率。因此，复杂病例应当安排在日间，由经验更为丰富的医师在合理的工作人员配合下施行。

2. 特定问题的术前规划

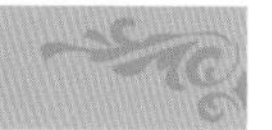

髓内钉内固定是一项技术要求较高的手术，需要对患者、骨折和医师自身情况进行详尽的准备和评估后进行。对于病情稳定的患者，在可以安全施行手术的情况下，术前规划时应提前解决一些特定问题，保证手术顺利完成。这些问题包括骨折形态评估、软组织情况评估、患者体位选择、术前影像学评估、内置物类型选择、进钉点选择、可能需要使用的复位技巧、是否扩髓及交锁技术的应用，将在后续章节进行详尽讨论。

2.1　骨折形态

长骨骨折的首要治疗目标是通过接骨术恢复肢体的长度、轴向和旋转力线。这一目标在进行术前评估时应时刻谨记。下肢长骨骨干中段简单骨折被认为是髓内钉适应证的“金标准”。如果操作得当，进钉点选择正确，通过髓内钉可以很容易实现骨折治疗的首要目标。文献报道，与更为粉碎的非峡部骨折相比，此类骨折具有很高的愈合率。而其他类型的骨折可能会使髓内钉内固定的操作难度和预后发生变数。

如果骨折粉碎程度更重，下肢长度及轴向和旋转力线的恢复难度会明显增加。例如，股骨髓内钉术后 10%～15% 发生畸形愈合。因此，可以提前通过一些措施避免旋转畸形的发生。术前拍摄对侧肢体骨的标尺相，使用完整的小转子作为股骨近端旋转的标志物。另外，可以按照需要旋转 C 形臂获得与对侧外形相似的股骨近端外侧轮廓。最近，临床医师开始尝试应用计算机导航确定股骨干骨折的正确长度和旋转对线，这一技术可以明显减少下肢不等长和旋转畸形的发生。

采用髓内钉固定干骺端骨折时较为困难且技术要求更高。后续章节会对这一区域的特定手术技术进行讨论，故在此仅对术前计划的通用原则进行介绍。对干骺端骨折进行髓内钉固定的主要问题是在髓内钉置入前后获得和维持骨折的复位。较细的髓内钉在不稳定的宽大、短小骨块中很难获得良好的位置。另外，由于肌肉通常附着于干骺端，在复位过程中致畸外力会使得复位变得更加困难。股骨转子下骨折就是一个经典案例：外展肌群、外旋肌群和髂腰肌的牵拉会使得近端骨块发生外展、外旋和屈曲畸形。胫骨近端骨折是另一种典型情况：在膝关节屈曲时，伸膝装置的牵拉和胫前肌的拉伸力会导致骨折发生向前和外翻成角。后续章节会介绍克服这些障碍的相关方法和技巧，如通过小切口使用复位钳、使用临时外固定架、单皮质接骨板或阻挡螺钉等。

在进行髓内钉手术的术前规划时，所有上述问题都必须在施行手术前考虑周全。因此，合理的影像学检查及额外的复位辅助器械必须在手术开始前得到完善，同时手术医师必须谨慎对待术中可能发生的陷阱。

2.2　术前影像学检查

术前患肢的影像学检查对于骨折形态的评估至关重要。包含骨折近端和远端关节的正侧位 X 线片是术前影像学检查的最低要求。然而，患者的术前影像学检查常是不准确的，这一方面是由于疼痛导致患者不能在检查台上摆放标准体位，另一方面是由于一些严重外伤的患者需要优先处理危及生命的急症而忽略了下肢影像学检查的准确性。如果在术前影像学检查不够准确，可能会导致对骨折特点的理解不足和术前准备不充分，使得手术过程难以预测。如果患者状态能够耐受早期髓内钉手术治疗，那么有必要在手术前获得优质的影像学检查结果。

优质的影像学检查仅是术前检查的一部分，但并不总是足以完成良好的术前规划。例如，在致畸外力的作用下，股骨近端骨折块会发生移位，而非应力状态下的平片难以对骨折形态进行评估；内旋牵引位平片则更有助于对骨折形态进行更为准确的评估。

对于特定骨折，可能需要行进一步的影像学检查。如近期越发得到关注的胫骨远段的干性骨折合并后踝骨折，推荐在术前常规进行踝关节平片或 CT 检查。另外，高能量股骨干骨折可能合并隐匿性股骨颈骨折，也需要对股骨颈区域进行薄层 CT 扫描进行排查。

最后，优质的影像学检查也有利于在术前利用内置物模板进行测量、模拟骨折复位和髓内钉放置。然而，当今采用的数字影像技术的放大率各不相同，在利用这些影像学检查结果进行模板测量时应注意放大率对于内置物尺寸和长度选择的影响。采用固定大小的标尺（marker）能够解决放大率不同的问题。一些商业公司现在也提供了带有模拟复位、模板测量和常用内置物信息的软件进行术前规划。然而，经典的模板测量方法仍然是术前规划的基础。

2.3 软组织评估

与接骨板相比，髓内钉的另一大优势是对软组织激惹更少。在软组织覆盖足够的位置（如股骨或肱骨），广泛的软组织损伤通常不是髓内钉手术的禁忌证。胫骨的软组织覆盖更为薄弱，既往认为高级别的开放性骨折是髓内钉手术的禁忌证。但是，最近的随机对照研究证据并不支持这种观点。当然，随着软组织损伤程度的增加，延迟愈合和感染等并发症的发生率增高这一事实是不可争辩的，在进行手术前必须牢记。文献报道，ⅢB 型开放骨折的感染发生率为 15%～20%，而骨延迟愈合发生率则可高达 30%～40%。对于此类骨折，无论采取何种方式进行固定，仔细的清创、灌洗以及暴露骨的软组织覆盖仍然是至关重要的。作为术前计划的一部分，软组织损伤程度的评估有利于组织包括整形重建外科医师在内的合理治疗团队，以及规划进一步的治疗方案。

筋膜间室综合征的评估对于肢体外伤也是至关重要的。在髓内钉手术过程中，如果有需要，应当进行筋膜减压。需要强调的是，早期发现并得到合理治疗的筋膜间室综合征并不是髓内钉内固定的禁忌证。

2.4 内置物类型选择

当代髓内钉设计，尤其是新一代的髓内钉，已经可以应用于多种不同类型骨折的治疗。髓内钉设计和技术的进步为骨折的治疗带来了更多的选择和更好的疗效。

然而，从另一方面讲，对于简单骨折，不需要采用最先进的内固定进行治疗，许多经典设计的髓内钉已经足以获得良好的治疗结果。以股骨为例，位于小转子和股骨远端 7cm 之间的股骨干骨折可以采用梨状窝入钉的顺行扩髓静态交锁髓内钉固定治疗。第一代开槽髓内钉仍然可以成功用于股骨干骨折的治疗。对于一些特定类型的骨折，可能需要考虑采用其他类型的髓内钉。合并股骨颈骨折（通常无移位）的股骨干骨折需要使用重建钉治疗，或采用逆行髓内钉的同时另外使用其他内置物固定股骨颈骨折。对于合并同侧胫骨干骨折，双侧股骨干骨折及恶性肥胖的患者，逆行髓内钉可能是更简便的选择。如果术前影像学检查提示股骨髓腔狭窄，骨过长或过短，都需要提前预定特殊尺寸的髓内钉。如果患者的股骨存在严重畸形，则不适宜选择髓内钉进行治疗。如果仍然要采用髓内钉对畸形的干性骨折进行治疗，则应当基于 CT 建立重建模型，或同期进行截骨矫形。

位于临近关节面的极远端或近端的骨折需要采用特殊类型的髓内钉，使得短小的骨折块能够获得多枚螺钉的交锁固定以实现多平面稳定性。以胫骨为例，胫骨中段三分之一的骨折可以使用早期的髓内钉进行固定。更为远端或近端的骨折采用髓内钉固定时挑战更大。当代髓内钉设计提供了更好的弧度和多平面锁定选择。如果无法使用这种类型的髓内钉，则强烈推荐采用其他方法进行固定。

最后，如果选择使用最新型的髓内钉，获得配套的辅助器械至关重要。新型髓内钉配套的导针、扩髓钻和交锁螺钉可能和早期型号完全不同，如果在术前没有进行核实，则可能造成灾难性的后果，这一问题在夜间和周末手术中尤为突出。手术团队应在术前反复确认配套器械是否准备齐全。

2.5　患者体位选择

术前患者体位的选择是手术成功的关键因素之一。患者因素、手术室条件和医师选择都会影响患者的体位选择。大多数股骨干骨折可以采用骨折牵引床进行治疗。然而，某些患者因素会影响手术床的选择，包括多发创伤，同时进行的其他部位的骨科和非骨科手术，以及恶性肥胖。使用下肢牵引床比手法牵引具有更多优势。但是，也必须要注意其并发症，如会阴部神经麻痹、对侧肢体发生筋膜间室综合征及旋转畸形发生率的增加。手法牵引的倡导者们认为，无论采用仰卧位或侧卧位，手法牵引能够更容易地找到进钉点，获得更好的对线。因此，手术体位的选择应基于手术医师的判断、患者病情、手术室设备、手术团队熟悉程度等因素。

2.6　进钉点选择

所有髓内钉手术中最为重要的因素是正确选择进钉点并进行谨慎和正确的操作。无论选择何处进钉，手术医师都应当熟悉局部的骨和软组织解剖，以确保选择正确的进钉点和最佳内置物位置。在明确进钉点前，必须解决如下两个问题：①进钉点周围的骨皮质和软组织破坏情况；②进钉点对骨折对位对线的影响。

进钉点周围的粗暴操作会造成严重的软组织损伤。无论选择何处作为进钉点，手术医师都应当熟悉进钉点周围的软组织和骨性解剖结构，以选择最佳进钉点，同时理解进钉点选择失误所带来的并发症。通过尸体研究可以发现最容易受到损伤的部位。在股骨近端，采用标准梨状窝进钉会导致外展肌、外旋肌群及股骨头的血供受到损伤。而胫骨髓内钉的标准进钉点则会导致髌腱、半月板间韧带和 Hoffa 脂肪垫的损伤。肱骨近端进钉点是后期肩关节疼痛的潜在因素之一。因此，无论选择何种进钉点，都应当对周围软组织采取谨慎的保护和必要的修复，降低并发症的发生率。

正确的进钉点对骨折的复位也是至关重要的。以股骨为例，不同患者的大转子解剖形态各不相同。因此，大转子顶点（进钉点）与髓腔的立体关系也各不相同，这也会导致骨折力线的改变。如果股骨近端骨折的进钉点过于偏外，将会导致骨折内翻畸形，反之亦然。而胫骨近端呈三角形，髓腔在近端部分更偏外侧，进钉点选择轻度偏外有助于避免骨折呈外翻畸形。另外，进钉点的选择也与髓内钉形状有关，如梨状窝入钉的髓内钉为直形，而大转子顶点入钉的髓内钉在近端轻度外翻。

手术医师必须对进钉点周围解剖和所使用的髓内钉有充分了解，熟悉髓内钉手术的整体过程和潜在的进钉点相关风险，选择合适的髓内钉和正确的进钉点。

2.7 骨折复位方法

骨折的复位可能是髓内钉手术中技术要求最为苛刻的步骤。对于周围软组织厚重的中段干性骨折（如股骨干骨折），以及肥胖或肌肉强度很大的患者而言，很难获得良好的复位和对线。由于干骺端区域没有髓腔，发生在这些部位的骨折同样可能出现复位困难。因此，在置入髓内钉前后以及置入过程中都要保证和维持复位的准确性。后续章节会介绍髓内钉复位的技巧。

在手术前应当就骨折的复位提前进行规划。骨折牵引床能够用于复位，但通常难以提供精确对线。可以使用外固定器作为辅助复位工具。持骨器可用于经皮复位。而许多作者均提到了“Poller”钉（阻挡钉）技术在干骺端骨折中的应用，在没有髓腔的部位“制造髓腔”。手术前应根据骨折的形态提前规划可能需要的阻挡螺钉位置。

2.8 扩髓

扩髓的优缺点并非本章节的讨论内容。但是，在术前规划中，应谨慎审阅术前影像学检查结果。对于老年骨质疏松患者，可能不需要进行扩髓。反之，对于身材娇小或活动量大的年轻患者，即使使用非扩髓设计的髓内钉，也可能需要进行扩髓处理。因此，必须提前明确使用髓内钉的形状和尺寸，了解扩髓相关的局部和全身反应，避免发生医源性骨折和全身并发症。

2.9 髓内钉交锁

交锁髓内钉的问世使得髓内钉的适应证得到了扩大。单纯的股骨干骨折仅需要在骨折的每一端使用 1 枚交锁螺钉，而更为粉碎的骨折则需要使用多平面交锁髓内钉进行固定。

作为治疗原则，越是短小的骨块就需要越多的交锁螺钉固定。多平面锁定较单平面锁定更为稳定。对于靠近长骨末端的骨折，术前模板测量对于制定决策格外重要，主要包括确定末端骨块的固定螺钉数目。螺钉数目低于 2 枚会严重影响髓内钉固定的有效性。手术医师必须熟悉所使用的髓内钉类型、锁定模式、尺寸及锁定方法。如果骨折靠近长骨末端，其稳定性主要依靠交锁，也可以采用扩髓的方式插入更大直径的髓内钉以增加交锁固定的稳定性。

成角稳定锁定螺钉（ASLS）的引入能够增加内固定结构的稳定性，并减少交锁螺钉的需求，但其临床效果仍然有待进一步证实。

3. 小结

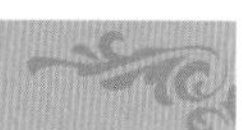

成功的髓内钉手术离不开良好的术前计划。从手术室设定到术前影像学检查、内置物选

择、患者状态评估、手术入路和麻醉、复位方法、可能发生的术中情况，以及相应的应对措施等。应在手术前完善上述因素，才能够保证手术如期顺利进行。另外，对于多发伤患者，应提前制定“暂停”原则，避免因为盲目进行手术而发生更为严重的并发症。

（张　卓　张　伟）

参考文献

[1] Casstevens C, Le T, Archdeacon MT, et al. Management of extra-articular fractures of the distal tibia: intramedullary nailing versus plate fixation [J]. J Am Acad Orthop Surg, 2012, (20): 675-683.

[2] Vallier HA, Cureton BA, Patterson BM. Randomized, prospective comparison of plate versus intramedullary nail fixation for distal tibia shaft fractures [J]. J Orthop Trauma, 2011, (25): 736-741.

[3] Nork SE, Schwartz AK, Agel J, et al. Intramedullary nailing of distal metaphyseal tibial fractures [J]. J Bone Joint Surg (Am), 2005, (87): 1213-1221.

[4] Nork SE, Barei DP, Schildhauer TA, et al. Intramedullary nailing of proximal quarter tibial fractures [J]. J Orthop Trauma, 2006, (20): 523-528.

[5] Hessmann MH, Nijs S, Mittlmeier T, et al. Internal fixation of fractures of the proximal humerus with the MultiLoc nail [J]. Oper Orthop Traumatol, 2012, (24): 418-431.

[6] Seifert J, Stengel D, Matthes G, et al. Retrograde fixation of distal femoral fractures: results using a new nail system [J]. J Orthop Trauma, 2003, (17): 488-495.

[7] Kempf I, Grosse A, Beck G. Closed locked intramedullary nailing. Its application to comminuted fractures of the femur [J]. J Bone Joint Surg (Am), 1985, (67): 709-720.

[8] Nahm NJ, Vallier HA. Timing of definitive treatment of femoral shaft fractures in patients with multiple injuries: a systematic review of randomized and nonrandomized trials [J]. J Trauma Acute Care Surg, 2012, (73): 1046-1063.

[9] Henley MB, Chapman JR, Agel J, et al. Treatment of type Ⅱ, ⅢA, and ⅢB open fractures of the tibial shaft: a prospective comparison of unreamed interlocking intramedullary nails and half-pin external fixators [J]. J Orthop Trauma, 1998, (12): 1-7.

[10] Fang X, Jiang L, Wang Y, et al. Treatment of Gustilo grade Ⅲ tibial fractures with unreamed intramedullary nailing versus external fixator: a meta-analysis [J]. Med Sci Monit, 2012, (18): 49-56.

[11] Okike K, Bhattacharyya T. Trends in the management of open fractures. A critical analysis [J]. J Bone Joint Surg (Am), 2006, (88): 2739-2748.

[12] Bhattacharyya T, Vrahas MS, Morrison SM, et al. The value of the dedicated orthopaedic trauma operating room [J]. J Trauma, 2006, (60): 1336-1340.

[13] Park J, Kim SG, Yoon HK, et al. The treatment of nonisthmal femoral shaft nonunions with in nail exchange versus augmentation plating [J]. J Orthop Trauma, 2010, (24): 89-94.

[14] Jaarsma RL, Verdonschot N, van der Venne R, et al. Avoiding rotational malalignment after fractures of the femur by using the profile of the lesser trochanter: an in vitro study [J]. Arch Orthop Trauma Surg, 2005, (125): 184-187.

[15] Tornetta 3rd P, Ritz G, Kantor A. Femoral torsion after interlocked nailing of unstable femoral fractures [J]. J Trauma, 1995, (38): 213-219.

[16] Keast-Butler O, Lutz MJ, Angelini M, et al. Computer navigation in the reduction and fixation of femoral shaft fractures: a randomized control study [J]. Injury, 2012, (43): 749-756.

[17] Liporace FA, Stadler CM, Yoon RS. Problems, tricks, and pearls in intramedullary nailing of proximal third tibial fractures [J]. J Orthop Trauma, 2013, (27): 56-62.

[18] Afsari A, Liporace F, Lindvall E, et al. Clamp-assisted reduction of high subtrochanteric fractures of the femur [J]. J Bone Joint Surg (Am), 2009, (91): 1913-1918.

[19] Koval KJ, Oh CK, Egol KA. Does a traction-internal rotation radiograph help to better evaluate fractures of the proximal femur? [J] Bull NYU Hosp Jt Dis, 2008, (66): 102-106.

[20] Hou Z, Zhang Q, Zhang Y, et al. An occult and regular combination injury: the posterior malleolar fracture associated with spiral tibial shaft fracture [J]. J Trauma, 2009, (66): 1385-1390.

[21] Conn KS, Clarke MT, Hallett JP. A simple guide to determine the magnification of radiographs and to improve the accuracy of preoperative templating [J]. J Bone Joint Surg (Br), 2002, (84): 269-272.

[22] Mosheiff R, Peyser A, Friedman A, et al. "Krammer splint technique" for immediate measuring of intramedullary nails [J]. Am J Orthop (Belle Mead NJ), 1997, (26): 375.

[23] Gustilo RB, Gruninger RP, Davis T. Classification of type Ⅲ (severe) open fractures relative to treatment and results [J]. Orthopedics, 1987, (10): 1781-1788.

[24] Patzakis MJ, Wilkins J. Factors influencing infection rate in open fracture wounds [J]. Clin Orthop Relat Res, 1989 (243): 36-40.

[25] Wiss DA, Brien WW. Subtrochanteric fractures of the femur. Results of treatment by interlocking nailing [J]. Clin Orthop Relat Res, 1992 (283): 231-236.

[26] Gary JL, Taksali S, Reinert CM, et al. Ipsilateral femoral shaft and neck fractures: are cephalomedullary nails appropriate? [J] J Surg Orthop Adv, 2011, (20): 122-125.

[27] Gregory P, DiCicco J, Karpik K, et al. Ipsilateral fractures of the femur and tibia: treatment with retrograde femoral nailing and unreamed tibial nailing [J]. J Orthop Trauma, 1996, (10): 309-316.

[28] Tucker MC, Schwappach JR, Leighton RK, et al. Results of femoral intramedullary nailing in patients who are obese versus those who are not obese: a prospective multicenter comparison study [J]. J Orthop Trauma, 2007, (21): 523-529.

[29] Ma CH, Tu YK, Yu SW, et al. Reverse LISS plates for unstable proximal femoral fractures [J]. Injury, 2012, (41): 827-833.

[30] Migaud H, Cortet B, Assaker R, et al. Value of a synthetic osseous model obtained by stereolithography for preoperative planning. Correction of a complex femoral deformity caused by fibrous dysplasia [J]. Rev Chir Orthop Reparatrice Appar Mot, 1997, (83): 156-159.

[31] Attal R, Hansen M, Kirjavainen M, et al. A multicentre case series of tibia fractures treated with the Expert Tibia Nail (ETN) [J]. Arch Orthop Trauma Surg, 2012, (132): 975-984.

[32] Brumback RJ, Ellison TS, Molligan H, et al. Pudendal nerve palsy complicating intramedullary nailing of the femur [J]. J Bone Joint Surg Am, 1992, (74): 1450-1455.

[33] Anglen J, Banovetz J. Compartment syndrome in the well leg resulting from fracture-table positioning [J]. Clin Orthop Relat Res, 1994 (301): 239-242.

[34] Stephen DJ, Kreder HJ, Schemitsch EH, et al. Femoral intramedullary nailing: comparison of fracture-table and manual traction. a prospective, randomized study [J]. J Bone Joint Surg (Am), 2002, (84): 1514-1521.

[35] Bishop JA, Rodriguez EK. Closed intramedullary nailing of the femur in the lateral decubitus position [J]. J Trauma, 2010, (68): 231-235.

[36] Dora C, Leunig M, Beck M, et al. Entry point soft tissue damage in antegrade femoral nailing: a cadaver study [J]. J Orthop Trauma, 2001, (15): 488-493.

[37] Ansari Moein CM, Verhofstad MH, et al. Soft tissue injury related to choice of entry point in antegrade femoral nailing: piriform fossa or greater trochanter tip [J]. Injury, 2005, (36): 1337-1342.

[38] Weil YA, Gardner MJ, Boraiah S, et al. Anterior knee pain following the lateral parapatellar approach for tibial nailing [J]. Arch Orthop Trauma Surg, 2009; (129): 773-777.

[39] Toivanen JA, Vaisto O, Kannus P, et al. Anterior knee pain after intramedullary nailing of fractures of the tibial shaft. A prospective, randomized study comparing two different nail-insertion techniques [J]. J Bone Joint Surg (Am), 2002, (84): 580-585.

[40] Streubel PN, Wong AH, Ricci WM, et al. Is there a standard trochanteric entry site for nailing of subtrochanteric femur fractures? [J] J Orthop Trauma, 2011, (25): 202-207.

[41] Hiesterman TG, Shafiq BX, Cole PA. Intramedullary nailing of extra-articular proximal tibia fractures [J]. J Am Acad Orthop Surg, 2011, (19): 690-700.

[42] McFerran MA, Johnson KD. Intramedullary nailing of acute femoral shaft fractures without a fracture table: technique of using a femoral distractor [J]. J Orthop Trauma, 1992, (26): 27-28.

[43] Baumgaertel F, Dahlen C, Stiletto R, et al. Technique of using the AO-femoral distractor for femoral intramedullary nailing [J]. J Orthop Trauma, 1994, (8): 315-321.

[44] Moed BR, Watson JT. Intramedullary nailing of the tibia without a fracture table: the transfixion pin distractor technique [J]. J Orthop Trauma, 1994, (8): 195-202.

[45] Forman JM, Urruela AM, Egol KA. The percutaneous use of a pointed reduction clamp during intramedullary nailing of distal third tibial shaft fractures [J]. Acta Orthop Belg, 2011, (77): 802-808.

[46] Krettek C, Miclau T, Schandelmaier P, et al. The mechanical effect of blocking screws ("Poller screws") in stabilizing tibia fractures with short proximal or distal fragments after insertion of small-diameter intramedullary nails [J]. J Orthop Trauma, 1999, (13): 550-553.

[47] El Attal R, Hansen M, Rosenberger R, et al. Intramedullary nailing of the distal tibia illustrated with the Expert (TM) tibia nail [J]. Oper Orthop Traumatol, 2011, (23): 397-410.

[48] Hontzsch D, Blauth M, Attal R. Angle-stable fixation of intramedullary nails using the Angular Stable Locking System (R) (ASLS) [J]. Oper Orthop Traumatol, 2011, (23): 387-396.

[49] Arbuthnot JE, Perera A, Powers D. Primary rigid intramedullary nailing for fractures of the tibia: current concepts and technique [J]. European Journal of Orthopaedic Surgery & Traumatology, 2008, 18 (6): 435-440.

[50] Seyhan M, Kocaoglu B, Gereli A, et al. Treatment for distal tibial fractures with intramedullary nails and blocking screws [J]. European Journal of Orthopaedic Surgery & Traumatology, 2011, 22 (5): 395-401.

[51] Jordan RW, Chapman AWP, Buchanan D, et al. The role of intramedullary fixation in ankle fractures—A systematic review [J]. Foot Ankle Surg, 2018, 24 (1): 1-10.

第2节　复　　位

1. 概述

髓内钉内固定术并不是简单地将一根髓内钉插入髓腔就能完成。这是一种要求十分苛刻的技术，如果不能合理地使用，将会造成医源性骨折或严重的对位对线不良。髓内钉手术的操作区域和入路通常远离骨折断端，采用间接复位的手法恢复骨折肢体的长度、力线和旋转对线。因此，选择合理的复位工具和复位方法至关重要。在进行复位时，应全面考虑骨折的形态、受累骨的整体解剖形态和髓腔特点、周围肌肉软组织牵拉、使用的髓内钉特性等因素。本章节将介绍常用的复位工具和复位方法原则。

2. 复位工具

2.1 手术床和体位垫

2.1.1 手术床

治疗下肢骨折时，常使用下肢牵引床协助复位。对患肢施加牵引力可以使骨折周围的软组织恢复张力，使得与这些软组织附着的骨折块回到相对正常的位置。牵引的同时也可以使骨折端被牵开，恢复肢体长度，同时配合使用复位工具进行精确复位。另外，下肢牵引床也可以对患肢的旋转对位进行初步的纠正。在复位完成后，锁定牵引床可以维持复位，使髓内钉的操作过程得以简化。手法牵引可以替代下肢牵引床的作用，同时节省了固定患者和患肢的准备时间。但是，手法牵引下维持复位较为困难，尤其在置钉过程中，同时也会增加术者和患者的射线暴露。

对于股骨骨折，使用牵引床时，患者常选择仰卧位（见图 3-2-1）。采用侧卧位牵引时（见图 3-2-2），患侧髋关节屈曲，可以使大腿前方近端的肌肉放松，此时臀中肌会滑向前方，使位于大转子尖端或梨状窝的进钉点更容易触及，尤其适用于肥胖患者。无论采用仰卧位或侧卧位牵引都可以获得可靠的重建结果。将足绑在牵引靴中，向足部施加牵引力，可以对骨折进行牵引。也可以在股骨髁或胫骨髁打入斯氏针，通过斯氏针进行牵引。斯氏针的位置应避免影响入钉或锁钉。如果在胫骨近端打入斯氏针，应注意以下两个问题：①过度牵引会导致膝关节周围韧带结构的损伤；②或由于斯氏针的切割导致医源性骨折。因此，对于老年骨质疏松患者，应避免采用斯氏针进行牵引。

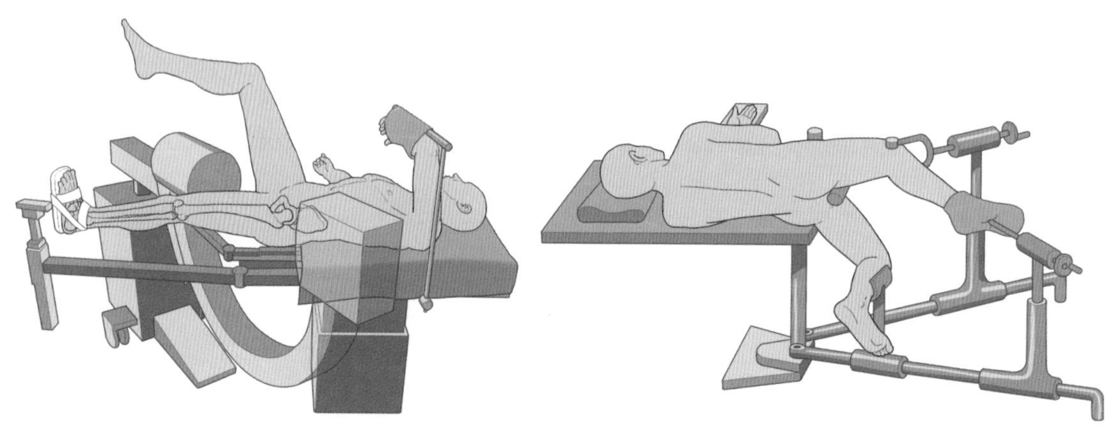

图 3-2-1 骨折牵引床体位和 C 形臂位置　　　图 3-2-2 股骨髓内钉侧卧位牵引

对于胫骨骨折，使用牵引床时，需要在跟骨打入斯氏针，通过牵引进行复位（见图 3-2-3），或将足放入牵引靴进行牵引。患者取平卧位，髋膝关节屈曲，并将膝关节撑起以对抗足部的牵引。对抗牵引应放置于腘窝的近端，避免对后方的血管和神经产生直接压迫。手法牵引可以应用于简单骨折，但对于陈旧性骨折或伴有明显短缩的骨折，单纯手法牵引难以获得足够的力量，且对于维持置钉过程中的稳定也不足，此时仍应采用牵引床进行复位。

如果使用牵引靴，应保证足部包裹有足够厚的棉垫，避免在牵引过程中过度压迫足部的皮肤而产生坏死。

2.1.2　体位垫 / 体位架

有时，使用体位架或体位垫将患肢置于合理位置也可以获得骨折的复位。对于膝关节周围骨折，如股骨远端或胫骨近端骨折，用治疗巾在膝关节后方垫起，可以抵消由于腓肠肌内外侧头牵拉导致的股骨远端或胫骨近端的后倒，使干骺端与骨干之间的成角畸形得到复位（见图 3-2-4）。

在治疗胫骨干骨折时，使用垫在膝关节下方的三角形可透视体位架（图 3-2-5）可以同时屈曲髋膝关节，并对下肢进行支撑，协助复位的同时也便于髓内钉的操作。

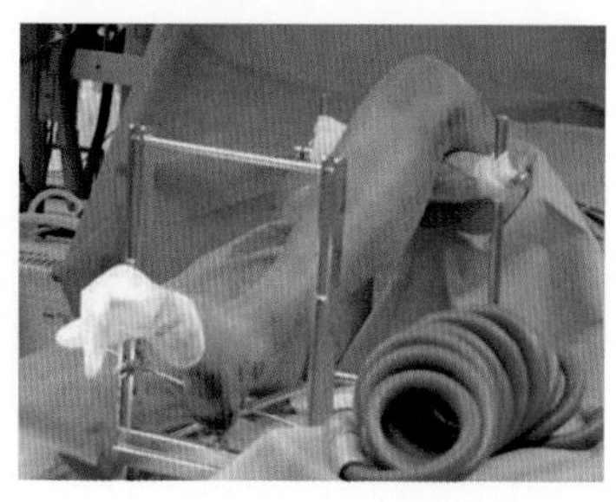

图 3-2-3　使用牵引架复位胫骨骨折

2.2　牵引工具

2.2.1　大型牵引器

大型牵引器（large distractor）在肢体骨折中是一种十分实用的工具，尤其适用于下肢骨折的治疗（图 3-2-6）。大型牵引器有助于重建正确的肢体长度、旋转和下肢力线，同时在插入髓内钉时维持骨折的稳定性。牵引器的 Schanz 钉与连接杆之间的角度是 90°，这个角度是固定的，因此 Schanz 钉不能斜向进行固定。最佳的螺钉固定方向应当是垂直于骨皮质，或平行

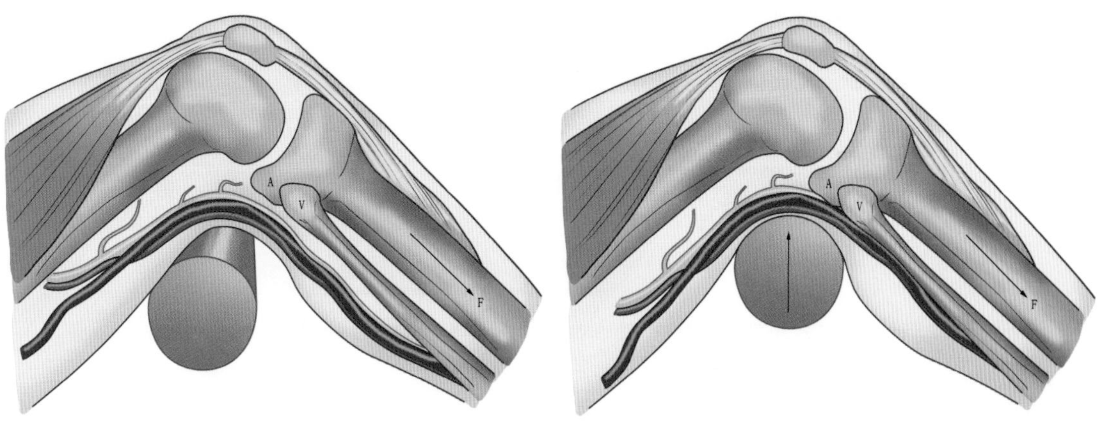

图 3-2-4　膝关节后方体位垫位置（注意避免对血管神经产生直接压迫）

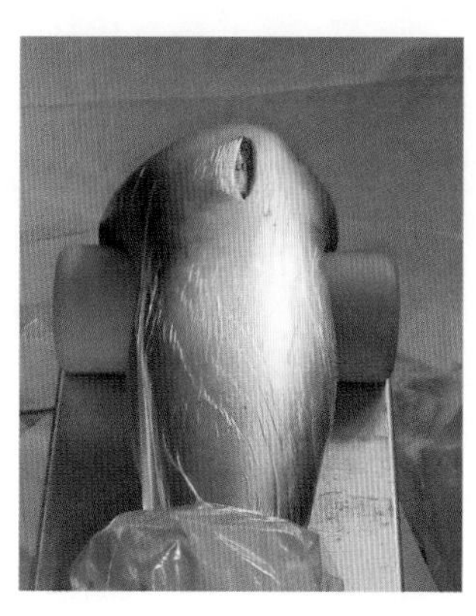

图 3-2-5　三角形可透视体位架

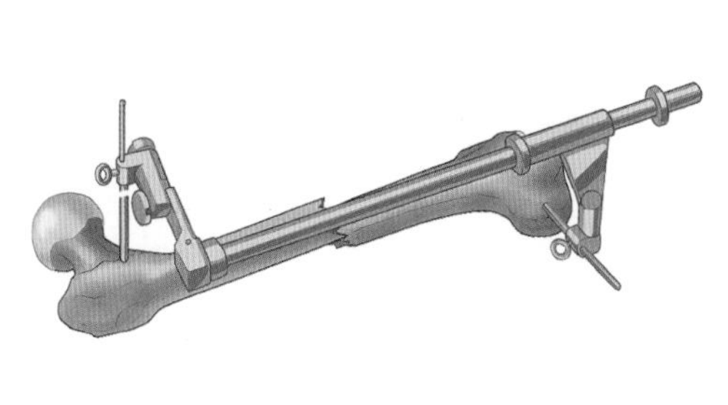

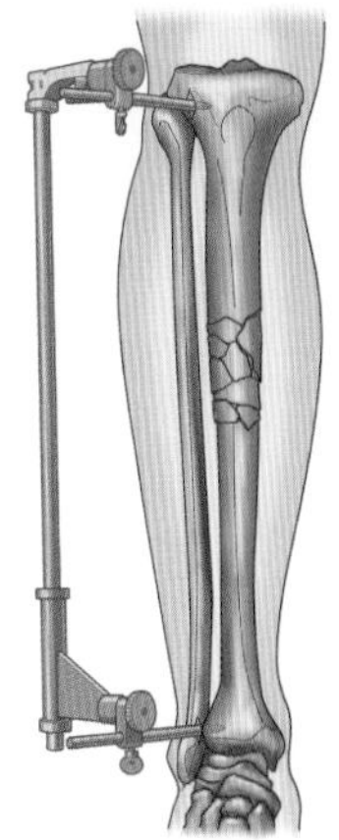

图 3-2-6　大型牵引器的应用

于关节线。

用于股骨骨折时，牵引器最好放置于冠状面，自外向内，在股骨小转子水平的前皮质或后皮质固定近端螺钉，远端超过股骨髁，可以跨关节使用。用于胫骨骨折治疗时，近端螺钉位于胫骨髁水平，远端则不应干扰髓内钉的插入，有时需要超过胫骨远平台。

2.2.2 外固定架

外固定架在一定程度上可以替代大型牵引器。使用随意外固定架可以克服大型牵引器的平面限制，同时也可以将外固定架的螺钉用作摇杆协助复位。在完成间接复位后，固定连接杆，插入髓内钉。

2.2.3 双反牵引器

双反牵引器是一种应用于微创接骨术的牵引设备，由我国的张英泽院士设计并在 2015 年首次在国内报道，常用于下肢骨折的治疗（图 3-2-7）。双反牵引器的作用原理与大型牵开器类似，利用位于骨折两端的固定针和可调节牵引架实现对骨折的牵引和复位。但与大型牵开器不同，双反牵引器利用克氏针或斯氏针进行远端牵引，调节杆与牵引弓之间通过万向接头连接，克服了大型牵开器的平面限制。

双反牵引器应用于股骨骨折的髓内钉治疗是有效可靠的，对于没有骨折牵引床的医疗机构十分实用。但在应用于胫骨时，膝关节处于伸直状态，因此多用于微创接骨板手术，并不适于髓内钉手术（图 3-2-8）。

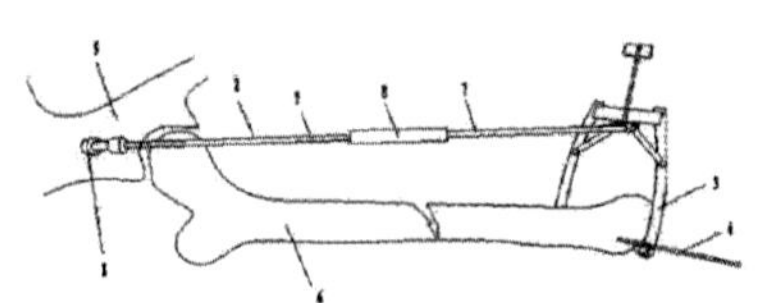

图 3-2-7 双反牵引器作用示意图

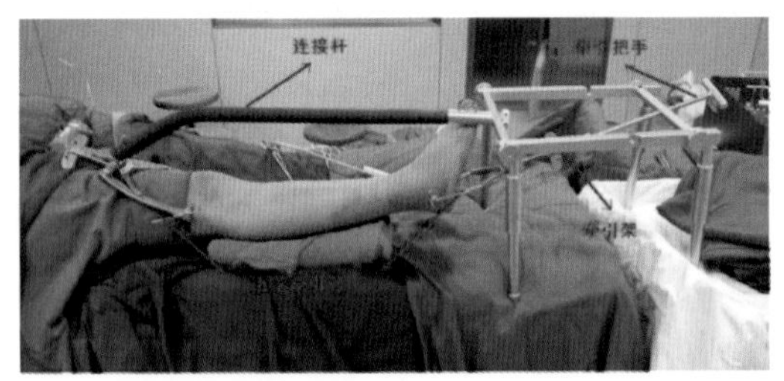

图 3-2-8 双反牵引器应用于胫骨骨折的微创接骨板治疗

2.3 复位钳

复位钳是骨折治疗中的基本工具，无论在直接或间接复位中，都可以用于骨折的复位和维持复位（图 3-2-9）。通常，髓内钉手术很少需要使用复位钳辅助复位，尤其是骨干骨折的复位。然而，对于一些难以复位的骨折或陈旧性骨折，以及一些合并关节内骨折的病例，可以经皮或经有限切开的方式，利用复位钳协助或维持复位。例如，在治疗 31A-1.3 型股骨近端骨折时，由于牵引会导致股骨近端骨块更明显的移位，此时可以通过位于小转子水平的辅助切口对骨折进行直接钳夹复位。

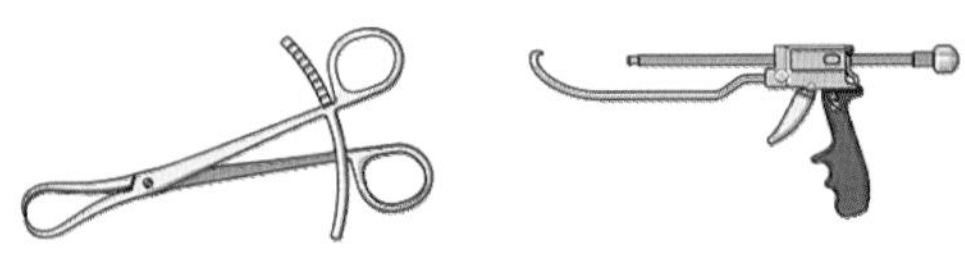

图 3-2-9 复位钳

使用复位钳时，应避免对骨折端的血运造成进一步的破坏，通常可以采用小切口，但不要对骨膜进行环周的剥离。对于软组织厚度较薄的部位，也可以在透视下经皮进行钳夹复位，如胫骨干。后续段落会就复位钳的使用进行详细介绍。

2.4 其他复位工具

除了上述几种复位工具外，其他一些工具也可以应用于髓内钉手术中的骨折复位和维持复位。

顶棒是一种常见的复位工具，常用于骨盆骨折的复位。顶棒可以在单一平面内对骨折断端施加推力从而实现复位。在髓内钉手术中，顶棒经点状切口（stab incision）应用，如纠正股骨干骨折中远端骨块的后倒。

治疗巾卷（towel-sling）和沙包（beanbag）技术与顶棒技术类似，应用于骨折断端的体表，对断端施加推力进行复位，是一种简单、无创的可重复操作技术，应用成本低，可以对主骨块的复位进行控制。但是这种技术没有顶棒或钳夹技术精确，也无法对肢体长度进行调整。在对胫骨骨折进行复位时，钳夹技术更为有效，可以经皮或经小切口进行复位，不会造成进一步的软组织损伤。

捆绑带是一种实用的复位工具，可以收紧骨折并维持复位，同时不影响髓内钉的置入和固定。捆绑带也可以用于股骨近端粉碎骨折中小转子骨块的复位，从而改善股骨近端内侧皮质的支撑。

骨钩常用于股骨近端骨折的复位。经外侧切口将骨钩探至内侧皮质，对断端施加拉力进行复位。配合使用导针把手更容易操作。

有时，也可以利用髓内钉进行复位。将髓内钉首先置入一侧骨折端（近端或远端），然后利用髓内钉作为把手，完成断端对位后，进一步将髓内钉插入另一侧骨块。可以配合使用阻挡螺钉（Poller 钉）技术协助复位。髓内钉导针也是一种配合使用的复位工具。将轻度折弯的导针通过断端后，可以引导髓内钉通过断端从而完成复位。利用髓内钉进行复位必须谨慎，一旦进钉点选择不合适，非常容易造成骨折在畸形状态下固定，或由于强行操作造成医源性骨折。

3. 常用复位方法

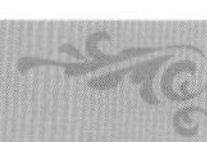

3.1 牵引

牵引是最常用的复位方法，几乎适用于所有的肢体骨折。理解骨折的类型、移位方式、造成畸形的外力因素及骨折周围软组织情况对于合理施加牵引至关重要。通常，牵引的力和顺序与造成骨折畸形的力相反。施加牵引可以通过下肢牵引床、大型牵引器、外固定架等工具进行，也可以采用手法牵引。上文已经对牵引床、牵引器和外固定架的使用进行了介绍。在进行手法牵引时，利用远离骨折端的斯氏针进行牵引可以更容易地控制骨块的复位，如股骨远端或跟骨牵引。在使用斯氏针时，应注意避免造成医源性骨折，尤其对于骨质疏松患者。

无论使用何种牵引方法，都应当注意，骨牵引的位置不应对髓内钉或交锁螺钉的置入产生干扰（图 3-2-10）。

3.2 摇杆技术

摇杆技术（Joystick）是一种常用的闭合复位技术（图 3-2-11）。摇杆技术利用置于骨折两侧的 Schanz 钉对骨折断端进行对位操作，可以在多个平面对骨折位置进行控制，尤其适用于股骨骨折或胫骨陈旧骨折的复位。在应用摇杆技术时，应遵循以下原则：Schanz 钉应尽量靠近骨折断端，单皮质固定以避免对髓内钉的置入产生干扰。使用通用 T 形把手更容易对骨折断端进行操控。

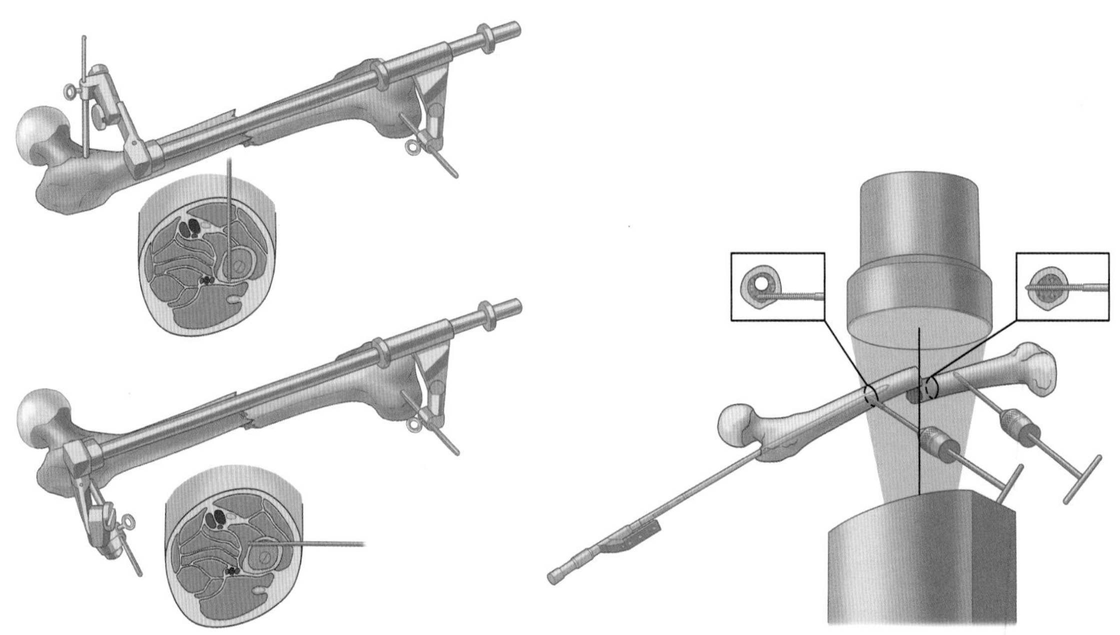

图 3-2-10 大型牵引架和 Schanz 钉的置入位置

图 3-2-11 摇杆技术示意图

3.3 阻挡螺钉技术

阻挡螺钉（Poller 钉）可以将斜形骨折的剪切力转化为加压力，尤其适用于胫骨或股骨干骺端斜形骨折。在胫骨或股骨干骺端，既没有成形的髓腔，又伴有周围肌肉的强烈牵拉，髓内钉会发生摆动，从而导致复位不良或丢失。靠近髓内钉的螺钉能够避免髓内钉在胫骨和股骨干骺端发生侧方移位，使髓内钉插入髓腔中央，同时还可以增加整个内固定 - 骨系统的强度（图 3-2-12）。

在翻修手术中，Poller 钉可以避免髓内钉沿原来的髓腔通道插入，纠正远端畸形（图 3-2-13）。这一技术也可用于纠正进钉点选择不佳的情况，用以纠正近端的对线不良。

3.4 髓内钉回敲技术

骨折的复位不仅仅局限于某一平面的对位和旋转对线，重建正确的肢体长度对于恢复肢体功能也十分重要，这一点对于下肢骨折的治疗更为重要。回敲技术不仅能够恢复骨的正确长度，也能对骨折断端进行加压（图 3-2-14）。髓内钉的回敲技术在前面章节已进行介绍，此处不再赘述。

3.5 有限切开复位

在尝试闭合复位不成功时，对骨折端进行有限切开也不失为一种明智的选择。有限切开

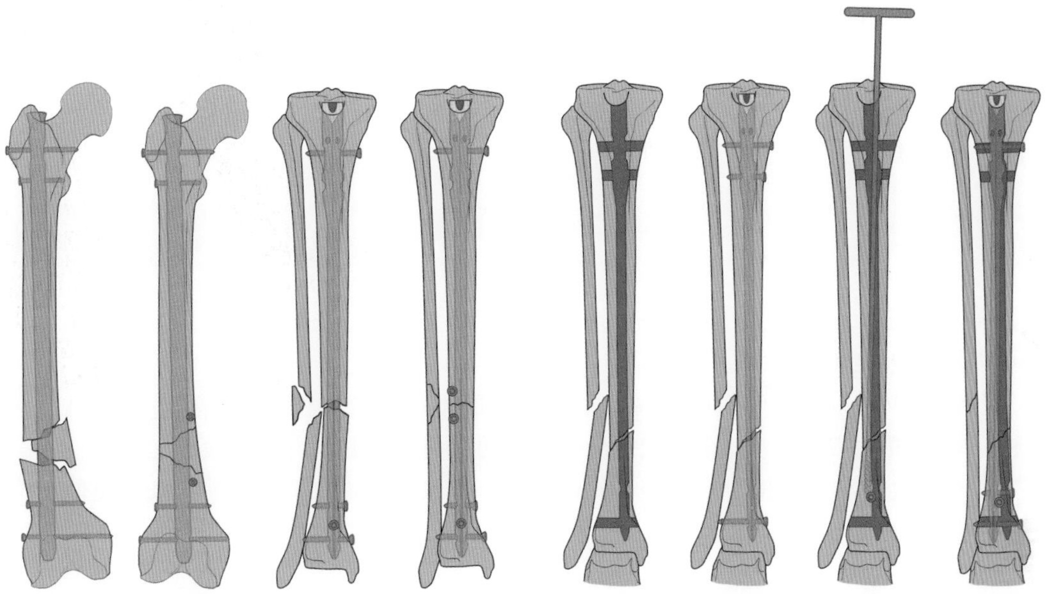

图 3-2-12　阻挡螺钉的应用示意图

图 3-2-13　用于翻修手术的阻挡螺钉技术

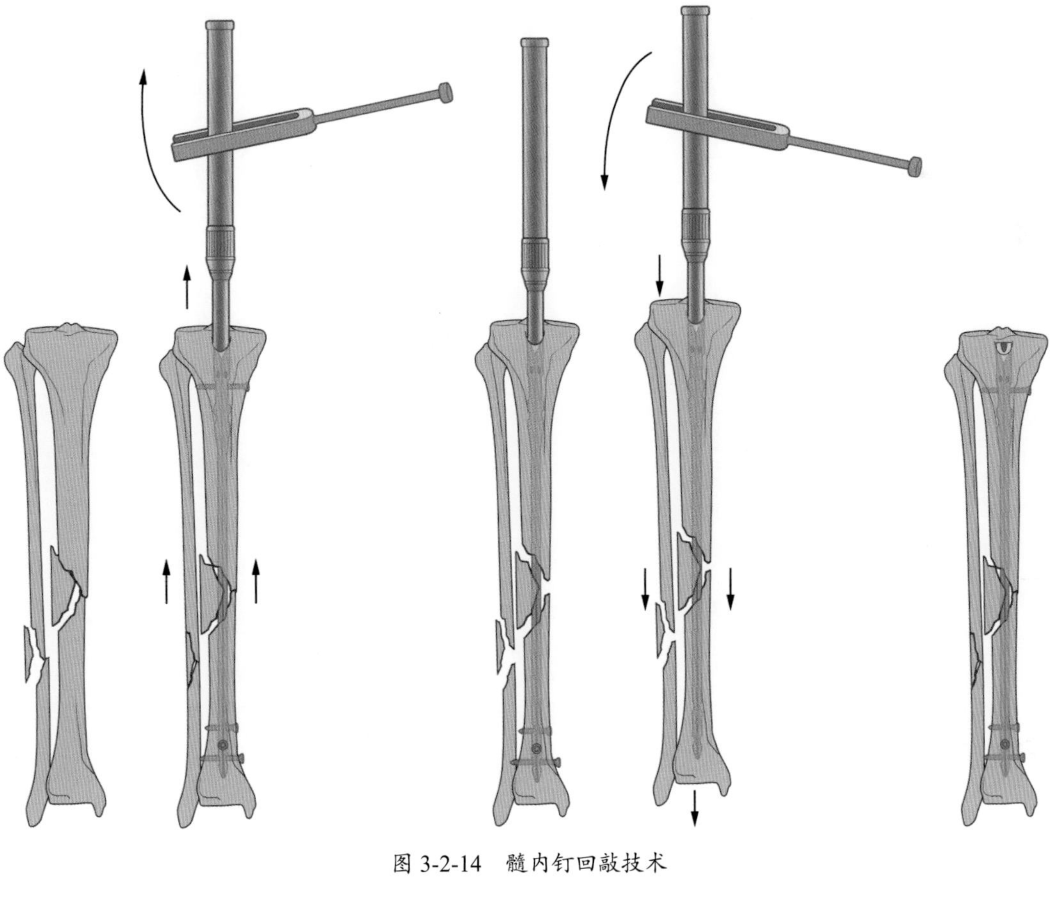

图 3-2-14　髓内钉回敲技术

并不代表骨折断端的完全显露，不会对断端的血供和周围软组织产生过度破坏。有限切开复位也适用于骨膜或软组织嵌顿的骨折或陈旧性骨折的治疗。进行有限切开时，可以使用复位钳或捆绑带对骨折端进行初步的复位，也可以利用骨钩或摇杆对骨折端进行操控对位。完成对位后，可以继续进行髓内钉置入操作。

4. 维持复位

正确复位后，维持复位对于髓内钉扩髓和置钉至关重要，决定了固定的最终效果。许多方法可以用于复位的维持。

复位钳不仅可以用于骨折的复位，也可以协助维持复位的稳定，尤其适用于斜形骨折（见图 3-2-15 和图 3-2-16）。使用点式复位钳分别钳夹每一主骨块并轻度倾斜（单钳技术）可以获得复位。通过结合复位钳的旋转动作进行加压可以获得长度的纠正。可能需要使用第二把复位钳代替第一把复位钳垂直骨折平面放置以维持骨块的复位。

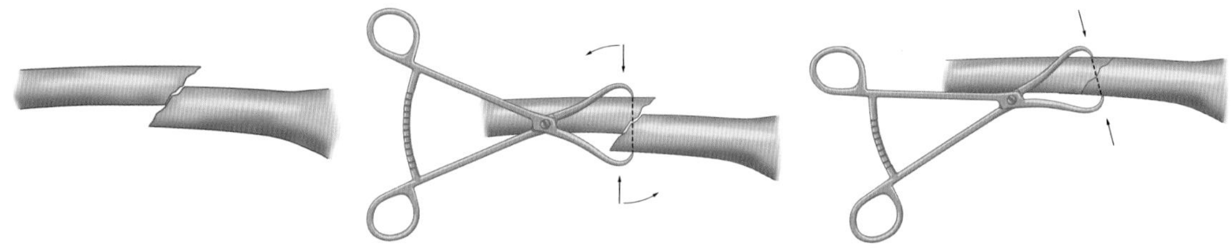

图 3-2-15 使用点式复位钳进行复位和维持复位（单钳技术）

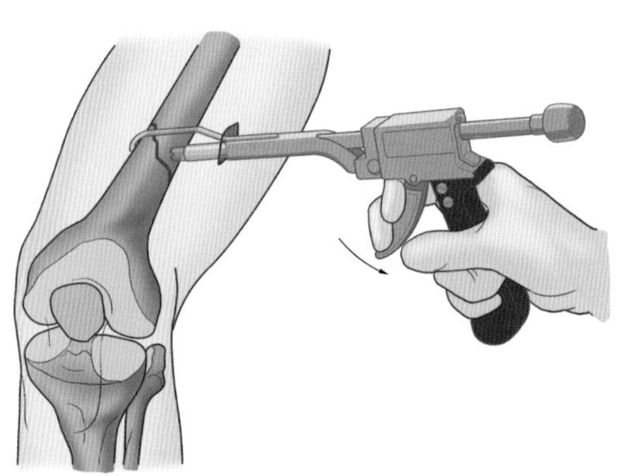

图 3-2-16 使用线性复位钳复位和维持复位

捆绑带也是一种维持复位的方法（见图 3-2-17）。其优点在于对髓腔没有任何干扰，同时可以经小切口置入，而不需要过度显露断端。捆绑带尤其适用于长斜行或螺旋形骨折的复位。

克氏针可用于关节内骨折的临时固定，如肱骨头、肱骨远端或胫骨远端。另外，还可以使用拉力螺钉或小型接骨板临时稳定骨折。此类小型内固定能够加强骨折断端的稳定性，但不会对断端的血供产生不良影响。

在置钉过程中，根据所使用内固定的特点，选择正确的进钉点，控制髓内钉的进钉方向，对于获得良好的肢体力线和最终的骨折愈合也十分重要。阻挡螺钉对于控制髓内钉的插入方向和维持骨折的正确复位也非常有效。

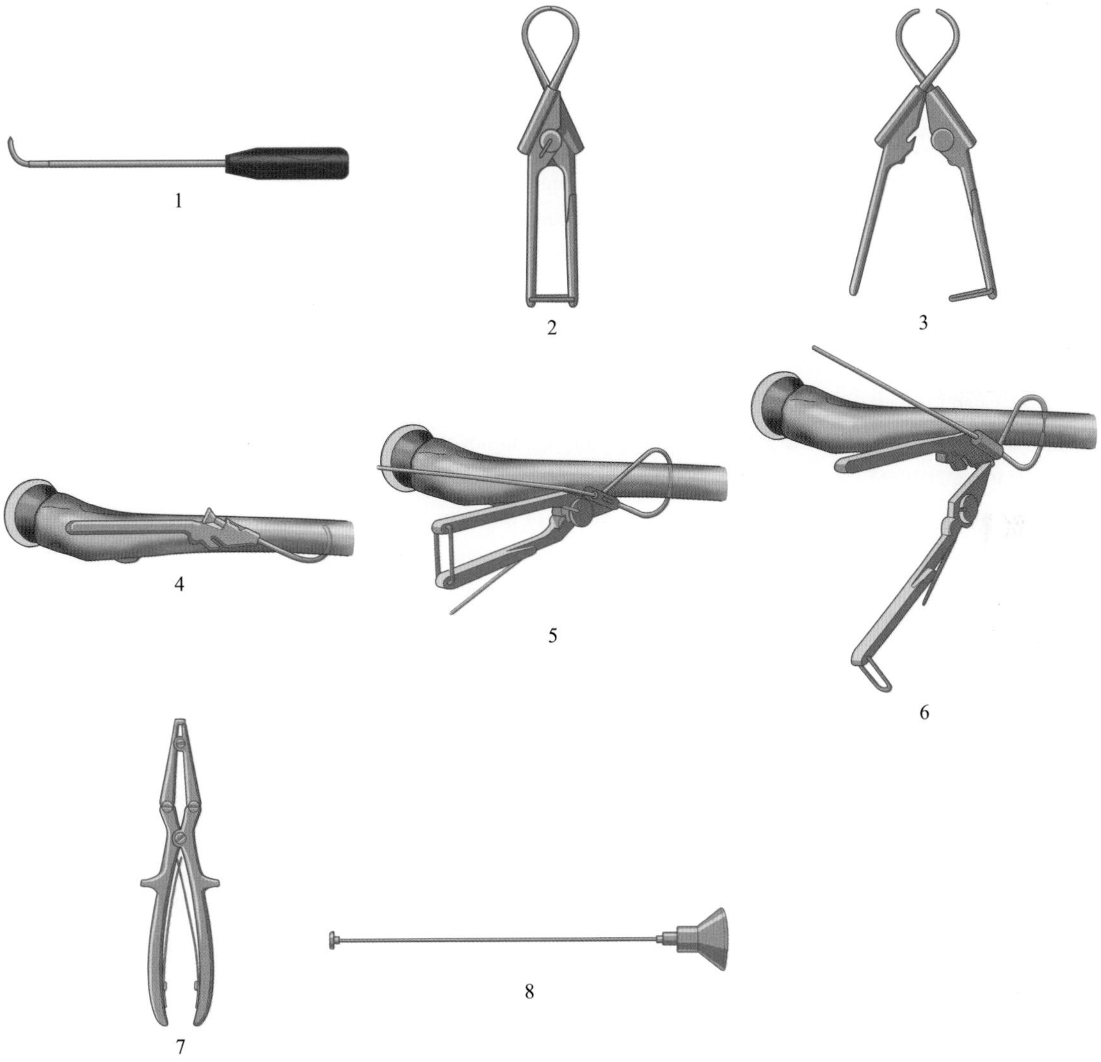

图 3-2-17　微创捆绑带工具套装及操作步骤

1. 软组织通道剥离器；2，3. 线缆通道装置，由两部分组成；4，5. 将线缆通道装置分开，分别沿骨膜表面置入环绕股骨干，并在股骨内侧将两部分再次连接；6. 将线缆或钢丝通过通道装置微创置入；7. 线缆或钢丝折断器；8. 套针装置，用于疏通线缆通道，避免软组织嵌顿造成线缆通过困难

5. 小结

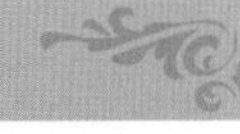

良好的复位是髓内钉手术获得成功的必要条件。在置钉前和置钉过程中控制骨折复位对于获得良好的术后效果至关重要。选择合理的复位工具、获得精确的骨折复位、选择正确的进钉点、控制置钉方向、缩窄骨折间隙实现断端加压以及获得足够的骨 - 内固定结构稳定性，都是获得良好的骨折对位及最终骨折愈合的关键因素。如前面章节所述，缜密的术前计划是手术治疗成功的重要组成部分和保障。

（张　卓　张　伟）

参 考 文 献

[1] Stephen DJ, Kreder HJ, Schemitsch EH, et al. Femoral intramedullary nailing: comparison of fracture-table and manual traction. A prospective, randomized study [J]. J Bone Joint Surg (Am), 2002, 84 (9): 1514-1521.

[2] Rohilla R, Singh R, Rohilla S, et al. Locked intramedullary femoral nailing without fracture table or image intensifier [J]. Strategies Trauma Limb Reconstr, 2011, 6 (3): 127-135.

[3] Wolinsky PR, McCarty EC, Shyr Y, et al. Length of operative procedures: reamed femoral intramedullary nailing performed with and without a fracture table [J]. J Orthop Trauma, 1998, 12 (7): 485-495.

[4] Firat A, Tecimel O, Deveci A, et al Surgical technique: supine patient position with the contralateral leg elevated for femoral intramedullary nailing [J]. Clin Orthop Relat Res, 2013, 471 (2): 640-648.

[5] Bishop JA, Rodriguez EK. Closed intramedullary nailing of the femur in the lateral decubitus position [J]. J Trauma, 2010, 68 (1): 231-235.

[6] Apostle KL, Lefaivre KA, Guy P, et al. The effects of intraoperative positioning on patients undergoing early definitive care for femoral shaft fractures [J]. J Orthop Trauma, 2009, 23 (9): 615-621.

[7] Reynders-Frederix PA, Broos PL, Fabry G. The use of a traction frame for intramedullary nailing of tibial fractures [J]. Acta Orthop Belg, 1992, 58 (4): 477-479.

[8] Jackson M, Topliss CJ, Atkins RM. Fine wire frame-assisted intramedullary nailing of the tibia [J]. J Orthop Trauma, 2003, 17 (3): 222-224.

[9] Shezar A, Rosenberg N, Soudry M. Technique for closed reduction of femoral shaft fracture using an external support device [J]. Injury, 2005, 36 (3): 450-453.

[10] Baumgaertel F, Dahlen C, Stiletto R, et al. Technique of using the AO-femoral distractor for femoral intramedullary nailing [J]. J Orthop Trauma, 1994, 8 (4): 315-321.

[11] Seibert FJ, Schippinger G, Bratschitsch G, et al. Carbon frames. Positioning and reduction aids in tibial intramedullary nailing with unreamed technique [J]. Unfallchirurg, 2000, 103 (2): 132-136.

[12] Rommens PM, El Attal R, Hansen M, et al. Intramedullary nailing of proximal tibia fractures [J]. Oper Orthop Traumatol, 2011, 23 (5): 411-422.

[13] Forman JM, Urruela AM, Egol KA. The percutaneous use of a pointed reduction clamp during intramedullary nailing of distal third tibial shaft fractures [J]. Acta Orthop Belg, 2011, 77 (6): 802-808.

[14] Afsari A, Liporace F, Lindvall E, et al. Clamp-assisted reduction of high subtrochanteric fractures of the femur: surgical technique [J]. J Bone Joint Surg (Am), 2010, 92 (Suppl 1): 217-225.

[15] Krupp RJ, Malkani AL, Goodin RA, Voor MJ. Optimal entry point for retrograde femoral nailing [J]. J Orthop Trauma, 2003, 17 (2): 100-105.

[16] Georgiadis GM, Burgar AM. Percutaneous skeletal joysticks for closed reduction of femoral shaft fractures during intramedullary nailing [J]. J Orthop Trauma, 2001, 15 (8): 570-571.

[17] Tscherne H, Haas N, Krettek C. Intramedullary nailing combined with cerclage wiring in the treatment of fractures of the femoral shaft [J]. Clin Orthop Relat Res. 1986; (212): 62-67.

[18] Habernek H. Percutaneous cerclage wiring and interlocking nailing for treatment of torsional fractures of the tibia [J]. Clin Orthop Relat Res, 1991, (267): 164-168.

[19] Ostrum RF, Marcantonio A, Marburger R. A critical analysis of the eccentric starting point for trochanteric intramedullary femoral nailing [J]. J Orthop Trauma, 2005; 19 (10): 681-691.

[20] Noda M, Saegusa Y, Maeda T. Does the location of the entry point affect the reduction of proximal humeral fractures? A cadaveric study [J]. Injury, 2011, 42 (Suppl 4): 35-38.

[21] Weninger F, Tschabitscher M, Traxler H, et al. Influence of medial parapatellar nail insertion on alignment in

proximal tibial fractures [J]. J Trauma, 2010, (68): 975-979.

[22] Eastman JG, Tseng SS, Lee MA, et al. The retropatellar portal as an alternative site for tibial nail insertion: a cadaveric study [J]. J Orthop Trauma, 2010, (24): 659-664.

[23] Krettek C, Stephan C, Schandelmaier P, et al. The use of Poller screws as blocking screws in stabilising tibial fractures treated with small diameter intramedullary nails [J]. J Bone Joint Surg (Br), 1999, 81 (6): 963-968.

[24] Stedtfeld HW, Mittlmeier T, Landgraf P, et al. The logic and clinical applications of blocking screws [J]. J Bone Joint Surg (Am), 2004, 86 (Suppl 2): 17-25.

[25] Shahulhameed A, Roberts CS, Ojike NI. Technique for precise placement of poller screws with intramedullary nailing of metaphyseal fractures of the femur and the tibia [J]. Injury, 2011, 42 (2): 136-139.

[26] Pettett BJ, Avery MC, Ostrum RF. Retrograde Femoral Nailing Using Percutaneous Reduction Techniques [J]. J Orthop Trauma, 2017, 31 (Suppl 3): S6-S7.

[27] Memarzadeh A, Tissingh EK, Hull P, et al. Intramedullary nailing of femoral shaft fractures in adults [J]. Orthopaedics and Trauma, 2017; 31 (2): 86-92.

第 3 节　阻挡钉技术

1. 概述

骨干骨折接受髓内钉内固定治疗可以获得良好的临床预后。随着设计、材料和手术技术的不断发展，髓内钉的应用指征不断扩大。当髓内钉用于更靠近干骺端的骨折治疗时，近端或远端的短骨块对位不良的发生率明显增加，并且这种对位不良往往发生于冠状面。骨块周围的肌肉牵拉及固定后的稳定性不足是产生对位不良的原因。由于干骺端没有传统意义上的“髓腔”，导致髓内钉与干骺端直径存在很大差异，使得主钉与骨皮质没有直接接触，从而主钉会沿交锁螺钉产生移位，这是髓内钉在干骺端固定后稳定性不足的根本原因。

阻挡螺钉，或 Poller 钉，是在髓内钉主钉旁置入螺钉，从而起到缩小干骺端髓腔直径、“制造髓腔”、“阻挡”髓内钉移位，同时增加骨 - 内固定结构强度的作用。阻挡螺钉的概念最早由 Krettek 等在 1999 年以“Poller 钉”这一术语提出并加以推广。时至今日，阻挡螺钉作为常规技术广泛应用于长骨骨折的髓内钉治疗中，也用于一些翻修手术和骨延长手术中。

2. 阻挡螺钉的应用

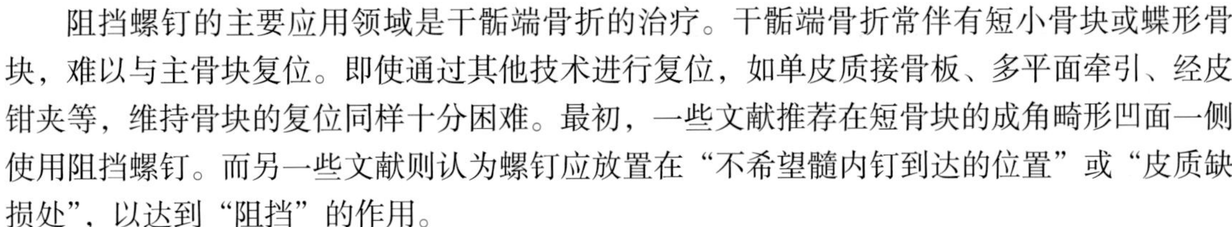

阻挡螺钉的主要应用领域是干骺端骨折的治疗。干骺端骨折常伴有短小骨块或蝶形骨块，难以与主骨块复位。即使通过其他技术进行复位，如单皮质接骨板、多平面牵引、经皮钳夹等，维持骨块的复位同样十分困难。最初，一些文献推荐在短骨块的成角畸形凹面一侧使用阻挡螺钉。而另一些文献则认为螺钉应放置在“不希望髓内钉到达的位置”或“皮质缺损处”，以达到“阻挡”的作用。

大量文献描述了阻挡螺钉的应用方法和临床效果。早在 1999 年，Kretteck 首次提出使用阻挡螺钉和小直径髓内钉治疗胫骨骨折，并获得了成功。2004 年，Stedfeld 等对阻挡螺钉的理念和临床应用进行了详细全面的研究。Ricci 等和 Ostrum 等分别在 2001 年和 2009 年对这一技术在胫骨近端骨折髓内钉内固定和股骨远端骨折逆行髓内钉固定的应用效果进行了研究报道。2007 年，Stedtfeld 在关于肱骨近端骨折髓内钉治疗的文章中以“经髓腔支撑螺钉”（transmedullary support screw）的概念介绍了阻挡螺钉的理念。然而，文献的描述通常十分混淆，难以向经验不足的医师进行解释。

Shahulhameed 等介绍了一种在股骨远端和胫骨近端骨折治疗中精确放置阻挡螺钉的方法：在短骨块的成角凹面一侧，距离骨折线 1cm，同时距离髓腔 6～7mm 打入斯氏针，随着 10～11 号髓腔钻与斯氏针产生接触，骨折开始自动复位。如果斯氏针的位置正确，随着扩髓进行，骨折获得满意复位；如果斯氏针的位置不够满意，可以调整后再通过扩髓钻进行复位，直到获得满意位置。有时可能需要放置多枚斯氏针进行复位调整。完成复位后，按照比髓内钉直径大 1.5mm 进行扩髓后，插入髓内钉，按常规方式锁钉后，将斯氏针更换为阻挡螺钉（图 3-3-1）。

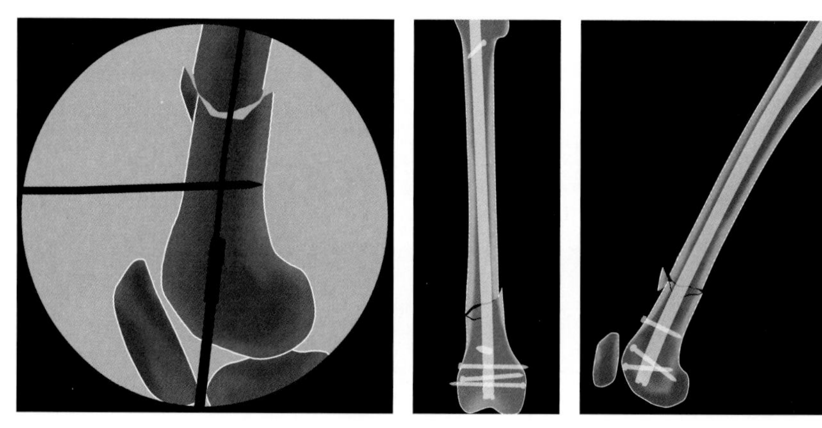

图 3-3-1　使用斯氏针和扩髓钻进行复位并“精确”放置阻挡螺钉

Hannah 等也介绍了一种精确置钉的方法。这种方法是基于大多数长骨干骺端骨折为斜行这一形态特点所提出的。首先分别画出长骨块和短骨块的长轴，然后画出骨折线——这两条线会分别将两个骨块分入四个象限，其中两个呈锐角，另两个呈钝角。在靠近骨折线和骨块中线的锐角象限内打入阻挡螺钉（图 3-3-2）。

Muthusamy 等介绍了一种同时打入多枚阻挡螺钉协助复位的方法，其理念是将成角畸形的顶点和外周同时向中线进行推进。以术者的手指（拇指和示指）作为复位工具，向成角畸形的顶点和外周分别施加推力和折弯力。应用所谓的“拇指反向规则”确定阻挡螺钉的位置，即假设使用拇指和示指捏持骨折断端尝试进行复位，则阻挡螺钉的位置应分别在拇指和示指所在位置的髓腔中心线对侧点（图 3-3-3）。打入阻挡螺钉后，插入髓内钉导针和髓内钉可完成复位。这种方法同样可应用于可延长髓内钉的使用。

3. 阻挡螺钉的应用技巧

在应用阻挡螺钉时，有一些通用的小技巧。

首先，在插入髓内钉前后都可以应用阻挡螺钉。如果在插入髓内钉后应用阻挡螺钉，其调整力线的作用有限，而更多地扮演增加骨 - 内置物结构强度和硬度的角色。其次，必须在打入近端和远端锁钉前打入阻挡螺钉。

目前没有文献或专著对阻挡螺钉与髓腔中心的精确距离进行定义。通常建议螺钉位置距

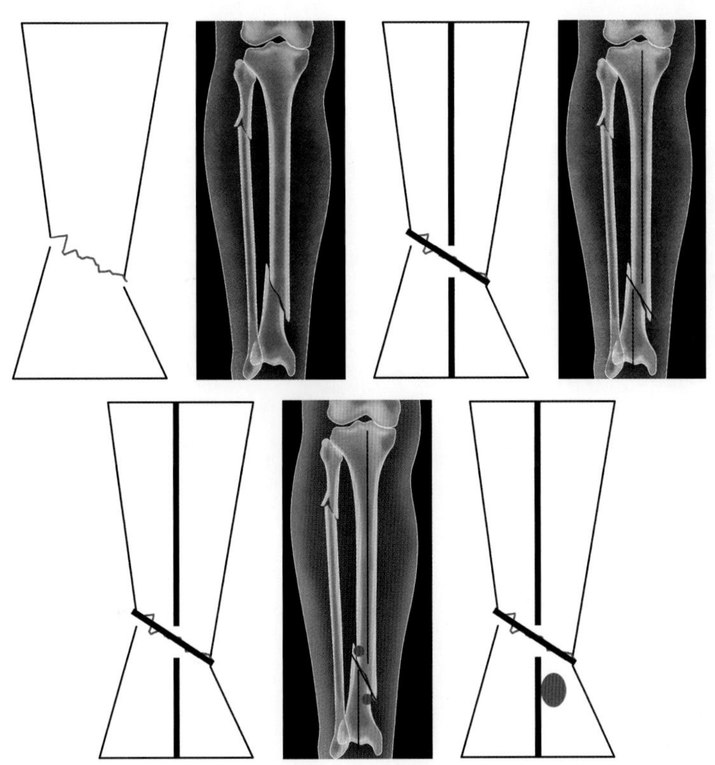

图 3-3-2　Hannah 等所介绍的精确打入阻挡螺钉的方法

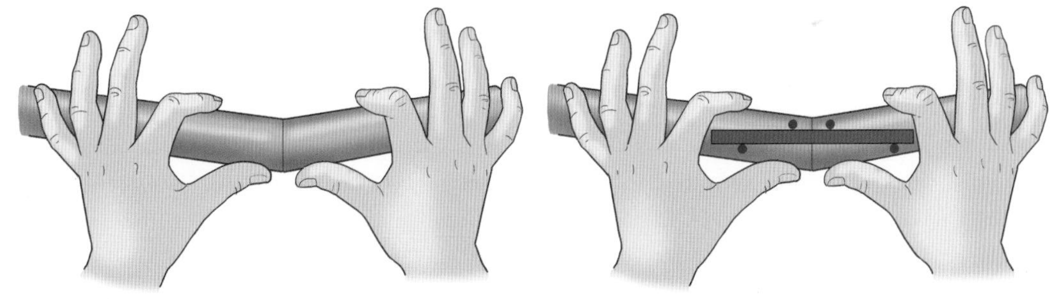

图 3-3-3　利用“拇指反向规则”确定阻挡螺钉的位置

离骨折线 1～3cm，同时尽可能靠近髓腔中心。上述距离应考虑所需使用髓内钉的直径。如果阻挡螺钉过于靠近骨折线，可能造成骨折线的延伸。当螺钉过于靠近髓腔中心时，可能影响主钉置入；如果过远，则该阻挡螺钉并没有发挥作用。

克氏针和斯氏针也可以发挥阻挡螺钉的作用。克氏针所造成的皮质损伤非常小，可以用于尝试置钉。而斯氏针也可以作为摇杆对骨折块进行控制复位。在选择使用松质骨螺钉时应格外谨慎，螺钉的形变可能会影响其取出。同时，应尽量避免在阻挡螺钉旁进行扩髓。阻挡螺钉可以应用于矢状面或冠状面，或同时在多个平面应用。螺钉的位置取决于畸形 / 移位的位置，同时应垂直于畸形 / 移位进行置钉。

阻挡螺钉可以在应用后保留在其原始位置，以进一步加强骨 - 内置物结构的强度。留置阻挡螺钉对于干骺端骨折十分有效。如果有必要，可以在髓内钉的对侧增加阻挡螺钉的数目，进一步加强内固定结构的强度。如果矫正过度，可以适当退出阻挡螺钉，然后重新置入髓内钉，以获得更好的位置。

长骨干骺端骨折，尤其是累及胫骨远端的骨折，常伴有关节内骨块，这些骨块可能在平片上难以发现。如果骨折的确存在而在术前没有发现，应用阻挡螺钉可能会造成原本没有移位的骨块发生移位。对于此类骨折，术前应完善邻近关节的 CT 检查以排查。一旦存在骨折，则应在使用阻挡螺钉前对其进行固定。

4. 小结

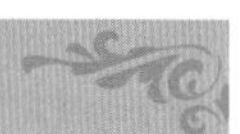

阻挡螺钉技术作为一种有效的辅助技术，在应用合理的情况下可以改善骨折的复位，增加骨 - 内置物结构的强度，进而扩大髓内钉的应用范围。然而，应用髓内钉和阻挡螺钉进行骨折的复位固定、骨折不愈合合并畸形的治疗及骨延长的治疗时，仍然需要在术前进行缜密的规划，这是手术成功的首要条件。

（张　卓　张　伟）

参考文献

［1］ Krettek C, Stephan C, Schandelmaier P, et al. The use of Poller screws as blocking screws in stabilising tibial fractures treated with small diameter intramedullary nails [J]. The Journal of Bone and Joint Surgery (Br), 1999, 81 (6): 963-968.

［2］ Krettek C, Miclau T, Schandelmaier P, et al. The mechanical effect of blocking screws (“Poller screws”) in stabilizing tibia fractures with short proximal or distal fragments after insertion of small-diameter intramedullary nails [J]. J Orthop Trauma, 1999, 13 (8): 550-553.

［3］ Krettek C, Goesling T, Hankemeier S, et al. The use of poller screws for metaphyeal tibia and femur fractures treated with small diameter intramedullary nails [J]. Techniques in Orthopaedics, 2003, 18 (4): 316-323.

［4］ Kuhn S, Hansen M, Rommens PM. Extending the Indication of Intramedullary Nailing of Tibial Fractures [J]. European Journal of Trauma and Emergency Surgery, 2007, 33 (2): 159-169.

［5］ Stedtfeld HW, Mittlmeier T. Fixation of Proximal Humeral Fractures with an Intramedullary Nail: Tipps and Tricks [J]. Eur J Trauma Emerg Surg, 2007, 33 (4): 367-374.

［6］ Ostrum RF, Maurer JP. Distal third femur fractures treated with retrograde femoral nailing and blocking screws [J]. J Orthop Trauma, 2009, 23 (9): 681-684.

［7］ Fürmetz J, Bösl S, Schilling J, et al. Blocking screws for alignment control in intramedullary limb lengthening [J]. Injury, 2017, 48 (7): 1597-1602.

［8］ Arbuthnot JE, Perera A, Powers D. Primary rigid intramedullary nailing for fractures of the tibia: current concepts and technique [J]. European Journal of Orthopaedic Surgery & Traumatology, 2008, 18 (6): 435-440.

［9］ Seyhan M, Kocaoglu B, Gereli A, et al. Treatment for distal tibial fractures with intramedullary nails and blocking screws [J]. European Journal of Orthopaedic Surgery & Traumatology, 2011, 22 (5): 395-401.

［10］ Amin NH, Katsman A, Chakravarty R, et al. Use of blocking screws in intramedullary fixation of subtrochanteric fractures [J]. Eur J Orthop Surg Traumatol, 2012, 22 (8): 703-707.

［11］ Shahulhameed A, Roberts CS, Ojike NI. Technique for precise placement of poller screws with intramedullary nailing of metaphyseal fractures of the femur and the tibia [J]. Injury, 2011, 42 (2): 136-139.

［12］ Hannah A, Aboelmagd T, Yip G, et al. A novel technique for accurate Poller (blocking) screw placement [J].

Injury, 2014, 45 (6): 1011-1014.

[13] Muthusamy S, Rozbruch SR, Fragomen AT. The use of blocking screws with internal lengthening nail and reverse rule of thumb for blocking screws in limb lengthening and deformity correction surgery [J]. Strategies Trauma Limb Reconstr, 2016, 11 (3): 199-205.

第 4 节　髓内钉手术并发症及处理

在应用谨慎得当时，髓内钉内固定是一种微创、生物学友好且相对安全的骨折复位和固定方式。然而，与一切外科手术相同，这并不是一种没有并发症的万全治疗方法。除去发生在各个特定部位的独有并发症之外，一些并发症可见于所有髓内钉内固定手术中，其预防和处理决策也不尽相同。本章节旨在对所有髓内钉手术的常见并发症进行讨论和回顾。

1. 对线不良

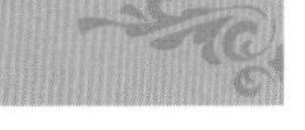

在骨折治疗的所有目标中，最重要的目标是恢复肢体的长度、轴向和旋转力线。任何指标如果没有达到上述目标，就会导致肢体发生某一维度上（冠状面、矢状面或轴向）的畸形，即对线不良。

按照畸形发生的时间，可以将对线不良分为原发性对线不良和继发性对线不良。原发性对线不良（primary malalignment）是指患者在手术结束离开手术室时即发生的畸形，这与手术直接相关，是可以避免的。继发性对线不良（secondary malalignment）是指手术后的一段时间内逐渐发生的骨折块位置改变，从而导致畸形发生。

发生于下肢的对线不良往往比上肢更为严重，因为上肢的主要功能并不是负重，而下肢关节则必须在基本接近解剖对线的前提下才能够避免发生关节的过度负重，而任何发生于冠状面（$>5°$）或矢状面（$>10°$）的明显位移都会导致关节过度负重，从而过早发生退行性改变。然而，无论上肢或下肢都会对轴向对线颇为敏感，如果旋转畸形超过 15° 会引起明显的症状。

1.1　原发性对线不良

原发性对线不良是指患者在手术结束即已经存在的骨折畸形。由于骨折的复位和固定是在手术医师的控制下完成的，因此，原发性对线不良是可以得到控制和避免的。

原发性对线不良主要是由于进钉点选择错误或骨折复位不良造成的，而上述两点都是髓内钉内固定的成功关键。骨折的复位及其维持是髓内钉置入的前提，而不是依靠髓内钉进行复位。

在本书前面的章节已经介绍过，不同形态髓内钉的进钉点选择也各不相同。选择正确的进钉点是避免发生对线不良的关键步骤。大量文献证实，进钉点选择错误几乎不可避免地会造成对线不良。而一旦进钉点错误发生于干骺端，随着髓内钉进入骨干，这种效应会被进一步放大且难以纠正。文献报道，由于进钉点问题而发生的对线不良可高达 18%～84%，最常见于胫骨近端和远端骨折中。

旋转对线也是髓内钉治疗长骨骨折时不可忽视的问题。不显露骨折断端或由于过于粉碎导致皮质骨不能得到接触很容易导致对线不良发生。而旋转对线不良一旦发生，除了外观异常，扭转畸形会导致患者难以完成奔跑、爬楼梯及其他一些体育活动。

一些手术技术可以避免发生原发性对线不良。本书前面章节对阻挡螺钉技术进行了比较详尽的介绍，这一技术有助于维持 / 获得良好的骨折复位，尤其适用于干骺端骨折的治疗。针对不同部位的骨折，均有相应的技巧以恢复肢体长度和骨折复位，在此不再赘述。

1.2 继发性对线不良

继发性对线不良是在手术后的一段时间内发生的畸形，通常与骨量不足造成的固定失效、固定强度不足、骨折不稳定、过早动力化或无限制负重有关。Brumback 等发现，即使对于接触面积超过 50% 的稳定型股骨干骨折，如果没有进行静态交锁，其术后对线不良的发生率仍高达 10.5%。同时，另外一些文献表明静态锁定并不会影响股骨骨折的愈合率，即使患者术后早期负重，如果髓内钉和交锁螺钉的直径足够，也不会造成固定失效。而继发性对线不良在胫骨的发生率则相对较低，使用多枚锁定螺钉能够比仅使用 1 枚锁定螺钉更有效地预防继发性对线不良。

继发性对线不良能够通过使用大直径髓内钉和静态锁定进行预防，同时推荐使用多枚交锁螺钉。如果患者骨量或骨折稳定性极差，应对负重进行限制，或在术后辅助其他固定方式，避免复位丢失。

2. 内固定断裂

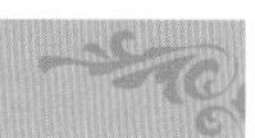

如果骨折得到合理的复位和固定，内固定断裂几乎不会发生。内固定断裂的原因是其承受了过多的应力或过多的负载周期。逻辑上讲，内固定断裂会发生在最为薄弱的区域，即髓内钉与锁定钉的交锁界面处。生物力学数据明确表明髓内钉的结构疲劳强度与锁定钉的直径呈正相关。Griffin 等发现，4mm 的螺钉进行单钉交锁的疲劳断裂周期为 1200 周期——在临床上几乎相当于完全负重状态下仅一天的负荷周期。而当螺钉直径增加至 4.5mm 和 5mm 时，其耐受一周完全负重载荷量的可能性分别增加至 50% 和 90%。另外，增加交锁螺钉的数目同样能够增加髓内钉结构的抗疲劳强度。

即使对于不稳定型骨折，只要采用静态锁定，患者是允许早期负重的。但手术医师仍然需要谨慎对待患者负重问题。文献所涉及的研究大多以股骨骨折为样本，采用大直径髓内钉（超过 12mm）和锁定钉（超过 5mm）。上述配置很难应用于相对较细的胫骨中。然而，改变交锁螺钉的数目、尺寸和类型仍可能有助于增加髓内钉结构的强度，避免内固定的断裂。

除了增加交锁螺钉的直径和数目，成角稳定交锁固定同样能够改善内固定结构的抗疲劳强度。如果骨折的愈合能力十分有限，无法最终达到肢体负重的要求，内固定注定会发生断裂。一旦怀疑可能发生骨折延迟愈合 / 不愈合，应在内固定断裂前对导致骨折延迟愈合 / 不愈合的危险因素进行处理。

3. 软组织并发症

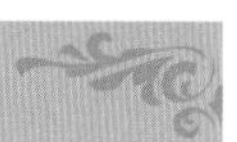

虽然闭合复位髓内钉内固定是一种生物学上更为友好的骨折固定方式，但这种不显露骨折端的复位和固定方式也会造成医源性的软组织并发症，甚至发生血管神经的损伤。

3.1　进钉点相关疼痛

在 2010 年以前，几乎没有文献专门关注这一问题。然而现在，此类并发症已经成为影响髓内钉治疗效果的重要因素之一。

3.1.1　内固定突出

髓内钉尾端突出是否会引发进钉点处疼痛仍然存在争议。Lefaivre 等进行了 14 年随访后发现，胫骨髓内钉尾端突出与膝关节疼痛并不相关。Keating 也发现了类似的结论。然而，Tahririan 等发现，胫骨髓内钉的尾端无论从前方或上方突出，均与进行性膝关节疼痛相关。Song 等则进行分组研究后发现，胫骨髓内钉尾端自前方突出与膝关节疼痛无关，而自上方突出则相反。Darabos 等则发现，胫骨髓内钉埋入进钉点以下至少 6mm 才不会引起膝关节疼痛。其他文献对于这一问题仍然没有明确结论。对于股骨髓内钉，大多数研究表明内固定突起相关疼痛常和近端或远端交锁螺钉有关。另外，使用逆行股骨髓内钉时，如果其尾端突出，会引起髌股关节的撞击痛。肱骨髓内钉通常采用顺行技术置入，进钉点处疼痛多与髓内钉外移、近端交锁螺钉固定失效及肩袖刺激相关。

如果内固定突起引发疼痛，可以通过择期取出内固定进行治疗。但是，一部分患者在取出髓内钉后仍然残留疼痛，其原因尚不明确。因此，如果需要通过取出髓内钉治疗进钉点疼痛，应在术前与患者就疼痛可能不能缓解这一问题进行沟通。

3.1.2　异位骨化

进钉点附近异位骨化形成同样会造成持续性疼痛。以股骨顺行髓内钉为例，异位骨化形成的发生率可高达 48%～60%，其中近九成患者存在持续性疼痛。胫骨髓内钉术后异位骨化的发生率相对较低，但采用经髌韧带入路的患者可能会在韧带周围发生有症状的异位骨化。肱骨顺行髓内钉相关的进钉点周围异位骨化鲜有报道。

研究认为，局部间充质细胞会诱导异位骨化形成，而扩髓带来的碎屑内含有大量的间充质细胞。Furlong 等发现，扩髓髓内钉术后发生异位骨化的概率远高于不扩髓髓内钉（股骨顺行髓内钉，35.7% 比 9.4%）。但是，也有研究发现即使在髓内钉手术后对周围软组织进行灌洗也不能明显降低异位骨化的发生。由此可见，手术所造成的软组织损伤和扩髓碎屑会同时影响异位骨化的形成。因此，在手术操作时应谨慎选择入路，使用软组织保护器和套筒，并在扩髓后尽快将碎屑清除，避免碎屑在伤口内扩散。

3.1.3　进钉点选择不良和软组织激惹

髓内钉进钉点的选择需要格外谨慎，因为进钉点的选择也会对周围组织产生影响。尸体研究定位了胫骨髓内钉的最佳进钉点区域，从而避免在进钉时对关节内结构产生损伤。髓内钉手术对进钉点周围结构的医源性损伤的相关报道远低于其真实发生率，这种医源性损伤在胫骨髓内钉手术中更为常见。Tornetta 等报道，胫骨髓内钉后关节内结构损伤的概率可高达 20%。另外，髌下脂肪垫和隐神经髌下支的损伤也是胫骨髓内钉术后膝关节疼痛的来源。而最近的一项关于不同入路的随访研究也发现，无论采用髌上入路或髌下入路，术后 1 年的膝关节镜和 MRI 表现及患者膝关节疼痛情况并没有显著差异。

股骨顺行髓内钉很少因为进钉点选择不良而产生软组织激惹。相反，逆行股骨髓内钉则常因进钉点定位不佳而造成医源性的交叉韧带或髌股关节损伤。一旦髓内钉入钉不够深，钉尾外露会导致髌股关节面在屈膝过程中发生撞击。

传统的肱骨顺行髓内钉进钉点位于大结节的内侧缘。该位置靠近肩袖止点的乏血供区，可能会导致冈上肌肌腱损伤和纤维化，造成术后持续性肩关节疼痛。新型的髓内钉在设计上规避了这一问题，据文献报道其术后肩关节疼痛的发生率有所改善。

3.1.4 内固定不稳

日常活动会对股骨和胫骨产生弹性张力。髓内钉置入后会影响股骨或胫骨的弹性张力，从而产生内置物疼痛。以股骨近端骨折为例，Li 等发现，采用长髓内钉固定的患者其髋部疼痛的发生率明显低于采用短髓内钉固定的患者。这一发现进一步证实了内固定尖端对皮质骨的压迫会导致髋部和大腿疼痛。虽然髓内钉采用了相对稳定的理念，进而获得骨折的二期愈合。但这种微动应局限在骨折断端，而非近端或远端。一旦微动通过近端或远端的皮质传导至进钉点，即会诱发局部疼痛。

3.2 血管神经损伤

虽然髓内钉内固定是一种微创的闭合复位手术，但医源性血管神经损伤仍时有发生。在经皮置入内固定时，神经和动静脉无法在直视下进行保护，有可能被损伤。无论是肱骨、股骨或胫骨，均有相关文献报道了血管神经损伤的发生。关于髓内钉的交锁螺钉是否会导致血管损伤仍然存在争议。Shuler 等认为，无论是否在高于小转子水平进行锁定，股骨逆行髓内钉的近端锁钉都没有所谓的“安全区”，存在导致股深动脉和股浅动脉的风险。肱骨髓内钉与神经损伤相关，其中桡神经损伤的发生率可高达 2%～3%。

无论何时，在经皮固定钻孔前，都应钝性分离直至骨面，使用套筒保护钻孔周围的软组织，避免医源性血管神经损伤的发生。一旦怀疑血管神经可能在置钉过程中受到损伤，有必要进行有限切开探查修复。

4. 感染

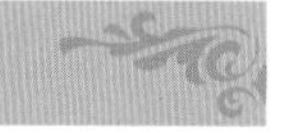

无论何时，感染都是骨科内置物手术的灾难性并发症。髓内钉术后感染大多需要进行再次或多次手术，导致骨折延迟愈合或不愈合，影响患者预后。整体而言，髓内钉术后感染的发生率较低。胫骨髓内钉术后感染的发生率为 1.1%～6.9%。股骨髓内钉术后感染的发生率相对较低，为 1.5%～3.2%，这可能与股骨周围软组织袖套更为丰厚，开放骨折的发生率更低有关。而肱骨髓内钉术后感染的发生率与股骨类似。

髓内钉术后感染的危险因素有很多。开放骨折会明显增加术后感染的风险。Yokoyama 等报道，Gustilo Ⅲ型开放性骨折的感染风险可高达 22.6%。单次或多次仔细清创是预防深部感染的最有效途径。围术期抗生素预防的延迟或缺失同样会增加术后感染发生的风险。其他风险包括社会经济状态低下、软组织覆盖 / 伤口愈合延迟，以及手术时间过长。前期的外固定架固定也会增加更换髓内钉后的感染风险。应注意的是，外固定架多用于开放骨折的临时固定，此类骨折的感染风险原本就更高，而外固定针道则可能使得外部的污染进入髓腔。Harwood 等发现，外固定后更换髓内钉的时间如果超过 2 周，其感染风险会显著增加。基于这一研究结论，为了避免开放骨折造成的感染风险增加，推荐在骨折发生 14 天内更换髓内钉。

髓内钉术后感染的治疗是一项复杂的工程。一旦深部感染发生，需要获取病原体培养，同时进行一系列的清创以降低病原体毒力。使用敏感抗生素进行足量足疗程治疗，治疗过程应足以保证骨折获得愈合。必须完成软组织覆盖，否则无法控制感染。如果感染为急性，通过清创、灌洗和全身应用抗生素可以尝试保留内固定，也为骨折愈合争取了时间。然而，这一治疗方案并非万无一失。临床数据表明，与接骨板或螺钉相比，保留髓内钉的失败率更高。

一旦决定取出髓内钉，则应按照二期或一期清创治疗策略的原则进行治疗。二期治疗方案包括取出髓内钉后，采用抗生素骨水泥珠链作为临时的局部抗生素应用载体，在感染得到完全控制后更换为最终的内固定。这一方案已被证明能够获得临床成功。而更为激进的一期治疗方案由内固定取出、彻底清创和抗生素涂层髓内钉置入构成。其中，髓内钉为骨折提供了稳定性，而抗生素骨水泥涂层则在理论上为骨折愈合提供了抑菌环境。总之，无论采用何种方案，仔细彻底的清创都是治疗感染的基础。

5. 骨折延迟愈合 / 不愈合

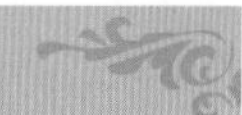

髓内钉术后骨折延迟愈合 / 不愈合的发生率相对较低。闭合复位和远离骨折端进钉可以最大程度降低对骨折断端和周围软组织的干扰，但骨折延迟愈合和不愈合仍然不可避免。不同的书籍和文献对于骨折延迟愈合和不愈合的定义各不相同。通常，骨折延迟愈合是指骨折的愈合过程出现了临床或影像学表现，但并未在该骨折预期时间内完成愈合。骨折不愈合则是指骨折的正常生物学愈合过程中止，没有发生骨愈合。不同文献所报道的髓内钉术后骨折延迟愈合多发生于胫骨，其发生率为 8%～12%。股骨延迟愈合的发生率相对较低，约为 5%。股骨髓内钉术后不愈合发生率为 0.9%～12.5%，顺行和逆行髓内钉之间没有显著差异。而胫骨髓内钉术后不愈合的发生率相对更高，为 2.6%～16%，更高的开放性骨折发生率、较薄弱的软组织套袖覆盖及相对匮乏的血供可能是其原因。肱骨髓内钉术后骨折不愈合的发生率则更高，文献报道为 3%～13%，这与肱骨的非负重特性可能有关；另外，上肢所承受的扭力较股骨和胫骨更大，这可能也是造成肱骨髓内钉术后骨折不愈合发生率较高的原因之一。然而，荟萃分析结果表明，肱骨使用接骨板和髓内钉进行固定后骨折不愈合的发生率并没有差异。

文献和研究总结了髓内钉内固定术后骨折不愈合的一些危险因素。开放性骨折是骨折延迟愈合 / 不愈合的危险因素之一，这与骨折断端周围的软组织及血供受损，以及感染风险的增加直接相关。吸烟也是造成骨折愈合发生问题的明确因素之一。扩髓对髓内钉术后骨愈合是有益的，因此，非扩髓技术与骨折愈合不良相关。骨折部位也是延迟愈合 / 不愈合的危险因素，其原因在上文已经有所讨论。

髓内钉术后延迟愈合 / 不愈合的治疗应遵循个体化治疗的原则，即每个病例都应当对其发生骨折延迟愈合 / 不愈合的原因进行详尽回顾分析，并有针对性地进行治疗。首先，必须明确患者是否存在代谢或内分泌紊乱，一旦患者存在维生素和矿物质缺乏，则骨折无法按期愈合。最常见的代谢性紊乱是维生素 D 缺乏和钙的代谢失常、性腺功能衰退、甲状腺及甲状旁腺激素紊乱。明确诊断和疑似的代谢性骨病都必须得到纠正。

通过动力化治疗骨折延迟愈合是否有效仍然存在争议。动力化是通过增加骨折断端受力从而刺激骨折愈合的技术，这一技术在过去常规应用于骨折延迟愈合的治疗。但是，动力化过程并不能保证骨折获得愈合，同时存在一定风险。文献报道的动力化成功率仅为 58%，且超过五分之一的患者会在去除静态锁定螺钉后发生超过2cm的肢体短缩。另外，动力化过程并没有明显缩短骨折的平均愈合时间。总之，虽然动力化是一种广泛应用的治疗技术，但不能期待该技术能够确实解决骨折延迟愈合或不愈合的问题，且患者和术者都应当了解，该过程可能会导致肢体发生短缩或对线改变，需要行进一步的手术干预，因此不能将这种技术作为挽救性技术进行应用。

如果髓内钉术后骨折不愈合得到明确诊断，扩髓和更换髓内钉是一种有效的治疗技术。通常，更换的髓内钉会比被更换的髓内钉更粗更长。文献报道更换髓内钉的成功率为53%～86%。一项研究表明，非吸烟者更换髓内钉后全部获得治愈，而吸烟者仅有约三分之二的治愈率，这也进一步证实了吸烟是骨折不愈合的独立危险因素之一。总之，扩髓后更换髓内钉对于髓内钉术后骨折不愈合是一种行之有效的治疗方式。

除更换髓内钉外，一些文献也报道了其他的治疗方式。保留髓内钉是目前比较热门的治疗话题。保留髓内钉技术包括局部有限切开清理、植骨并附加接骨板。此类技术通常解决髓内钉固定后骨折断端旋转稳定性不足的问题。文献所报道应用此类技术进行治疗的治愈率颇高，但相关文献仍然有限，且对于断端清理和植骨的方式并不统一，包括去皮质化、断端打孔、开槽植骨、颗粒植骨等。也有研究报道选择成角双接骨板固定的技术。作者所在医院采用双接骨板合并断端清理植骨治疗髓内钉术后骨折不愈合的病例也获得了成功。对于某些特定病例，如合并大段骨缺损、短缩或成角明显及感染性骨折不愈合等，骨搬移技术也是可以获得确切疗效的治疗方法。由于本书篇幅有限，在此不做详细介绍。

6. 小结

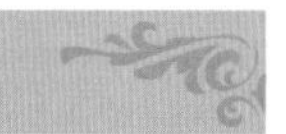

髓内钉内固定是一种安全可靠的骨折治疗方式。然而，围术期并发症的发生是不可避免的。骨科医师必须了解可能发生的并发症及其合理处理方式。正确认识和面对并发症的发生，才能合理和有效地对其进行可能的预防与治疗，获得更好的治疗效果。

（张　卓　张　伟）

参考文献

［1］ Morrison GM, Adams RW. Complications arising in the treatment of femoral shaft fractures [J]. Am J Surg, 1949, 78 (5): 636-643.

［2］ Rush LV, Rush HL. Evolution of medullary fixation of fractures by the longitudinal pin [J]. Am J Surg, 1949, 78 (3): 324-333.

［3］ Hucherson DC. Medullary fixation of femoral shaft fractures [J]. Am J Surg, 1950, 80 (6): 666-668.

［4］ Krettek C, Schandelmaier P, Tscherne H. Nonreamed interlocking nailing of closed tibial fractures with severe soft tissue injury [J]. Clin Orthop Relat Res, 1995, (315): 34-47.

［5］ Schatzker J. Osteosynthesis in trauma [J]. Int Orthop, 1996, 20 (4): 244-252.

［6］ Krettek C, Mannss J, Konemann B. The deformation of small diameter solid tibial nails with unreamed intramedullary insertion [J]. J Biomech, 1997, 30 (4): 391-394.

［7］ Chapman MW. The effect of reamed and nonreamed intramedullary nailing on fracture healing [J]. Clin

Orthop Relat Res, 1998, (355): S230-238.
[8] Krettek C, Mannss J, Miclau T, et al. Deformation of femoral nails with intramedullary insertion [J]. J Orthop Res, 1998, 16 (5): 572-575.
[9] Kropfl A, Davies J, Berger U, et al. Intramedullary pressure and bone marrow fat extravasation in reamed and unreamed femoral nailing [J]. J Orthop Res, 1999, 17 (2): 261-268.
[10] Bellabarba C, Ricci WM, Bolhofner BR. Results of indirect reduction and plating of femoral shaft nonunions after intramedullary nailing [J]. J Orthop Trauma, 2001, 15 (4): 254-263.
[11] Giannoudis PV, Pape HC, Cohen AP, et al. Review: systemic effects of femoral nailing: from Kuntscher to the immune reactivity era [J]. Clin Orthop Relat Res, 2002, (404): 378-386.
[12] Harwood PJ, Giannoudis PV, Probst C, et al. The risk of local infective complications after damage control procedures for femoral shaft fracture [J]. J Orthop Trauma, 2006, 20 (3): 181-189.
[13] Yokoyama K, Uchino M, Nakamura K, et al. Risk factors for deep infection in secondary intramedullary nailing after external fixation for open tibial fractures [J]. Injury, 2006, 37 (6): 554-560.
[14] Kuhn S, Hansen M, Rommens PM. Extending the indication of intramedullary nailing of tibial fractures [J]. Eur J Trauma Emerg Surg, 2007, 33 (2): 159-169.
[15] Lavini F, Carita E, Dall'oca C, et al. Internal femoral osteosynthesis after external fixation in multiple-trauma patients [J]. Strategies Trauma Limb Reconstr, 2007, 2 (1): 35-38.
[16] Young H, Topliss C. Complications associated with the use of a titanium tibial nail [J]. Injury, 2007, 38 (2): 223-226.
[17] Arbuthnot JE, Perera A, Powers D. Primary rigid intramedullary nailing for fractures of the tibia: current concepts and technique [J]. European Journal of Orthopaedic Surgery and Traumatology, 2008, 18 (6): 435-440.
[18] McRae R, Esser M. Factors affecting healing; complications; pathological fractures. In: Taylor A, editor. Practical fracture treatment [M]. 5th ed. London: Elsevier, 2008: 86-91.
[19] Liodakis E, Krettek C, Kenawey M, et al. A new technique for removal of an incarcerated expandable femoral nail [J]. Clin Orthop Relat Res, 2010, 468 (5): 1405-1409.
[20] Moriarty TF, Schlegel U, Perren S, et al. Infection in fracture fixation: can we influence infection rates through implant design? [J] J Mater Sci Mater Med, 2010, 21 (3): 1031-1035.
[21] Papakostidis C, Psyllakis I, Vardakas D, et al. Femoral-shaft fractures and nonunion treated with intramedullary nails: the role of dynamisation [J]. Injury, 2011, 42 (11): 1353-1361.
[22] Seyhan M, Kocaoglu B, Gereli A, et al. Treatment for distal tibial fractures with intramedullary nails and blocking screws [J]. European Journal of Orthopaedic Surgery & Traumatology, 2011, 22 (5): 395-401.
[23] Attal R, Hansen M, Kirjavainen M, et al. A multicentre case series of tibia fractures treated with the Expert Tibia Nail (ETN) [J]. Arch Orthop Trauma Surg, 2012, 132 (7): 975-984.
[24] Casstevens C, Le T, Archdeacon MT, et al. Management of extra-articular fractures of the distal tibia: intramedullary nailing versus plate fixation [J]. J Am Acad Orthop Surg, 2012, 20 (11): 675-683.
[25] Tall M, Ouedraogo I, Nd Kasse A, et al. Femur malunion treated with open osteotomy and intramedullary nailing in developing countries [J]. Orthop Traumatol Surg Res, 2012, 98 (7): 784-787.
[26] Yang KH, Kim JR, Park J. Nonisthmal femoral shaft nonunion as a risk factor for exchange nailing failure [J]. J Trauma Acute Care Surg, 2012, 72 (2): 60-64.
[27] Agathangelidis F, Boutsiadis A, Karataglis D, et al. Reverse cutting guidewire for intramedullary nailing: A solution for a common yet undocumented and unresolved complication [J]. I njury, 2013, 44 (8): 1140-1142.
[28] Alt V, Simpson H, Miclau T. Intramedullary nailing-Evolution of treatment [J]. Injury, 2017, 48 (Suppl 1): S1-S2.

第 5 节　髓内钉的术后处理

无论是干性骨折或是干骺端骨折，手术治疗的目的都是恢复正常的肢体长度和对位对线。其次，在获得足够的稳定性的基础上进行早期功能锻炼和康复治疗。石膏或支具外固定及肢体牵引等非手术治疗方式会限制肢体的早期活动，从而引起临床关节僵硬、患肢肌肉萎缩及失用性骨质疏松等并发症。另外，卧床会引起一系列全身并发症，如肺炎、血栓栓塞性疾病及压疮，这些并发症在老年患者中尤为突出。手术治疗能够使患者更快地恢复受伤前的生活和工作状态。

髓内钉是按照生物力学的轴心负重置入的，因此在早期康复上具有相当的优势，包括患肢的早期部分和完全负重。当然，手术医师也应具体考虑所采用的髓内固定技术和所固定的骨折类型。直径合适且骨 - 内置物界面良好的髓内钉，在交锁可靠的情况下能够更早地进行负重和关节功能训练。在术前规划阶段就应当对术后的康复训练有所计划。

1. 术后处理

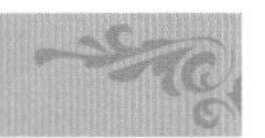

手术医师需要对每一台髓内钉手术后的康复计划进行详细分析和定制，需要同时考虑骨与软组织条件。软组织损伤和伤口愈合延迟会直接影响康复计划的实施。对于软组织损伤严重的病例，过度激进的康复计划会导致持续性肿胀、伤口愈合延迟及其他并发症。吸烟也会对伤口愈合造成负面影响，应严格禁止。血管损伤也会影响组织愈合，如果超声或血管造影明确发现手术造成血管损伤，则必须考虑进行修复。

无论是否允许早期负重，都应当早期开始功能训练。合理的疼痛控制是术后早期的重要组成部分。治疗效果的评价包括患肢及相邻关节的主动和被动活动范围。

2. 骨折愈合的评估

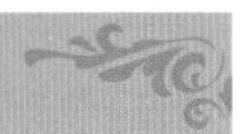

术后应尽早完善影像学检查评估骨折的复位质量和内置物位置。如果早期发现骨折复位或内固定位置不尽如人意，应尽早进行纠正，以避免影响后续的骨折愈合过程。由于影像学评价存在个人偏差，应对复位和固定不理想的病例进行团队讨论，这有助于共同制订更为合理的治疗策略。

复位丢失通常发生于术后的前几周内。因此，在术后 1～2 周内应对骨折的对线和内固定位置进行临床和影像学复查。术后 6 周、12 周和 24 周同样应进行影像学复查，观察骨折是否按期愈合。评价骨痂形成和骨折愈合的过程，同时应注意是否出现内固定松动或失效的影像学迹象。当骨折在至少三面皮质出现稳定桥接时，可以考虑其已经愈合。

交锁螺钉断裂通常代表不稳定。一旦出现断钉，手术医师需要警惕不稳定的进一步增加干扰骨折的正常愈合。除非断钉后发生的自身动力化过程产生了骨折断端的加压，否则，这一现象就是骨折延迟愈合或不愈合的潜在征象。此时应谨慎评估骨折是否仍有获得愈合的可能，同时患者需要减少患肢的负重。持续性疼痛或活动过程中的疼痛加剧也表明存在不稳定。

干性骨折通常需要 4～6 个月完全愈合。而严重开放骨折或闭合性软组织损伤的病例甚至需要更长的时间愈合。

（张　卓　张　伟）

参 考 文 献

[1] Blum J. Biomechanical comparison of bending and torsional properties in retrograde intramedullary nailing of humeral shaft fractures [J]. J Orthop Trauma, 1999, 13 (5): 344-350.

[2] Chatzker J. Osteosynthesis in trauma [J]. Int Orthop, 1996, 20 (4): 244-252.

[3] Kuhn S, Hansen M, Rommens PM. Extending the Indication of Intramedullary Nailing of Tibial Fractures [J]. Eur J Trauma Emerg Surg, 2007, 33 (2): 159-169.

[4] Young H, Topliss C. Complications associated with the use of a titanium tibial nail [J]. Injury, 2007, 38 (2): 223-226.

[5] Hogel F, Schlegel U, Sudkamp N, et al. Fracture healing after reamed and unreamed intramedullary nailing in sheep tibia [J]. Injury, 2011, 42 (7): 667-674.

[6] El Moumni M, Voogd EH, ten Duis HJ, et al. Long-term functional outcome following intramedullary nailing of femoral shaft fractures [J]. Injury, 2012, 43 (7): 1154-1158.

[7] Kokoroghiannis C, Aktselis I, Deligeorgis A, et al. Evolving concepts of stability and intramedullary fixation of intertrochanteric fractures—a review [J]. Injury, 2012, 43 (6): 686-693.

第 6 节　损伤控制及髓内钉在多发创伤中的应用

1. 概述

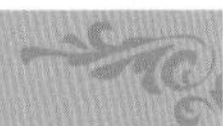

长骨骨折常伴发较多的附加损伤，如软组织、血管神经和全身脏器损伤，这也是多发创伤的组成部分之一。因此在对长骨骨折进行治疗时，应秉承“损伤控制”的理念，充分考虑患者的全身状况、软组织条件、是否合并脏器损伤等因素，并施行安全有效的治疗策略。

长骨骨折损伤控制原则的核心是“生命优于肢体”。这就表示多发创伤患者的骨折治疗与单独的骨折治疗有所区别。在极端情况下，对于某些严重创伤的患者，截肢可能是拯救患者生命的唯一机会。所有多发创伤的患者救治都应当遵循损伤控制原则，以挽救生命为首要目的。急救评估应遵循以下顺序：

A——气道（airway）：开放气道是所有抢救的第一步，是稳定患者呼吸状态的基础，是复苏的首要步骤。

B——呼吸功能（breathing）：开放气道后，建立通气，维持患者呼吸功能，监测二氧化碳分压并维持在 30～35mmHg，以避免由于过度通气造成的继发性颅脑损伤。血气分析能够提示患者呼吸功能的情况。进行性加重的肺挫伤及疼痛刺激会使患者的呼吸功能恶化，广泛的肺内渗出会使机械通气失效。一旦 CT 扫描排除了气胸的诊断，患者必须立刻接受复苏。

C——循环（circulation）：液体复苏管理策略的目标是维持患者正常的收缩压，以保证器官的灌注。可以选择多种液体进行复苏。乳酸林格液是最常用于创伤患者的液体，但大量应用也可能会造成进一步损伤。输注大量生理盐水会造成高氯酸中毒。患者在已有创伤的情况下无法耐受大量的酸性负荷。羟乙基淀粉在扩充体液容量方面比晶体液更为有效。白蛋白的应用则可能会使创伤患者的死亡率增加。最后，血制品可以作为最有效的扩容液体，同时可以补充血容量。根据近年来的战场经验，早期输血和应用血制品能够改善创伤的预后，尤其对于严重创伤伴有凝血功能障碍的患者。

D——致残情况（disability）：快速的神经功能检查是患者早期检查的重要组成部分，同时给予足够的镇痛和镇静。检查包括格拉斯哥昏迷评分、肢体活动及瞳孔功能。

主要肢体骨折的初期稳定是多发伤患者早期处理的重要原则之一，能够降低创伤后并发症和器官衰竭。Brundage 等的一项回顾性研究显示，即使合并肺部和胸部创伤，骨折的早期固定也能够改善总体预后。随着对多发伤认识的加深，三十多年的临床经验和研究发现，早期对所有骨折均进行手术固定与并发症增加、继发多脏器衰竭和死亡率增加相关。这些研究结果使得临床医师不得不提出了危重患者逐步治疗的理念。Schweberer 和 Trentz 分别在自己的论述中提出了早期的多发创伤诊断和治疗原则：外伤后第 1 小时内挽救生命的即刻手术、24 小时内的早期手术及创伤后 3～5 天进行的延期或再次手术。这也是损伤控制手术（damage control surgery, DCS）最早的概念。伴有长骨骨折的多发创伤患者的治疗应按照挽救生命（使患者脱离死亡三角：低体温、酸中毒和凝血功能障碍）、挽救肢体（血管损伤、缺血、筋膜间室综合征）、修复神经（感觉、麻痹等）和预防并发症（局部和全身并发症）的顺序进行。在完成初始评估和治疗后，进入后续治疗和康复流程。

2. 骨折和软组织损伤的评估

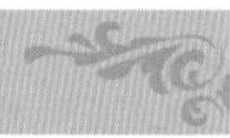

2.1 闭合性骨折的软组织评估

对闭合性骨折的软组织真实损伤程度进行合理的诊断和评估是至关重要的（表 3-6-1）。软组织的挫伤可能比自内向外的骨折断端戳出引起更多的问题。皮肤屏障的弱化可能会导致后续的坏死和感染。闭合性骨折的严重性评估有助于判断骨折治疗的时机和确定合理的固定方式。对神经血管和肌肉损伤的早期诊断与评估能够对总体预后带来积极的影响。

对闭合性骨折患者，必须警惕筋膜间室综合征的发生。“5P”征是筋膜间室综合征的典型表现，但如果等到患者出现所有的征象，挽救肢体为时已晚。被动牵拉痛是最早出现的筋膜间室压力增高征象，无论急诊或病房的医师和护士都必须警惕。一旦存疑，早期进行筋膜切开永远不为过。

表 3-6-1 闭合性骨折的软组织损伤分级（Tscherne 分级）

分级	描述
G0	软组织无损伤或极少损伤，常见于简单骨折，如间接损伤机制导致的骨折
G1	骨折块自内向外造成的损伤
G2	深部的软组织挫伤或局部皮肤和肌肉挫伤，常由直接暴力所致，并可能发生筋膜间室综合征
G3	广泛的皮肤挫伤、肌肉撕裂、剥脱性损伤，明显的筋膜间室综合征发生，常见于严重或粉碎骨折

2.2 开放性骨折的软组织评估

开放性骨折最常用的分型系统是 Gustilo 分型。Gustilo 分型将开放性骨折按照损伤机制、开放创口的大小及是否合并血管损伤（是否需要保肢）进行分类。最初处理包括仔细清创灌洗及软组织损伤的评估和后续的骨折固定。暴露的骨组织必须尽快完成软组织覆盖。血管神经损伤和患者全身状况对于骨折治疗决策的制订至关重要。对于开放性肢体损伤是否保留肢体仍然是需要谨慎考虑的问题。严重创伤患者如果接受耗费大量时间的重建手术可能会增加其死亡率，此时，截肢可能是挽救生命的最佳方法。

低能量损伤导致的开放性骨折，如果软组织损伤轻微，可以按照闭合骨折的原则进行处理。高能量损伤导致的开放性骨折，常伴随严重软组织损伤和广泛骨缺损，则需要按照损伤控制原则进行分期处理。软组织覆盖对于骨折的处理也是至关重要的。在对开放性损伤进行清创时，应对所有软组织情况进行评估，清理所有坏死和疑似坏死的组织。另外，还需要对以下情况进行评估：

（1）局部软组织损伤 / 脱套性损伤：必须对脱套性损伤进行诊断或排除，评估骨块的血供情况，以确定该骨块是否保留。

（2）Morel-Lavallée 损伤的治疗：Morel-Lavallée 损伤是指由于剪切力造成的广泛皮下软组织脱套。其损伤机制会产生广泛的皮下血肿。与其他软组织损伤相比，Morel-Lavallée 损伤不能进行过于激进的清创。采用小切口对血肿进行完整评估，同时对皮瓣进行减压，能够获得更好的预后。

对于多发创伤患者，由于软组织灌注不足，软组织发生坏死的风险更高。因此，二次探查手术能够对软组织进行进一步评估。多次手术的策略也能够保证患者每次手术的风险降到最低。负压敷料有助于对软组织缺损部分的组织进行覆盖。

3. 髓内钉在多发创伤患者长骨骨折中的应用

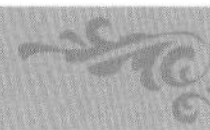

3.1 决策制订过程

对于生理状态不稳定的多发创伤患者，初期的创伤治疗方案应对所有威胁生命的损伤（外伤、软组织、器官、血管和神经损伤）进行早期诊断和损伤控制。对于大多数长骨骨折的患者，骨折的类型、部位，以及患者全身状况和局部软组织条件决定骨折的治疗时机和方式。

长骨骨折的治疗方式不仅决定骨折的预后（骨折愈合和肢体功能的恢复），同时对患者的整体恢复也至关重要。因此，局部和全身并发症的预防在骨折治疗方案中也应有所讨论。应以最小的创伤获得成功的骨折复位和固定。在患者治疗的初期，如果全身状况不允许进行最终固定，使用外固定可以获得骨折的临时复位和固定。髓内钉作为后续的固定方式，能够提供优于接骨板的强度。

3.2 髓内钉内固定

髓内钉内固定是一种微创的固定方式，该技术获得成功的因素包括：保护患肢血供、避免骨折的过度牵张及谨慎的软组织处理。另外，术前认真选择髓内钉的使用长度和直径也十分重要。在手术操作过程中，应谨慎、正确地选择进钉点。插入导针和扩髓过程都应缓慢轻柔，避免由于髓腔内压力陡然升高而造成脂肪栓塞，这一点对于合并肺挫伤的患者尤为重要。对于骨折位置偏向骨干一侧，另一侧骨折块具有较长的未损伤长骨部分，扩髓会导致髓腔压力的增加，进而增加脂肪栓塞的风险。在对侧干骺端的一侧骨皮质上开一个小孔可以有效释放髓腔内压力，降低这种风险。使用带有吸引系统的扩髓钻也是一种解决办法，但这种系统相对比较昂贵，并未普遍应用。逐渐增加扩髓钻的直径能够避免由于摩擦生热所导致的软组织损伤。为了方便髓内钉的插入，扩髓直径超过髓内钉直径 1.0～1.5mm 是可以接受的。在扩髓过程中，为了避免骨块的旋转及进一步的软组织损伤，可以采用小切口伸入抓持钳维持骨块的位置。交锁螺钉固定可以控制非预期的肢体短缩和旋转，提高固定的稳定性，并允许患肢进行早期功能锻炼。

对于骨折修复机制受损的患者，应采取适当的方法促进骨折愈合。干预措施取决于骨折延迟愈合 / 不愈合的原因。干预方式包括改善骨折愈合的力学或生物学环境。对于骨折断端几乎没有间隙或间隙很小的患者，早期动力化可能能够解决问题。如果骨折伴有大块骨缺损，应考虑自体植骨。长骨骨折的损伤控制同时还包括感染的预防和治疗。骨折断端感染的预防与治疗相比更为容易且效果更好。闭合性骨折的感染预防需要预防性使用抗菌药物。而开放性骨折的抗菌药物使用时间则要延长。即使这样，开放性骨折术后的感染率也明显高于闭合性骨折。一旦出现感染征象，其处理过程就会十分复杂，可能需要取出髓内钉而更换其他固定方式。

3.3 主要肢体骨折固定对多发创伤患者的影响

虽然损伤控制手术（DCS）的理念在世界范围内被广泛接受，但早期的骨折治疗策略仍然存在争议，以股骨干骨折最为集中，也最具有代表性。早期对骨折进行固定无疑能够降低肺部并发症和器官衰竭的发生率，与非手术治疗相比，能够提高患者生存率。然而，一些证据表明，早期施行完全的终极固定对于合并胸腹部或严重颅脑损伤的患者而言可能是致命的，会明显增加肺部并发症，导致急性呼吸窘迫综合征（ARDS）的发生，甚至使预后进一步恶化。

一些学者报道了股骨髓内钉术后发生明显的肺功能改变。Stürmer 和 Schuchardt 描述了扩髓过程中髓腔内压力明显升高。而 Wenda 等则通过超声明确证实了股骨扩髓会导致肺栓塞的发生。在这些结果的基础上，Pape 等采用动物模型就髓内钉的扩髓和进钉过程对肺功能的影响进行了研究，并发现髓内钉对肺部的影响与肺挫伤和失血性休克相当。

1997 年，Jaicks 等对严重颅脑损伤患者的液体输注量进行了研究，发现中度或重度颅脑损伤的患者在 2 小时内接受骨折固定手术（无论术式）时发生低血压的比例是其他患者的 8 倍之多。而另外一些学者则发现重度颅脑损伤患者无论是否发生股骨干骨折，其预后没有任何差异。

同时，大量研究表明，多发创伤患者早期进行骨折固定会造成进一步的创伤。众所周知，抗炎细胞因子及其前体会引起全身炎性反应综合征（SIRS）和多脏器衰竭（MOF）。严重创伤患者的炎性反应介质和标志物会发生明显升高。另外，多发创伤患者接受延期手术时，炎性反应介质和标志物也会再次升高，其升高程度不亚于初次创伤本身。因此，即使骨折的早期完全处理（early total care, ETC）所带来的益处不容置疑，但也确实会使多发创伤患者处于更严重的危险境地（凝血异常、酸中毒、低体温和软组织损伤）。在 Pape 等的研究中，早期接受髓内钉治疗股骨干骨折的患者，其白介素 -6 和白介素 -8 的水平在术后明显升高，而这一现象没有发生在接受早期外固定治疗而后期更换为髓内钉固定的患者组中。这一结果也得到了其他研究的证实。因此，对于严重多发创伤患者，早期是否应用髓内钉治疗干性骨折仍然需要谨慎讨论。

文献总结了多发创伤患者是否施行 ETC 的标准（表 3-6-2）。而对于治疗方案存疑的患者，Pape 和 Tcherne 以及 Pape 和 Krettek 建议使用“临界患者”这一术语进行描述，并将其定义如下：

- ISS＞20 且合并胸部损伤
- 合并骨盆或腹部损伤导致失血性休克的多发伤患者（初始收缩压＜90mmHg）
- ISS＜40
- 双侧肺挫伤
- 平均肺动脉压＞24mmHg

作者建议在急诊复苏期结束时对此类“临界患者”进行再次评估。如果循环和凝血功能稳定，则可以按 ETC 原则治疗；如果不稳定或状态存疑，则推荐遵循损伤控制骨科（DCO）原则进行治疗。然而，此类临界患者的评估可能存在一定困难，需要有经验的专科医师进行。更为保守的治疗策略倾向于 DCO，即更多患者接受更为安全且容易耐受的外固定治疗。此外，在日间（而非夜间）施行二次最终固定也能增加治疗的安全性。

对于二次最终固定的时机也存在争议。一些回顾性研究对二次手术的时机进行了对比和回顾性研究。二次手术的时机主要以肺功能、肾功能和肝功能为基础。研究结果和一些专家建议实行二次手术的标准如下：

- PaO_2/FiO_2＞250～280
- CRP＜11mg/dl
- 血小板＞100 000～150 000/μl
- 出入量比（I/O 比）正常或负平衡
- 颅内压低于 20mmHg

表 3-6-2　ETC 或 DCO 选择推荐

ETC		DCO
ISS＜16	ETC　DCO	ISS＞40 严重凝血功能障碍，DIC 血小板计数＜90 000～100 000/μl 纤维蛋白原＜100mg/dl 凝血酶原时间＞25s 血流动力学不稳定 严重的碱缺失，碱缺失＜-6 过度乳酸蓄积 大量输血后休克 儿茶酚胺治疗 SvO_2＜65%

续表

ETC		DCO
ISS＜16	ETC　DCO	氧合作用受损 　　PaO_2/FiO_2＜200 或 300 低体温 　　入院体温≤32℃ 其他损伤的急症手术或手术时间延长 　　手术时间＞6h 复合创伤 　　严重胸部损伤（如肺挫伤、AIS 胸部评分≥3） 　　严重颅脑损伤（如 GCS＜8，颅内压升高，AIS 颅脑评分≥3） 　　严重腹部损伤（如胸腹联合伤、需要手术治疗的实质脏器损伤） 　　多发长骨骨折或严重骨盆骨折

4. 小结

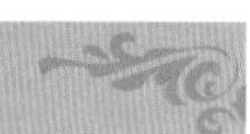

长骨骨折的损伤控制需要具有丰富经验和技术的创伤骨科 / 创伤科医师施行。组建合理的团队，准备充足的设备，是施行有效治疗的前提。在损伤控制理念下对骨折进行治疗，获得良好的复位、牢固的固定以及早期的软组织重建和康复，使得患者取得优良的临床预后，避免并发症的发生。

（张　卓　张　伟）

参 考 文 献

[1] Rush LV, Rush HL. Evolution of medullary fixation of fractures by the longitudinal pin [J]. Am J Surg, 1949, 78 (3): 324-333.

[2] Tscherne H, Regel G, Krettek C, et al. Internal fixation of multiple fractures in patients with polytrauma [J]. Clin Orthop Relat Res, 1998, 347 (347): 62-78.

[3] Kropfl A, Davies J, Berger U, et al. Intramedullary pressure and bone marrow fat extravasation in reamed and unreamed femoral nailing [J]. J Orthop Res, 1999, 17 (2): 261-268.

[4] Giannoudis PV, Pape HC, Cohen AP, et al. Review: systemic effects of femoral nailing: from Kuntscher to the immune reactivity era [J]. Clin Orthop Relat Res, 2002, (404): 378-386.

[5] Yokoyama K, Uchino M, Nakamura K, et al. Risk factors for deep infection in secondary intramedullary nailing after external fixation for open tibial fractures [J]. Injury, 2006, 37 (6): 554-560.

[6] Young H, Topliss C. Complications associated with the use of a titanium tibial nail [J]. Injury, 2007, 38 (2): 223-226

[7] Henrich D, Seebach C, Sterlepper E, et al. RIA reamings and hip aspirate: A comparative evaluation of osteoprogenitor and endothelial progenitor cells [J]. Injury, 2010, (41): S62-S68.

[8] DeFroda SF, Klinge SA. Fat embolism syndrome with cerebral fat embolism associated with long-bone fracture [J]. Am J Orthop (Belle Mead NJ), 2016, 45 (7): 515-521.

[9] Liu XY, Jiang M, Yi CL, et al. Early intramedullary nailing for femoral fractures in patients with severe thoracic trauma: A systemic review and meta-analysis [J]. Chin J Traumatol, 2016, 19 (3): 160-163.

[10] Alt V, Simpson H, Miclau T. Intramedullary nailing—Evolution of treatment [J]. Injury, 2017, 48 (Suppl 1):

S1-S2.
[11] Gadsden J. Enhanced recovery for orthopedic surgery [J]. Int Anesthesiol Clin, 2017, 55 (4): 116-34.
[12] Kanakaris NK, Anthony C, Papasotiriou A, et al. Inflammatory response after nailing [J]. Injury, 2017, 48 (Suppl 1): S10-S14.
[13] Patka P. Damage control and intramedullary nailing for long bone fractures in polytrauma patients [J]. Injury, 2017, 48 (Suppl 1): S7-S9.
[14] Wähnert D, Gehweiler D. Complications of intramedullary nailing—Evolution of treatment [J]. Injury, 2017, (48): S59-S63.
[15] Little Z, Bethel J, Clements J, et al. Major trauma: Does weekend attendance increase 30-day mortality? [J] Injury, 2019, 50 (2): 351-357.

第 7 节　髓内钉取出

髓内钉内固定是一种微创的手术方式。如果髓内钉存留体内产生症状或发生并发症，通常需要手术取出。然而，对于无症状或无并发症的髓内钉是否需要取出仍然存在争议。本章节将对髓内钉取出的指征、方法及相关并发症进行简述。

1. 髓内钉取出的指征

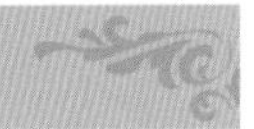

通常，在骨折不愈合需要进行翻修手术前，可能需要对髓内钉进行取出操作。然而一旦骨折得到愈合，是否取出髓内钉就变得具有争议了。如果骨折愈合后仍然存在持续性或进行性加重的疼痛，可能是髓内钉取出的指征。当然，在明确疼痛病因之前，盲目取出内固定可能不能解决，甚至加重问题。这一原则也适用于髓内钉术后所发生的其他症状和并发症的处理。手术医师在决定是否取出髓内钉时，应谨慎考虑以下指征是否存在。

1.1　内置物相关疼痛

髓内钉术后发生慢性疼痛常见于下肢。例如，钉尾突出和突起的锁钉头造成软组织激惹和撞击是明确的疼痛来源。但是，骨折愈合后的持续性疼痛来源仍然未知。

股骨顺行髓内钉术后大转子处疼痛相对比较常见，但其确切发生率仍然没有得到统计，且这种疼痛往往不是由于钉尾突出造成的。大腿前方疼痛可能是由髓内钉的尖端顶到股骨前皮质所造成的。文献报道，取出股骨髓内钉能够改善疼痛症状，即使在某些病例中，疼痛的来源并未得到明确。

胫骨髓内钉术后疼痛，尤其是膝前痛，也是很常见的。但取出髓内钉是否能有利于疼痛缓解仍然有待商榷。疼痛发生的原因很多，包括进钉过程中对正常解剖结构的破坏（隐神经的髌下支、髌腱、髌下脂肪垫、内侧半月板及胫骨平台或髌骨软骨）。然而，所有旨在减少上述损伤的方法在应用后仍然没有降低术后膝前痛的发生率。因此，在取出髓内钉之前，医师应与患者就手术操作可能无法缓解疼痛且造成新的术后并发症进行讨论。膝前痛也可能是由于进钉点处钉尾突出造成的。关节镜检查证实了突出的钉尾对股骨关节面产生撞击从而造成软骨病变。同时，钉尾突出也会对髌腱产生损伤。如果证实钉尾突出引起症状或并发症，则存在取出髓内钉的指征。

上肢髓内钉如果位置良好，通常很少引起疼痛，除了一些内固定突起部分所造成的激惹情况应考虑取出髓内钉。

1.2 内置物断裂

取出断裂的髓内钉十分具有挑战性。内固定失效通常是由于反复的阈值下负荷造成的疲劳失效。在骨痂形成的二期愈合过程中，髓内钉会受到反复的形变力刺激。相对于早期带有开槽的髓内钉，新型的断面封闭型髓内钉对于此类形变力的耐受程度更高。同样地，直径的增加也能够改善髓内钉的抗疲劳属性。一旦髓内钉断裂，表明骨折断端仍然存在活动，因此髓内钉断裂可以视为骨折不愈合的征象之一；在该情况下，为了进一步治疗，有必要取出髓内钉。

部分医师认为，交锁螺钉的断裂是一种“自动动力化”的表现，是有助于骨折愈合的。但应当明确的是，动力化仅在简单骨折的早期愈合过程中为了增加骨折断端的轴向加压才有效果。而在其他情况下，交锁螺钉的断裂仍然是翻修手术的指征。此时应当对骨折断端进行仔细的评估和观察。

1.3 感染

闭合性骨折髓内钉术后深部感染的发生率很低，约为 1%。而开放性骨折术后的感染率可高达 17%。深部感染通常要求对髓内钉进行取出处理。延迟髓内钉的取出时间并等待骨折愈合是有益的。然而，髓内钉术后感染会明显延长骨折愈合的时间，有时需要在骨折愈合前进行清创和翻修。最终的彻底清创应当在取出髓内钉后进行，扩髓操作有助于清除感染组织。

1.4 骨折不愈合

一旦骨折不愈合的诊断成立，应在髓内钉断裂前考虑将其取出。对髓内钉何时发生断裂通常是一件十分困难的事情，因此何时取出髓内钉也颇具争议。但是，取出完整的髓内钉远比取出断裂的髓内钉要简单，因此手术医师必须将这一因素考虑在后续治疗方案内。

1.5 金属毒性、金属过敏、金属腐蚀和肿瘤

只有极少数的研究对上述因素进行了讨论，且讨论结果认为这些因素对于髓内钉手术而言并不重要。关节置换中关于肿瘤的考量似乎并不适用于髓内钉手术。因此，上述因素似乎并不能单独作为髓内钉取出的指征。

1.6 后续关节置换术

在髓内钉手术多年后将其取出可能十分困难。而关节置换时在关节周围进行额外的操作会增加术后感染的风险，同时髓内钉取出的并发症会使关节置换手术更为复杂。这些因素使部分医师认为，一旦患者可能需要后续进行关节置换手术治疗，所有的髓内钉都应当取出。然而，这种概念并没有得到任何文献证据的支持。

干性骨折和髓内钉手术都不是后续需要接受关节置换手术的危险因素，而关节内创伤则

是关节置换的因素之一。炎性关节病的患者后续也可能需要接受关节置换治疗。因此，对于此类患者，常规取出髓内钉可能存在指征。

2. 髓内钉取出的并发症

文献报道髓内钉取出的并发症包括伤口延迟愈合、感染、后续的软组织损伤、再骨折、新的疼痛症状、无法缓解现有疼痛及内固定无法取出。根据解剖部位不同，并发症的发生率各不相同。

2.1　上肢

极少数文献对上肢髓内钉取出的并发症进行了探讨。其中一篇文献报道，根据取出的指征不同，其并发症的发生率高达 12%～29%。最常见的并发症包括伤口延迟愈合或伤口感染。

2.2　股骨

关于股骨髓内钉取出并发症的文献极少。1992 年的一篇文献报道了一系列内固定取出后血肿形成需要入院治疗的病例，这也是文献报道的最常见并发症。另外，髓内钉断裂难以取出也是并发症之一。

2.3　胫骨

胫骨髓内钉取出后的并发症发生率约为 10%。并发症包括无法取出、术中骨折及切口感染。约半数患者在取出髓内钉后被要求借助拐杖负重，而这些患者在术前都可以完全负重。约 25% 的患者在取出髓内钉后疼痛没有得到缓解，甚至加重。

2.4　儿童

儿童作为髓内钉手术中的特殊群体，所使用的髓内钉与成人有所区别。弹性髓内钉的取出相对安全且并发症较少，约为 7%。文献报道，前臂髓内钉如果过早取出，再发骨折的几率较高。

3. 手术技术

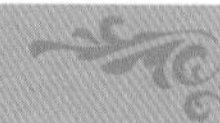

髓内钉取出是一项常规操作，因为各厂商都会提供相应的取出工具。然而，真正需要取出完整髓内钉的情况并不多见。一旦髓内钉断裂，情况就会变得格外棘手。此时就需要特殊的器械和技巧取出髓内钉。

市场上可以提供通用的髓内钉取出、断钉取出套装，这些套装有助于解决上述问题。然而，如果没有专用工具，不建议盲目施行手术。

髓内钉取出的顺序至关重要。在取出内固定前，必须首先找到钉尾并进行抓持。有时，尾帽在 X 线上难以辨认，正是基于这样的原因，一些医师不建议使用尾帽，除非尾帽能够增加髓内钉的工作长度。取出尾帽后，使用导向臂抓持髓内钉，之后再进行锁钉的取出操作。在尝试取出主钉前，必须取出所有的锁钉，这一点必须牢记。

如果无法确定髓内钉的生产厂商，则有必要对髓内钉的尾端进行充分的显露以明确其抓持机制，包括螺纹类型和尺寸，进而选择合适的取出工具。如果无法完全匹配，选择使用锥形取出工具可有助于髓内钉尾端的抓持。如果怀疑钉孔内或髓内钉表面发生骨长入，可使用滑锤先将髓内钉向内敲击几毫米之后再取出。

一些有经验的医师总结了大量的断裂髓内钉取出技术。如果需要开放骨折断端进行清理和复位操作，可以经断端将髓内钉取出。后续章节将简单介绍一些不需要显露骨折断端的取出方法。

3.1 断裂的空心髓内钉取出方法

通常，取出断裂髓内钉的近端部分并不是十分困难。一旦近端部分被取出后，如何在不开放骨折断端的情况下取出远端部分就成为了一种挑战。扩髓使近端髓腔扩大几毫米可能有助于远端断钉的取出。

使用长的髓核钳或腹腔镜钳有时能够将远端部分夹持住并成功取出。但是长钳并不能提供很强的抓持力，能否成功取出还取决于远端部分是否已经松动。

将较细的髓内钉或手动扩髓钻打入远端断钉有时也有助于将其取出。在打入过程中，应保留远端锁钉，以避免在打入时造成远端部分的进一步移位。一旦较细的髓内钉或手动扩髓钻与远端部分获得牢固的结合时，取出远端锁钉，然后回敲取出远端部分断钉。

大量文献报道了使用钩状器械取出空心断钉的远端部分。沿着取出钩的方向平行打入多根导针填塞髓内钉的空心腔可以避免在取出过程中脱钩。多根导针填塞技术有时也可以替代取出钩。

最后，如果上述所有经近端开口的取出技术都无法成功实施，可以尝试从远端将髓内钉取出。例如，经膝关节，在股骨远端开口，取出断裂的股骨髓内钉远端部分。钻孔的方向指向髓内钉的远端，开口足以容纳一枚带垫圈的橄榄头导针即可。将导针逆行穿过髓内钉的空心并自股骨近端开口伸出，橄榄头连带垫片则可以将远端断钉自股骨近端带出。对于胫骨也可以使用类似的技术，逆行置入导针远端开口位于内踝处。有时，经开口部分置入一枚斯氏针，顶住远端断钉进行敲击，可以使断钉部分向近端移动少许，这样有助于逆行置入导针并将断钉取出。

3.2 断裂的实心髓内钉取出方法

实心髓内钉通常比空心髓内钉更难取出。其取出技术包括近端髓腔的扩髓和远端断钉的有效抓持。腹腔镜爪钩可用于远端断钉的抓持。文献还报道过一种环绕钉尾的特殊抓持钳。然而，使用各种工具都有可能无法有效抓持远端断钉，此时不得不将断钉自骨的另一端敲出，其技术原理与空心髓内钉类似，唯一的不同在于，经钻孔使用软钻、硬质导针等工具将远端断钉直接向近端敲出。

3.3 断裂的交锁螺钉取出方法

交锁螺钉的钉头或近端部分通常可以使用配套的改锥取出。有时交锁螺钉的螺纹会在骨内打滑，此时需要使用钳子在钉头周围进行牵引，同时使用改锥将其拧出。损坏的螺钉头可能需要特殊的工具取出，如反螺纹钻等内固定取出套装。断裂的螺钉远端部分有时已完全松动，不影响主钉的取出，如果不影响后续治疗操作，可以将其留在体内。然而，有时远端断钉会在取出主钉时造成医源性骨折，此时有必要将其取出。最常用的方法是螺钉的推出技术，即将主钉退至其原始位置，使骨面的钉孔与髓内钉的锁定孔处于同一直线，使用斯氏针、小的锤骨棒或改锥将断钉经对侧皮质上的钉孔推出，然后经独立切口将其取出。

4. 小结

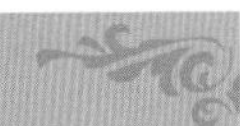

骨折愈合后持续性疼痛常是髓内钉取出的指征之一。然而，取出髓内钉并不能总是解决这一问题，尤其是在上肢没有明确撞击发生的情况下。髓内钉的取出，无论是完整髓内钉或是断裂髓内钉，都存在相应的风险和难度，并且取出的操作往往会比髓内钉置入损伤更大且更为复杂。手术医师和患者必须谨慎评估和讨论这一操作是否能够确实地解决问题。

（张　卓　张　伟）

参 考 文 献

[1] Hora K, Vorderwinkler KP, Vécsei V, et al. Intramedullary nail removal in the upper and lower limbs. Should we recommend this operation? [J] Unfallchirurg, 2008, (111): 603-605.

[2] Matthew L, Busam ML. Hardware removal: indications and expectations [J]. J Am Acad Orthop Surg, 2006, (14): 113-120.

[3] Gösling T, Hüfner T, Hankemeier S, et al. Indication for removal of tibial nails [J]. Chirurg, 2005, 76 (8): 789-794.

[4] Vos D, Hanson B, Verhofstad M. Implant removal of osteosynthesis: the Dutch practice. Results of a survey [J]. J Trauma Manag Outcomes, 2012, 6 (1): 6.

[5] Jamil W, Allami M, Choudhury MZ, et al. Do orthopaedic surgeons need a policy on the removal of metalwork? A descriptive national survey of practicing surgeons in the United Kingdom [J]. Injury, 2008, 39 (3): 362-367.

[6] Hanson B, van der Werken C, Stengel D. Surgeons' beliefs and perceptions about removal of orthopaedic implants [J]. BMC Musculoskelet Disord, 2008, (9): 73.

[7] Katsoulis E, Court-Brown C, Giannoudis PV. Incidence and aetiology of anterior knee pain after intramedullary nailing of the femur and tibia [J]. J Bone Joint Surg (Br), 2006, (88): 576-580.

[8] Miller R, Renwick SE, DeCoster TA, et al. Removal of intramedullary rods after femoral shaft fracture [J]. J Orthop Trauma, 1992, 6 (4): 460-463.

[9] Toms AD, Morgan-Jones RL, Spencer-Jones R. Intramedullary femoral nailing: removing the nail improves subjective outcome [J]. Injury, 2002, (33): 247-249.

[10] Vaisto O, Toivanen J, Kannus P, et al. Anterior knee pain after intramedullary nailing of fractures of the tibial shaft: an eight-year follow-up of a prospective, randomized study comparing two different nail-insertion. Techniques [J]. J Trauma, 2008, (64): 1511-1516.

[11] Hernigou P, Cohen D. Proximal entry for intramedullary nailing of the tibia: the risk of unrecognised articular damage [J]. J Bone Joint Surg (Br), 2000, (82): 33-41.

[12] Devitt AT, Coughlan KA, Ward T, et al. Patellofemoral contact forces and pressures during intramedullary tibial nailing [J]. Int Orthop, 1998, (22): 92-96.

[13] Coles CP, Gross M. Closed tibial shaft fractures: management and treatment options. A review of the prospective literature [J]. Can J Surg, 2000, 43 (4): 256-262.

[14] Keating JF, Blachut PA, O'Brien PJ, et al. Reamed nailing of Gustillo grade ⅢB tibial fractures [J]. J Bone Joint Surg (Br), 2000, 82 (8): 1113-1116.

[15] Brumback RJ, Ellison Jr PS, Poka A, et al. Intramedullary nailing of open fractures of the femoral shaft [J]. J Bone Joint Surg (Am), 1989, (71): 1324-1331.

[16] Berkes M, Obremskey W. Maintenance of hardware after early postoperative infection following fracture internal fixation [J]. J Bone Joint Surg Am, 2010, 92 (4): 823-828.

[17] Kahle WK. The case against routine metal removal [J]. J Pediatr Orthop, 1994, (14): 229-237.

[18] Black J. Does corrosion matter? [J]. J Bone Joint Surg Br, 1988, (70): 517.

[19] Gillespie WJ, Frampton CM, Henderson RJ, et al. The incidence of cancer following total hip replacement [J]. J Bone Joint Surg Br, 1988, (70): 539-542.

[20] Signorello LB, Ye W, Fryzek JP, et al. Nationwide study of cancer risk among hip replacement patients in Sweden [J]. J Natl Cancer Inst, 2001, (93): 1405-1410.

[21] Braten M, Nordby A, Terjesen T, et al. Bone loss after locked intramedullary nailing [J]. Acta Orthop Scand, 1992, (63): 310.

[22] Hui C, Jorgensen I, Buckley R, et al. Incidence of intramedullary nail removal after femoral shaft fracture healing [J]. Can J Surg, 2007, 50 (1): 13-18.

[23] Sidky A, Buckley RE. Hardware removal after tibial fracture has healed [J]. Can J Surg, 2008, 51 (4): 263-268.

[24] Boerger TO, Patel G, Murphy JP. Is routine removal of intramedullary nails justified? [J] Injury, 1999, (30): 79-81.

[25] Karladani AH, Ericsson PA, Granhed H, et al. Tibial intramedullary nails - should they be removed? A retrospective study of 71 patients [J]. Acta Orthop, 2007, (78): 668-671.

[26] Gorter EA, Vos DI, Sier CFM, et al. Implant removal associated complications in children with limb fractures due to trauma [J]. Eur J Trauma Emerg Surg, 2011, 37 (6): 623-627.

[27] Atkins RM, Freeman BJ. End caps for the intramedullary nail: a help or a hindrance? [J]. J Orthop Trauma, 1998, 12 (4): 299-300.

[28] Krettek C, Mommsen P. Implant removal after intramedullary osteosyntheses. Literature review, technical details, and tips and tricks [J]. Unfallchirurg, 2012, 115 (4): 299-314.

[29] Sivananthan KS, Raveendran K, Kumar T, et al. A simple method for removal of a broken intramedullary nail [J]. Injury, 2000, (31): 433-434.

[30] Khan M, Schranz PJ, Ward MW. Removal of a broken intramedullary tibial nail using a hand reamer [J]. Injury, 1997, (28): 693-694.

[31] Whalley H, Thomas G, Hull P, et al. Surgeon versus metal-work - tips to remove a retained intramedullary fragment [J]. Injury, 2009, (40): 783-789.

[32] Brewster NT, Ashcroft GP, Scotland TR. Extraction of broken intramedullary nails - an improvement in technique [J]. Injury, 1995, (26): 286.

[33] Riansuwan K, Carter C, Nercessian O. Removal of broken long gamma nail: a modified guidewires technique [J]. J Trauma, 2008, (64): 517-519.

[34] Magu NK, Sharma AK, Singh R. Extraction of the broken intramedullary femoral nail - an innovative technique [J]. Injury, 2004, (35): 1322-1323.

[35] Giannoudis PV, Matthews SJ, Smith RM. Removal of the retained fragment of broken solid nails by the intramedullary route [J]. Injury, 2001, (32): 407-410.

[36] Gregory Jr PR. Removal of a broken solid-core intramedullary femoral nail using both antegrade and retrograde starting points [J]. Orthopedics, 1997, (20): 1087-1089.

[37] Kretteck C, Schandelmaier P, Tscherne H. Removal of a broken solid femoral nail: a simple push-out technique. A case report [J]. J Bone Joint Surg Am, 1997, (79): 247-251.

[38] Court-Brown CM, Gustilo T, Shaw AD. Knee pain after intramedullary tibial nailing: its incidence, etiology, and outcome [J]. J Orthop Trauma, 1997, 11 (2): 103-105.

[39] Keating JF, Orfaly R, O'Brien PJ. Knee pain after tibial nailing [J]. J Orthop Trauma, 1997, 11 (1): 10-13.

[40] Wähnert D, Gehweiler D. Complications of intramedullary nailing - evolution of treatment [J]. Injury, 2017, (485): S59-S63.

[41] Jang Y, Kempton LB, Mckinly TO, et al. Insertion-related pain with intramedullary nailing [J]. Injury, 2017, 48S: S18-S21.

[42] Simpson AH, Tsang JST. Current treatment of infected non-union after intramedullary nailing [J]. Injury, 2017, (48): S82-S90.

[43] Kanakaris NK, Anthony C, Papasotiriou A, et al. Inflammatory response after nailing [J]. Injury, 2017, 48S: S10-S14.

第 4 章　髓内钉的进展

第 1 节　髓内钉的新型设计理念

1. 三角稳定理论

在人类发展的历史长河中，发现并应用了一种具有独特稳定性的结构，用于生产和生活，这就是三角形稳定原理。该原理认为三角形有着稳固、坚定和耐压的特点，如埃及的金字塔、法国的埃菲尔铁塔、中国故宫的三角形吊顶和美国的金门大桥。同时，在人体发育、进化和适应自然界的过程中，骨骼结构也在不断地优化。骨骼的形态和生长受到力学刺激影响而改变其结构，使骨结构足够承载力学负荷，但不增加代谢负担，这就是著名的 Woff 定律。在人体的一些重要结构，如承重最大的髋关节和活动范围最大的肩关节，也会形成三角形稳定结构，从而为繁重和复杂的关节活动提供稳定的结构。

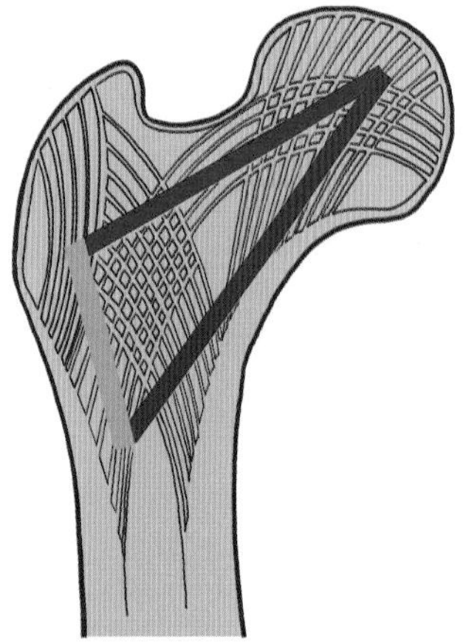

图 4-1-1　股骨近端的骨小梁组成三角吊臂样结构

股骨和肱骨分别作为髋关节和肩关节最重要的组成部分，在其近端通过不同的骨小梁分布和传导，形成了三角稳定结构。股骨近端结构是连接股骨颈及股骨干的枢纽，在股骨近端的力学传递上起到关键作用。其力学结构主要由松质骨小梁及骨皮质组成。其中主要压力骨小梁、主要张力骨小梁和次要张力骨小梁构成了股骨近端力学结构雏形，该结构于近端皮质互相融合使整体形成吊臂样三角形力学结构（图 4-1-1）。该三角形结构是股骨近端维持稳定、实现应力传导分散的基础。在肱骨近端也可以发现相似的结构。解放军总医院骨科唐佩福教授团队通过对这种三角稳定结构的研究，创新性地为股骨和肱骨近端骨折的治疗提供了全新的理论，并在此基础上设计出更加合理和稳定的新型髓内钉系统。

2. 基于三角稳定理论的股骨近端新型髓内钉系统的设计

当股骨近端发生骨折时，骨折线破坏股骨近端的三角形，使股骨近端的稳定结构遭到破坏，生理负载时正常的力学传递过程无法实现。因此，治疗股骨近端骨折的固定关键在于：重建股骨近端的三角形结构，维持骨折端稳定和恢复股骨近端生理的力学传导机制。通过重建股骨近端三角形的三边结构（上侧边、内侧边和外侧边），不仅恢复了股骨近端的结构稳定性，而且恢复负荷应力在股骨近端的传导过程，最终实现载荷在骨骼系统的均匀分布，使负载于股骨头的应力通过三角形结构得以向远端传递和发散。在这种重建固定条件下，应力在近端骨块的分布降低，骨块物理特性稳定，从而使骨折端维持稳定。

如果股骨近端骨折后三角形结构重建不能实现，则负荷应力传递过程不能实现，应力难以向远端实现有效扩散，在近端骨块聚集。随着负荷加重，则导致骨块应力超载。此时的近端骨块类似于高能量体，物理特性极度不稳定。任何不稳定的物理体都有倾向于稳定的趋势，该趋势的过程以能量释放为途径。对于股骨近端骨折术后不稳定的骨折，则表现为内固定失败、股骨头旋转、骨块滑移、头钉切出等形式，并成为骨折治疗失败的主要原因。因此，同时重建股骨近端的三角形结构，是股骨近端骨折治疗成功的关键。

现有的髓内钉固定系统的最大力学缺陷在于不能同时实现股骨近端三角形三边结构的重建，尤其对于内侧边重建。而内侧边的支撑结构具有加强股骨近端力学承载力、维持解剖结构的重要作用。当采用髓内钉治疗股骨转子间骨折时，其股骨近端内侧边的重建多通过闭合复位下内侧皮质的支撑复位实现，该过程难度较大，且术中透视诊断准确度低。如果转子间骨折内侧皮质损坏严重时，单纯依靠复位实现股骨近端内侧边的重建是无法实现的。

因此，在术中内侧边的重建未能实现的条件下，股骨近端的三角形结构重建失败；而术后的生理负重过程中，由于应力的传导和分散过程障碍，近端骨块具有旋转并且侧向滑动的趋势。该趋势最终走向两个结果：

（1）持续滑移直至治疗失败或移动过程中获得了某个位置的稳定支撑，重塑力学传导，使骨折端趋于稳定，我们将其命名为骨折治疗的“二次稳定机制”；转子间骨折的“二次稳定”可以是由骨断端之间接触形成，也可以是由近端骨块和内固定结构触碰形成；“二次稳定”越早实现，初次复位时恢复的解剖参数改变越小，则肢体功能损失越少，患者术后并发症发生率越低。

（2）如果二次稳定无法实现，手术固定将失效、断裂或切除，骨折断端内翻移位和不愈合。文献报道，PFNA 术后退钉距离在 10mm 以上的发生率为 9.4%，切出率为 7.2%。生物力学研究同时揭示了后内侧皮质在骨折稳定中的重要作用，认为股骨近端后内侧皮质缺失是转子间骨折术后髋内翻、短缩等并发症的关键因素。而后内侧稳定正是现有髓内钉所不能提供和解决的。

基于股骨近端骨折的有效治疗是要实现重建三角形结构这一创新理论体系，解放军总医院唐佩福教授团队设计了一种新型髓内固定装置——内侧支撑髓内钉（medial sustainable nail，MSN）（图 4-1-2）。该型髓内钉近端由头钉、主钉及内侧支撑钉组成三角形的结构，实现重建股骨近端稳定的力学结构特征。其中，头钉又分为前部的螺旋刀片和后部的防旋套筒两部分。螺旋刀片与套筒组装后锁定，可以控制股骨头的旋转。防旋套筒依靠主钉内部的防旋螺帽与套筒挤压，实现套筒定位的作用。此外，螺旋刀片与套筒间存在 10mm 的滑动间隙，术中可通过加压手柄完成初次最大 5mm 的加压，可实现预留 5mm 间隙作为患者术后下地行走时限制退钉。内侧支撑钉位于主钉下方，构成三角形结构的内侧边，其可以恢复生物力学传递，亦可增大内固定系统的轴向刚度、抗内翻和抗旋转的作用。早期的力学试验和临床研究发现，对于不稳定型骨折，相比 PFNA，MSN 能提供更好的力学稳定性，且不需要骨折断端的二次稳定来实现骨折愈合，髋关节内翻和复位丢失的风险更小（图 4-1-3）。

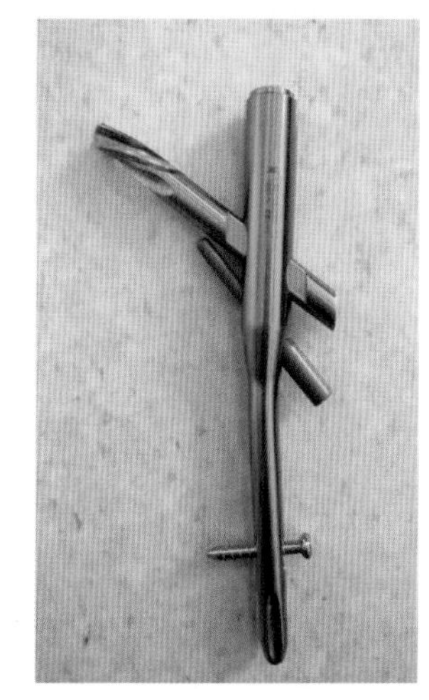

图 4-1-2　内侧支撑髓内钉（MSN）

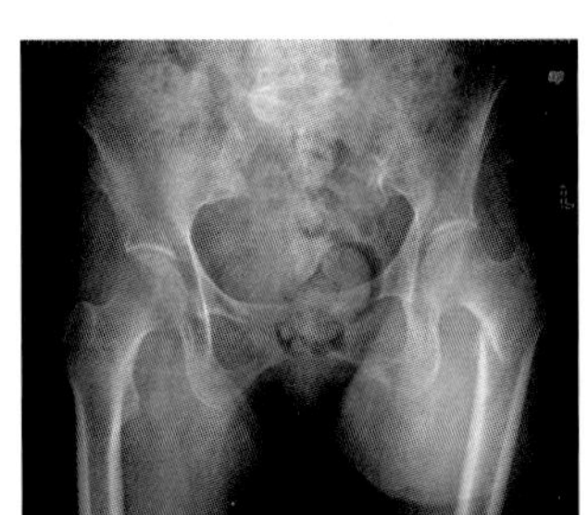
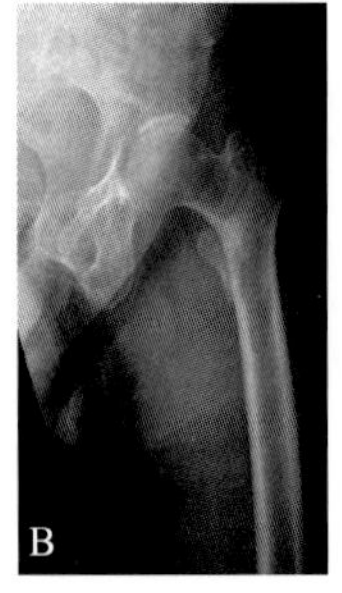
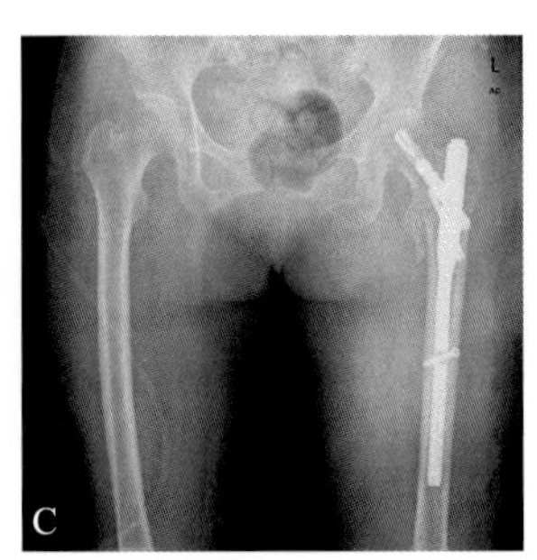
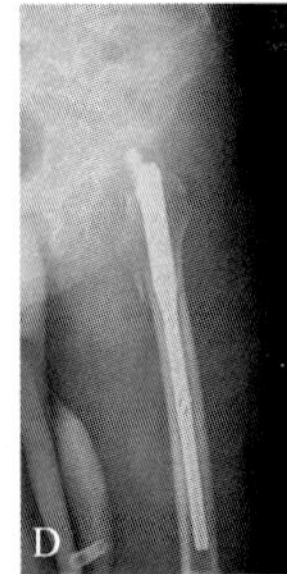

图 4-1-3 采用 MSN 固定股骨转子间骨折

3. 基于三角稳定理论的肱骨近端新型髓内钉系统的设计

对于肱骨近端骨折，钢板螺钉内固定术是目前临床上最常用的固定方式。然而，该固定方式属于偏心固定，对内侧支撑重建也常不充分或无法实现，出现三角形稳定结构重建失败，增加了手术失效和并发症发生的风险（图 4-1-4）。因此，越来越多的研究认识到肱骨近端骨折的内侧支撑重建对于手术成功至关重要。

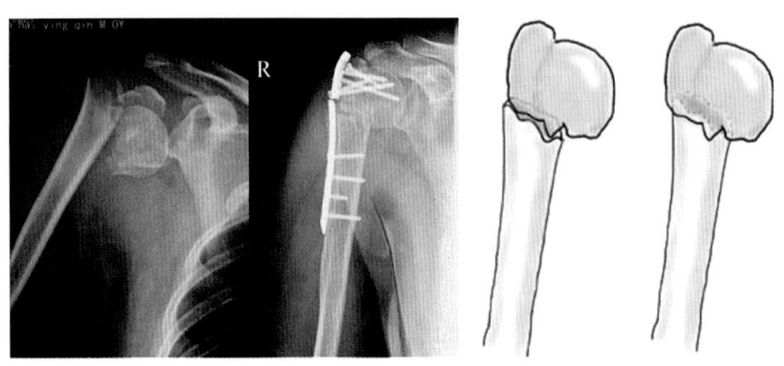

图 4-1-4 钢板螺钉内固定治疗肱骨近端骨折，由于内侧缺乏支撑导致钢板断裂和手术失败

肱骨近端的内侧失支撑常发生于以下两种情况：①老年患者合并重度骨质疏松的肱骨近端骨折，其髓腔内骨小梁结构严重缺失，肱骨距结构消失或减少，导致内置物把持力下降；②年轻患者的严重粉碎性肱骨近端骨折，内侧骨皮质联合肱骨距结构破坏严重。然而，目前已有的固定技术，无论是髓内钉还是锁定钢板固定，即使存在肱骨距螺钉的设计，但由于没有可供螺钉保持的骨质结构，都存在较高的骨折复位丢失和内置物失败风险。因此，解放军总医院唐佩福教授团队针对这一疑难问题提出全新的髓内解决办法，并在国内率先提供了髓内支撑的理念，即通过同种异体腓骨支撑来实现肱骨近端的内侧支撑重建，并获得成功。但是，我们也观察到一种现象，即传统的腓骨支撑会发生移位，发生髓内支撑失效，导致肱骨近端内翻移位和手术失败（图 4-1-5）。这种腓骨支撑移位的现象同样被其他研究所证实。

因此，在锁定钢板结合异体腓骨干移植重建内侧支撑的成功经验之上，对合并骨折的全年龄段健侧肱骨近端髓腔进行了三维形态学分析，发现老年人群肱骨近端髓腔与年轻人群存在显著差异，老年人群肱骨近端髓腔扩大使该部位骨质部分形成“蛋壳样”结构，同时内侧肱骨距的小梁结构明显减少或消失（图 4-1-6）。之后，我们对 60 岁以上老年肱骨近端骨折患者健侧的髓腔进行了更为细致的三维形态学特征分析，发现老年肱骨近端髓腔呈自头颈部至

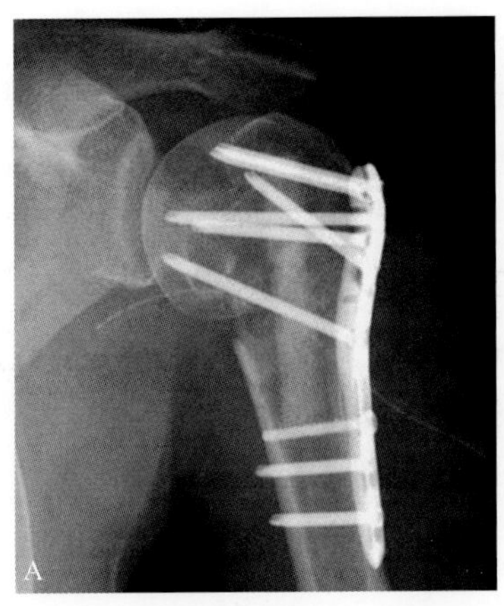

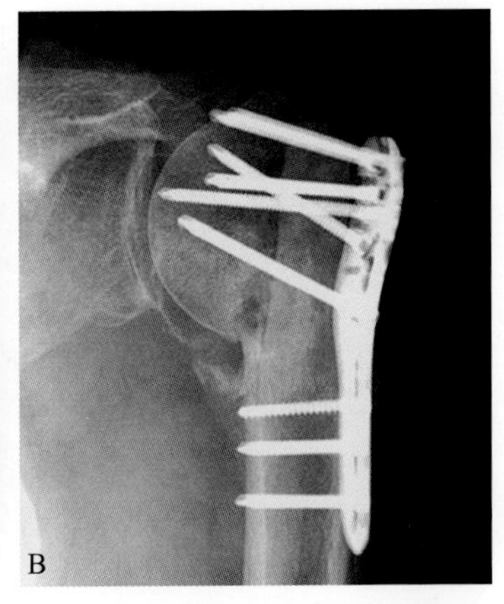

图 4-1-5　钢板螺钉内固定联合同种异体腓骨干支撑，随访过程中发现腓骨向近端和外侧移位，导致内侧支撑失效，钢板螺钉切除肱骨头

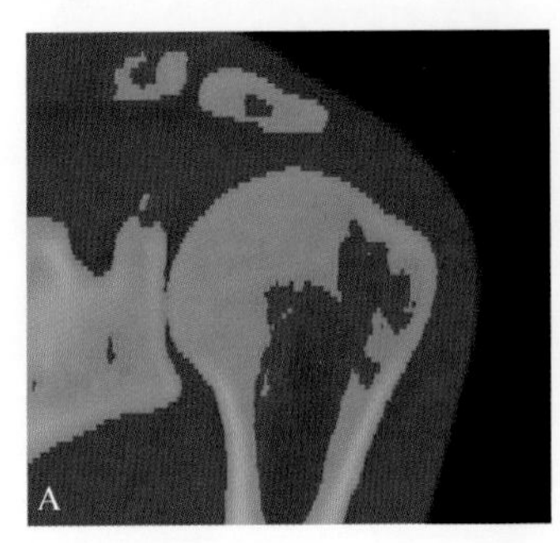

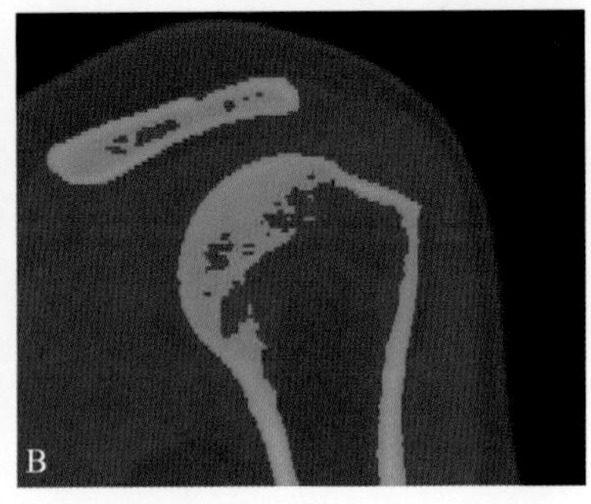

图 4-1-6　年轻人（A）和老年人（B）肱骨近端骨小梁结构，可见内侧肱骨距结构减少和消失

远端逐渐扩大的不规则状，其中，肱骨头髓内支撑部位为一平面结构，该平面与髓腔轴线形成相对固定的夹角（约为 45°）。同时，通过对肱骨距对应的髓腔部分测量分析，发现该区域髓腔发生不同程度的扩大，这一扩大带来髓腔内侧表面相对于髓腔轴线发生偏移，该内侧偏移变化与髓腔轴向变化之间存在曲线相关。

这种髓腔形态变化一方面提示临床医师肱骨头髓内支撑区域向内侧延伸，可能造成未改良的髓内支撑方式如异体腓骨干支撑不稳定，进而带来内固定失效的风险，并提出了髓内解剖支撑的概念；另一方面，肱骨近端髓腔形态学变化使我们重新审视现有髓内钉系统，重新设计符合国人髓腔解剖学特点的新型髓内钉系统，以求能够提供更有效的髓内支撑力学稳定性。

基于上述形态学研究结果，解放军总医院唐佩福教授团队对异体腓骨头或自体髂骨进行切割修剪，设计了符合髓腔解剖特征的解剖型腓骨髓内支撑，并通过进一步的生物力学有限元和临床研究对其进行了探讨（图 4-1-7）。通过对锁定钢板结合解剖型腓骨髓内支撑、单纯锁定钢板及锁定钢板结合异体腓骨干髓内支撑三种固定方式的有限元分析，我们发现相比于后两种固定方式，锁定钢板结合解剖型腓骨髓内支撑显著地提高骨折固定的结构稳定性，减少断端之间的位移，避免单纯钢板的应力过度集中，转移了载荷传递路径，使肱骨干受力均衡，减少了内固定失败的机率。相应的临床随访研究结果也证实了解剖型腓骨髓内支撑疗效要显著优于肩关节置换及单纯锁定钢板内固定，术后患者肩关节功能恢复良好。这些有限元分析和临床研究证实对于肱骨近端骨折髓腔内解剖学支撑的有效性和重要性，同时也为肱骨近端新型髓内钉系统的设计奠定了理论和实践基础。

新型肱骨近端髓内钉系统的结构明显有别于现有的髓内钉系统。其结构特点如下（见图 4-1-8）：

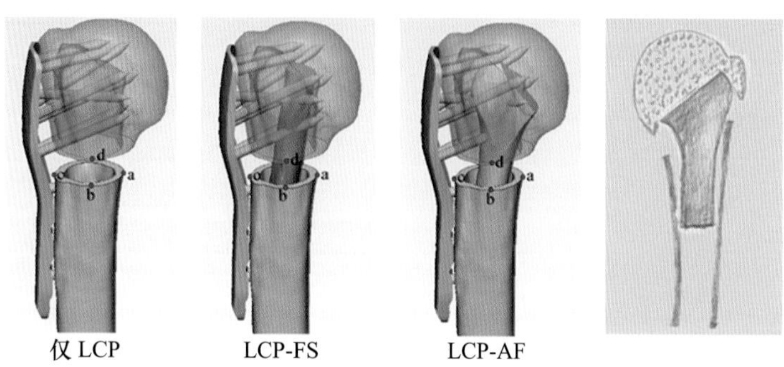

图 4-1-7　不同固定方式治疗失内侧支撑的肱骨近端骨折：单纯钢板、钢板结合异体腓骨干髓内支撑及钢板结合解剖型腓骨髓内支撑

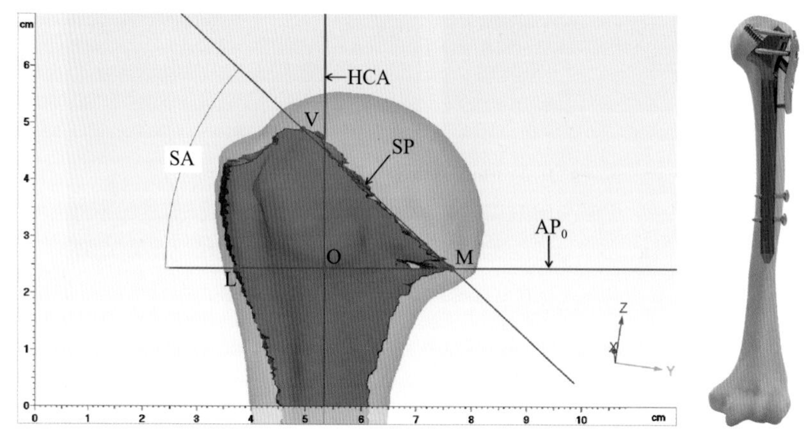

图 4-1-8　基于老年肱骨近端髓腔解剖学形态设计的新型髓内钉系统

（1）重建内侧肱骨距，并实现内侧支撑，重建内侧边；

（2）其近端为和肱骨长轴周线成 45° 设计和宽平面设计，有利于对肱骨头软骨下骨进行支撑，重建上侧边；

（3）髓外设计了大结节解剖型钢板，用于固定大结节，重建外侧边；

（4）该髓内钉为解剖学设计，更加符合中国人的肱骨近端和肱骨干的髓腔形态，有利于其置入和实现有效支撑；

（5）经骨折断端置入，避免医源性的附加损伤。

该新型肱骨近端髓内钉在保留髓内钉中轴固定的力学优势基础上不仅能够实现肱骨近端软骨下骨支撑，而且实现肱骨距重建以达到内侧支撑的目的，再结合外侧大结节重建钢板，从而提供了为肱骨近端骨折提供一种全新的解决方案。早期的生物力学和有限元分析显示，相比传统的肱骨髓内钉、锁定钢板技术（合并 / 不合并髓内腓骨支撑），能够提供更优的抗旋转和轴向力学稳定性。

（李建涛　常祖豪　张　伟　唐佩福）

参考文献

[1] 余清文，董纪元，唐佩福．股骨转子间骨折髓内固定术后稳定性因素的影响学研究 [D]．北京：中国人民解放军总医院；解放军医学院；军医进修学院，2012.

[2] J. Li, L. Zhang, H., P. Tang, et al. Effect of reduction quality on post-operative outcomes in 31-A2 intertrochanteric fractures following intramedullary fixation: a retrospective study based on computerised tomography findings [J]. International orthopaedics.2018, 43 (8): 1951-1959.

[3] J. Li, L. Han, H. Zhang, P. Tang, et al. Medial sustainable nail versus proximal femoral nail antirotation in treating AO/OTA 31-A2.3 fractures: Finite element analysis and biomechanical evaluation [J]. Injury. 2019, (50): 648-656.

[4] Karnav Panchal, Jae-Jung Jeong, Sang-Eun Park, et al. Clinical and radiological outcomes of unstable proximal humeral fractures treated with a locking plate and fibular strut allograft [J]. International Orthopaedics. 2016, (40): 569-577.

[5] Chen H, Ji Xr, Tang Pf, et al. Comparison of intramedullary fibular allograft with locking compression plate versus shoulder hemi-arthroplasty for repair of osteoporotic four-part proximal humerus fracture: Consecutive, prospective, controlled, and comparative study [J]. Orthopaedics&Traumatology Surg Res. 2016, 102 (5): 287-292.

[6] Chen H, Ji X, Tang P, et al. Clinical outcomes of allograft with locking compression plates for elderly four-part proximal humerus fractures [J]. J Orthop Surg Res. 2015, (10): 114.

[7] Chen H, Ji X, Tang P, et al. Validation of the simplified Chinese (Mainland) version of the Disability of the Arm, Shoulder, and Hand questionnaire [J]. Journal of Orthopaedic Surgery and Research. 2015, (10): 76.

[8] 朱正国，陈华，唐佩福等．成人肱骨近端骨折手术治疗进展 [J]．解放军医学院学报，2017，(12)：1178-1181.

[9] 朱正国，陈华，唐佩福等．解剖型异体腓骨髓内支撑钢板内固定术治疗老年肱骨近端粉碎骨折疗效观察 [J]．解放军医学院学报，2018，(2)：91-94.

第 2 节　人工智能在髓内钉领域的应用进展

1. 概述

现代髓内钉经过数十年的不断技术升级和改进，在手术操作微创性、骨折周围血运保护、力学性能等方面积累了诸多优势。然而，传统的髓内钉置入手术完全依赖医师徒手操作，且绝大部分手术均为 X 线透视引导下的闭合复位手术。“试错模式”是传统手术最常采用的安全监控模式，即“先操作—再核查—发现错误—重新操作”。这种“摸着石头过河”的后知后觉模式，弊端是显而易见的。由于医师“脑”“眼”“手”的不协调性，不仅造成很多不必要的透视次数和手术时间的延长，而且也增加了手术并发症和医源性损伤的发生概率。新的问题由此产生，如骨折复位不佳、进钉点选择失误、主钉插入髓腔外、锁钉置入困难甚至错误、X 线辐射量过大等，而难以得到有效解决。

进入 20 世纪后，X 线、CT、MRI、超声等医学影像技术飞速发展，为骨科疾病的诊疗提供了极大便利性。随着计算机信息技术、微创外科手术理念的出现，以及机器人工业的迅猛发展，计算机导航辅助骨科手术（computer assisted orthopedic surgery, CAOS）和骨科医用手术机器人应运而生，智能、微创、精准、量化、个性化的骨科手术理念已经深入人心，并成为未来骨科最重要的发展趋势。这为解决现代髓内钉技术面临的上述难题提供了新的思路和技术方案，诸多创新研究成果不断涌现并获得了一定的临床应用。

基于此，本章将重点介绍当今国内外计算机导航和骨科手术机器人在髓内钉手术中的基本应用原理、主要类型、实际临床案例等方面的最新研究进展。同时，以唐佩福教授团队历经十余年攻关研发的长骨骨折手术机器人的系统研发和临床应用为实例，简要剖析智能、微创、精准、量化、个性化的新式髓内钉手术理念。

2. 传统髓内钉的主要技术缺陷分析

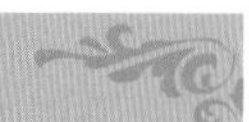

髓内钉已成为长骨骨折，尤其是股骨骨折、胫骨骨折，最主流的内置物选择之一。以约占全身骨折 6% 的股骨干骨折为例，闭合复位髓内钉固定术已成为闭合性股骨干骨折的首选治疗手法。因其采用微创切口、对软组织和骨折端血运损伤小，骨折愈合率高达 90%～99%。同时，髓内钉为轴心固定原理，力学稳定性显著高于钢板或外固定架，故而内固定失败率也很低。

当然，传统股骨髓内钉徒手置入手术也存在明显弊端：①进钉点定位困难。股骨顺行髓内钉通常采取大转子尖端或梨状窝入路，进钉点被臀肌、皮下脂肪等包绕，无法直视、难以触摸。在术中 X 线透视图像上，医师单纯凭肉眼很难精确定位进钉点。错误的进钉点会造成复位丢失、髓内钉插入困难甚至穿破正常的股骨皮质。②容易出现复位不良。术中 X 线透视为二维图像且无法显示股骨全长，医师只能通过股骨局部图像来判断骨折复位效果。文献报道，传统股骨髓内钉术后旋转畸形（＞10°）率高达 40%，矢状位和冠状位力线不良发生率为 2%～18%。③显著的辐射损伤。据文献报道，股骨髓内钉整个手术过程的累计 X 线辐射时间达到 158～316 秒。④远端锁定孔定位困难。一次性定位成功率不高，而多次重复定位后钻孔会导致股骨皮质的过多破坏，降低了锁钉与股骨皮质的把持力；此外，医师判断失误会导致螺钉没有正确置入锁定孔。

髓内钉远端锁定孔的精确定位，对于医师而言是较大的挑战。传统定位方法有以下几种。

（1）徒手定位法：临床最常用的方法。其优点是简单易行，只需一台普通的 X 线透视设备即可完成锁钉置入。其缺点是辐射量大、手术时间长、置入锁定困难，常置入失败，有时因医师经验不足在术中没有及时发现而不得不进行二次手术。据文献报道，股骨髓内钉远端锁钉置入占用了整个手术过程全部透视暴露时间的 31%～51%，锁钉错误置入率为 3%～30%。

（2）瞄准臂法：将瞄准臂和髓内钉稳定连接在一起，医师沿着瞄准臂导向套筒直接进行钻孔、置入螺钉。以 Orthofix 公司的远端瞄准装置为例，通过在股骨前方放置一个沿着股骨长轴的悬臂并与髓内钉固定连接在一起，通过悬臂插入一个 T 型手柄，T 型手柄的尖端穿过软组织、股骨前侧皮质后直接与髓内钉接触，通过手柄可施加压力以实现紧密的接触。在此基础上可以沿着侧面的平行套筒进行钻孔、置入锁定螺钉。Pennig 报道该装置在 55 个远端锁钉置入过程中实现了 100% 的成功率。Gugala 等的研究表明相比传统徒手置入方法，该装置显著降低了远端锁钉的透视时间（15 秒 *vs* 36 秒，$P=0.01$）。但是，Karachalios 等进行了 120 例锁钉置入实验。最终，5 例失败，其中 3 例是因为 T 型手柄无法接触到髓内钉（分析原因为髓内钉在冠状面变形过大、股骨前方皮质的孔太小不够用）。总之，由于髓内钉进入狭窄的髓腔后会发生变形，以及瞄准臂在重力作用下会向地面下沉弯曲，以及术中医师在操作过程中对瞄准臂施加力引起的变形等诸多因素，单纯的机械式远端瞄准臂常出现瞄准失败，从而限制其广泛的临床应用。

（3）磁力导航法：施乐辉公司的 TRIGEN ™ SURESHOT ™瞄准器，采用基于磁场定位的方法来确定锁定孔的位置。在髓内钉内部插入特定的感应探针直至尖端，利用带瞄准套筒的圆环形瞄准器，探测并感应探针尖端的位置，当显示器上的红色圆圈与髓内钉锁定孔同轴心时，表明套筒的轴线已经完全对其锁定孔中心，接下来即可手动钻孔、测深、置入锁定螺钉。张贵齐等对 SURESHOT 磁力导航系统与传统徒手置入技术进行了临床病例比较，磁力导航组手术时间平均（7.7±2.0）分钟，徒手置入组平均（20.5±5.2）分钟，磁力导航组锁定成功率 94%，徒手组锁定成功率 71%。这说明，虽然磁力导航可显著提高锁定置入成功率、减少透视辐射损伤，但其仍旧有较大的锁定置入失败率，且使用步骤复杂、微动即会影响定位精度，也容易受周围磁场的干扰影响，必须经过严格的训练才能熟练使用。

大量的临床研究表明，髓内钉的传统徒手置入手术过程中，同一名医师或不同医师在不同时间进行同一手术操作，最终效果和成功率差异较大，即观察者之间和观察者内部一致性不高。分析原因，主要在于医师的“脑”“眼”“手”难以保证高度协调性和一致性。

2.1　脑想不明白

手术的规划和实施，首先要求医师必须对组织解剖关系、手术入路、骨折移位特征、复位所需的手法操作、复位过程中骨骼的动态变化趋势等在大脑中形成清晰而正确的认识。由于术前和术中 X 线为二维图像，无法反映长骨的全部三维信息，存在信息丢失、图像畸变等问题，需要医师在二维图像基础上“想象”骨折的三维形态，对于经验不足的年轻医师或在疲劳情况下，有时会变得很困难，尤其是长骨骨折旋转畸形的判断。而对局部解剖的判断不清，导致切口和手术入路选择失误，也会造成不必要的损伤。无法判断骨折的真实位置，会倾向于反复多次复位，加重血运破坏，同时也会出现复位不良。无法理解 X 线片提示的手术工具、骨骼、内置物之间的空间位置关系，则导致内置物的置入失败，如螺钉穿入关节内、锁钉置入错误等。

2.2　眼看不清楚

微创髓内钉手术的切口通常远离骨折区域，因无法直视骨折断端，复位和固定效果的好坏完全靠肉眼观察术中 X 线透视图像来判断。

（1）人眼本身辨认长度和角度时存在一定的物理偏差，是客观自然属性。

（2）术中体位、视野内金属物体遮挡，会造成 X 线成像质量欠佳。

（3）术中 X 线透视设备的物理成像范围有限。以最常用的 C 形臂为例，其 X 线接收管球的直径通常为 9 英寸或 12 英寸，由于 X 射线束为点光源发射锥形模型，实际能够被显像的人体范围小于接收管球直径。这就意味着单张 X 线透视只能显示骨骼的一部分（图 4-2-1），无法获得骨骼全长来判断是否存在整体的短缩、成角畸形。

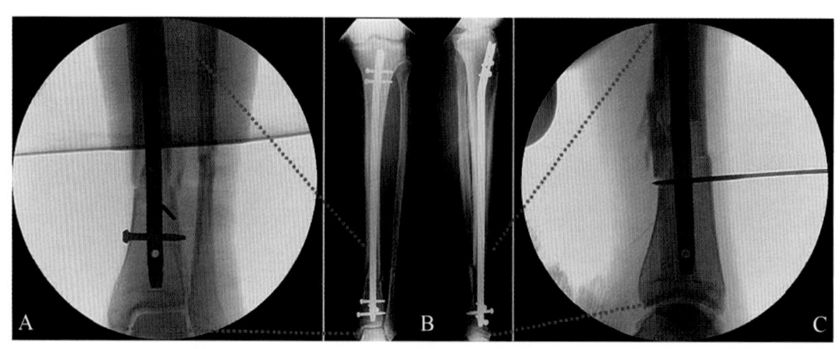

图 4-2-1 胫骨髓内钉术中 X 线透视与术后 DR 成像范围对比
A、C. 术中 X 线透视；B. 术后全长 DR 片

（4）由于远端锁钉孔直径通常只有 4.5～6.0mm，单纯依靠肉眼无法精确判断电钻方向是否正确地瞄准了锁钉孔轴线方向。

2.3 手的精确性

人手活动是肌肉群协调收缩的结果。肌肉组织长时间工作会产生疲劳，手会出现抖动、方向定位错误、力量衰减等现象，导致手法复位和定位操作的可重复性、稳定性、精确性大大降低。这种现象产生的影响，对复位力量要求很高的骨折，如股骨骨折、胫骨骨折、肌肉健壮的患者及关键骨性通道螺钉的置入，是致命的。同时，对于微创手术，因不直接暴露骨折端，人手无法直接触摸骨折块，对骨折处的直接触感的丧失，会导致触觉判断的失误，而影响手术效率和安全性。

2.4 小结

通过以上分析可以发现，传统髓内钉手术过程中的质量控制，包括复位、插入、定位等诸多环节，均无法有效地控制医师人为因素带来的各种误差和失误，医师“大脑想不明白”“眼睛看不清楚”“手不听使唤”的固有顽疾，导致无法进行定量的、精确的、稳定的手术操作。如何提高医师的抗疲劳性和操作的可重复性、稳定性、精确性，是临床长久以来所面对的难题。我们无法改变人体肌肉组织本身的自然物理属性，只有依赖外界工具和设备的辅助，才能实现这一目标。

3. 计算机辅助导航和机器人辅助髓内钉手术

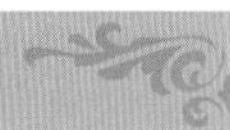

计算机辅助导航技术是 20 世纪 80 年代提出的新技术，是利用计算机强大的数据处理能力，将医学图像采集设备（X 线、CT、MRI、超声等）获取的患者数据进行分析处理，供医师进行术前或术中手术规划。与此同时，借助外部的空间坐标跟踪设备，将手术器械或机器人与患者目标手术区域进行实时空间坐标测量，获取两者的相对空间位置关系，通过导航指导医师进行精确、快速、安全的定位和内置物置入。早期基于医学图像的导航技术受成像技术原理、成像设备精度、成像现实可行性条件等诸多因素的影响，发展较为缓慢。随着成像设备的不断进步，医学图像已经从二维向三维演变，实现了患者医学信息的可视化、虚拟化，从而可指导医师完成术前评估、仿真规划、术中实时监控、术后跟踪等全程可控性操

作，减少了医师的人为失误。计算机辅助导航技术有不同的分类方法：按照与人的交互性和自动化程度，可以分为被动导航、交互式导航和全自动导航；按照医学图像成像原理的不同，可分为 CT 导航、X 线透视导航、无图像导航、超声导航、激光导航等。

对于髓内钉手术操作，最为关键的步骤是进钉点的选择、主钉的插入和锁钉的置入。尤其是远端锁钉的置入，对于医师而言是最大的挑战。因此，国内外与之相关的计算机导航和机器人技术，绝大部分为辅助远端锁钉的正确置入。X 线透视导航是最为成熟和常用的髓内钉导航技术，故作为介绍的重点。

计算机辅助 X 线透视导航技术通常包括三个模块，分别是智能影像增强器（移动式 C 形臂等）、路径规划系统（即软件）和智能导向器。智能影像增强器用于获取手术部位的精确 X 线透视。获得的图像导入路径规划软件中进行分析和手术规划。软件可提取图像中手术部位的特征，并利用这些特征来计算用于锁钉置入的三维空间手术路径。手术路径映射至智能导向器后，可以显示在交互式显示器上，供医师实时监测并指引医师沿着导向器置入锁钉（图 4-2-2）。

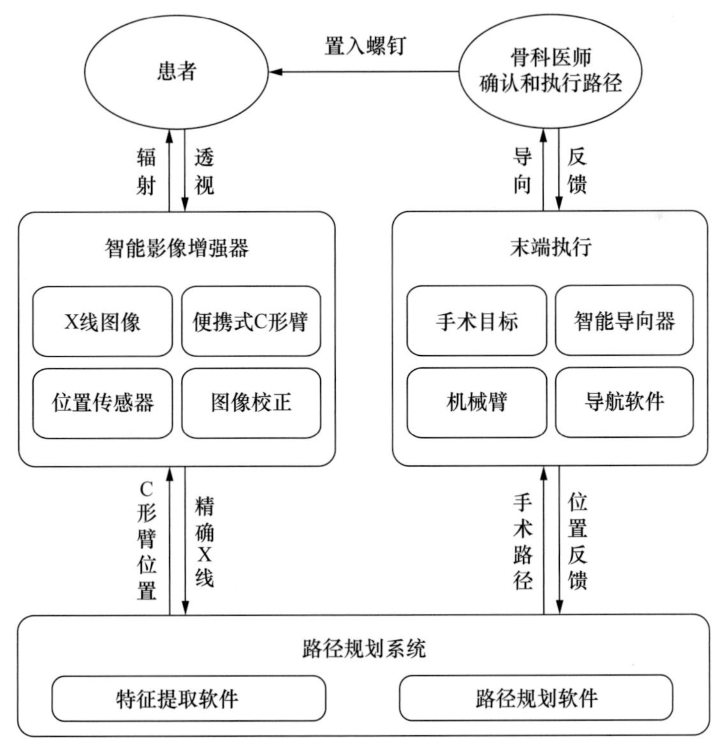

图 4-2-2　计算机导航辅助手术流程图

影像增强器从设计角度看，仅仅是一个定性的图像系统，而非计算机辅助导航所需的定量性设备。获得的 X 线透视图像通常存在畸变，导致图像发生扭曲。图像畸变的来源很多，其中最主要的是影像增强器的几何尺寸（如光电阴极、透视屏幕、加速器等参数）和加速过程中电子受磁场的影响。因此，计算机辅助导航必须解决图像的畸变问题，以获得几乎无扭曲的定量性图像。

为了解决这一问题，目前常通过引入精确的配准和校正过程来实现。一般分为三个步骤，即创建映射图以消除图像畸变、确定 X 线发射源的位置和对磁场的影响作用进行补偿。

首先，映射图的创建通常以一个内嵌金属球的校正模板作为实际物理尺寸的标准参照，获取该模板的 X 线透视图像并进行计算机分析，从而获得透视图像上每个像素发生的畸变量。随后，拍摄的其他 X 线透视图像，即可依据此畸变量进行对应的校正。其次，再对地球和局部磁场的影响作用进行补偿。最后，完成后续透视图像畸变的最终补偿。当然，必须提前从制造商处获得 C 形臂发射源的相关技术参数。

计算机辅助导航，则涉及空间坐标系的定位和转换，包括影像增强器坐标系、导航系统坐标系、智能导向器坐标系和患者手术部位坐标系。通常将导航系统的坐标系作为中心坐标系，一般是基于光学导航的红外二极管和预先校准过的电荷耦合器件 CCD 摄像头。将红外线参考架固定于影像增强器的 C 形臂上，则可获得影像增强器的空间坐标。将红外线参考架固定于校正模板后，拍摄 X 线片，通过其内嵌的金属球在 X 线图像上成像，即可完成 C 形臂空间和校正板空间的配准。光学系统的 CCD 可实时获取红外参考架的位置，因而可获得 C 形臂和光学导航系统之间的空间转化矩阵。因此，在后续第二次 X 线拍摄过程中，C 形臂的物理位置发生了改变，通过红外线参考架，光学导航系统又重新获得了此时 C 形臂和光学导航系统之间的空间转化矩阵。通过对以上两次的空间转化矩阵进行转化，即可获得 2 张 X 线图像之间的空间转化矩阵，从而用于后续的计算和手术路径规划。

3.1 单纯计算机导航辅助的锁钉置入手术

3.1.1 单纯计算机导航基本步骤

通过以上分析，基于计算机导航辅助的髓内钉远端锁钉置入手术，通常可分解为以下经典的步骤。当然，不同的研究者可能存在细微的技术差异。

（1）获取手术部位的 X 线透视图像：完成骨折复位并插入髓内钉至最终位置后，拍摄远端锁钉孔的 X 线片，一般为正位和侧位各 1 张。如图像模糊无法识别，必要时可以额外拍摄。

（2）确定髓内钉的轴线：在拍摄的 2 张 X 线图像上，获取髓内钉的轮廓，通过平分轮廓，即可获得髓内钉轴线在图像上的投影。

（3）确定远端锁钉孔的位置：由于锁钉孔在 X 线图像上通常呈现为椭圆形，利用灰度梯度检测法，可获得该椭圆的边界点，从而获得锁钉孔的位置。将边界点映射至球体表面，可消除由于锁钉孔不在 X 线图像中央而造成的透视畸变。通过确定椭圆的主轴，利用数学方法可确定髓内钉沿着其轴线发生的旋转角度。椭圆中心即是锁钉孔圆心在三维空间中的投影。连接 X 线发射源与椭圆中心的直线，与髓内钉轴线的交点，即是锁钉孔在中心坐标系中的真实空间位置。

（4）计算锁钉的手术路径：由于在获取 X 线透视图像时，很难保证髓内钉锁钉孔的轴线完全平行于 X 射线方向，即通常情况下髓内钉存在一定程度的旋转。利用数学法计算得来的髓内钉旋转角度，存在正负两个方向的数值。通过同时计算 2 枚远端锁钉的旋转度数，即可获得正确的髓内钉旋转方向。通过髓内钉轴线、旋转度数、远端锁定孔的中心，即可在路径规划软件中计算出锁钉插入的手术路径。

（5）确认经过计算的手术路径：作为置信度测量的必要过程，必须确认 C 形臂的 X 线与预先规划的手术路径的方向完全一致。通过在显示器的实时反馈显示，不断调整 C 形臂的方向和角度，以使得锁钉孔在 X 线图像上呈现标准正圆，表明计算获得的手术路径是正确的。

（6）按照手术路径，置入锁钉：在光学导航系统引导下，通过观察显示器上的实时虚拟手术路径规划图像，由医师将被红外线参考架标记过的手持式智能导向器或被动式机械臂，手动调整至理想的位置，然后医师即可沿着导向套筒，手动进行锁钉的钻孔、置入。

3.1.2　国内外主要成果

计算机导航辅助下髓内钉锁钉置入，国内外研究成果较多，简要叙述如下。

英国赫尔大学 Viant 等即采用上述的技术流程，模拟进行股骨髓内钉远端锁钉的二维 X 线导航下手动置入，术中需要获取正位、侧位 2 张 X 线透视图像。智能影像增强器的 X 线位置精度误差＜0.5mm，智能末端定位导向机械臂能实现 1mm 的定位精度，医师可实现的重复定位偏差＜0.25mm。

瑞士伯尔尼大学 Hofstetter 等也模拟了计算机辅助下的股骨髓内钉远端锁钉置入。通过将红外光电导航参考架分别安装于手术工具、骨骼和影像增强器，实现手术工具在手术环境下的实时精确定位导航（图 4-2-3）。他们采用特制的不透射线校正模具，预先对 X 线透视图像畸变进行校正（图 4-2-4）。系统整体平均误差为（0.55±0.47）mm，最大误差为 2.34mm。尸体实验表明，螺钉钻头 100% 成功通过锁钉孔且不发生直接接触，平均 X 线透视时间为 1.65 秒（图 4-2-5）。

清华大学廖洪恩等研制了混合光学导航和电磁导航的增强现实手术导航系统，用于髓内钉远端锁钉的置入。系统组成包括电脑工作站、红外线光学导航系统、电磁追踪系统、基于

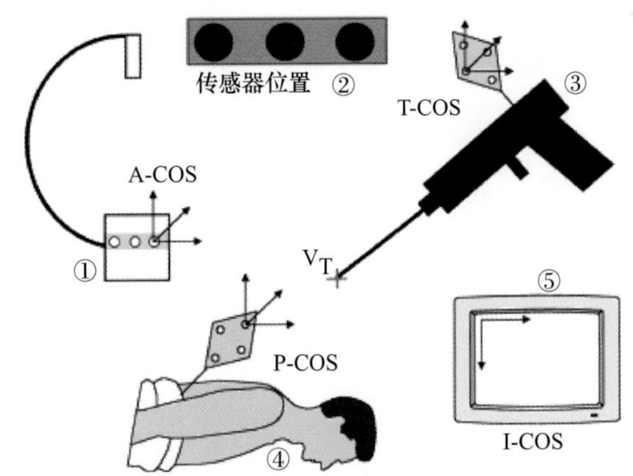

图 4-2-3　光电导航坐标系示意图

①C 形臂坐标系；②位置传感器；③手术工具坐标系；④患者骨骼坐标系；⑤显示 X 线透视图像的显示器

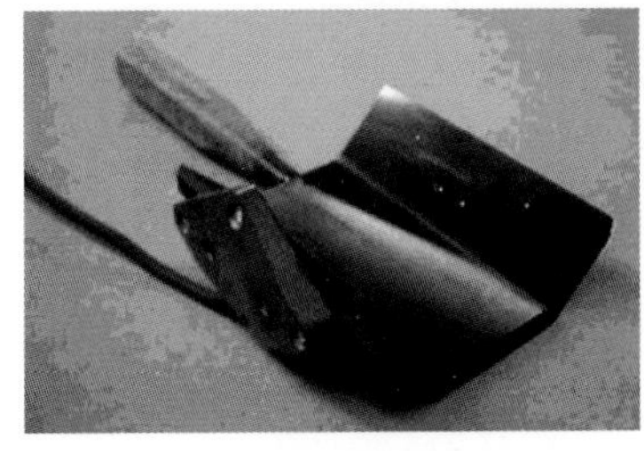

图 4-2-4　光电导航矫正模具，8 个直径 2mm 的不锈钢珠，排列于两个不同平面内

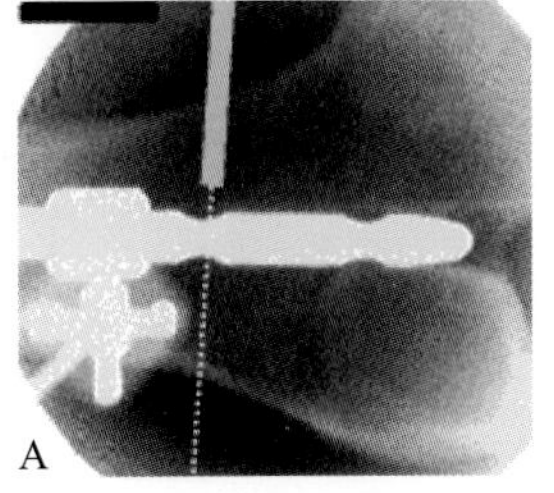

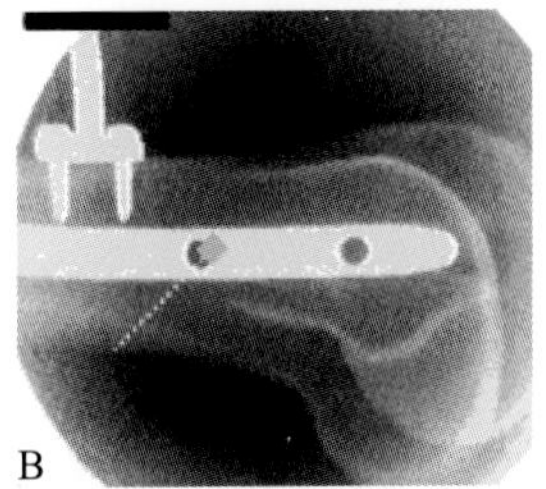

图 4-2-5　股骨远端锁钉钻孔的实时图像导航

A. 正位 X 线，钻头瞄准锁孔的埋头处；

B. 侧位 X 线，钻头瞄准锁孔的中心轴线

积分摄像术（integral videography, IV）的三维图像叠加装置（图 4-2-6）。其主要工作流程包括：①术前，将六自由度的电磁传感器固定于髓内钉并进行精确校准。将两个光学导航参考架分别固定于电钻和 IV 叠加装置。将一个参考架固定于电磁发射器，以便于进行混合定位。通过校准过程，将光学导航和电磁导航进行空间坐标系的整合。然后，利用二阶多项式拟合方法对电磁场的位置误差进行矫正。②术中，通过光学系统追踪定位电钻和 IV 叠加装置，通过电磁导航追踪定位髓内钉，IV 叠加装置即可将髓内钉的三维图像和手术规划路径原位叠加于患者身上，术者透过半镀银镜即可实现增强现实引导下的直觉式观察和手术操作（图 4-2-7）。该系统摆脱了术中 X 线透视，充分整合了光学导航和电磁导航的各自优点，为医师提供了非常直观的三维视角下的手术操作体验（图 4-2-8）。该系统的混合导航误差（root mean square error，RMSE）为 0.4mm。他们利用胫骨模型骨和小腿模型模拟了胫骨髓内钉锁钉置入操作，实现了 100% 的钻孔成功率。

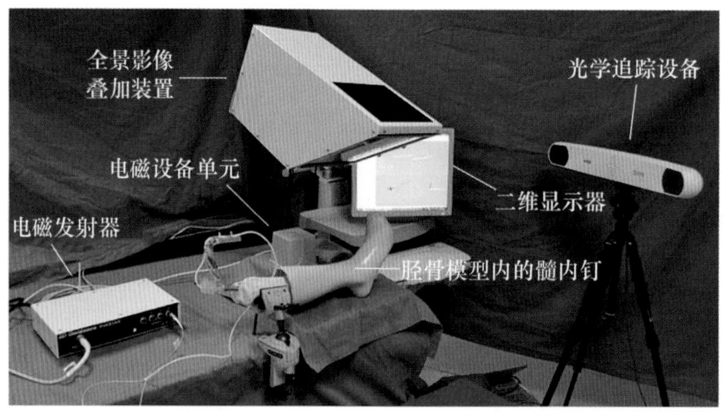

图 4-2-6　光学和电磁混合导航增强现实系统组成。

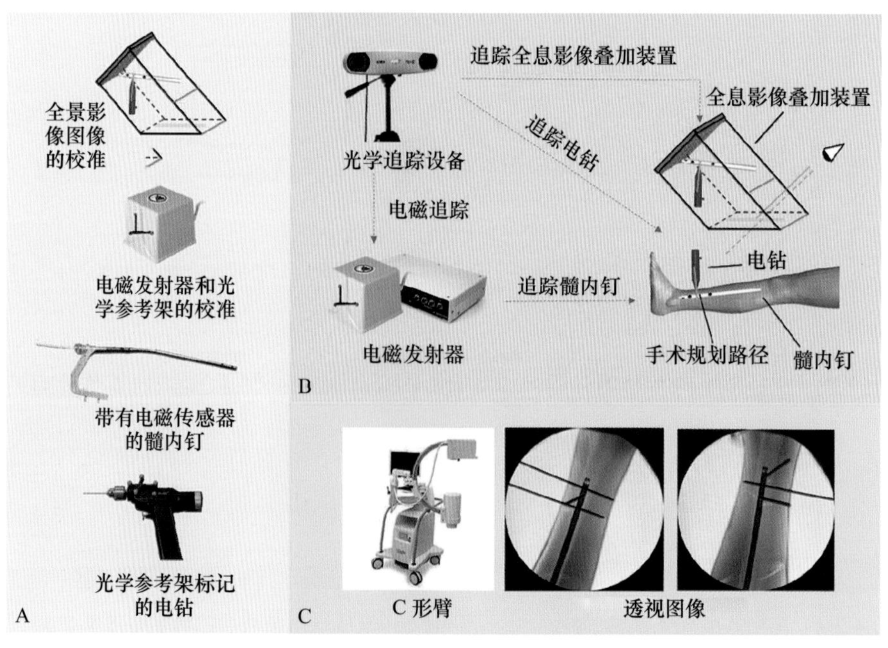

图 4-2-7　光学和电磁混合导航流程图

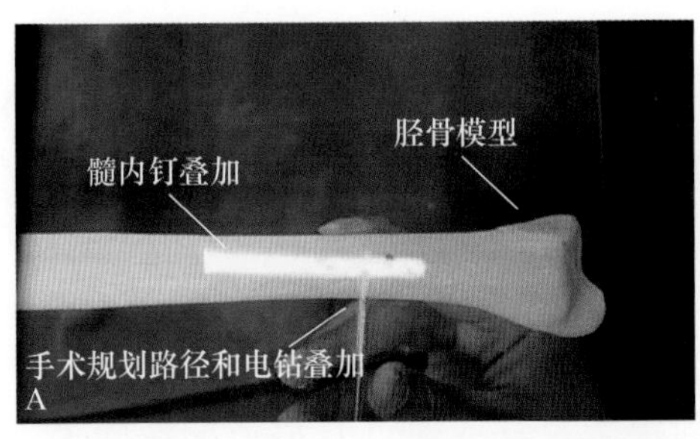

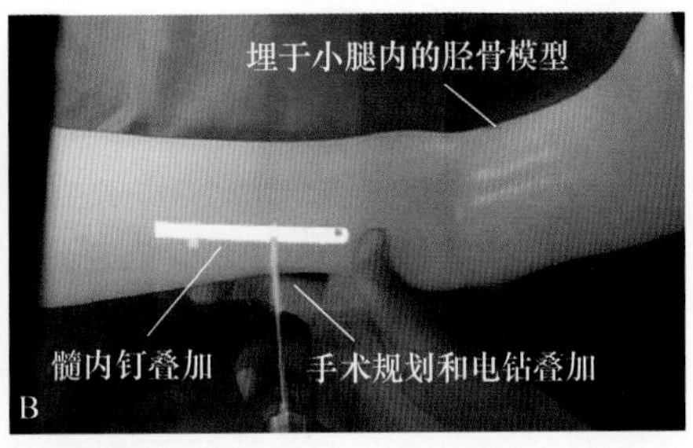

图 4-2-8 医师视角下的增强现实手术情景
A. 胫骨模型骨；B. 小腿模型

3.2 机器人辅助下的髓内钉锁钉置入手术

单纯的计算机导航辅助技术，解决了“大脑想不明白”和“眼睛看不清楚”的问题，可实现高精度的软件手术路径规划。与传统徒手置入技术相比，大大提高了锁钉钻孔的精确性，减少了 X 线辐射剂量。然而，锁钉的最终置入仍然完全依赖医师的徒手操作，在手动将末端工具套筒摆放至规划位置并钻孔时，在不同时刻，无论同一名医师还是不同医师，在进行这一操作时，最终的钻孔成功率差异较大，即观察者之间和观察者内部一致性不高，从而带来不可避免的各类误差，很难保证实际执行路径与术前规划路径完全一致。这种现象我们称之为“人手的不可靠”。其主要表现为：①缺乏一次性的精确定位。由于手的抖动，导向套筒难以一次性精确定位在规划好的正确目标位置，需要反复多次尝试。②缺乏自动且稳定维持定位状态的功能，需要手动维持。在手动钻孔过程中，因电钻震动、医师用力不当等原因钻头导向套筒发生偏移，导致钻头偏离锁孔轴线。

机器人辅助下的锁钉置入，其目的就是解决这“最后 1 公里的问题”。机器人有着重复定位精度、长期运行稳定性、抗疲劳特性，可以实现亚毫米级别的误差，可以代替人手、实现一次性的精确定位和定位状态的稳定维持。医师只需要沿着机器人的末端定位套筒，即可顺利、安全地钻孔并拧入锁钉，未来甚至可以由机器人自动完成钻孔操作。机器人辅助下的锁钉置入离不开计算机导航辅助技术，因此其基本原理和流程与单纯的计算机导航辅助技术大致相同，不同之处在于末端执行过程由机器人来完成，包括锁钉孔的精确定位过程和定位套筒方向的稳定维持过程。

根据体积和工作空间，定位机器人可分为两类。第一类为直接利用或改造自工业化机器人，其优点是工作空间大，可满足不同部位骨折的定位需求；其缺点是大部分机器人体积过大，很容易与手术室内其他设备，如导航系统、C 形臂、麻醉机、手术床等，甚至与患者发生碰撞。第二类为轻量小型化专用机器人，其优点是体积小、精度高，但工作空间较小，需要人为摆放或安装于特定的位置或装置之上才能实现定位操作。

根据人机交互性，定位机器人可分为被动式、半主动式（协同式）、主动式和主从遥操作式 4 种。被动式，机器人本身不运动，由术者将其手动调整至规划位置，医师手动完成钻孔，相对更为安全，但精度较低。主动式，机器人可自动运动至规划位置并完成钻孔操作，精度较高，但容易发生医源性损伤。半主动式，机器人可自动运动至规划位置，但钻孔由医师手动完成，兼具以上两者的优点并规避了其缺点。主从遥操作式，由医师操作主操作手，控制机器人做出相应的运动并完成定位和钻孔操作，相对而言可最大化保证手术的安全性，但由于引入了人为误差，故无法保证精度。

用于髓内钉锁钉定位的机器人，近年来国内外有不少相关的文献报道，但多数处于初步的研究阶段，在临床应用的例子较为有限。国内外的主要研究成果包括以下几方面。

以色列 Joskowitz 等研制了一种微型定位机构，用于髓内钉锁孔的精确定位。其主体为六自由度微型并联机构，体积为 5cm×5cm×7cm，工作空间为 10cm^3，精度为 0.1mm，内含有基于 PC 的控制卡，可接受六个关节的位置反馈并计算每个关节的逆运动学。该微型并联机构可通过直径 4mm 单皮质螺钉稳定固定于长骨或通过 U 形适配器固定于髓内钉近端。钻头导板通过连接臂安装于微型并联机构之上。X 线可穿透该钻头导板，体积为 40cm×55cm×15cm，中间设计有 2 个间距为 30mm 的导向孔，并镶嵌了 28 个直径 3mm 的不锈钢珠用于空间定位（见图 4-2-9）。使用时，医师预先将微型并联机构靠近锁钉孔放置，然后拍摄单张 X 线透视图像，该微型并联机构可自动运动并使其连接的钻头导向孔与髓内钉锁钉孔轴线完全重合。将该微型并联机构置于锁定状态，然后医师即可沿着导向孔进行钻孔并置入锁定螺钉（图 4-2-10）。体外实验表明，该微型定位机构，角度误差为 1.3°±0.4°，钻头入点和出点之间的误差为（3.0±1.1）mm。

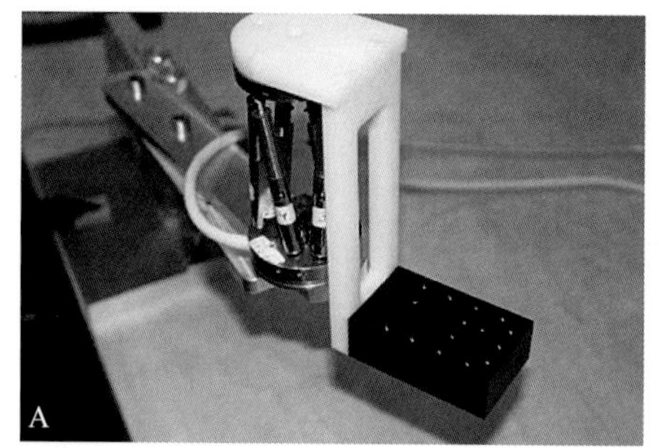

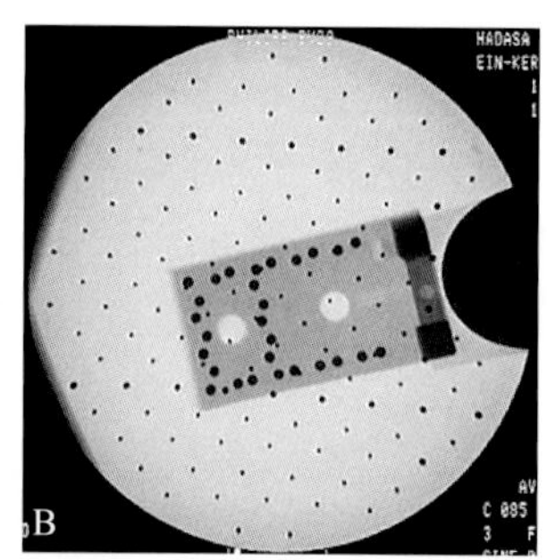

图 4-2-9　微型定位机构示意图

A. 整体外观；B. X 线透视，可见钻头导板的 2 个锁定孔和 28 个不锈钢珠

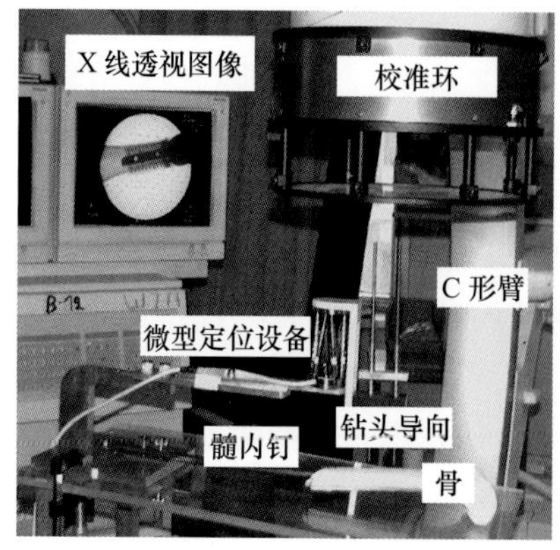

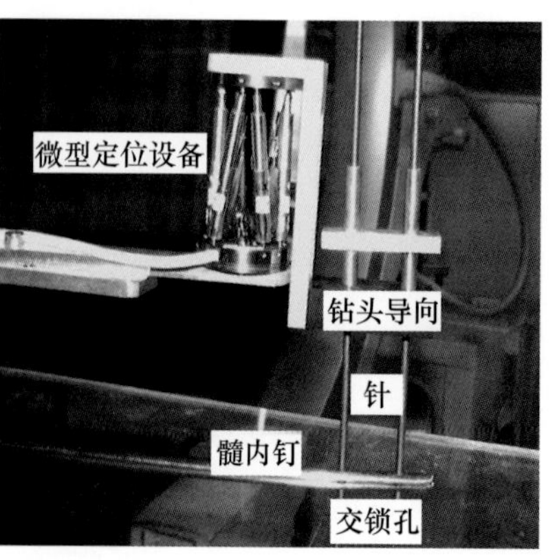

图 4-2-10　微型定位结构的钻孔

德国汉诺威医学院 Oszwald 等将六自由度工业化机械臂 Stäubli RX 90（Stäubli Tec-Systems，Faverges，France）改造为股骨髓内钉锁钉定位机器人系统，其他主要设备包括二维透视 C 形臂（Ziehm Imaging GMBH，Nuremberg，Germany）和红外光学导航系统（VectorVision，BrainLAB，Heimstetten，Germany）。他们将定制的钻头导向安装于机械臂末端用于指导医师的手

动钻孔。通过数次 C 形臂透视获得髓内钉孔的“理想正圆”图像和对应的正交图像，即可利用加权霍夫变换自动计算获得锁孔的轴线。医师先手动将机械臂随意摆放至粗略的手术位置，然后机械臂进行精确的锁孔轴线定位运动，在上述整个过程中医师均可通过机械臂末端的手动开关监控机械臂的运动以避免碰撞发生，但在机器臂运动过程中医师仅仅可以控制沿着锁孔轴线的平移和旋转，因此他们称之为“亲手控制的”（hands-on）机器人辅助锁定。通过 40 次的模拟钻孔实验，该定位机器人系统整体误差为 0.94mm 和 2.7°，锁钉置入成功率 100%，平均采集 8.8 张透视图像。作为对照，40 次徒手置入的平均误差为 3.66mm 和 10.36°，锁钉置入成功率 92.5%，平均采集 23.4 张透视图像。需要注意的是，本系统所用 Stäubli RX 90 自重约 114kg，体积较为笨重而庞大，缺乏安全有效的安装和固定结构（图 4-2-11）。

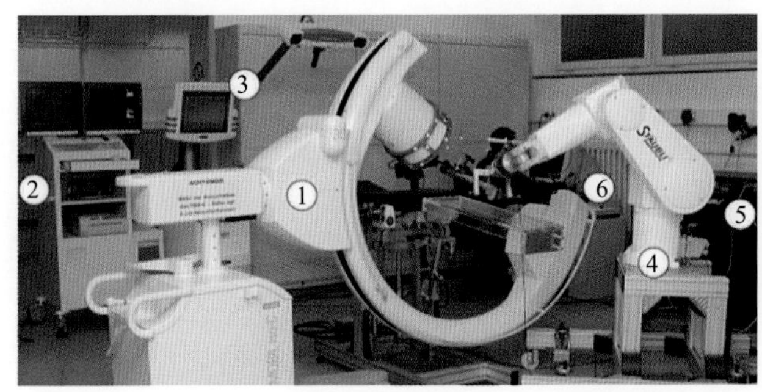

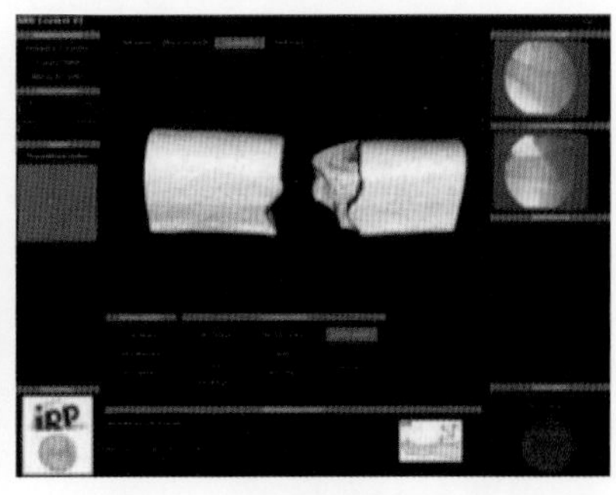

图 4-2-11　Stäubli RX 90 机器人布局

① C 形臂；② C 形臂图像工作站；③导航系统；④ Stäubli RX 90 机械臂；⑤机器人控制器；⑥控制 PC

北京航空航天大学匡少龙等[18]研制了一种七自由度半主动式机器人 HybriDot，由 1 个环形的棱柱关节和 5 个主动 / 被动反向驱动关节组成。他们设置了一个快速切换开关，按下开关即可使机器人处于断电状态和被动模式（图 4-2-12），术者可以通过手柄自由移动各关节（图 4-2-13）。松开开关，机器人即处于通电状态并能主动运动。此时，术者可握着手柄监视机器人的运动，一旦发现问题可随时按下开关切换至被动模式，保证手术的安全性。位姿精确性实验表明，HybriDot 的位置精度为（0.811±0.361）mm，旋转精度为 2.186°±0.932°。他们进行了 2 例股骨干骨折髓内钉的临床实验，远端锁钉钻孔均一次性成功。

王军强等研制了双平面骨科机器人（图 4-2-14），采用了视觉伺服闭环控制结合双平面 X 线透视法，用于胫腓骨骨折髓内钉远端锁定孔定位。采用双平面的立体定位框架结构，通过采集 X 线片计算获得 4 个导轨的移动量，通过 4 个方向的平移最终实现 3 个平面内的平移和

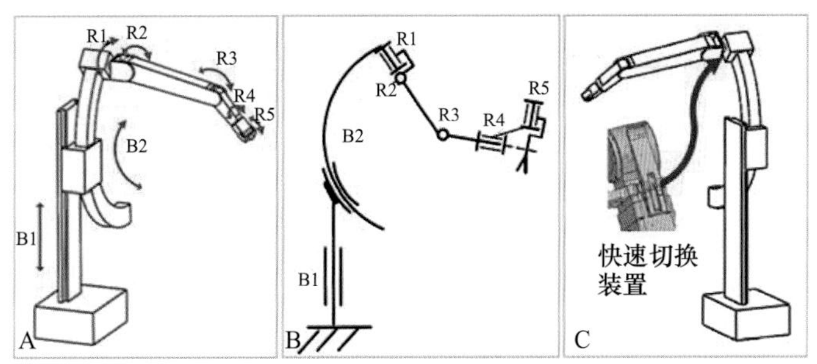

图 4-2-12　HybriDot 机械结构

A. 七自由度机器人；B. 运动学分解；C. 快速切换装置

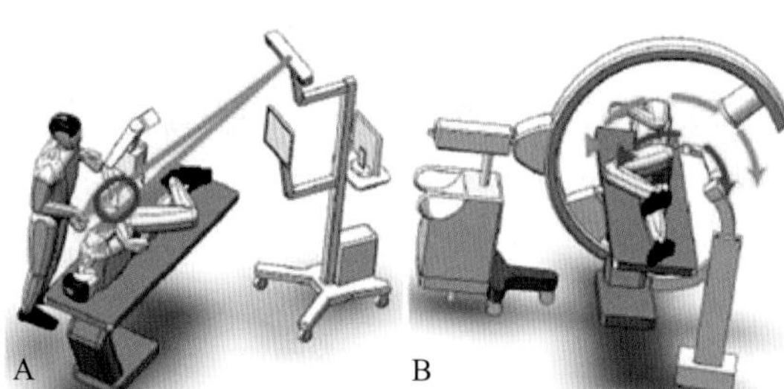

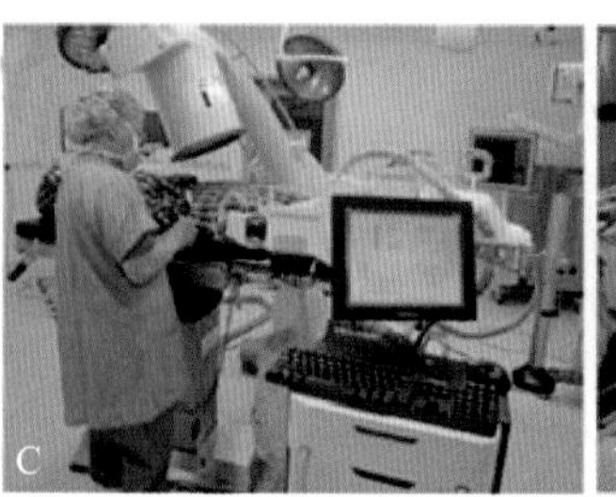

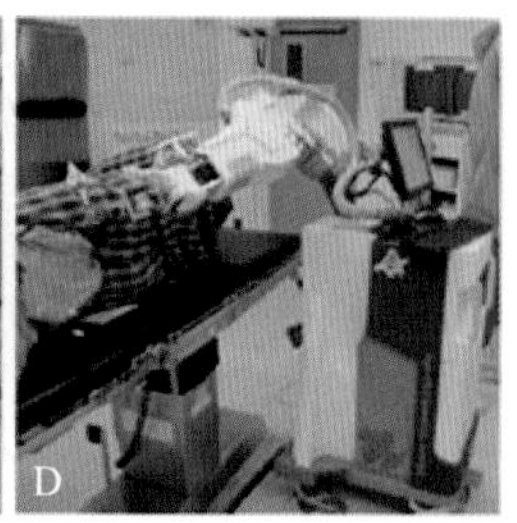

图 4-2-13 HybriDot 临床实验

A. 机器人、导航系统、患者和医师空间布局；B. C 形臂、机器人和医师空间布局；C. 手术室内实景布局；D. HybriDot 外观

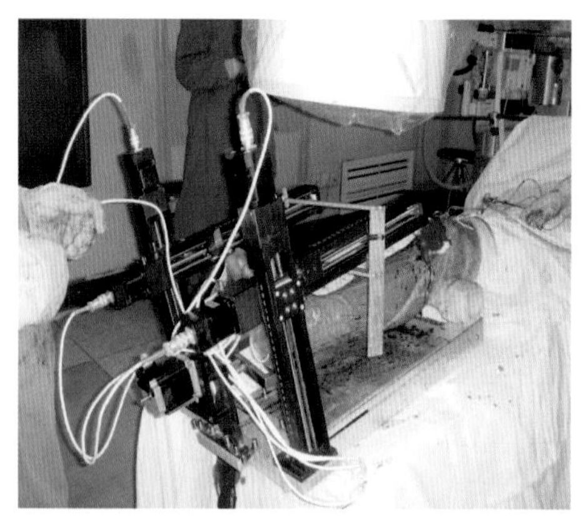

图 4-2-14 双平面骨科机器人

2 个两面内的旋转，为五自由度定位装置。基本使用过程为：使用 C 形臂采集包含胫骨远端及髓内钉远端锁孔正位和侧位的透视图像，并使用图像采集卡将透视图像采集到计算机中；通过鼠标点取标记点和靶点，完成手术规划，软件会自动计算锁钉在手术空间中的位置、确定空间手术路径、通过软件控制导航模块自动运动，将计算出的锁钉路径在手术空间中固定下来；C 形臂验证锁钉路径是否准确，最后通过导向架引导术者完成远端锁钉置入。通过对 30 例胫骨骨折的患者进行临床实验，均成功地一次性置入锁钉。

哈尔滨工业大学孙立宁等基于日本 Moto-man 公司 SV3X 型串联机器人开发了髓内钉锁定机器人（见图 4-2-15），整合了主从式遥操作系统，采用二维 X 线图像导航，具备虚拟手术仿真系统，可通过机器人末端安装的医用电钻，完成自动锁定定位和钻孔操作。实验结果表明，系统平均操作时间为 4.8 分钟，锁定成功率 98.4%，X 线透视时间 0.86 分钟，相比徒手置入均显著降低（图 4-2-16）。

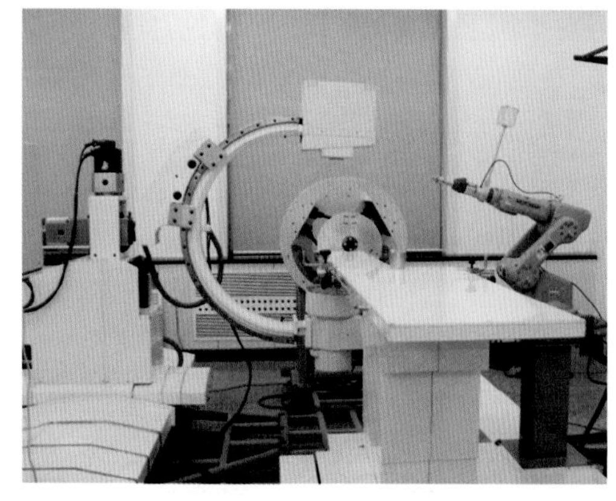

图 4-2-15 基于 Motoman 工业机械臂改装，末端安装的医用电钻可自动钻孔

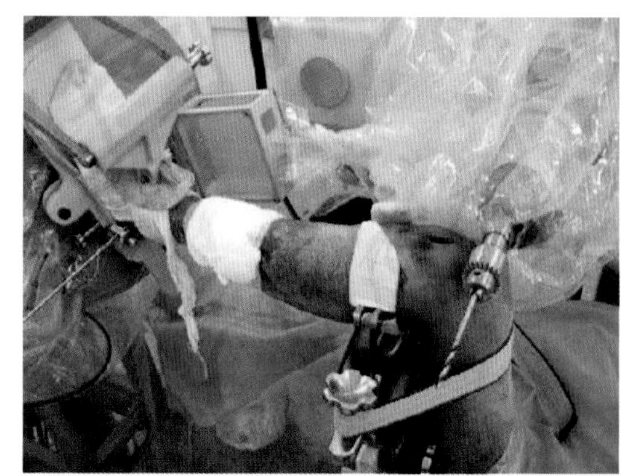

图 4-2-16 尸体小腿髓内钉锁定模拟实验

尽管上述几种定位机器人的初步试验结果令人鼓舞，但尚未有任何一个获得医疗器械市场准入资格，即表明该系统距离大规模临床应用还有一段时间。分析原因，除了定位机器人本身的安全性、稳定性需要长期观察外，更重要的原因在于研发机器人系统本身就很困难而复杂。如果目的仅仅是用于单一的髓内钉锁钉置入，却需要研发团队和部署医院投入大量的资金、后勤、培训教育资源，相比而言缺乏足够的卫生经济学和后勤保障的性价比。因此，要想让髓内钉定位机器人真正走进临床，必须和复位机器人、导航系统深度整合，提供长骨骨折手术全流程的机器人辅助完整解决方案，即实现真正的智能化、一体化复位、定位和导航手术。

4. 智能长骨骨折手术机器人系统研发

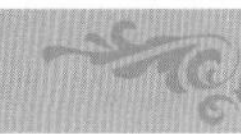

4.1　研究背景

传统的长骨骨折闭合复位技术为单纯手法复位，通过对抗牵引和韧带软组织整复原理，在多次的 C 形臂透视下，不断调整骨折的长度、旋转、角度，使骨折端获得满意的对位对线。其主要弊端为：①由于医师只能通过皮肤软组织间接对骨折进行复位操作，很多情况下，即使经过多次复位、反复 C 形臂透视，也难以获得理想的复位。②更为严峻的是，反复多次复位操作，势必进一步破坏骨折区域的血供，引发延迟愈合和不愈合，甚至引起医源性肌肉、神经、血管的挤压挫伤或切割伤。③尽管髓内钉配套工具，如复位手指（reduction finger），可在术中进一步辅助纠正复位不足，但也需要多次反复尝试并透视确认。④复位不足，导致髓内钉导丝无法进入骨折远端髓腔，甚至穿出骨折间隙进入软组织中而造成严重医源性损伤。

机器人辅助长骨骨折治疗，国内外已经有 20 余年的研究历史，但所有的研究仅仅关注骨折复位本身，而没有考虑后续的髓内钉置入。德国 Seide 等研制了小型化六足并联机器人，但由于采用了外固定架的方式，无法置入髓内钉（图 4-2-17）。德国雷根斯堡临床大学 Füchtmeier 等和德国汉诺威医学院 Westphal 等，分别研制了股骨复位机器人（图 4-2-18 和图 4-2-19），均直接采用体积庞大的 Stäubli RX 串联工业机器人进行股骨干骨折的复位，由于复位力量不足且采用普通外固定架螺钉固定股骨导致髓腔被占用，因而不能满足实际临床需求。日本 Maeda 等研制的 FRAC-Robo，通过足靴来固定足部，然后牵引下肢完成股骨干骨折复位（图 4-2-20），这类似于传统手法的间接复位，无足够的实用价值。新西兰 Graham、中国台湾长庚大学 Hung 也进行了股骨干骨折机器人辅助复位研究，但仅仅限于原理性的探索。积水潭医院王军强等研制的串并联复位机器人，由于外固定架占用了髓腔体积，无法置入髓内钉（图 4-2-21）。

进钉点的选择，对于髓内钉的正确插入极为重要。传统的徒手选择进钉点，通常由医师根据经验大致判断皮肤切口位置、做长约 2cm 皮肤切口，逐层分离并用手指触摸进钉点的大致位置，然后将定位克氏针大致摆放于预计的进钉点附近，通过反复 C 形臂透视，确认位置后将克氏针手动钻入或捶入髓腔内。其主要弊端为：①皮肤切口常偏离正常的位置，不得已延长切口，造成额外的软组织损伤和出血。②进钉点定位容易发生偏移，导致后续的扩髓困难，或髓内钉插入后与骨折近端骨皮质发生接触而阻碍插钉甚至引起骨折，或髓内钉插入后造成复位丢失。③即使进钉点选择正确，但在钻入或捶入克氏针时，因缺乏稳定的导向，克

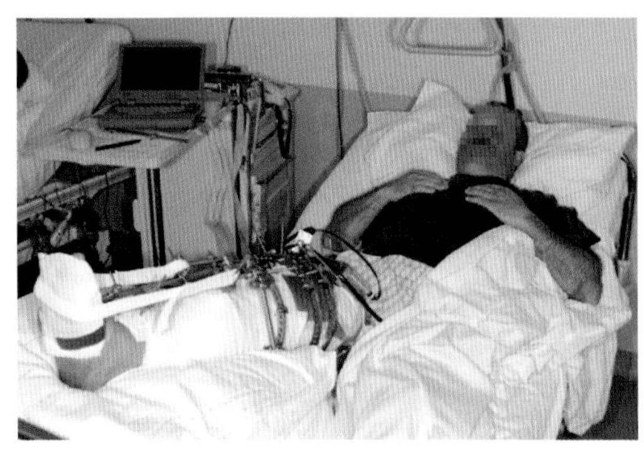

图 4-2-17 德国 Seide 等研制的小型化六足并联机构

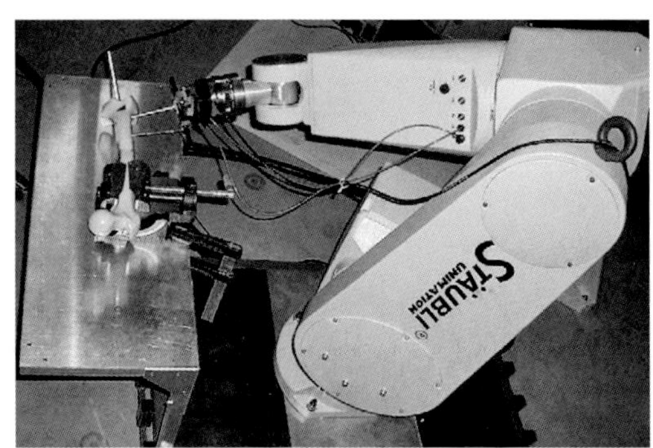

图 4-2-18 德国 Füchtmeier 研制的 RepoRobo，用于股骨干骨折复位

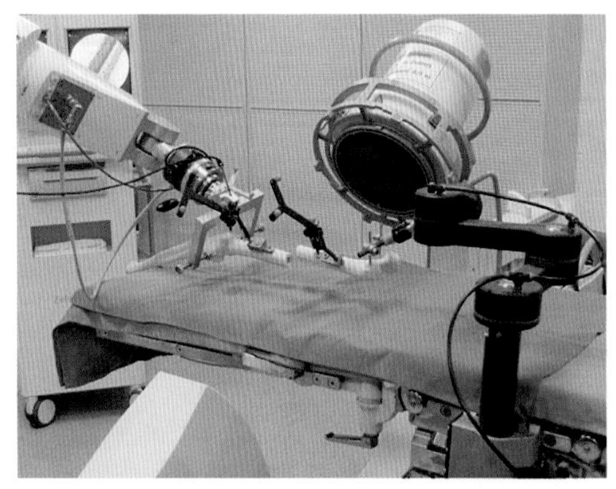

图 4-2-19 德国 Westphal 研制的股骨干骨折复位机器人

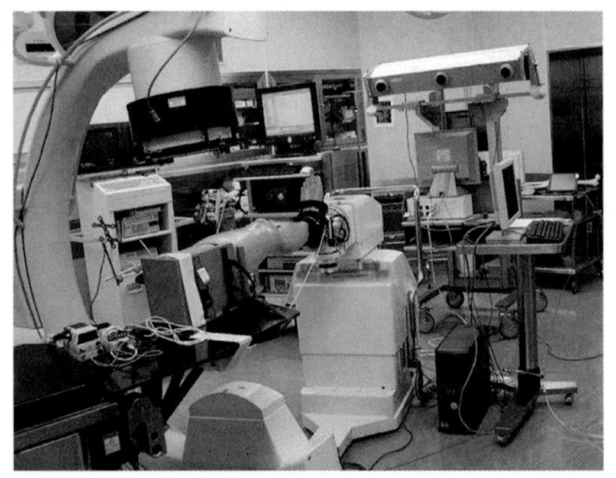

图 4-2-20 日本股骨骨折复位系统 FRAC-Robo

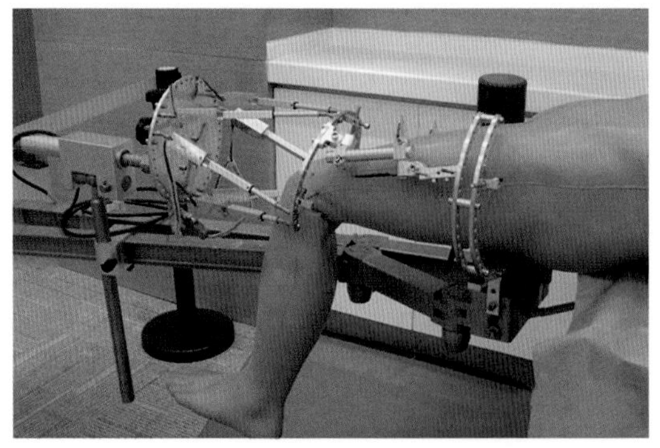

图 4-2-21 积水潭医院研制的串联、并联混合复位机器人

氏针因皮肤软组织的阻挡（尤其是肥胖患者）而逐渐偏移理想的髓内钉插入方向，不得已在反复 C 形臂透视下进行调整，延长了手术时间、增加了 X 线辐射。

综上所述，骨折复位、进钉点选择和锁钉置入，作为髓内钉技术的三大关键难题，必须同时获得满意的解决才能充分发挥髓内钉的技术优势，避免各种缺陷和并发症。然而，无论传统技术，还是现有的计算机辅助导航和手术机器人，均无法实现这一目标。

基于以上原因，解放军总医院骨科唐佩福教授团队自主创新研发了长骨骨折手术机器人系统，集成复位、定位、导航、智能手术规划功能，可提供股骨髓内钉手术关键步骤的整体解决方案，如髓内钉进钉点定位、股骨骨折复位、锁钉孔定位，从而提供智能、微创、精准、量化、个性化的长骨骨折治疗方案，进一步延伸医师的视觉、触觉，在提高手术效果的同时规避医师“脑”“眼”“手”不协调的问题。

4.2　长骨骨折手术机器人软硬件基本原理

骨科手术机器人系统研发是一个系统工程，涉及到机器人技术、骨科学、力学、医学图像处理、光学、软件工程、传感器、人工视觉、控制和驱动系统理论、计算机信息技术、虚拟现实、增强现实、大数据等诸多领域。因篇幅有限，以下仅简要介绍与骨科学关系最为密切的几个方面，如复位标准、手术路径规划、临床布局、安全性等。机器人虽然在稳定性、精确性、抗疲劳性、力学性能等诸多方面，比人类拥有较大优势，但仍然只能执行人类的指令，脱离了人类设计和控制的机器人，不具备任何实用价值，临床手术安全性也就无从谈起。

4.2.1　基于健侧骨镜像的量化配准复位原理

由于机器人只能被动执行预定指令，必须提前获得精确的骨折移位程度，即量化的运动量。我们通过对人体双侧股骨进行精确解剖测量和对比，认为具备近似左右对称一致性，从而提出了基于健侧骨镜像的量化配准复位原理。利用人尸体股骨，我们对基于健侧骨镜像配准原理的实际精度、可靠性和可行性进行了验证，完全能满足临床的实际需求。

其具体步骤如下。

（1）即获取双侧股骨的原始 DICOM 格式 CT 图像。

（2）利用软件，进行双侧股骨的图像分割和三维重建。

（3）选择任意平面作参照，制作健侧骨的三维模型的镜像图像，则该镜像图像可认为是患侧骨未骨折之前的原始状态，作为实际骨折移位程度的计算基准。

（4）分别将患侧骨近端和远端未发生骨折的特征区域，与镜像图像相对应的区域进行配准，可以获得骨折远端和近端的相对空间关系的数学矩阵参数，即量化的骨折移位程度，可分解为量化的机器人运动量（图 4-2-22）。

4.2.2　长骨骨折新分型和手术路径规划

传统 AO 长骨骨折分型系统，是面向临床骨科医师徒手操作的指南。对于机器人而言，无法像人类一样做到术中随机应变，只能执行既定的指令。由于无法自主分辨骨折的严重程度和自动规避可能发生的骨折端碰撞，因此可能引起严重的医源性骨折或血管神经损伤。为了解决这一难题，我们提出了面向机器人复位的新式长骨骨折分型，根据机器人复位难度，从简单到困难，分为 A 型、B 型和 C 型。

（1）若为粉碎性骨折，则骨尖端复位后没有重合，骨折可以无限制地进行相对移动而不会发生碰撞，定义为 A 型骨折，是一种简单骨折。

（2）若骨折复位后，骨尖端之间重叠距离 8mm 以内，则为 B 型骨折。通过 10mm 的过牵，骨折尖端之间能够为复位提供足够的空间进行直接的对位对线。

（3）若骨折牵引后，骨尖端之间重叠超过 8mm，则为复杂性骨折，因为即使骨折间进行了最多的 10mm 过牵，骨折端之间也无法空出足够的空间并有足够的距离进行直接对线操作。这种骨折类型下，如果骨折进行直接对位对线的复位操作，则骨折尖端发生碰撞的可能

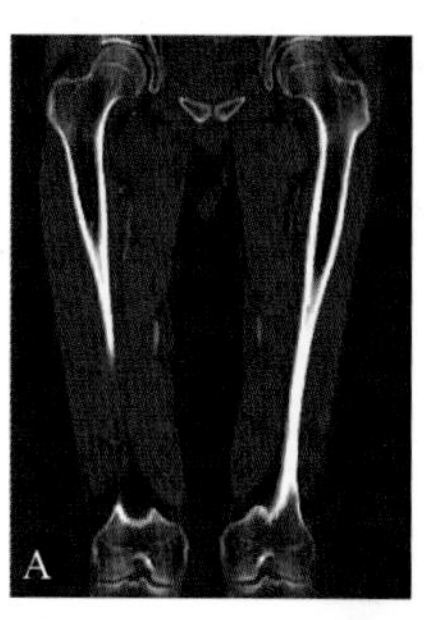

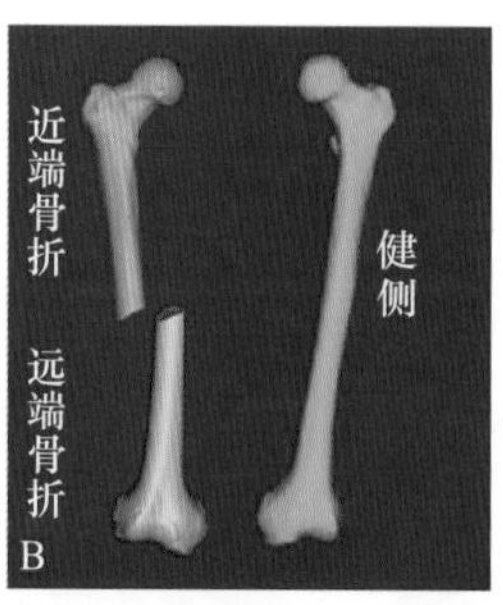

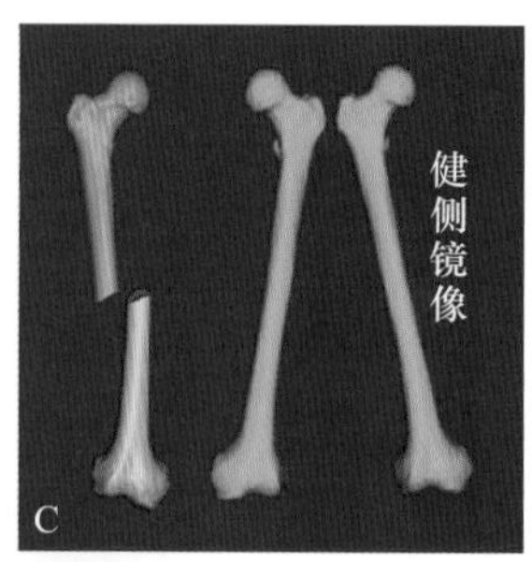

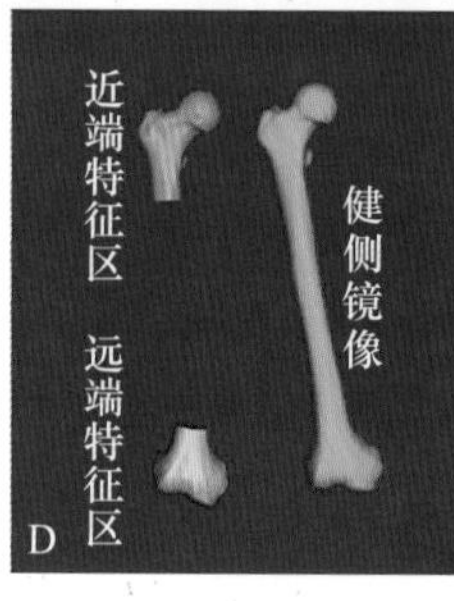

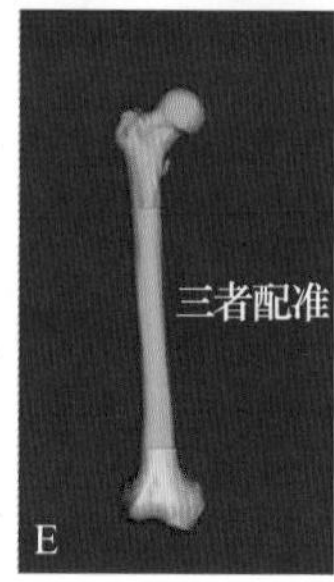

图 4-2-22 健患配准过程

A. 原始 CT 数据；B. 图像分割、三维重建；C. 获取健侧骨的镜像；D. 选择配准特征区域；E. 配准，获取矩阵

性较大，因此需要在复位过程中加入一些复杂的操作对可能发生的碰撞进行规避。我们根据骨折的复杂程度和牵引后骨折断面之间的状态建立 C1 和 C2 两个亚型（表 4-2-1）。

表 4-2-1 新式长骨骨干骨折分型

新式分型		标准（复位后骨折尖端重叠距离）	对应的 AO 分型
A		无	C
B		<8mm	B
C	C1 面对面式	≥8mm	A
	C2 背靠背式		

我们采用 20 个人体模型股骨，分别制作 A、B、C 三类骨折模型后，利用该机器人进行了手术复位路径规划，平均移位误差<2mm，角度误差<1.5°。实验过程中，有 3 例出现了轻微的骨折端刮擦且全部发生于 C2 型骨折，但没有影响复位机器人的持续运动而触发紧急暂停。以上结果表明，该新式长骨骨折分型具有良好的可靠性和实际应用价值。

4.2.3 长骨骨折机器人硬件构成

唐佩福教授团队研发的长骨骨折手术机器人系统，主要由复位机器人、定位机器人、光学导航系统和专用数字化手术床组成（图 4-2-23）。

（1）复位机器人：为基于 Stewart 平台构型的并联机器人（图 4-2-24）。其基本参数：①复位力量>600N，扭矩>80N·m；②复位精度，位移误差<0.5mm，旋转误差<2°，成角误差<2°；③工作空间>300mm（垂直）×250mm（水平）×250mm（水平）；④自由度为六自由度。对于股骨干髓内钉手术而言，复位基本原理为：①通过特制的近端抓持装置，经皮稳定固定股骨近端，然后通过快接魔术臂将近端抓持装置固定于手术床侧面导轨，从而使

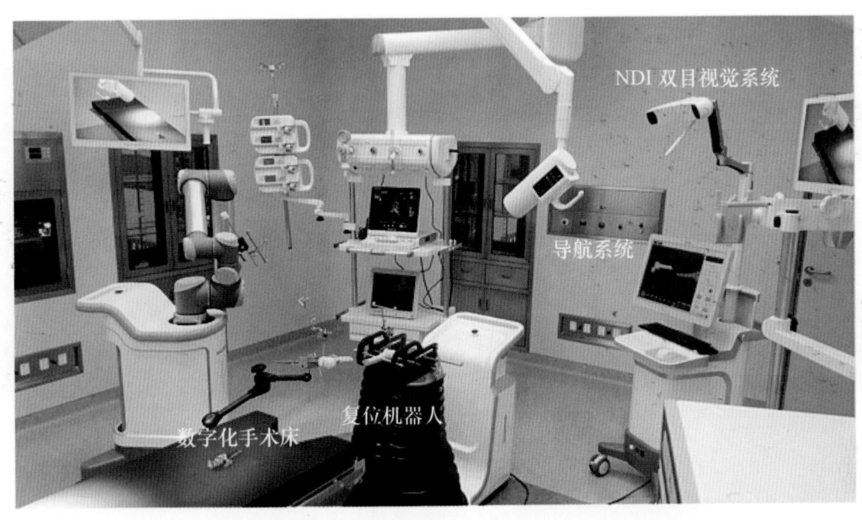

图 4-2-23　长骨骨折手术机器人系统全景图

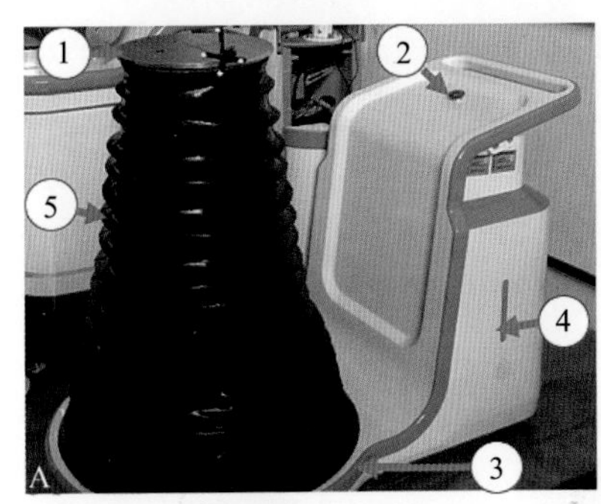

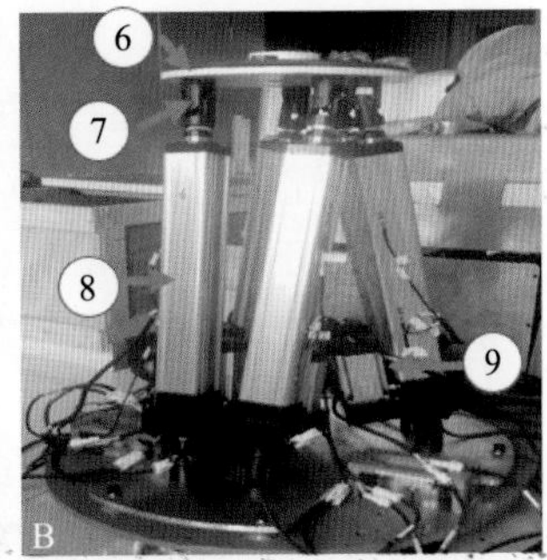

图 4-2-24　复位机器人

A. ①复位机器人上平台；②急停按钮；③复位机器人下平台；④控制箱；⑤防尘罩。B. Stewart 平台内部结构。⑥上平台；⑦虎克铰；⑧伺服电缸；⑨伺服电机

骨折近端保持一种相对静止状态。②通过特别夹具，将股骨远端和小腿固定于复位机器人 Stewart 平台之上。③ Stewart 平台的 6 个直线步进电机在软件控制和驱动下，进行长度的延长与短缩，使平台发生沿着 x，y，z 三个轴的平移和旋转（即六自由度），从而使骨折远端相对于骨折近端发生运动，即实现骨折的复位。

（2）定位机器人：主体采用以色列 Universal Robots 10，为一种小型化六自由度机械臂，包含 6 个旋转关节，通过 6 个轴的旋转而实现六自由度运动。其优点为：①体积小，有打开和折叠两种情况，尤其便于在狭窄的手术室空间内进行随意放置，不会对术者、患者及其他医疗设备产生显著干扰。②空间运动范围大，可以达到机座关节周围 2601mm 范围内的区域，关节运动范围为 ±360°，完全能够满足不同类型髓内钉定位的实际临床需求。③末端有效载荷可达 10kg，对于定位操作而言已经足够。④重复定位精度高达＜0.5mm。基于 Universal Robots 机械臂，我们自主研制了的便携式定位机器人系统（图 4-2-25），对其进行整合并加入了控制箱和末端执行工具。控制箱内包括驱动、电源、控制卡、网卡等硬件，用于控制机器手臂各个方向的运动。末端执行工具由导向套筒、套筒夹具、导航参考架等组成（图 4-2-26）。

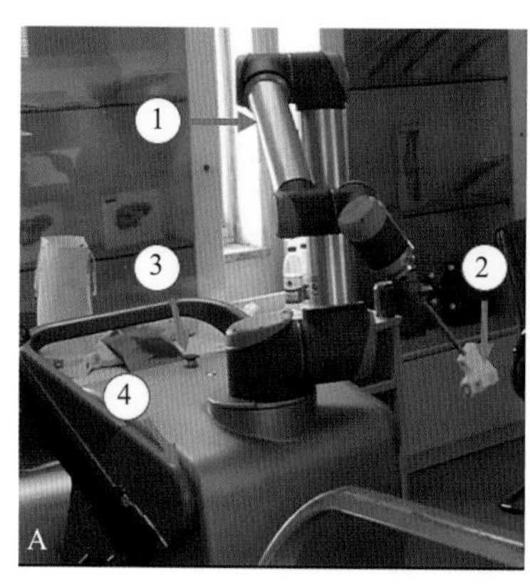

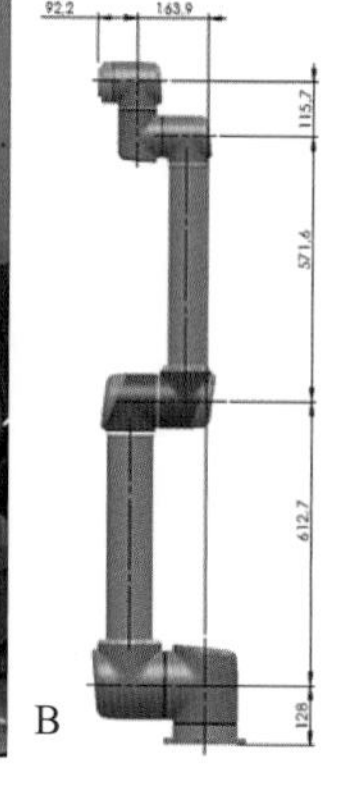

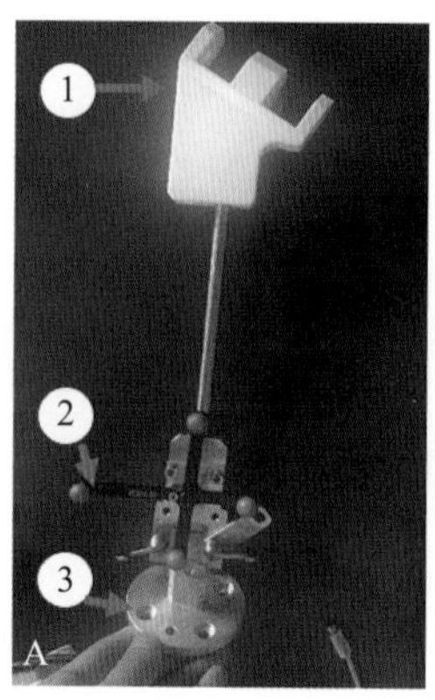

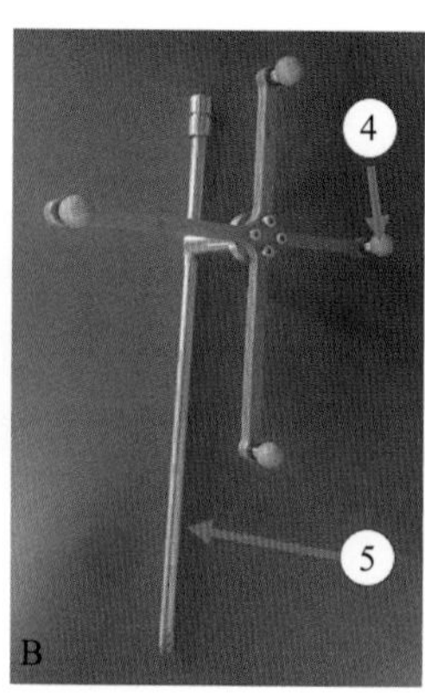

图 4-2-25 定位机器人

A. ①机械臂；②末端执行工具；③急停按钮；④控制箱。B. 机械臂参数

图 4-2-26 末端执行工具

①导向套筒夹具；②、④导航参考架；③固定基座；⑤导向套筒

（3）导航系统：主要由红外线传感器、导航软件、控制箱、计算机主机、显示器和多向旋转支撑臂组成。其基本原理为被动式红外线导航，采用加拿大 NDI 公司 Polaris Spectra 产品。为满足不同等级医院、不同类型手术的手术需求，我们开发了多模态导航软件，整合了二维（2D）导航、2D-3D 导航、三维（3D）导航共三种导航策略（图 4-2-27）。

（4）数字化手术床：基于中国威高 WG-0T300 手术床改造而来，具备全自动六自由度运动范围，可与复位机器人进行同步协调运动（图 4-2-28）。

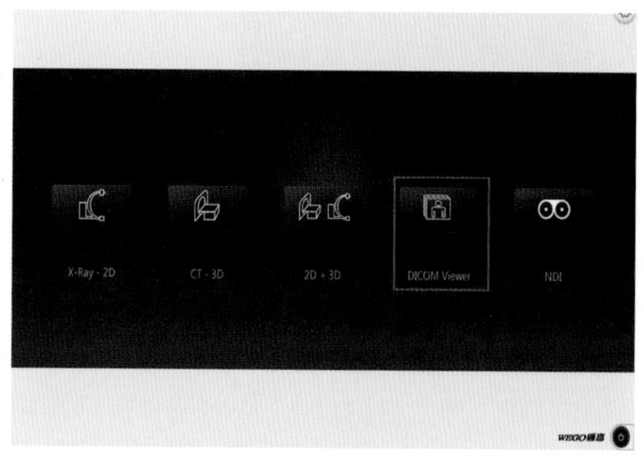

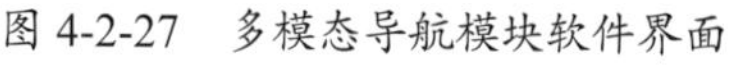
图 4-2-27 多模态导航模块软件界面

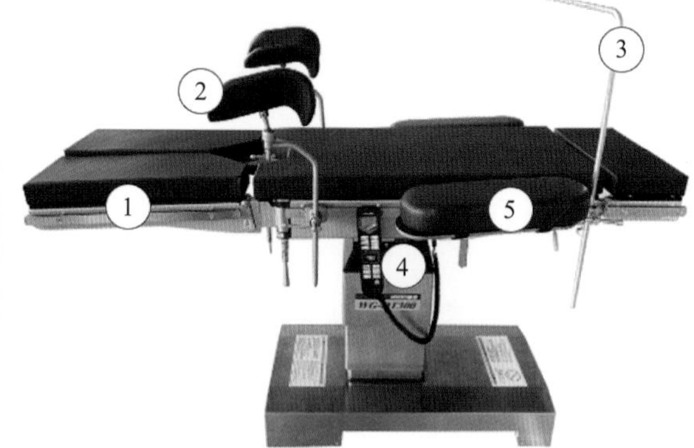

图 4-2-28 数字化手术床

①可拆卸下肢支撑；②截石位腿架；③头架；④多功能遥控器；⑤上肢支撑

4.3 标准化临床操作流程

通过模型骨、完整新鲜冰冻尸体标本的反复试验和优化，我们制定了智能长骨骨折手术机器人系统的标准化临床操作流程（以尸体实验为例演示）。

4.3.1 所需设备与工具

（1）CT 扫描设备：建议至少为 32 排以上，扫描层厚应≤1mm，空间分辨率≥512×512，以提高医学图像质量和后期处理精度，降低整体系统误差。

（2）术中移动式 C 形臂：建议采用具备大直径接收管球的产品（如 12 英寸），以在单张透视图像上获得更大范围的长骨骨折显影。

（3）智能长骨骨折手术机器人系统，包括复位机器人、定位机器人、数字化手术床和光学导航系统。

（4）髓内钉及配套工具器械。

（5）无菌导航参考架、红外反光球等。

4.3.2　术前准备

（1）CT 扫描：术前常规进行患者双侧股骨全长 CT 扫描，可通过普通 CT 设备或术中 CT 实现采集，获取原始 DICOM 格式数据。

（2）图像处理：将原始 DICOM 格式 CT 数据导入导航系统软件中，利用 DICOM Viewer 模块进行图像阈值化分割，获取双侧股骨的三维重建图像（图 4-2-29）。测量术中所需的髓内钉长度和直径参数。

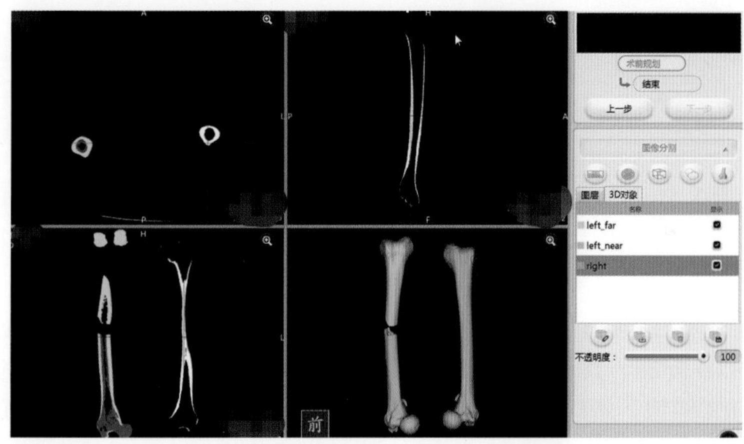

图 4-2-29　双侧股骨图像阈值化分割和三维重建

（3）机器人硬件的合理空间布局：由于手术室内空间有限，需要合理摆放长骨骨折机器人系统各组件、C 形臂等硬件，以减少碰撞、干扰和医源性损伤。通过反复测试，以下方案最为合理。

1）数字化手术床：以会阴柱为基准点，将其摆放于手术室正中央。

2）复位机器人：沿着患侧股骨长轴摆放于远端，上平台距离会阴柱距离为 $L=L_0+15cm$（L_0 为健侧股骨长度）。

3）定位机器人：通常摆放于患肢外侧。置于患侧髂前上棘和股骨外侧髁连线中点的水平垂线上。

4）导航系统：导航系统的高精度工作空间有限。NDI Polaris Spectra 识别的最远距离为 2400mm，最近距离为 950mm。距离髂前上棘和复位平台连线中点 1966mm 为最佳。

5）移动 C 形臂：不使用时应尽量使远离术区；使用时通常摆放于患者股骨外侧。

4.3.3　导航下复位和定位

（1）手术区域消毒和铺单：通常需要将患侧下肢全部消毒铺单、复位机器人采用无菌塑料套全部覆盖，定位机器人机械臂采用无菌塑料套遮蔽。

（2）将患者骨折远端连接于复位机器人平台：采用定制专用克氏针，将股骨远端经皮微创固定于复位机器人上平台，以使股骨骨折远端和小腿与复位机器人上平台实现完全刚性连接，从而将复位力量最大化传递至骨折断端（图 4-2-30）。

（3）将患者骨折近端固定于数字化手术床：利用特殊定制的抓持装置，经皮微创切口，将股骨骨折近端稳定地连接于手术床，以对抗骨折远端的巨大牵引复位力量（图 4-2-31）。

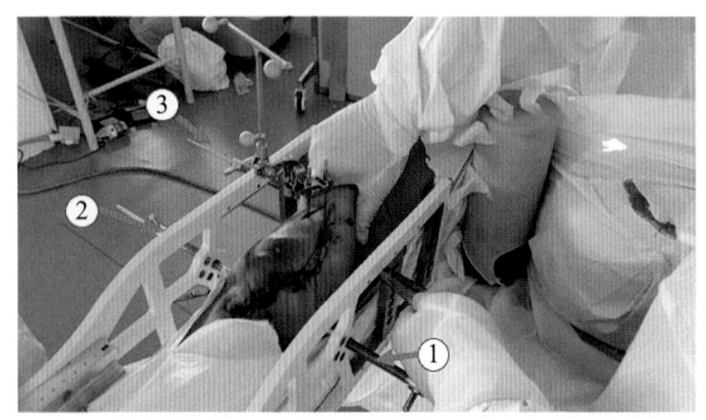

图 4-2-30　将骨折远端固定于复位机器人上平台。①②③为专用克氏针及其导向套筒

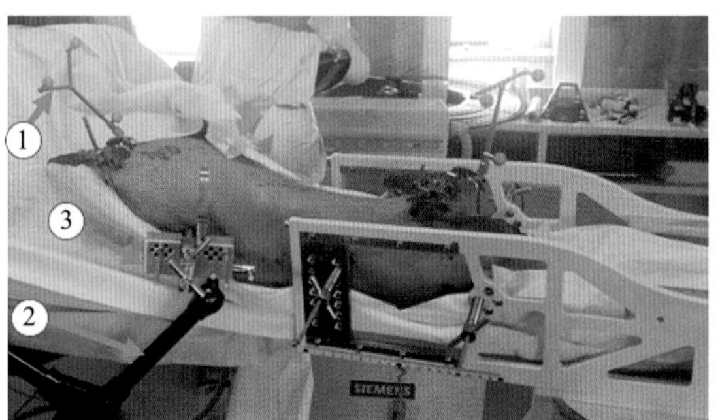

图 4-2-31　股骨近端固定于手术床示意
①近端导航参考架，固定于髂棘；②特殊定制的抓持装置，连接骨折近端；③魔术臂，远端连接抓持装置，近端连接数字化手术床侧边导轨

（4）采集骨折 X 线透视图像：依次采集股骨近端正侧位、骨折端正侧位和股骨远端正侧位 X 线透视图像。采集过程中，C 形臂接收管球尽量靠近股骨，以获得更大范围的骨骼显影，提高后续图像配准的精度。

（5）复位路径规划和执行：将拍摄的 6 张股骨 X 线透视图像，与术前分割的患侧股骨 CT 图像进行 2D-3D 配准。其基本原理为：股骨 X 线轮廓边缘的自动软件识别提取，股骨三维图像的动态 DRR 成像，然后进行基于 ICP 算法的自动图像配准（图 4-2-32）。

基于健侧骨镜像的复位配准：在健侧和患侧三维重建模型上，手动选择股骨特征解剖点（通常为股骨头中心、股骨大转子顶点、股骨髁等）进行初步的粗略配准，然后由软件完成最终的自动精细配准，最终获得患侧骨折移位程度的量化矩阵（图 4-2-33）。

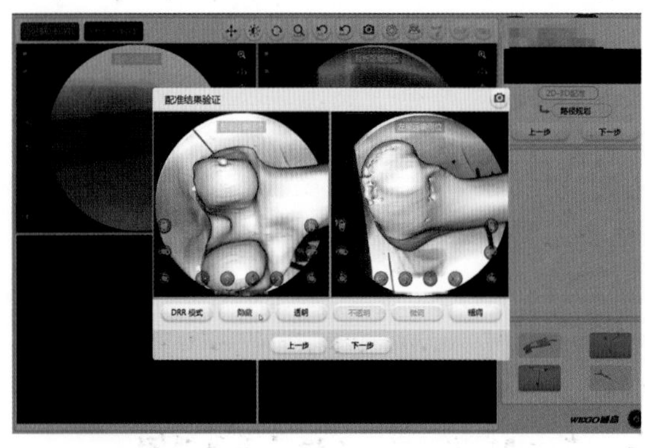

图 4-2-32　术中 2D 图像 - 术前 3D 图像配准

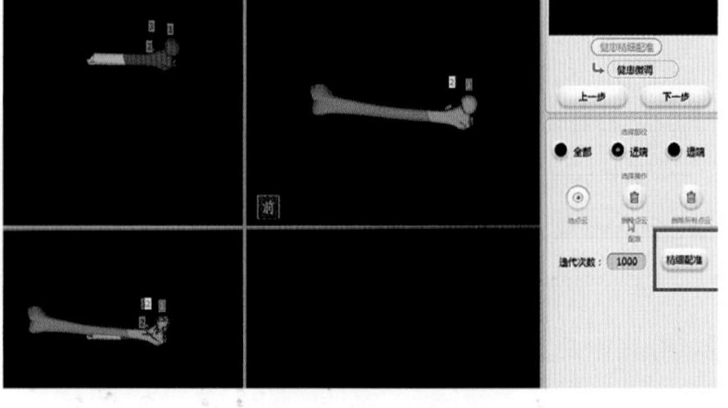

图 4-2-33　基于 ICP 算法的高精度健侧 - 患侧配准

基于我们建立的新长骨骨干骨折分型，进行复位机器人运动路径规划。将患侧骨折移位程度的量化矩阵分解为沿着笛卡儿坐标系 x，y，z 三个方向的平移和旋转共 6 个自由度的运动量，通过规划依次纠正骨折短缩、旋转和成角畸形。然后，转化为 Stewart 平台 6 个步进

电机长度值的改变量。复位机器人驱动 6 个步进电机同时发生线性位移，则完成远端骨折的复位操作。在远端复位过程中，股骨近端由抓持装置稳定固定于手术上保持静止不动。在显示器上，实时动态显示骨折近端和远端的三维图像及复位残余量（图 4-2-34）。

（6）髓内钉进钉点定位并插入髓内钉主钉：在软件中，基于术前 CT 图像，手动指定髓内钉的进钉点和髓内钉插入方向（图 4-2-35，根据不同厂家的髓内钉，可以任意选择大转子或梨状窝进钉点）。由于之前复位时已经完成了术中 X 线和术前三维图像的配准，此时已可以进行实时三维导航。定位机器人末端执行器可自动运动至目标定位位置。医师沿着末端执行器套筒，手动完成髓内钉进钉点钻孔（图 4-2-36）。然后按照标准常规髓内钉手术流程，依次完成髓腔开口、扩髓、插入主钉等操作。

（7）远端锁定孔定位并置入锁钉：拍摄髓内钉远端锁钉孔的正侧位 X 线片，导入导航软件中。软件自动识别并规划锁钉孔的轴线方向。在导航系统的实时导航引导下，定位机器人末端执行器自动运动至目标位置。医师沿着套筒手动完成电钻钻孔、测深、拧入螺钉等操作（图 4-2-37～图 4-2-39）。

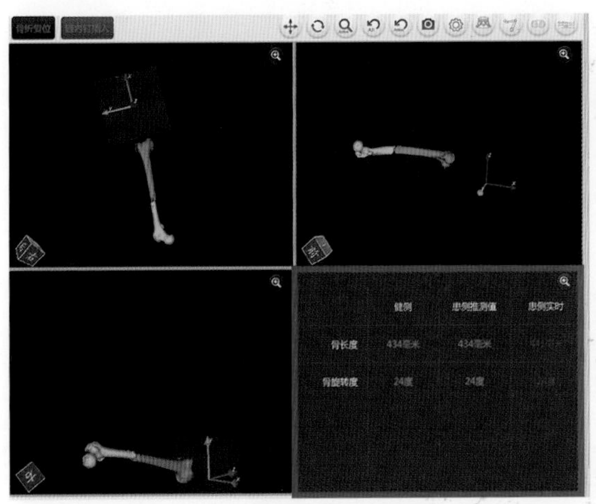

图 4-2-34　骨折复位的实时动态三维反馈显示（红色框内实时显示股骨长度和旋转纠正效果）

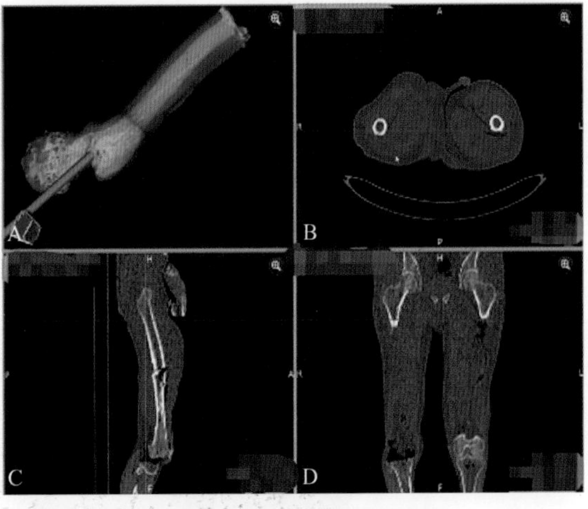

图 4-2-35　髓内钉进钉点规划

A. 蓝色圆柱体模拟髓内钉插入方向；B～D. 显示不同断面上进钉点（红色小点）的位置

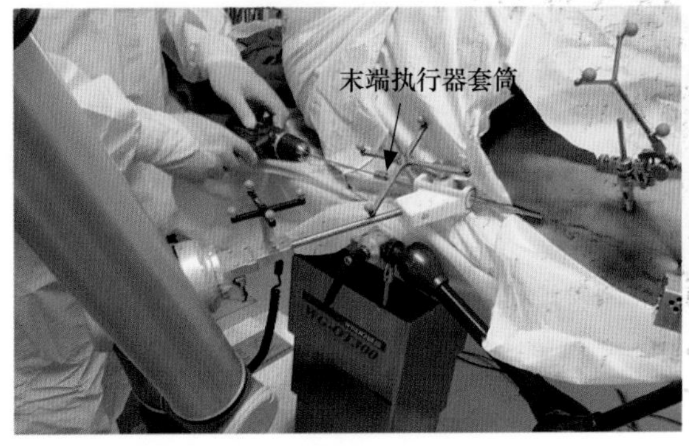

图 4-2-36　髓内钉进钉点定位后，沿着套筒手动完成钻孔

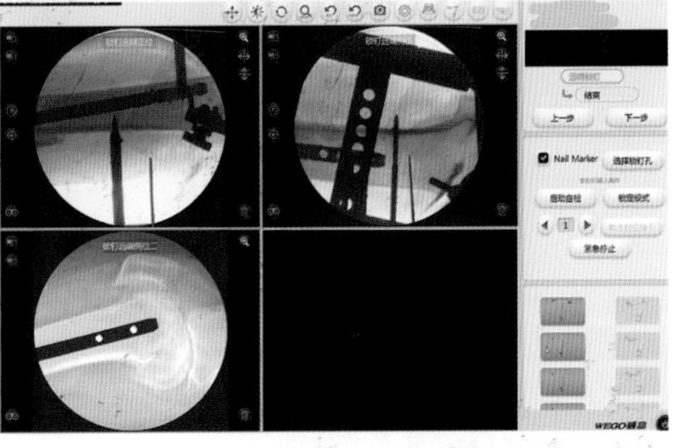

图 4-2-37　锁钉孔正侧位 X 线图像导入软件界面

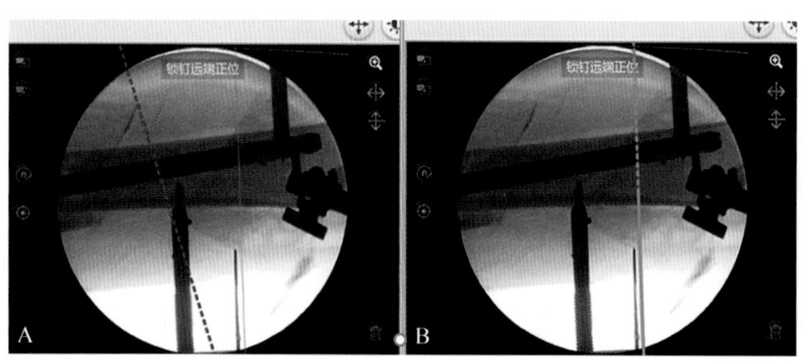

图 4-2-38 远端锁钉孔定位路径规划

A. 定位前，黄线代表规划路径，红线代表末端套筒的实时位置；B. 定位后，红线转变为绿线，并与黄线完全重合，表示定位成功

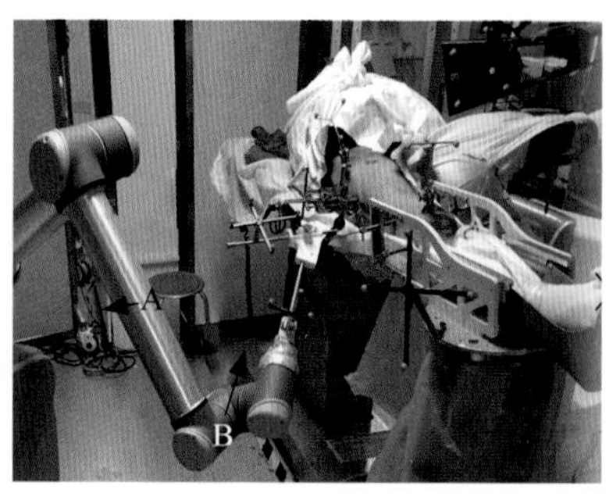

图 4-2-39 锁钉孔定位过程示意

A. 定位机器人机械臂；B. 末端执行工具套筒

（8）手动置入髓内钉近端锁钉。采用髓内钉厂家配套的近端锁钉瞄准臂，手动置入近端锁钉。

4.3.4 术后验证

通过 C 形臂行 X 线透视，确认骨折复位效果、髓内钉进钉点、髓内钉长度、远端锁钉和近端锁钉位置。确认无误后，依次移除导航参考架、股骨近端抓持装置、复位机器人和定位机器人。清点器械、纱布无误，检查无活动性出血，逐层闭合切口。

4.4 临床应用案例

我们团队研发的长骨骨折手术机器人系统，核心组件为复位机器人、定位机器人和导航系统。各组件既可以单独使用，也可以联合使用，从而为临床医师提供了更大的自主选择权。在制定了标准化临床操作流程的基础上，我们进行了初步的临床实验，效果满意。现将部分实际临床案例展示如下，见图 4-2-40～图 4-2-42。

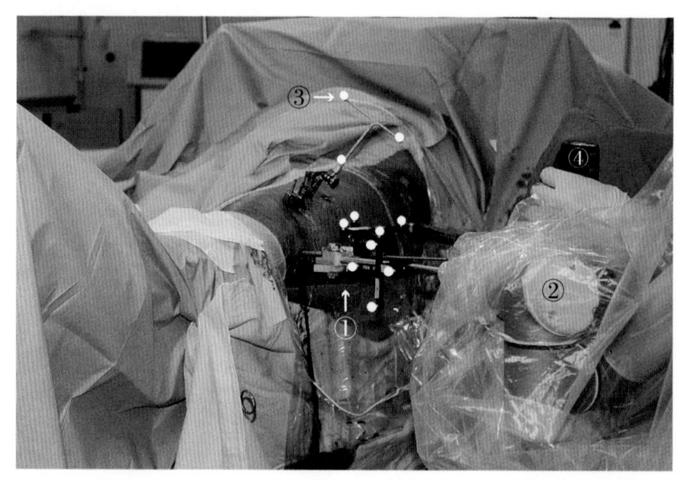

图 4-2-40 案例 1：患者，男，35 岁，车祸致左股骨干闭合骨折。定位机器人辅助下髓内钉远端锁钉置入。①定位机器人末端执行工具；②定位机械臂；③固定于骨折远端的导航参考架；④术者沿着末端执行工具套筒，进行锁钉孔的手动钻孔

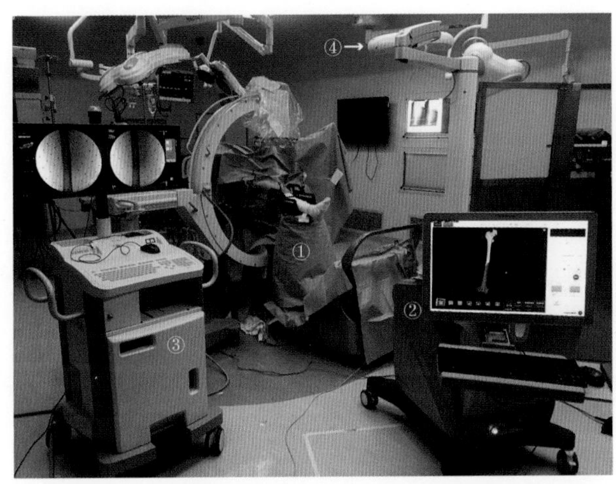

图 4-2-41　案例 2：患者，男，26 岁，摔伤致右股骨干闭合骨折。髓内钉置入手术，复位机器人辅助下骨折闭合复位。①复位机器人；②导航系统；③移动式 C 形臂；④ NDI Polaris Spectra 红外导航

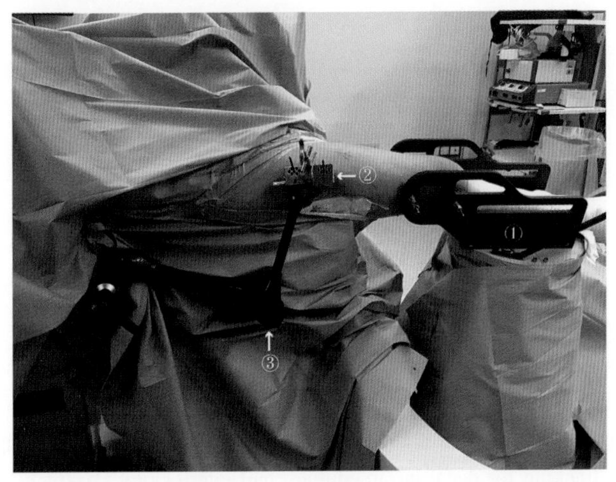

图 4-2-42　案例 2：续上，复位机器人进行骨折复位。①复位机器人上平台，连接股骨骨折远端并支撑小腿；②特制抓持装置，连接股骨骨折近端；③魔术臂，将抓持装置连接于手术床侧面导轨

5. 总结与展望

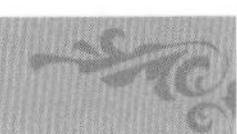

近几十年来，计算机导航和骨科手术机器人的研究和发展极为迅速。诸多研究成果已经成功地实现产品化、商业化并获批上市销售，如 Mazor 脊柱手术机器人、Mako 和 Think 关节置换机器人等。临床研究表明，导航和机器人技术给传统骨科手术带来了巨大的理念革新和临床疗效提升。全球每年的长骨骨折病例数量众多，计算机导航和骨科手术机器人辅助下的髓内钉置入技术作为近年来的新生事物，虽然尚未真正完全走进实际临床，但其巨大的潜能任何人都无法忽视。相信随着技术的不断进步和研究人员的不断努力，更微创、更智能、高精度、量化、个性化、低辐射的导航和机器人技术必将大放异彩，成为髓内钉置入手术的标准化步骤之一。

（赵燕鹏　郝　明　王　锟　曹延祥　杜海龙　苏秀云　唐佩福）

参 考 文 献

[1] Viant WJ, Phillips R, Griffiths JG, et al. A computer assisted orthopaedic surgical system for distal locking of intramedullary nails [J]. Proc Inst Mech Eng H. 1997, 211 (4): 293-300.

[2] Graham G, Mackie I. Experience with the AO locking femoral nail [J]. Injury. 1988, 19 (4): 249-253.

[3] Hudson I. Locking nailing: an aid to distal targetting [J]. Injury. 1989, 20 (3): 129-130.

[4] Mahaisavariya B, Laupattarakasem W, Suibnugarn C, et al. Simplified method for closed femoral nailing [J]. Injury. 1991, 22 (1): 38-40.

[5] Hindley C, Evans R, Holt E, et al. Locked intramedullary nailing for recent lower limb fractures [J]. Injury. 1990, 21 (4): 239-244.

[6] Blumberg K, Foster W, Blumberg J, et al. A comparison of the Brooker-Wills and Russell-Taylor nails for treatment of patients who have fractures of the femoral shaft [J]. J Bone Joint Surg (Am). 1990, 72 (7): 1019-1024.

[7] Whatling GM, Nokes LD. Literature review of current techniques for the insertion of distal screws into intramedullary locking nails [J]. Injury. 2006, 37 (2): 109-119.

[8] Pennig D, Oppenheim W, Faccioli G, et al. Intramedullary locked nailing of femur and tibia: insertion of distal locking screws without image intensifier [J]. Injury. 1997, 28 (4): 323-326.

[9] Gugala Z, Nana A, Lindsey RW. Tibial intramedullary nail distal interlocking screw placement: comparison of the free-hand versus distally-based targeting device techniques [J]. Injury. 2001, (32): 21-25.

[10] Karachalios T, Babis G, Tsarouchas J, et al. The clinical performance of a small diameter tibial nailing system with a mechanical distal aiming device [J]. Injury. 2000, 31 (6): 451-459.

[11] 张贵齐 . SURESHOT™ 远端瞄准系统与徒手技术在胫骨髓内钉远端锁定螺钉的比较性研究 [J]. 大连：大连医科大学学报，2014.

[12] Hofstetter R, Slomczykowski M, Sati M, et al. Fluoroscopy as an imaging means for computer-assisted surgical navigation [J]. Comput Aided Surg. 1999, 4 (2): 65-76.

[13] Ma L, Zhao Z, Zhang B, et al. Three-dimensional augmented reality surgical navigation with hybrid optical and electromagnetic tracking for distal intramedullary nail interlocking [J]. Int J. Med. Robot Comput Assist Surg, 2018, 14 (7): e1909.

[14] Yaniv ZJoskowicz L. Precise robot-assisted guide positioning for distal locking of intramedullary nails [J]. IEEE Trans Med Imaging. 2005, 24 (5): 624-635.

[15] Oszwald M, Westphal R, Stier R, et al. Hands-on robotic distal interlocking in intramedullary nail fixation of femoral shaft fractures [J]. Technol Health Care. 2010, 18 (4-5): 325-334.

[16] Kuang S, Leung K-s, Wang T, et al. A novel passive/active hybrid robot for orthopaedic trauma surgery [J]. Int J. Med Robot Comput Assist Surg, 2012, 8 (4): 458-467.

[17] 王军强，苏永刚，胡磊等. 医用机器人及计算机辅助导航手术系统在胫骨髓内钉手术中的设计与应用 [J]. 中华创伤骨科杂志，2005（12）：1108-1113.

[18] 孙立宁，张剑，杜志江. 一种基于图像导航的骨外科手术机器人系统 [J]. 哈尔滨工程大学学报，2006（2）：285-289.

[19] Seide K, Faschingbauer M, Wenzl ME, et al. A hexapod robot external fixator for computer assisted fracture reduction and deformity correction [J]. Int J Med Robot. 2004, 1 (1): 64-69.

[20] Füchtmeier B, Egersdoerfer S, Mai R, et al. Reduction of femoral shaft fractures in vitro by a new developed reduction robot system "RepoRobo" [J]. Injury. 2004, 35 (Supl 1): 113-119.

[21] Gosling T, Westphal R, Hufner T, et al. Robot-assisted fracture reduction: a preliminary study in the femur

shaft [J]. Med Biol Eng Comput. 2005, 43 (1): 115-120.

[22] Oszwald M, Westphal R, Bredow J, et al. 3D visualized robot assisted reduction of femoral shaft fractures: evaluation in exposed cadaveric bones [J]. Technol Health Care. 2009, 17 (4): 337-343.

[23] Westphal R, Winkelbach S, Gosling T, et al. A surgical telemanipulator for femur shaft fracture reduction [J]. Int J Med Robot. 2006, 2 (3): 238-250.

[24] Maeda Y, Sugano N, Saito M, et al. Robot-assisted femoral fracture reduction: preliminary study in patients and healthy volunteers [J]. Comput Aided Surg. 2008, 13 (3): 148-156.

[25] Hung SS, Lee MY. Functional assessment of a surgical robot for reduction of lower limb fractures [J]. Int J Med Robot. 2010, 6 (4): 413-421.

[26] Wang J, Han W, Lin H. Femoral fracture reduction with a parallel manipulator robot on a traction table [J]. Int J Med Robot. 2013, 9 (4): 464-471.

[27] Hu L, Zhang J, Li C, et al. A femur fracture reduction method based on anatomy of the contralateral side [J]. Comput Biol Med. 2013, 43 (7): 840-846.

[28] Du H, Hu L, Li C, et al. Preoperative trajectory planning for closed reduction of long-bone diaphyseal fracture using a computer-assisted reduction system [J]. Int J Med Robot. 2015, 11 (1): 58-66.

第5章 肱 骨 骨 折

第1节 肱骨近端骨折

1. 流行病学

肱骨近端骨折占全身骨折的5%，占肱骨骨折的45%。该骨折主要见于65岁以上的老年人和高能量损伤的年轻人，男女发病率为1 ∶ 3。作为最常见的骨质疏松骨折之一，其发病率仅次于椎体骨折和桡骨远端骨折，约占老年骨折疏松骨折的10%。随着人口老龄化程度日益严重，其发病率持续上升。除了骨质疏松外，跌倒风险增加、听力和视力下降、糖尿病、酒精滥用、抑郁症、精神类药物等都是导致骨折的危险因素。85%肱骨近端骨折为稳定型骨折，表现为骨折的轻度移位，多数只需要接受非手术治疗；15%为不稳定和（或）明显移位的骨折，必须行手术治疗。单纯大结节骨折是常见的骨折，占肱骨近端骨折的20%；单纯小结节骨折不常见，仅占肱骨近端骨折的2%。虽然过去认为多数非手术治疗的患者能够获得很好的临床愈合和功能，但前瞻性研究发现2/3接受非手术治疗的患者伴有慢性疼痛。近年来，随着内固定技术的提高，锁定钢板和肱骨近端髓内钉对肱骨近端疏松的骨质把持力提高，越来越多的患者开始接受手术治疗，以求获得无痛的肩关节活动和保留更多的功能。

2. 应用解剖

2.1 骨性结构

Codman将肱骨近端骨性结构分成四个部分：肱骨头、大结节、小结节和肱骨干（图5-1-1）。关节软骨面和骨性结构移行的部位为解剖颈。肱骨解剖颈是肩关节囊附着的部位，肱骨解剖颈以近部分为肱骨头，以远的部分为大小结节和肱骨干。肱骨头为1/3个球体表面，表面覆盖软骨。肱骨头中央和肱骨颈的骨小梁结构随着年龄的增长逐渐变得疏松，但肱骨头软骨下骨的骨密度仍然较高。螺钉固定时须将其尖部置于该部位，以保证固定的强度，并避免螺钉切出（图5-1-2）。肱骨距为肱骨近端内侧增厚骨板，是重要的支撑结构（图5-1-3）。在复位过程中恢复内侧支撑对于防止固定后肱骨头的塌陷有重要意义。肱骨颈轴线与肱骨干轴线呈135°夹角，被称为颈干角。从上面看肱骨头相对于肱骨髁横轴向后平均倾斜30°夹角。但是，该角个体差异较大，范围为18°～33°。这一解剖学差异要求术者不仅在骨折复位过程中要参考骨性标志，而且髓内钉置入时需要调整合适角度。

小结节位于解剖颈前方，是肩胛下肌附着处。大结节位于肱骨近端外侧，是冈上肌、冈下肌、小圆肌附着处，低于肱骨头最高点6～8mm。在肩关节外展90°～120°时肱骨大结节接触到肩峰，盂肱关节扣锁。因此，在复位大结节骨折时，应注意其位置要低于肱骨头最高点。同时，放置髓内钉时，钉尾部要埋入大结节或软骨下骨以下2～3mm，否则将出现肩峰撞击，引起疼痛。结节间沟位于大、小结节之间，是肱骨近端骨折复位过程中判断旋转移位和髓内钉入钉点的重要解剖标志。大、小结节远端向肱骨干移行的区域为外科颈。该部位是

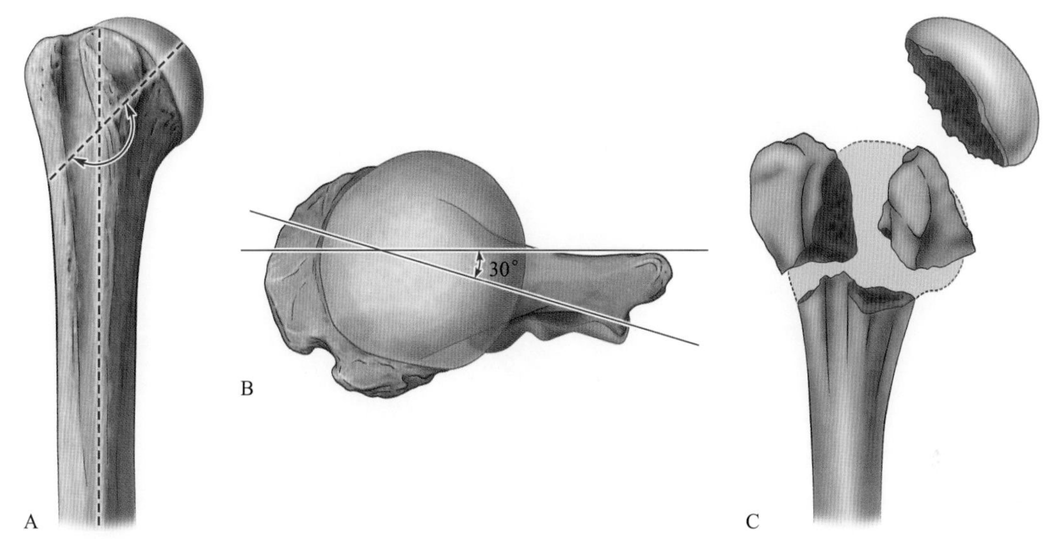

图 5-1-1 肱骨解剖形态

A. 肱骨近端前面观及后面观，可见肱骨颈同肱骨长轴呈 135° 的颈干角；B. 肱骨近端上面观，可见肱骨颈轴线同肱骨髁间轴线呈约 30° 的后倾角；C. Codman 将肱骨近端分成四个部分，即肱骨头、大结节、小结节和肱骨干

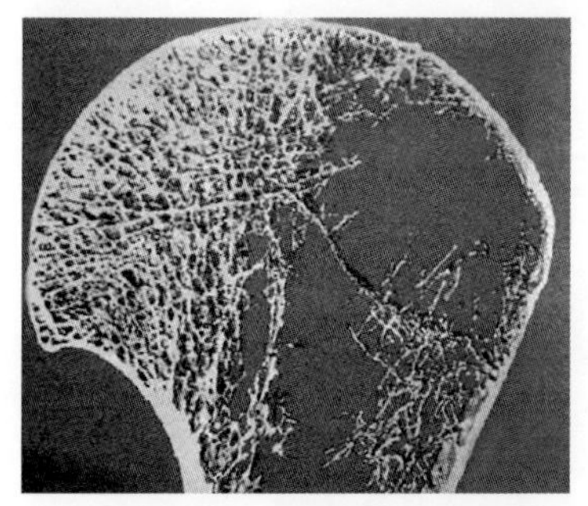

图 5-1-2 肱骨头显微 CT 扫描显示大结节区域显著的多孔结构，骨小梁结构稀疏；肱骨头的软骨下骨，骨质致密，可用于内固定螺钉的把持

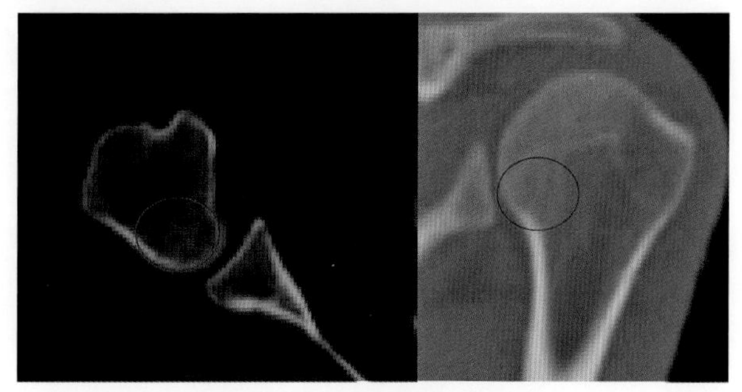

图 5-1-3 肱骨距的解剖形态

发生骨折的常见部位。不同于解剖颈骨折伴明显移位时肱骨头的血供容易受到严重破坏，肱骨外科颈骨折后，两侧骨折断端的血供均较丰富，对肱骨头血供影响相对较小。

2.2 肌肉系统

肱骨近端覆盖着大量的肌肉和肌腱结构，为肩关节活动提供动力和稳定性。肩袖，作为包绕在肱骨头周围的致密腱帽，是其最重要的组成部分（图 5-1-4）。肩袖是由附着在大结节上的冈上肌、冈下肌、小圆肌以及附着于小结节的肩胛下肌组成。其作用主要体现两个方面：①动力装置。冈上肌是肩关节外展的两个主要动力肌之一；肩胛下肌同冈下肌是肩关节内、外旋的主要动力肌。②稳定装置。冈上肌、冈下肌与肩胛下肌协同收缩提供张力，将肱骨头稳定在肩胛盂上，在盂肱关节参与的肩关节运动过程中起到杠杆的支点作用。肱骨近端骨折手术治疗的重点之一就是通过复位和固定大、小结节，修复肩袖的止点，获得大、小结节同肱骨干的生物型愈合，恢复肩关节的运动功能（图 5-1-5）。肱二头肌长头腱是复位和重建大、小结节关系过程中的重要参照标志（图 5-1-6）。值得注意的是，在复位过程中，该肌

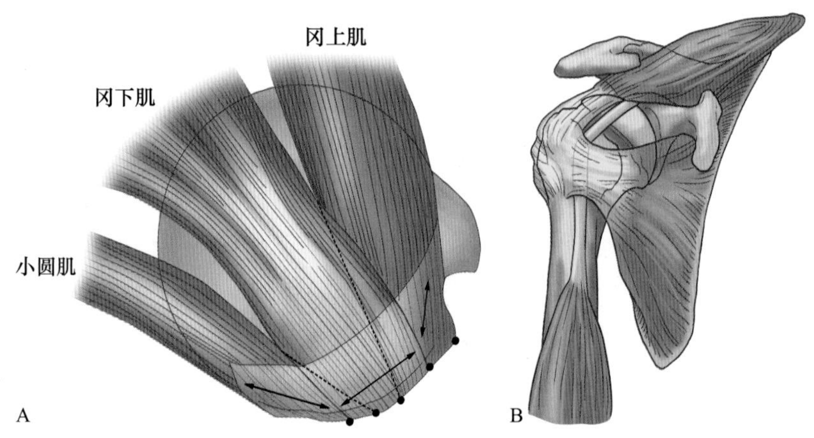

图 5-1-4 肩袖

由附着在大结节上的冈上肌、冈下肌、小圆肌和附着于小结节的肩胛下肌以及肱二头肌长头腱组成：A. 上面观；B. 前面观

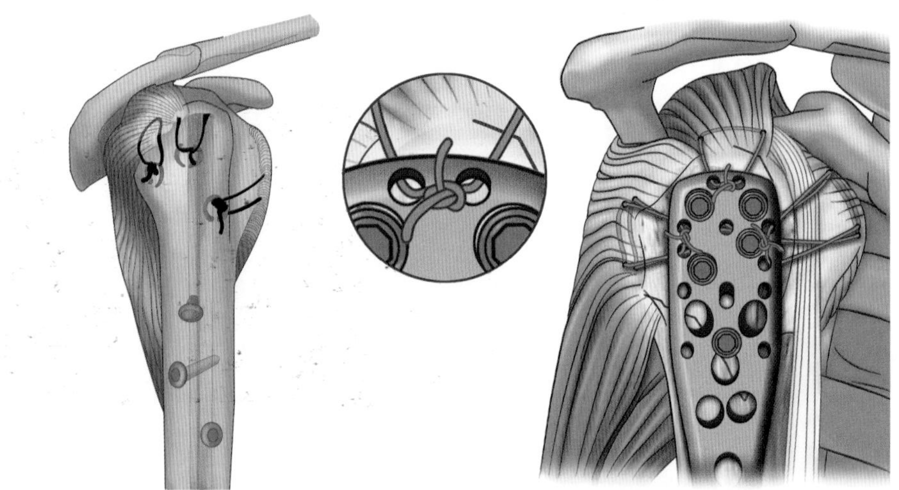

图 5-1-5 肱骨近端骨折髓内钉或钢板固定时肩袖的修复示意图

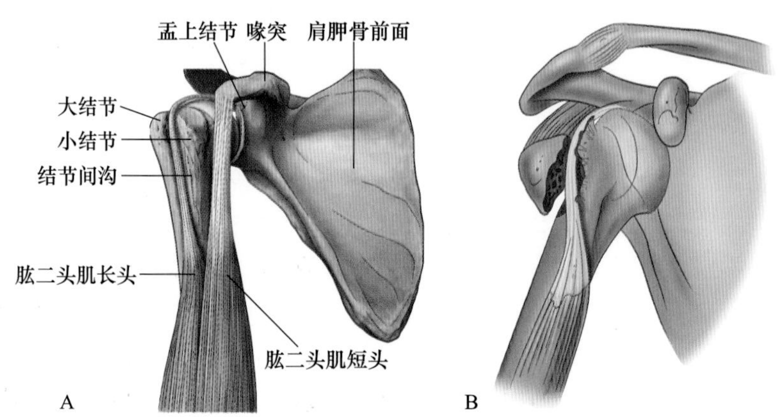

图 5-1-6 肱二头肌长头腱

A. 肱二头肌长头腱行走于节间沟内，可作为大、小结节复位和固定的参考标志；B. 肱二头肌长头腱嵌入大结节骨折块间，造成复位困难，而如不将其复位，甚至会阻碍大、小结节间的愈合

腱可能嵌顿在骨块之间，阻碍复位，或造成骨不连。

此外，这些肌肉和肌腱的牵张作用也是导致骨折发生和移位的原因（图 5-1-7）。胸大肌广泛止于结节间沟外侧缘，其是骨折后主要的牵拉力，可以将肱骨干向前、向内移位。冈上肌、冈下肌、小圆肌各自止于其在大结节上的止点。冈上肌使大结节骨块向上移位，冈下肌使大结节骨块向后移位。大结节骨折可以表现为单一骨折块，也可以因各肌腱附着点不同而表现为多个骨折块。小结节是肩胛下肌的附着点，在肩胛下肌的牵拉下使小结节骨折块向内侧移位。不同的骨折类型其骨块移位方向取决于骨块上的肌肉附着情况（图 5-1-8）。

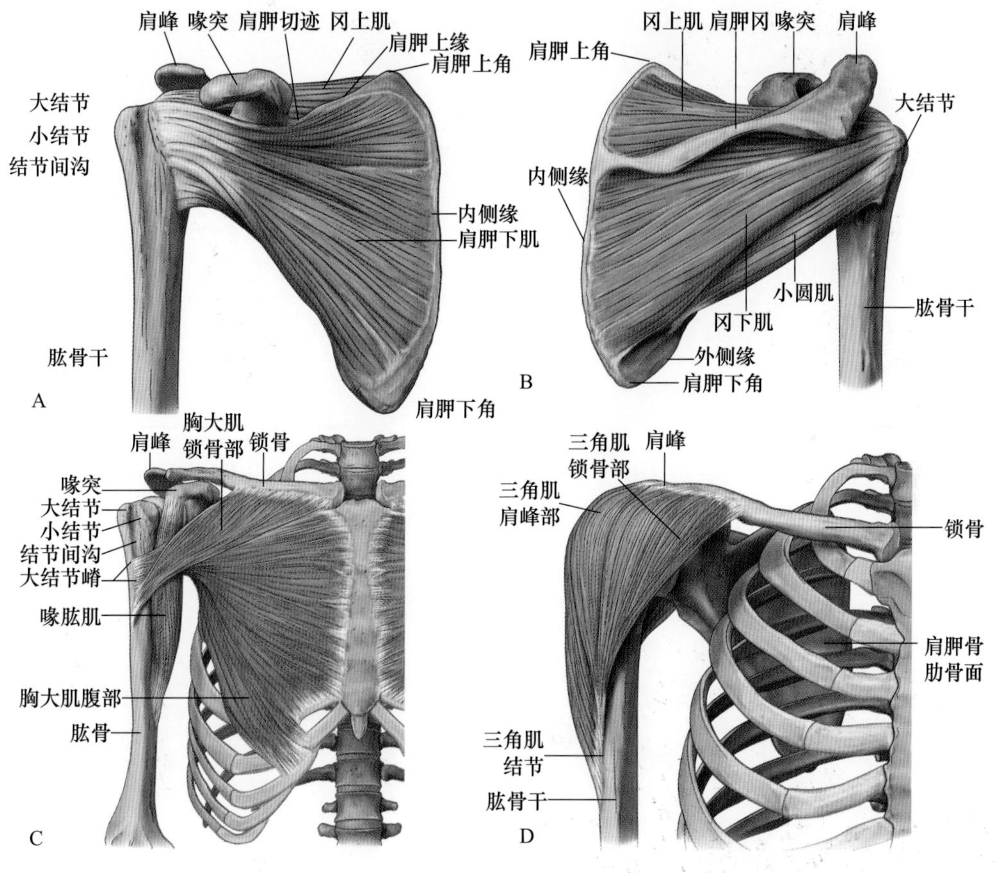

图 5-1-7 肩关节周围肌肉示意图

2.3 血管

肱骨近端骨折的预后受骨折类型及其与周围血管解剖关系的影响。充分理解和掌握局部血管解剖对理解这种关系是非常重要的。肱骨近端的营养灌注来自腋动脉的终末支：旋肱前动脉及旋肱后动脉（图 5-1-9）。其中，肱骨头的血液灌注主要为旋肱前动脉的升支，即弓状动脉，其分出后沿结节间沟伴随肱二头肌长头腱走行，在大结节顶点水平进入骨内，在肱骨头内弯曲走向后方。其余的血液供应来自大、小结节附着处进入干骺端的血管，以及旋肱后动脉的后内侧分支。解剖颈骨折时，提示弓状动脉多受到破坏；外科颈骨折时，由于旋肱前、后动脉的位置距离骨折端非常近，使其容易受到损伤。

骨折类型对于判断肱骨近端血供是否完整有着重要的帮助（图 5-1-10）。肱骨头后内侧干骺端骨折块长度外展＜8mm、内侧骨皮质断裂和骨折累及解剖颈这三个因素是预测肱骨头血供破坏严重程度，以及远期发生缺血性坏死的危险因素。若这三个因素同时出现，则出现肱骨头缺血的可能性高达97%。肱骨头骨块上内侧干骺端保留的越长（＞8mm），提示肱骨头血供越好。后内侧骨折，内侧突出部分的软组织保持完整，提示肱骨头血供仍能维持，并利于复位。

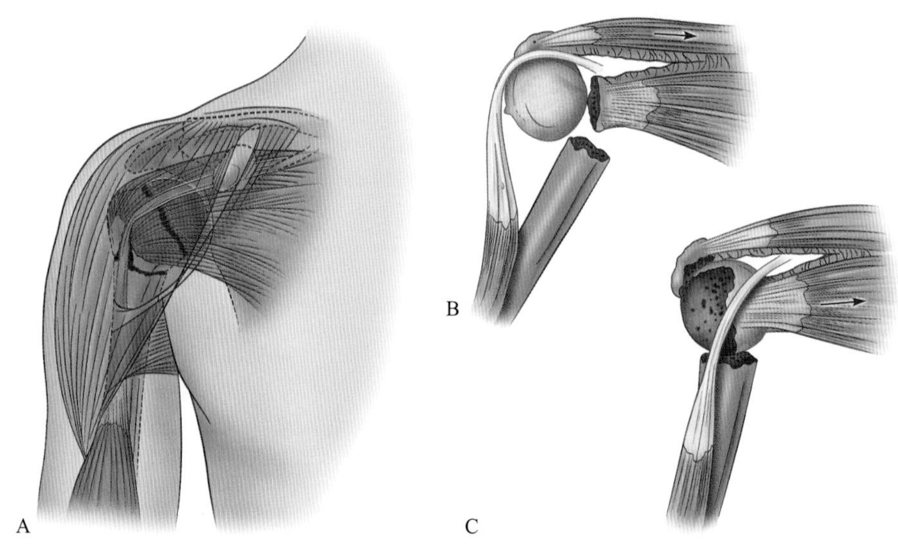

图 5-1-8 肱骨近端骨折

A. 肱骨近端四部分骨折时，由于肌肉的牵拉，导致大结节向上、后移位，小结节向内移位，远端向内、上移位；B. 肱骨近端三部分骨折，大结节同肱骨头相连者，肱骨头关节面转向前方，肱骨干移位；C. 小结节同肱骨头相连者，肱骨头关节面转向后方

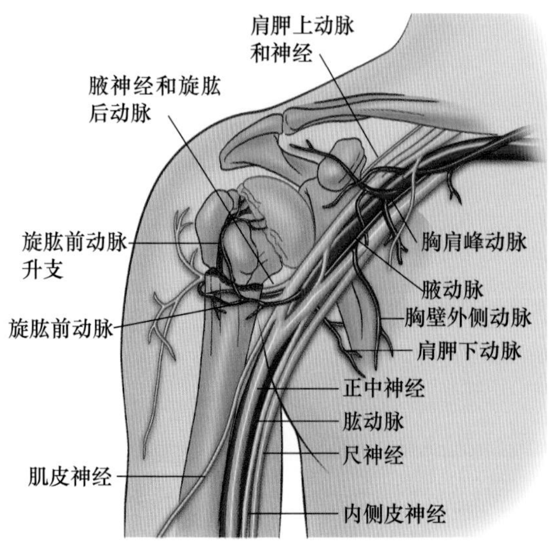

图 5-1-9 肱骨近端血供示意图

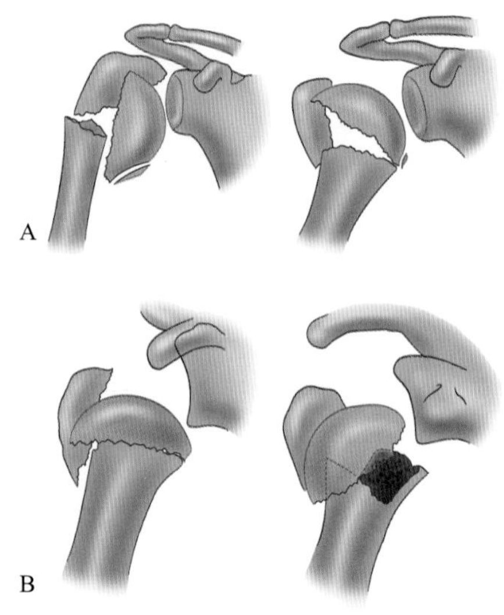

图 5-1-10 肱骨头骨折

A. 前者肱骨头骨块上内侧干骺端的保留较后者长（＞8mm），提示肱骨头血供维持状况良好；B. 前者肱骨后内侧骨块移位较后者要少，其软组织仍保持完整，提示肱骨头血供仍有维持

2.4 神经

肩部由臂丛神经（C_5～T_1 神经根组成）以及小部分的 C_3、C_4 神经根支配。神经根构成上（C_5～C_6）、中（C_7）、下（C_7～T_1）干。之后，干分成前后股，前后两股然后分成3束，根据与腋动脉的位置关系分别称为外侧束、后侧束和内侧束。腋神经和肩胛下神经发自后侧束，它们分别支配三角肌、小圆肌和肩胛下肌。肩胛上神经发自上干，支配冈上肌和冈下肌。关节支主要来自腋神经、肩胛上神经和胸神经前外侧的分支。髓内钉近端锁钉置入时有可能会损伤腋神经（图 5-1-11）。

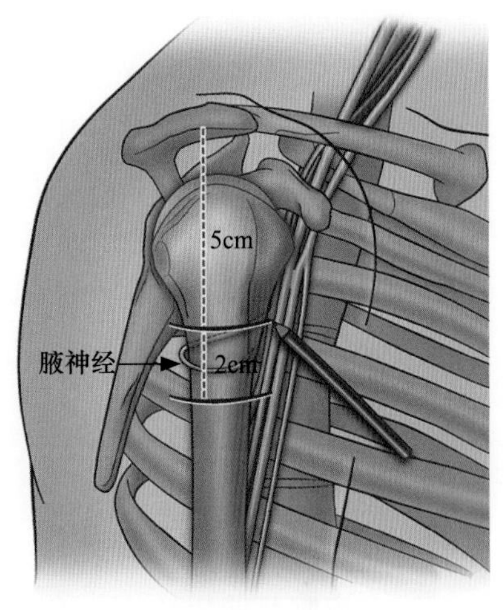

图 5-1-11 腋神经示意图，其位于肩峰下 5cm 左右

3. 损伤机制和临床评估

3.1 损伤机制

对于老年患者合并骨质疏松，最常见的损伤机制是摔跌倒时上肢伸展撑地，也可以在上臂遭受直接击打或肱骨头撞击肩胛盂或肩峰时发生（图 5-1-12）。对于年轻患者，高能量损伤，如交通事故或高空坠落，是导致骨折发生的主要机制。极少见的也有电击伤或癫痫时肌肉强烈收缩造成的肱骨近端骨折。单纯肱骨大结节骨折多见于肩关节前脱位，脱位时它与关节盂唇的碰撞导致骨折。大结节骨折受伤机制多种多样，包括摔倒时肩部着地受到的直接暴力或肩峰时的剪切力，也可以是由于肩袖的牵拉造成的撕脱骨折。

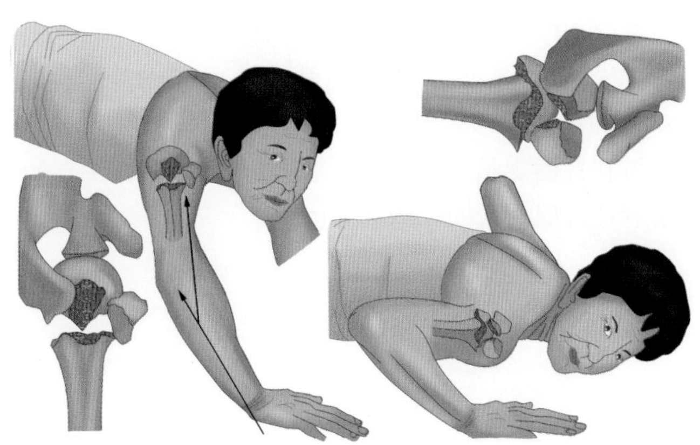

图 5-1-12 肱骨近端骨折的受伤机制

3.2 临床评估

患者通常表现为健侧手扶托患肢紧贴胸壁，伴肿痛，患肢活动受限。肩关节瘀斑和肿胀是最常见的体征。其发生在伤后 24～48 小时，并持续存在数天。肿胀和瘀斑向远处蔓延并影响到整个上肢，也会波及到胸壁和乳房。此外，患者常会表现为严重的疼痛，并对患肩的大幅度活动或被动活动表现出恐惧。然后，应对神经血管的完整性进行评估，包括腋神经、

臂丛神经及血管损伤情况的检查。腋神经为最易受损的神经，查体时应检查神经功能。如果合并损伤，多采取非手术治疗，对骨折治疗的影响不大。伤后 3～4 周行肌电图检查，了解神经损伤范围。如果伤后 3 个月神经无恢复迹象，应行神经探查手术。当骨折为肱骨头向腋窝脱位的四部分骨折脱位时，应警惕腋动脉损伤的可能。即使触及桡动脉搏动，也并不能完全排除血管损伤的可能性，必要时行血管超声和造影检查。不管什么损伤机制，都应检查整个上肢以排除其他损伤。高能量损伤的患者应注意合并肋骨骨折、肩胛骨骨折、头部或脊椎损伤及腹腔或胸腔内的损伤。

3.3 影像学评估

一般来说，X 线检查就可完成对肱骨近端骨折的评估及分类，通常包括肩胛骨前后位片、腋位片及肩胛骨 Y 位片（图 5-1-13）。

（1）肩胛骨前后位（纯正位）片：需要对肩关节解剖充分理解，才能准确获得图像。肩胛骨与冠状面向前成 30°～40°。为了获得正位片，健侧肩膀应与射线呈约 40°，以使患侧能平对 X 线接收器（图 5-1-13，A、B）。摄正位片时外旋（大结节）、内旋（小结节）上臂对评估结节骨折很有帮助。

（2）腋位片：对于评估大结节、关节盂关节面以及肱骨头与关节盂的匹配关系至关重要。获得片子的方法是将暗盒置于肩关节上方，上肢外展离开身体，射线自肩关节下方，对准腋窝向头侧投照（图 5-1-13，C、E）。

（3）Velpeau 腋侧位：这是为那些在拍摄腋位片时不能忍受肩关节外展而改良的投照位。拍片时患肢悬吊，将暗盒平放在桌面，患者上身向后倾斜使肩部正对暗盒上方，X 线从上向下投照到暗盒上（图 5-1-13，D、E）。

（4）肩胛骨 Y 位片：当维持上肢悬吊时可拍摄该片。患肩关节前面正对 X 线板，并旋转使健侧肩膀与射线方向呈约 40°（图 5-1-13，F、G、H）。

CT 平扫＋三维重建对肱骨近端骨折的评估和分型可以作为一种有效的辅助检查手段。其可以详细地显示出骨折的细节，准确地判断大小结节移位、肱骨头劈裂、骨折块间压缩情况、粉碎程度以及关节盂软骨面受累的情况（图 5-1-14）。磁共振平扫的作用有限，可对诊断无移位的新鲜肱骨大结节骨折提供帮助（图 5-1-15）。

4. 骨折分型

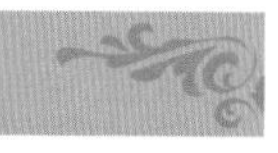

1934 年 Codman 根据与骨骺线的关系描述了肱骨近端骨折，他定义了四种可能的骨折块：关节面、肱骨干、大结节和小结节。同时，Codman 强调了血管因素对肱骨近端骨折关节内骨折块的重要性。尽管该分型系统没有被广泛应用于临床，但其所提出的骨折块分类及血供和骨折移位的相关性，为以后分型系统的制定和提出指明了正确的方向。

目前，临床上最常用的肱骨近端骨折分型为 Neer 分型系统（图 5-1-16）和 AO/OTA 分型系统（图 5-1-17）。这两种分型都是在 Codman 分型基础上提出的，都是基于关节面受累情况、骨折部位及粉碎程度、骨折脱位情况进行相应分型。它们注意到了骨折移位对软组织附着的破坏，强调失去软组织附着后，肱骨头坏死概率的升高。通过这些分型系统，能够指导外科医师作出最恰当的治疗选择。

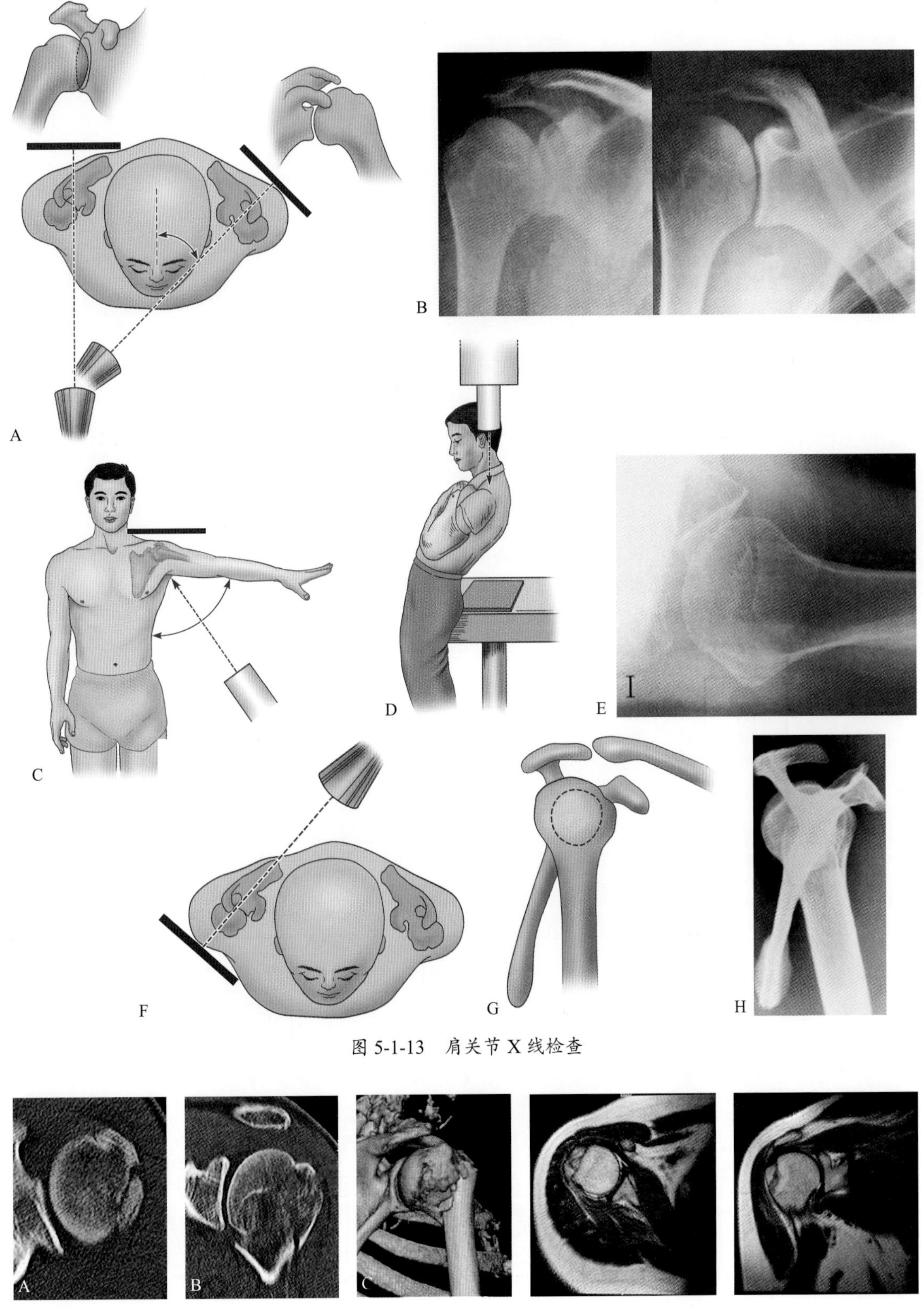

图 5-1-13 肩关节 X 线检查

图 5-1-14 肱骨近端骨折 CT 平扫＋三维重建可以详细显示骨块移位情况

图 5-1-15 肩关节 MRI 平扫可用于诊断无移位的新鲜肱骨大结节骨折

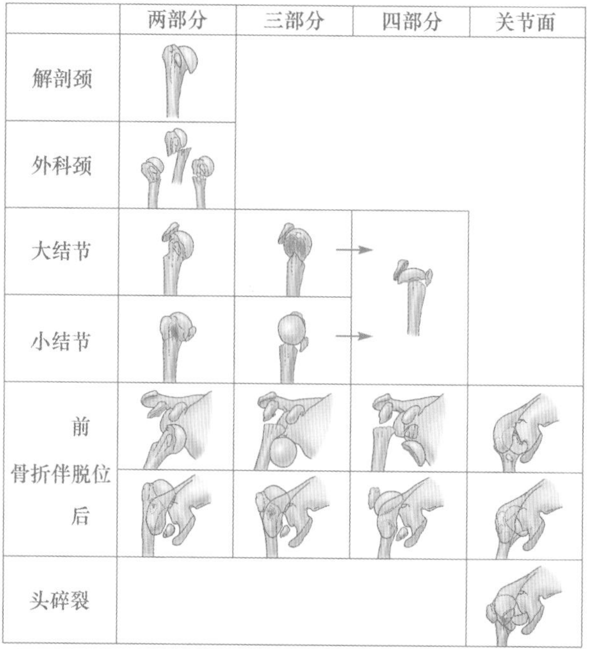

图 5-1-16 Neer 分型：一部分骨折是指一条或多条骨折线，但无骨折移位；两部分骨折是包括肱骨外科颈骨折、大结节或小结节撕脱骨折及肱骨解剖颈骨折；三部分骨折分为大结节同肱骨头相连或小结节同肱骨头相连两种骨折；四部分骨折指大小结节、肱骨头、肱骨干移位的骨折。

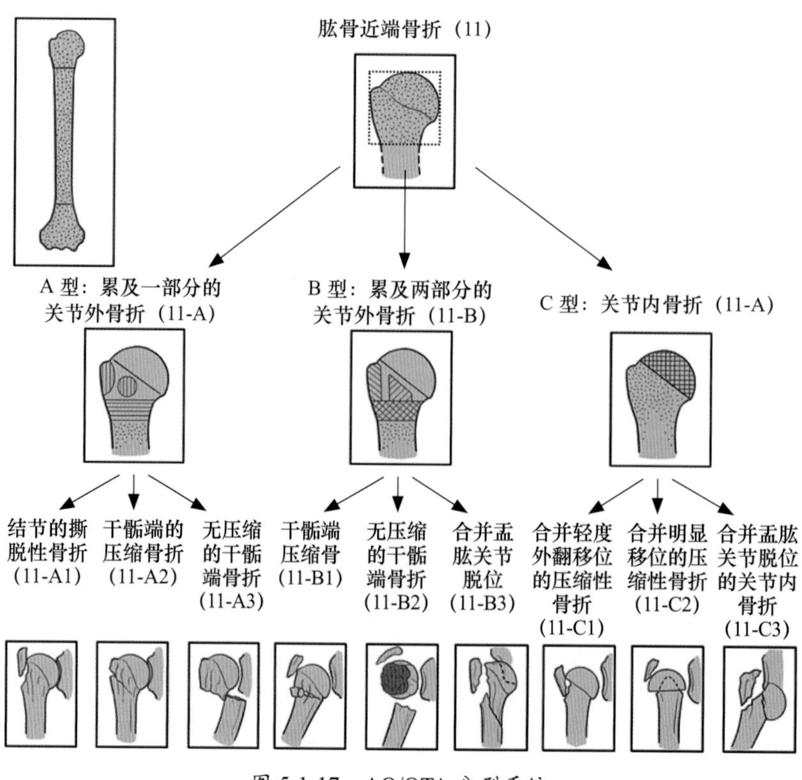

图 5-1-17 AO/OTA 分型系统

在 Neer 分型中，以肱骨头为参照物来判定骨折的移位程度。参照肱骨头，骨折块成角≥45° 或骨折块间距离超过 1cm 时视为移位；如果移位没有达到标准，无论骨折块数量有多少，骨折都将被视为无移位。

有两种特殊类型骨折值得医师注意：①肱骨解剖颈骨折，属于 Neer 分型的两块骨折，四部分骨折结局，非常罕见。此类骨折肱骨头的血运破坏严重，一些学者认为内固定治疗继发肱骨头坏死的概率较大，主张一期采用肩关节置换术；②外翻压缩型骨折，属于 Neer 分型的四部分骨折，肱骨头≥ 45° 成角移位和大、小结节移位。尽管骨折块粉碎严重、移位较大，但完整的肱骨内侧软组织能够保证肱骨头的血供，预后比其他四部分骨折好（图 5-1-18）。

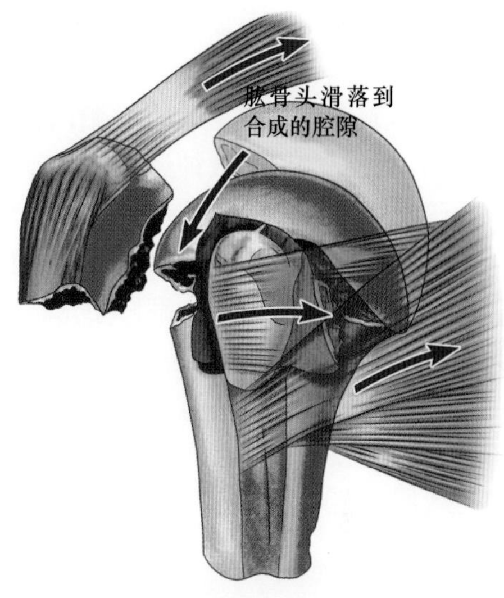

图 5-1-18 外翻压缩型的四部分骨折；骨折移位，肱骨内侧软组织合页完整，保留了肱骨头的部分血液供应

5. 治疗原则

5.1 非手术治疗

大多数的肱骨近端骨折为骨质疏松性骨折，其中约 85% 为无移位或轻度移位的骨折，可通过非手术治疗获得满意的效果。此外，对于那些患有多种疾病，不能耐受麻醉或手术的体弱患者，也可以采用非手术治疗。当老年患者骨折前合并严重的肩袖损伤或重度盂肱关节炎时，其对功能需求低，也可以考虑行非手术治疗。

当决定对患者采用非手术治疗时，应该从影像学和查体两方面对骨折的稳定性进行评估。影像学评估方面，主要骨折块之间表现为嵌顿或压缩。最常见的是累及外科颈的两部分骨折，即肱骨干嵌入肱骨头内。此外，外翻压缩型的四部分骨折也是稳定型骨折之一。之后，应对骨折断端进行体格检查，将一只手放在骨折断端的体表前方（一般位于喙突远端），另一只手被动旋转患肩，体会骨折断端是否存在骨擦感。如果骨擦感缺失，考虑为稳定型骨折。

非手术治疗最常用的方法是三角巾悬吊贴胸固定，根据具体的骨折类型，决定是否在患侧腋下置入衬垫对抗胸大肌的牵拉力。建议患者第 1 个月每周复查 X 线监测骨折移位和力线情况。伤后 2 周开始患肩关节被动功能锻炼（如钟摆运动和前屈外展）。之后每 2 周复查 X 线明确骨折愈合情况直至伤后 3 个月。骨折愈合后患者可以进行肩关节主动功能锻炼。

5.2 手术治疗

一般而言，对于移位明显的骨折和畸形愈合的骨折，都推荐采用手术治疗。根据手术创伤的大小，可将手术治疗分为微创手术、切开复位内固定和关节置换术三大类。其中，微创手术包括闭合复位经皮克氏针固定，有限切开张力带固定，经皮微创钢板内固定和髓内钉内固定。应根据患者的年龄，活动需求，骨折的粉碎程度，内侧肱骨距支撑是否能够重建，以及骨质强度选择不同的手术方式。例如，当肱骨近端骨折为中青年患者且其骨质量良好，推荐选用内固定术，而不是关节置换术。

微创手术多用于骨质良好的外科颈骨折，以及一部分三部分骨折和外翻压缩型四部分骨折。当内侧肱骨距支撑无法手术重建时，建议优先选择第三代肱骨近端髓内钉作为固定方式。畸形愈合的翻修手术也是髓内钉的手术适应证之一。采用闭合复位经皮克氏针固定时，应警惕固定针移位和腋神经损伤风险，配合外固定架同时使用有助于提高固定稳定性；干骺端粉碎是其相对禁忌证。有限切开张力带可以用于单纯的大结节骨折。

切开复位解剖型锁定钢板固定是目前临床上最常用的治疗方式，其适用于各种类型的肱骨近端骨折和畸形愈合的翻修手术，并大大降低了患者和外科医师对关节置换术的需求，成为年轻患者和功能需求高患者的首选治疗方式之一。但是，当肱骨距内侧支撑无法重建时，由于钢板偏心固定的特点，增加了骨折复位丢失和螺钉切出的风险。这时，可以联合内侧附加钢板或髓腔内结构性植骨（同种异体或自体腓骨、自体髂骨块）（图 5-1-19），也可以选择第三代肱骨近端髓内钉，达到内侧支撑稳定的目的。

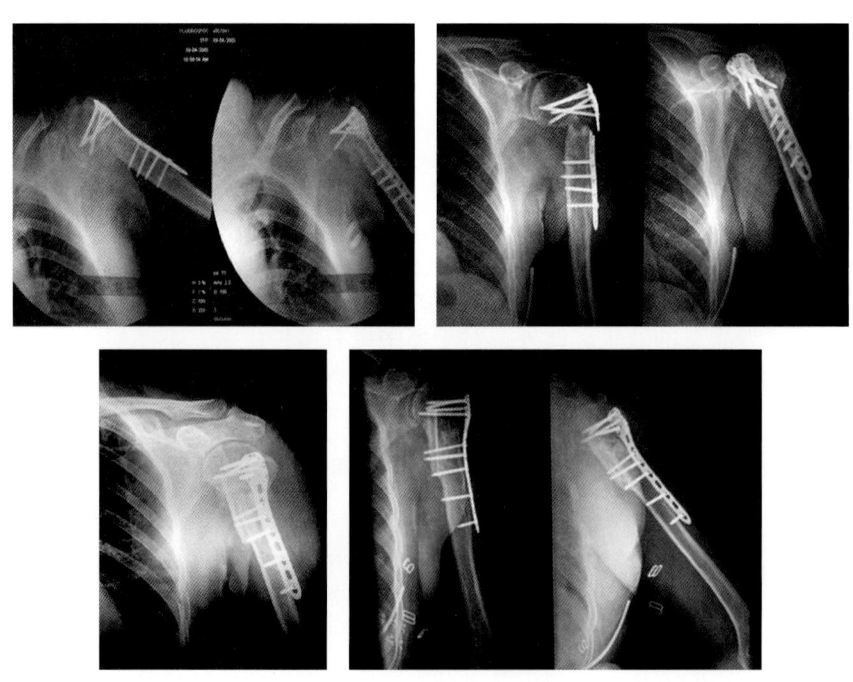

图 5-1-19 患者，女性，46 岁，左侧 NeerⅡ型肱骨近端骨折，手术采取锁定钢板同时行自体松质骨植骨术；术后 5 个月，锁定钢板断裂；翻修手术采用取自体腓骨，经过钢板用螺钉固定在肱骨头内侧，提供了良好的内侧支撑，术后 8 个月，X 线检查见骨折愈合

肩关节置换术的绝对适应证包括肱骨头粉碎性骨折、肱骨头关节面压缩超过 40% 的压缩性骨折和因手术延迟致使肱骨头严重吸收并影响肩关节功能的陈旧性骨折。骨折合并肱骨头脱位、肱骨头劈裂性骨折、严重骨质疏松性骨折是其相对适应证。肱骨大结节重建是肱骨头或全肩关节置换术成功与否的关键。无法修复的肩袖是全肩关节置换术或肱骨头置换术的手术禁忌。此时，可以选择反肩关节置换术。但是，相比其在盂肱关节炎良好预后，反肩关节置换术在肱骨近端骨折方面却存在较多的并发症和较高的翻修率。同时，三角肌功能丧失（腋神经损伤或机械性外伤）是反肩关节置换术的禁忌证。局部伴有急性软组织感染、慢性骨髓炎是所有类型关节置换术的绝对禁忌证。

6. 髓内钉的固定理念

虽然内固定装置已经取得了显著的进步，但肱骨近端骨折理想的固定技术尚不明确。经皮克氏针固定，虽然手术创伤小，血供保护好，但往往由于担心骨折块移位的风险而不允许患者术后立即活动，关节僵直的风险较高。PHILOs钢板虽然具有非常强的把持力和成角稳定性以及对抗肱骨头软骨下骨折的承托，但由于过多的组织剥离，增加了肱骨头缺血性坏死的风险；并由于其是偏心固定，无法解决内侧支撑，增加复位丢失、螺钉切出和钢板断裂的风险（图5-1-20）。

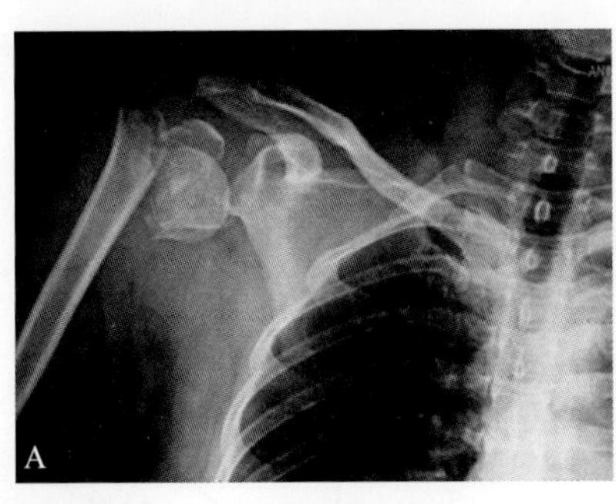

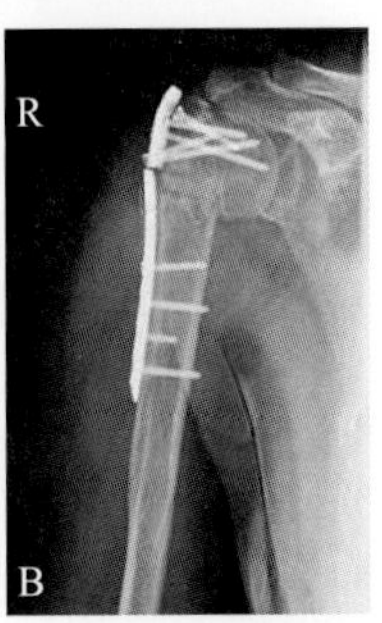

图5-1-20 肱骨近端三部分骨折；应用锁定钢板固定，内侧支撑不稳定，钢板于术后1年断裂，骨不连

因此，对于肱骨近端骨折，交锁髓内钉内固定是一种有吸引力的选择。髓内钉可以通过最小限度的软组织剥离提供更好的中轴稳定性。当然，和其他固定方式的目标一样，髓内钉固定的目标是对复位后的骨折提供足够的稳定性，同时允许患肩早期进行功能锻炼，最终使患肩功能和患者生活质量得到明显改善与提高。

肱骨近端骨折顺行髓内钉固定在临床应用已超过40年，其置入技术和髓内钉的结构设计发生了明显的创新和进步。以Rush钉为代表的第一代肱骨近端髓内钉，由于无法固定不稳定的骨折块和控制旋转，常继发严重的术后并发症，如髓内钉断裂和退钉，骨折不愈合和畸形愈合。为了对肱骨近端骨折实现提供更好的稳定性，在借鉴下肢锁定髓内钉的设计基础上，肱骨髓内钉的设计也进行了相应改进。Polarus钉便是第二代肱骨近端髓内钉的代表产品之一。该钉采用的是非扩髓空心设计，主钉的近端有一定外翻角，通过肱骨近端外侧进行置入，其近端配备带体外瞄准器的螺旋形锁定螺钉。然而，其依然不能提供角稳定的固定结构，并不适用于合并严重骨质疏松的患者（图5-1-21）。因此，只有累及肱骨外科颈的两部分骨折是当时髓内钉的手术适应证。

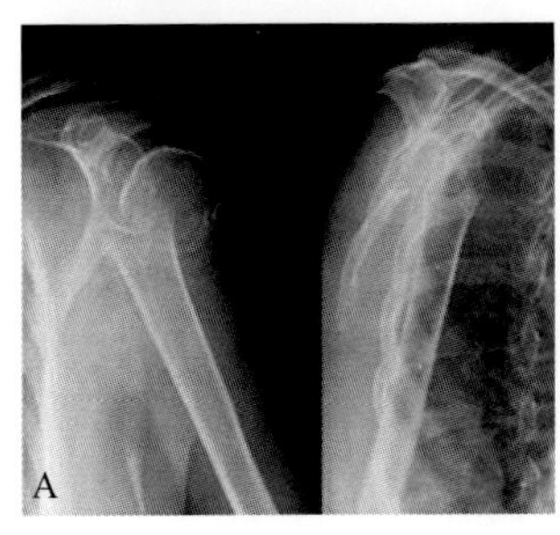

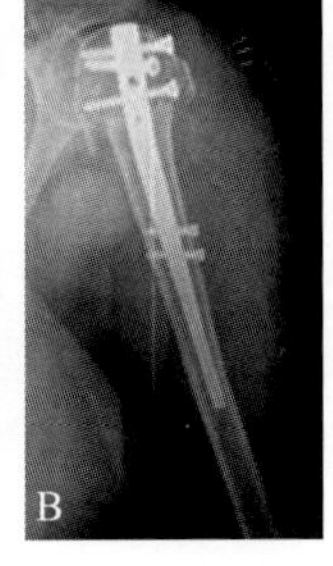

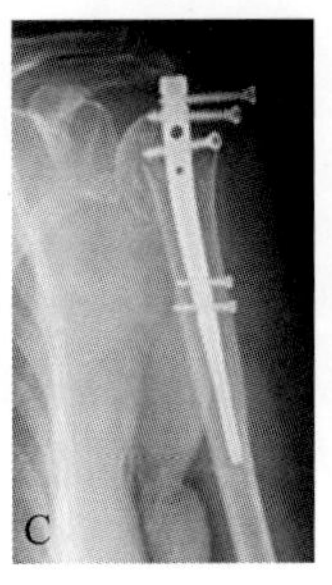

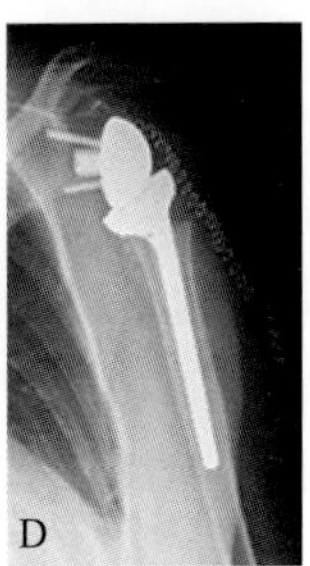

图5-1-21

A. 肱骨近端三部分骨折；B. Polarus髓内钉术后X线；C. Polarus髓内钉移动；D. 患者接受反肩关节置换术进行翻修

和前两代髓内钉不同，第三代肱骨近端髓内钉的设计发生了巨大的变化。其设计主要关注的是置入位置和固定效果。首先，髓内钉的进钉点从大结节进钉转变为从肱骨头关节面的顶部正中进钉，这样可以改善进钉点软骨下骨和主钉近端的接触，从而提高了固定的稳定性（图 5-1-22）。其次，该代髓内钉近端锁定孔可以对大小结节和肱骨头进行固定（图 5-1-23）。带螺纹的近端锁定交锁螺钉设计，增加了螺钉的把持力；同时，近端螺钉尾部增加了用于缝合修复肩袖的设计（图 5-1-5）。最后，更短的髓内钉避免了在透视下徒手钻孔锁定远端交锁螺钉。Stryker 公司的 T2，Synthes 公司的带螺旋刀片髓内钉（图 5-1-24）和 Multiloc 髓内钉都是其中的代表产品（图 5-1-25）。

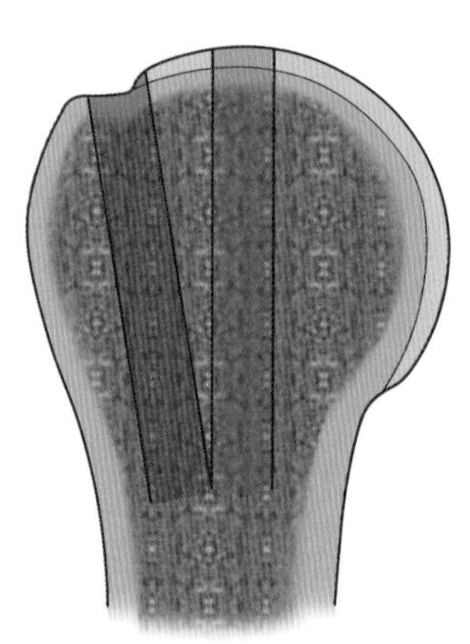

图 5-1-22　肱骨近端髓内钉的入钉点从大结节进钉转变为从肱骨头关节面的顶部正中进钉，这样可以改善入钉点软骨下骨和主钉近端的接触，从而提高了固定的稳定性

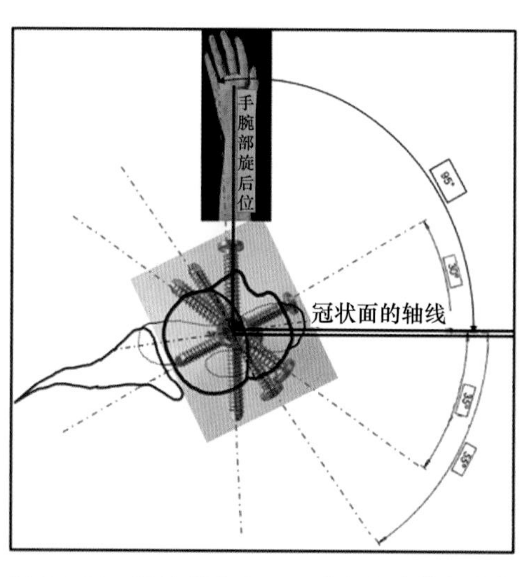

图 5-1-23　近端锁定孔可以对大小结节和肱骨头进行固定

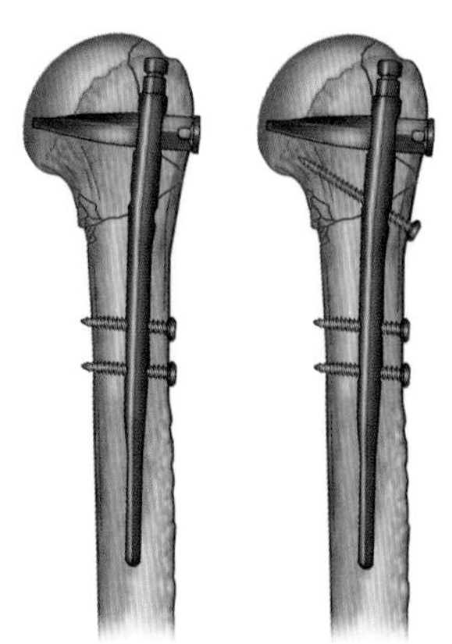

图 5-1-24　Synthes 公司的带螺旋刀片髓内钉

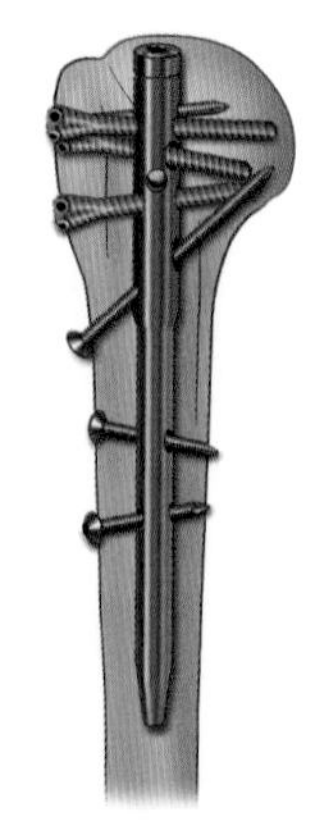

图 5-1-25　Multiloc 髓内钉

以 Multiloc 髓内钉为例，这是一款专门为肱骨近端骨折设计的髓内稳定装置，其是基于五个原则，即固定结节骨块、支撑肱骨头、角度稳定地锁定横锁钉、置于髓腔中心和关节内的入钉点设计，从而在髓内钉固定骨折过程中只需剥离较少组织，最大限度地保留骨折块的血运；近端固定具有角度稳定性和极佳的固定结节骨块的螺钉方向，能够为结节和肱骨头的固定提供更好的角度稳定性；斜行置入肱骨距螺钉还可以增加存在内侧骨质缺损的骨折稳定性。此外，主钉的直型设计避免了从肩袖腱性部分进钉，并减少了肱骨近端内翻的可能性。

由于第三代肱骨近端髓内钉设计上具有角度稳定固定、直的进钉点、斜行肱骨距螺钉、远端多平面（角度稳定）锁定螺钉的特点，扩大了髓内钉的手术适应证。目前，髓内钉固定的主要手术适应证仍然是两部分骨折中移位的外科颈骨折，尤其是当骨折线向远端延伸至肱骨干时。对于累及肱骨干的肱骨近端骨折采用髓内钉固定时，应注意评估神经损伤情况，术前明确未合并神经损伤（特别是桡神经），术中在骨折复位过程中应警惕神经被卡压在骨折断端。合并大结节骨折的三部分骨折也可以通过髓内钉进行复位固定。此外，髓内钉还可以用于骨不连、畸形愈合的翻修手术及病理性骨折（预防和治疗）。

当然，髓内钉的临床应用也有其局限性。对于累及肱骨头的内翻型四部分骨折和肱骨头劈裂的骨折不推荐采用髓内钉。由于术中确认正确的进钉点需要肩关节后伸至少 30°，所以如果患者术前肩关节活动受限明显或僵直（如重度的盂肱关节炎和冷凝肩）时，不推荐选用髓内钉。此外，对于青少年和儿童患者，由于存在骺板损伤的风险，也不推荐选用髓内钉。

7. 髓内钉的手术技术

7.1 术前准备和体位

术前应完成肩关节的影像学评估：肩关节的正侧位片和腋位片。由于行腋位 X 线片时患者常由于剧烈疼痛无法耐受，所以 3D-CT 对肱骨头、大小结节的位置和移位方向评估有着重要价值。此外，还应对腋神经是否损伤进行评估。

在臂丛神经阻滞麻醉或全身麻醉下，患者处于 45° 沙滩椅位，头部被固定以避免对臂丛神经的牵拉。患肩下方垫高，患肢位于手术床的外侧并允许后伸 20°～30°，使肱骨头位于肩峰前方，便于确定入钉点。在消毒铺巾前，对整个肩部及肱骨近端区域进行前后位和轴位的透视，以确认手术过程中可以完成肱骨近端的透视（图 5-1-26）。

7.2 手术入路

采用肩峰前入路进行髓内钉的置入。该切口的体表投影为从肩峰前端向外侧和远端切开皮肤（图 5-1-27）。切口的长度取决于骨折的类型。对于简单的两部分骨折，3cm 的切口长度通常足够。如果术中需要显露和复位大结节，可以向远端适当延长切口。从肩峰前缘向远端分离三角肌 2cm，然后从在三角肌下方向前和后剥离 2cm，注意不要损伤位于三角肌深处的腋神经（图 5-1-28）。手术结束时，应将切开分离的组织进行细致的缝合修复。

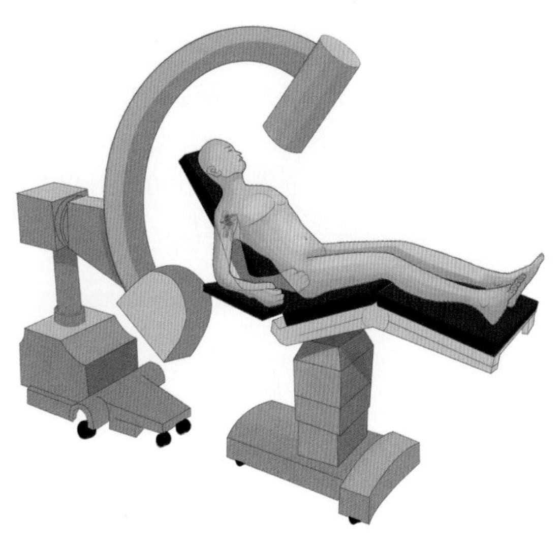

图 5-1-26 术前体位准备：沙滩椅位

7.3 骨折复位

骨折复位应在确认进钉点和近端开口之前完成。复位应满足以下标准：①关节内的骨折移位完全纠正；②肱骨头无内翻和外翻成角；③肱骨头相对肱骨干的前倾角或后倾角＜20°；

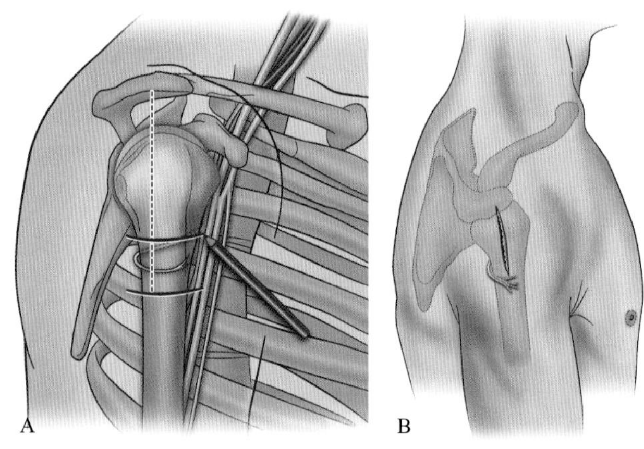

图 5-1-27　肩峰前外侧入路示意图

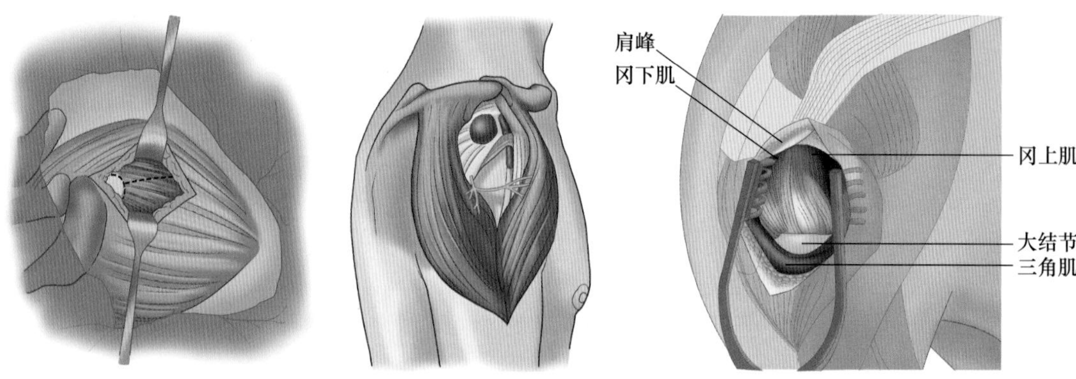

图 5-1-28　沿三角肌纤维走行方向锐性切开，向远端和前后方向分离。如有必要可向远端适当延长切口，用于三或四部分肱骨近端骨折显露和复位

④任何方向上大小结节骨折块的移位均＜ 3mm；⑤肱骨头和肱骨干之间的移位＜5mm。其中最重要的标准是恢复肱骨头和肱骨干的对线对位。

所有的骨折在切开复位前，均应尝试进行闭合手法复位（图 5-1-29）。这样做可以最大限度地保护断端周围的血供，减少对肱骨头血供的干扰，降低肱骨头缺血坏死的风险。当然，对于不同的骨折类型，其骨折复位方式有很大差异。对于两部分骨折，骨折复位往往比较容易，如果手法复位失败或结果不理想，可以采用克氏针或小的骨撬进行撬拨复位（图 5-1-30）。

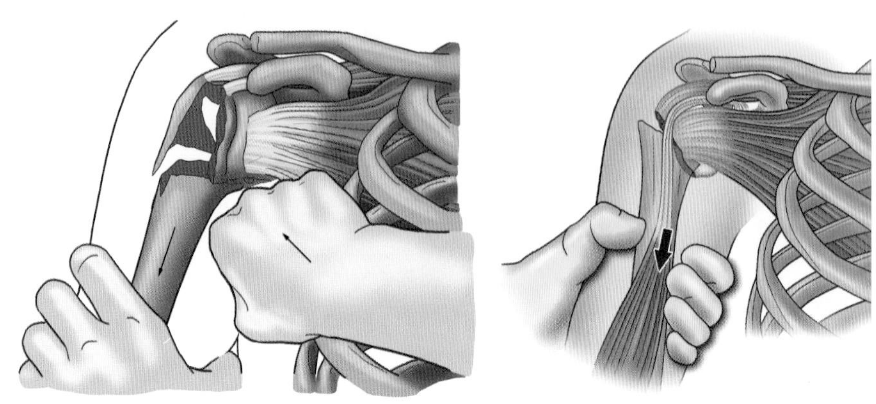

图 5-1-29　手法复位肱骨近端骨折

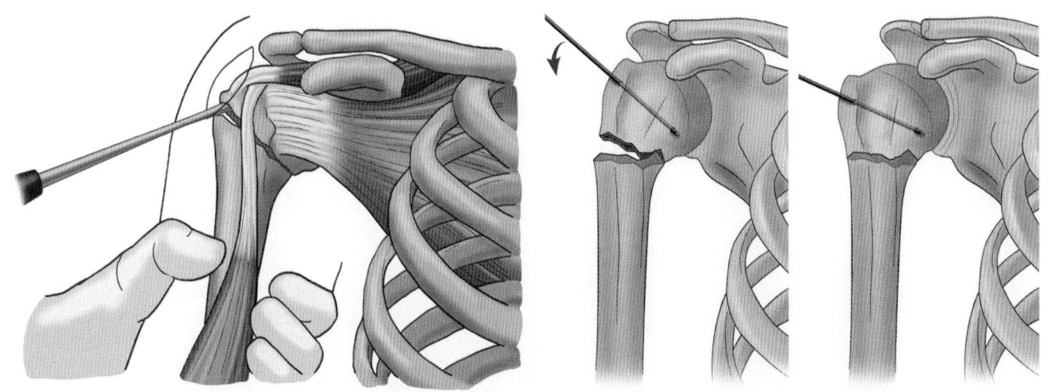

图 5-1-30 采用骨撬或克氏针对两部分骨折进行撬拨复位

对于累及结节的三部分或四部分骨折，复位相对困难。首先必须恢复肱骨头相对于肩胛盂的位置。当肱骨头解剖复位后，再行处理移位的结节骨折块。大结节的复位质量和重建的稳定性很大程度决定了患肩关节预后。大结节骨折块的移位＞3mm 就会造成机械撞击，改变肩袖的作用力和肩关节的动力学。

由于大、小结节处的骨质强度有限，在复位过程中应避免过度地用点式复位钳等钳夹，以免加重骨块破碎。克氏针可用于固定结节骨块，但对于严重骨质疏松或结节骨折块粉碎的患者，缝线捆绑缝合可能是更好的选择。牢固的缝线可以将肩袖重建固定在肌腱位于肱骨上的止点。

可以将切口适当向远端延长，便于更好地显露肱骨大、结节。在肩袖附着点的腱性部分预置缝线，注意不要经结节骨块预置缝线。如果肱骨头的位置相对关节盂良好，可利于“蛋壳效应”：先将冈上肌腱的缝线向远端牵拉，然后将大、结节的缝线对位打结，最后将冈上肌腱的缝线打结，包裹肱骨头，重建形成肱骨近端的“蛋杯”结构，从而通过复位的肩袖肌腱和肌肉使肱骨头“陷入”盂肱关节得以稳定（图 5-1-31）。之后，可以使用 1.5～2.0mm 克氏针横向穿过复位

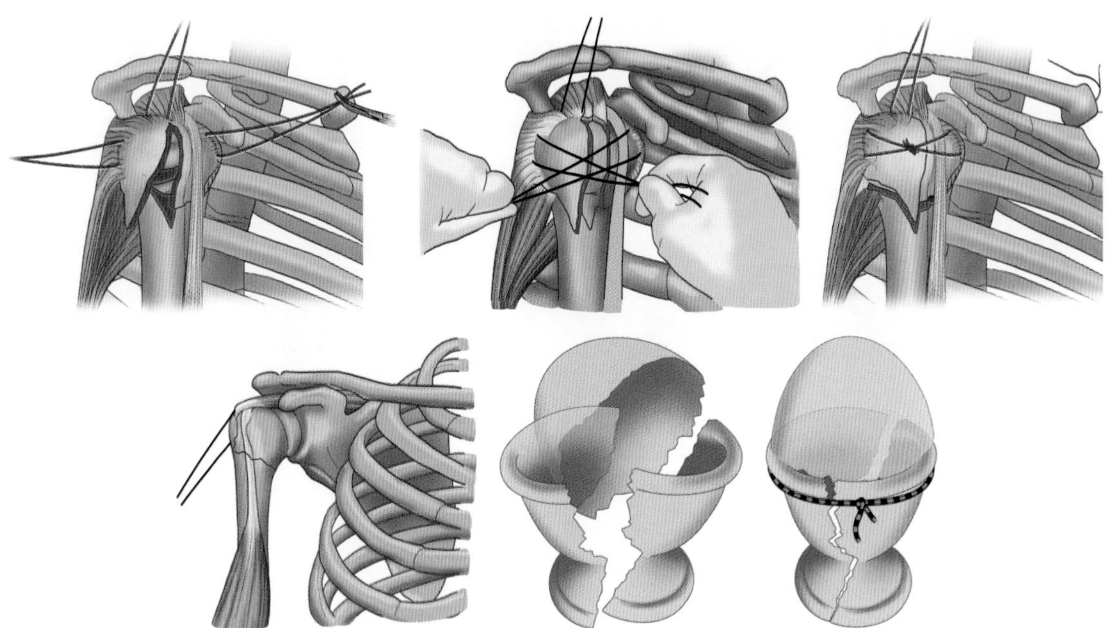

图 5-1-31 通过“蛋壳效应”复位稳定肱骨近端骨折块

后的肱骨头将其固定在肩胛盂上以维持复位。为了增加复位的稳定性，间隔约 2m 再钻入另一枚克氏针控制肱骨头的旋转（图 5-1-32）。如果肱骨头存在明显的内外翻或旋转移位时，应经骨折线用骨撬对其进行撬拨复位（图 5-1-33）。如果为年轻患者，且肱骨近端骨质良好，也可以采用克氏针对大、小结节和肱骨头进行固定，此时应注意不要造成医源性神经血管损伤（图 5-1-34）。

最后，将肱骨干部分与接近解剖复位的肱骨近端进行复位。通常通过简单的牵引和闭合

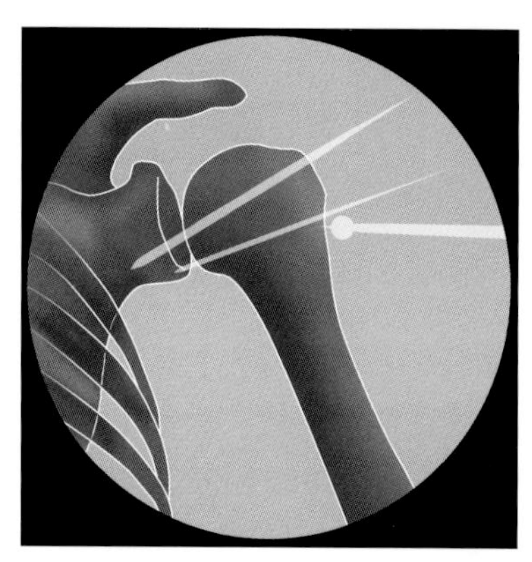

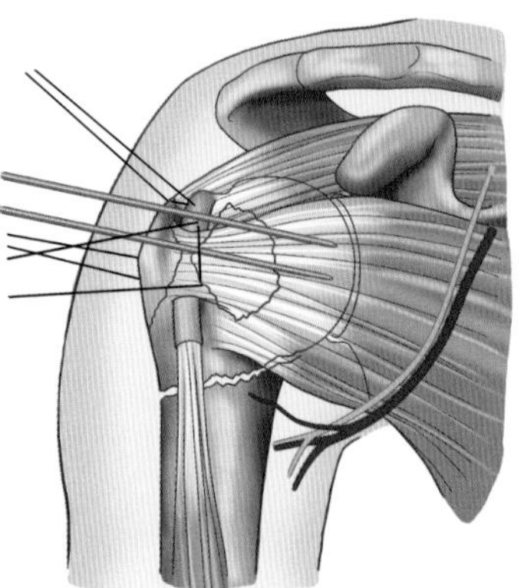

图 5-1-32 通过克氏针将肱骨头固定在关节盂上，注意应留出足够的空间以便通过髓内钉主钉

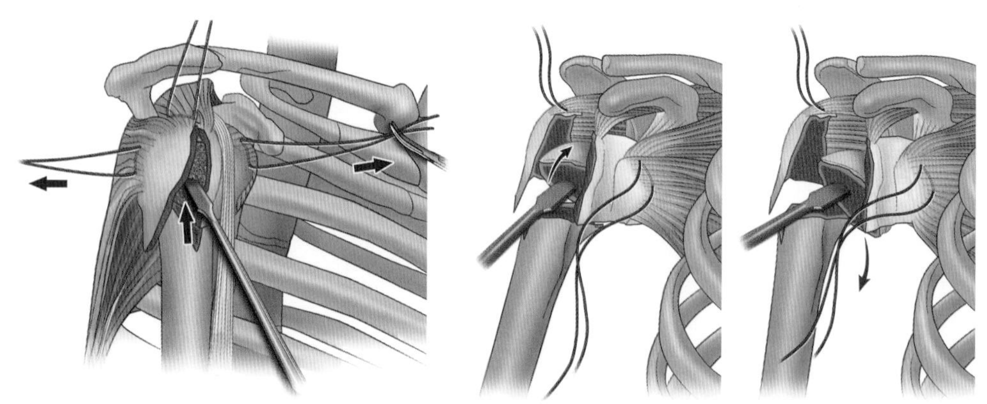

图 5-1-33 当肱骨头存在明显的内外翻或旋转移位时，可经骨折线对其进行撬拨复位

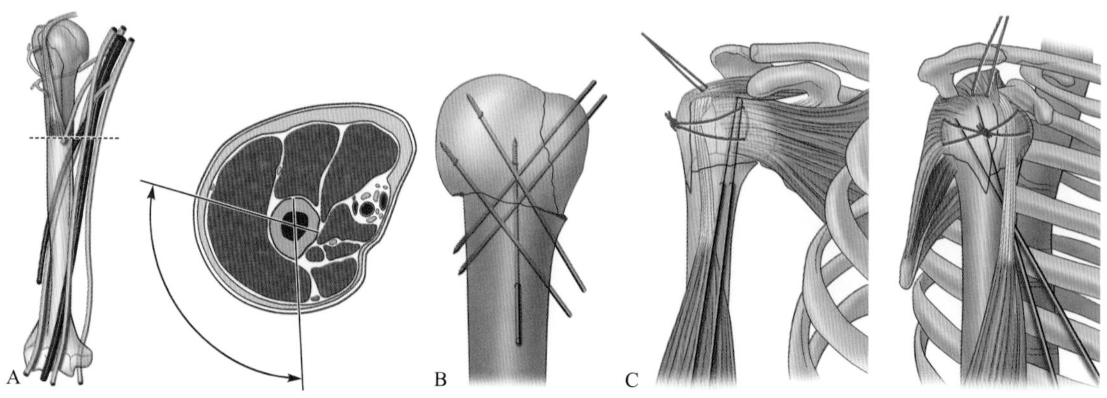

图 5-1-34 克氏针置入的安全区在三角肌外侧，进针点位于前述腋神经危险区以下，可以避免对血管神经的损伤，注意克氏针不要过深，否则有损伤臂丛神经、动脉的危险；克氏针可以分为三组，即从外侧向肱骨头至肱骨头软骨下骨，从前部进针向后，如果合并大结节撕脱骨折可从大结节钻入一组克氏针加以固定

手法复位就可以达到骨折复位目的，但有时也需要插入骨撬进行辅助复位。恢复肱骨近端内侧的支撑结构（肱骨距）是复位成功与否的标志，其对于防止肱骨头内翻移位有着重要意义。复位过程中，必须非常小心，以避免损伤腋神经或肱骨距内侧的旋肱后动脉。在恢复主要骨折块对线的基础上，才能确定正确的髓内钉进钉点。此外，还应将患肢置于中立位，以利于旋转对线，这样可以使肱骨干相对于肱骨头获得正确的旋转对线，完成骨折复位后须透视下确认（图 5-1-35）。

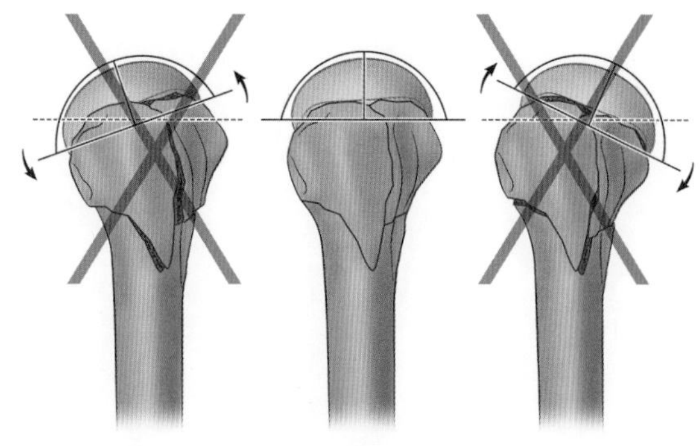

图 5-1-35　术中透视检查肱骨干骺端同肱骨干是否存在前后成角

7.4　进钉点

髓内钉的进钉点取决于所选用髓内钉的类型。准确的进钉点是后期复位结果满意的前提。临床上常用的肱骨近端髓内钉有直钉和弯钉两种。直钉的进钉点位于肱二头肌后方肱骨头顶点，位于肱骨干正侧位片的解剖轴线上（图 5-1-36）。通过在冈上肌腱性部分的内侧、劈开或切开肌纤维进钉，避免了经肩袖进入肱骨，目的是自中间进入肱骨头，距离关节软骨外侧缘约 5mm。弯钉的进钉点位于髓内钉入钉点位于大结节的内侧、结节间沟的外侧（图 5-1-37）。在冈上肌大结节止点肱二头肌肌腱内侧后方 1cm 处切开冈上肌肌腱，根据肌腱纤维方向做长约 2cm 的纵行切开。使用缝线或小拉钩牵拉以保护肌腱，显露肱骨头（图 5-1-38）。常见的错误是入钉点太过偏外或偏前，而这都将导致骨折复位不良，因为髓内钉的近端终点不在最佳骨质部位并有可能损伤冈上肌止点，并影响髓内钉的固定强度。

相比弯钉，肱骨近端直钉设计具有很多生物学和生物力学优势（表 5-1-1）。第一，弯钉

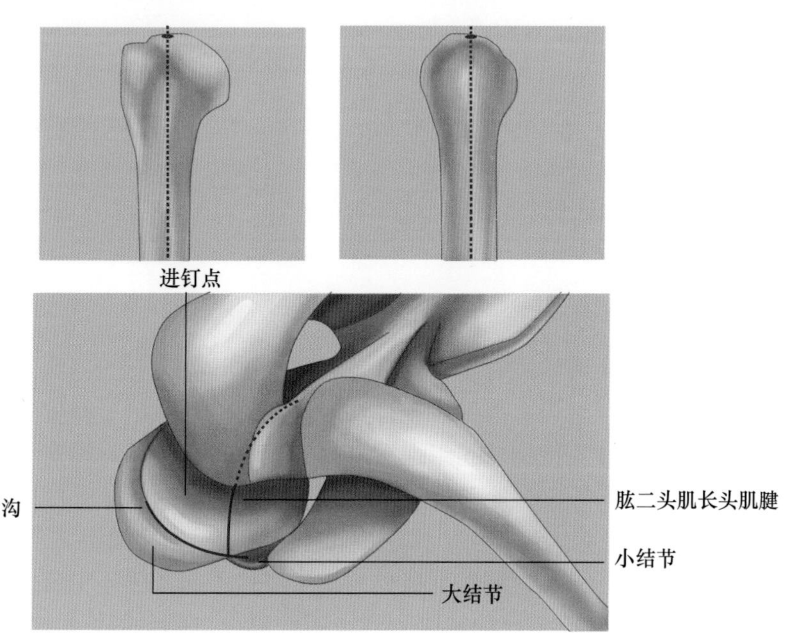

图 5-1-36　直型肱骨近端髓内钉的进钉点示意图

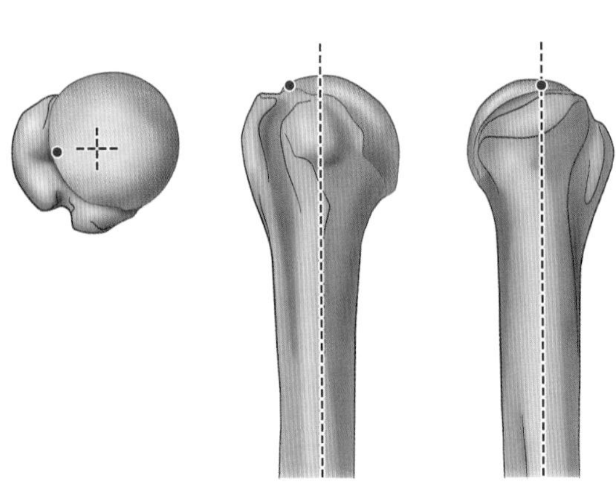

图 5-1-37 弯型肱骨近端髓内钉的进钉点示意图

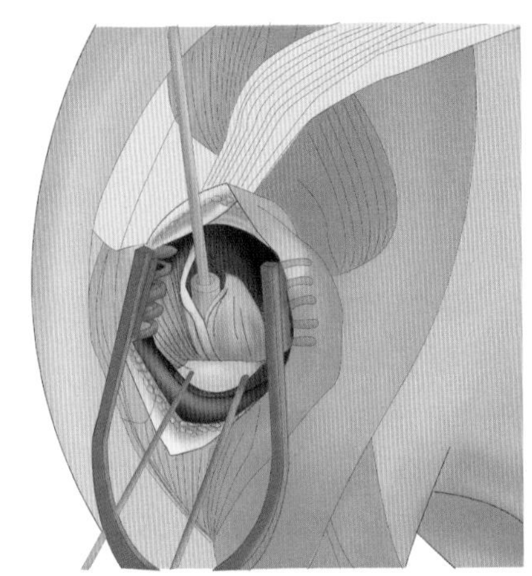

图 5-1-38 切开冈上肌腱性部分时，应注意予以保护

偏外侧的进钉点会损伤冈上肌的腱性和在大结节的附着处，造成医源性的肩袖损伤。第二，肱骨近端大结节处骨质条件差，在某些严重骨质疏松患者甚至出现松质骨小梁缺失，偏外侧进钉使髓内钉在该区域缺乏足够的把持力。第三，对于三部分和四部分骨折，当采用髓内钉时，偏外侧进钉往往需要经过大结节和肱骨头的骨折线之间，这会影响大结节的复位，甚至加重大结节的损伤。第四，经中轴线插入髓内钉时，近端交锁螺钉的偏心应力会明显减少，螺钉断裂和退出的可能性降低（图 5-1-39）。

表 5-1-1 直型和弯型肱骨近端髓内钉的比较

	直钉	弯钉
进钉点	肱骨头顶点	肱骨头向大结节移行部
是否经关节面进钉	是	否
和冈上肌关系	经肌腹进钉	经肌腱进钉
和肩袖止点关系	不损伤肩袖附着点	损伤肩袖附着点
在肱骨近端内通道	经大结节骨质薄弱区	经肱骨头骨质良好区
和大结节骨折线关系	不经骨折线进钉，不影响骨折复位固定	常经骨折线进钉，影响大结节的复位固定
肱骨近端的交锁螺钉分布	中轴固定，螺钉分布均匀，便于小结节固定	偏心固定，切除退钉风险低

7.5 主钉的置入

在透视引导下，将导针从合适的进钉点置入肱骨头颈内，并在肱骨的正侧位确认导针位置良好。然后，以导针为中心，沿冈上肌纤维或腱性部分的长轴切开，显露骨性进钉点，准备近端开口扩髓。开口时，应注意使用软组织保护套筒，避免医源性肩袖损伤。选择合适直径的主钉，一般选择和髓腔刚好匹配或小于髓腔直径的主钉。如果患者肱骨的髓腔过小，即使采用直径最小的髓内钉也无法插入时，可以采用手动扩髓或选择钢板固定。

将主钉连接在装配架导向器上，连同装配架插入，主钉轻柔地从肱骨头顶点上方进入肱骨。注意一定要将髓内钉尽量贴近坚硬的软骨下骨，因此髓内钉必须进入软骨下 2～3mm。主钉的位置过浅，会导致肩峰下撞击；主钉的位置过深，不但会影响肱骨距螺钉的位置，还

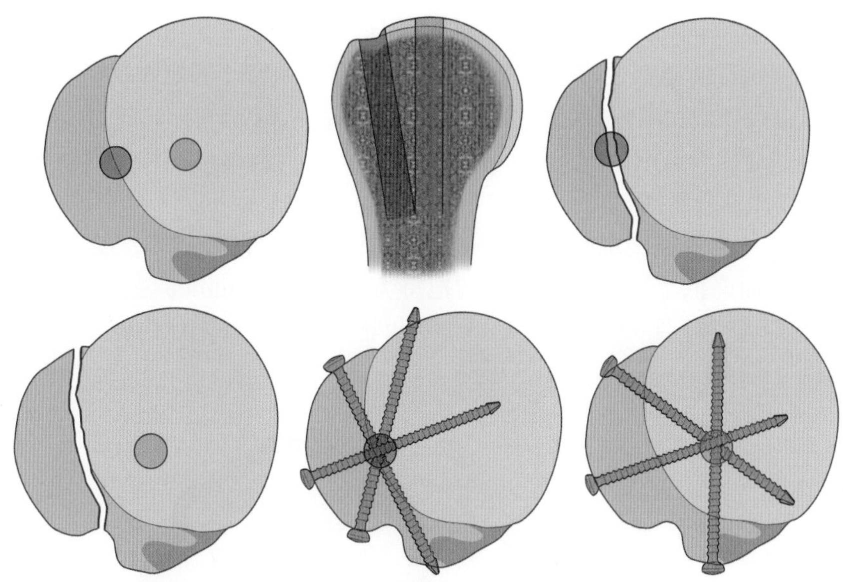

图 5-1-39 直钉和弯钉比较示意图

会增加腋神经损伤的风险。主钉插入过程中，应手动轻柔地旋入主钉。不要采用锤子暴力直接敲入。此外，前臂必须放置在旋转中立位，后倾导向杆与前臂对齐。这样可以使主钉在肱骨髓腔内获得正确的旋转对线，从而使近端和远端的横锁钉获得准确的定位。

7.6 锁钉的置入

近端锁钉通常采用瞄准臂置入（图 5-1-40）。螺钉置入的数量取决于髓内钉本身的设计、骨质疏松的程度和骨折粉碎的程度。一般来说，推荐至少置入 3 枚螺钉。以 Multiloc 为例，2 枚锁定螺钉置入大结节处，以相同的方式置入小结节螺钉，完成重建。如有需要，为了从内侧稳定肱骨头，可以在“肱骨矩”水平增加第 4 枚螺钉。

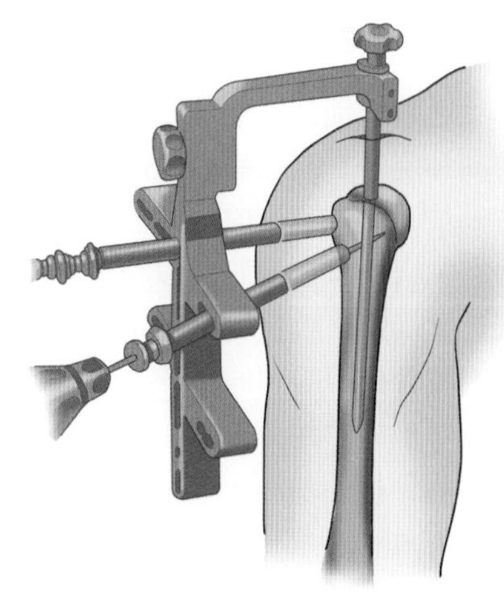

图 5-1-40 肱骨近端交锁螺钉采用瞄准臂置入

近端交锁螺钉注意不要穿透关节面，以免造成对侧关节盂磨损和破坏。骨折复位的优劣、交锁螺钉锁定技术、螺钉的钝头设计及纠正主钉旋转都有利于减少该并发症的发生。肱骨头相对肱骨干过度的后倾或前倾，会导致螺钉分布的异常，增加其穿透或切出的风险。正确的主钉位置对于预防近端螺钉切出至关重要，同时也有利于保护在结节间沟内的肱二头肌长头腱。有些肱骨近端髓内钉采用近端螺钉锁定设计，即当交锁螺钉穿过主钉时，主钉上的聚乙烯锁定装置会“感知”并与其啮合在一起。这种锁定技术应用在主钉上意味着没有必要使用过长的近端螺钉来增加把持力，由于被主钉锁定，短钉（32mm 或 36mm）就足够了，最终降低了螺钉穿出关节的风险，并且避免了退钉的可能。

对于累及大、小结节的粉碎性骨折，其稳定的固定对于维持肱骨头复位有着重要的作用。交锁髓内钉专门为优化结节骨块的固定并为肱骨头提供稳定支撑而设计，它改善了骨质疏松患者肱骨近端骨折后的重建和固定效果。对于骨质量好的大结节骨块，可以直接通过螺钉进行稳定。对于大结节粉碎或骨质疏松患者，缝线固定则特别重要，缝合技术详见 7.3 骨折复位部分。有些交锁螺钉的尾帽预留了孔道，为大、小结节的修复固定做准备（图 5-1-5）。肱骨距螺钉的设计也可以增加髓内钉的稳定性。肱骨距螺钉从侧方向上 135° 插入近端内侧，支撑肱骨头前内侧并加强骨折端内侧支撑。对于原始骨折为内翻移位或骨折内侧粉碎的肱骨近端骨折尤其需要使用肱骨距螺钉。

肱骨头后内侧是骨质强度最好的部位。然而，相比锁定钢板技术，髓内钉无法实现对该部位的固定，从而降低了髓内钉对骨折的把持力。因此，Multiloc 髓内钉提出“screw-in-screw”的设计，即通过近端的交锁螺钉的尾端可以再置入螺钉稳定后内侧骨块或提供额外的多平面角稳定性（图 5-1-41）。

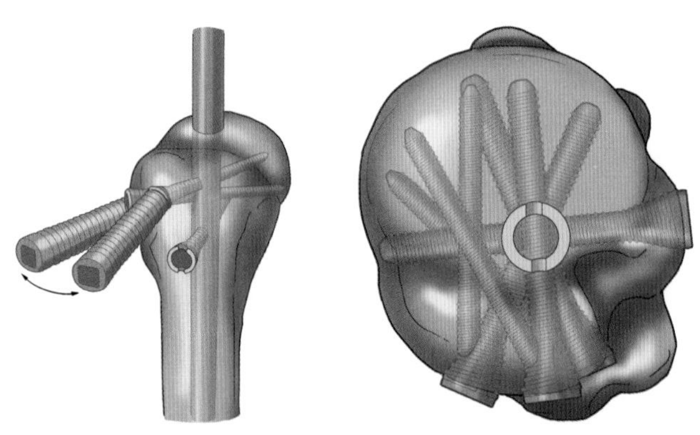

图 5-1-41 Multiloc 肱骨近端髓内钉的“screw-in-screw”设计

远端交锁螺钉应优先选择多平面稳定或角度稳定固定，这样可以最大程度地减少髓内钉摆动和旋转。当选用短钉时，远端螺钉可通过瞄准器实现置入。如果选用长钉时，远端螺钉常须徒手锁定，此时应注意避免损伤桡神经。远端螺钉一般置入 2 枚，首先插入远端第 1 枚静态锁钉的穿刺套管，以校准钻头钻孔。遵循“同心圆”技术，通过透视确认螺钉的准确位置。远端第 2 枚锁钉确保主钉位于肱骨干的中心。我们不推荐在主钉远端使用动态锁定，因为上肢骨折端受到的是分离而不是加压（如股骨或胫骨）的力量。

对于简单的两部分骨折，建议先置入远端螺钉，可以在主钉上连接滑锤，利用“反向锤击”为骨折端加压，避免骨折分离移位造成骨折不愈合。然后，通过透视确认骨折端加压及将主钉放置于准确的高度。导向杆确保在加压过程中骨折断端位置正确的对线对位。最后，再置入近端交锁螺钉。

螺钉固定完成后，通过内旋和外旋上肢，多平面透视确认螺钉的位置和骨折的对线对位情况。在动态透视过程中，确认骨折固定是否足够稳定。固定确认无误后，冲洗伤口，修复冈上肌，依次关闭筋膜、皮下和皮肤组织。

8. 术后处理

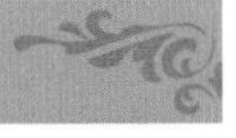

如果固定可靠，建议患者尽早行功能锻炼，避免肩关节僵直。当然，骨折粉碎程度、骨质量、患者的耐受性和顺应性也决定了功能锻炼开始的时机与程度。术后推荐患肢悬吊固定 2～4 周。如果情况允许，术后第 1 天开始被动锻炼和辅助的主动活动。和被动运动相比，我

们更推荐主动的辅助运动，因为被动运动会导致对抗的肌肉不自主收缩，而主动辅助运动则可以放松对抗肌肉。术后1个月内，患者可以逐步进行肩关节外展运动，活动范围可逐渐增加至90°。一般来说，如果骨折愈合，术后3个月后允许患者进行负重功能锻炼和体育运动。

9. 术后并发症及其防治策略

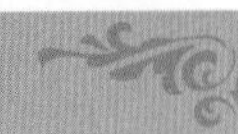

尽管肱骨近端骨折术后并发症的种类较多，但实际发生率普遍较低。其发生主要归咎于骨折本身的严重程度，手术方式选择是否恰当，手术技术和内置物设计，以及局部的骨质量。由于患者个体因素无法控制，因此合理的手术适应证和内置物选择，以及正确的手术技术是改善患者预后至关重要的因素。常见的并发症包括肱骨头和大结节的缺血性坏死，骨折不愈合，畸形愈合，肩关节僵直，肩袖损伤，感染和内固定失效等。

9.1 手术技术和内置物相关性并发症

这一类并发症的发生与医师的手术技术和内固定选择方式密切相关。常见的并发症包括骨折复位不良（尤其是肱骨头内翻和大结节移位），进钉点不正确，肩袖损伤，肩峰下撞击，固定不稳定，近端交锁螺钉穿出关节面或退钉。

肱骨近端的内翻移位畸形常见于合并肱骨距粉碎的患者，常会继发近端螺钉的切出和固定失败。因此，必须重视后内侧皮质支撑的重要性，需要通过骨性接触或肱骨距螺钉重建内侧的支撑，防止内翻畸形。大结节骨折块的复位和固定失败会引起两块独立的肩关节外旋肌（冈下肌和小圆肌）明显的挛缩和萎缩，继发假性肌肉麻痹和肩关节僵硬。相比之下，如果大结节在解剖位置愈合，且无螺钉切出并磨损肩胛盂，即使发生创伤后肱骨头坏死是容易被接受，再次翻修手术的远期预后也会更好。因此，大结节的复位和固定非常重要。

不正确的进钉点常见于过于偏前或偏外。这是由于骨折复位尚未实现便开始进行导针的置入。在错误的进钉点基础上，再次矫正骨折对线对位会非常困难。

肩峰下撞击通常由于内置物位置过高，髓内钉的尾端深度不足突出到肩峰下间隙所致，影响患肢外展角度，造成疼痛。在近端交锁螺钉置入前，需要在正侧位确认髓内钉的深度。另一个造成肩峰下撞击的原因是对大结节没有行良好的固定术，术后向近端移位，引起肩峰撞击。

髓内钉置入需要经过肩袖完成，因此会造成医源性肩袖损伤。这正是因为这一缺陷导致早年髓内钉治疗肱骨近端骨折遭到批评。肩袖缝合修复不当也会加重其损伤。第三代髓内钉直型且埋头的设计优势在于可以通过冈上肌肌腹（而非腱性）部分进钉，减少对肩袖腱性止点的破坏，降低了肩袖损伤的程度和几率。

固定不稳定常是由于骨折粉碎程度，内侧失支撑，严重骨质疏松，螺钉退钉等造成。因此，建议近端至少固定3枚螺钉，远端固定2枚螺钉。近端交锁螺钉的锁定设计、远端交锁螺钉的多平面设计及肱骨距螺钉都有利于提高固定的稳定性。此外，直型设计的髓内钉，使其通过肱骨头上方骨质坚强的部分进入肱骨，也有利于提高固定稳定。

近端螺钉穿出关节面可能造成肩关节疼痛，并磨损破坏盂肱关节面。一定要术中在透视下多角度仔细检查螺钉长度，并被动活动肩关节确认是否存在异常摩擦或弹响。如果术中或术后发现螺钉穿出关节面，应立即取出长螺钉，必要时更换短的螺钉，减少关节软骨的损伤。

9.2 肱骨头和结节的缺血性坏死

肱骨头缺血性坏死常因供应关节软骨和软骨下骨的血管遭到破坏所致，继而发生关节塌陷和纤维僵直。个体因素、骨折粉碎程度、手术创伤大小都可能和该病的发生相关。吸烟、酗酒、长期服用激素的患者更易发生肱骨头缺血性坏死。骨折类型（三、四部分骨折），内侧骨膜合页不完整更易发生该并发症。手术过程中软组织剥离范围过大同样会增加该病发生的几率。影像学上，X 线片显示肱骨头的硬化、塌陷和吸收；CT 和 MRI 有利于判断缺血坏死的范围和程度。临床上，患者可以表现为患肩疼痛，关节僵直和功能丧失。然而，多数患者却常无症状，且功能预后良好。

对于不合并明显症状的患者，推荐行非手术治疗。当肱骨头缺血坏死合并骨折不愈合时，常提示患肢功能预后不良。当患者出现症状加重且功能较差时，需要考虑行手术治疗。关节置换术是最主要的翻修手术选择。当肩袖完整，大结节位置及愈合良好，且关节盂表面软骨正常，可行肱骨头置换术。当肩袖完整且大结节位置及愈合良好，但关节盂表面软骨损伤严重时，可行全肩关节置换术。在此基础上，如果合并肩袖严重损伤且大结节畸形愈合或不愈合时，可考虑行反肩关节置换术。

大、小结节均可以发生缺血性坏死，影像学检查可表现为吸收、硬化和塌陷。该并发症的出现可能和年龄、骨折粉碎程度相关。结节的血供主要来源于骨膜内血管和经肩袖附着处的穿支血管，因此，骨折粉碎程度越重、骨块移位越明显、年龄越大，这些供应结节的血供就越差。当其发生后，患者常表现为患肩疼痛和功能丧失。目前，尚无有效的治疗方法预防该病的发生。

9.3 骨折不愈合

骨折不愈合分为两种：肱骨头和肱骨干；肱骨头和结节。这些不愈合较少见，有研究报道，其总体不愈合率只有 1.1%，当合并干骺端粉碎和外科颈明显移位时，其不愈合率会相应提高到 8% 和 10%。多种因素都可能导致该并发症的发生，包括患者相关因素、骨折本身的类型及治疗相关因素。采用髓内钉治疗肱骨近端骨折时，如果选用的髓内钉过长或远端直径过大，在进入远端髓腔时受阻导致过早的“锁定”及骨折端的分离，可导致骨不连的发生。这种并发症可通过使用短的、小直径的髓内钉及术中对骨折端加压来避免。

骨不连一旦发生，患者常表现为局部疼痛，关节僵直和功能丧失。通过 X 线检查一般可以初步确诊。CT 和 MRI 不仅有利进一步明确诊断，还可以判断残余骨量和骨质，关节软骨的损伤情况，以及是否存在潜在的感染风险。这些都有助于医师决定翻修手术的方案。常用的手术方式为切开复位内固定和关节置换。如果术前明确不合并感染，肱骨头的骨量充足，不合并严重的大结节畸形愈合，以及关节面不存在明显的退变和（或）塌陷时，应首先选择切开复位内固定术。否则，应考虑行关节置换术。

9.4 畸形愈合

肱骨近端畸形愈合可发生于术中复位不良，也可发生于固定不稳定的骨折术后再移位。常见的畸形愈合为肱骨头的旋转和成角，以及大结节向近端和（或）后方移位。当选择髓内钉固定骨折时，常发生肱骨头的内旋内翻畸形，这和缺乏合适的配套设备控制骨折端及髓内钉的旋转有关。当上肢内旋位（患者手部置于腹都）固定骨折，导致肱骨干相对头部内旋位畸形愈合，因此，控制肱骨的后倾和髓内钉的旋转是至关重要的。此外，采用髓内钉治疗三部分和四部分骨折时，大结节的复位固定应引起重视，适当地向远端延长切口显露大结节，并采用正确的缝线复位固定技术对骨块进行有效的固定，对防治肱骨大结节向后方向近端移位尤为重要。

对于老年患者且活动需求低时，患者常可以耐受这些畸形所诱发的症状。然而，对活动需求高的患者或年轻患者，如果发生畸形愈合，会改变肩袖的运动机制，从而继发不能耐受的疼痛和活动受限。对于这类患者，可能需要行翻修手术治疗。术前 CT 平扫＋3D 对于明确畸形类型和严重程度有重要的帮助。MRI 检查可用于判断肩袖损伤情况及关节软骨和软骨下骨情况。

对于单纯的大结节畸形愈合，可采用肩关节镜手术。此外，也可采用劈开三角肌直视下对大结节畸形矫正。术中确认大结节愈合情况和畸形程度，予以缝线修复固定，如果允许可附加螺钉增加固定强度。同时，需要行肩峰下减压和肩峰成形术，降低撞击风险。对于肱骨头畸形愈合，外翻截骨矫形联合第三代髓内钉或解剖锁定钢板＋内侧支撑是常用的畸形矫正手术方式。对于严重的畸形愈合患者，当骨量不足或畸形难以矫正时，可考虑采用关节置换术。值得注意的是，对于畸形愈合，翻修手术的临床预后不确定性较大，应慎重选择，术前进行详细的规划和设计。

9.5 肩关节僵直

外伤后的肩关节僵直常是多因素作用的结果。关节囊挛缩是最主要的原因，其他因素包括畸形愈合、置物肩峰下撞击、肩袖损伤、复杂局部疼痛综合征等，也可能造成创伤性肩关节僵直。多数患者表现为外展和外旋活动受限。这些问题在早期可通过加强物理治疗和康复来避免。术后 1 年以内患肩的功能都有机会获得改善和提高。一旦患者在功能锻炼时出现明显的僵直感，无法再进一步增加活动度，提示可能存在机械性阻挡。这时，需要进行手术干预解决僵直问题。对于不合并畸形愈合的患者，可以在全身麻痹下对僵硬的关节进行手法松解。此时，必须牢记这样做可能会导致内置物松动或骨折。如果手法松解术未能改善患肩功能，建议可行肩关节镜手术，包括镜下行关节内外的松解，肩峰下清理和减压，并取出可疑存在导致肩峰下撞击的内固定物。如果是畸形愈合导致的关节僵直，则需要行截骨矫形手术才能解决关节僵直。所有的患者术后早期可行被动的 CPM 训练，并需要物理治疗师对其康复过程进行严密而长期的随访和指导。

9.6 感染

由于肩关节周围丰富的血供和良好的软组织覆盖，肱骨近端骨折感染的发生率很低。感染可以发生在术后，也可以出现在行非手术治疗的患者身上。粉碎性骨折、开放性骨折、软组织挫伤严重及高龄都是感染发生的高危因素。除此之外，手术时间过长、软组织剥离过大和术者手术技术不熟练也会增加感染发生的风险。感染一旦发生，应首先明确是浅表感染还是深部感染，是急性期还是慢性期。对于浅表性感染，行局部的清创，并根据细菌培养＋药敏结果选用敏感抗生素静脉治疗，可以予以控制和治疗。如果有深部脓肿形成，窦道和死骨出现，则需要取出内固定，彻底清创，占位器置入，并准备行二期翻修手术治疗。如果感染发生在急性期（术后早期），在明确髓内钉固定稳定的前提下，可以尝试先行有限的清创，充分的灌洗引流，并根据细菌培养＋药敏结果选用敏感抗生素静脉和口服序贯治疗，有时感染可以控制和治疗。对于慢性期感染，应积极考虑翻修手术计划，即内固定取出，彻底清创，占位器置入，并准备二期手术。

9.7 异位骨化

肱骨近端骨折的异位骨化发生并不罕见，相关危险因素有：推迟手术超过 7 天，软组织损伤程度，以及中枢神经的损伤。对于高危险性的病例，可以在术后口服吲哚美辛 25mg，每日 3 次，或行局部放疗以预防异位骨化的形成。异位骨化形成后，如果影响患肢运动，须行二次手术进行松解。

（梁永辉　郝　明）

参考文献

［1］ Court-Brown CM, Heckman JD, McQueen MM, et al. Rockwood and Green's fracture in adults [M]. 8th ed, Elsevier, 2015: 2016-2221.

［2］ Boileau P, Walch G. The three-dimensional geometry of the proximal humerus. Implications for surgical technique and prosthetic design [J]. J Bone Joint Surg (Br). 1997, (79): 857-865.

［3］ Iannotti JP, Gabriel JP, Schneck SL, et al. The normal glenohumeral relationships. An anatomical study of one hundred and forty shoulders [J]. J Bone Joint Surg (Am). 1992, (74): 491-500.

［4］ Visosky AMB, Johnson J, Bingea B, et al. Otolaryngological manifestations of cleidocranial dysplasia, concentrating on audiological findings [J]. Laryngoscope. 2003, (113): 1508-1514.

［5］ Hertel R, Hempfing A, Stiehler M, et al. Predictors of humeral head ischemia after intracapsular fracture of the proximal humerus [J]. J Shoulder Elbow Surg. 2004, (13): 427-433 .

［6］ Yamada M, Briot J, Pedrono A, et al. Age-and gender-related distribution of bone tissue of osteoporotic humeral head using computed tomography [J]. J Shoulder Elbow Surg. 2007, (16): 596-602.

［7］ Tingart MJ, Apreleva M, von Stechow D, et al. The cortical thickness of the proximal humeral diaphysis predicts bone mineral density of the proximal humerus [J]. J Bone Joint Surg (Br). 2003, (85): 611-617.

［8］ Stefano Brianza. Where do locking screws purchase in the humeral head? [J] Injury. 2012, (43): 850-855.

［9］ Browner BD, Jupiter JB, Levine AM, et al. Skeletal Trauma: Basic Science, Management, and Reconstruction [M]. 4th ed. Philadelphia, PA: W.B. Saunders, 2009.

［10］ Ricci WM, Ostrum RF. Orthopaedic knowledge update-Trauma 5 [J]. AAOS, 2016.

［11］ 唐佩福，王岩．解放军总医院创伤骨科手术学：创（战）伤救治理论与手术技术 [M]．北京：人民军医出版社，2013.

［12］ Matsen FA Ⅲ, Lippitt SB. Shoulder surgery: principles and procedures [M]. Philadelphia: WB Saunders, 2004.

［13］ Neer CS 2nd. Displaced proximal humeral fractures: Classification and evaluation [J]. J Bone Joint Surg (Am). 1970, (52): 1077-1089.

［14］ CourtBrown CM, Garg A, McQueen MM. The epidemiology of proximal humeral fractures [J]. Acta Orthop Scand. 2001, (72): 365-371.

［15］ Iannotti JP, Ramsey ML, Williams GR, et al. Nonprosthetic management of proximal humerus fractures [J]. J Bone Joint Surg (Am). 2003, (85): 1578-1593.

［16］ Chen CY, Chao EK, Tu YK, et al. Closed management and percutaneous fixation of unstable proximal humerus fractures [J]. J Trauma. 1998, (45): 1039-1045.

[17] Ebraheim N, Wong FY, Biyani A. Percutaneous pinning of the proximal humerus [J]. Am J Orthop. 1996, (25): 500-506.

[18] Kocialkowski A, Wallace WA. Closed percutaneous K-wire stabilization for displaced fractures of the surgical neck of the humerus [J]. Injury. 1990, (21): 209-212.

[19] Soete PJ, Clayson PE, Costenoble VH. Transitory percutaneous pinning in fractures of proximal humerus [J]. J Shoulder Elbow Surg. 1999, (8): 569-573.

[20] Williams GR Jr, Wong KL. Two-part and three part fractures. Open reduction and internal fixation versus closed reduction and percutaneous pinning [J]. Orthop Clin North Am. 2000, (31): 1-21.

[21] Nho SJ, Brophy RH, Barker JU, et al. Innovations in the management of displaced proximal humerus fractures [J]. J Am Acad Orthop Surg. 2007, (15): 12-26.

[22] Haidukewych GJ. Perspectives on modern orthopaedics: Innovations in locking plate technology [J]. J Am Acad Orthop Surg. 2004, (12): 205-212.

[23] Roberts CS, Walz BM, Yerasimides J. Humeral shaft fractures: Intramedullary nailing [J]. In Wiss D (ed): Fractures. Master techniques in orthopaedic surgery [M]. 2nd ed. Philadelphia: Lippincott Williams & Wilkins, 2006.

[24] Rajasekhar C, Ray PS, Bhamra MS. Fixation of proximal humeral fractures with the Polarus nail [J]. J Shoulder Elbow Surg. 2001, (10): 7-10.

[25] Agel J, Jones CB, Sanzone AG, et al. Treatment of proximal humeral fractures with Polarus nail fixation [J]. J Shoulder Elbow Surg, 2004, (13): 191-195.

[26] Zhu Y. Treatment of proximal humeral fracture with a proximal humeral nail [J]. J Shoulder Elbow Surg, 2010, (19): 297-302.

[27] Hardeman F. Predictive factors for functional outcome and failure in angular stable osteosynthesis of the proximal humerus [J]. Injury, 2012, (43): 153-158.

[28] Boughebri O, Havet E, Sanguina M, et al. Treatment of proximal humeral fractures by Telegraph nail: prospective study of 34 cases [J]. Rev Chir Orthop Reparatrice Appar Mot, 2007, (93): 315-323.

[29] Hessmann MH, et al. Internal fi xation of fractures of the proximal humerus with the Multiloc Nail [J]. Oper Orthop Traumatol, 2012, (24): 418-431.

[30] Kazakos K, et al. Internal fi xation of proximal humerus fractures using the Polarus nail [J]. Arch Orthop Trauma Surg, 2007, (127): 503-508.

[31] Koike Y, Komatsuda T, Sato K. Internal fixation of proximal humeral fractures with a Polarus humeral nail [J]. J Orthop Traumatol, 2008, (9): 135-139.

[32] Mittlmeier TW. Stabilization of proximal humeral fractures with an angular and sliding stable antegrade locking nail [J]. J Bone Joint Surg, 2003, 85-A Suppl (4): 136-146.

[33] Nolan BM. Surgical treatment of displaced proximal humeral1fractures with a short intramedullary nail [J]. J Shoulder Elbow Surg, 2011, (20): 1241-1247.

[34] Gradl G. Angular and sliding stable antegrade nailing (Targon PH) for the treatment of proximal humeral fractures [J]. Arch Orthop Trauma Surg, 2007, (127): 937-944.

[35] Stedtfeld HM, Mittlmeier T. Fixation of proximal humeral fractures with an intramedullary nail: tips and tricks [J]. Eur J Trauma Emerg Surg, 2007, (33): 367-374.

[36] Lin J. Effectiveness of locked nailing for displaced three-part proximal humeral fractures [J]. J Trauma, 2006, (61): 363-374.

[37] Giannoudis PV. Internal fixation of proximal humeral fractures using the Polarus intramedullary nail [J]. Our institutional experience and review of the literature. J Orthop Surg Res, 2012, (7): 39-44.

[38] Gradl G. Is locking nailing of humeral head fractures superior to locking plate fixation [J]. Clin Orthop Relat

Res, 2009, (467): 2986-2993.
[39] Cuny C. The Telegraph nail for proximal humeral fractures [J]. J Shoulder Elbow Surg, 2008, (17): 539-545.
[40] Young AA, Hughes JS. Locked intramedullary nailing for treatment of displaced proximal humerus fractures [J]. Orthop Clin North Am, 2008, (39): 417-428
[41] Brianza S. Biomechanical evaluation of a new fixation technique for internal fixation of three-part proximal humerus fractures in a novel cadaveric model [J]. Clin Biomech, 2010, (25): 886-892.
[42] Dietz SO. Retrograde nailing versus locking plate osteosynthesis of proximal humeral fractures [J]. J Shoulder Elbow Surg, 2012, (21): 618-624.
[43] Horn J. Biomechanical evaluation of two-part surgical neck fractures of the humerus fixed by an angular stable locked intramedullary nail [J]. J Orthop Trauma, 2011, (25): 406-413.
[44] Rothstock S. Biomechanical evaluation of two intramedullary nailing techniques with different locking options in a three-part fracture proximal humerus model [J]. Clin Biomech, 2012, (27): 686-691.
[45] Osterhoff G. The calcar screw in angular stable plate fixation of proximal humeral fractures—a case study [J]. J Orthop Surg Res, 2011, (6): 50.
[46] Gardner MJ. The importance of medial support in locked plating of proximal humerus fractures [J]. J Orthop Trauma, 2007, 185-191.
[47] Linhart W. Antegrade nailing of humeral head fractures with captured interlocking screws [J]. J Orthop Trauma, 2007, (21): 285-294.
[48] Füchtmeier B. The treatment of dislocated humeral head fractures with a new proximal intramedullary nail system [J]. Int Orthop, 2008, (32): 759-765.
[49] Popescu D. Internal fixation of proximal humerus fractures using the T2-proximal humeral nail [J]. Arch Orthop Trauma Surg, 2009, (129): 1239-1244.
[50] Hatzidakis AM. Angular-stable locked intramedullary nailing of two-part surgical neck fractures of the proximal part of the humerus. A multicentre retrospective observational study [J]. J Bone Joint Surg (Am), 2011, (93): 2172-2179.
[51] Kumar V, Datir S, Venkateswaran B. Intramedullary nailing for displaced proximal humeral fractures [J]. J Orthop Surg, 2010, (18): 324-327.
[52] Bastian JD, Hertel R. Initial post-fracture humeral head ischemia does not predict development of necrosis [J]. J Shoulder Elbow Surg, 2008, (17): 2-8.
[53] Thomazeau H. Is it worth fixing proximal humeral fractures at increased vascular risk? [J] Orthop Traumatol Surg Res, 2012, (98): 382-389.
[54] Zhu Y. Locking intramedullary nails and locking plates in the treatment of two-part proximal humeral surgical neck fractures: a prospective randomized trial with a minimum of three years of follow-up [J]. J Bone Joint Surg, 2011, (93): 159-168.
[55] Konrad G. Similar outcomes for nail versus plate fixation of three-part proximal humeral fractures [J]. Clin Orthop Relat Res, 2012, (470): 602-609.

第 2 节 肱骨干骨折

1. 流行病学

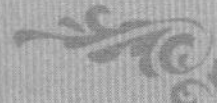

肱骨干骨折占全身骨折的 1%～2%，占肱骨骨折的 14%。对年龄 60 岁以下的患者，其发

病率未见明显的性别差异。年龄超过 60 岁的患者，80% 的骨折见于女性，且随年龄增长其发病率也增加。根据 AO 分型，该病的发病比例为：A 型 63%，B 型 26%，C 型 10%。中段 1/3 处骨折最常见，近端 1/3 处骨折次之。病理性骨折为 6%～8%，开放性骨折为 2%～5%。肱骨干骨折容易合并桡神经损伤，出现桡神经麻痹，发病率占骨折的 12%。但是，伴随的血管损伤少见，发生率约为 3%；伴随正中神经和尺神经损伤罕见。

2. 应用解剖

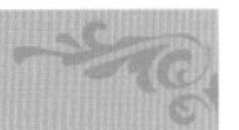

肱骨干是指位于肱骨大、小结节以远，肱骨髁上以近之间的部分（图 5-2-1）。在横断面上髓腔呈现一个自上而下的过渡形态：上端呈不规则的圆形；中段呈一顶角朝前的三角形，分为前内侧面、前外侧面和后侧面；远端逐渐变得扁平（图 5-2-2）。桡神经沟位于肱骨中部后面、自内上斜向外下走行，内有桡神经、肱深血管走行。肱骨干的血供来自旋肱后动脉和肱深动脉的分支，主要营养动脉在肱骨中远段进入骨干。

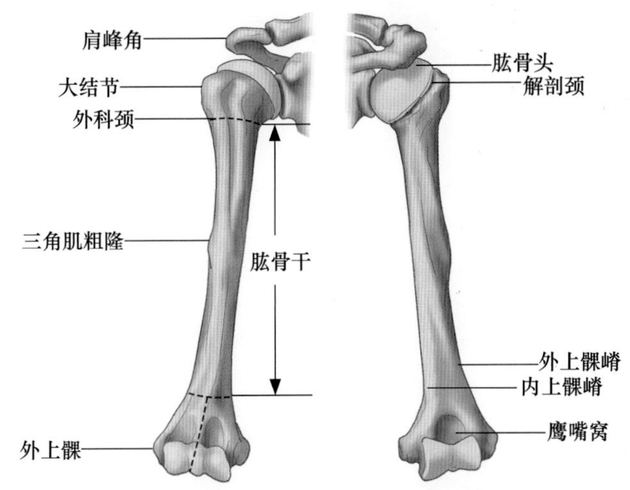

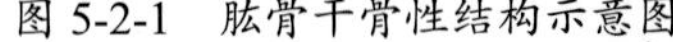
图 5-2-1　肱骨干骨性结构示意图

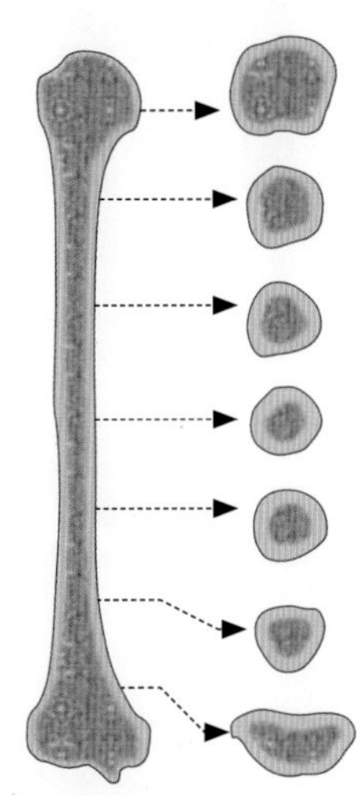
图 5-2-2　肱骨干的髓腔形态从近端宽大的圆形，逐渐向远端变成狭窄的三角形

丰富的肌肉组织包裹在肱骨干周围，分布于前、后两个间室内。前间室内肌肉主要用于屈肘，包括肱二头肌、肱肌和肱桡肌（图 5-2-3）。后间室内肌肉主要作用为伸肘，包括肱三头肌的长头、内侧头和外侧头（图 5-2-4）。肱骨近端的肌肉主要为胸大肌、大圆肌、背阔肌和三角肌。这些肌肉不同的附着点对于理解骨折移位的方式有重要作用。以肱骨干近端骨折为例，骨折移位常表现为近端部分内收移位（胸大肌、大圆肌和背阔肌），远端部分外展短缩移位（三角肌）。

肱骨干周围分布着大量的神经血管，任何手术操作时都应予以小心保护（图 5-2-5）。桡神经位于肱三头肌内、外侧头之间走行，在肱骨中下 1/3 交界处穿出外侧肌间隔（肱骨外上髁以近 10～15cm）进入前间室，在此处桡神经位置较为固定，因此肱骨中下 1/3 部分的骨折移位容易造成桡神经损伤（图 5-2-6）。肱动脉和正中神经伴行在前间室的内侧。尺神经在肱骨内上髁以近约 8cm 处穿入后间室。肌皮神经也位于前间室内，肌支穿入肱肌支配其运动，

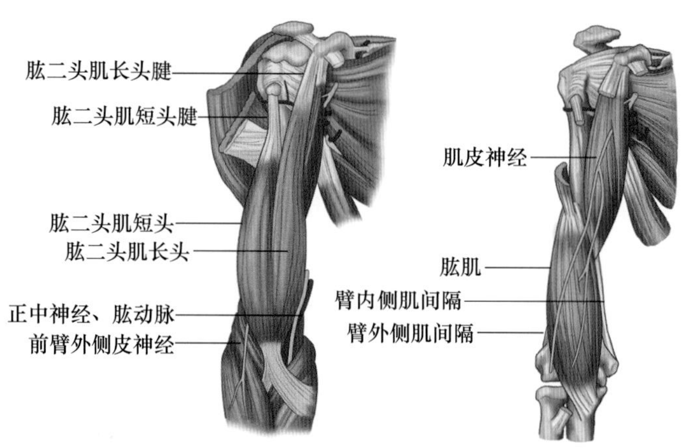

图 5-2-3　肱骨前间室肌肉示意图

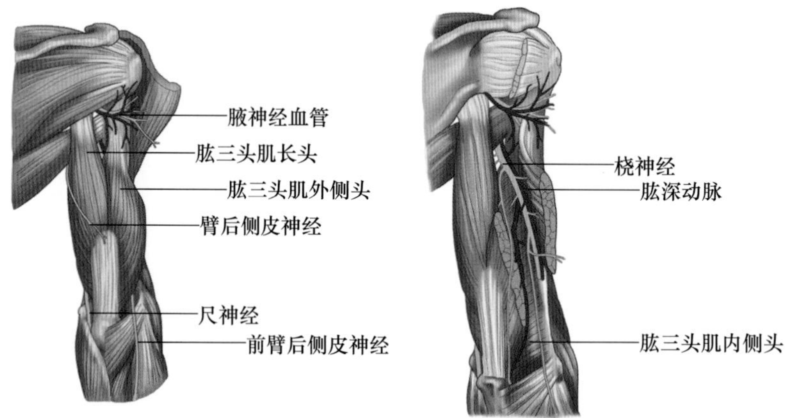

图 5-2-4　肱骨后间室肌肉示意图

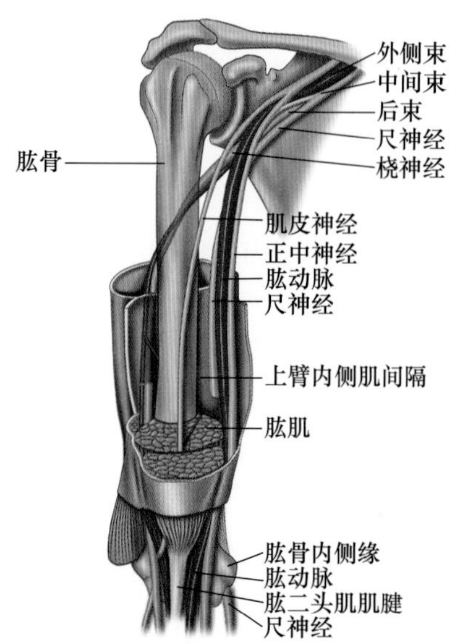

图 5-2-5　肱骨干周围的神经分布示意图

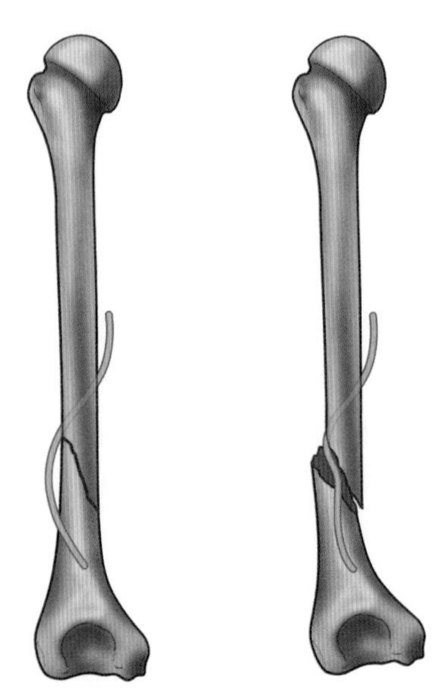

图 5-2-6　桡神经在肱骨干中下 1/3 处从外侧肌间隔向前下穿出进入肱骨前方间室

感觉支经肱肌表面向远端走行于肘前。前后方向置入髓内钉远端交锁螺钉时，肌皮神经的感觉支容易发生医源性损伤。

3. 损伤机制和临床评估

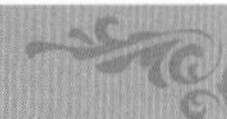

3.1 损伤机制

交通事故和跌倒是导致肱骨干骨折发生的最主要原因。年轻人多为车祸等高能量损伤所致，老年人多为跌倒等低能量所致。根据暴力方式不同，分为直接暴力和间接暴力。直接暴力多为高能量损伤，如直接打击、机械挤压、火器伤等；骨折粉碎程度高，骨折块间常有软组织卡压，影响骨折复位和愈合。间接暴力包括运动损伤（如扭曲机制的摔跤运动）、跌倒（手或肘着地伴有身体的旋转）和投掷（肌肉过度牵拉）；此种暴力多导致螺旋形或斜形骨折，骨折块间常有软组织卡压，影响骨折复位和愈合。

3.2 临床评估

意识清醒的患者能够准确地描述其受伤机制，引导医师进行下一步的诊断和处理。其典型的临床表现为局部剧烈的疼痛，患肢的肿胀和畸形、肢体短缩。患者常用健侧上肢支撑保护患侧，以减轻症状。除此之外，还应仔细评估血管和神经损伤情况。检查尺、桡动脉搏动，与健侧对比，判断血管是否损伤，必要时行多普勒动脉超声检查。检查手部虎口区感觉、腕背伸和拇指背伸功能来评估桡神经是否损伤。在行手法复位前及手法复位后，均应仔细评估桡神经是否损伤，避免在复位过程中桡神经卡压在骨块之间。尤其是高暴力损伤所致的粉碎性骨折，应评估皮肤软组织情况（包括腋窝），明确是否存在开放性骨折。对于低暴力损伤和轻微外伤所致的骨折，应明确区分是骨质疏松性骨折还是病理性骨折。详细的病史，包括合并症、内科用药情况、既往肿瘤病史、手术史和嗜烟酒病史，有利于疾病的进一步诊断。

对于多发伤的患者，常合并其他脏器的损伤，使患者处于昏迷状态，无法配合检查以明确骨折及其合并损伤情况。患肢远端的动脉搏动、皮温和毛细血管充盈情况有利于间接判断是否合并血管损伤。但对于神经损伤，缺乏有效的方法进行评估。总体来说，对这类患者应遵循高级创伤生命支持（ATLS）的治疗原则，在全身情况稳定后再行肱骨干骨折的治疗。在此期间，上臂石膏外固定对于患者非常重要。

3.3 影像学评估

肱骨的正侧位X线对于肱骨干骨折诊断是必要的（图5-2-7）。X线应包括患侧肩、肘关节，以便排除骨干外部位的骨折或伴随肘关节损伤（如鹰嘴骨折），评估骨折移位、短缩及粉碎程度。如果前臂肿胀或骨折不稳定，则须拍摄前臂影像来确定是否存在漂浮肘损伤（如同侧的肱骨干骨折合并前臂双骨折）。如果骨折线累及邻近关节，CT平扫＋三维重建

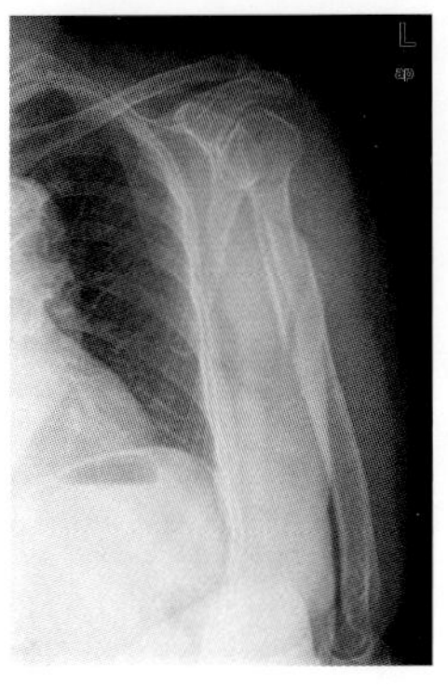

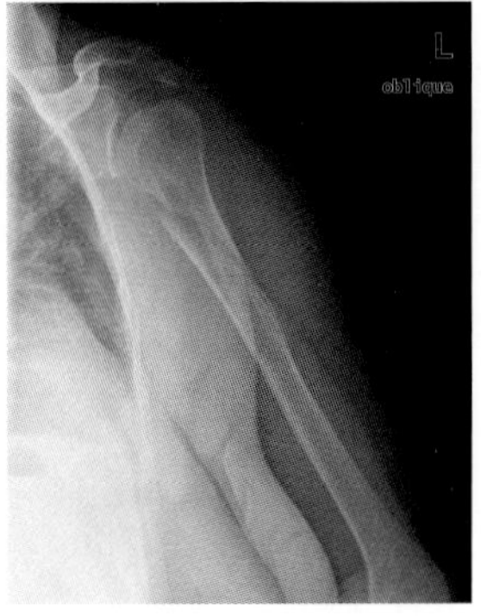

图 5-2-7 肱骨干骨折的正侧位X线

有助于关节内骨折的评估。骨扫描和MRI，多用于排除病理性骨折。对于怀疑血管损伤的患者，应行血管多普勒超声明确诊断，必要时行血管造影术。当怀疑神经损伤时，局部的神经超声可以初步判断神经的连续性，及其骨折断端之间的关系；肌电图检查可用于神经损伤的诊断、随访和预后评估。

4. 骨折分型

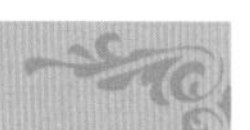

目前对于长骨干的骨折多采用AO/OTA分型。该分型为全身系统性分型，前一位阿拉伯数字代表骨的编号。第二位阿拉伯数字代表长骨的近端、骨干、远端。进而根据骨折的形态分为A、B、C三个基本类型（图5-2-8）：①A型为简单骨折，仅有1条骨折线，其中A1型为螺旋形骨折，A2型为斜形骨折；A3型为横形骨折；②B型为楔形骨折，有3个以上的骨折块，复位后主要骨块之间有接触，其中B1型存在螺旋楔形骨片，B2型存在折弯楔形骨片，B3型存在碎裂楔形骨片；③C型为复杂骨折，有3个以上的骨折块，复位后主要骨块之间没有接触，其中C1型两端的主骨块为螺旋形骨折，C2型为多节段骨折，C3为不规则形的粉碎骨折。

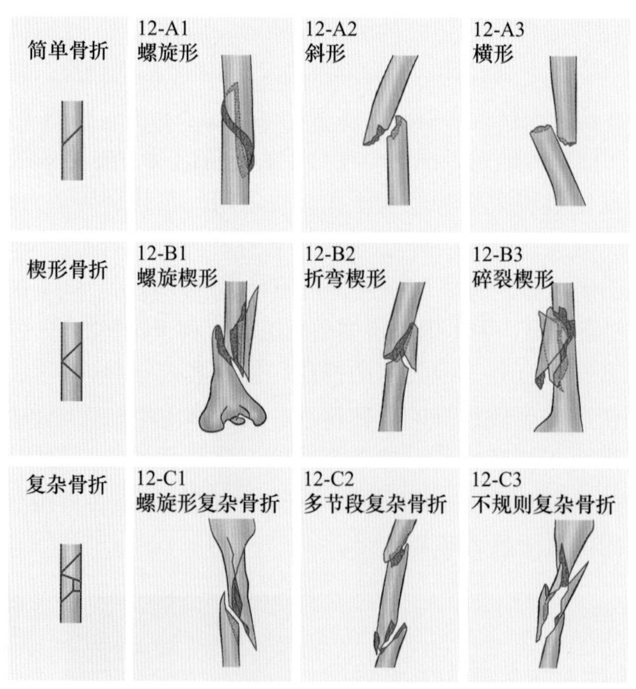

图5-2-8 肱骨干骨折的AO/OTA分型

也有学者认为AO分型过于繁琐，不利于提高日常临床工作的效率。因此，Garnavos提出了新的分型系统（图5-2-9）。该分型适用于所有的长骨干性骨折。根据骨折线的解剖位置分为P（proximal，近端），M（middle，中部），D（distal，远端）。根据骨折线是否累及临近关节，标记为J（joint，关节）。不同的骨折形态，也有不同的标记。S（simple）为简单骨折，包括T（transverse或oblique，横行或斜行），S（spiral，螺旋形）；I（intermediate）为中间1～2块蝶形骨块；C（complex）为至少3块蝶形骨块或严重粉碎性骨折。

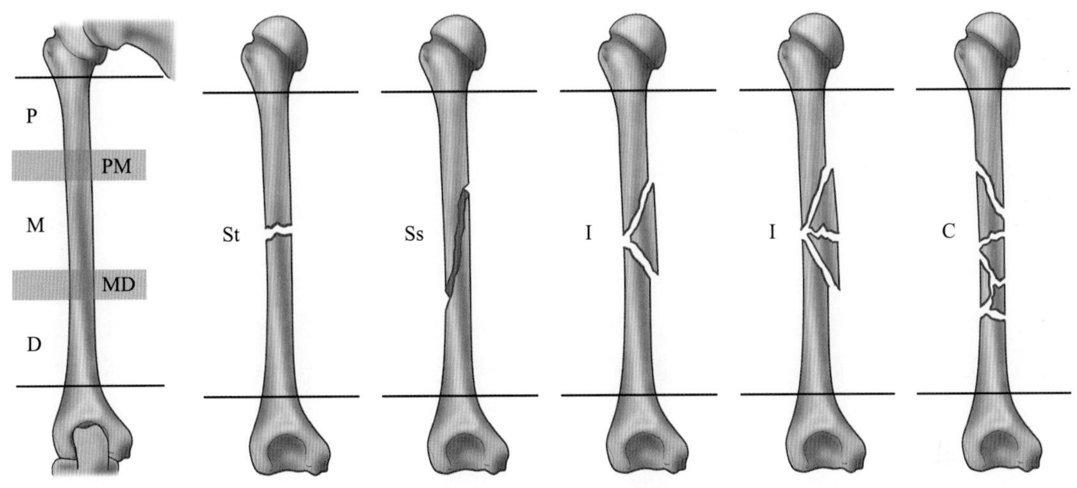

图 5-2-9 Garnavos 分型系统

5. 治疗原则

肱骨干周围肌肉丰富，血供良好，该部位的骨折对于一定程度的成角、旋转、短缩畸形都可以通过临近关节的活动加以代偿，因此大多数肱骨干骨折可以通过非手术治疗获得良好的疗效。非手术治疗推荐使用“U”形支具夹板固定，三角巾悬吊贴胸固定；合并桡神经麻痹时，前臂及腕部也应同时固定于功能位；如果存在骨折内翻畸形时，可以在患肢和胸壁之间置入三角枕，使患肢外展位固定（图 5-2-10）。

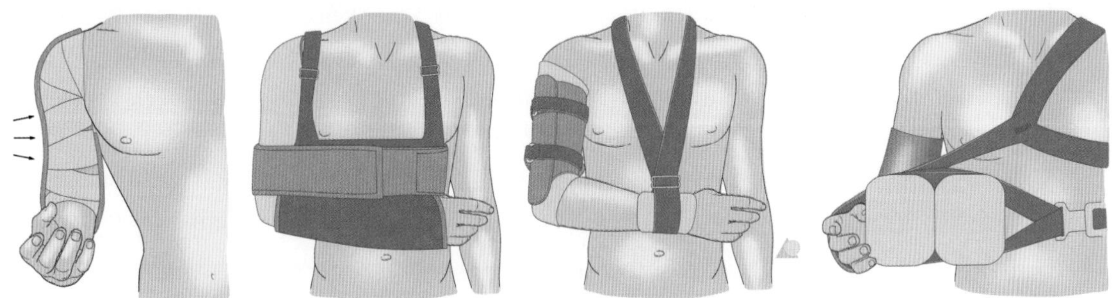

图 5-2-10 肱骨干骨折的非手术治疗方法

肱骨干骨折的绝对手术指征包括：①难以复位或复位后难以维持复位，即短缩＞3cm，旋转畸形＞30°，成角畸形＞20°；②贯穿伤导致骨折合并神经损伤；③肱骨干骨折合并动脉或神经损伤；④骨筋膜室综合征；⑤肱骨干骨不连；⑥双侧肱骨干骨折或多发伤，漂浮肘；⑦骨折线延伸至临近关节；⑧桡神经麻痹出现进行加重或石膏固定后新发的桡神经麻痹；⑨病理性骨折。相对手术指征包括：①开放性骨折；②累及肱骨近端的长斜形骨折；③多段骨折；④肥胖或巨乳患者；⑤假体周围骨折；⑥短斜形和横形骨折。当骨折线位于三角肌止点以近时，其骨折类型常为螺旋形粉碎骨折，骨折近端外翻向内成角移位，远端向近端短缩移位。对于这种为肱骨干近 1/3 的骨折，由于临近肌肉的牵拉常导致断端没有足够的接触，研究显示手术治疗相比非手术治疗对该类型骨折能获得更好的临床预后。手术的目的是纠正肱骨干旋转、短缩及成角畸形，恢复血供及神经的连续性。常用的手术方式包括钢板、髓内钉和外固定架。

6. 髓内钉的固定理念

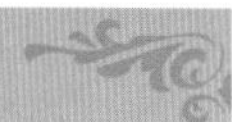

和髓内钉在股骨和胫骨成功应用有所不同，肱骨干骨折髓内钉固定虽然临床应用已经数十年，仍然存在较多争议。这主要是因为肱骨干所承载的外力主要是旋转应力，和下肢长骨轴线负荷为主的应力截然不同，而髓内钉最大的缺点便是抗旋转能力不足。此外，进钉时需要经过关节腔，并且对肩关节、肘关节的肌肉肌腱动力装置损伤较大，使患者术后出现关节周围疼痛僵直，影响患肢预后。

Küntscher 教授，作为现代髓内钉之父，最早推出肱骨干髓内钉，并报道了一系列成功的病例。随后，Rush-Pins，Hackethal and Ender 钉也陆续应用于临床。然而，由于这些髓内钉都是非交锁固定设计，其没有抗旋转能力，造成很多严重的术后并发症。髓内钉向临近关节移位，突入关节影响关节活动；抗旋转稳定性不足，导致骨折延迟愈合 / 不愈合率明显增加。20 世纪 80 年代，第一款肱骨干交锁髓内钉——Seidel 钉开始应用于临床，这是一种扩髓顺行髓内钉。但其远端阻挡机制常失效和扩髓继发的严重肩袖破坏很快受到临床医师的质疑。为了改进锁定机制，膨胀髓内钉开始用于肱骨干骨折，但生物力学显示这种设计并没有提高髓内钉的抗旋转稳定性，同时还增加了髓内钉取出的难度。因此，该型髓内钉很快退出了肱骨干骨折中的应用。20 世纪 90 年代以后，非扩髓交锁髓内钉开始广泛应用于临床，并获得了满意的临床预后。

相比其他治疗手段，非扩髓交锁髓内钉有其独特的优势。外固定架虽然具有微创、骨折断端干扰小的优点，但该技术存在复位效果差、稳定性不足和患者佩戴不适等问题，因此，外固定架仅推荐用于严重的开放性骨折和慢性骨髓炎。长期以来，对于很多骨科医师，锁定钢板技术是首选治疗方式。其具有良好的力学稳定性（尤其是抗旋转稳定性），且容易实现骨折复位，适合大多数需要手术的肱骨干骨折。当然，手术创伤大、切口长、组织剥离范围广和桡神经损伤风险都是其不足之处。而髓内钉技术具有良好的生物力学和生物学优势，其微创性和骨折断端不显露的特点大大减小了手术创伤，同时其所能提供的力学强度要明显优于外固定架。

当然，髓内钉也有一定的局限性和不足。其主要和以下四个因素相关：①肱骨干的解剖结构特点。肱骨干髓腔的形态个体差异大，青少年和儿童的肱骨干远 1/3 髓腔可能不存在或狭窄，有些成年人群髓腔发育狭窄，从而限制了髓内钉的应用。②骨折的位置。早年的非扩髓交锁髓内钉只适用于单纯的肱骨干骨折（肱骨头下 3cm 至鹰嘴窝上 5cm 的区域）。新一代的髓内钉通过改进近端交锁螺钉的设计，将其变成多平面交锁或螺旋刀片交锁螺钉，使髓内钉能够同时完成对肱骨干和肱骨近端骨折的固定。③骨折的形态。对于横形骨折，通过髓内钉回敲进行断端加压可以提高骨折固定的力学稳定性，同时增加骨折愈合概率。但是，对合并移位明显长螺旋骨块的肱骨干骨折，髓内钉和该螺旋骨块在较长的距离没有接触，并且也不能为该种类型的骨折提供更有效的力学稳定性。因此，采用髓内钉治疗这种形态骨折时需要辅助其他固定措施（如环扎或钢板）增加骨断端接触和稳定性。④骨质量。当骨折合并明显的骨质量下降时，增宽的髓腔和变薄的皮质骨会增加髓内钉的摆动和降低交锁螺钉的把持力。选用更大直径的髓内钉并配合多平面角锁定螺钉可以克服该问题。

肱骨干髓内钉技术包括顺行和逆行两种，明确各自的不足和缺陷有利于合理地选择相应的技术。肩部疼痛及肩关节功能障碍是顺行髓内钉的主要并发症。顺行髓内钉的进钉点需要在肩关节内操作，锐性切开、近端开口和扩髓时不可避免损伤冈上肌肌腱及肩峰下滑膜囊，造成肩袖及周围组织损伤，甚至有时会发生大结节骨折。此外，髓内钉尾端埋入深度不足，会造成术后肩峰下撞击症，加重肩袖损伤。只要术中避免粗暴，保证钉尾位于关节面下0.5cm及锁钉牢靠不致钉尾上浮，顺行髓内钉术后对肩关节功能的影响能够在可接受的范围之内。当然，由于顺行髓内钉治疗肱骨干骨折可导致肩关节功能障碍，因此有学者推荐用逆行髓内钉。逆行髓内钉经后方入路进钉，局部解剖简单，无重要的血管神经等组织，不易造成损伤，有利于肩、肘关节早期功能锻炼。需要注意的是，进钉点骨皮质边缘的应力增高，操作不当可造成皮质劈裂、对侧皮质穿破、髁上骨折等严重并发症。总体来说，顺行髓内钉多用于年轻患者，或髓腔狭窄的患者；逆行髓内钉多用于髓腔宽大的患者，或之前存在明显肩关节疾病的患者。

除了新鲜骨折外，髓内钉在病理性骨折和骨不连上也有重要的应用价值。髓内钉固定主要适用于非原发性骨肿瘤引起的已发生或即将发生的病理性肱骨干骨折，这种转移应表现为广泛浸润的病灶。其作为一种姑息性治疗手段，髓内钉固定具有手术创伤小、手术时间短和患者耐受性好的优点，主要目的在于缓解疼痛和提高生活质量。而对原发性肿瘤和单发孤立的转移病灶，不推荐使用髓内钉固定。当采用髓内钉固定病理性骨折时，应用更长和更粗的髓内钉，同时尽可能在非肿瘤区域用多平面交锁固定。对于肱骨干骨折不愈合，既往常采用钢板固定，并取得良好的临床预后。但是，过大的手术创伤和软组织剥离会对患肢功能的愈合造成负面影响。随着多平面非扩髓交锁髓内钉成功应用于临床，其所能提供的更好力学稳定性和微创性，使髓内钉在肱骨干骨不连的治疗中占有一席之地。髓内钉主要适用于非手术治疗失败和髓内钉术后的肥大型骨不连。选择粗的髓内钉联合断端加压有利于促进骨折愈合。此外，对于一些萎缩型骨不连，通过有限的断端显露、清理和植骨，再联合髓内钉固定也可以取得成功。

总之，对于绝大多数的肱骨干骨折（无论开放性还是闭合性），均可以采用髓内钉进行固定。此外，髓内钉还可用于肱骨干骨折延迟愈合和不愈合及转移性病理性骨折。

7. 髓内钉的手术技术

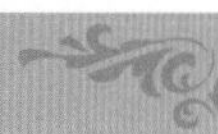

7.1 顺行髓内钉技术

7.1.1 术前准备、体位、手术入路和进钉点

参考肱骨近端骨折手术技术部分。

7.1.2 主钉的置入

当透视下确认导针位置正确后，沿克氏针导针置入尖锥或空心钻，在肱骨近端皮质开口（图5-2-11和图5-2-12）。为了让圆头导针更容易通过骨折断端，可以适当将其前端折弯，这样可以通过改变导针的方向，在透视下通过骨折断端。如果复位有困难，可以在骨折断端外侧切开一小口，置入一把Kocher钳，协助控制骨折断端方向，将导针置入骨折远端髓腔。髓

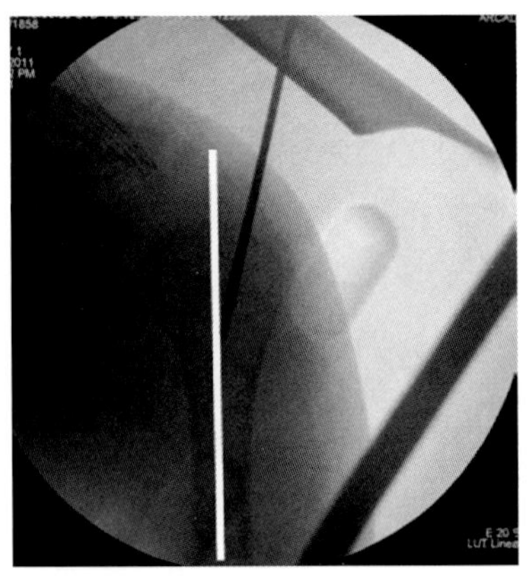

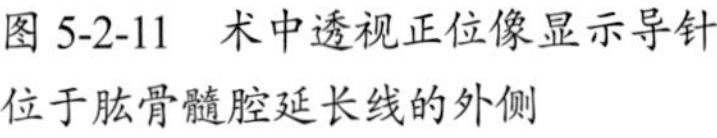

图 5-2-11　术中透视正位像显示导针位于肱骨髓腔延长线的外侧

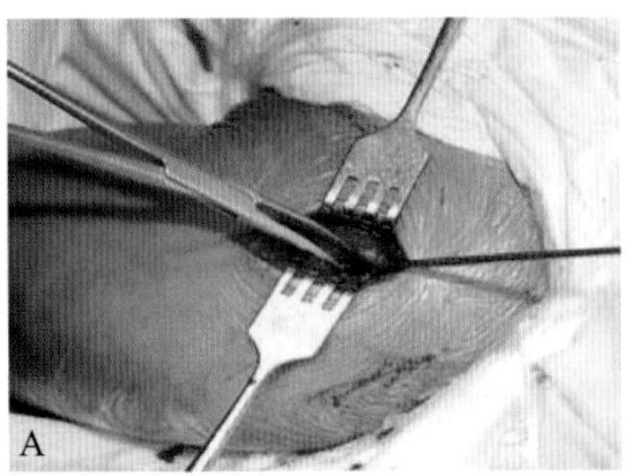

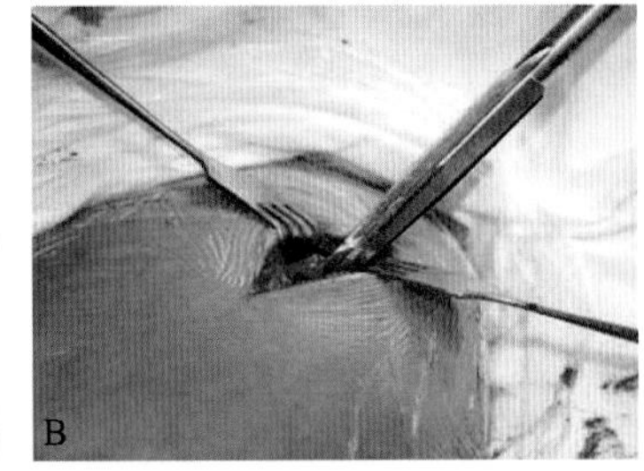

图 5-2-12　主钉的置入

A. 沿克氏针锐性切开肩袖，最大限度减少了肩袖的损伤；B. 以克氏针作为导针，使用尖锥在近端皮质扩孔

内钉末端位于肱骨远端 16mm 以上，否则有可能损伤远端骨皮质，甚至误入鹰嘴窝。随后，测量髓内钉长度，应选择尽可能长的髓内钉。沿导针徒手插入髓内钉，此步骤严禁锤击打入，否则有入钉点及其他部位发生医源性骨折的危险。插入髓内钉后应透视确定髓内钉尾端的位置，因为髓内钉完成远端固定后可适当回敲，但必须将髓内钉尾端完全插入肱骨大结节顶点水平以下。

主钉置入过程中应注意以下几点：

（1）术前明确髓腔大小，尤其是肱骨干中远端：这是因为对于一些人群（尤其是儿童和青少年），其肱骨干远 1/3 常不存在髓腔或其直径过小不能通过髓内钉。

（2）术前应仔细评估桡神经损伤情况：桡神经是肱骨干骨折中最常合并的神经损伤情况，由于其在肱骨干中远 1/3 交界处穿肌间隔到达上臂前方间室，桡神经在该位置固定，不能耐受过度牵拉和旋转。如果术前不合并桡神经损伤，术中一定要避免过牵或旋转过度，提示助手稳定肱骨干远端骨折块。

（3）髓内钉直径的选择：一般推荐选择小于接近髓腔直径的髓内钉，不推荐进行扩髓。这是因为扩髓会加重肩袖损伤的风险，同时可能会损伤嵌顿在骨折块间的桡神经。

（4）髓内钉长度的选择：应选择尽可能长的髓内钉，以便为骨折提供更好的稳定性。

（5）骨折复位：对于大多数的肱骨干骨折，适当手法牵引复位，初步恢复成角、旋转移位之后，即可以实现髓内钉的置入；对于一些合并大的蝶形骨块的骨折，通过小切口显露骨折断端，通过复位钳或环扎提供更好的骨折复位和稳定性（图 5-2-13）。

（6）髓内钉近端的深度控制：没入大结节皮质为佳，可避免髓内钉撞击肩峰，影响肩关节功能。如果先锁远端锁定螺钉、断端回敲技术实现断端加压，切记远端锁定以前，髓内钉插入深度一定没入大结节稍多，为断端回敲、加压留有余地，否则髓内钉近端会突出大结节皮质。即使髓内钉不超过肩袖表面，也会影响肩关节功能。

7.1.3　交锁螺钉的置入

远端交锁螺钉一般采用徒手锁定。调整 C 形臂为垂直位投射，并将影像接收器表面铺无菌巾单，贴近手术台，升高至肩关节水平将上臂平放于影像接收器上；保持肱骨滑车、髓内钉手持在水平位，通过调整上臂位置，使用髓内钉远端钉孔为正圆形；由前向后，切开皮肤后用止血钳分离软组织直到骨表面，使用尖头的克氏针，透视下调整钻的方向钻孔；多角度

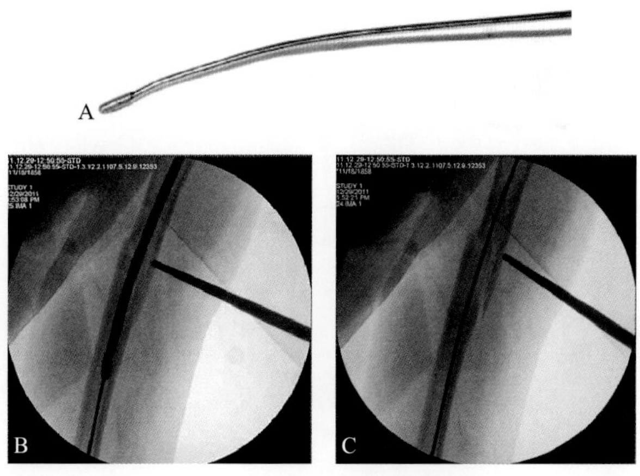

图 5-2-13 骨折复位

A. 将球头导针前端预弯，可以改变导针方向，便于通过骨折断端；B. 在骨折断端部位外侧切开小孔，置入Kocher钳，向内推外侧皮质复位骨折断端，并将圆头导针插入髓内，在透视下通过骨折断端；C. 在Kocher钳辅助复位的前提下，逐级扩髓至肱骨远端髓腔

透视确认克氏针穿过螺钉孔，拔出克氏针，拧入锁定螺钉（图 5-2-14 和图 5-2-15）。螺钉拧入前，应将其尾部拴一根缝线，避免螺钉脱落进入肌肉软组织，导致找寻困难（图 5-2-16）。当然，还有一些公司的配套器械中，其改锥远端和螺钉存在自锁功能，也可以避免螺钉脱落。

在近端交锁螺钉置入前，应再次在透视下进一步调整骨折复位情况，注意对比骨折近端、远端骨皮质厚度，骨皮质厚度不同意味着旋转畸形没有恢复。通过控制和调整前臂、髓内钉手柄的角度，进一步矫正旋转移位。完成复位后，用滑锤轻轻回敲插入手柄，使骨折断端接触并加压（图 5-2-17）。确定髓内钉尾端位置完全没入大结节顶端，在手柄上连接瞄准器，通过瞄准器锁定近端螺钉。根据髓内钉末端的位置，决定需要的尾帽长度。近端交锁螺钉置入时，

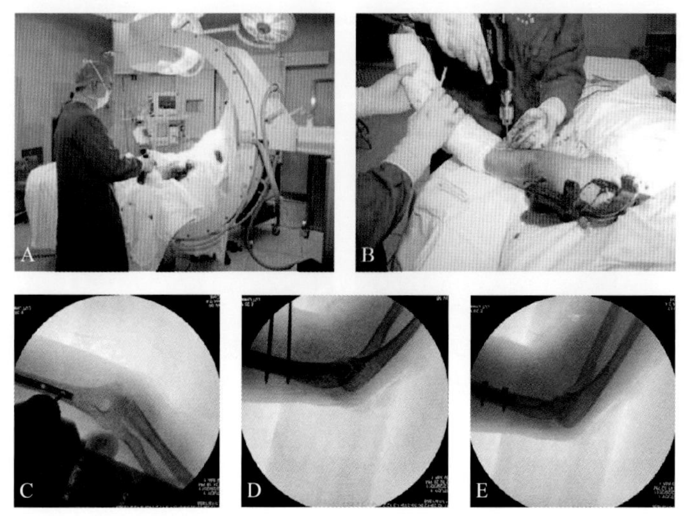

图 5-2-14 髓内钉锁定远端锁钉

A. 将C形臂机调整成垂直位投射；B. 影像接收器表面铺无菌巾单，升高C形臂至肩关节水平并贴近手术台，使上臂平放于影像接收器上，保持肱骨滑车、髓内钉手持在水平位；C. 调整前臂角度，在透视下显示为正圆形；D. 用尖的克氏针钻孔，转动前臂，多角度透视，确认克氏针穿过远端锁定孔；E. 锁入远端螺钉

其钉尾应尽可能没入骨皮质水平。越靠近端的锁钉，如果其拧入过浅，也会造成肩峰撞击（图 5-2-18）。此外，还应注意保护腋神经和旋肱后动脉，避免医源性损伤。最后，近端锁钉长度应避免穿透关节面，进入盂肱关节，造成关节磨损和术后疼痛。

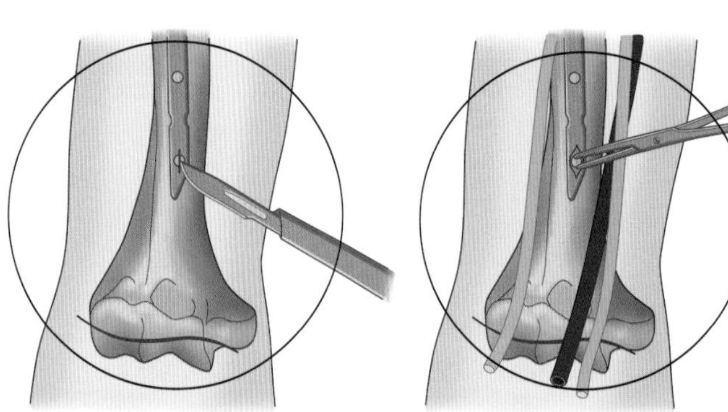

图 5-2-15 远端交锁螺钉锁定时，只应锐性切开皮肤，深层组织应用弯钳沿肌纤维方向钝性分离至骨表面，避免桡神经、正中神经和肱动脉损伤

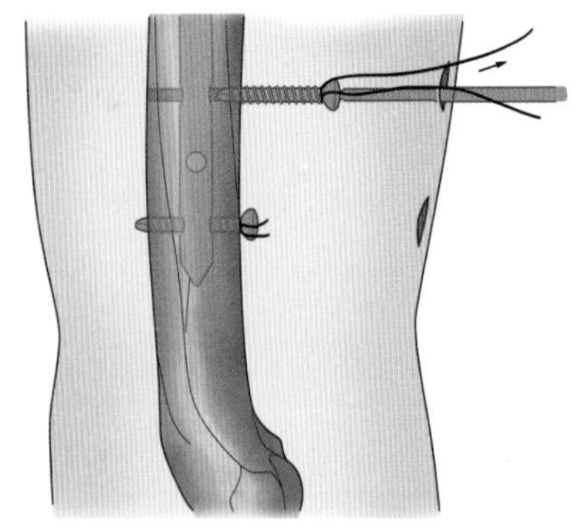

图 5-2-16 为了避免螺钉在拧入过程中脱落至组织间隙内，可在交锁螺钉尾部提前固定一根缝线

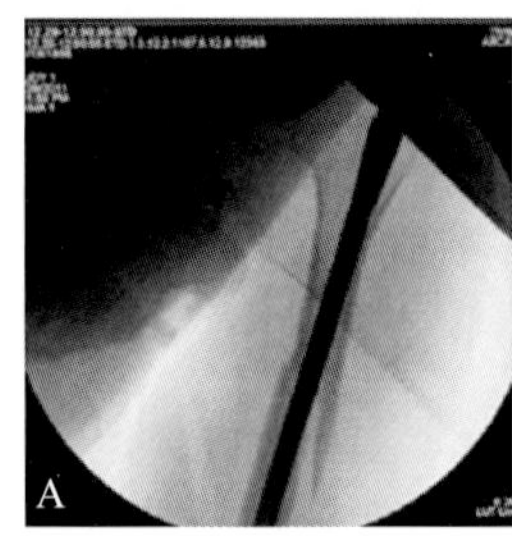

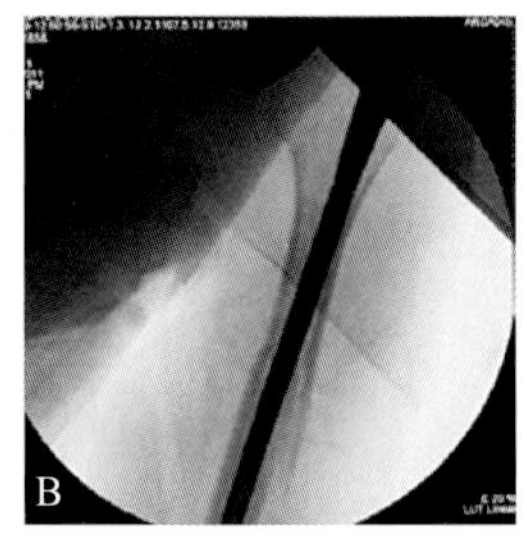

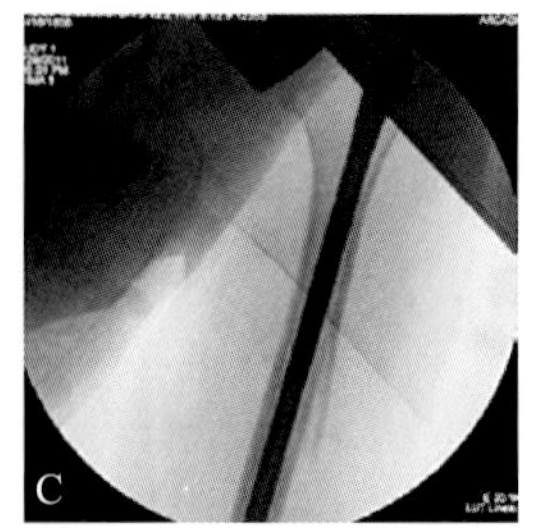

图 5-2-17 A、B. 矫正旋转畸形：控制髓内钉手柄、旋转骨折远端，观察骨折部位远、近端内侧皮质的厚度，判断旋转畸形是否纠正；C. 髓内钉手持上安装打拔器，回敲髓内钉使骨折断端加压，在此位置上，通过瞄准器锁定近端锁钉

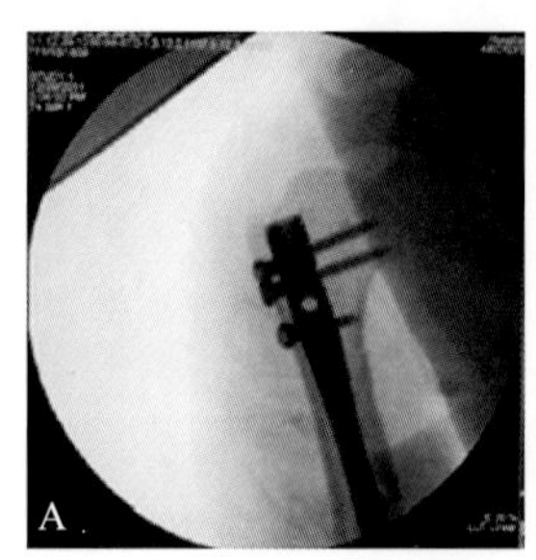

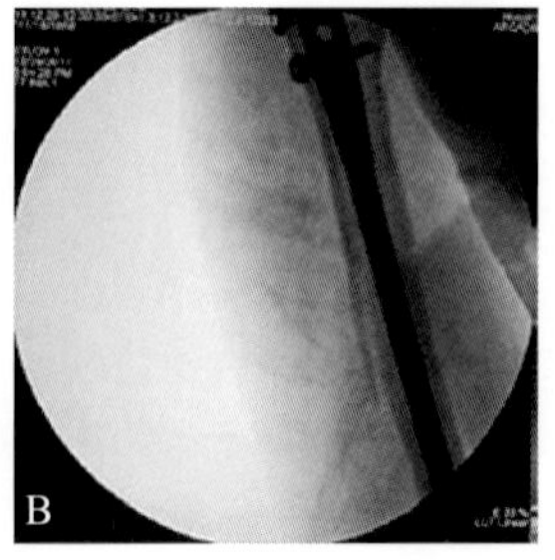

图 5-2-18 A. 术后 C 形臂透视显示肱骨近端，髓内钉近端没入大结节皮质为佳，否则在肩关节外展有撞击肩峰的风险，影响肩关节功能；B. 术后 C 形臂透视骨折断端，见骨折复位情况良好

7.2 逆行髓内钉技术

由于顺行髓内钉置入过程经过肩关节，常会导致患肩疼痛，而逆行穿钉对肩袖和肱骨下区无影响，因此有些临床医师建议采用逆行髓内钉技术。同时，肱骨内外侧髁相对于肱骨干远端不在一个平面上，这为肱骨干逆行髓内钉置入提供了重要的解剖学基础。髓内钉可以经髁间窝近端背侧（肘关节囊外）逆行置入。值得注意的是，逆行置钉存在肱骨髁上医源性骨

折的风险，进钉点的骨窗需要扩展至10mm，长20mm，以预防医源性骨折。进钉点上方之骨的完整性对逆行插入髓内钉十分重要，所用髓内钉越硬，所需完整骨的长度越长，这一点常限制了逆行插入技术的应用。因此，在实际应用时，通常选用直径较细的、弹性大的髓内钉，以适应非线性入路的特点。

7.2.1 术前准备和体位

患者取俯卧位或侧卧位。放置透X线的上臂支架，患肢外展90°，并予以上臂支架支持。前臂屈曲90°悬吊在上臂支架外缘上方。C形臂X线机放置在手术床头侧，以便通过旋转C形臂X线机获得整个肱骨的前后位和侧位像（图5-2-19）。

7.2.2 手术入路

自鹰嘴尖部向近端延长，做6～8cm的纵行切口。沿肱三头肌纤维方向正中分开肱三头肌的腱性和肌肉部分，从而显露鹰嘴窝近端的三角形骨性结构。该三角形区域位于肘关节囊外，是逆行髓内钉的进钉点（图5-2-20）。

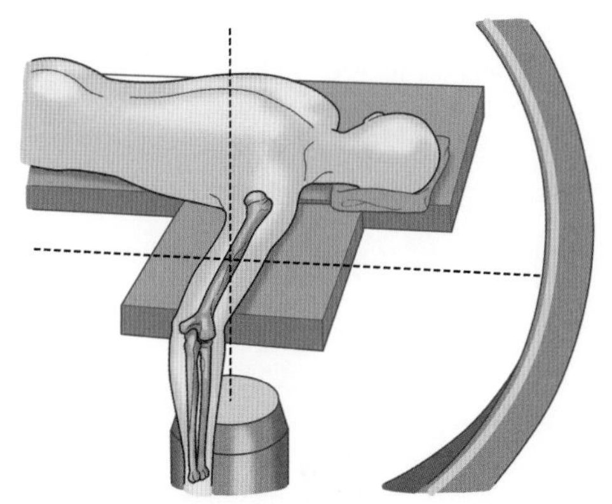

图5-2-19 逆行髓内钉术中俯卧位示意图

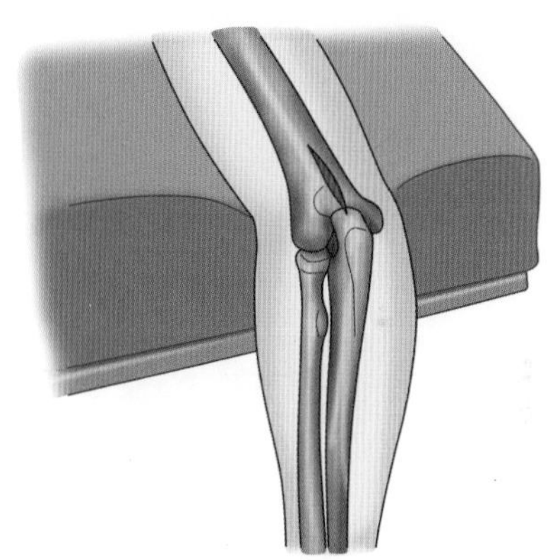

图5-2-20 逆行髓内钉的切口示意图

7.2.3 进钉点

进钉点紧靠鹰嘴窝的近端缘约2.5cm。首先，垂直于背侧骨皮质钻3个孔，形成一个小的三角形。然后，使用圆锥形骨凿以3个孔为边界去除背侧皮质。接着，用开口钻进行扩口，钻的方向从垂直于皮质逐渐转向水平方向，最终和髓腔方向一致。最后，要在肱骨后方皮质做一10mm×20mm的椭圆形开口，作为髓内钉的入点。如果进钉点太偏向远端，有可能会破坏肘关节囊，增加异位骨化的风险，从而导致肘关节伸直困难（图5-2-21）。

7.2.4 主钉的置入

逆行髓内钉从鹰嘴窝以近开始，止于肱骨外科颈水平，一般短于顺行髓内钉所需长度。和顺行髓内钉一样，应徒手旋转轻柔地插入髓内钉主钉。如果进钉点开口过小或髓内钉的直径选择过大，会导致骨裂甚至肱骨髁上骨折。如果在轻柔地旋转主钉置入过程中存在明显的阻力，建议更换直径小的髓内钉或重新开口和扩髓。推荐手动使用弹性髓腔锉进行扩髓，避免穿透前方皮质。当髓内钉到达骨折断端远端时，在术中透视下手法复位骨折即可实现髓内钉通过顺利骨折断端，到达近端骨折块。对于合并移位的陈旧性骨折，应有限切开复位，探查并保护神经。髓内钉末端应在鹰嘴窝上1～2cm。对于粉碎性骨折，应注意过度牵拉会造成断端分离，导致骨折延迟愈合或不愈合（图5-2-22）。

7.2.5 交锁螺钉的置入

远、近端交锁螺钉的存在对于控制骨折端的旋转不稳有着重要作用。推荐远、近端采用静力锁定，各置入 2 枚螺钉。首先置入的是近端交锁螺钉，应注意保护腋神经，避免损伤。远端螺钉通过瞄准臂从后向前置入（图 5-2-23 和图 5-2-24）。

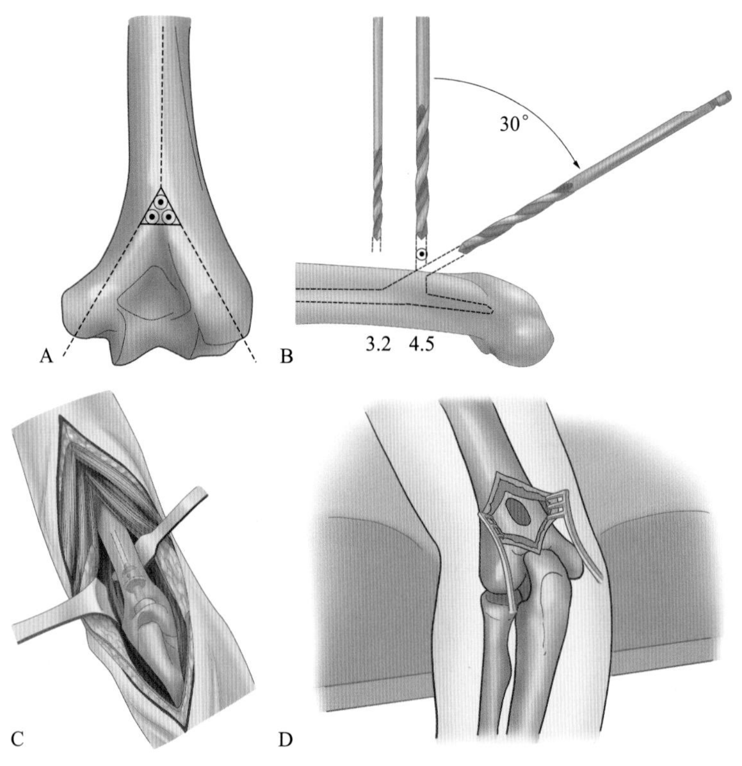

图 5-2-21 逆行髓内钉的进钉点

A. 确定肘后，鹰嘴近端的三角形进钉区域；B. 垂直于骨皮质钻 3 个孔，构成三角形；C. 开口钻扩口；D. 最终在肱骨后方皮质做一 10mm×20mm 的椭圆形开口，作为髓内钉的入点

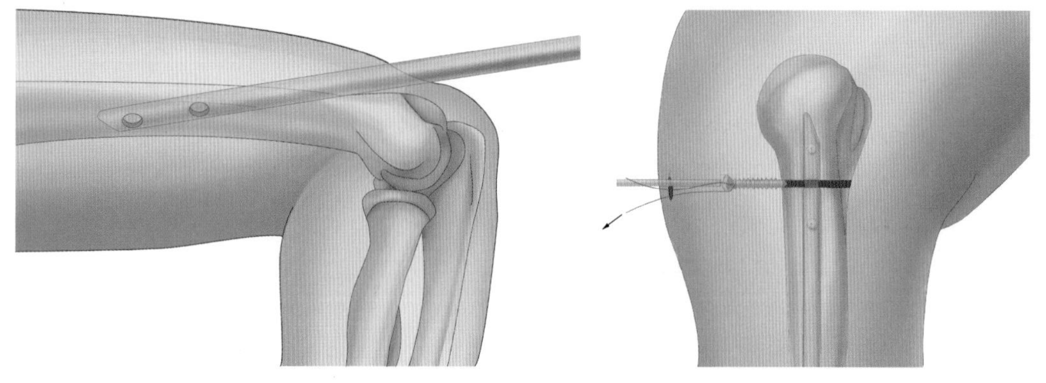

图 5-2-22 主钉置入

图 5-2-23 近端交锁螺钉的置入

8. 术后处理

术后应立即评估桡神经情况，明确其是否在术中发生损伤。术后一般不需要三角巾悬吊

固定患肢。应尽早进行患侧肩关节被动屈曲外展运动，以及肘关节被动屈伸功能锻炼。相应的主动活动应在术后 10～15 天开始，旋转运动应在明确出现骨折愈合迹象以后再进行。如果患者合并多发伤时，康复治疗计划应根据患者的一般情况和合并症进行相应调整。术后每 2 周复查 X 线，明确是否骨折愈合。通常术后 6～8 周骨折就已经愈合，术后 3 个月患者可以获得良好的功能预后。

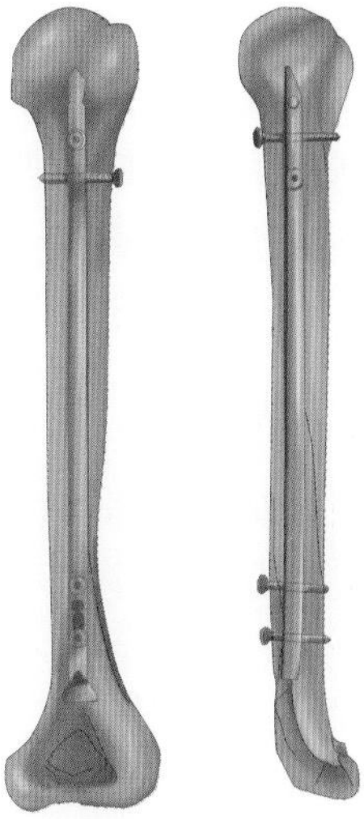

图 5-2-24 近、远端各置入 2 枚交锁螺钉，并采用静力稳定

9. 术后并发症及其防治策略

肱骨干骨折髓内钉术后并发症可分成两大类：①与骨折直接相关的并发症，包括骨折不愈合、感染和神经损伤；②髓内钉相关并发症，包括继发于交锁螺钉固定的血管神经损伤，顺行髓内钉尾部所致的肩关节撞击综合征，交锁螺钉的退钉，医源性骨折等。

9.1 肩痛及肩关节活动受限

肩痛是顺行髓内钉的最常见并发症。其原因包括采用外侧经三角肌入路导致的肩轴损伤，或髓内钉近端未完全埋入骨皮质的肩部撞击（图 5-2-25）。肩关节活动与髓内钉插入路径有关。顺行插入直钉时，其进钉点位于肱骨头关节面，常损伤肩轴和肱骨

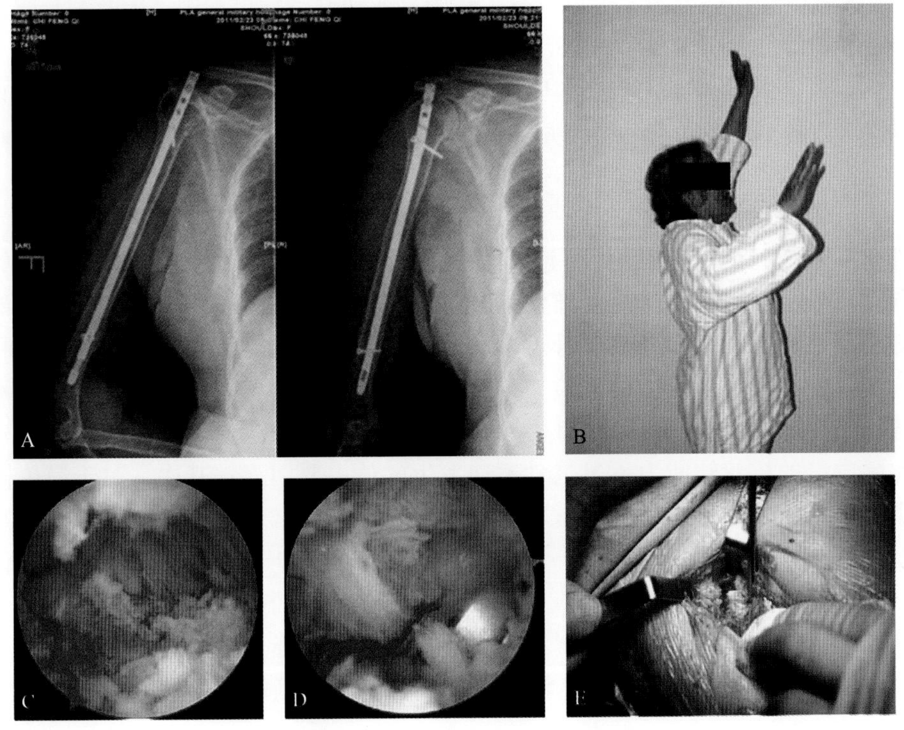

图 5-2-25 髓内钉的肩部撞击

A. 肱骨干骨折闭合复位髓内钉内固定术后正侧位 X 线片，可见髓内钉末端突出大结节顶点；B. 患者肩关节外展，屈曲受限；C、D. 肩关节镜检查见髓内钉末端突出大结节顶点，磨损肩袖造成损伤；E. 手术过程中见髓内钉末端磨损肩袖造成肩袖损伤

头外侧关节面，所以肩关节活动面会受到不同成度限制。而顺行插入弧形钉时，进钉点位于大结节内侧，虽然不侵犯关节面，但是会损伤冈上肌腱，导致肩关节疼痛和活动受限。带锁髓内钉治疗肱骨骨折后肩关节的恢复因人而异，有些患者术后短时间即可完全恢复肩关节活动，有些患者术后则需半年左右方可恢复肩关节功能。最终恢复的程度和速度在很大程度上取决于原发性创伤的轻重，而与髓内钉技术本身无明显关系。

9.2 医源性骨折

医源性骨折包括入点处骨折劈裂、髓内钉穿出骨髓腔、锁钉时劈裂。骨质劈裂在顺行和逆行髓内钉中均可发生。例如，顺行进钉时，进钉点距大结节较远外侧骨皮质开窗，置钉时可撞击对侧骨皮质造成骨折；逆行进钉时，进钉开口不足或方向和髓腔方向不一致时，也可能造成肱骨髁上骨折。仔细选择进钉入点可避免发生此类并发症。髓内钉穿出骨髓腔可发生于粉碎性骨折和骨质疏松症患者。前者因为粉碎性骨折，常可致骨折部位塌陷，这样髓内钉可经骨折端穿出髓腔。后者因为骨质疏松骨皮质变薄，在主钉置入时主钉远端在骨皮质遇到阻力仍继续暴力插钉，可穿破骨皮质。避免此类问题发生，我们可选择直径小的髓内钉，并在主钉置入有阻力时应将髓内钉稍稍退出并改变方向后，再行主钉置入。

9.3 桡神经麻痹

桡神经麻痹的发病率约为 11.8%，多发生于肱骨中下 1/3。桡神经麻痹常发生在受伤当时，由神经挫伤、牵拉伤导致，还可以发生在闭合或切开治疗过程中。横断和长螺旋形骨折多见，斜行和粉碎性骨折少见。约 88.1% 的桡神经麻痹最终可以恢复，其中神经自主恢复的比例约 70%，且多见于低暴力损伤。应用髓内钉治疗肱骨干骨折，特别是中、下 1/3 骨折，应减少复位次数和掌握准确的远端徒手锁定技术，可以避免神经损伤的发生。

9.4 骨折不愈合

肱骨干骨折非手术治疗后骨不连的发生率为 1%～10%，手术后骨不连的发生率为 10%～15%。从发病率的差异提示我们，对于肱骨干骨折准确的把握手术适应证才能从根本上降低骨折不愈合的发生。开放性骨折、粉碎性骨折、多段骨折、简单横形骨折和严重多发伤患者都是骨折不愈合发生的危险因素。手术后骨折不愈合的发生常与手术技术错误及内固定选择错误密切相关。以髓内钉为例，肱骨干骨折所承载的旋转负荷明显高于轴向负荷，因此髓内钉的抗旋转能力不足是骨不连发生的最主要因素；其次，对于简单横断和短斜形骨折，骨折断端分离移位和加压不足也是骨不连发生常见原因之一；最后，对于一些特殊类型的骨折，如长螺旋形骨折，髓内钉既不能改善骨折复位，而且髓内钉 - 骨接触界面不充分会降低固定的力学稳定性，也会增加骨不连发生的几率。一旦骨不连发生，应根据骨不连的类型、部位，骨缺损程度和先前治疗方式，选择合适的翻修手术方式。提高断端力学稳定性、改善骨折愈合环境、消除断端间隙及增加断端接触才能最大限度的提高骨折愈合率。

（梁永辉　郝　明）

参考文献

[1] Browner BD, Jupiter JB, Levine AM, et al. Skeletal trauma: basic science, management, and reconstruction [M]. 4th ed. Philadelphia, PA: W.B. Saunders, 2009.

[2] Brinker MR, O'Connor DP. The incidence of fractures and dislocations referred for orthopaedic services in a capitated population [J]. J Bone Joint Surg (Am), 2004, (86): 290-297.

[3] Praemer A, Furner S, Rice DP. Musculoskeletal conditions in the United States [J]. Rosemont IL: American Academy of Orthopaedic Surgeons, 1999.

[4] 唐佩福，王岩. 解放军总医院创伤骨科手术学：创（战）伤救治理论与手术技术 [M]. 北京：人民军医出版社，2013.

[5] Ekholm R, Adami J, Tidermark J, et al. Fractures of the shaft of the Humerus. An epidemiological study of 401 fractures [J]. J Bone Joint Surg (Br), 2006, 88 (11): 1469-1473.

[6] Sarmiento A, Zagorski JB, Zych G, et al. Functional bracing for the treatment of fractures of the humeral diaphysis [J]. J Bone Joint Surg (Am), 2000, (82): 478-486.

[7] Seidel H. Humeral locking nail: a preliminary report [J]. Orthopedics, 1989, (12): 219-226.

[8] Rommens PM, Verbruggen J, Broos PL. Retrograde locked nailing of humeral shaft fractures. A review of 39 patients [J]. J Bone Joint Surg (Br), 1995, (77): 84-89.

[9] Blum J, Karagül G, Sternstein W, et al. Bending and torsional stiffness in cadaver humeral fixed with a self-locking expandable or interlocking nail system: a mechanical study [J]. J Orthop Trauma, 2005, (19): 535-542.

[10] Blum J, Machemer H, Baumgart F, et al. Biomechanical comparison of bending and torsional properties in retrograde intramedullary nailing of humeral shaft fractures [J]. J Orthop Trauma, 1999, (13): 344-350.

[11] Lin J, Hou SM, Hang YS. Treatment of humeral shaft delayed unions and nonunions with humeral locked nails [J]. J Trauma, 2000, (48): 695-703.

[12] Rommens PM, Kuechle R, Bord T, Lewens T, et al. Humeral nailing revisited [J]. Injury, 2008, (39): 1319-1328.

[13] Lin J, Hou SM. Antegrade locked nailing for humeral shaft fractures [J]. Clin Orthop Relat Res, 1999, (365): 201-210.

[14] Crates J, Whittle AP. Antegrade interlocking nailing of acute humeral shaft fractures [J]. Clin Orthop Relat Res, 1998, (350): 40-50.

[15] Chapman JR, Henley MB, Agel J, et al. Randomized prospective study of humeral shaft fracture fi xation: intramedullary nails versus plates [J]. J Orthop Trauma, 2000, (14): 162-166.

[16] Lin J. Treatment of humeral shaft fractures with humeral locked nail and comparison with plate fixation [J]. J Trauma, 1998, (44): 859-864.

[17] McCormack RG, Brien D, Schemitsch EH, et al. Fixation of fractures of the shaft of the humerus by dynamic compression plate or intramedullary nail [J]. A prospective, randomised trial. J Bone Joint Surg (Br), 2000, (82): 336-339.

[18] Ouyang H, Xiong J, Xiang P, et al. Plate versus intramedullary nail fixation in the treatment of humeral shaft fractures: an updated meta-analysis [J]. J Shoulder Elbow Surg, 2013, (22): 387-395.

[19] Cheng HR, Lin J. Prospective randomized comparative study of antegrade and retrograde locked nailing for middle humeral shaft fracture [J]. J Trauma, 2008, 65 (1): 94-102.

[20] Patino JM. Treatment of humeral shaft fractures using antegrade nailing: Functional outcome in the shoulder [J]. J Shoulder Elbow Surg, 2015, 24 (8): 1302-1306.

[21] Baltov A, Mihail R, Dian E. Complications after interlocking intramedullary nailing of humeral shaft fractures [J]. Injury, 2014, 45 (suppl 1): S9-S15.

[22] Tyllianakis M, Tsoumpos P, Anagnostou K, et al. Intramedullary nailing of humeral diaphyseal fractures [J]. Is distal locking really necessary? Int J Shoulder Surg, 2013, 7 (2): 65-69.
[23] Garnavos C. Diaphyseal humeral fractures and intramedullary nailing: Can we improve outcomes? [J] Indian J Orthop, 2011, 45 (3): 208-215.
[24] Kurup H, Hossain M, Andrew JG. Dynamic compression plating versus locked intramedullary nailing for humeral shaft fractures in adults [J]. Cochrane Database Syst Rev, 2011, (6): CD005959.
[25] Ouyang H, Xiong J, Xiang P, et al. Plate versus intramedullary nail fixation in the treatment of humeral shaft fractures: An updated meta-analysis [J]. J Shoulder Elbow Surg, 2013, 22 (3): 387-395.
[26] Li Y, Wang C, Wang M, et al. Postoperative malrotation of humeral shaft fracture after plating compared with intramedullary nailing [J]. J Shoulder Elbow Surg, 2011, 20 (6): 947-954.
[27] Benegas E, Ferreira Neto AA, Gracitelli ME, et al. Shoulder function after surgical treatment of displaced fractures of the humeral shaft: A randomized trial comparing antegrade intramedullary nailing with minimally invasive plate osteosynthesis [J]. J Shoulder Elbow Surg, 2014, 23 (6): 767-774.
[28] Chen F, Wang Z, Bhattacharyya T. Outcomes of nails versus plates for humeral shaft fractures: A Medicare cohort study [J]. J Orthop Trauma, 2013, 27 (2): 68-72.
[29] Shao YC, Harwood P, Grotz MR, et al. Radial nerve plasy associated with fractures of the shaft of the humerus: a systematic review [J]. J Bone Joint Surg (Br), 2005, 87 (12): 1647-1652.

第6章 股骨骨折

第1节 股骨转子间骨折

1. 流行病学

随着人口老龄化的加重，髋部骨折逐渐成为一种严重的公共卫生问题。其发生率在全球范围内持续增加。在美国，髋部骨折已成为创伤骨科中发病率最高的疾病，每年有超过25万患者，其相应的医疗费用支出每年高达100亿美元；而在未来的30年，这一卫生支出将翻倍。全世界范围内估计，到2025年将有260万髋部骨折患者，而到2050年这一人数将达到450万。因亚洲人口众多，2025年至2050年期间，将有近一半的髋部骨折人数发生在亚洲国家。

股骨转子间骨折是发生在股骨近端大小转子之间的骨折，占股骨骨折的24.56%，占股骨近端骨折的50%。其作为髋部骨折的最重要组成部分，具有极高的致死率及致残率。骨折后1个月内死亡率10%～13.3%，1年内死亡率22%～29%。存活者仅50%～60%患者能恢复伤前行走水平，10%～15%仅能室内活动，20%患者终身丧失活动能力。

为了降低该病的死亡率和病残率，减少庞大的医疗支出，应清楚地认知该骨折发生的危险因素。一般来说，其常见的危险因素包括年龄、性别、种族、内科并发症和骨密度。90%的股骨转子间骨折发生于65岁以上的老年人，平均发病年龄为66～76岁。有研究发现，超过50岁以后，随着年龄增长，每10年该病的发病率会翻倍。性别同样也是其中一个重要的危险因素，超过65岁的患者中，男女发病比例为1∶8～1∶2，女性的高发病率与绝经后骨骼的代谢异常密切相关。此外，重度骨质疏松和骨折的发病率正相关。研究发现，当骨密度＞1.0g/cm时很少发生转子间骨折，而当骨密度＜0.6g/cm时，其发病率为16.6%。和髋部骨折的另一种类型——股骨颈骨折相比，股骨转子间骨折的患者年龄平均偏大，合并的内科疾病偏多。过多的内科疾病会导致老年患者骨质量下降，跌倒时保护性反应不足，以及髋周肌肉软组织的缓冲下降，这些都会增加股骨转子间骨折的风险。

2. 应用解剖

股骨转子间骨折是位于股骨颈和股骨干之间，该区域是力学传导重要的组成部分。其内紧密的骨小梁结构为力学传导提供支撑，并耐受强大的张应力和压应力。Ward最早描述股骨近端的骨小梁结构（图6-1-1）：①主要压力骨小梁，起自内侧股骨距止于股骨头的上方；②主要张力骨小梁，起自股骨头凹区域止于股骨大转子外侧缘；③次要压力骨小梁，起自小转子止于大转子；④次要张力骨小梁，起自股骨颈基底中间部分止于股骨大转子外侧缘；⑤股骨大转子本身有独立的骨小梁结构。因此，相比对压应力的良好耐受，该部位对张应力的耐受较差，从而使得局部在接受外力刺激时骨折会沿最小承受能力的部位发生。这也就是转子间骨折的发病基础。而逆转子间骨折的发生是因为该部位是骨小梁结构和髓腔结构的交界区域。

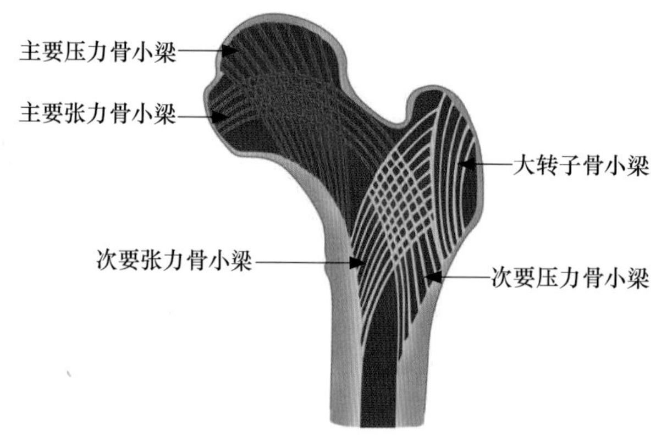

图 6-1-1 股骨近端主要和次要骨小梁结构分布示意图

转子间骨折的稳定性取决于股骨近端后内侧皮质和外侧壁的完整性。首先，股骨近端后内侧皮质起主要作用的结构是股骨距。该结构位于股骨颈与股骨干连接部的后内侧，由多层致密的纵行骨板构成，是股骨近端负重系统的重要组成部分，被称为“真性股骨颈”的基石（图 6-1-2）。它能够对由股骨转子部的骨小梁与股骨头部的骨小梁组成三角吊臂样结构起到内侧支撑作用（图 6-1-3）。如果股骨距保持完整且对位正常，则该类型的骨折稳定性较好；如果股骨距断裂、分离或小转子骨折块较大，意味着骨折不稳定。其次，外侧壁的完整性对于骨折稳定性也非常重要，其是由次要骨小梁和大转子骨小梁结构交错支撑构成，起到承托股骨头和对抗髋部强大的内翻应力的作用。外侧壁的完整与否，不仅决定了骨折的稳定性，而且决定了内置物的选择。髓外固定系统的手术禁忌证正是外侧壁的不完整。髓内固定系统则可以通过其近端粗大的金属结构，重建外侧壁，提高固定的稳定性。

然而，股骨转子间的独特解剖结构，使其骨折愈合率很高。这是因为：①该骨折为关节

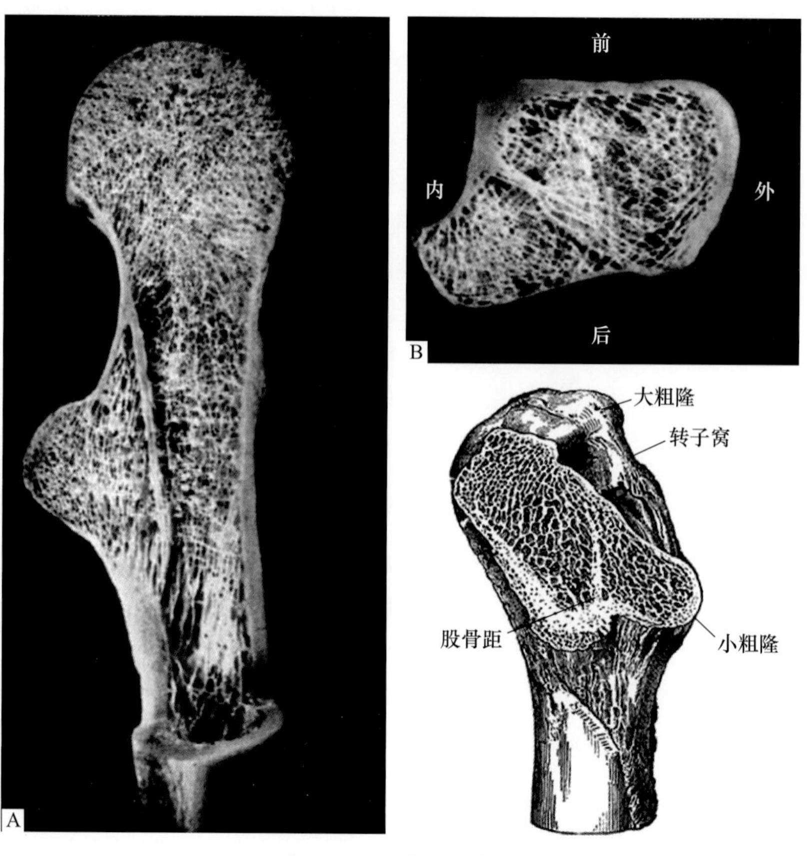

图 6-1-2 股骨距示意图

囊外骨折，股骨头供血很少受到影响；②该部位以松质骨结构为主，愈合能力强；③该部位的血供由旋股内侧动脉和旋股外侧动脉的分支供应，血运丰富；④髓内钉技术对其周围软组织干扰小，且不对骨膜进行剥离。因此，与股骨颈骨折不同，转子间骨折发生骨不连和股骨头坏死的概率很低。

股骨近端有大量的肌肉附着，不同肌肉群会产生不同方向的牵拉力，从而导致不同的骨折移位方式（图 6-1-4）。髂腰肌附着在小转子上，产生屈曲、外旋的牵拉力。臀中肌、臀小肌分别附着于大转子后方和前方（图 6-1-5），产生外展的牵拉力。长收肌、短收肌、大收肌和股薄肌构成髋部内收肌群，产生内收和内翻的牵拉力。外旋肌群（梨状肌、上下孖肌、内外闭孔肌、股四头肌）附着于转子间区域，产生外旋牵拉力。所有的肌肉牵拉力都会导致股骨短缩畸形。明确这些肌肉的牵拉方式，有助于术中选用有效的间接和直接复位方式。

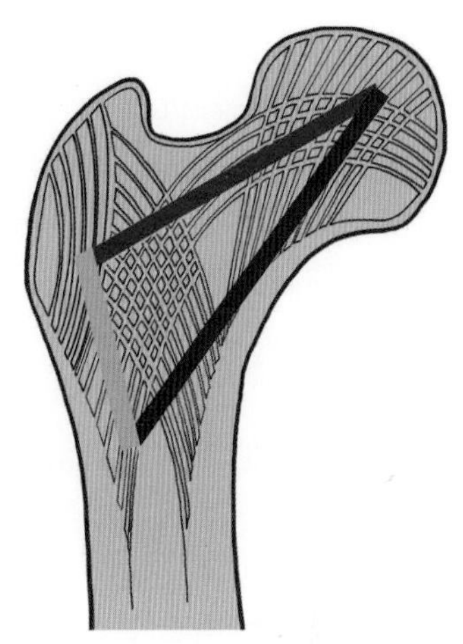
图 6-1-3 股骨转子部的骨小梁与股骨头部的骨小梁共同组成三角吊臂样结构

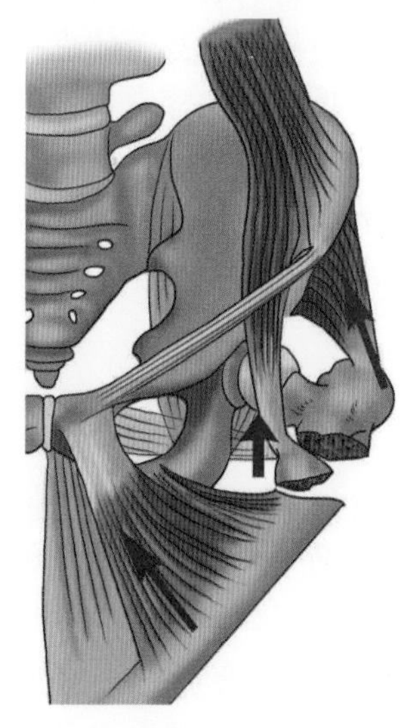
图 6-1-4 肌肉牵拉导致股骨转子间骨折移位：大转子受臀中肌、臀小肌的牵拉向上、向后移位，小转子骨块受髂腰肌牵拉向上、向内移位，股骨干受内收肌牵拉向内侧移位

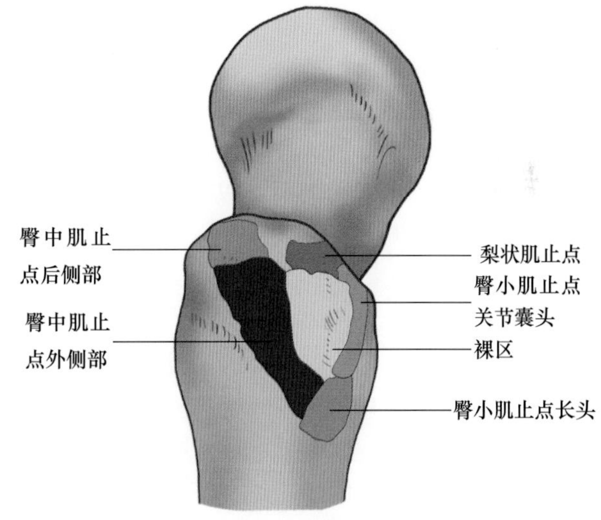

图 6-1-5 臀中肌、臀小肌分别附着于大转子后方和前方

3. 损伤机制和临床评估

3.1 损伤机制

绝大多数股骨转子间骨折的损伤机制为低能量损伤。跌倒是导致该骨折发生的最主要原因，约占 90%。年龄的增长会使老年人容易跌倒，而视力下降、肌力减弱、反应能力下降、心脑血管意外又增加了跌倒发生的几率。有时，跌倒时患者由于应激反应引起肌肉紧张，也

会导致骨折发生。臀中肌和臀小肌强力收缩会导致大转子部位骨折；髂腰肌强烈收缩会导致小转子撕脱性骨折。

对于年轻患者，如果发生转子间骨折，多为高能量损伤，如车祸伤、高坠伤等。高能量损伤会导致明显的软组织损伤（如 Morel-Lavallée 损伤）或合并其他部位的骨折。应根据不同类型的高能量损伤类型，对患者进行全面的评估。

3.2 临床评估

临床评估应包括局部评估和全身评估。外伤后患者常表现为髋部疼痛，活动受限，无法站立或行走。患肢查体可见下肢短缩、外旋畸形通常＞45°；患侧大转子部出现肿胀或瘀斑；转子部压痛明显；轴向扣击足跟引发髋部剧烈疼痛。

应重视对患者全身状况的评估。明确致伤原因，有些患者是由于心脑血管意外（心肌梗死、脑梗死、脑出血）导致跌倒引发骨折，有些患者是被他人撞倒所致。不同的损伤机制决定患者应首先接受何种急救治疗方案。同时，询问患者内科并发症情况，合并用药情况，骨折前的生活自理程度，初步判断患者手术风险和功能预期。由于股骨转子间骨折患者常合并重度骨质疏松症，因此应注意是否合并桡骨远端骨折、肱骨近端骨折、肋骨骨折、脊柱压缩性骨折等。这些骨折的发生一方面会增加出血，加重血流动力学不稳定，甚至休克；另一方可能会导致肺部损伤和感染，引发呼吸衰竭。此外，老年患者骨折后，治疗常会有延误、饮食摄入减少，因此还应注意生化检查，评估水、电解质情况，避免脱水、电解质紊乱和应激性溃疡等并发症的发生。最后，老年髋部骨折容易合并下肢深静脉血栓，一旦血栓脱落会继发肺栓塞，危及患者生命，所以应术前常规行下肢静脉超声检查，评估下肢静脉血栓情况，并采用抗凝药物预防或治疗。

3.3 影像学评估

标准的影像学评估包括骨盆正位及患侧髋关节侧位片。骨盆的正位片有利于通过健侧对照，发现移位不明显的转子间骨折。此外，健侧股骨的颈干角有助于临床医师术前规划治疗方案和选择内置物，还可以指导术中复位。髋关节侧位片可以帮助医师判断后内侧是否受累及粉碎程度。当转子间骨折线向下延伸时，还需要加拍股骨正侧位 X 线全面评估骨折情况。有时还需要行 CT 和 MRI 检查，以行进一步的影像学评估。CT 平扫＋三维重建可进一步判断骨折移位程度和方向，观察隐匿的骨折线，排除肿瘤病变。当影像学检查阴性，但高度怀疑骨折时，MRI 检查的敏感性和特异性更高。

4. 骨折分型

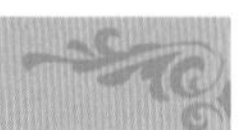

4.1 常用的骨折分型

股骨转子间骨折的分型系统很多，其中最重要的只有两种：Evans 分型和 AO/OTA 分型。近年来，唐佩福团队采用人工智能技术，将转子间骨折线数据进行了 Hausdorff 距离的定量描述，并通过非监督学习的 K-means 聚类分析算法把骨折模型进行分类，从而提出了一种新型转子间骨折的三维骨折分型系统。

Evans 分型对股骨转子间骨折作出了重要贡献，其不仅有助于临床医师区分稳定和不稳定型骨折，而且明确了稳定性复位的标准（图 6-1-6）。该分型以骨折复位后的后内侧皮质是否完整作为判断骨折稳定与否的重要标准。稳定型骨折表现为后内侧的骨皮质保持完整，或仅有少许粉碎。不稳定型骨折主要以后内侧骨皮质粉碎为特征，或是横行和斜形骨折类型（Evans 2 型）。即使对于某些不稳定型骨折，如果可以恢复后内侧支撑和连续性，这些不稳定型骨折仍有机会获得稳定性复位。

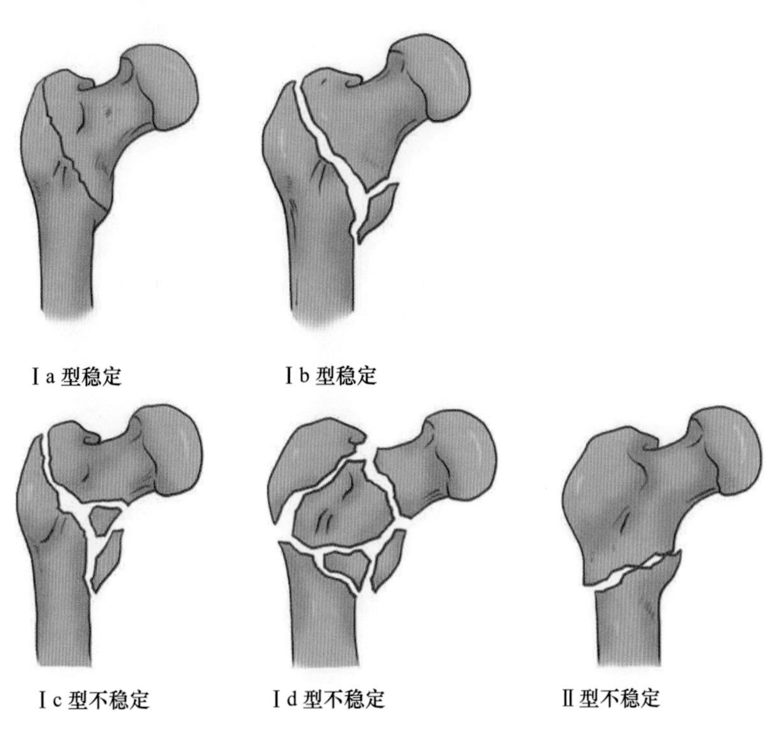

图 6-1-6 Evans 分型

Ⅰ型，骨折线顺转子间骨折：Ⅰa，两块型骨折，无移位，稳定；Ⅰb，三块型骨折，有轻度移位但可以复位，内侧皮质可以获得支撑，复位后稳定；Ⅰc，三块型骨折，有移位难以复位，内侧皮质不能获得支撑，不稳定；Ⅰd，粉碎型骨折，通常为四块或以上，内侧皮质破碎，不能获得支撑，不稳定。Ⅱ型，逆转子间骨折，不稳定骨折

AO/OTA 分型，是在 Evans 分型的基础上，根据骨折线的方向和粉碎性程度进行分型。该分型既强调后内侧皮质支撑的重要性，同时也强调外侧壁的完整对骨折稳定的重要影响。AO 将转子间骨折归为股骨近端骨折中的 31-A 类型，分为 A1、A2、A3 三种类型，每型中根据骨折形态又分为 3 个亚型（图 6-1-7）。一般来说，A1.1、A1.2、A1.3、A2.1 为稳定型骨折；A2.2、A2.3、A3.1、A3.2、A3.3 均为不稳定型骨折。

2018 年 AO 联合 OTA 再次推出了新的股骨转子间骨折 AO/OTA 分型（图 6-1-8）。该分型基于卫生经济学、骨折稳定性和外侧壁情况，为临床医师在髓内和髓外固定方式选择时提供参考和建议。但是，这一改良的分型系统的尚需要临床实践的进一步验证，因此本章节后续讨论的内容依然基于传统的 AO/OTA 分型。

我们所提出的人工智能分型系统基于股骨近端三角形稳定的固定理念，纳入了对于转子间骨折术后影响较大的结构性因素，如大转子、小转子、内侧支撑皮质残余、后外侧转子间

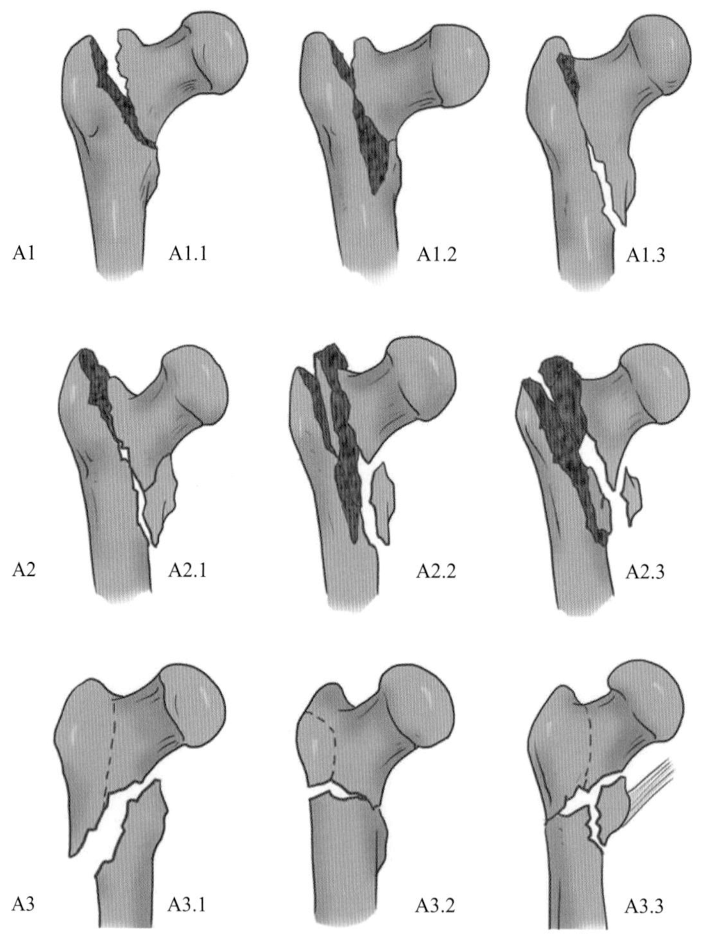

图 6-1-7 AO/OTA 分型（2007 年版）

A1 型，简单的两部分骨折，骨折线从大转子到远端内侧皮质，内侧皮质只在一处断开：A1.1 型，骨折表现为内侧皮质骨折部位恰位于小转子上；A1.2 型，骨折表现为内侧皮质骨折部位有嵌插；A1.3 型，骨折表现为骨折线延伸至小转子下、小转子与近端骨折连为一体，骨折近端受髂腰肌的牵拉易发生旋转移位。A2 型骨折，经转子的多块骨折，内侧皮质至少两处断开：A2.1 型，转子间有一个中间骨折块；A2.2 型，转子间有多个中间骨折块；A2.3 型，骨折线延伸超过小转子下 1cm。A3 型骨折，骨折线向小转子下延伸或反斜型骨折，又称为逆转子间骨折，骨折难以复位和固定困难：A3.1 型，斜形骨折；A3.2 型，横断骨折；A3.3 型，粉碎型骨折

嵴撕脱、外侧壁波及等结构，以髓内钉固定术后稳定性结局为指标，通过人工智能算法总结得出。该分型系统避免了传统分型系统对于经验的依赖，使其更具有客观性。该分型系统共分为五型，其中Ⅰ型、Ⅱ型、Ⅲ型为稳定型骨折，Ⅳ型和Ⅴ型为不稳定型骨折（图 6-1-9）。

4.2 骨折稳定性的评估

绝大多数的失败病例源于不稳定型骨折，因此对骨折稳定性的准确预判对指导治疗和判断预后至关重要。以下情况提示不稳定型骨折：①体格检查，见严重的旋转畸形，或严重的肢体短缩畸形。②影像学检查，见小转子骨折块较大，间接提示骨折失去后内侧支撑；股骨头颈部和股骨干失去接触，移位明显；严重粉碎性骨折，骨块分离移位明显。③重度骨质疏松症，Singh-index 评估低于 3。④逆转子间骨折（A3 型），该型的骨折线自股骨近端内侧皮质延伸到至远端外侧骨

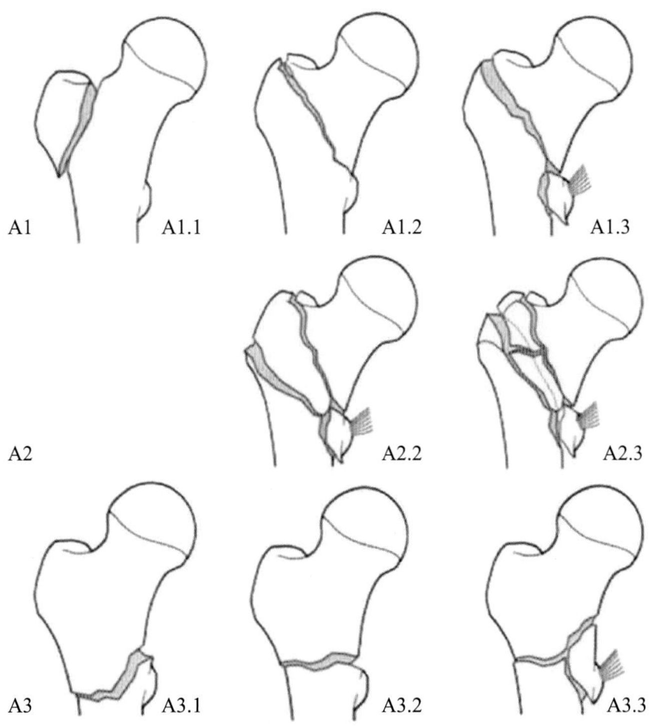

图 6-1-8 AO/OTA 分型（2018 年版）

A1 型，顺转子间骨折。A1.1 型：孤立的单个转子骨折（大转子或小转子）；A1.2 型：二部分骨折；A1.3 型：外侧壁完整型骨折（20.5mm）。A2 型，顺转子间粉碎性骨折。A2.2 型，只有一个中间骨块；A2.3 型：≥2 个中间骨块。A3 型，逆转子间骨折（同 2007 版）。（引自：张世民，余斌。AO/OTA—2018 版股骨转子间骨折分类的解读与讨论。中华创伤骨科杂志。2018，20）

皮质，属于极不稳定性的骨折。臀中、小肌向外、上方牵拉近端骨块，内收肌向内侧牵拉远端的股骨干，骨折断端形成较大的剪力。使用髓外固定时，近端整体外移导致内固定失败（图 6-1-10）。

4.3 特殊的骨折类型

（1）A1.3 型骨折：该型的骨折线延伸至小转子下，小转子与股骨近端骨块相连。髂腰肌牵拉小转子，使近端骨块极度外旋，并向前、向内侧移位；臀中、小肌牵拉使骨折远端向上、向外移位，内收肌等牵拉使肢体上移短缩。骨折往往复位困难，术中须控制旋转，复位后骨折对位对线难以维持（图 6-1-11A）。

（2）还有一部分顺转子间骨折存在潜在的不稳定性。这类骨折的特点为大转子与股骨干相连部分较少，或大转子骨块过薄（图 6-1-11B）。在近端头颈螺钉置入过程中，股骨外侧皮质的开口和扩孔有可能继发医源性骨折，使得 A1-A2.1 型稳定型骨折转化为 A3 型逆转子的不稳定型骨折，增加内固定失败的风险。

（3）股骨颈基底部骨折是指骨折位于或接近转子间线（图 6-1-11C）。通常认为该型骨折也属于囊外骨折。但是相比其他的转子间骨折，该型骨折其股骨头缺血坏死的发病率更高。此外，由于该型骨折部位缺乏骨小梁网状结构支撑，在内置物置入过程中易发生旋转移位。因此，在骨折复位的过程中应注意对其旋转的控制，并需要使用更具抗旋转的内固定器材稳定骨折断端。

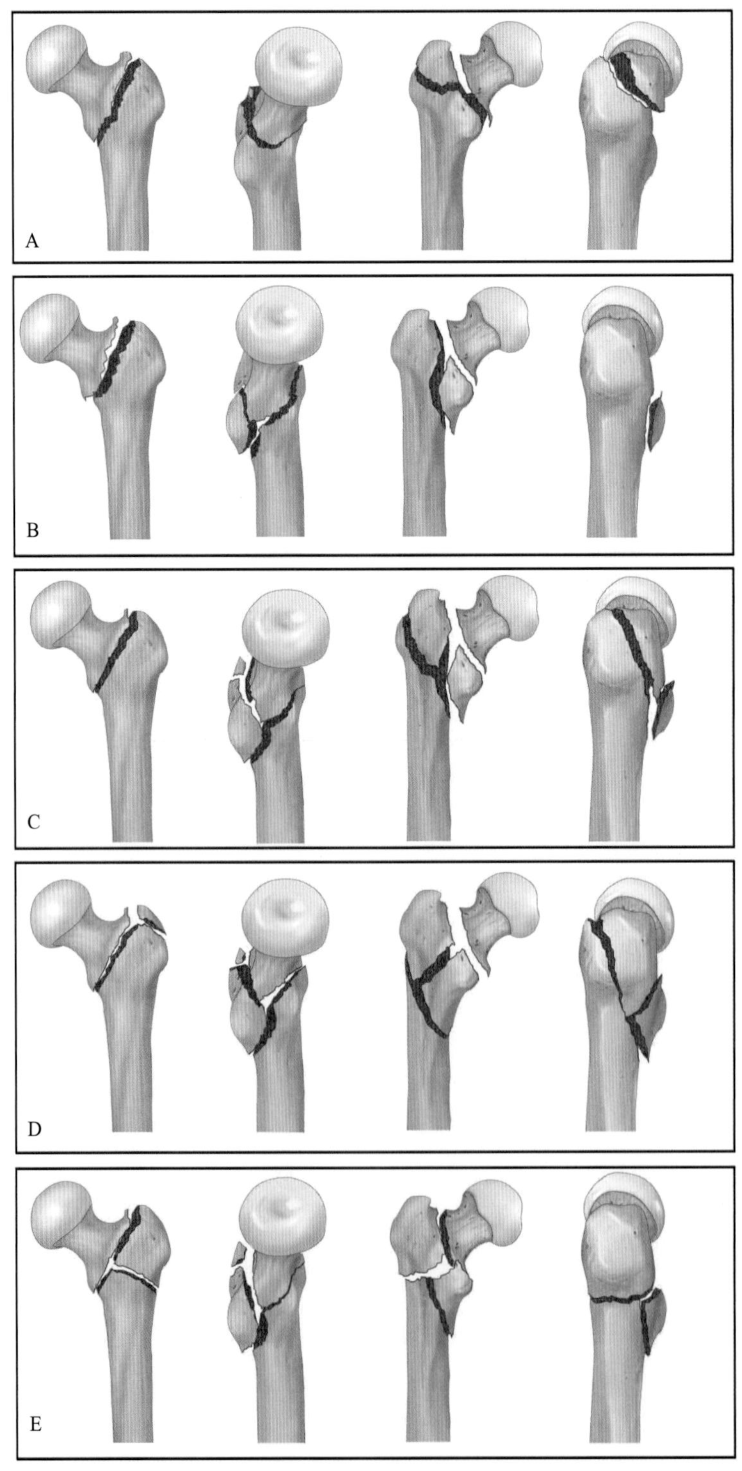

图 6-1-9 人工智能分型系统

A. Ⅰ型稳定型骨折，股骨外侧壁完整，大转子破裂；B. Ⅱ型稳定型骨折，股骨外侧壁完整，小转子撕脱；C. Ⅲ型稳定型骨折，股骨转子间嵴骨折，累及远端小转子和近端大转子，股骨外侧壁完整；D. Ⅳ型不稳定型骨折，股骨转子间嵴剥离较大，大、小转子剥离骨块较大，累及部分外侧壁，内侧皮质遗留支撑较少；E. Ⅴ型不稳定型骨折，主骨折线合并外侧壁骨折线，外侧壁完全破裂，伴随小转子撕脱

5. 治疗原则

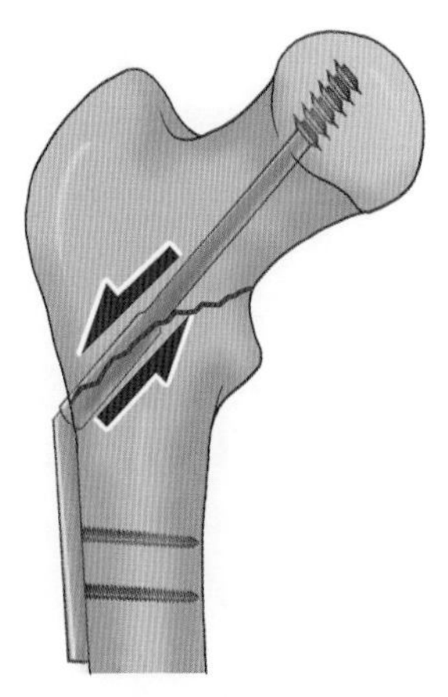

图 6-1-10 股骨逆转子间骨折：骨折线由股骨近端内侧皮质向外延伸，直至外侧骨皮质，骨折端存在较大的剪力，稳定性非常差

股骨转子间骨折的治疗目标是在最短的时间内实现骨折的稳定固定，帮助患者尽快恢复到受伤前的生活自理水平，且治疗相关的并发症发生最少。对于每一个患者，骨科医师都应及时制订出一套有效的综合治疗方案和固定方式，最大限度地改善患者的预后。随着患者老龄化的加剧，内科并发症的增多，老年转子间骨折的围术期综合救治显得尤为重要，是治疗成败的最关键因素。

5.1 非手术治疗

非手术治疗的适应证包括：①内科疾病重，不能耐受麻醉和手术的患者；②意识不清，不能自主活动的患者；③伤前已经失去活动能力的患者；④局部疼痛缺失的患者。多学科协助治疗是非手术治疗成功的关键，包括患肢的制动和牵引，内科并发症的控制，疼痛的控制，康复医师的指导等。期间，应注意压疮发生，营养支持，水、电解质平衡控制，坠积性肺炎和下肢深静脉血栓的预防。尽管如此，非手术治疗的病死率远高于手术治疗。即使非手术治疗成功，存活的老年患者也会伴发下肢明显的旋转短缩畸形，独立生活能力丧失，所在家庭还将面对巨额的医疗花费和严重的家庭社会负担。对于伤前能够行走，如果因内科疾病不能实施手术的患者，应行牵引治疗和防旋鞋固定患肢。持续

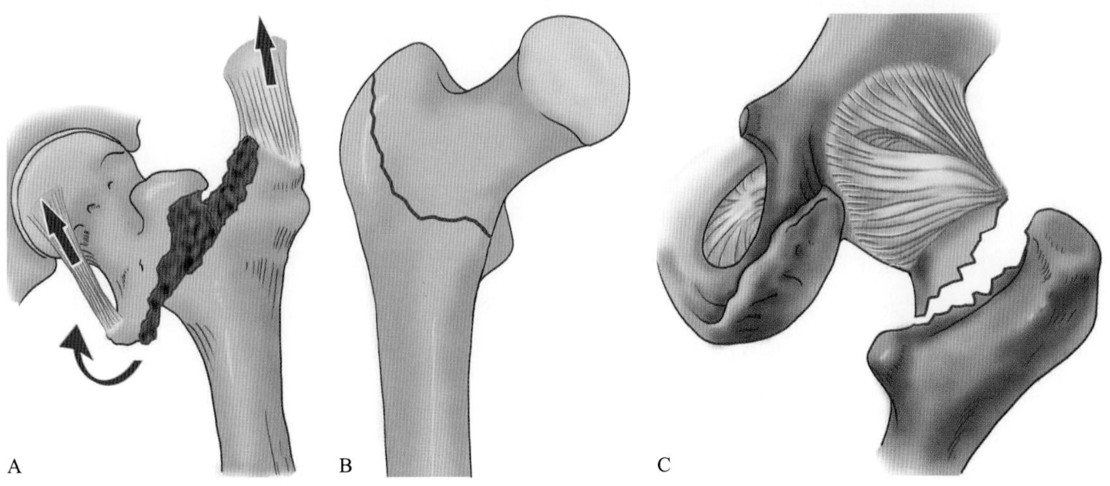

图 6-1-11 股骨颈骨折

A. 股骨转子间骨折（A 1.3 型）：小转子下骨折，与近端骨块连接为一体。髂腰肌牵拉使近端骨块极度外旋，并向前、向内侧移位；术中需要矫正旋转移位，复位困难，复位不良则容易出现术后不稳定；B. 潜在不稳定骨折：当顺转子间骨折，大转子与股骨干相连部分较少，或大转子骨块过薄，可能造成医源性骨折，转化为 A3 型逆转子间不稳定骨折，导致固定失败；C. 股骨颈基底部骨折：骨折位于髋关节囊外，接近转子间线，易发生旋转移位

牵引 8～12 周后复查 X 线片，若骨折愈合，则逐步负重行走。对于伤前失去行走能力的患者，可在控制疼痛的基础上，鼓励患者尽早地坐轮椅到户外活动，避免卧床导致的相关并发症的发生。

5.2 手术治疗

只要患者能够耐受手术，均应尽早接受手术治疗。手术治疗的目的：①对骨折进行坚强固定，消除疼痛，实现患者早期离床活动，避免卧床并发症的发生，降低病死率；②恢复髋关节的正常功能，防止内翻、短缩畸形等并发症，使患者恢复伤前生活自理能力，降低病残率。手术时机：①无内科疾病，或内科疾病稳定的患者，应在 48 小时内尽快完成手术；②内科疾病较重，须进行内科调整，一旦病情允许，应尽快手术；③内科疾病严重，手术风险非常大，或不能耐受手术，应放弃手术，否则会加速患者死亡；④对于多发伤的年轻患者，其手术时机应特殊考虑，严格遵循损伤控制原则。

5.3 手术方式的选择

最常用的手术方式有三种：髓内固定、髓外固定和关节置换术。

关节置换术通常用于初次内固定手术失败后的患者，可作为一种挽救性翻修手术。对于新鲜骨折，其可用于某些特定合并严重骨质疏松、髋关节重度骨关节炎或骨折粉碎的患者。但是，作为初次治疗方式，关节置换术对技术的要求高，内侧股骨距失支撑和外侧大转子骨折愈合不良都会严重影响关节假体稳定和髋关节外展功能。

早在 20 世纪 40 年代，髓外固定就开始治疗股骨转子间骨折。最经典的固定装置是动力髋螺钉（DHS），还包括角度可调节的滑动髋螺钉（VHS）、动力髁螺钉（DCS）、经皮加压钢板（PCCP）、转子稳定钢板（TSP）和股骨近端锁定加压钢板（PF-LCP）。髓外固定主要适用于转子间稳定型骨折，其中只有 DCS 可用于逆转子间骨折。其优势在于术中透视条件要求低，容易实施；技术容易掌握，容易翻修，费用低。但不足之处也很明显，对于缺乏后内侧支撑和外侧壁不完整的不稳定型骨折，髓外固定所提供的机械稳定性不足，且容易发生头顶切出、股骨干内移、髋内翻畸形等严重并发症，导致手术失败风险较高。对于潜在不稳定型骨折，采取 DHS 固定时，头颈拉力螺钉扩孔时，可能造成医源性骨折，因此不推荐使用髓外固定。尽管后期对其进行改进，通过大转子钢板重建外侧壁，通过头钉双钉设计增加对股骨头颈旋转的控制，但是随之而来的更大的手术创伤、更多的术中出血和过长的手术麻醉时间，反而增加了老年患者围术期的死亡风险。因此，该技术逐渐被髓内固定所取代。

髓内固定是目前最常用的固定方式。其适用于各种类型的转子间骨折，尤其是不稳定型骨折。在生物力学方面，髓内钉的轴心固定承载负荷均匀，力学传导更合理，疲劳断裂的风险更低。在解剖重建结构上，首先，髓内钉更贴近股骨距，容易获得后内侧的支持，同时减少了三角吊臂样结构的力臂，增加了骨折固定后的抗剪切能力，减少了内置物承受的应力；其次，髓内钉近端宽大的金属支撑结构，可以作为股骨外侧壁的有力补充，重获其稳定性。在手术创伤和临床预后方面，经皮微创化操作，术中失血少，手术时间短，而且术后并发症少、住院时间短，可满足早期下地负重活动。尽管如此，髓内固定也有其不足之处，包括术中透视条件要求高，医师射线职业暴露风险高，翻修较困难等。

6. 髓内钉的固定理念

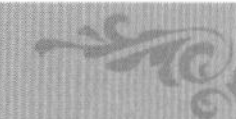

6.1 概况

早在20世纪80年代，髓内钉固定便开始用于治疗股骨转子间骨折。随着其技术的提高和设计的不断完善，髓内钉已经从第一代发展到第四代，其在生物力学稳定性和临床预后上取得了长足的进步和提高。该固定方式越来越被骨科医师接受和喜爱。据统计，在美国，髓内钉治疗转子间骨折的比例从1999年的3%，提高到2006年的67%。

髓内钉固定理念对股骨近端骨折的治疗，乃至整个长骨骨折治疗理念的发展都具有里程碑式意义。髓内钉依然采用髓外固定系统的髋部滑动加压螺钉，使可控的骨折断端加压优势得以保留。同时，股骨近端骨折的髓内固定方式具有微创、软组织干扰小、保护血运好、愈合率高等优点。术中扩髓，不仅能起到刺激骨膜的作用，还可以实现骨折断端的植骨，对骨折愈合具有促进作用。髓内钉的手术操作技术容易掌握、切口小、出血少。相比以DHS为代表的髓外固定系统，髓内钉主钉的近端部分具有重建外侧壁的作用，显著增强了骨折近端的稳定程度。这些潜在的优势使得髓内钉治疗股骨转子间骨折取得了满意的临床预后，并成为治疗的首选。

6.2 主要的髓内钉类型

6.2.1 Gamma钉

20世纪80年代早期，Gamma钉引入并应用于临床。它由髓内主钉及与其交联的头颈螺钉构成，头钉实现对股骨近端骨折块加压，而远端辅以交锁固定，增加了防旋锁定和阻止髓内钉下沉的作用。但是，早期Gamma髓内钉直径过大和10°外翻角容易造成股骨近端的医源性骨折、过大直径的头端锁定也会增加髓内钉断裂的风险。经历数次的设计改变，在第一代Gamma钉的基础上设计生产了第三代Gamma钉，近端直径由17mm减为15.5mm，外翻角由10°变为4°，近端头顶直径降低到10.55mm（图6-1-12），且无须扩髓，适用于各型股骨转子间骨折。随着其在临床上的广泛应用，相关的缺点也逐渐显现，如抗旋能力差、近端拉力螺钉易切除股骨头、主钉与远端锁钉处应力集中，导致锁钉断裂甚至股骨干骨折等。

6.2.2 股骨近端髓内钉

为了克服Gamma钉对近端旋转控制不足，在借鉴经皮加压钢板（PCCP）近端双钉设计特点基础上，于1998年设计生产出股骨近端髓内钉（proximal femoral nail，PFN）以治疗股骨转子间骨折。其将Gamma的单枚头钉改为两枚滑动螺钉，上方较粗的螺钉为拉力螺钉，下方略细的螺钉为防旋钉，主钉采用6°外翻角（图6-1-13）。其优势在于：①近端2枚螺钉增加了把持力、防旋能力，可减少螺钉切割、断钉、穿出等并发症的发生；②增加了远端螺钉与主钉尾部的距离，减少了应力集中导致的假体周围骨折。然而，临床应用不久后，广泛出现的近端拉力钉切出，防旋钉退钉的“Z”字效应，使其发展受到了很大的制约。

6.2.3 股骨近端防旋髓内钉

经历头顶的双钉设计失败后，股骨近端髓内钉又重新回归到头钉的单钉设计。2008年，股骨近端防旋髓内钉（proximal femoral nail antirotation，PFNA）被推出（图6-1-14）。其采用

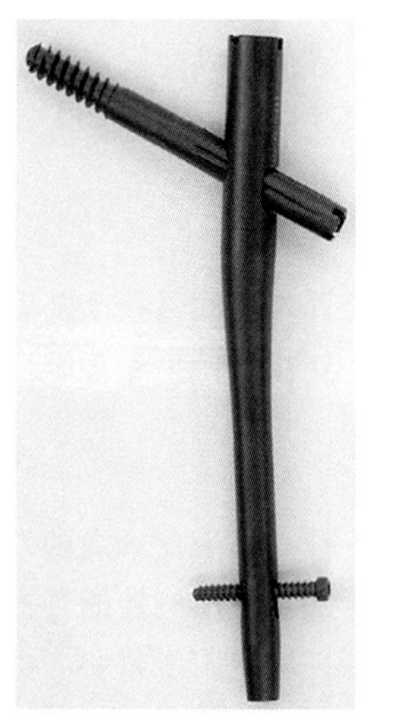

图 6-1-12 第三代 Gamma 钉

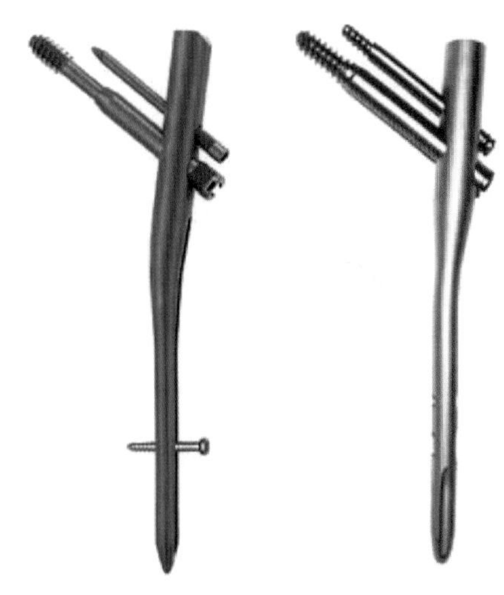

图 6-1-13 股骨近端髓内钉

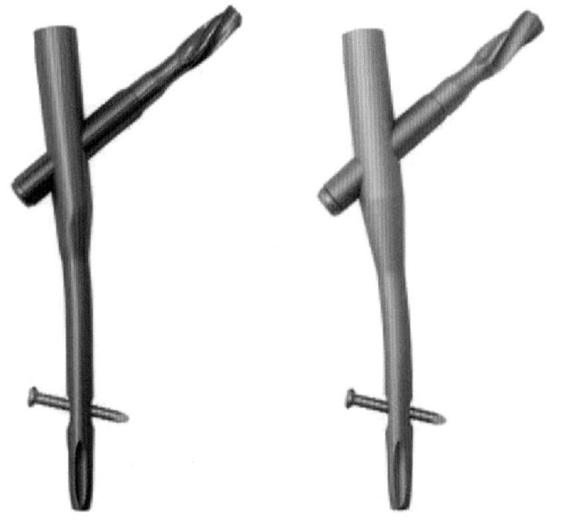

图 6-1-14 PFNA Ⅱ（左）和 PFNA（右）

螺旋刀片设计的单头钉，解决了旋转、滑动和骨质压缩这 3 个问题。其优势在于：① PFNA 创新性地使用螺旋刀片来代替拉力钉，避免了“Z”字效应的出现；②螺旋刀片具有宽大的表面积和递增芯直径，不需要预先钻孔可直接打入，大大简化了头钉置入的操作；③螺旋刀片通过挤压自旋转进入股骨头，在减少骨量丢失的同时还可对周围骨质起到挤压填塞的作用，牢靠地固定了股骨头颈部分；④螺旋刀片与头钉自动锁定，抗旋转能力和抗拔除能力更强，降低了骨质疏松症患者螺钉切出的风险。以上的设计优势，使 PFNA 特别适用于合并重度骨质疏松的老年骨折患者。通过广泛临床应用发现患者的预后良好，术后 1 年的骨折愈合率近 90%。

然而，基于欧美人设计的这一款髓内钉系统，在亚洲人群使用过程中，却遇到很多问题。亚洲人群的股骨干直径、股骨颈长度和直径更小，大转子的高度较低，外偏角转折点较高，骨干前弓曲率也更小，使 PFNA 的几何构型与亚洲人群股骨结构不匹配。过于粗大的近端，容易增加外侧壁医源性骨折的风险和复位的困难。主钉尾端极易超过股骨生理前弓顶端，增加假体周围骨折发生的可能。远端锁定过长的尾端还会在患者行走时与大腿周围软组织发生摩擦，导致术后大腿外侧疼痛。

因此，在 2009 年，根据亚洲人的解剖特点，推出了更适合于亚洲人股骨近端解剖结构的 PFNA Ⅱ（图 6-1-15）。其设计的主要优势将主钉近端外侧的几何形状由圆形改为平面设计，使主钉更易插入髓腔中央，减少了主钉对外侧壁的压力，降低了对内侧皮质撞击的可能，同时降低了主钉插入髓腔时再骨折及复位丢失的风险。此外，其主钉的外翻角由 6° 改为 5°，外翻角转折点升高，有利于进钉和减少对外侧壁的损伤（国人大转子的高度较低）。

6.2.4 联合加压交锁髓内钉系统

联合加压交锁髓内钉系统（triGen-Intertanhip Fracture Nailing System，InterTAN）是 Smith-Nephew 公司于 2009 年针对股骨近端骨折设计的新型髓内钉装置（图 6-1-14）。其主要特点为近端的双子头钉和远端的音叉样结构。InterTAN 的近端头钉为联合交锁双钉，加压螺钉的螺纹齿与拉力螺钉相嵌套，互相维持，产生了更好的防旋效果，避免产生“Z”字效应；两枚头颈螺钉通过螺纹紧密连接，产生线性加压，提高了头钉的把持力。远端的音叉样设计能有效地分散远端的应力，减少远端假体周围骨折的风险和术后大腿疼痛的发生。此外，其主钉近端采用近似梯形横截面设计，可加强主钉在髓腔内的旋转稳定性，增加了对外侧壁的支持作用。但是，在临床应用中，我们发现 InterTAN 过于复杂的头钉操作过程，会增加手术操作难度和时间，术中出血也会随之增多；医师的学习曲线相对较长；近端的梯形设计在增加稳定性的同时，对近端扩髓的要求更高。扩髓不足，可能会导致主钉的插入困难，反而会增加难以调整的旋转畸形，这在年轻患者中尤为明显；充分扩髓，可能会增加股骨近端医源性骨折的风险，这在重度骨质疏松的老年患者中风险更高。

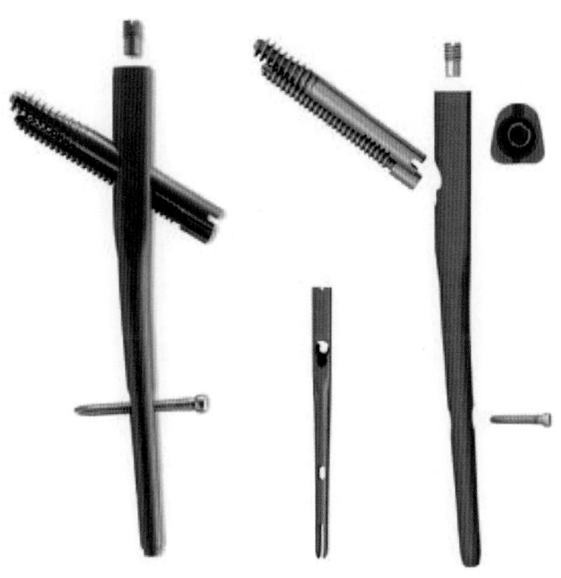

图 6-1-15 联合加压交锁髓内钉系统（InterTAN）

6.2.5 转子间加强型髓内钉

转子间加强型髓内钉（trochanteric fixation nail advanced，TFNA）主钉规格较 Synthes 公司前期产品（PFN、TFN、PFNA）具有明显改进。主钉近端设计为更为纤细的 15.66mm 直径，且近端外侧进行了工艺上切削操作，使外侧面更为平整，主钉外翻角为 5°（传统髓内钉为 6°）。以上参数的改进使术中置入 TFNA 主钉更简便，并减少了髓内钉对股骨近端外侧皮质的干扰，避免股骨近端假体周围骨折的发生。髓内钉头钉为一个整体，相较于 PFNA 分体式设计具有更强的结构刚度。头钉

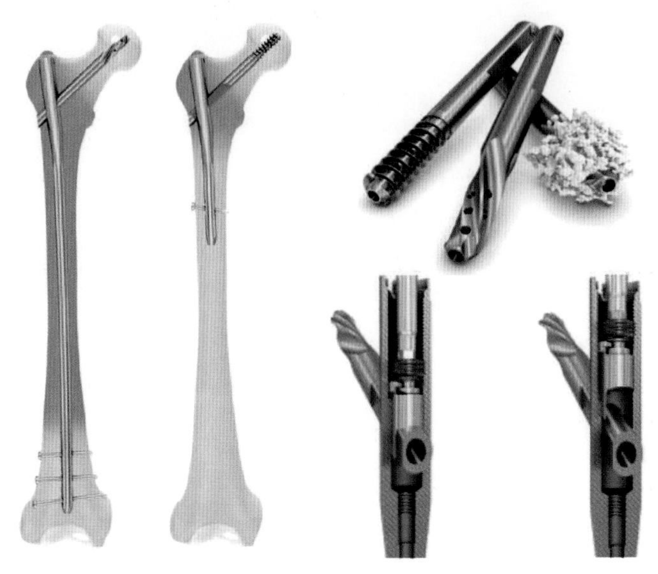

图 6-1-16 转子间加强型髓内钉（TFNA）

螺旋刀片的旋转加压过程通过配套的置入器械实现。螺旋刀片的刀刃数量由传统的 4 条改为 3 条，头钉尾部的凹槽及辅助置钉器械的特殊标识，保证螺旋刀片置入后形成倒三角形状：2 个底角朝上，托住股骨头，1 个顶角朝下。这样的构型可以避免负重时偶发的单一刀刃对股骨头骨质的切割。头钉末端设计有孔洞结构，与头钉的中空轴线相通。针对严重骨质疏松的患者，可通过头钉尾端向股骨头内注射骨水泥，以增加头钉在股骨头内部的把持力。推荐注入骨水泥不超过 6ml，这样既保证足够的把持强度，又能避免股骨头坏死的发生。TFNA 的头钉在主钉内的锁定固定装置与 TFN 类似，通过主钉近端的插销锁定，维持头钉在股骨近端的位置，并具有一定距离的滑动空间。

6.3 髓内钉固定后骨折断端的二次稳定理论

在理解骨折断端二次稳定理论前，我们需要明确以下几个概念。

（1）望远镜型移位：DHS 中的拉力螺钉在实现颈干固定的同时还可以实现与股骨干钢板在 135° 角的套筒中滑动，这种滑动的方式称为望远镜效应（telescoping）。由于髓内钉保留髋部拉力螺钉，应用髓内钉固定股骨转子间骨折可以观察到股骨头颈与拉力螺钉（或螺旋刀片）共同向外滑动，早期文献将这种现象称为“股骨干内移”，近期的文献称之为“望远镜型移位”。

（2）初次稳定：骨折导致骨皮质失去原有的连续性，经手术治疗后，通过复位、固定恢复原有解剖结构和力学稳定性，获得了初次稳定（图 6-1-17）。

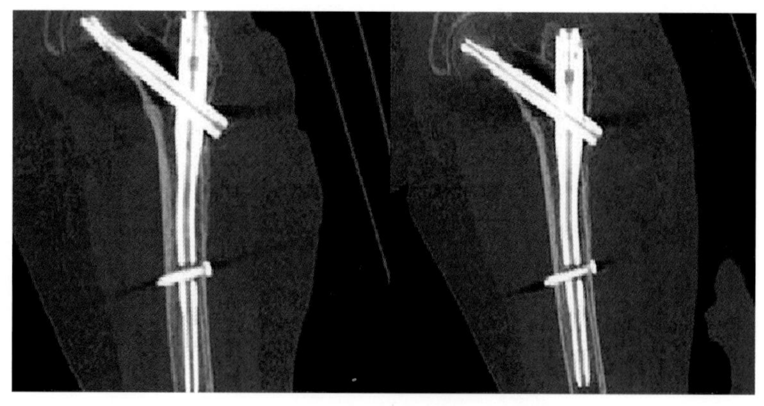

图 6-1-17 初次稳定

（3）二次稳定：骨折固定后在髋周肌肉的收缩运动及负重行走作用下，骨折块与骨端之间，或者骨端与内置物之间，进一步接触、契合、夯实，最终获得新的力学稳定性（图 6-1-18）。

对于绝大多数骨折，特别是稳定型骨折，经过复位固定后骨折断端可以直接接触对合获得稳定，二次稳定现象并不明显。但是不稳定型骨折，除了骨折断端直接接触外，骨折断端还可以通过与内置物接触获得支撑，实现二次稳定。其主要表现在：股骨颈干角的改变、骨折部位压缩所造成的股骨颈短缩及股骨头颈部沿固定器械主轴的旋转运动。

髓外固定时（以 DHS 为例），大转子外壁不完整，或潜在不稳定型骨折在固定时造成医源性大转子外壁骨折，或大转子外壁较薄近端骨块接触后有可能造成该部位继发性骨折，使患者失去了二次稳定机会，最终可导致内固定失败。

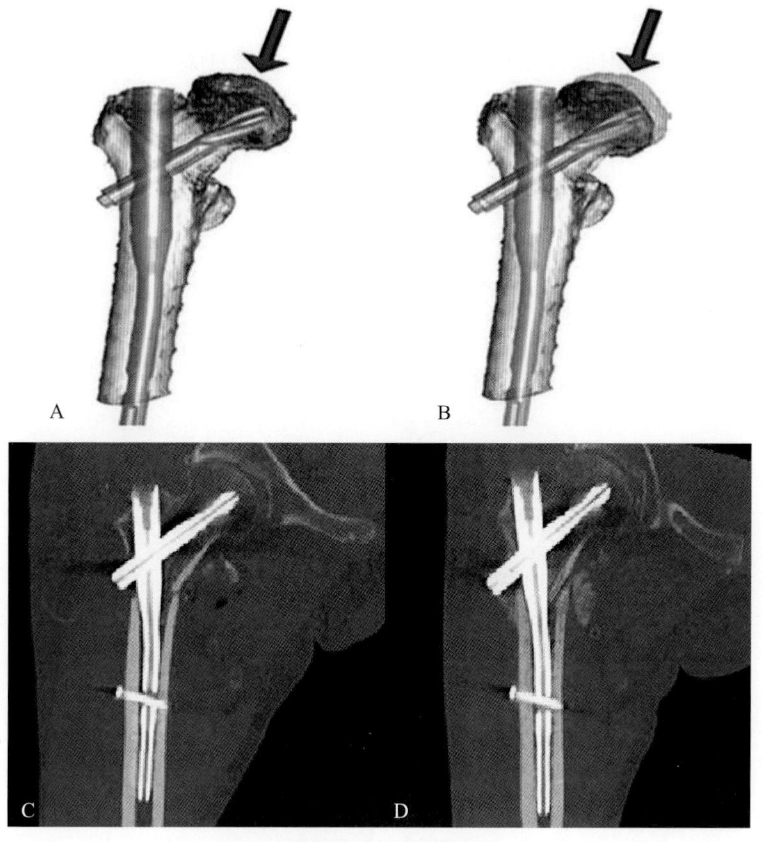

图 6-1-18 二次稳定

而髓内固定属于中心性固定，主钉插入髓腔内，不稳定骨折，股骨近端发生望远镜型移位时，除了骨折断端可以直接接触外，尚可与主钉钉体接触构成支点，获得二次稳定。由此可见，髓内固定不需要对内侧骨块解剖复位固定，不干预内侧的生物学环境，自然增加了骨折的愈合率。解放军总医院创伤骨科通过动态 X 线片和 CT 测量连续观察了 150 例转子间骨折术后的再稳定情况，发现骨折的愈合与骨折断端的二次稳定密切相关。因此，由于髓内固定能够获得有效的二次稳定，使其适用于任何类型的骨折固定，尤其是在不稳定型骨折固定中表现优异。

7. 髓内钉的手术技术

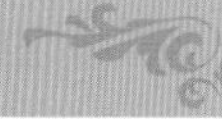

以 PFNA 为例介绍股骨近端髓内钉固定技术。

7.1 术前准备和体位

本手术对体位要求较高，只有正确的体位和良好的透视角度才能获得最佳的复位。对于高龄患者，我们推荐使用局部神经阻滞麻醉；其他患者根据个体情况选用全身麻醉或硬膜外麻醉。

患者仰卧位于可透视的牵引床上，牵引床的优势在于能够解放医师的双手以进行持续稳定的轴向和旋转复位。患者平卧于下肢牵引床上，两腿分开，双足固定于可内外旋的牵引脚踏板上。健侧肢体伸直外展或屈膝、屈髋、外展、外旋位稍微对抗牵引；患肢通过外旋外展位牵引，然后内旋内收复位骨折，并维持牵引。应注意对双下肢和会阴部保护，良好松软的衬垫能够避免双足和会阴区在持续牵引时受压出现损伤。上半身偏向对侧，患者患侧臀部尽量靠近手术台边缘，同侧上肢应该悬吊于胸前，并将上身向健侧倾斜 10°～15°，患肢内收 10°～15° 以显露进针点，为手术操作提供更好的空间。这一点对于肥胖患者尤其重要（图 6-1-19）。

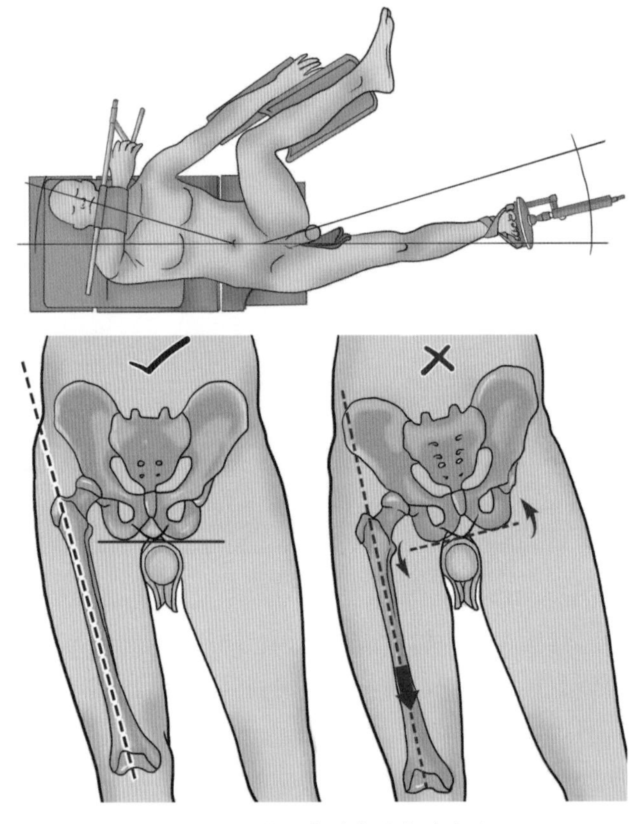

图 6-1-19 使用牵引床的术前体位

体位摆放好后，应准备 C 形臂或 G 形臂做术中透视准备（图 6-1-20）。应在患肢消毒铺巾开始前，调整影像增强器的位置，以便术中获得准确的透视角度。如果采用 C 形臂进行透视，还应检测在前后位和侧位转换过程中健侧肢体是否会对其有阻挡。我们推荐使用 G 形臂，它能够同时获得前后位和侧位像的影像表现，明显减少术中透视和手术时间。标准的前后位影像要求图像采集器与患者躯体的水平面相垂直。侧位影像要求图像采集器应与股骨颈的纵轴同处一个平面，并与股骨颈纵轴垂直，即影像采集器与地面成 10°～30° 的倾斜角，同时与下肢轴线成 40°（图 6-1-21）。

采用侧卧位对股骨转子间骨折进行手术和固定也是一种有效的方法（图 6-1-22），对于无牵引床的医院而言，是一种很好的选择。该体位有以下优点：①术前准备简单，无需牵引床的安置及影像增强器准备；②避免牵引床相关的并发症，包括会阴部压伤、下肢神经牵拉伤等；③不需要进行术前复位；④容易确认髓内钉的进钉点。该体位更适用于单纯的单侧股骨转子间骨折。当合并其他部位骨折和损伤时，如脊柱骨折、对侧肢体骨折、骨盆骨折、胸腹

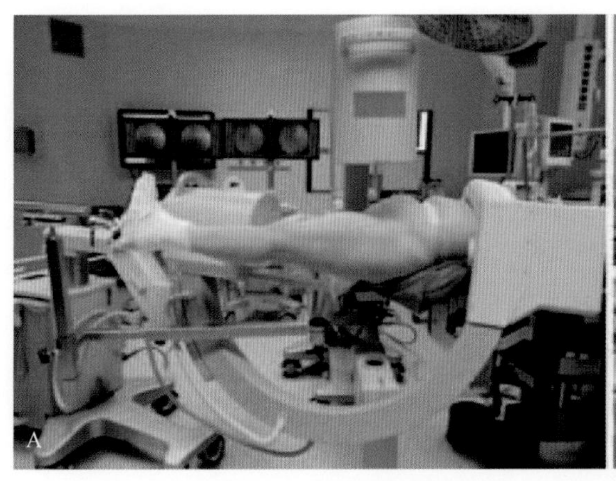

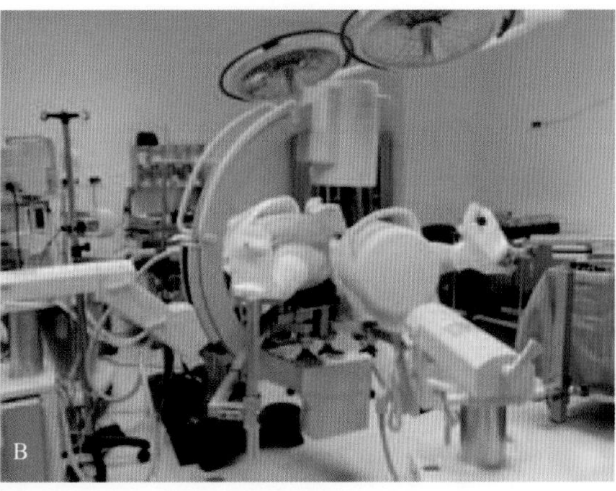

图 6-1-20 术中 C 形臂和 G 形臂，待其位置角度调整完成后，才可以进行消毒铺巾

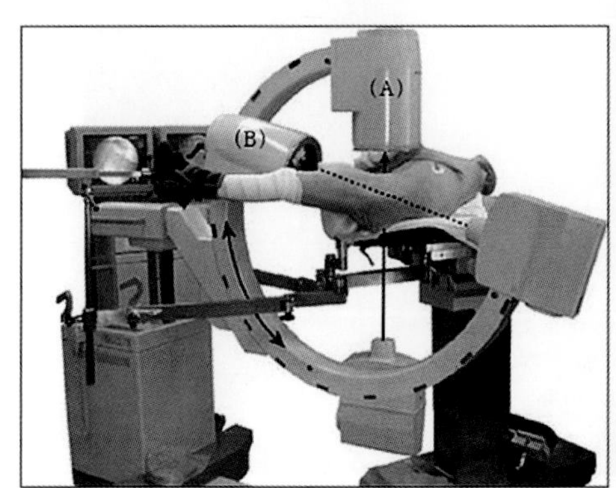

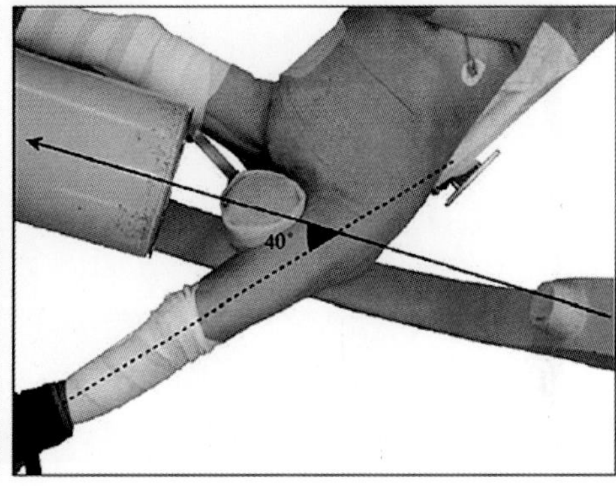

图 6-1-21 正侧位的透视角度

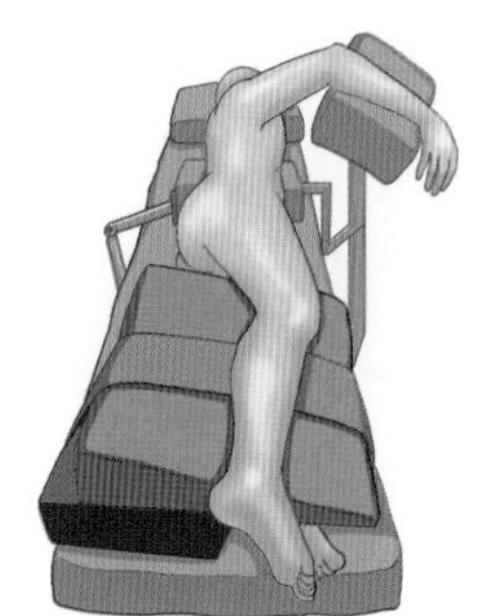
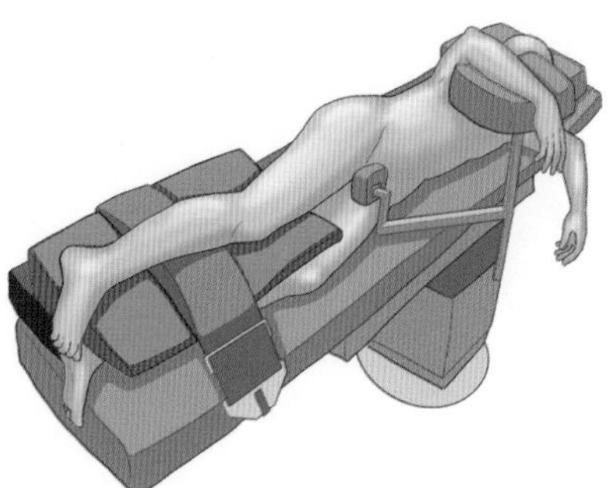
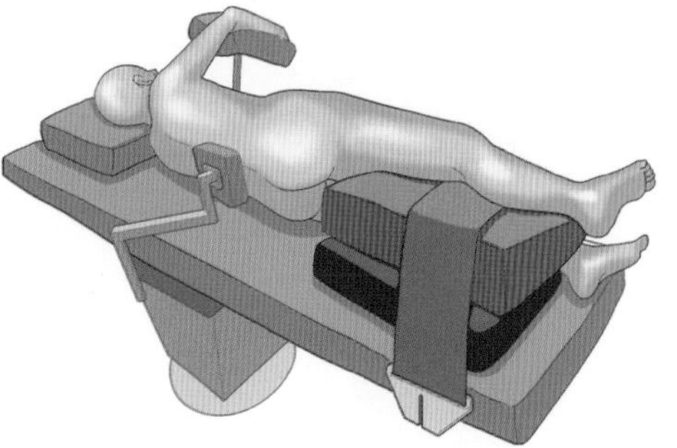

图 6-1-22 侧卧位体位准备

部外伤，是该体位使用的禁忌证。使用侧卧位时，应注意以下问题：①体位准备时，应牢固稳定骨盆，便于术中复位和确认透视角度；②双下肢之间应放置好衬垫，有利于维持下肢中立位；③手术时至少需要额外 1 名医师对肢体进行牵引复位；④骨折复位依然是所有手术步骤的第一位，因此可在预置头顶螺钉的部位先行予以有限切开，用于辅助复位；⑤术中透视要求更高，应用全透视骨科床进行手术，正确识别健侧和患侧的头颈部和大转子影像，避免出现透视死角及将健侧影像误认为患侧影像，导致进钉点和头颈螺钉定位错误。

7.2 骨折复位

骨折复位必须在髓内钉固定之前完成。任何试图借助髓内钉复位，或插入髓内钉后再行复位往往会徒劳无功。对于大多数转子间骨折，只需要足部轻度内旋，持续牵引即可复位。复位过程中髋关节内收还是外展位、屈曲还是内收位，取决于骨折的类型及其所造成的畸形。如果不能实现骨折的闭合复位，有限切开直接复位是非常必要的。

复位完成后，须在透视下检查复位效果（图 6-1-23）。转子间骨折复位的标准如下：①髋关节前后位像上，内翻＜5°，外翻＜20°。对于内翻畸形的复位严格程度明显高于外翻畸形。这是因为适度的外翻可以减少偏心力矩，从而减少内置物的剪切应力和肢体的短缩畸形（图 6-1-24）。②侧位像上，成角＜10°。③旋转移位＜15°（复位技巧参考股骨干骨折部分）。

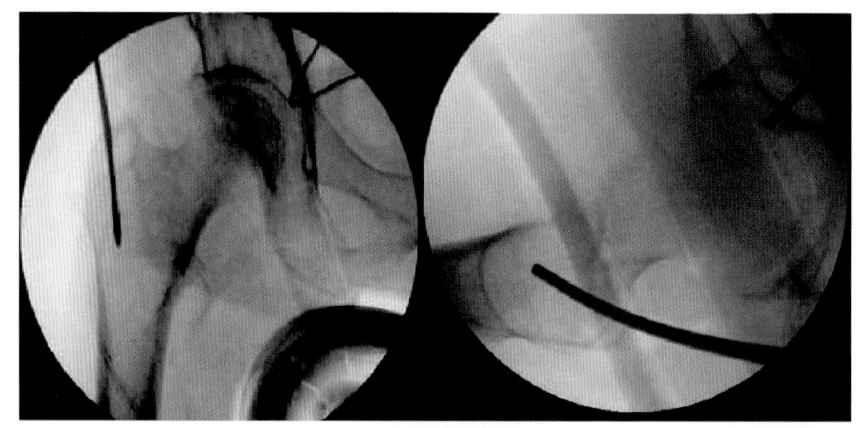

图 6-1-23　骨折的对线对位完成后才可以进一步手术

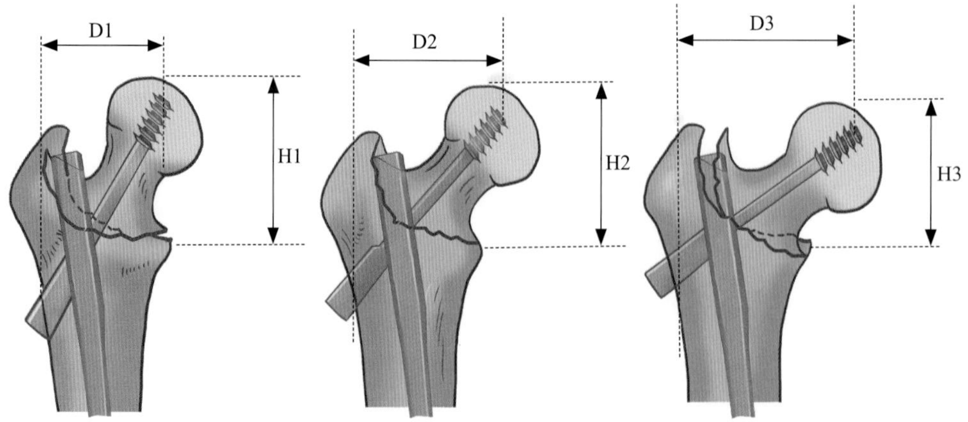

图 6-1-24　良好的骨折复位或适度的外翻可以减少偏心力矩，从而减少内置物的剪切应力和肢体的短缩畸形；而轻度的内翻畸形会降低骨折固定的稳定性，导致头颈部内翻，下沉甚至旋转，导致手术失败

对于 A1.3 型的骨折，由于小转子附着于近端骨折块，髂腰肌的牵拉导致近端骨块极度外旋，并向前、向内侧移位，所以该类骨折靠牵引难以复位。因此，可以采用以下复位方法：①有限切开，通过一把复位钳，一端置于小转子附近，一端置于远端骨折块外侧，钳夹复位

（图 6-1-25）；②在股骨近端骨折块打入 2 枚粗克氏针作为摇杆（Joy stick），下压并推向近端辅助复位（图 6-1-26）；③在股骨近端前内侧插入顶棒，向后下方加压复位骨折（图 6-1-27）；④线缆捆绑技术。对于非常不稳定的骨折，由于骨折复位后容易发生再移位，可以打入克氏针临时固定。对于逆转子间骨折，可参见股骨转子下骨折复位的辅助复位技巧（见股骨转子下骨折部分）。

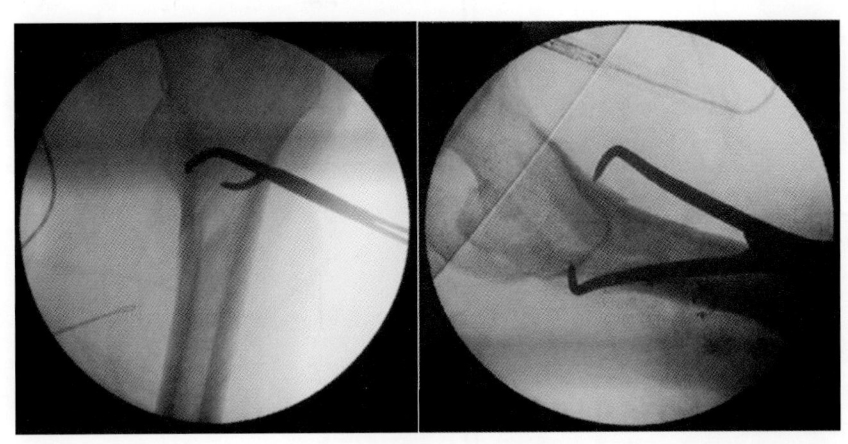

图 6-1-25 复位钳复位骨折断端

值得注意的是，当骨折复位完成后，在后续置钉过程中由于不恰当的操作，依然有可能造成骨折断端分离，多发生于逆转子间骨折。如果术中没有及时发现，使断端在分离位置上固定，负重时骨折断端的接触减少，不能有效分担应力载荷，应力将全部集中在内固定装置上，会增加骨折不愈合或内固定断裂的风险。为避免该情况的发生，应适时放松患肢牵引，并在透视下确定骨块之间获得接触，方可完成拉力螺钉加压和远端锁定等操作。

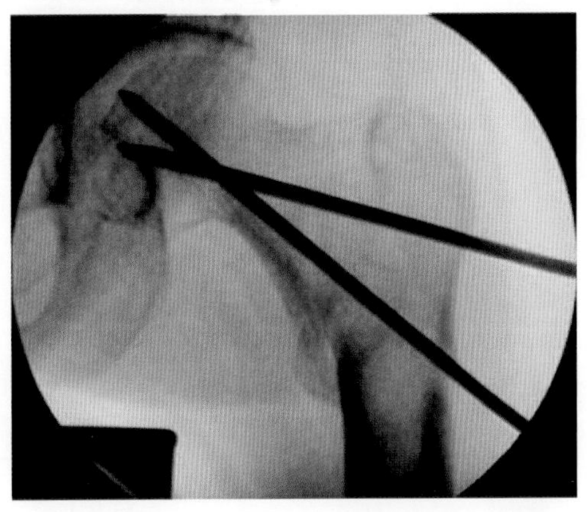

图 6-1-26 通过摇杆技术复位骨折近端

7.3 进钉点

由于外翻角型顺向髓内钉广泛用于临床，因此大转子顶点是目前最常用的进钉点。确认正确的进钉点是髓内钉技术的最重要一环，它既可以保证骨折生物力学稳定性，又可以避免不必要的软组织损伤。应该注意的是，不同的内固定器材由于其外翻角度设计不同，进钉点也有所差异。尽管大转子顶点进钉具有手术操作时间短、术中透视次数少、术中失血少、软组织损伤小等优势，但仍会造成周围肌肉附着点的损伤。因此，如何正确地选择进钉点非常重要。

首先选择正确的手术切口。手术切口的体表投影：沿股骨干轴线向近端延伸，越过大转子画线，以其与经过髂前上棘垂直于地面的直线交点为中心做切口（图 6-1-28）。如果患者较胖，可以适当向近端延长切口，避免过厚的软组织影响操作。逐层分离皮下组织至阔筋膜，切开阔筋膜，寻找大转子顶点。

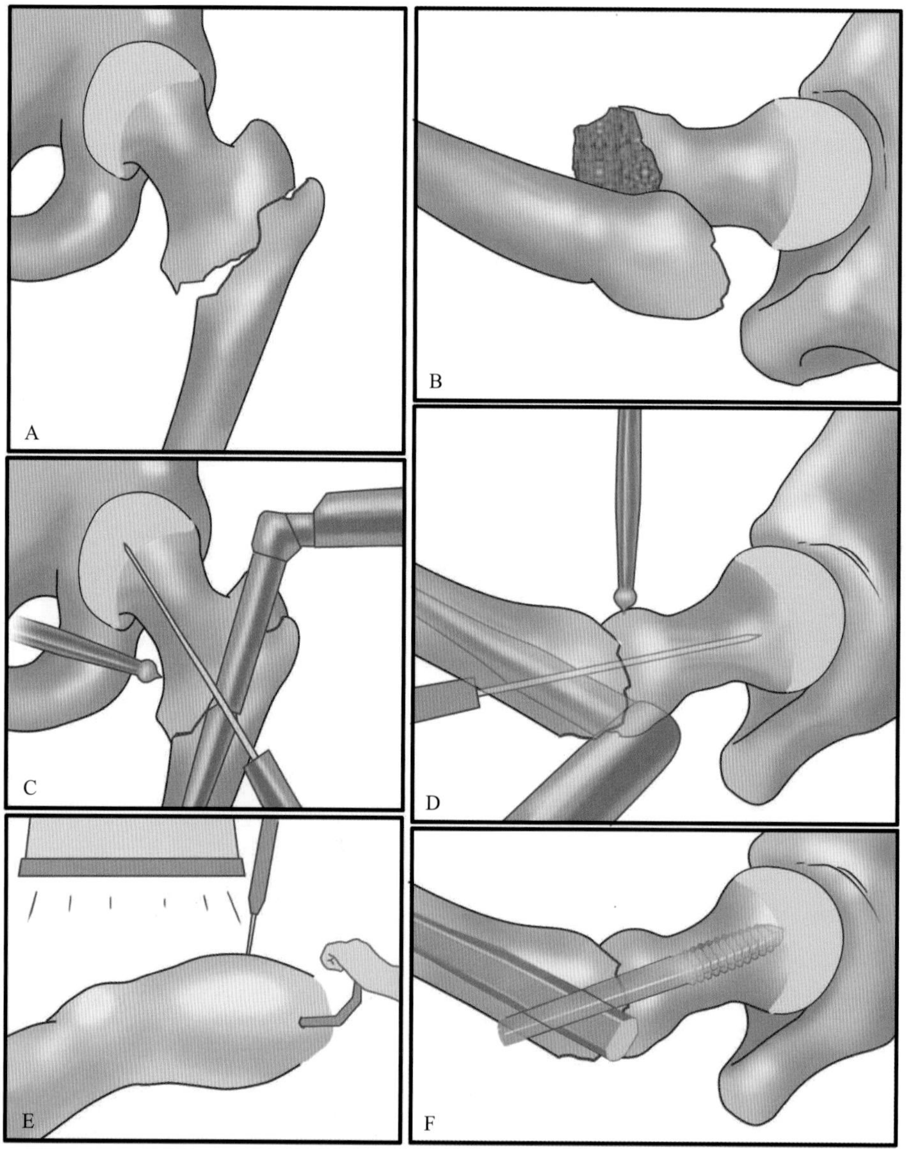

图 6-1-27　通过钉棒技术复位骨折

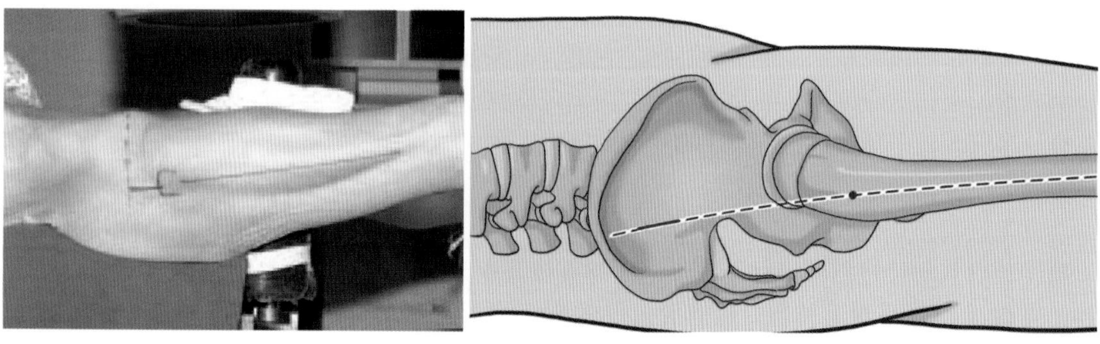

图 6-1-28　手术切口体表投影示意图

应在影像增强器监视下寻找正确的进钉点（图 6-1-29）。前后位显示进钉点位于大转子顶点或稍偏内侧。侧位显示进钉点的方向与股骨髓腔平行。解剖学上，进钉点应位于股骨大转子中部，因为该部位是股骨大转子的“裸区”，能够最大限度的避免对周围肌肉附着点的损伤，尤其是臀中肌（图 6-1-5）。该区域前方与臀小肌止点相邻，后方与臀中肌止点相邻，近似圆形，直径约为 21mm；外面观示该区域中心位于大转子顶点下方 11mm 和大转子中线偏前 5mm 的交点处，面积约为 354mm^2。

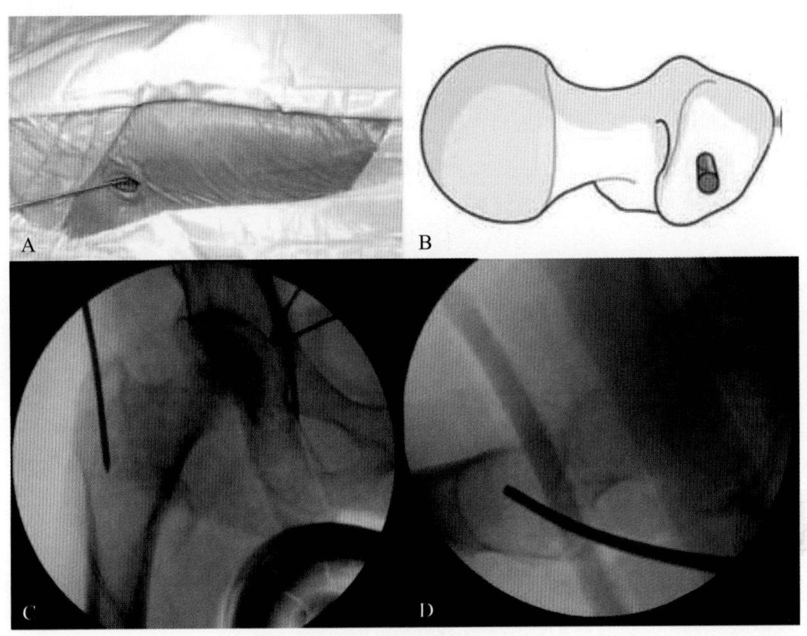

图 6-1-29　在影像增强器监视下确认正确的进钉点

进钉点偏外是最常发生的错误。常见的原因包括错误的进钉点选择、肥胖患者软组织的阻挡、体位准备不足、手术铺单的影响、扩髓时保护套筒使用不当。在偏外的进钉点插钉，一方面会导致复位丢失，出现髋内翻；另一方面置入股骨头内的螺钉位置会偏高，增加了头颈螺钉切割的风险。充分的体位准备、准确的解剖认识、良好的透视配合和合理的扩髓都可避免该问题的发生。

7.4　扩髓

在骨折尚未复位之前，切勿扩髓，否则即使调整位置，髓内钉仍然会沿着错误的方向进入。正确插入导针后，准备近端开口扩髓。一般常用电动近端开口扩髓钻沿导针进行扩髓。对于严重骨质疏松患者，有时也可考虑使用手动扩髓钻或开口錾。对于不稳定型骨折，当选择长的髓内钉固定时，应根据患者的年龄、髓腔的宽度决定是否需要对股骨干进行扩髓。

在扩髓过程中维持骨折复位非常重要，并应避免开口外移的发生：①在此过程中，需要施加一个向内的力量来维持复位，否则容易造成大转子部位的骨折再次移位（图 6-1-30）；②应在套筒保护下进行扩髓操作，过程中向躯体侧推压套筒，避免髓腔开口和扩髓过程中铰刀逐渐外移，造成钉道偏向外侧（图 6-1-31）；③扩髓的过程要求“快钻慢进”，也就是要求高转速，但不能向远端用力顶着钻，使靠扩髓钻自身旋转磨锉进入髓腔，避免扩髓钻经骨折

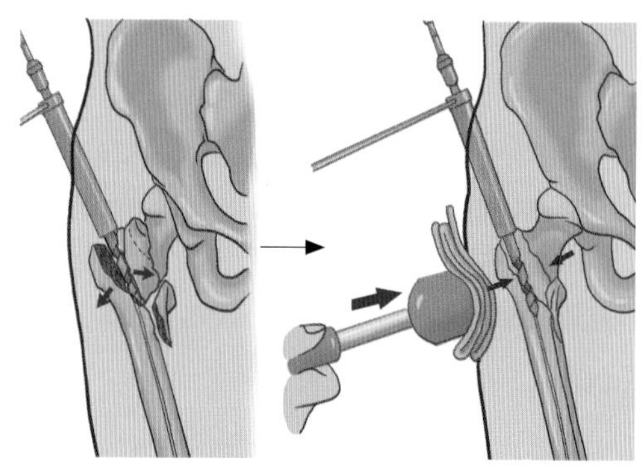

图 6-1-30 近端扩髓时施加一个向内的力量来维持复位，避免造成大转子部位的骨折再次移位

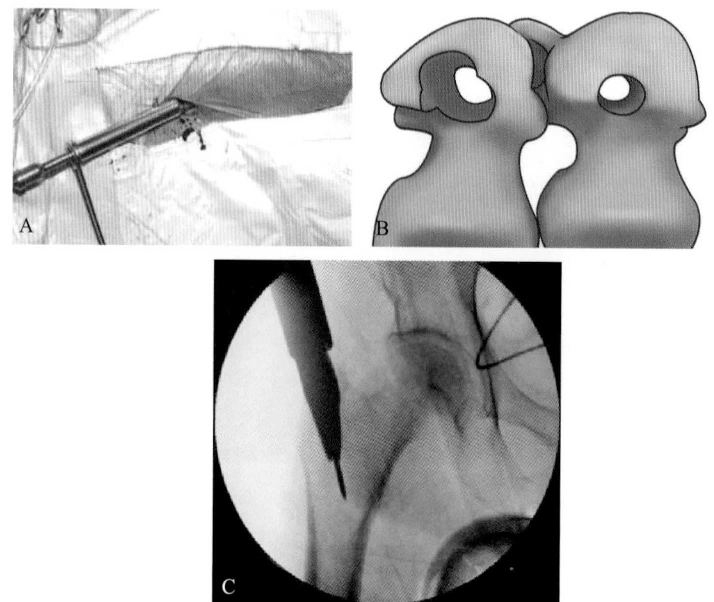

图 6-1-31 应在套筒保护下扩髓，过程中向躯体侧推压套筒，避免髓腔开口和扩髓过程中铰刀逐渐外移，造成钉道偏向外侧

线挤入髓腔，加重骨折移位，引起髋内翻畸形，同时降低了骨折内固定后的稳定性。

导向套筒还能够保护软组织，避免术后出现切口内脂肪液化。

7.5 主钉的置入

对于大多数患者，应选择标准长度的股骨近端髓内钉。对不稳定型转子间骨折，尤其是逆转子间骨折，髓内钉会承受更大的应力，推荐选择更长的髓内钉。长髓内钉可将应力更多地分布到股骨干上，避免局部应力集中所致的并发症。

徒手插入主钉，如果遇到阻力可以旋转手柄。尽量不要锤打入钉，这有可能造成医源性股骨干骨折或近端骨折。应在术中透视下确定主钉的深度和旋转。在“股骨颈侧位”上，调整手柄的角度，使其位于股骨颈的正侧方。在前后位上，要保证恢复>130° 的颈干角。如果颈干角<130° 为髋内翻，此时应该退出头钉导针，并稍稍外展患肢或牵引健侧患肢，调整完成后进一步插入主钉，再次钻入头钉导针（图 6-1-32）。

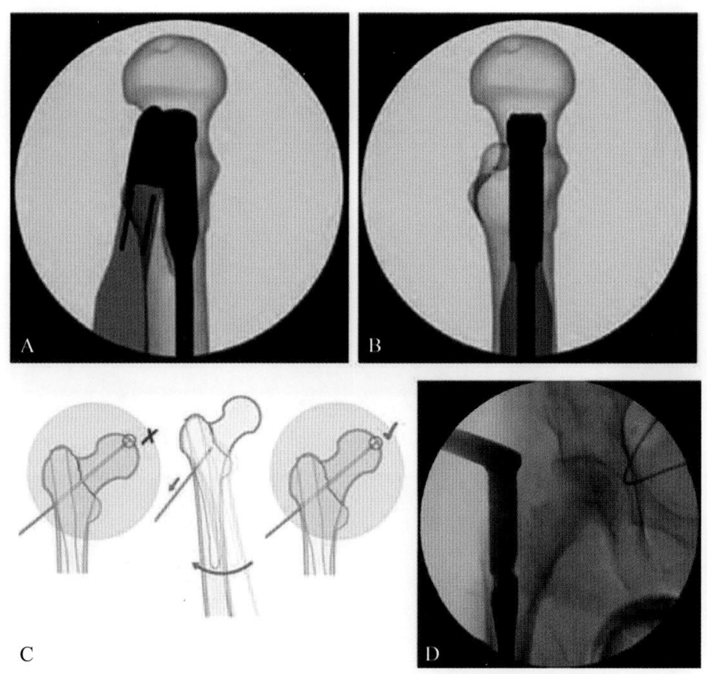

图 6-1-32 在透视下确认主钉的深度和旋转

A、B. 在股骨颈侧位像上调整手柄的角度，使其与股骨颈长轴重合；C. 调整颈干角，使其＞130°；D. 插入髓内钉，透视下确定髓内钉插入的深度

7.6 头钉的置入

7.6.1 螺旋刀片的置入和骨折断端加压

主钉位置满意后，使用导向套筒打入头钉导针。透视下确认导针的正确位置：前后位像上，应当平行于股骨颈轴线，位于股骨颈长轴中线偏下的位置，其尖端位于软骨下骨表面5mm；侧位像上，平行股骨颈轴线，位于股骨颈中线部分（图 6-1-33）。测量导针深度，螺旋刀片的长度应为测量深度数减去 10mm。

敲击螺旋刀片至股骨头软骨下骨。注意在打入头钉过程中逐渐松开牵引。完全松开牵引后，进行骨折断端加压，加压方式如下（图 6-1-34）：①大多数情况下，通过旋转手柄锁紧螺旋刀片，可以实现加压；②在头钉尾部旋入术中加压螺栓，反向旋转套筒上的限位螺栓，让

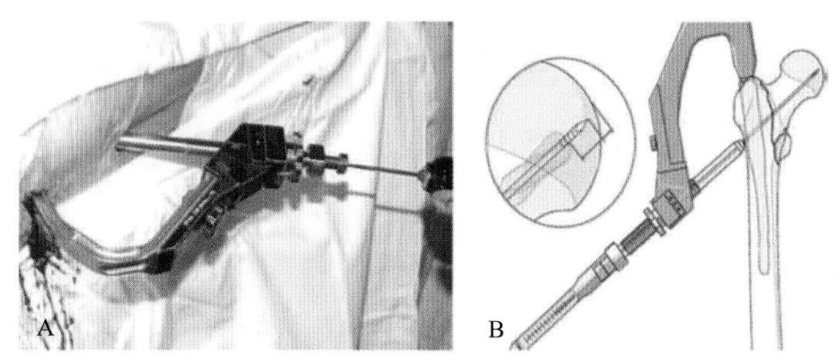

图 6-1-33 在透视下确认导针的位置和方向

A. 沿固定套筒方向打入头顶导针；B. 注意导针尖端应距离软骨下骨表面 5mm，实际选择的螺旋刀片的长度应为测量深度数减去 10mm；C. 正位透视确定导针方向，应当平行于股骨颈长轴，并且偏下，深度达股骨头软骨下骨；D. 侧位透视导针位于股骨颈正中，避免偏前或偏后

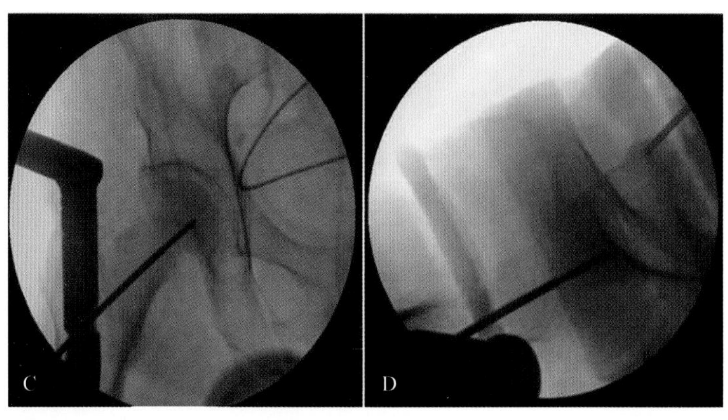

图 6-1-33 （续）

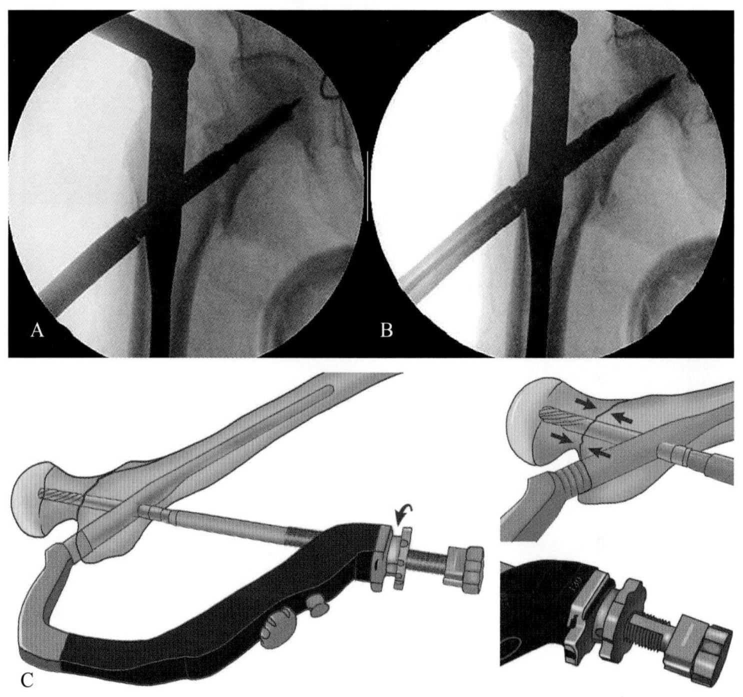

图 6-1-34 透视下骨折断端的加压

A. 透视下确定头钉的方向及深度，螺旋刀片尚未锁紧，可见螺旋刀片的空隙；B. 螺旋刀片锁紧后，螺旋刀片的空隙消失，骨折间获得加压；C. 在头钉尾部旋入术中加压螺栓，反向旋转套筒上的限位螺栓，让套筒尾部同术中加压螺栓接触，进一步旋转，用瞄准臂为支点实现术中加压，术中透视监测加压情况

套筒尾部同术中加压螺栓接触，进一步旋转，用瞄准臂为支点实现术中加压。完成加压后，须注意螺旋刀片的加压空隙是否消失。当间隙消失后，螺旋刀片才能锁定而不能旋转。如果该空隙不能完全消失，需要重新置入螺旋刀片。

7.6.2 头钉的选择

对于合并严重骨质疏松患者或老年患者，推荐选用螺旋刀片。其优势在于：①能够同时解决防旋和承重；②螺旋刀片直接打入，不需要预先钻孔，不会造成骨质丢失；③螺旋刀片对其周围的松质骨造成挤压，可以夯实疏松的骨质，使其变得更加结实、密集，增加螺钉的锚合力（图 6-1-35）。对于中青年患者，推荐选用普通螺纹头钉，因其股骨颈内骨质较好，如

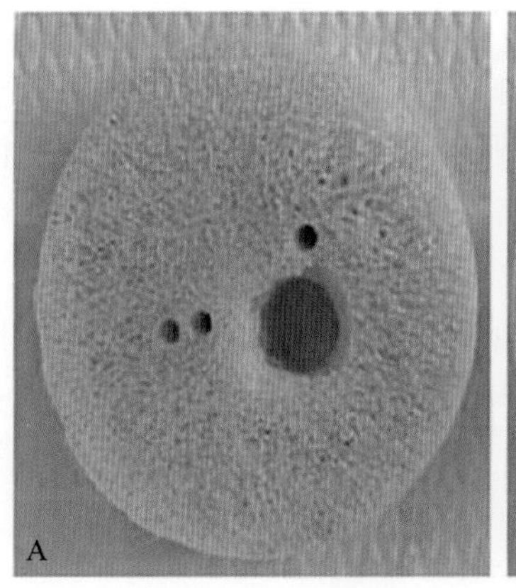

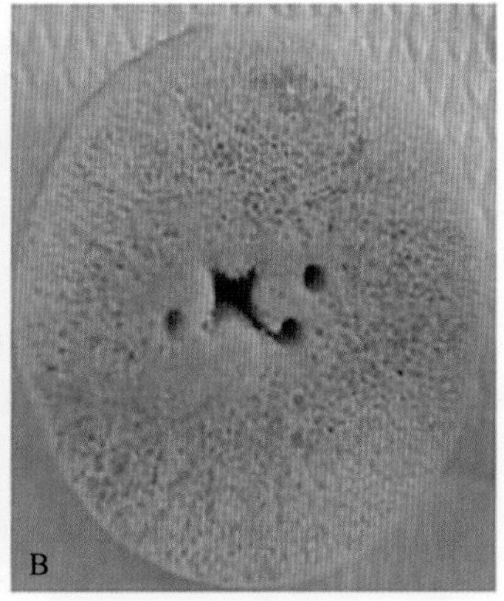

图 6-1-35 普通螺纹的头钉与螺旋刀片的对比

A. 普通螺纹的头钉置入时需要预先钻孔，造成骨丢失；B. 螺旋刀片直接打入股骨颈，对周围骨松质造成挤压，不会造成骨丢失

果直接打入螺旋刀片很可能造成股骨颈的医源性骨折。

7.6.3 头钉置入位置的评价

拉力螺钉在股骨头中的位置是影响转子间骨折内固定稳定性最重要的因素之一，尤其对于合并重度骨质疏松的高龄患者。骨折复位不良，尤其侧位上骨折复位不良，是导致头颈螺钉位置不良的主要原因。一般认为股骨头颈内螺钉的位置应当中线偏下，偶尔还可以偏后，确保螺钉的上方及前方可以保留更多的骨质。评价头钉位置最常采用尖顶距（TAD），其可以对股骨头内拉力螺钉的深度和中心化程度进行准确评估，并预测手术是否成功。

尖顶距是指在矫正放大率后，正、侧位 X 线片上所测得的拉力钉尖端到股骨头顶点距离的总和（图 6-1-36）。头颈螺钉在正、侧位影像上均位于软骨下骨 10mm 以内，并在股骨头的中央，才能避免尖顶距过长，减少螺钉的切出率。一般要求头颈螺钉的尖顶距＜25mm。研究发现，TAD＜20mm 可能会增加头钉内侧切出的风险；TAD＞30mm 可能会增加头钉近端切出的风险。

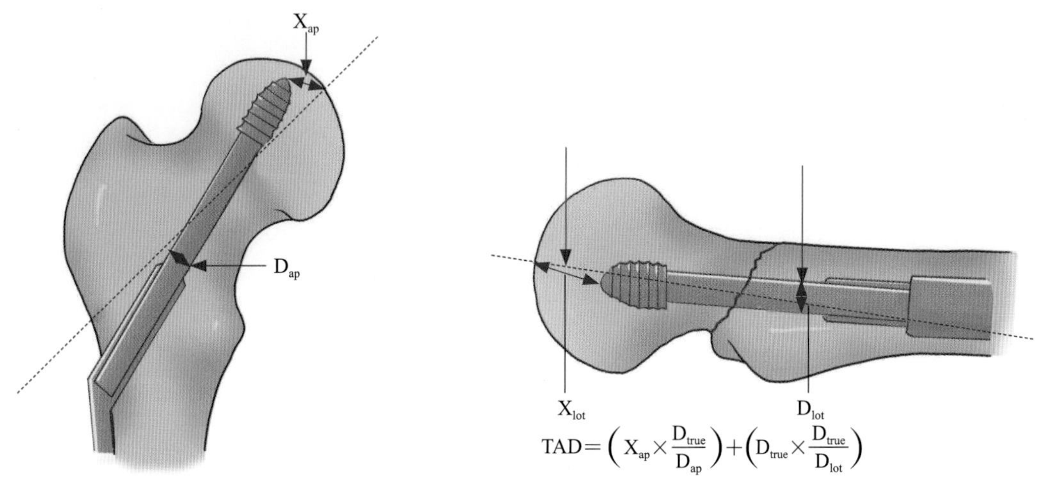

图 6-1-36 尖顶距（TAD）示意图

X_{ap} 是指前后位 X 线片上拉力钉尖端到股骨头顶点的距离；X_{lat} 是指侧位 X 线片上拉力钉尖端到股骨头顶点的距离；D_{true} 是指拉力钉的实际直径；D_{ap} 是指前后位 X 线片上拉力钉的直径；D_{lot} 是指侧位 X 线片上拉力钉的直径

7.7 远端锁钉的置入

使用导向器锁定远端锁钉，无论是稳定型还是不稳定型转子间骨折，推荐采用静力锁定（图 6-1-37）。远端动力锁定或多枚螺钉锁定都可能会增加假体周围骨折的风险。这是因为这种锁定方式会使内置物的尖端会产生应力集中，导致骨折发生（图 6-1-38）。对于有 2 枚远端交锁螺钉的髓内钉，可选择近端 1 枚螺钉交锁，远端钉孔旷置，减少应力集中。由于转子间骨折患者通常不需要取出内固定物，因此大多数情况下不需要置入尾帽。冲洗后逐层缝合切口（图 6-1-39）。

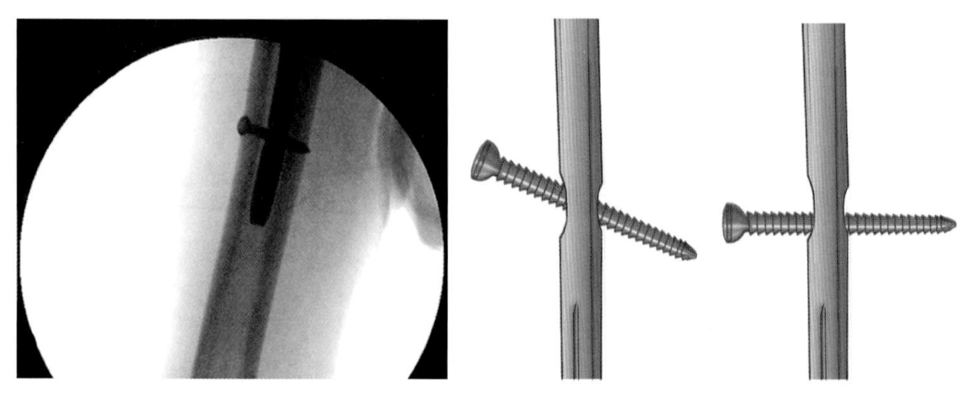

图 6-1-37 远端锁钉的静力和动力锁定模式

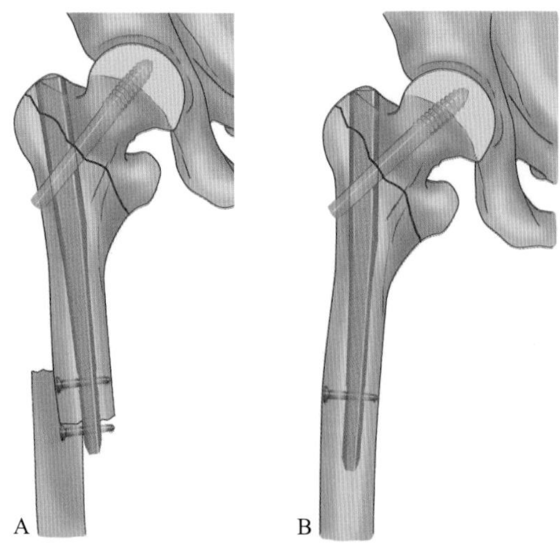

图 6-1-38 远端螺钉锁定方式的改变。
A. 远端锁定 2 枚交锁螺钉，应力集中导致骨折；
B. 1 枚螺钉靠近端锁定，远端钉孔旷置，减少应力集中

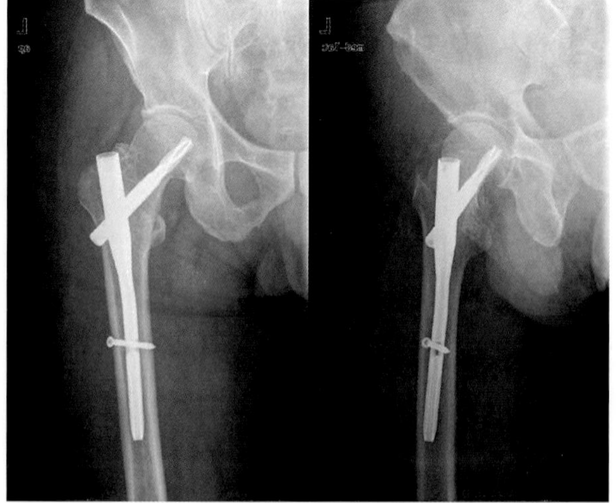

图 6-1-39 股骨转子间骨折髓内钉固定术后

8. 术后处理

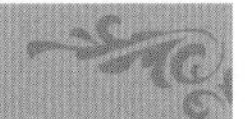

任何接受了髓内钉固定手术的患者都应允许其进行术后负重功能锻炼。医护人员不仅应协助患者早期下地活动，助其恢复回归家庭和社会的信心，而且还应对患者及其家属和陪护人员进行家庭教育，预防跌倒再骨折。

我们推荐术后第1天应该完成X线和髋关节CT三维重建的影像学评估。这有利于医师更准确地判断骨折复位情况和拉力螺钉在股骨颈的位置，从而决定患者术后处理计划。一般来说，术后第1天早晨，一方面嘱患者开始下肢肌肉等长收缩训练和股四头肌训练。另一方面，要求患者处于坐姿，这不仅有利于降低肺部并发症的风险，还有利于为下一步患者下地负重活动提前做准备（避免体位性低血压）。影像学评估完成后，患者在医师指导下由患者家属或陪护人员协助其在助行器保护下下地负重活动。

在固定稳定的前提下，关于早期是完全还是部分负重功能锻炼，目前存在争议。尝试部分负重时，下肢肌肉会在髋部产生相当大的压力。此外，床上活动和使用便盆所产生的应力和正常行走时所产生的应力相当。甚至，足踝关节运动也会对股骨头产生较大的继发于肌肉收缩的负荷。有研究表明，股骨转子间骨折内固定术后不限制负重并未增加并发症的发生。因此，我们推荐对于固定稳定的骨折，不需要限制负重功能锻炼。对于复杂的不稳定型骨折，推荐术后1个月进行下地负重功能锻炼，且应在严密影像学检查基础上逐渐增加负重锻炼。

术后的康复不应仅局限于骨折，还应关注下肢血栓的预防、骨质疏松的治疗、跌倒的预防和内科疾病的管理。术后5周内建议口服抗凝药物预防下肢深静脉血栓。钙剂和骨化三醇可治疗骨质疏松症，特立帕肽的使用不仅可以治疗骨质疏松，还可能有利于骨折愈合。当骨折愈合后加用双膦酸盐类药物，加强对骨质疏松的治疗，降低再骨折风险。重视家庭教育，增加患者室内外活动时的保护措施，预防跌倒。内科疾病的控制也有利于减少骨折不愈合风险，并减少跌倒的发生。

9. 术后并发症及其防治策略

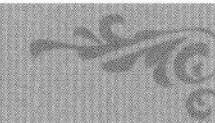

采用髓内钉固定髋部骨折具有明显的力学优势，包括经内置物近端向股骨距应力传导更充分，轴向固定使内置物作用力臂更短和所承受的应力更小，软组织和骨膜干扰更少，手术时间和住院时间更短，围术期输血需求更少，术后行走功能更好，肢体短缩发病率更低。尽管如此，随着髓内钉在临床上广泛应用，也带来了一系列新的髓内钉相关并发症，其发生更多与手术技术相关。常见的并发症将在下文分别介绍。

9.1 内科并发症

由于发生股骨转子间骨折多为老年患者，其内科并发症发生和加重是这类患者围术期最常见的并发症。即使患者术前一般情况良好，且不合并明确的内科疾病，内科并发症的发病率仍高达20%。认知功能障碍和神经系统病变是围术期比较常见的并发症，其更容易发生在术后，往往持续时间较短。急性肾功损害发病率约为25%。贫血的发病率高达45%。

心血管疾病和血栓的发病率约为 5%。心力衰竭和心肌梗死是患者死亡的最常见原因。医院获得性肺炎和尿路感染也会影响患者的预后，其所继发的血源播散性感染会导致内置物松动和骨折不愈合。值得注意的是，如果患者在术后发生胸部感染，其 30 天内的死亡率可高达 50%。

9.2 对位对线不良

对位对线不良是髓内钉固定失败常见的原因之一，包括复位丢失，机械力学稳定性不足，髋内翻畸形，拉力螺钉的切出，髓内钉远端的假体周围骨折。任何在冠状面>5°，矢状面>10°，轴面>15° 的移位都可能导致髋关节内压力分布异常，最终导致手术失败或关节退变加速。不正确的进钉点也可能会增加外侧皮质的间隙，加重髋关节内翻畸形。当逆转子间骨折线向转子下延伸时，更容易出现内翻、旋转和短缩畸形（图 6-1-40）。

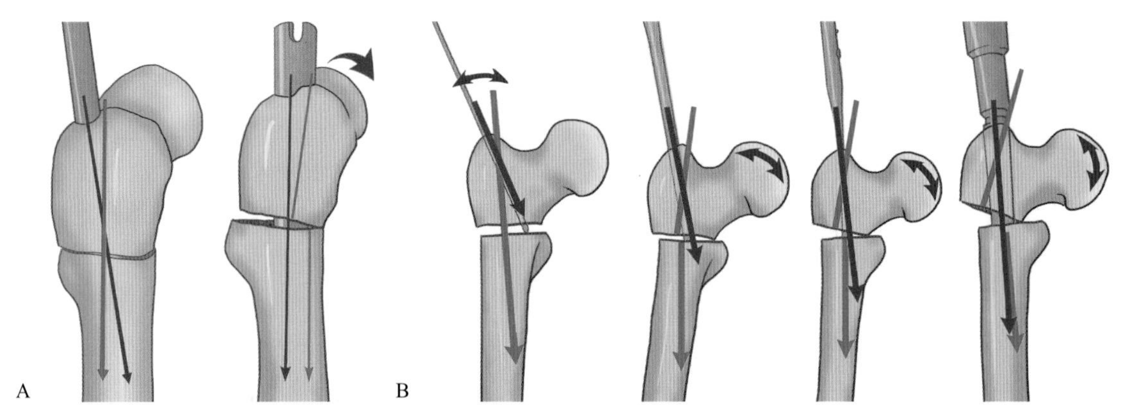

图 6-1-40 对于股骨逆转子间骨折，由于进钉点选择不恰当，导致骨折的对位对线不良

根据其发生时间，可将其分为原发性和继发性。原发性的力线不良发生于患者即刻离开手术室后，其往往是不正确的进钉点和骨折复位不良所致。术者精细的外科技术是避免该并发症发生的关键。骨折的复位不能仅通过简单的髓内钉插入来实现。在进钉之前，应实现良好的骨折复位并选择正确的进钉点，这对于反转子间骨折尤为重要。不对称肌肉牵拉会导致外侧入路的大转子顶点的进钉点困难，增加力线对位不良的风险，因此有时可以考虑梨状窝入路的梨状窝进针点。继发性的力线不良是发生在术后某一时段，因骨折块移位所致。常见的原因包括严重的骨质疏松症，对不稳定的骨折髓内钉类型选择不当，过早的动力化，患者对术后严格负重限制依从性不够。静力锁定、合适髓内钉的直径和严格的限制负重可减少这类并发症的发生。

9.3 头钉切出

头钉切出是指由于颈干角变小使头颈部分内翻和旋转，从而导致拉力螺钉从股骨头中切出（图 6-1-41）。据文献报道，其发病率为 1.0%～6.3%。其是导致该部位髓内钉失败的主要原因，约占 85%。导致其发生常见的原因包括患者年龄，骨质量，骨折类型，复位程度，拉力螺钉的位置，内置物的设计和髓内钉角度的选择。

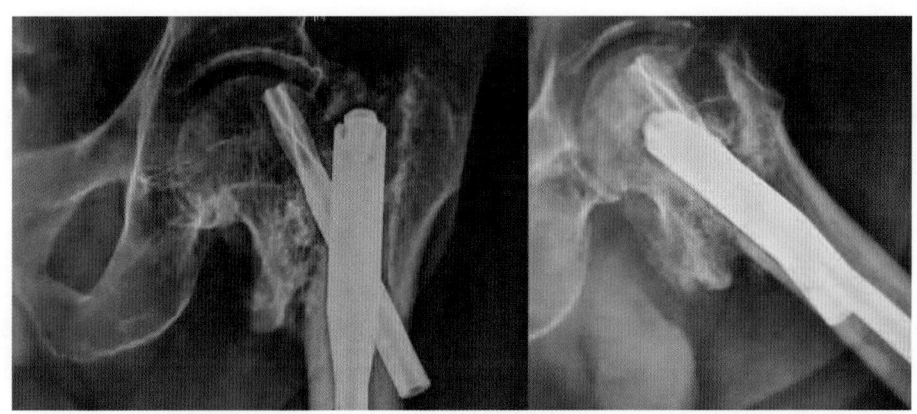

图 6-1-41 在股骨颈内不正确的拉力螺钉位置导致头钉切出

预测该并发症发生最常见的四大因素：不稳定的骨折，骨折复位欠佳，股骨颈内拉力螺钉位置不理想和髓内钉的设计。其中最重要的是骨折复位和拉力螺钉在股骨颈内的位置。良好的骨折复位是骨折内固定的前提，理想的拉力螺钉位置在正位像应位于股骨颈中下区域，在侧位像应位于股骨颈正中。其中侧位像居中尤为重要。如果前 3 种因素同时存在，可大大增加头钉切出的风险。头钉切出并发症在复杂的不稳定型骨折中更为常见，因为该型骨折的解剖复位更困难，从而导致在股骨颈内合适的头顶位置难以实现。避免其发生的关键在于，详细的术前规划，正确的骨折评估和分型，以及准确的手术技术。

9.4 假体周围骨折

假体周围骨折常发生于髓内钉远端，是一种严重的并发症。应用早期设计的髓内钉治疗骨折时，这种并发症更为常见。第一代 Gamma 钉其假体周围骨折的发病率是髓外固定装置的 4.5 倍，这可能和其近端过大的外翻角，髓内钉没有正常的生理前弓和远端动力化交锁螺钉相关（图 6-1-42）。随着髓内钉设计的进步和外科技术的提高，现代髓内钉的外翻角为 4°～6°，使得髓内钉和股骨近端解剖结构更加匹配。相比动力锁定，远端交锁采用静力锁定

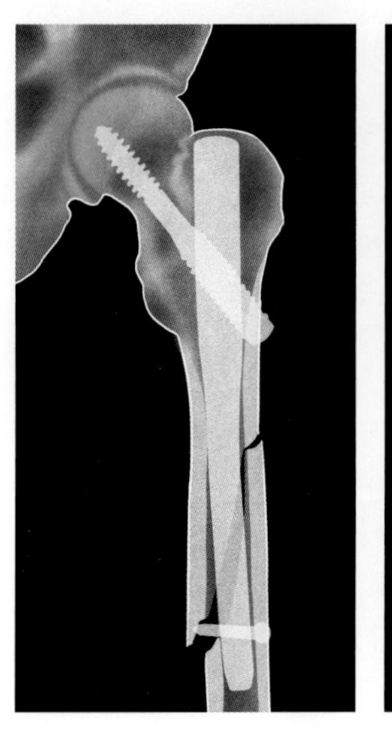

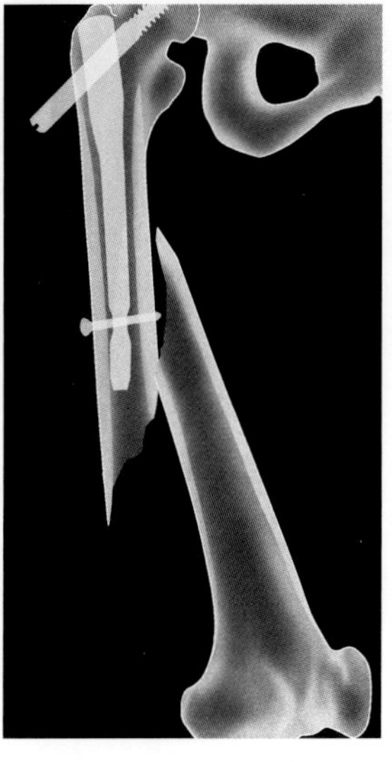

图 6-1-42 早期 Gamma 钉，由于其远端双螺钉设计，导致局部应力集中，继发假体周围骨折

更能减少该型骨折的发生。有些髓内钉的远端为音叉样设计，能有效分散远端的应力，也可减少远端假体周围骨折的风险。选用髓内钉的长短和假体骨折的发病率没有必然联系。

此外，还有一种比较少见的术中假体周围骨折并发症——股骨前方皮质的撞击和穿出，多发生于身材矮小（身高<160cm）且伴股骨前弓较大的患者。周密的术前规划和选择偏后的进钉点可避免该并发症的发生。

9.5 “Z”字效应和逆“Z”字效应

2002 年，有学者报道这种特殊的并发症。其发生于特定设计的髓内钉系统，该款髓内钉有两枚独立的头颈螺钉，如 PFN（图 6-1-43）。由于股骨近端复杂的力学传导方式，有时双钉滑动加压难以实现，因此出现了“Z”字退钉，即下方的螺钉向外侧移位、骨折内翻畸形和上方螺钉穿出股骨头。逆“Z”字效应是指上方的螺钉向外侧移位，下方的螺钉向内侧移位。这类并发症的生物力学原因尚不清楚，但是骨折复位后存在的内翻畸形、进钉点选择不当和股骨内侧失支撑都可能是其重要的危险因素。

9.6 拉力螺钉向骨盆内移位

拉力螺钉向骨盆内移位是一种少见的并发症，其主要和拉力螺钉的位置不良有关，多见于不稳定型骨折（图 6-1-44）。拉力螺钉穿透骨盆会带来严重的后果，如乙状结肠穿孔、腹膜后脓肿形成和神经血管损伤。其发生可能和髓内钉设计本身有关，也可能是一种特殊的逆“Z”字效应。

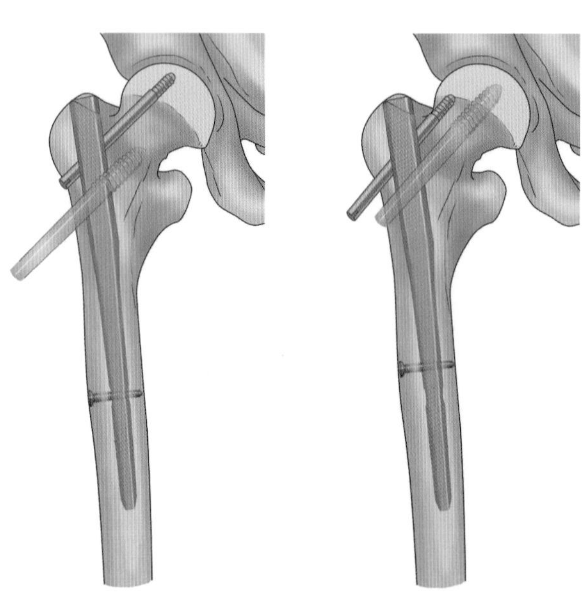

图 6-1-43 PFN 固定术后，由于双拉力螺钉设计导致同时滑动加压失败，继发“Z”字效应和逆“Z”字效应

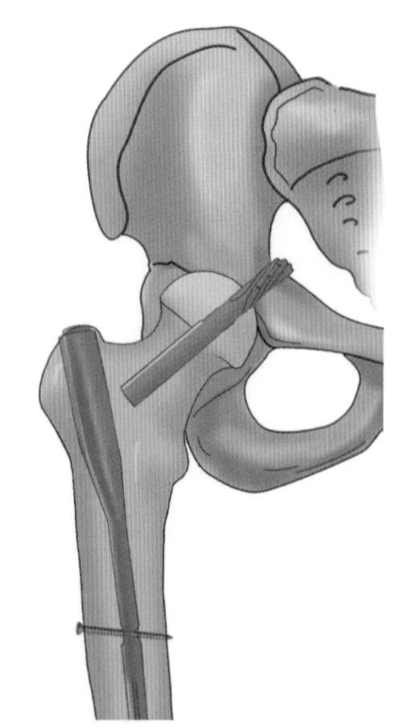

图 6-1-44 拉力螺钉向骨盆内移位

9.7 内置物断裂

髓内钉断裂主要发生于主钉和交锁螺钉交界处，也可发生于主钉本身（图 6-1-45）。发生

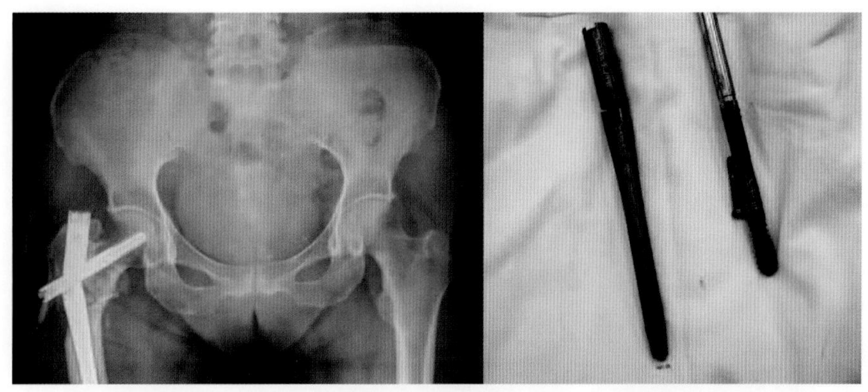

图 6-1-45 股骨逆转子间骨折髓内钉固定术后内固定断裂

的原因可能和早期过度负重活动有关，也可因为骨折延迟愈合或不愈合导致髓内钉所承受的循环负荷时间过长有关。通过增加髓内钉的长度和直径，或使用特殊交锁固定的螺钉可以降低内固定断裂的风险。

9.8 感染

感染的发病率为 1.1%～3.2%。由于髋关节周围软组织包裹良好且开放性骨折发生率低，因此该部位的感染发病率明显低于其他部位的髓内钉手术。感染的危险因素包括开放性骨折，预防性抗生素延迟，伤口愈合不良，手术时间过长，之前接受过外固定架固定，以及内科合并症等。

感染的治疗对医师和患者都是巨大的挑战。术后急性期感染，建议立即行冲洗和清创，全身应用抗菌药物。如果在彻底清创的基础上，没有内置物松动和骨折不稳定的迹象，可以保留髓内钉。一旦感染无法控制，保留髓内钉会大大增加手术失败的风险。应严密观察病情和内置物的稳定性，必要时取出髓内钉并采用其他固定方式。

9.9 骨折延迟愈合和不愈合

延迟愈合和不愈合的发病率为 1%～2%。如此低的发病率得益于：①解剖学特点。股骨转子间丰富的血运和良好的松质骨结构。②手术方式。闭合复位髓内钉的广泛应用减少了对骨折断端血供和软组织干扰。骨折不愈合的发生多是由于患者的个体因素，如高龄患者所带来的骨折愈合能力严重下降，以及内科疾病（尤其是内分泌系统疾病）及其相关用药等。其他危险因素还包括复杂的不稳定型骨折、严重骨质疏松、内置物位置欠佳、开放性骨折、吸烟等（图 6-1-46）。

如果发生骨折不愈合，建议行翻修手术。髓内钉动力化可增加轴向负荷和股骨断端的压力，有促进骨折愈合的可能。但目前对该方法仍存在较大争议。推荐采用更换更粗、更长的髓内钉或髋关节置换术。

9.10 神经血管损伤

神经血管损伤常发生在术中，常为医源性损伤。过度牵引，以及导针、钻头、螺钉尖端和螺旋刀片都可能会损伤神经血管，移位的骨块也可能会造成该损伤。

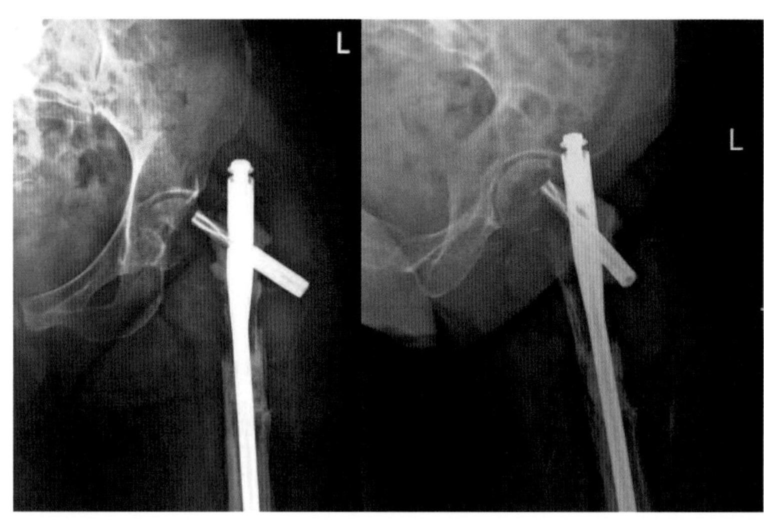

图 6-1-46 股骨转子间骨折由于头钉移位导致内固定稳定性丧失，最终发生骨折不愈合

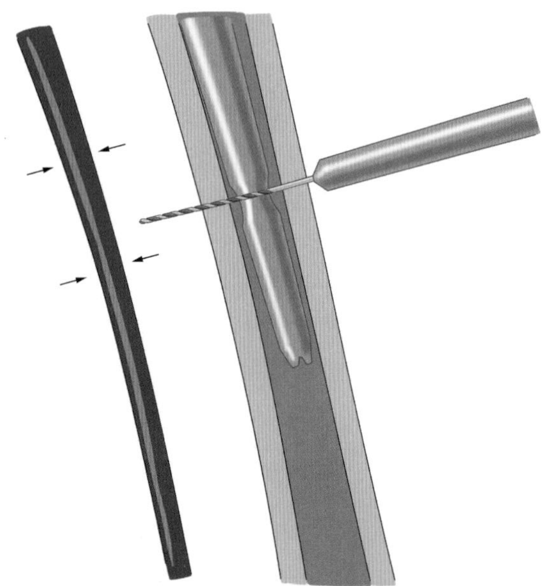

图 6-1-47 术中可见股深动脉粥样硬化明显，当行远端交锁螺钉固定时钻头可能会伤及该动脉

血管损伤最常受累的是股深血管，其次是股浅血管、臀上血管和腹壁下血管。由于患者多为老年人群，其下肢常伴有不同程度的动脉硬化，此类血管内皮脆性增加，易发生破裂出血或血栓形成，导致急性下肢缺血性病变。医源性的血管损伤可分为出血性疾病（由锐器所致，如克氏针、导针、钻头、螺钉尖端和刀）和栓塞性疾病（由拉钩、牵开器或钳子所致）。应根据不同的血管损伤情况进行治疗（图 6-1-47）。对于急性出血，可采用选择性的血管栓塞术。对于假性动脉瘤形成，可行切开进行修复。

股神经、坐骨神经和臀上神经更易受累。移位的小转子骨块可能会损伤股神经，髋关节周围的异位骨化会损伤坐骨神经，通过牵引床骨折复位置钉的过程也会损伤臀上神经。治疗的关键在于解除物理压迫。

（张　伟　张如意）

参考文献

[1] Clawson DK. Intertrochanteric fracture of the hip [J]. Am J Surg, 1957, 93 (4): 580-587.
[2] Scott JF. Treatment of trochanteric fractures [J]. J Bone Joint Surg (Br), 1951, 33 (4): 508-512.
[3] Murray RC, Frew JF. Trochanteric fractures of the femur; a plea for conservative treatment [J]. J Bone Joint

Surg (Br), 1949, 31B (2): 204-219.

[4] Bong SC, Lau HK, Leong JC, et al. The treatment of unstable intertrochanteric fractures of the hip: a prospective trial of 150 cases [J]. Injury, 1981, 13 (2): 139-146.

[5] Evans EM. The treatment of trochanteric fractures of the femur [J]. J Bone Joint Surg (Br), 1949, 31 (2): 190-203.

[6] Jewett EL. One-piece angle nail for trochanteric fractures [J]. J Bone Joint Surg, 1941, 23 (4): 803-810.

[7] Cleveland M, Bosworth DM, Thompson FR, et al. A ten-year analysis of intertrochanteric fractures of the femur [J]. J Bone Joint Surg (Am), 1959, (41A): 1399-1408.

[8] Sarmiento A. Intertrochanteric fractures of the femur: 150-degree angle nail-plate fixation and early rehabilitation: a preliminary report of 100 cases [J]. J Bone Joint Surg, 1963, 45 (4): 706-722.

[9] Dimon JH. Hughston JC. Unstable intertrochanteric fractures of the hip [J]. J Bone Joint Surg (Am), 1967, 49 (3): 440-450.

[10] Wilson JH, Rubin BD, Helbig FE, et al. Treatment of interotrochanteric fractures with the Jewett nail: experience with 1, 015 cases [J]. Clin Orthop Relat Res, 1980, (148): 186-191.

[11] McLaughlin HL. An adjustable internal fixation element for the hip [J]. Am J Surg, 1947, 73 (2): 150-161.

[12] Foster JC. Trochanteric fractures of the femur treated by the Vitallium McLaughlin nail and plate [J]. J Bone Joint Surg (Br), 1958, 40 (4): 684-693.

[13] Sahlstrand T. The Richards compression and sliding hip screw system in the treatment of intertrochanteric fractures [J]. Acta Orthopaedica Scandinavica, 1974, 45 (2): 213-219.

[14] Jensen JS, Michaelsen M. Trochanteric femoral fractures treated with McLaughlin osteosynthesis [J]. Acta Orthopaedica Scandinavica, 1975, 46 (5): 795-803.

[15] Kolind-Øsrensen V. Comminuted intertrochanteric fracture of the femoral neck [J]. Acta Orthopaedica Scandinavica, 1975, 46 (4): 651-653.

[16] Jensen JS, Sonne-Holm S, Tøbndevold E. Unstable trochanteric fractures. A comparative analysis of four methods of internal fixation [J]. Acta Orthopaedica Scandinavica, 1980, 51 (6): 949-962.

[17] Dickson JA. The unsolved fracture; a protest against defeatism [J]. J Bone Joint Surg (Am), 1953, 35 (4): 805-822.

[18] Schumpelick W, Jantzen PM. A new principle in the operative treatment of trochanteric fractures of the femur [J]. J Bone Joint Surg (Am), 1955, 37 (4): 693-689.

[19] Pugh WL. A self-adjusting nail-plate for fractures about the hip joint [J]. J Bone Joint Surg (Am), 1955, 37 (5): 1085-1093.

[20] Clawson DK. Trochanteric fractures treated by the sliding screw plate fixation method [J]. J Trauma, 1964, (4): 737-752.

[21] Mulholland RC, Gunn DR. Sliding screw plate fixation of intertrochanteric femoral fractures [J]. J Trauma, 1972, 12 (7): 581-591.

[22] Wolfgang GL, Bryant MH, O'neill JP. Treatment of intertrochanteric fracture of the femur using sliding screw plate fixation [J]. Clin Orthop Relat Res, 1982, (163): 148-158.

[23] Brumback RJ, Ellison TS, Poka A, et al. Intramedullary nailing of femoral shaft fractures. Part Ⅲ: Long-term effects of static interlocking fixation [J]. J Bone Joint Surg (Am), 1992, 74 (1): 106-112.

[24] Niedźwiedzki L, Kunicki P, Pilut D, et al. Treatment of reverse obliquity intertrochanteric fractures [J]. Pol Orthop Traumatol, 2012, (77): 77-82.

[25] Medoff RJ, Maes K. A new device for the fixation of unstable pertrochanteric fractures of the hip [J]. J Bone Joint Surg (Am), 1991, 73 (8): 1192-1199.

[26] Olsson O, Ceder L, Lunsjo K, et al. Biaxial dynamization in unstable intertrochanteric fractures Good experience with a simplified Medoff sliding plate in 94 patients [J]. Acta Orthopaedica Scandinavica, 1997,

68 (4): 327-331.

[27] Gotfried Y. Percutaneous compression plating of intertrochanteric hip fractures [J]. J Orthop Trauma, 2000, 14 (7): 490-495.

[28] Parker MJ, Handoll HH. Gamma and other cephalocondylic intramedullary nails versus extramedullary implants for extracapsular hip fractures in adults [J]. Cochrane Db Syst Rev, 2010, (9): CD000093.

[29] Haidukewych GJ. Intertrochanteric fractures: ten tips to improve results [J]. J Bone Joint Surg (Am), 2009, 91 (3): 712-719.

[30] Shen L, Zhang Y, Shen Y, et al. Antirotation proximal femoral nail versus dynamic hip screw for intertrochanteric fractures: A meta-analysis of randomized controlled studies [J]. Orthopaedics & Traumatology, Surgery & Research, 2013, 99 (4): 377-383.

[31] Kuderna H, Böhler N, Collon DJ. Treatment of intertrochanteric and subtrochanteric fractures of the hip by the Ender method [J]. J Bone Joint Surg (Am), 1976, 58 (5): 604-611.

[32] Chapman MW, Bowman WE, Csongradi JJ, et al. The use of Ender's pins in extracapsular fractures of the hip [J]. J Bone Joint Surg (Am), 1981, 63 (1): 14-28.

[33] Zickel RE. A new fixation device for subtrochanteric fractures of the femur: a preliminary report [J]. Clin Orthop Relat Res, 1967, (54): 115-123.

[34] Templeton TS, Saunders EA. A review of fractures in the proximal femur treated with the Zickel nail [J]. Clin Orthop Relat Res, 1979, (141): 213-216.

[35] Davis AD, Meyer RD, Miller ME, et al. Closed Zickel nailing [J]. Clin Orthop Relat Res, 1985; (201): 138-146.

[36] Halder SC. The Gamma nail for peritrochanteric fractures [J]. J Bone Joint Surg (Br), 1992, 74 (3): 340-344.

[37] Calvert PT. The Gamma nail—a significant advance or a passing fashion? [J]. J Bone Joint Surg (Br). 1992, 74 (3): 329-331.

[38] Simmermacher RK, Bosch AM, Van der Werken C. The AO/ASIF proximal femoral nail (PFN): a new device for the treatment of unstable proximal femoral fractures [J]. Injury, 1999, 30 (5): 327-332.

[39] Werner-Tutschku W, Lajtai G, Schmiedhuber G, et al. Intra- and perioperative complications in the stabilization of per-and subtrochanteric femoral fractures by means of PFN [J]. Unfallchirurg, 2002, 105 (10): 881-885.

[40] Boldin C, Seibert FJ, Fankhauser F, et al. The proximal femoral nail (PFN)—a minimal invasive treatment of unstable proximal femoral fractures: a prospective study of 55 patients with a follow-up of 15 months [J]. Acta Orthop Scand, 2003, 74 (1): 53-58.

[41] Sharma A, Mahajan A, John B. A comparison of the clinicoradiological outcomes with proximal femoral nail (PFN)and proximal femoral nail antirotation (PFNA)in fixation of unstable intertrochanteric fractures [J]. J Clin Diagn Res, 2017, 11 (7): R5-R9.

[42] Lenich A, Fierlbeck J, Al-Munajjed A, et al. First clinical and biomechanical results of the Trochanteric Fixation Nail (TFN) [J]. Technol Health Care, 2006, 14 (4-5): 403-409.

[43] Flores SA, Woolridge A, Caroom C, et al. The utility of the tip-apex distance in predicting axial migration and cutout with the trochanteric fixation nail system helical blade [J]. J Orthop Trauma, 2016, 30 (6): e207-211.

[44] Simmermacher RK, Ljungqvist J, Bail H, et al. The new proximal femoral nail antirotation (PFNA)in daily practice: results of a multicentre clinical study [J]. Injury, 2008, 39 (8): 932-939.

[45] Büttner O, Styger S, Regazzoni P, et al. Stabilization of inter- and subtrochanteric femoral fractures with the PFNA® [J]. Oper Orthop Traumatol, 2011, 23 (5): 357-374.

[46] Takigami I, Matsumoto K, Ohara A, et al. Treatment of trochanteric fractures with the PFNA (proximal femoral nail antirotation)nail system-report of early results [J]. Bull NYU Hosp Jt Dis, 2008, 66 (4): 276-279.

[47] Li M, Wu L, Liu Y, et al. Clinical evaluation of the Asian proximal femur intramedullary nail antirotation

system (PFNA-Ⅱ)for treatment of intertrochanteric fractures [J]. J Orthop Surg Res, 2014, (9): 112.

[48] Ruecker AH, Rupprecht M, Gruber M, et al. The treatment of intertrochanteric fractures: results using an intramedullary nail with integrated cephalocervical screws and linear compression [J]. J Orthop Trauma, 2009, 23 (1): 22-30.

[49] Nherera L, Trueman P, Horner A, et al. Comparison of a twin interlocking derotation and compression screw cephalomedullary nail (InterTAN)with a single screw derotation cephalomedullary nail (proximal femoral nail antirotation): a systematic review and meta-analysis for intertrochanteric fractures [J]. J Orthop Surg Res, 2018, 13 (1): 46.

[50] Li JT, Zhang LC, Zhang H, et al. Effect of reduction quality on post-operative outcomes in 31-A2 intertrochanteric fractures following intramedullary fixation: a retrospective study based on computerised tomography findings [J]. Int Orthop, 2018; 43 (8): 1951-1959.

[51] 张世民，余斌．AO/OTA—2018 版股骨转子间骨折分类的解读与讨论 [J]．中华创伤骨科杂志，2018，20（7）：583-587.

[52] Kellam JF, Meinberg EG, Agel J, et a1.Introduction: fracture and dislocation classification compendium-2018: international comprehensive classification of fractures and dislocations committee [J]. J Orthop Trauma, 2018, 32 (1 Suppl): S1-S170.

[53] Jiantao Li, Shaojie Tang, Peifu Tang, et al. Clustering of morphological fracture lines for identifying intertrochanteric fracture classification with Hausdorff distance-based K-means approach [J]. Injury, 2019, (50): 939-949.

第2节 股骨转子下骨折

1. 流行病学

股骨转子下骨折是一种发生于股骨干的特殊骨折，通常认为其是发生于从小转子下缘至其远端 5cm 之内的骨折。该骨折多发生于以下三类人群：①年轻患者，多由高能量损伤所致；②老年骨质疏松患者，多由低能量损伤所致；③不典型骨折，多为长期服用或一次性高剂量使用双膦酸盐类药物的骨质疏松患者。值得注意的是，该区域也多发生病理性骨折，据统计 17%～35% 的股骨转子下骨折是病理性骨折。

2. 应用解剖

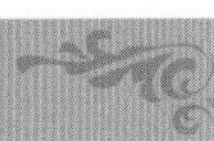

由于骨折近端和远端强大肌肉力量的牵拉导致骨折畸形严重且复位困难，使股骨转子下骨折的治疗具有很大的挑战性。骨折断端移位的特点，源于骨折后近端、远端骨块所受到的肌肉张力不平衡（图 6-2-1）。股骨近端由于髂腰肌、臀中小肌和短外旋肌群的牵拉，多发生屈曲、外展、外旋畸形。股骨远端由于大收肌和长收肌的牵拉，多发生短缩和内收畸形。

股骨转子下区域不仅是股骨近端松质骨和股骨干皮质骨的交界处，而且还是股骨干处应力传导最为集中的部位。转子下内侧和后侧骨皮质承受很高的压力，外侧皮质承受很高的张力（图 6-2-2），因此，粉碎性骨折十分常见。这种双侧不对称的力学特征决定了髓内钉轴心

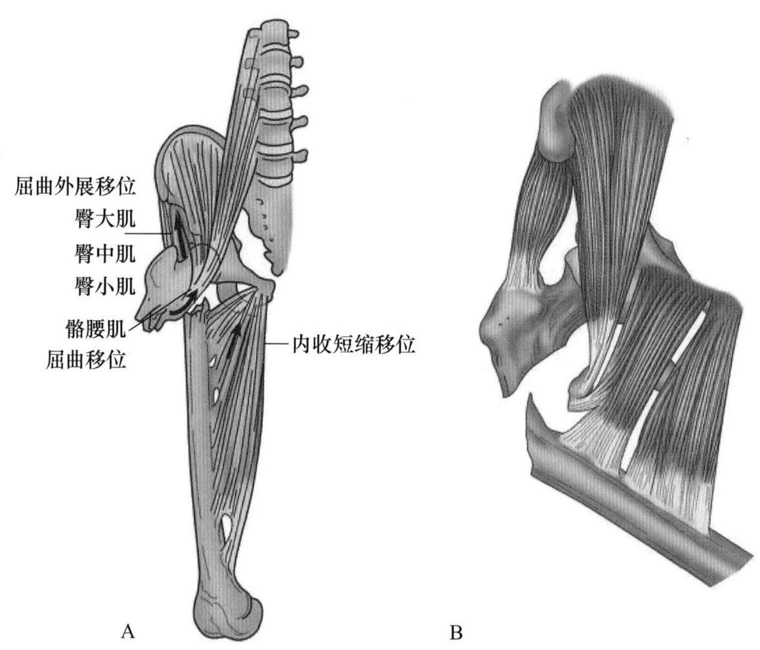

图 6-2-1　股骨转子下骨折在肌肉牵拉下的移位特点

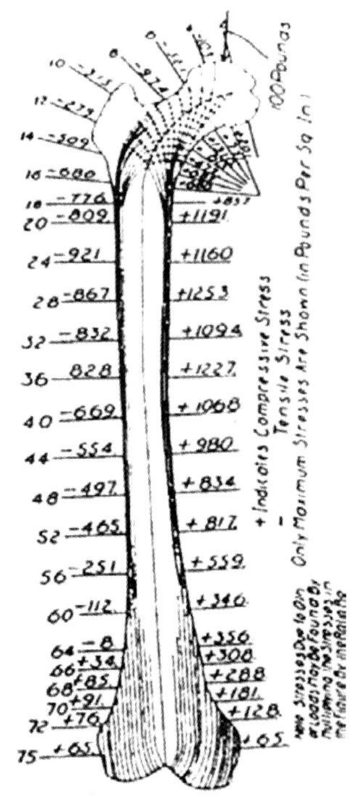

图 6-2-2　Koch 图显示了股骨粗隆下区域外侧皮质受张力，内侧皮质受压力

固定比钢板偏心固定更有力学优势。髓内固定，尤其是股骨近端髓内钉，不仅能提供更好的机械力学稳定性，还可有效地减少内置物和骨折断端微动。

3. 损伤机制和临床评估

3.1　损伤机制

对于年轻患者，导致转子下骨折通常为高能量损伤，常见的原因包括车祸伤、高坠伤、工业生产事故等。对于老年骨质疏松患者，导致该骨折通常为低能量损伤，最常见的原因就是跌倒。对于发生不典型骨折的患者，其多合并长期的双膦酸盐用药病史，骨折的损伤机制和老年骨质疏松患者相似，但有时也可为自发性骨折（图 6-2-3）。此外，转子下骨折还可发生于股骨颈骨折空心钉内固定术后。由于空心钉直径为 6.5～7.3mm，3 枚螺钉削弱了股骨近端张力侧皮质的坚固性，从而造成股骨转子下骨折（图 6-2-4）。因此，为了避免该类骨折的发生，建议螺钉在股骨外侧皮质的位置不应低于股骨小转子水平。

3.2　临床评估

3.2.1　骨折的评估

通常骨折后患肢活动受限明显，不能负重，伴下肢短缩畸形。仔细询问患者病史，除外肿瘤转移造成的病理性骨折（图6-2-5）。该骨折常合并较大的出血量，局部常表现为明显的水肿和瘀血，应注意患侧下肢腿围变化，动态监测血红蛋白及血容量变化，警惕休克的发生。尽管开放性骨折和血管神经损伤的情况并不常见，但还是应进行详细的体检，以评估是否发生这些情况。

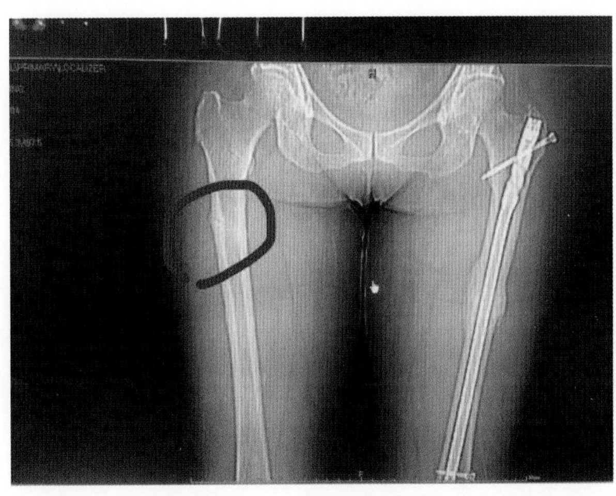

图6-2-3 不典型骨折病例

患者，中年女性，初次不典型骨折发生于左股骨干中段，是由跌倒所致，予以髓内钉固定后骨折愈合。后患者无明显诱因逐渐感左髋部疼痛，X线显示右股骨转子下骨折，考虑自发性不典型骨折

3.2.2 相关损伤的评估

对于高能量损伤所致的转子下骨折，应警惕合并脏器损伤的可能，评估是否存在头、胸、腹和盆腔脏器损伤。如果存在，应遵循生命支持治疗的原则先挽救生命。在成功的复苏治疗后，才可以考虑行骨折的确定性手术。如果复苏后生命体征仍不稳定，应遵循损伤控制原则，先行外固定架或骨牵引，防止局部肌肉挛缩。除了全身情况，还应检查是否合并其他骨折，包括股骨颈骨折、骨盆骨折、髋臼骨折、脊柱骨折等。

对于低能量所致的老年转子下骨折，因其多数为跌倒所致，应明确跌倒的原因。晕厥、癫痫发作、胸痛、呼吸困难等常见的老年跌倒的病因，应详细询问患者及其家属。跌倒过程中，有无损伤头、颈部导致颅内出血或颈部骨折脱位，也是评估检查的重要一环。除此之

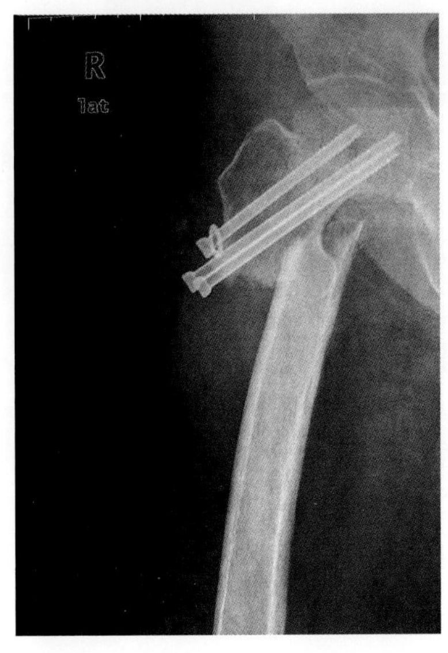

图6-2-4 医源性股骨转子下骨折

患者既往因股骨颈骨折行空心螺钉内固定术，术后骨折愈合良好。空心螺钉造成股骨小转子水平应力集中，后因跌倒导致股骨转子下骨折

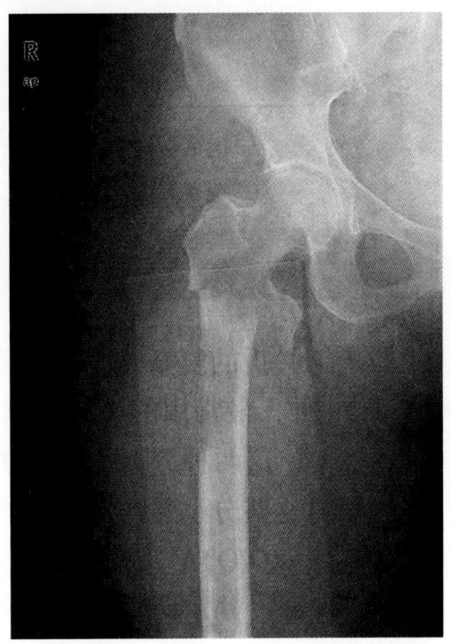

图6-2-5 股骨转子下病理性骨折

患者有恶性肿瘤病史，X线片可见股骨转子下区域骨质破坏

外，跌倒时应了解患者有无保护性上肢支撑，这可能会继发桡骨远端骨折、肱骨干骨折、肩关节骨折脱位。

3.3 影像学评估

该病的诊断主要依靠X线检查。应行患侧髋关节和股骨的正侧位及骨盆正位片（图6-2-6）。髋关节正位片判断骨折近端外展畸形的情况，髋关节侧位片判断骨折近端外旋和屈曲畸形的情况。还应该辨识骨折线是否累及梨状窝、大转子、小转子，这对于内固定物的选择非常重要。股骨的正侧位片应包含膝关节，用于判断股骨的长度、髓腔峡部的直径和合并损伤的情况。骨盆正位片能够获得健侧髋关节的影像，有利于明确患者颈干角的大小，从而选择合适的股骨近端髓内钉。如果考虑为不典型骨折，须评估对侧转子下区域的皮质厚度，明确是否存在骨折或发生骨折倾向。如果通过X线检查不能获得足够的术前信息，应行CT检查。这样一方面有利于判断骨折线和临近结构的解剖关节，另一方面可以明确是否存在股骨颈骨折和骨盆环损伤。

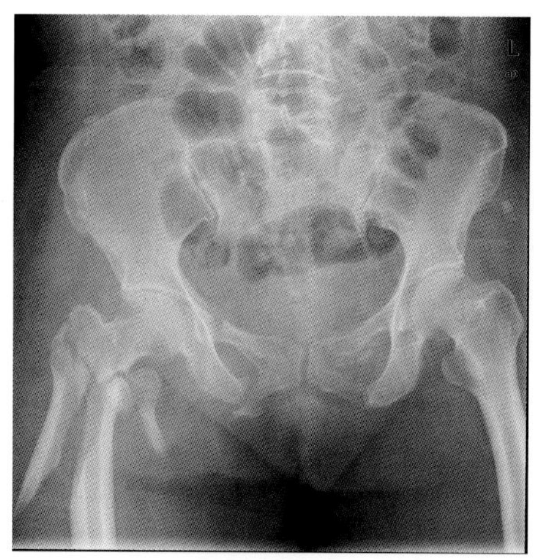

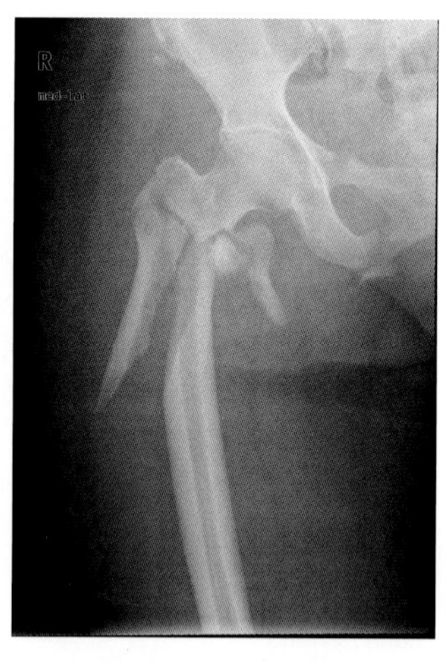

图6-2-6 股骨转子下骨折。骨盆正位片和髋关节正侧位片

4. 骨折分型

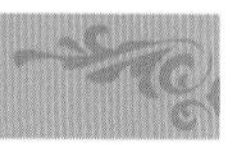

由于转子下骨折的复杂性，其相应的骨折分型也较多。目前已报道的股骨转子下骨折的分型系统有15种，最常用的分型系统有以下两种：AO/OTA分型（图6-2-7）和Seinsheimer分型（图6-2-8）。这两种分型系统都关注于骨折近端的完整性、骨折块的几何形态和骨折的粉碎程度。通过这些分型系统有利于提高对骨折的认识和明确对内置物的选择。这两种分型最大的区别在于AO/OTA分型仅将小转子下3cm以内定义为转子下区域，而Seinsheimer分型则将小转子区域一并定义为转子下区域。

5. 治疗原则

股骨转子下骨折作为一种特殊的股骨干骨折，都应遵循“干性骨折”处理原则选择手术

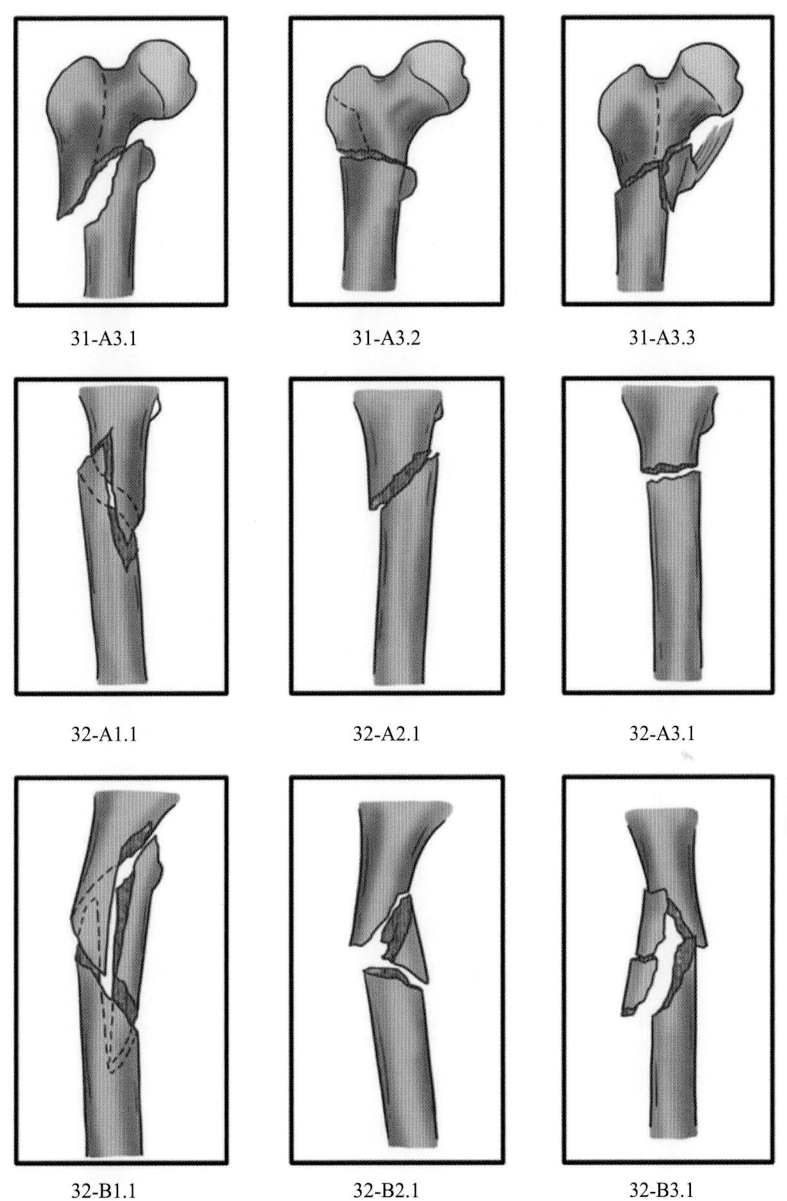

图 6-2-7 AO/OTA 分型系统：该分型将股骨转子下骨折分为横断、斜形和粉碎性骨折 3 种类型

治疗。非手术治疗仅适用于以下情况：①全身情况不能耐受麻醉和手术；②患者拒绝手术；③受伤前长期卧床已丧失活动能力的患者。非手术治疗的方法推荐采取屈髋 90° 的股骨髁上牵引（图 6-2-9）。手术治疗的目的包括获得良好的复位（尤其是内侧）、足够力学稳定性、允许患者更早进行功能锻炼和更高的骨折愈合率。固定方式的选择应最大程度地减少围术期全身并发症、术中出血量、软组织的剥离，降低感染和深静脉血栓的发病率。

目前，股骨近端髓内钉是股骨转子下骨折的首选治疗方式（图 6-2-10）。其他可用的手术方式包括钢板（传统的钢板、动力髁钢板、DCS 和股骨近端锁定加压解剖钢板）和外固定架（图 6-2-11 和图 6-2-12）。应根据损伤的特点、骨折的类型和患者健康状况，选择合适的内固定物。所选用的内置物应操作简单、创伤小，并具有能耐受股骨近端高张力和高压力的力学

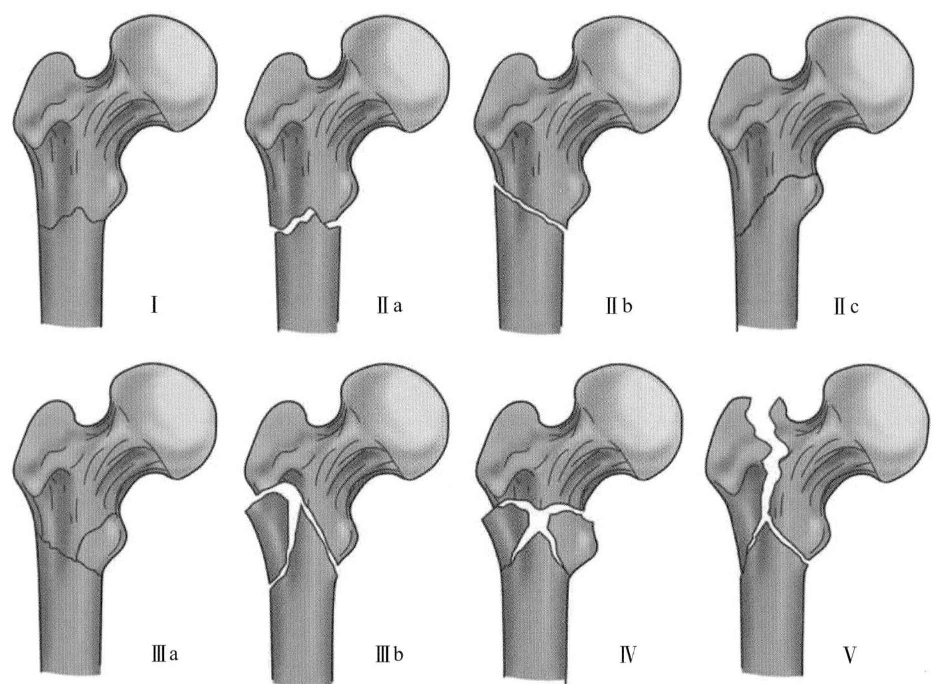

图 6-2-8 Seinsheimer 分型系统

Ⅰ型，任何转子下骨折移位<2mm。Ⅱ型包括三种亚型。Ⅱa 型：两部分横断骨折；Ⅱb 型：两部分螺旋型骨折，小转子位于骨折近端；Ⅱc 型：两部分螺旋断骨折，小转子位于骨折远端。Ⅲ型包括两种亚型。Ⅲa 型：三部分螺旋型骨折，小转子为第三部分的骨折块；Ⅲb 型：三部分螺旋型骨折，外侧蝶形骨块为第三部分。Ⅳ型：四部分或更多部分的骨折。Ⅴ型：累及股骨转子间的转子下骨折

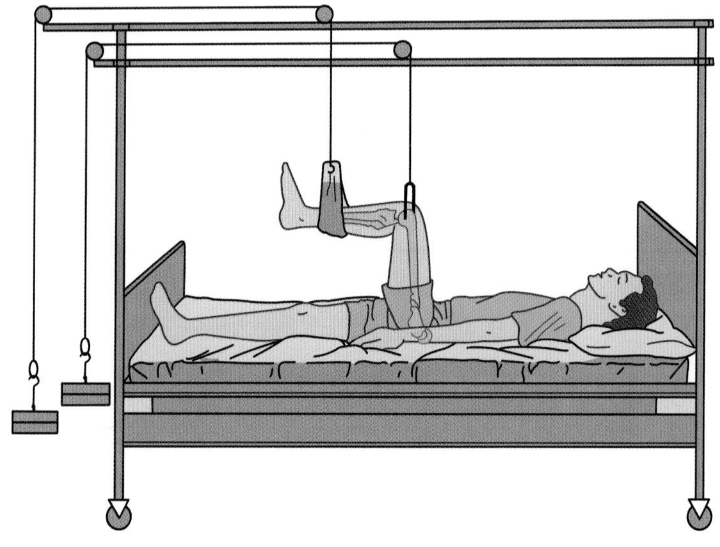

图 6-2-9 股骨转子下骨折非手术治疗应采用屈髋、屈膝 90° 牵引治疗

结构特征。

髓内钉适用于各种类型的股骨转子下骨折，具有手术创伤小、髓外软组织血供保护好、出血少、手术时间短等优点。此外，由于髓内钉为轴心固定，有利于对抗股骨近端的高张力和高压力结构特征，可以允许患者进行早期功能锻炼。但是，使用髓内钉时最大的缺点

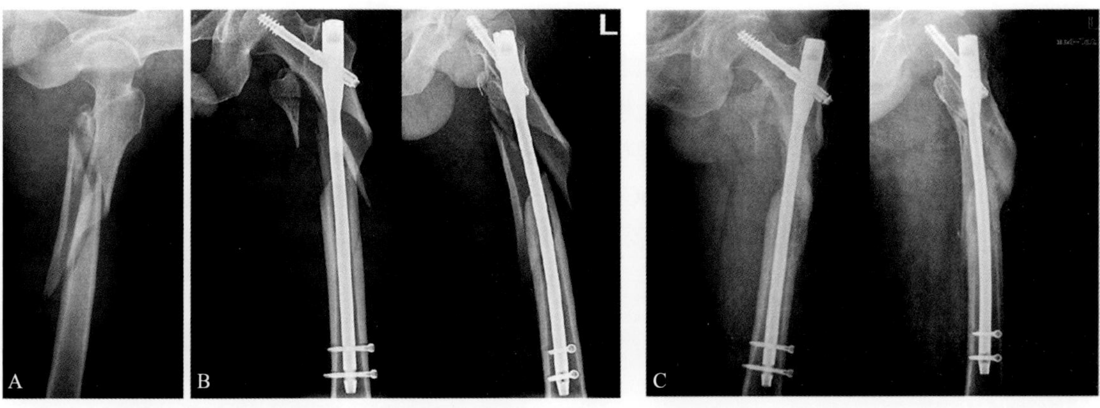

图 6-2-10 股骨近端髓内钉治疗股骨转子下骨折

A. 术前侧位 X 线片，可见股骨转子下粉碎骨折；B. 采取闭合复位髓内钉内固定术，术后 X 线片示股骨近端存在明显的内翻、外旋移位；C. 术后 8 个月骨折畸形愈合

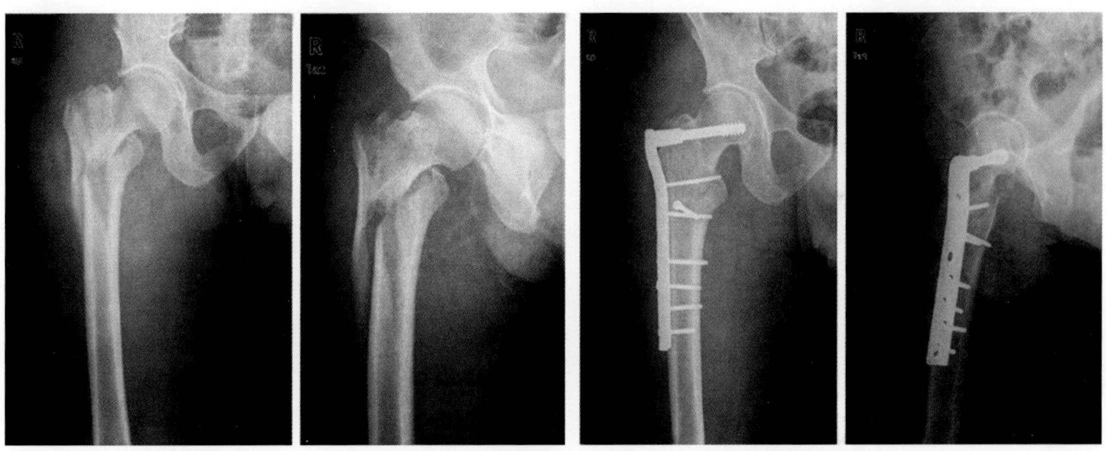

图 6-2-11 采用 DCS 治疗股骨转子下骨折

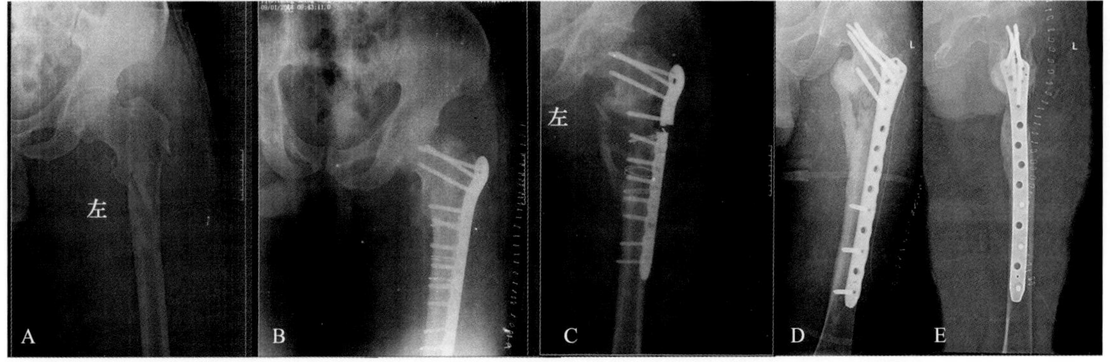

图 6-2-12 采用股骨近端解剖型锁定加压钢板行股骨转子下骨折

A、B. 左股骨转子下骨折，予以钢板螺钉固定；C. 术后 1 年钢板断裂；D、E. 再次采用钢板行翻修手术

是骨折闭合复位困难且技术要求高，旋转和内翻畸形不能得到纠正往往是手术失败的重要原因。

切开复位钢板螺钉内固定的优势在于能够直接实现骨折块的准确复位，尤其是内侧支撑的完整性。但是这种解剖复位并不意味着更好的临床预后和更高的骨折愈合率。相反，相应的术后并发症更多，包括骨折块周围血供破坏严重、手术时间长、骨和软组织感染率高、负重功能锻炼晚，以及内置物去除后再骨折风险高。因此，钢板一般作为该部位骨折不愈合时翻修手术的选择，内固定物推荐选用 DCS 和股骨近端锁定加压解剖钢板。外固定架很少作为最终手术治疗方案用于股骨转子下骨折，对于多发伤患者损伤控制时，其可以作为临时固定方式。

6. 髓内钉的固定理念

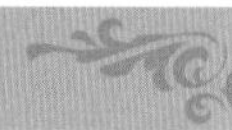

作为股骨转子下骨折的治疗首选，髓内钉（尤其股骨近端髓内钉）的优势有：①更好的生物力学优势，能够有效地对抗旋转、轴向和剪切负荷；②更小的手术创伤，有利于骨折愈合；③允许早期进行负重功能锻炼，其住院时间更短和术后并发症更少。

股骨近端锁定方式的进步和提高是髓内钉固定获得临床成功的关键。根据其近端锁定方式的不同，将髓内钉分为单枚锁钉（从大转子指向小转子）、重建钉（指向股骨颈的双枚螺钉）（图 6-2-13）、交叉锁钉（一枚向股骨颈方向，另一枚向小转子方向，图 6-2-14）和头颈螺钉（位于股骨头颈内粗大头钉，如 Gamma3、PFNA、Intertan 等，图 6-2-10）。对于合并重度骨质疏松的患者，应选用大直径的头颈螺钉以获得更好的力学稳定性。对于骨质较好的年轻患者，不推荐选用头颈螺钉，而应选择直径较小的重建钉或交叉锁钉，以减少对股骨颈内骨质和血供的破坏。

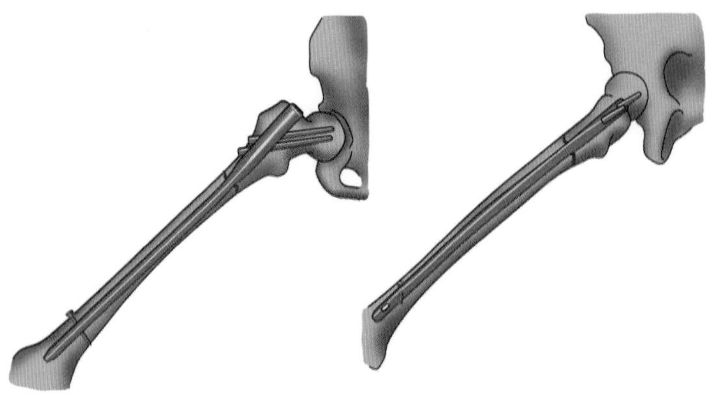

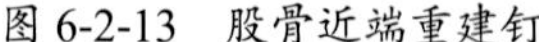

图 6-2-13　股骨近端重建钉

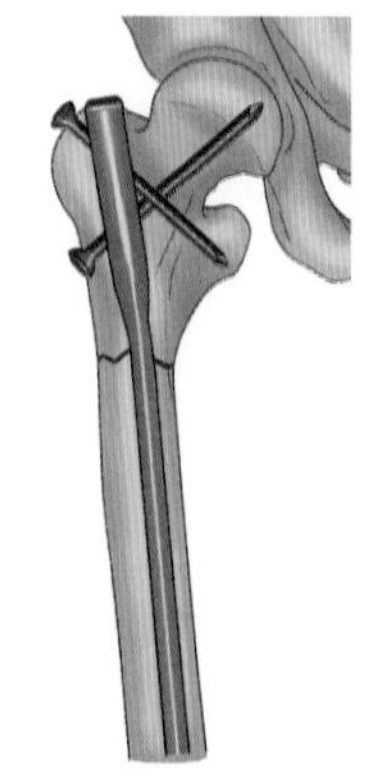

图 6-2-14　股骨近端交叉锁钉

尽管髓内钉适用于绝大多数孤立的转子下骨折（即使是 Gustilo ⅢA 型开放性骨折），但也应认识到其在临床使用中的局限性和不足。当出现以下情况时，应谨慎选择或不选择髓内钉固定。

（1）多发伤患者：外固定架是损伤控制外科中重要的组成部分，也是对于生命体征不稳定患者早期临时固定的首选。当患者生命体征不稳定、复苏延迟时，过早地使用髓内钉固定，会使髓腔压力增高、大量脂肪入血，增加肺部并发症的风险。应在成功复苏，血流动力学和心肺功能稳定后，再行髓内钉固定。分期手术、延迟使用髓内钉、减少扩髓操作、选择小直径的髓内钉或选择其他固定方式是避免其发生的相关措施。

（2）多部位长骨干性骨折：多个长骨干骨折，尤其是双侧股骨干骨折，同时都选用髓内钉固定可能并不是正确的决策。因为这样会明显增加骨髓入血的量，增加SIRS和肺栓塞的风险，从而对患者造成不必要的伤害。

（3）Gustilo Ⅲ型开放性骨折：这类损伤常伴有严重的骨与软组织污染、软组织的破坏和缺损，在彻底清创和软组织修复覆盖的基础上，是选择一期还是二期的髓内钉手术存在困难，需要有丰富经验的高年资医师进行决断。一般来说，Gustilo ⅢB和ⅢC或是污染特别严重的患者不建议行一期髓内钉固定。

（4）骨折不愈合：对于骨不连患者，需要综合评估骨不连的类型、畸形程度，选择合适的固定方式。对于不合并畸形的患者，更换更粗、更长的髓内钉可以提供更好的力学稳定性和有效的自体植骨。对于合并畸形的患者，常须截骨矫形和广泛植骨，选择钢板固定可能会容易成功。

（5）个体解剖结构差异：股骨前倾角过大、颈干角过小、股骨颈过短、股骨前弓过大、股骨干髓腔过小都会影响内置物的选择。如果现有的髓内钉系统不能与之匹配，也应是髓内钉的手术禁忌证。

（6）生长发育活跃的儿童和青少年：顺行股骨近端髓内钉不仅会破坏股骨近端生发中心，还可能导致股骨头缺血坏死。因此，对于年龄＜8岁的患儿，推荐采用弹性髓内针；＞8岁的患儿，可以考虑使用强度更大的髓内钉。选用髓内钉时建议使用外翻角更大的髓内钉类型，以避开近端的骺板。

7. 髓内钉的手术技术

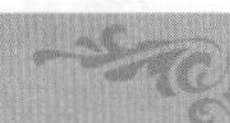

7.1 术前准备和体位

由于短小的股骨近端骨折部分受强大肌肉牵拉，往往畸形严重。因此，患者如无明显禁忌，推荐选用全身麻醉和肌肉松弛剂，有利于术中复位。常用的体位有两种：侧卧位不上牵引床和仰卧位联合牵引床。它们各有利弊，应根据医院的条件、医师的习惯选择和患者病情选择合适体位进行手术。我们应当熟悉这两种体位复位理念上的差异。

当选择侧卧位不上牵引床时，应将患者置于全透视骨科手术床上，患肢稍屈髋屈膝，此时臀中肌、髂腰肌放松，由助手移动牵引骨折远端，恢复与近端的位置关系（图6-2-15）。该体位的优点在于：①进钉点的显露方便，适用于病理性肥胖患者；②造成骨折近端的肌肉处于松弛状态，复位更容易实现。该体位的缺点有：①侧位透视较为困难，需要一定的经验；②旋转畸形不宜控制；③多发伤患者，尤其是合并脊柱骨折、胸腹腔脏器损伤时，并不适合选用侧卧位。

当选用仰卧位联合牵引床复位时，患者取平卧位，固定骨折远端，用器械操作调整近端位置，进行闭合复位或有限切开复位（见股骨转子间骨折部分）。股骨转子下骨折不能依靠牵引床提供复位，仅为提供良好透视所需的体位，因此不必过度牵引患肢，避免牵引造成肌肉收缩导致骨折块进一步移位加重。其他术前准备和透视要求见股骨转子间骨折部分。

7.2 骨折复位

大多数情况下，可以实现骨折的闭合复位，矫正旋转、成角畸形，恢复肢体长度。所选

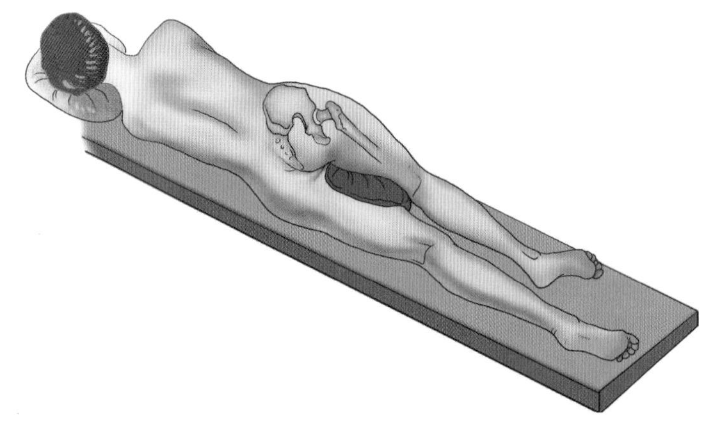

图 6-2-15 患者侧卧于可透视的手术创伤，患肢屈髋，术中助手负责牵引和复位

用的体位不同，其骨折复位原则明显不同。无论何种体位，在扩髓和置钉前，必须实现复位。旋转、成角、长度复位标准见股骨干骨折部分。当骨折的近端和远端部分未能复位便行髓内钉的置入时，会造成骨折断端间的接触明显减少，最终导致骨折延迟愈合、不愈合或内固定失败。

侧卧位时，骨折复位的原则是远端对近端。复位的难点在于控制旋转，应透视下调整，纠正旋转畸形（具体方法见股骨干骨折复位部分）。仰卧位联合牵引床时，骨折复位的原则是近端对远端。虽然对于转子间骨折，通过牵引床内旋和牵拉肢体远端可以实现骨折复位，但是这种方法并不适用于转子下骨折。这是因为通过闭合复位内旋牵拉肢体远端并不能影响骨折近端的位置，反而会加重患肢内旋畸形。因此，患肢稍牵引，足极度内旋，以保持髌骨朝向正上方。这样可以方便术中纠正旋转移位。同时，了解股骨近端骨折移位的方向和机制是转子下骨折复位的基础：①当小转子骨块附着于股骨远端时，近端骨块移位相对简单，主要是外展移位；②当小转子附着于股骨近端时，近端骨块移位较为复杂，同时存在外展、外旋、屈曲移位。因单纯牵引不能纠正畸形，须对近端骨折块采取辅助复位操作。

常用的闭合辅助复位操作技术有以下几种。

（1）手法复位：对于较小外展、屈曲移位，向内、向下压迫骨折近端，进行复位（图 6-2-16）。

（2）钉棒技术：在近端骨块外侧和前方经小切口分别置入两枚顶棒，下压并向内顶推复

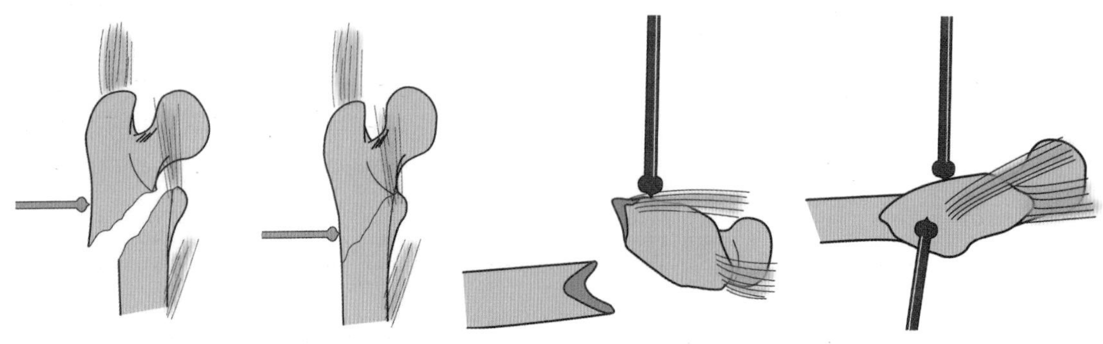

图 6-2-16 手法复位技术

位（图 6-2-17）。

（3）Schanz 针 / 摇杆技术（见股骨干骨折部分，图 6-2-18）。

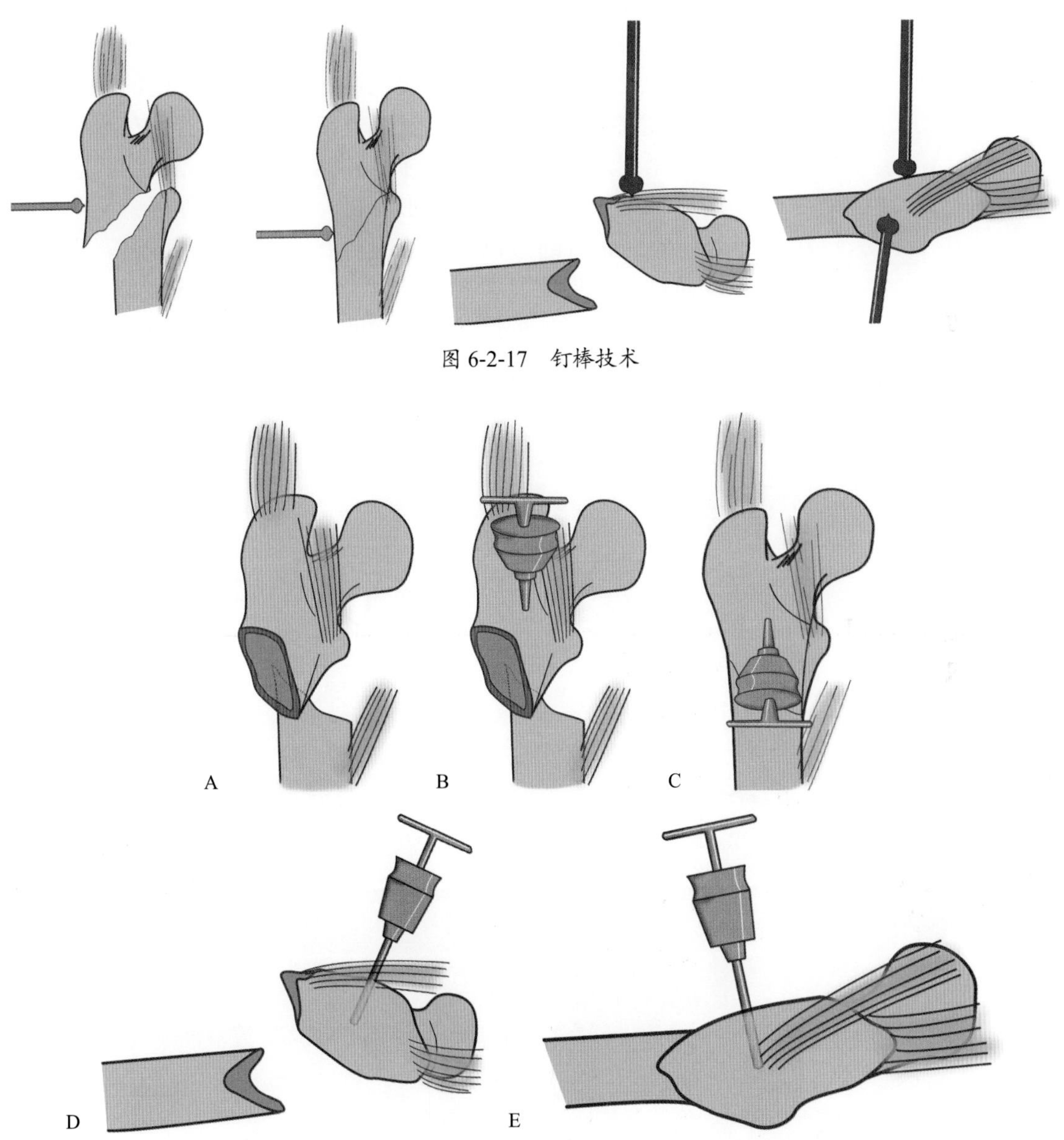

图 6-2-17 钉棒技术

图 6-2-18 摇杆技术

（4）骨钩复位技术：远端向内移位的骨折，可以在远端使用骨钩，同时近端配合顶棒进行复位（图 6-2-19）。

（5）复位“金手指”（见股骨干部分）。

（6）阻挡钉技术：由于股骨近端髓腔宽大，可以通过阻挡钉技术纠正内翻和屈曲畸形。一枚阻挡钉从前后方向置入髓内钉预计轨迹的内侧，控制内翻畸形；另一枚阻挡钉从侧方由外向内置入髓内钉预计轨迹的后方，控制屈曲畸形（见股骨干部分）。

当通过以上手段无法实现闭合复位时，应果断行切开复位内固定术。常用的方法有：

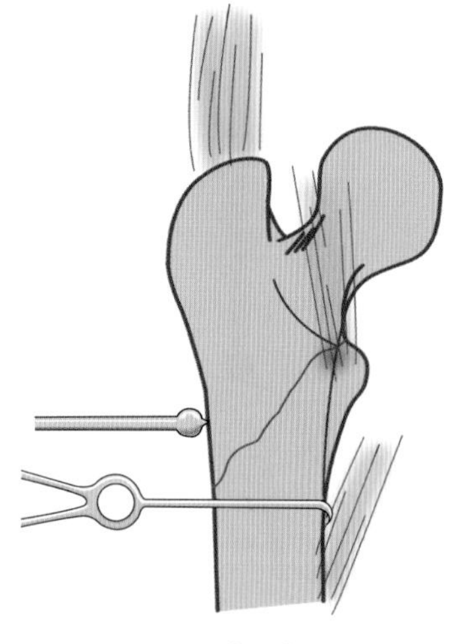

图 6-2-19　骨钩复位技术

①复位钳。近端外展畸形的骨折，可以用点状复位钳，沿大转子和股骨干方向临时固定（图 6-2-20）。②线缆捆绑技术。通过股骨外侧 2～3cm 的切口，在股骨的背侧和腹侧分别置入线缆通道装置；在确认骨折复位满意后，将背侧和腹侧的通道装置连接收紧；通过线缆通道置入足够长度的线缆或钢丝，然后移除线缆通道装置；连接线缆收紧器，在透视下逐渐收紧线缆或钢丝实现骨折复位固定（图 6-2-21）。这些方法通常用于长斜形和螺旋形骨折。当转子下骨折为简单横形骨折时，很难通过以上方法进行有效的复位和稳定。我们可以通过复位钳夹持骨折近端，将其复位至正常的解剖位置，而暂时不处理骨折远端，这样便于确认正确的进针点和近端扩髓（图 6-2-22）。

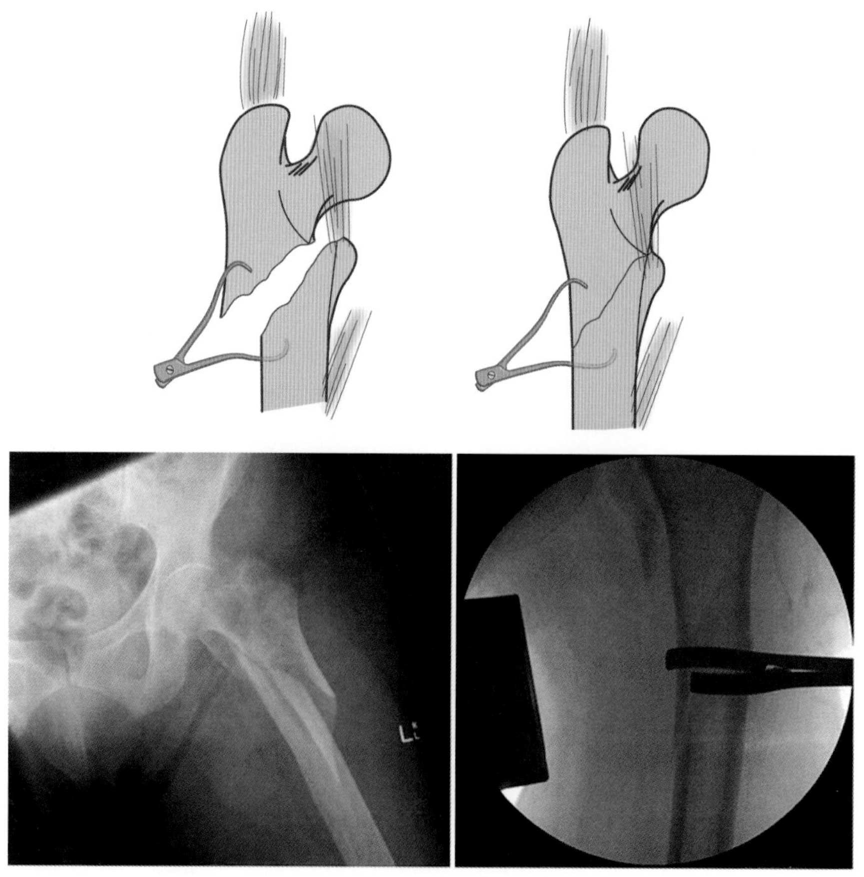

图 6-2-20　有限切开，通过复位钳实现骨折复位和固定

对于后内侧皮质粉碎的股骨转子下骨折，无论是采用闭合辅助复位技术，还是有限切开复位，都应避免在复位时对内侧骨块使用较大的拉钩，或直接分离其表面的软组织，否则会增加骨折延迟愈合或不愈合的风险。

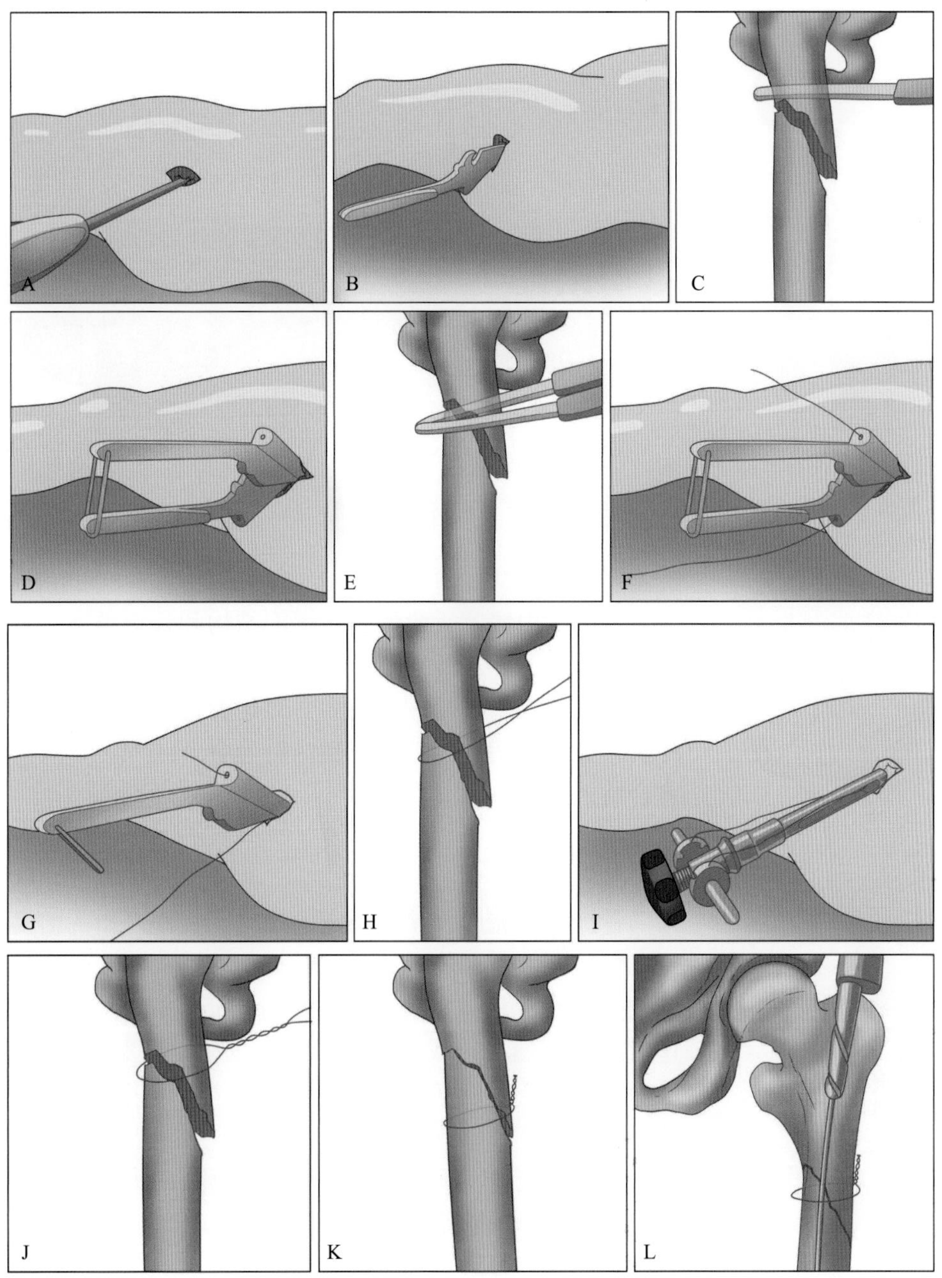

图 6-2-21 线缆捆绑技术

7.3 进钉点

正确的进钉点是维持复位和手术顺利的关键（图 6-2-23）。由于转子下骨折的稳定性差，不恰当的进针点的位置和方向会导致骨折复位后的再次移位。例如，进钉点偏外时，会使髓内钉在插入过程中指向过度偏内，从而使股骨近端部分过度被髓内钉挤向内侧造成内翻畸形。正确的术中正侧位透视影像，对于判断是否获得最佳进针位置是必要的（见股骨转子间骨折部分）。

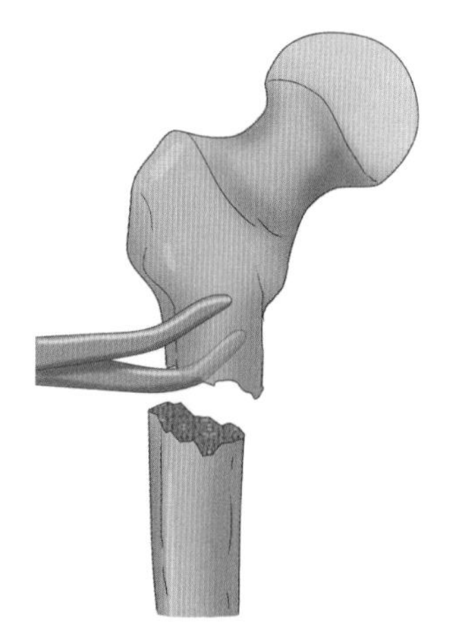

图 6-2-22 通过复位钳夹持骨折近端，将其复位至正常的解剖位置，确认正确的进针点和近端扩髓

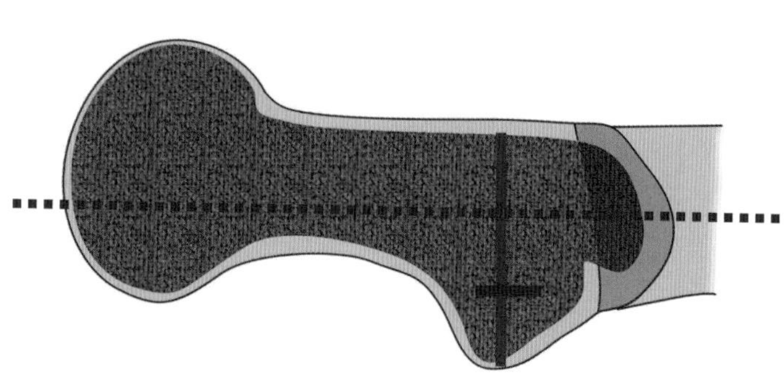

图 6-2-23 在冠状面上将股骨干分为三份，进针点应在前中 1/3 交汇水平

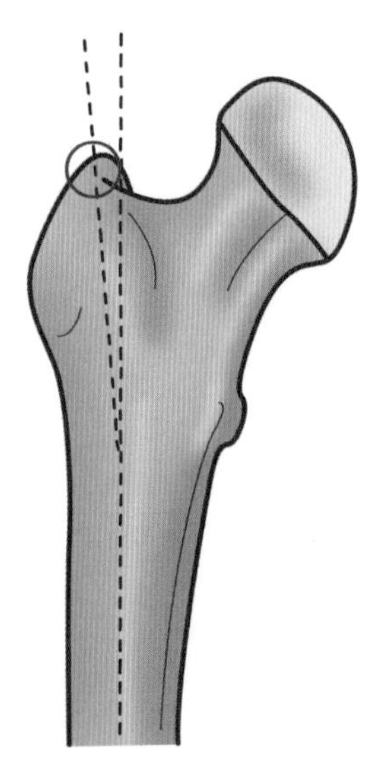

图 6-2-24 股骨长重建钉的进钉点在大转子外侧，具体角度根据所用器材而定

不同的内置物、股骨近端解剖结构和骨折类型，其进钉点也会不同（图 6-2-24）。对于高位的转子下骨折，进钉点应偏内以提高髓内钉对近端的把持力。对于骨折线经梨状窝的转子下骨折，进钉点偏外能够避免髓内钉经骨折线固定，减少对骨折愈合的干扰。

7.4 扩髓

骨折复位完成并获得稳定的维持是扩髓开始的前提。因为近端髓腔宽大，即使导针通过骨折断端插入到股骨远端，其过细的直径也无法维持骨折复位，骨折近端依然处于屈曲畸形。这时进行扩髓会造成股骨近端后方皮质过度磨损，甚至缺损，从而减少骨折断端间的接触，增加复位困难，并降低了内置物的稳定性。

正确的进针点确认后，应用空心弯曲的尖锥（錾）或电动近端开口扩髓钻沿导针进行扩髓（图 6-2-25）。通常选择股骨髓腔全长的髓内钉进行固定，因此应在透视下在股骨远端确认导针的位置。对于髓腔较窄的年轻患者，可从直径 8.5mm 的软钻开始，每次递增 0.5mm 直径，直至比预计置入的主钉直径大 1.5mm 为止。扩髓时，用力要均匀温和，否则用力过大会带来新的移位或对股骨远端前侧骨皮质带来损伤，导致术中或术后的股骨髁上骨折。扩髓时，可以局部反复移动，以去除小的碎片。仰卧位扩髓时，容易偏向外后侧导致进针方向改变从而引起内翻，因此应注意使用套筒把持软钻的方向，保护外后侧皮质。

7.5 主钉的置入

连接主钉和导向器，注意固定螺丝一定要旋紧，否则在置入头钉的导向会不准确。对有前弓角度的解剖型长重建钉，置入时应先将导向器置于大腿前方，使前弓角适合入钉处的外

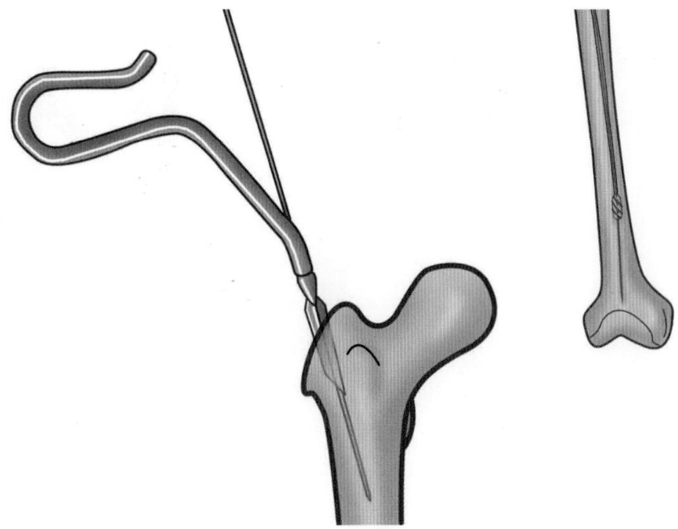

图 6-2-25　应用尖锥（錾）开髓，置入球形导针后应用软钻扩髓

翻角度。在透视监视下通过骨折断端。在置入主钉的后 1/3 时，逐渐旋转导向器 90° 至大腿外侧。注意在旋转主钉时，应透视检查骨折断端是否存在旋转移位，如果出现旋转移位，应拔出主钉，纠正旋转移位后重新置入主钉。如有需要可以在导向器上连接打砸器，用锤子轻轻敲入主钉（图 6-2-26）。

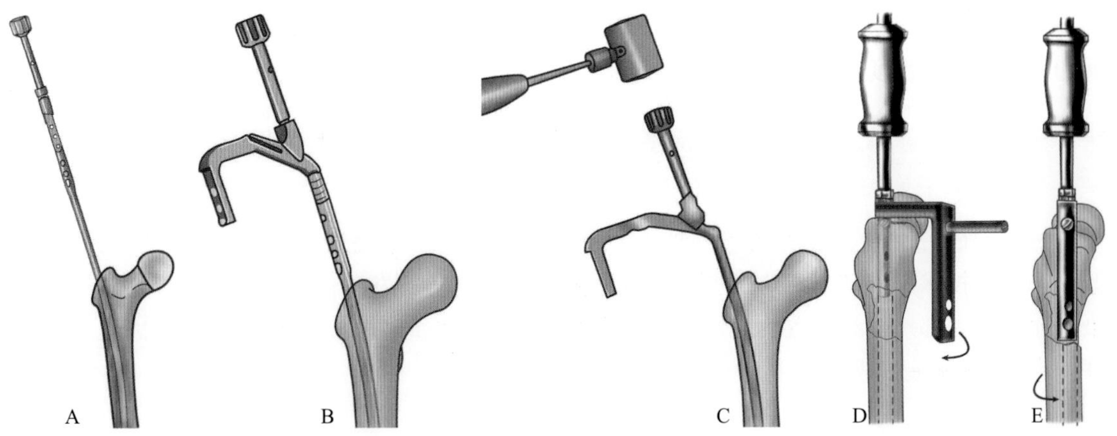

图 6-2-26　置入主钉

A. 置入主钉时首先让导向器位于大腿前方；B、C. 在插入主钉时逐渐向侧方旋转，至插入后 1/3 时旋转至大腿外侧，必要时可连接打砸器，用锤子辅助置入主钉；D、E. 在旋转导向器时，透视检查骨折断端，如果出现旋转移位，则将主钉拔出，重新置入

7.6　头钉的置入

连接瞄准器和套筒，正侧位透视下钻入两枚导针，使针尖位于软骨下 5mm。调整其置入的深度，确保两枚重建钉均可置入股骨头颈内。如果发现导针成“强斜位”，即从股骨颈下方进入而头端位于股骨头上部，则可能是近端骨块存在内翻畸形，也可能是选择主钉颈干角偏大。测深并拧入相应长度的重建钉至软骨下 5～10mm。重复上述步骤，拧入第二枚重建螺钉（图 6-2-27）。

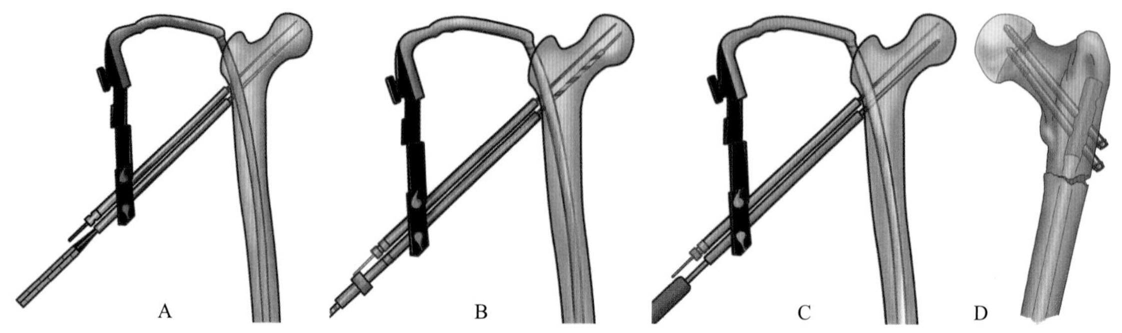

图 6-2-27 头钉的置入

A～C. 安装瞄准器和套筒，打入导针后用阶梯钻开髓，然后拧入重建螺钉；D. 如果发现重建螺钉成“强斜位”，即从股骨颈下方进入而头端位于股骨头上部，则可能是近端骨块存在内翻畸形

7.7 远端锁钉和尾帽的置入

远端锁钉和尾帽置入同股骨干骨折部分。

8. 术后处理

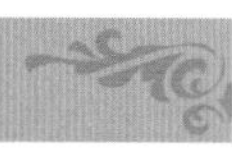

除了骨折断端缺乏接触或节段性骨缺损患者外，大多数患者允许其早期进行负重功能锻炼。负重量的大小主要取决于骨折类型和骨质量。术后 6～12 周，允许患者进行 10～15kg 部分负重活动。术后 1，2，3，6，12 个月复查 X 线明确骨折愈合情况，根据骨折愈合的进展和患者的耐受程度逐渐增加负重量。

9. 术后并发症及其防治策略

过去的研究显示，股骨转子下骨折的手术并发症发生率高达 21%。随着内置物设计的改进和手术技术的规范，相应的并发症有所减少。常见的并发症包括畸形愈合、骨不连、感染、血肿、局部疼痛和内置物失败。其中以前三种并发症最为常见，髓内钉术后因这些并发症的再手术率高达 4.7%。

9.1 畸形愈合

股骨转子下骨折畸形愈合的实际发病率远高于目前的临床报道。畸形愈合分为 3 种，即旋转畸形、患肢不等长和内翻畸形。其中，以内翻畸形对临床预后的负面影响最大。股骨近端外侧不完整、后内侧皮质粉碎失支撑、骨折复位不良、进钉点偏外等，都有可能造成内翻畸形。内翻畸形不仅会减弱髋关节外展肌肉的力量，影响髋关节功能，还会伴发明显的下肢短缩和旋转畸形，增加头钉切出的风险。

解剖复位和正确的髓内钉操作技术是避免该并发症的关键，必要时果断地有限切开复位也可以减少畸形愈合的概率。术中可根据大转子顶点和股骨头中心的关系判断是否存在内翻畸形。两者在一条水平线上，颈干角即可在 130° 左右，如果大转子顶点明显高于股骨头中心，则提示存在内翻畸形。避免畸形愈合的具体措施有：①髋内翻畸形，应避免进钉点过度偏外；在扩髓前和扩髓过程中，实现并维持骨折复位。②旋转畸形，在内固定置入前应完成复位；术前评估对侧髋关节的前倾角度选择合适的内置物。③患肢短缩畸形，在内固定置入前应完成复位；术前测量健侧股骨长度作为参照。

如果畸形严重，患者可能需要接受截骨矫形手术。应根据原有内置物的种类、骨质量、有效骨量和股骨头内骨缺损的位置，选择合适的内置物用于截骨矫形术。其中，DCS 是一种较为理想的选择。其优势在于：①该钢板可以跨越整个截骨区域，并位于其近端；②相比髓内钉，实现内翻、旋转和长度复位更容易；③ DCS 的头钉通常置于股骨头的下方，该区域一般受原有内置物干扰较小，骨量保留更多。

9.2 骨不连

早年，采用髓外固定治疗股骨转子下骨折时，术后骨不连的发病率高达 20%。随着髓内钉的广泛应用，骨不连的发病率明显降低，文献报道约为 1%。骨不连常由以下原因造成：①由于周围强大的肌肉牵拉，导致该部位的骨折极不稳定；②该处骨折多为高能量损伤，其继发的周围软组织损伤多较为严重；③作为解剖结构的交界区域，该部位的血供较少，骨折愈合能力本身较弱；④手术复位过程中，闭合复位不满意或切开复位剥离过度，也会影响骨折愈合。

骨不连的治疗方法较多，应根据骨折的畸形程度选择合适的治疗方案。如果骨折的力线良好，内置物未失效，可以保留髓内钉行附加钢板治疗（图 6-2-28）。如果骨折畸形严重或是内

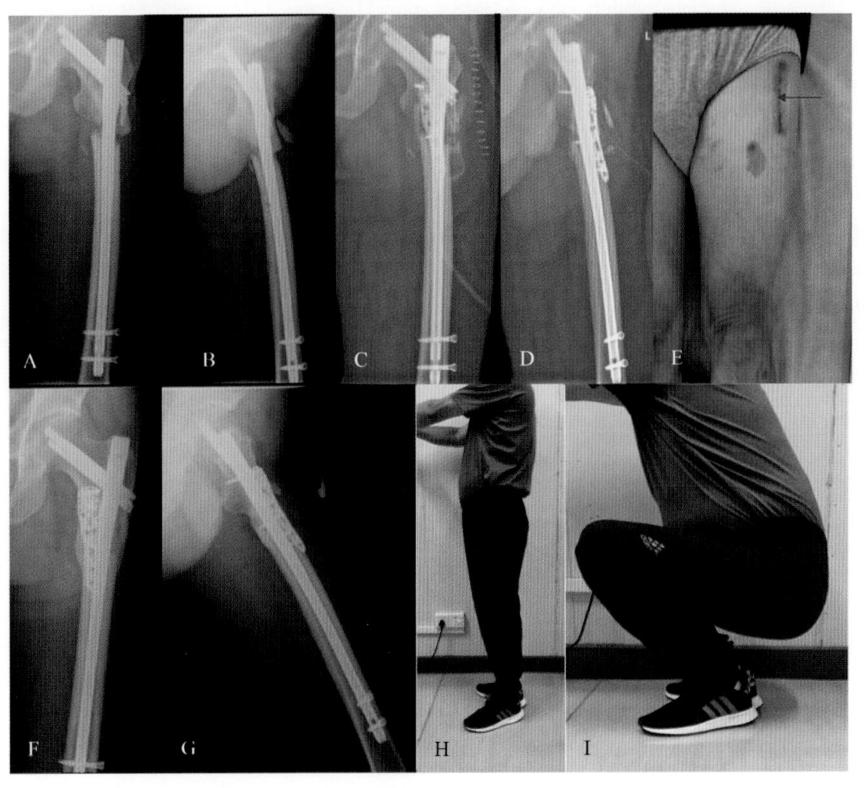

图 6-2-28　患者，男，61 岁，左股骨转子下骨折髓内钉术后骨不连

A、B. 外伤致左股骨转子下骨折，予以顺行股骨近端髓内钉固定（Intertan）；术后 9 个月 X 线示骨折不愈合，骨不连类型为萎缩型，断端见存在 2cm 的间隙，髓内钉及交锁螺钉未见松动断裂。C、D. 在保留原有髓内钉的基础上，予以经前方入路于股骨前内侧置入附加钢板，增加内侧支撑，对抗内翻和旋转应力；采用自体骨充分植骨，消除间隙，增加断端接触。E. 大体外像显示股骨前方 9cm 长的手术切口（红色箭头所指）。F、G. 术后 8 个月 X 线示骨折愈合。H、I. 术后 2 年患者下肢功能良好

置物失效，应行更换内置物＋截骨矫形术。多个临床研究结果显示，骨折近端只要能获得足够的稳定性，骨折愈合的概率就大大提高。对于萎缩型骨不连或合并骨缺损时，还应充分植骨治疗。当原有内置物头钉切出继发骨折近端骨缺损严重时，对于老年患者可行关节置换术。

9.3 感染

感染是转子下骨折术后最严重的并发症。感染的治疗不仅非常困难，而且常继发骨折不愈合。对于术后早期的感染，应该在保留内置物的基础上，彻底清创，并静脉选用敏感抗菌药物治疗。对于慢性感染，应移除原有内置物，彻底清创和创腔灌洗，并使用髓内抗生素占位器。必要时可采用外固定架临时固定。术后静脉选用敏感抗感染药物治疗。待感染控制后，再行确定性手术。

（张　伟　张如意）

参考文献

[1] Chiang CY, Zebaze RM, Ghasem-Zadeh A, et al. Teriparatide improves bone quality and healing of atypical femoral fractures associated with bisphosphonate therapy [J]. Bone, 2013, 52 (1): 360-365.

[2] Fukuda F, Kurinomaru N, Hijioka A. Weekly teriparatide for delayed unions of atypical subtrochanteric femur fractures [J]. Biol Ther, 2014, 4 (1-2): 73-79.

[3] Johnson KD, Johnston DW, Parker B. Comminuted femoral-shaft fractures: Treatment by roller traction, cerclage wires and an intramedullary nail, or an interlocking intramedullary nail [J]. J Bone Joint Surg (Am), 1984, 66 (8): 1222-1235.

[4] Ha YC, Cho MR, Park KH, et al. Is surgery necessary for femoral insufficiency fractures after longterm bisphosphonate therapy? [J] Clin Orthop Relat Res, 2010, 468 (12): 3393-3398.

[5] Haidukewych GJ, Israel TA, Berry DJ. Reverse obliquity fractures of the intertrochanteric region of the femur [J]. J Bone Joint Surg (Am), 2001, 83 (5): 643-650.

[6] Wile PB, Panjabi MM, Southwick WO. Treatment of subtrochanteric fractures with a high-angle compression hip screw [J]. Clin Orthop Relat Res, 1983, (175): 72-78.

[7] Bishop JA, Rodriguez EK. Closed intramedullary nailing of the femur in the lateral decubitus position [J]. J Trauma, 2010, 68 (1): 231-235.

[8] Connelly CL, Archdeacon MT. The lateral decubitus approach for complex proximal femur fractures: Anatomic reduction and locking plate neutralization [J]. A technical trick. J Orthop Trauma, 2012, 26 (4): 252-257.

[9] Krettek C, Schandelmaier P, Miclau T, et al. Minimally invasive percutaneous plate osteosynthesis (MIPPO) using the DCS in proximal and distal femoral fractures [J]. Injury, 1997, 28 (S1): A20-A30.

[10] Siebenrock K A, Muller U, Ganz, R. Indirect reduction with condylar blade plate for osteosynthesis of subtrochanteric femoral fractures [J]. Injury, 1998, 29 (Suppl 3): C7-C15.

[11] Vaidya SV, Dholakia DB, Chatterjee A. The use of a dynamic condylar screw and biological reduction techniques for subtrochanteric femur fracture [J]. Injury, 2003, 34 (2): 123-128.

[12] Bucholz RW, Court-Brown CM. Rockwood and Green's Fractures in Adults [M]. 7th ed. Lippincott: Willians & Wilkins, 2010.

[13] Bedi A, Toanle T. Subtrochanteric femur fractures [J]. Orthop Clin N Am, 2004, 35 (4): 473-483.

[14] Kloen P, Rubel I F, Lyden J P, et al. Subtrochanteric fracture after cannulated screw fixation of femoral neck fractures: A report of four cases [J]. J Orthop Trauma, 2003, 17 (3): 225-229.

[15] Wiss DA, Brien WW. Subtrochanteric fractures of the femur: Results of treatment by interlocking nailing [J]. Clin Orthop Relat Res, 1992, (283): 231-236.

[16] Kang S, McAndrew MP, Johnson KD. The reconstruction locked nail for complex fractures of the proximal femur [J]. J Orthop Trauma, 1995, (9): 453-463.

[17] Capeci CM, Tejwani NC. Bilateral low-energy simultaneous or sequential femoral fractures in patients on long-term alendronate therapy [J]. J Bone Joint Surg (Am), 2009, 91 (11): 2556-2561.

[18] Afsari A, Liporace F, Lindvall E, et al. Clamp-assisted reduction of high subtrochanteric fractures of the femur: Surgical technique [J]. J Bone Joint Surg (Am), 2010, 92 (suppl 1): 217-225.

[19] Glassner PJ, Tejwani NC. Failure of proximal femoral locking compression plate: A case series [J]. J Orthop Trauma, 2011, 25 (2): 76-83.

[20] Ostrum RF, Marcantonio A, Marburger R. A critical analysis of the eccentric starting point for trochanteric intramedullary femoral nailing [J]. J Orthop Trauma, 2005, 19 (10): 681-686.

[21] Streubel PN, Wong AH, Ricci WM, et al Is there a standard trochanteric entry site for nailing of subtrochanteric femur fractures? [J] J Orthop Trauma, 2011, 25 (4): 202-207.

[22] Tomas J, Teixidor J, Batalla L, et al. Subtrochanteric fractures: Treatment with cerclage wire and long intramedullary nail [J]. J Orthop Trauma, 2013, 27 (7): e157-e160.

[23] Kennedy MT, Mitra A, Hierlihy TG, et al. Subtrochanteric hip fractures treated with cerclage cables and long cephalomedullary nails: A review of 17 consecutive cases over 2 years [J]. Injury, 2011, 42 (11): 1317-1321.

[24] Nungu KS, Olerud C, Rehnberg L. Treatment of subtrochanteric fractures with the AO dynamic condylar screw [J]. Injury, 1993, 24 (2): 90-92.

[25] Warwick D J, Crichlow T P, Langkamer V G, et al. The dynamic condylar screw in the management of subtrochanteric fractures of the femur [J]. Injury, 1995, 26 (4): 241-244.

[26] Vaidya SV, Dholakia DB, Chatterjee A. The use of a dynamic condylar screw and biologicalreduction techniques for subtrochanteric femur fracture [J]. Injury, 2003, 34 (2): 123-128.

[27] Haidukewych GJ, Israel TA, Berry DJ. Reverse obliquity fractures of the intertrochanteric region of the femur [J]. J Bone Joint Surg Am, 2001, 83 (5): 643-50.

[28] Shukla S JP, Ahmad MA, Wynn-Jones H, et al. Outcomes of traumatic subtrochanteric femoral fractures fixed using cephalo-medullary nails [J]. Injury, 2007, (38): 1286-1293.

[29] Brumback RJ, Uwagie-Ero S, Lakatos RP, et al. Intramedullary nailing of femoral shaft fractures: Part Ⅱ. Fracture-healing with static interlocking fixation [J]. J Bone Joint Surg (Am), 1988, 70 (10): 1453-1462.

[30] Wiss DA, Brien WW, Stetson WB. Interlocked nailing for treatment of segmental fractures of the femur [J]. J Bone Joint Surg Am, 1990, 72 (5): 724-728.

[31] Wiss DA, Fleming CH, Matta JM, et al. Comminuted and rotationally unstable fractures of the femur treated with an interlocking nail [J]. Clin Orthop Relat Res, 1986, (212): 35-47.

[32] Bose WJ, Corces A, Anderson LD. A preliminary experience with the Russell-Taylor reconstruction nail for complex femoral fractures [J]. J Trauma, 1992, 32 (1): 71-76.

[33] Garnavos C, Peterman A, Howard PW. The treatment of difficult proximal femoral fractures with the Russell-Taylor reconstruction nail [J]. Injury, 1999, 30 (6): 407-415.

[34] Kang S, McAndrew MP, Johnson KD. The reconstruction locked nail for complex fractures of the proximal femur [J]. J Orthop Trauma, 1995, 9 (6): 453-463.

[35] Smith JT, Goodman SB, Tischenko G. Treatment of comminuted femoral subtrochanteric fractures using the Russell-Taylor reconstruction intramedullary nail [J]. Orthopedics, 1991, 14 (2): 125-129.

[36] Borens O, Wettstein M, Kombot C, et al. Long gamma nail in the treatment of subtrochanteric fractures [J]. Arch Orthop Trauma Surg, 2004, 124 (7): 443-447.

[37] Pakuts AJ. Unstable subtrochanteric fractures—gamma nail versus dynamic condylar screw [J]. Int Orthop, 2004, 28 (1): 21-24.

[38] Robinson CM, Houshian S, Khan LA. Trochanteric-entry long cephalomedullary nailing of subtrochanteric fractures caused by low-energy trauma [J]. J Bone Joint Surg (Am), 2005, 87 (10): 2217-2226.

[39] Nungu KS, Olerud C, Rehnberg L. Treatment of subtrochanteric fractures with the AO dynamic condylar screw [J]. Injury, 1993, 24 (2): 90-92.

[40] Kulkarni SS, Moran CG. Results of dynamic condylar screw for subtrochanteric fractures [J]. Injury, 2003, 34 (2): 117-122.

[41] Neher C, Ostrum RF. Treatment of subtrochanteric femur fractures using a submuscular fixed low-angle plate [J]. Am J Orthop (Belle Mead NJ), 2003, 32 (suppl 9): 29-33.

[42] Afsari A, Liporace F, Lindvall E, et al. Clampassisted reduction of high subtrochanteric fractures of the femur [J]. J Bone Joint Surg (Am), 2009, 91 (8): 1913-1218.

[43] Ziran BH, Hull TF, Barrette-Grischow MK, et al. Are subtrochanteric cerclage wires really the work of the devil? [J] OTA. 2007.

[44] Cheng MT, Chiu FY, Chuang TY, et al. Treatment of complex subtrochanteric fracture with the long gamma AP locking nail: A prospective evaluation of 64 cases [J]. J Trauma, 2005, 58 (2): 304-311.

[45] Vanderschot P, Vanderspeeten K, Verheyen L, et al. A review on 161 subtrochanteric fractures: Risk factors influencing outcome. Age, fracture pattern and fracture level [J]. Unfallchirurg, 1995, 98 (5): 265-271.

[46] Waddell JP. Subtrochanteric fractures of the femur: A review of 130 patients [J]. J Trauma, 1979, 19 (8): 582-592.

[47] Maravic M, Ostertag A, Cohen-Solal M. Subtrochanteric/femoral shaft versus hip fractures: Incidences and identification of risk factors [J]. J Bone Miner Res, 2012, 27 (1): 130-137.

[48] Shane E, Burr D, Abrahamsen B, et al. Atypical subtrochanteric and diaphyseal femoral fractures: Second report of a task force of the American Society for Bone and Mineral Research [J]. J Bone Miner Res, 2014, 29 (1): 1-23.

[49] Loizou CL, McNamara I, Ahmed K, et al. Classification of subtrochanteric femoral fractures [J]. Injury, 2010, 41 (7): 739-745.

[50] Saini P, Kumar R, Shekhawat V, et al Biological fixation of comminuted subtrochanteric fractures with proximal femur locking compression plate [J]. Injury, 2013, 44 (2): 226-231.

[51] Hu SJ, Zhang SM, Yu GR. Treatment of femoral subtrochanteric fractures with proximal lateral femur locking plates [J]. Acta Ortop Bras, 2012, 20 (6): 329-333.

[52] Teo BJ, Koh JS, Goh SK, et al. Post-operative outcomes of atypical femoral subtrochanteric fracture in patients on bisphosphonate therapy [J]. Bone Joint J, 2014, 96 (5): 658-664.

[53] Riehl JT, Koval KJ, Langford JR, et al. Intramedullary nailing of subtrochanteric femur fractures: Does malreduction matter? [J] Bull Hosp Jt Dis, 2014, 72 (2): 159-63.

第 3 节　股骨干骨折

1. 流行病学

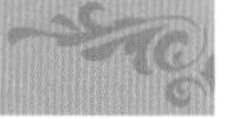

股骨干骨折的年发病率为（10～37）/10 万，占成年股骨骨折的 36.27%。按照 AO 分型，A 型占 70.26%，B 型占 18.17%，C 型占 11.57%。按照骨折部位，股骨干中段骨折最常见。

由于被肥厚的肌肉软组织所包裹，开放性骨折并不多见，只占约 2%。股骨干骨折发病具有年龄和性别高特异性，常发生于 15～29 岁年轻男性（中位年龄 27 岁）和 70～94 岁老年女性（中位年龄 80 岁）。

股骨干骨折最多由高能量损伤所致，如车祸、高坠伤、枪伤或爆炸伤，以年轻患者多见。这些患者往往合并多发伤。1/3 交通伤合并股骨干骨折的患者常伴发胸部、颅脑、骨盆和对侧下肢的骨折。高坠伤合并股骨干骨折患者，其脏器损伤发生率为 3%。双侧股骨干骨折往往合并其他系统的损伤，病死率高达 1.5%～5.6%；死亡的主要原因包括严重的肺挫伤、肺炎、脂肪栓塞、ARDS 和心力衰竭。高暴力损伤和开放性骨折同样会增加骨折延迟愈合和不愈合，以及临近关节僵直的风险。股骨干骨折的失血量为 0.5～1.5L，其中 1/3 的患者住院早期需要接受输血治疗。筋膜间室的发病率为 1%。

老年患者多由跌倒所致，约占整体发病人群的 25%，多为螺旋型骨折，常是单侧单发骨折。由于患者多为高龄老人，其合并疾病较多，尤其重度骨质疏松。除了外伤，部分患者的骨折发生比较隐匿，可能是转移性病理骨折或不典型骨折。转移性癌症最常累及的长骨为股骨，其中股骨近 1/3 受累的人群占 50%。不典型骨折在股骨干骨折中的年发病率为 1‰。

2. 应用解剖

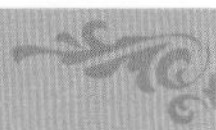

按照 AO/OTA 分型，股骨干骨折定义为发生于股骨小转子下方以远至股骨内收肌结节近端 5cm 以内的骨折（图 6-3-1）。股骨小转子下方以远 5cm 以内定义为股骨转子下骨折，其作为一种具有特定解剖学特点和力学特性的股骨干骨折，将单独介绍。

股骨是人体最大和最坚强的骨骼，周围被最丰厚的肌肉软组织所覆盖包裹。股骨的解剖形态包括 12°～15° 的生理性前弓，以及 125°～130° 颈干角。髓内钉设计有适合前弓角度的弯曲；采用髓内钉固定时，必须维持此角度，严格避免向后成角畸形（图 6-3-2）。股骨粗线是确定股骨复位的重要解剖标志。在股骨粗线位置，营养血管进入股骨，因此要避免使用大的 Hoffman、Bennett 等拉钩，减少骨膜的剥离，保护股骨干的血供。

股骨的髓腔起自股骨小转子水平，最远至股骨远端髁间窝皮质线（Blumensaat line）末端前方，其近端沿长线通过梨状窝，远端投影点位于后交叉韧带止点的前方（图 6-3-3）。按照 AO/OTA 分型，根据髓腔的大小，将股骨干分为近端非峡部区域、峡部区域和远端非峡部区域（图 6-3-4）。髓腔自股骨大转子至股骨外上髁连线近端 1/4 处开始狭窄，直至连线中点远端 1cm，此线中点近侧 2～3cm 处是髓腔最狭窄的部位（图 6-3-5）。不同区域的髓腔直径，会影响髓内钉型号的选择、交锁螺钉固定的数量及手术最终获得的力学稳定性，从而影响骨折愈合的结局。

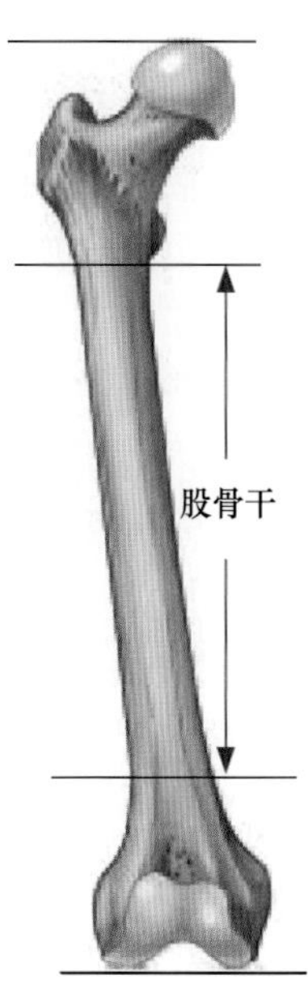

图 6-3-1 按照 AO/OTA 分型，将股骨干骨折（AO.32）定义为发生于股骨小转子下方以远至距股骨内收肌结节 5cm 以内的骨折

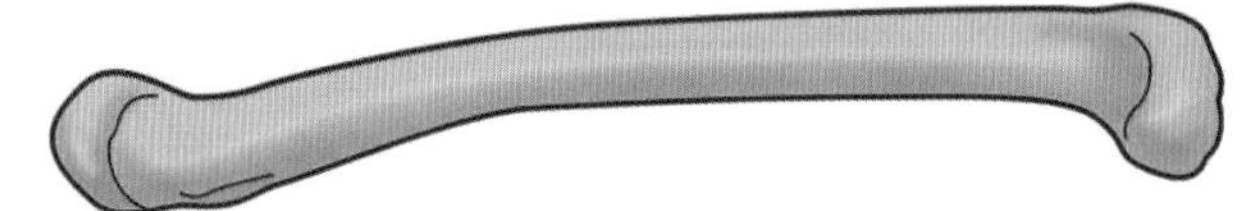

图 6-3-2 股骨干存在着 12°～15° 的前弓，在内固定时应维持前弓角度

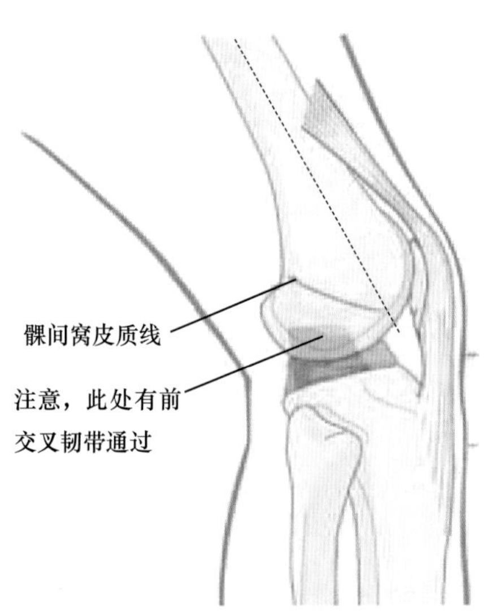

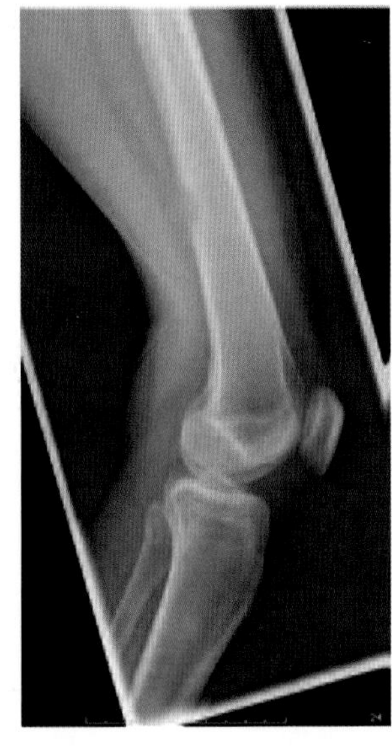

图 6-3-3 股骨髓腔远端位于髁间窝皮质线（Blumensaat line）末端前方，其近端沿长线通过梨状窝，其远端投影点位于后交叉韧带止点前方

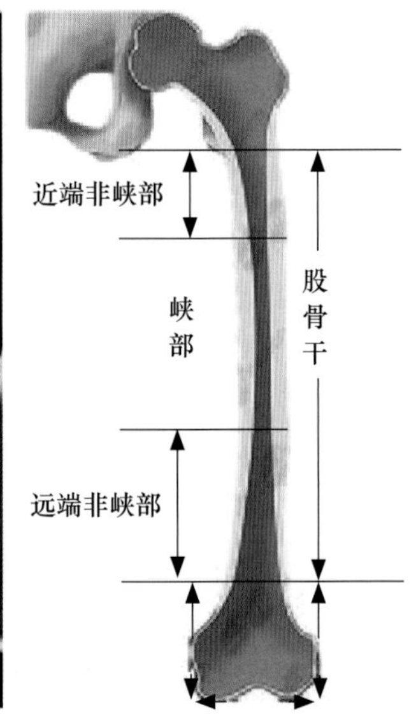

图 6-3-4 按照 AO 分型，根据髓腔的大小，将股骨干分为近端非峡部区域、峡部区域和远端非峡部区域

股骨的力学特点是内侧骨皮质承受到压应力，而外侧骨皮质承受牵张应力。受力模式决定了髓内钉轴心固定是临床上最优的固定方式。而采用钢板偏心固定时，由于其安放在张力侧，一般要求压力侧骨皮质完整且连续，否则容易形成吊臂样不稳定，导致骨折不愈合或钢板螺钉断裂（图 6-3-6）。

股骨周围由三组主要的肌群包裹，包括前方的股四头肌，背侧的股二头肌和半腱半膜肌，以及内侧的内收肌群。各肌肉群的功能不同，导致了不同的骨折平面，断端移位方向不相同：①臀中肌、臀小肌，附着于大转子，作用为外展、屈曲、外旋髋关节；②髂腰肌，附着于小转子，作用为屈髋、外旋；③股四头肌，包括股直肌、股内侧肌、股外侧肌和股中间肌，除股直肌起自髂前下棘和髋臼上部跨越髋关节、膝关节外，其余起自股骨仅跨越膝关节，主要作用是伸膝；④内收肌群，附着于股骨粗线及其内侧唇，主要作用是髋关节内收，同时有轴向的牵引分量；⑤后侧肌群，包括股二头肌、半膜肌和半腱肌，主要作用是伸髋、屈膝（图 6-3-7）。

股骨干的血供主要来自股深动脉的滋养动脉。其由骨干的近端和后侧的股骨粗线进入髓腔，供应骨内膜，提供髓腔内骨皮质内 2/3 的血供。骨膜外血管提供骨皮质外 1/3 的血供（图 6-3-8）。髓内钉固定时，扩髓会不可避免地损伤髓内血供，而髓外的血供得到了保护。同时，髓内的血供可以在术后 2～6 周自我修复，这样就为骨折愈合提供进一步保障。

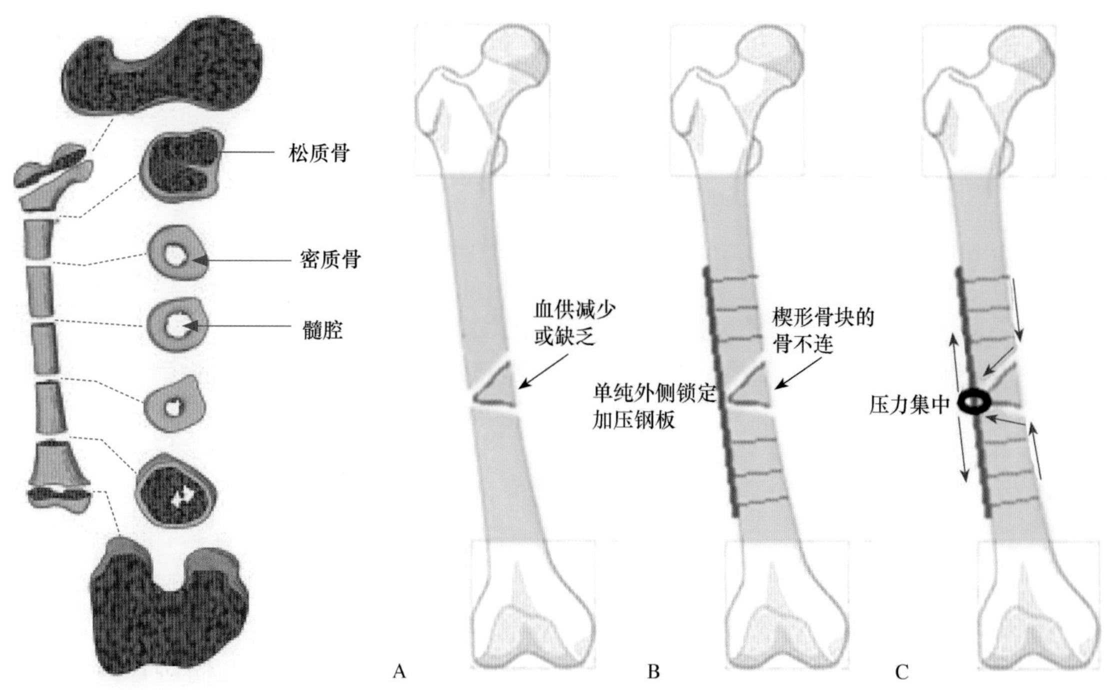

图 6-3-5 股骨干的髓腔峡部位于中点偏上的位置，峡部的直径决定了所要选择的髓内钉尺寸

图 6-3-6 钢板偏心固定时，由于其安放在张力侧，对压力侧骨皮质完整性要求较高，否则容易形成吊臂样不稳定，导致骨折不愈合及钢板断裂

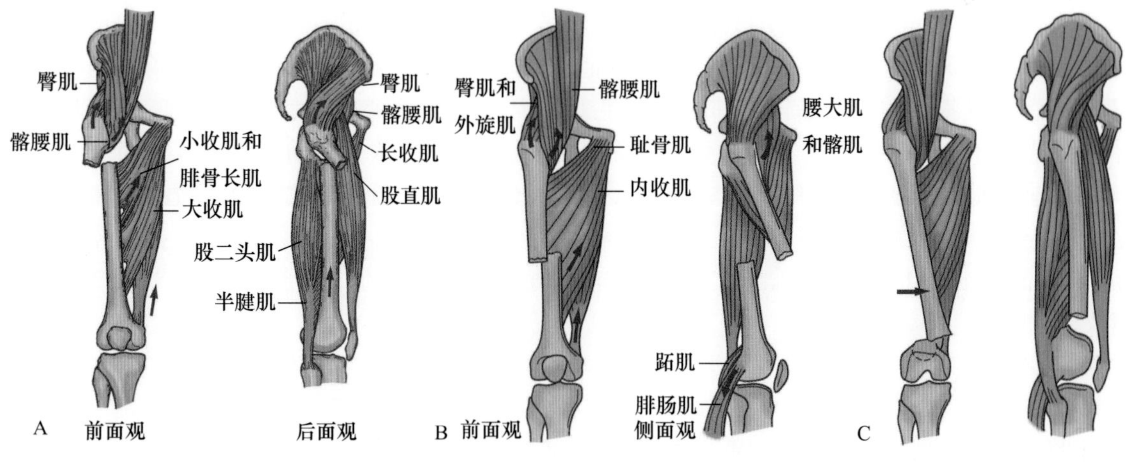

图 6-3-7 A. 股骨干近端骨折，近端骨折块受臀中肌、臀小肌和髂腰肌的牵拉，呈屈曲、外展、外旋移位，远端骨折块受内收肌的牵拉上移，出现短缩畸形；B. 股骨干中段骨折，近端骨折块受髂腰肌和部分内收肌的牵拉出现屈曲，远端骨折块受部分内收肌、腓肠肌的牵拉出现短缩、内收、屈曲后倾；C. 股骨干远端骨折近端骨块受内收肌的牵拉出现内收，远端骨块则受腓肠肌的牵拉出现向后倾倒

3. 损伤机制和临床评估

3.1 损伤机制

股骨干骨折大部分是由外伤所致，分为高能量损伤和低能量损伤。高能量损伤常见于年

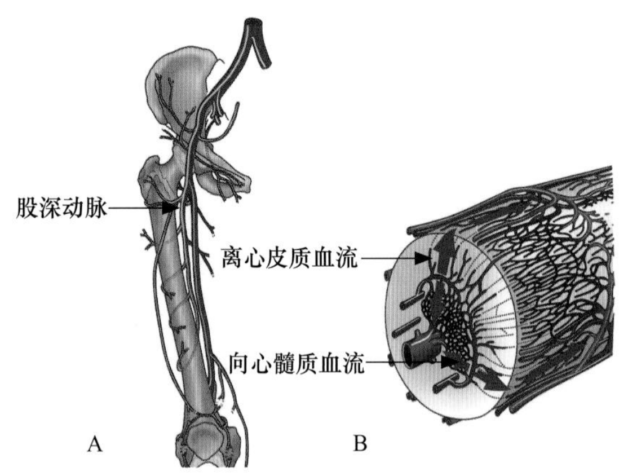

图 6-3-8 A. 股骨干的血供来自股深动脉的滋养动脉及骨膜血管；B. 髓内的滋养动脉供应内层 2/3 的血液，骨膜的血管供应外层 1/3 的血液

轻患者，包括两个方面：①直接暴力，如车祸伤、挤压伤、枪伤和爆炸伤等，骨折类型多为横断或粉碎性骨折；②间接暴力，为杠杆作用、扭转作用，如高空坠落、疲劳行军等。低能量损伤常见于老年患者，如跌倒、病理性骨折，多为斜形或螺旋形骨折。此外，部分骨折比较隐匿，且不伴明确的外伤史。其中，有一部分是溶骨性或破骨性转移癌所致；还有一些是骨质疏松患者长期口服双膦酸盐类药物，导致的不典型骨折。

3.2 病理生理变化

股骨干是人体最坚强的长骨，其骨折的发生往往是高能力损伤所致。同时，应重视的其另外一个重要的解剖学特点，即包裹股骨的是全身最丰厚的肌肉软组织结构。当发生骨折时，会同时伴发大量的肌肉软组织损伤和坏死，并同时释放大量的炎症因子，如激酶、白介素和肿瘤坏死因子，这是激发机体一系列病理生理反应（SIRS、ARDS、MOF、MODS）的基础。因此，有学者提出了“早期确定性手术”（early total care，ETC）的治疗理念，期望通过急诊稳定骨折来减轻或阻断继发性的全身炎症反应。

当患者为多发伤时，全身的其他器官损伤也会增加炎症因子的释放，并诱导和加重全身炎症反应。有研究发现，肺脏是全身某些炎症因子释放最多的器官。因此，相比单发的股骨干骨折，多发损伤（尤其是伴发肺损伤）患者发生 SIRS 的概率会大大增加。基于该理论，有些学者并不赞同对股骨干骨折的处理遵循 ETC 原则，他们认为早期附加的骨折固定手术（特别是扩髓髓内钉手术），作为二次打击，可能增加炎症因子的释放，激活粒细胞和内皮细胞的活性，提高的肺通透性，最终增加 ARDS 和 MODS 发生。在此基础上，损伤控制骨科（damage control orthopedics，DCO）被提出指导股骨干骨折的外科治疗，尤其对于多发伤患者。

3.3 临床评估

既然股骨干骨折存在诱发严重全身炎症反应的风险，对其局部和全身进行全面有效的临床评估则尤为重要。无论是遵循 ETC 还是 DCO 原则，股骨干骨折都是急诊手术的指征。早期有效的复苏能够降低并发症发生，增加手术的安全性。

详细询问病史，判断受伤机制，明确是单发骨折还是多发伤。股骨干骨折典型表现包括疼痛、畸形、肿胀、活动受限、患肢短缩等。股骨干骨折平均失血量可＞1200ml，监测生命体征，评估血流动力学的稳定性。除此之外，还应仔细评估局部软组织损伤的程度及下肢神经血管情况。如果患肢远端动脉搏动不能触及，应及时行血管超声检查。

对于高能量损伤造成的骨折，须重点排除脊柱、骨盆髋臼、股骨近端、胫骨近端、膝关节、颅脑损伤、盆腹腔实质或空腔脏器等合并伤（表 6-3-1）。40% 的患者合并同侧膝关节韧带和半月板损伤。2.5%～6% 的患者合并同侧股骨颈骨折。当患者合并同侧髋关节脱位、骨盆髋臼骨折，和（或）合并同侧浮膝损伤时，常提示其他脏器合并伤的存在，应仔细排查和处理。严重的脏器损伤、血流动力学紊乱及局部肌肉软组织毁损，可能会威胁到患肢的存活和患者的生命，并影响到相应的临床决策（图 6-3-9）。

表 6-3-1　严重创伤患者的急救分期

分期	伤后时间	临床表现及救治措施
急性期	1～3 小时	临床核心内容是复苏和评估患者全身情况，包括呼吸支持、抗休克、必要的胸腔穿刺、止血等；需要急诊处理的骨科情况包括骨筋膜室综合征、血管损伤、无法复位的髋关节脱位和开放骨折
初始期	1～48 小时	肢体创伤的手术多在这一时期内完成，包括合并血管损伤、骨筋膜室综合征切开减压和骨折的外固定架固定
第二期	2～10 天	患者一般状况有所好转，但应避免长时间的手术
第三期	数周至数月	终极固定和重建手术在患者情况稳定后进行，还包括术后处理治疗

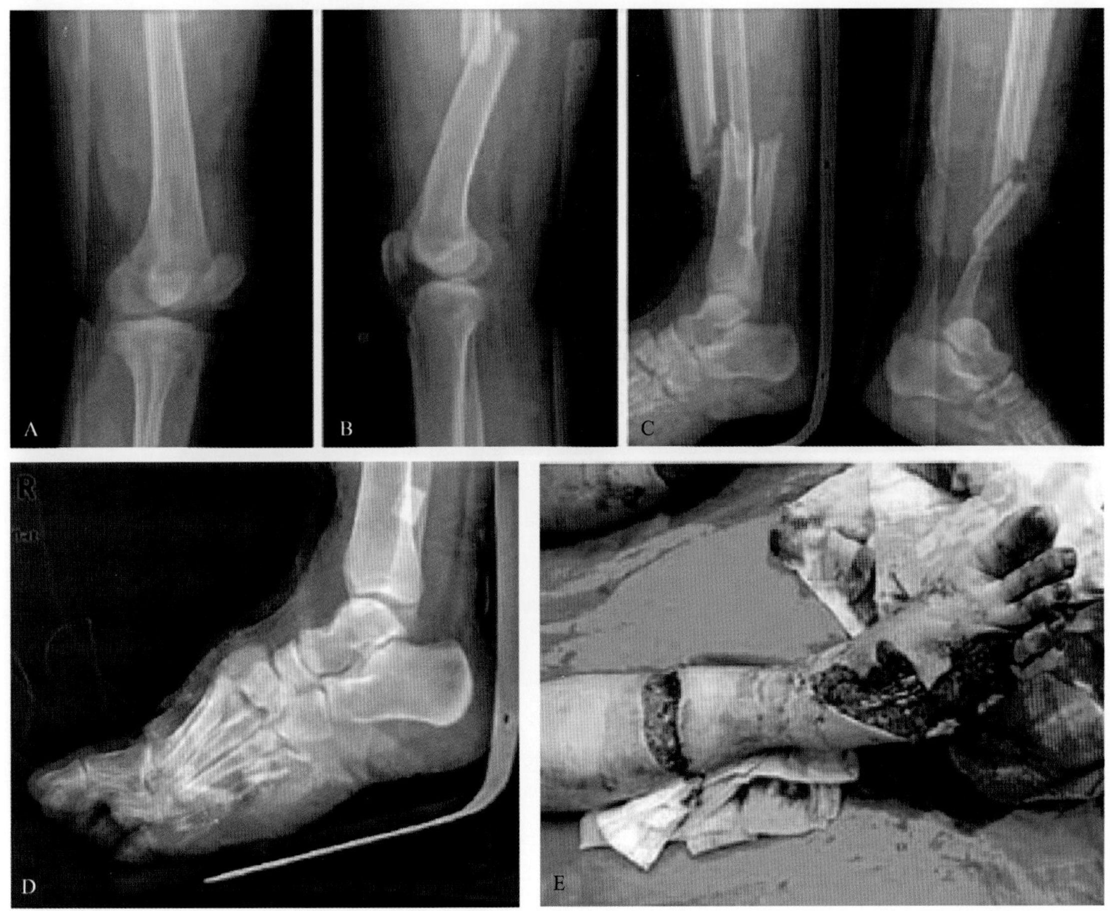

图 6-3-9　患者，女，19 岁，车祸伤致双侧下肢多发骨折

A. 左侧股骨干骨折；B. 右侧股骨干骨折；C. 双侧胫腓骨开放骨折，左侧胫骨下段缺失；D. 右足开放伤，第五跖骨骨折；E. 右足开放损伤情况；F. 左下肢开放损伤情况；表格内为患者入院时基本情况，提示应遵循创伤控制骨科原则治疗，复苏治疗后行清创，骨折外固定，此后转入 ICU 继续治疗

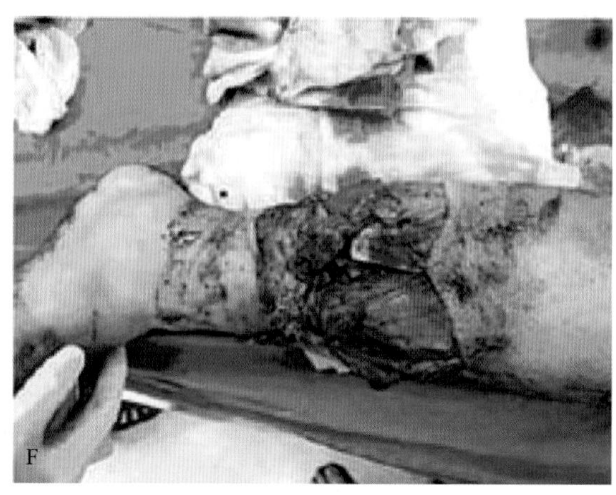

图 6-3-9 （续）

3.4 影像学评估

高能量所致的股骨干骨折，常合并胫骨、髌骨、股骨近端、髋臼等部位骨折，须行包含膝关节和髋关节的股骨全长 X 线摄片。如无法拍摄股骨全长 X 线片，则应分别对髋关节、股骨干及膝关节进行正、侧位摄片检查（图 6-3-10）。必要时可行 CT 扫描，详细了解骨块情况。怀疑血管损伤者可行血管超声、造影或增强 CT 血管重建检查以明确诊断（图 6-3-11）。

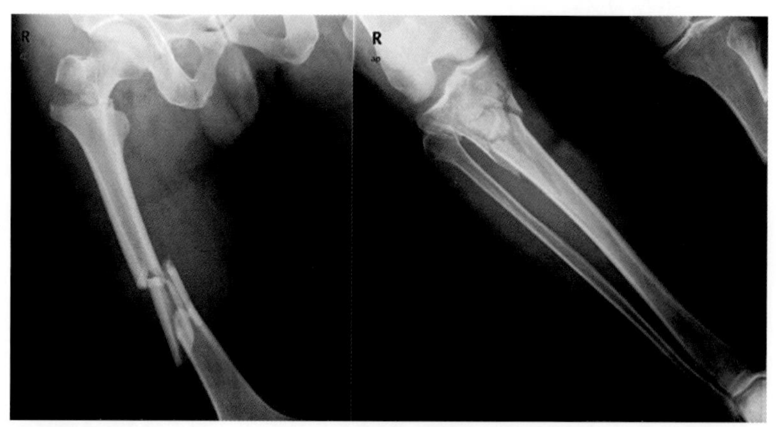

图 6-3-10 患者，男，54 岁，车祸伤至多发伤。股骨干骨折患者应行相邻关节 X 线片，除外合并骨折；X 线示右侧股骨干骨折，合并右侧股骨转子间骨折和胫骨平台骨折

4. 骨折分型

对于股骨干骨折的描述一般基于以下三个方面：骨折部位（近端非峡部、峡部、远端非峡部）、骨折的形态（横形、斜形、螺旋形、节段性）及粉碎程度。这也是骨折分型的基础，其中最经典的分型是 Winquist-Hansen 分型（图 6-3-12）和 AO 分型（图 6-3-13）。

Winquist-Hansen 分型主要的依据是骨折粉碎性程度。该分型的提出就是为了指导髓内钉的临床使用，尤其是是否选择交锁固定，以及静态或动态锁定。对于 0 和 I 型骨折髓内钉固定后可以不使用交锁固定；对于后面三种类型的骨折，由于断端旋转和短缩稳定性较差，推荐使用交锁固定。随着研究和随访对交锁固定的肯定，目前临床上应用髓内钉固定时都推荐使用交锁固定，所以该分型逐渐退出临床应用。现在，AO 分型是股骨干骨折最常推荐使用的分型系统，其不但根据骨折的形态和粉碎程度将骨折分为 A、B、C 三型，还根据骨折部分再分为相应的亚型。这有利于临床医师对骨折进行区分并制订相应的外科治疗计划。

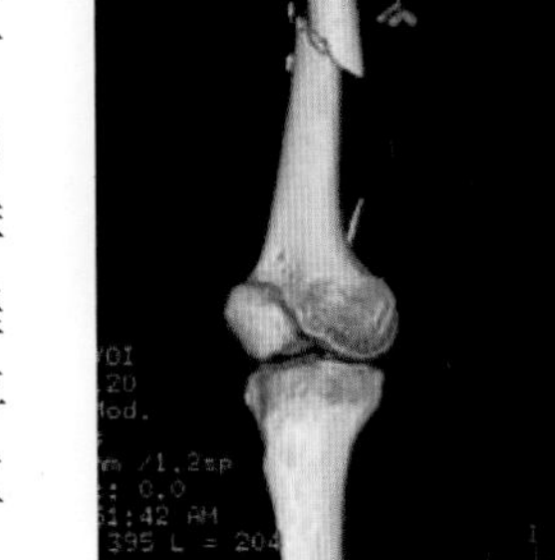

图 6-3-11　患者，男，37 岁，右股骨干骨折，右侧足背动脉无明显搏动，行增强血管 CT+三维重建，可见股浅动脉断裂

5. 治疗原则

任何成人股骨干骨折，都是不稳定型骨折。除了不能耐受手术外，所有患者都应接受手术治疗。股骨干骨折是有急诊手术指征的，延迟固定会增加患者的死亡率和住院时间。目前手术治疗方式有三种：髓内钉、钢板和外固定架。其中髓内钉是治疗选择的金标准，具有并发症发病率最低，骨折复位丢失最少的优点，其适用于绝大多数的患者。

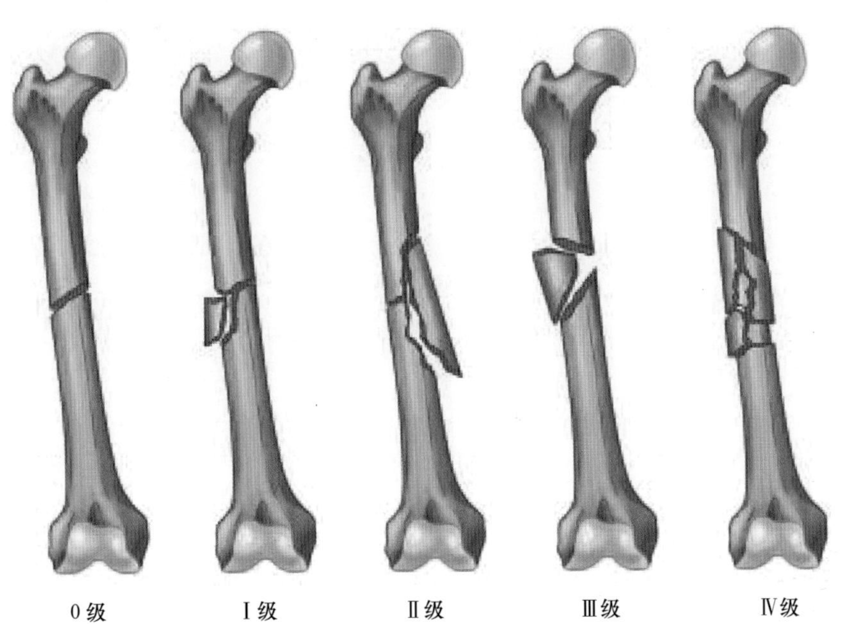

图 6-3-12　Winquist-Hansen 分型

0 级，无粉碎；Ⅰ级，小的楔形或粉碎性骨折，断端皮质接触至少 50%；Ⅱ级，大的楔形或粉碎性骨折，断端皮质接触至少 50%；Ⅲ级，大的楔形或粉碎性骨折，断端皮质接触少于 50%；Ⅳ级，粉碎性骨折，主要骨折断端间无皮质接触

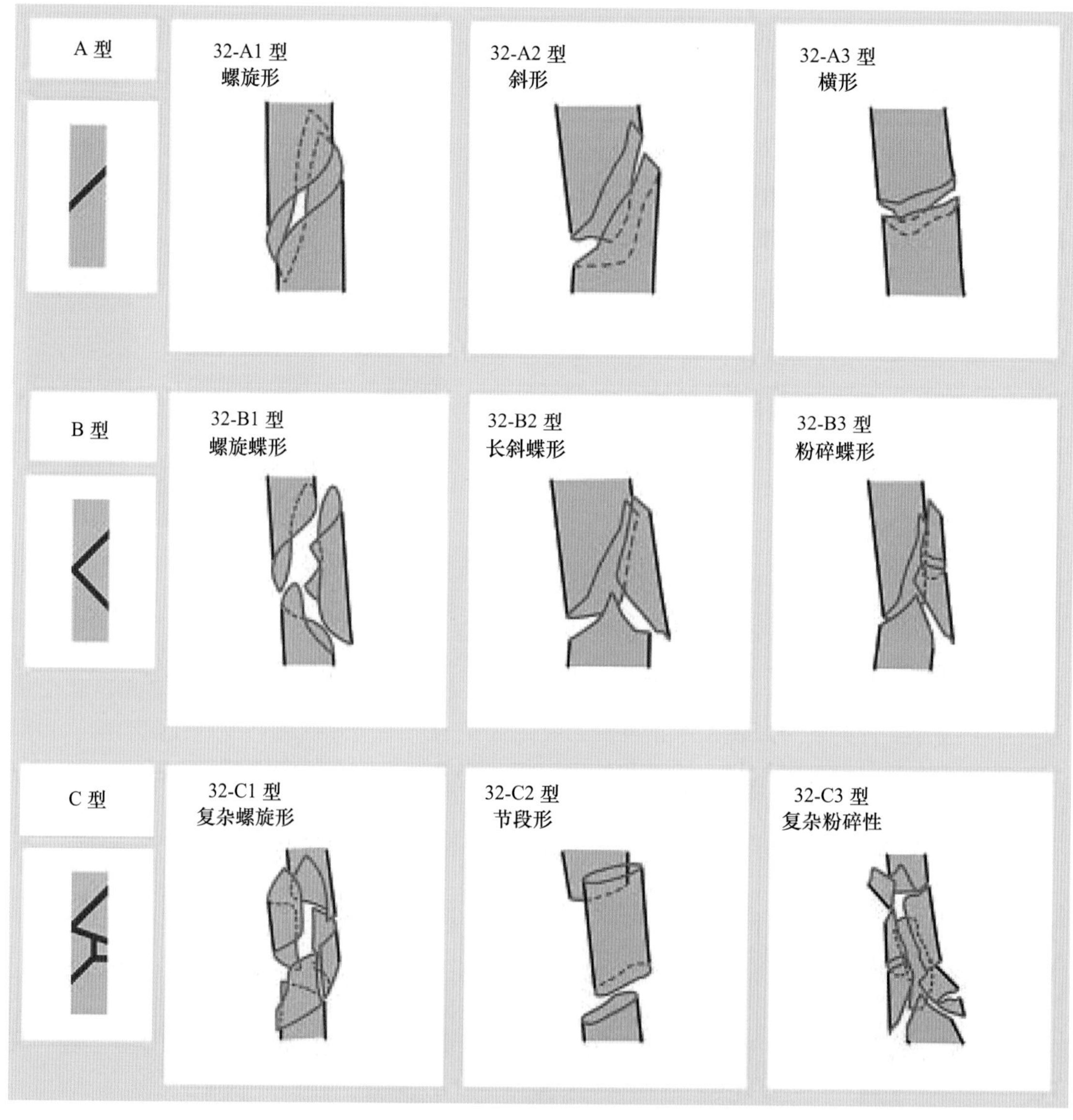

图 6-3-13　股骨干的 AO 分型

A 型为简单骨折；B 型为楔形骨折；C 型为复杂骨折

髓内钉固定包括顺行和逆行髓内钉两种方式。其中顺行髓内钉适用于大多数股骨干骨折，而逆行髓内钉也是一种非常好的替代手段。后者主要适用于以下情况股骨干下 1/3 骨折：同侧股骨颈、股骨转子、髋臼、髌骨或胫骨干骨折（图 6-3-14）；双侧股骨干骨折；病理性肥胖患者；怀孕妇女；全膝关节置换术后假体周围骨折；同侧膝关节以远截肢患者的股骨干骨折。

当然髓内钉不能解决所有的股骨干骨折患者，钢板和外固定架也有其更适宜的人群和情况。钢板螺钉内固定的手术适应证：①髓腔狭窄；②股骨畸形；③因感染或先前的非手术治疗出现髓腔闭塞；④骨折线向远、近端延伸至转子周围或股骨髁区；⑤合并血管损伤或筋膜间室综合征的股骨干骨折，探查血管或筋膜间室减压时，同时实施钢板固定；⑥股骨干髓内钉术后骨不连；⑦严重开放伤，髓腔污染严重。外固定多作为临时固定或辅助固定，是损伤控制手术的重要组成部分，其手术适应证包括：①修复躯体同侧的动脉损伤，同时进行外固定稳定骨折；②软组织严重污染的损伤，其他固定可能妨碍行二次清创；③股骨干骨折伴大段骨缺损。

对于多发伤的患者，应根据整体病情对股骨干骨折做相应的治疗（表 6-3-2）（图 6-3-15）。应根据具体情况遵循 ETC 或 DCO 原则。目前，没有明确的证据证明 ETC 会增加围术期并发症的发生，而一些亚组的多发伤患者可从 DCO 中获益。早期有效的复苏能够降低髓内钉固定围术期的风险。在此基础上，对于一些合并明显胸部和颅脑损伤的患者，采用髓内钉固定也是安全的。

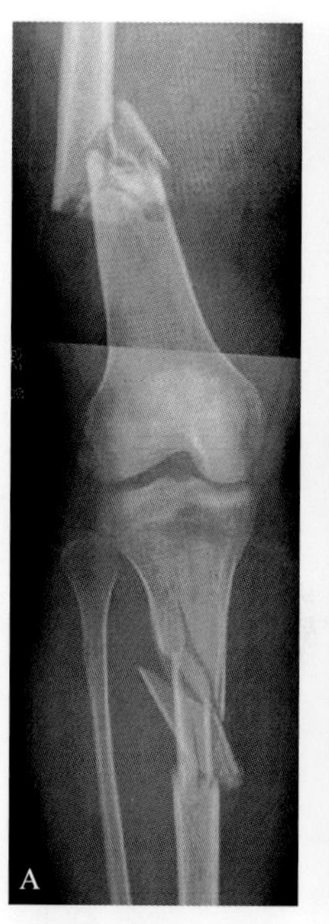

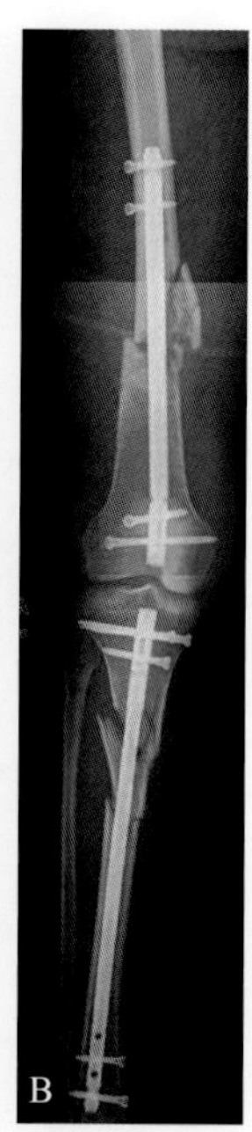

图 6-3-14 髓内钉固定病例
A. 同侧肢体股骨干骨折合并胫骨干骨折，浮膝损伤；B. 经同一切口行股骨干骨折、胫骨干骨折髓内钉固定

6. 髓内钉的固定理念

目前，成人股骨干骨折采用髓内钉固定是临床治疗的首选，其最大的优势在于轴心固定。经典的髓内钉固定理念是指将一根坚强没有弹性的钉插入到一个相对软的有弹性的组织中，通过两者之间接触所产生的摩擦力实现稳定。随着对股骨解剖和生物力学的研究进展，越来越多的治疗原则和理念应用于髓内钉的设计。这其中贡献最大的是德国医师 Gerhard Kuntscher，他提出了弹性锁定、扩髓和交锁三个重要的概念，这些被以后的学者进一步丰富、实践和发展，为现代髓内钉技术奠定了坚实的基础（图 6-3-16）。

表 6-3-2 多发伤患者合并股骨干骨折的处理原则

患者病情	治疗原则
病情稳定	遵循 ETC 原则，采取终极内固定的方法治疗骨折（如髓内钉）
病情不稳定	仅进行必要的快速挽救性手术，并尽快地转入 ICU，复杂的肢体重建等工作推迟到患者病情稳定
边缘状态	谨慎采取手术，加强监护，并遵循 DCO 原则
濒死	经复苏后仍然病情危重，甚至存在死亡三联征；应立即转送 ICU 病房进行有创监测，同时开始高级生命支持治疗，仅在床旁进行快速的肢体外固定

6.1 股骨的生物力学优势

正常活动时，股骨承载三方面的负荷：轴向、侧方和扭转负荷。股骨所能承受轴向负荷最强。有研究发现，予以股骨单纯轴向加压，导致骨折所需的载荷至少要 6230N。因此，侧方和扭转应力是导致股骨干骨折常见的原因，分别只需要 21.2N · M 和 183N · M 的载荷就可能会导致股骨干骨折。基于股骨生物力学特点和管状解剖学特点，髓内钉固定治疗股骨干骨折是一种更为理想的选择。由于髓内钉轴心固定的优势，使其对称性地承载了来自横断面的力矩，从而可以很好地对抗侧方应力。而交锁固定技术弥补了髓内钉对抗扭转稳定性的不足。

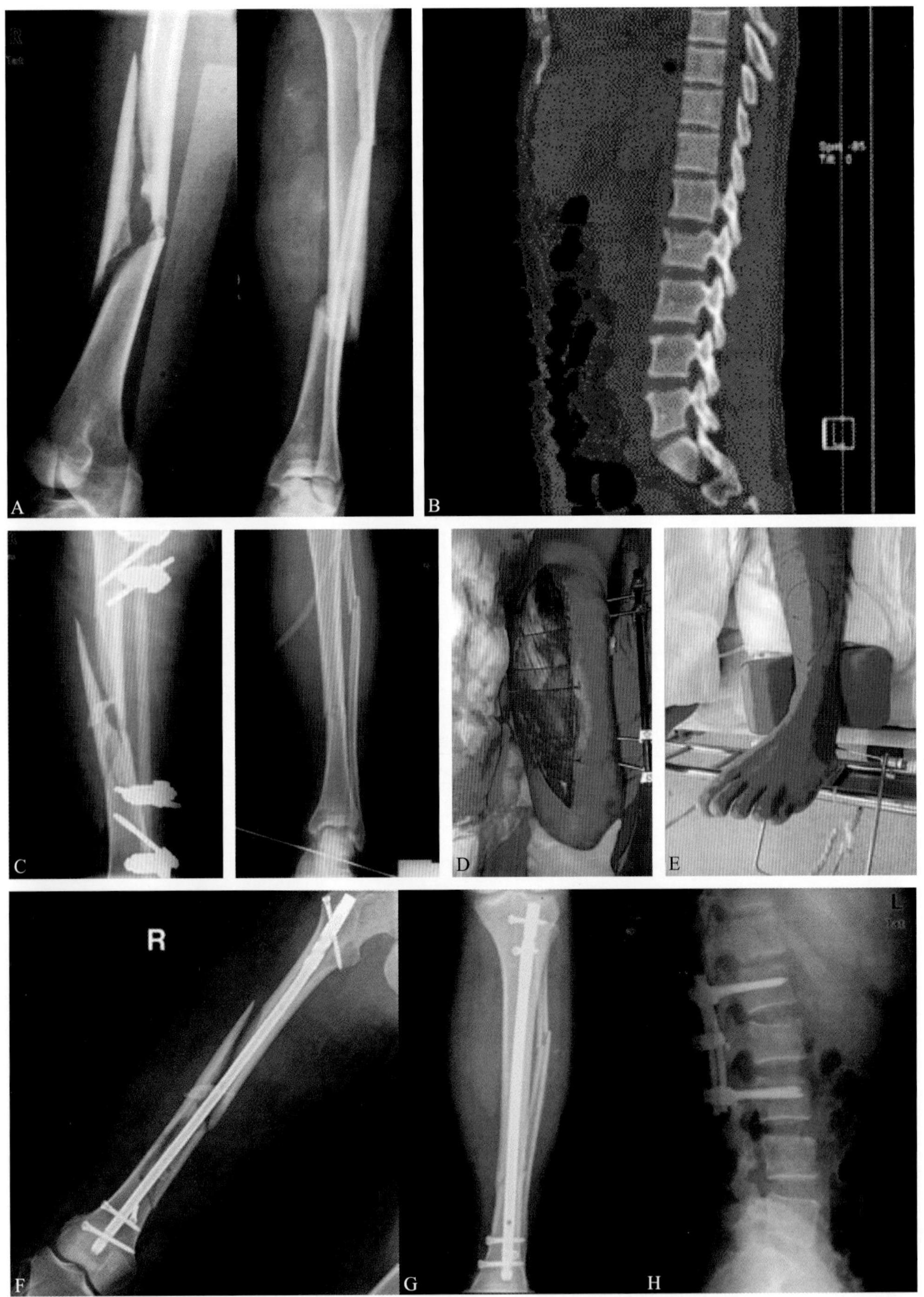

图 6-3-15　患者，男，45 岁，车祸伤至全身多发损伤

A. 右侧股骨干骨折，左侧胫腓骨骨折；B. 第二腰椎压缩骨折；C、D. 入院后血流动力学不稳定，怀疑肝脏破裂出血，查体右侧大腿张力非常高，诊断为骨筋膜室综合征，复苏后急诊手术，行肝修补术，右侧股骨干外固定架临时固定，骨筋膜室综合征切开减压，同时大致复位胫腓骨骨折，进行跟骨牵引；E. 患者一般情况稳定后，二期行骨折的最终固定：右侧股骨干骨折髓内钉内固定，左侧胫骨髓内钉内固定，腰椎切开复位内固定

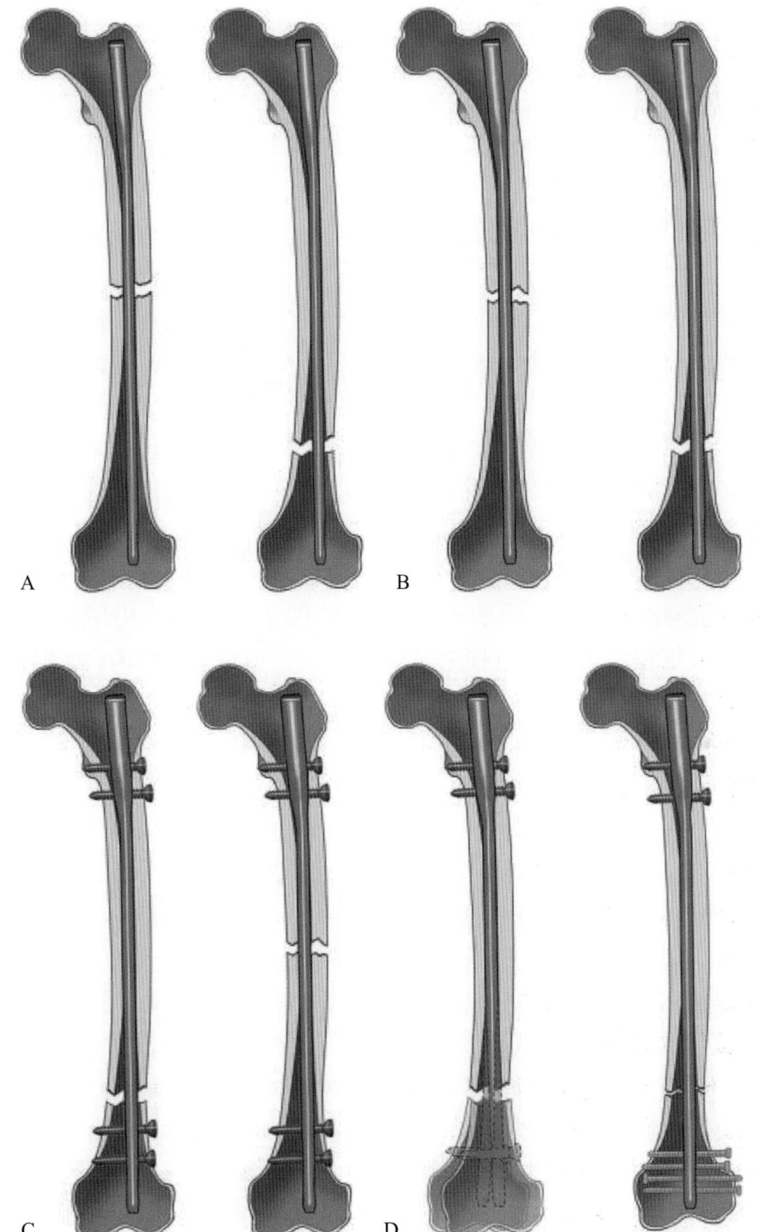

图 6-3-16 髓内钉固定技术的三种重要理论：弹性锁定、扩髓和交锁

A. 弹性锁定通过髓内钉连接骨折的远、近端，通过骨和髓内钉之间的接触面积及其所产生的摩擦力来实现骨折的稳定；但是，这时髓内钉只适用于股骨干最狭窄部位的简单骨折；B. 扩髓通过改变髓腔的形态，增加骨和髓内钉之间的接触面积和摩擦力，使髓内钉能够用于整个股骨干峡部的简单骨折。然而，对非峡部骨折依然不能提供足够的抗侧方和扭转强度；C. 交锁固定技术是指通过骨和螺钉孔拧入螺钉，将髓内钉锁定于骨结构上，形成骨 - 髓内钉 - 螺钉结构；极大地扩大了髓内钉的手术适应证，使髓内钉固定能够为峡部粉碎性骨折或非峡部骨折提供足够的力学稳定性；D. 单平面平行交锁，即使增加其使用数量，髓内钉依然无法更好地控制骨折断端的摆动。因此，多平面交锁固定的技术被引入

6.1.1 弹性锁定

弹性锁定是传统 Kuntscher 髓内钉的固定原理。它是通过髓内钉连接骨折的远、近端，通过骨和髓内钉之间的接触面积及其所产生的摩擦力来实现骨折的稳定。为了增加髓内钉的弹性，研究者对髓内钉进行一下的技术改进：①将实心钉设计成空心钉；②将钉的横断面设计成三叶草型；③增加了一条纵形缝隙。这样的改进，既保留了髓内钉抗弯强度，又使其插入的过程更加容易。但是，由于股骨干髓腔呈沙漏状，所以只有峡部简单骨折才能获得确切的固定。

6.1.2 扩髓

为了增加髓内钉对骨折固定的稳定性，Kuntscher 提出了扩髓技术。通过扩髓可以增加股骨干髓腔的直径，从而引起了以下力学效应：首先，增大的髓腔可以增加骨和髓内钉之间的接触面积和摩擦力；其次，扩大了髓内钉的手术适应证范围，靠近髓腔峡部的近端和远端可以采用髓内钉固定；最后，增加的髓腔允许使用直径更大的髓内钉，从而增加其抗弯和抗扭转强度（图 6-3-16）。然而对于粉碎性骨折，弹性锁定和扩髓都无法克服髓内钉固定后短缩畸形的发生，也无法提供足够抗扭转强度。

6.1.3 交锁

为了解决髓内钉抗轴向和扭转应力的不足，交锁固定技术被引入应用于临床。该技术是指通过骨和螺钉孔拧入螺钉，将髓内钉锁定于骨结构上，形成骨 - 髓内钉 - 螺钉结构。这样使得弹性锁定的理念在稳定骨折断端中的作用变得并不重要，取而代之的是骨 - 髓内钉 - 螺钉结构。该结构能够有效地对抗轴向和扭转应力，即使是用于峡部粉碎性骨折或非峡部骨折，也可以为骨折断端提供足够的稳定性。

交锁螺钉的直径、数量和方向都会影响到固定的稳定性。研究表明，增加交锁螺钉的直径会明显增加其疲劳强度，直径增加 20%，螺钉的疲劳强度增加 70%。还有研究采用螺旋形锁钉用于交锁固定，和传统螺钉相比，其硬度增加 41%，强度增加 20%（图 6-3-17）。这一螺旋形交锁螺钉尤其适用于重度骨质疏松的老年患者。尽管有研究证实顺行髓内钉远端 1 枚和 2 枚交锁螺钉在对抗轴向和扭转应力方面不存在明显差异，但还有很多不确定因素会影响交锁螺钉数量的选择，如股骨干远端的骨折、粉碎性骨折、重度骨质疏松和患者的康复期望。因此，骨折每一端使用至少 2 枚交锁螺钉可能更为稳妥，其所构建的结构能承载更大的载荷。有时，如果交锁螺钉为单平面平行交锁，即使增加其使用数量，对于非峡部骨折和峡部粉碎性骨折，髓内钉依然无法控制骨折断端的摆动，有学者将这种摆动不稳定称为“雨刷器效应”（图 6-3-18）。之后，多平面交锁固定的技术被引入，其不仅可以避免“雨刷器效应”的发生，还可以使髓内钉更加适用于靠近骨干两端的骨折，甚至是股骨远端关节内骨折。

6.2 髓内钉固定后生物学优势

由于髓内钉的进钉点远离骨折区域，所以采用闭合髓内钉技术有利于保护骨折断端的血肿，且不破坏骨外膜的血供。此外，扩髓也对骨折愈合有促进作用：①扩髓过程中所产生的碎屑对骨折的愈合有良好的骨诱导和骨传导作用；②扩髓所产生的热效应还会刺激增加骨外膜及其周围软组织血供，从而加速骨折愈合；③扩髓过程中对骨内膜血供的破坏是可逆的，2～6 周后其血供会重建，不会对骨折愈合产生不利影响。因此，髓内钉固定术后会产生足够多的骨痂，提高骨折愈合率，并减低了内固定取出后再骨折的风险。

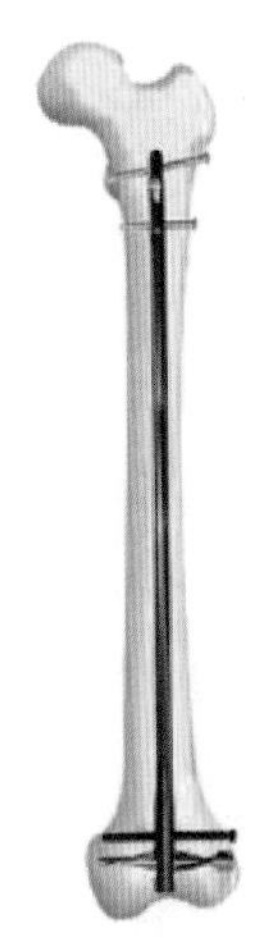

图 6-3-17 股骨逆行髓内钉，其远端交锁为螺旋形锁钉

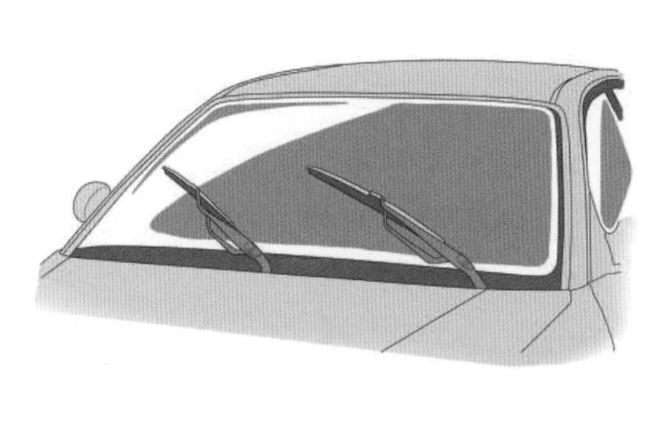

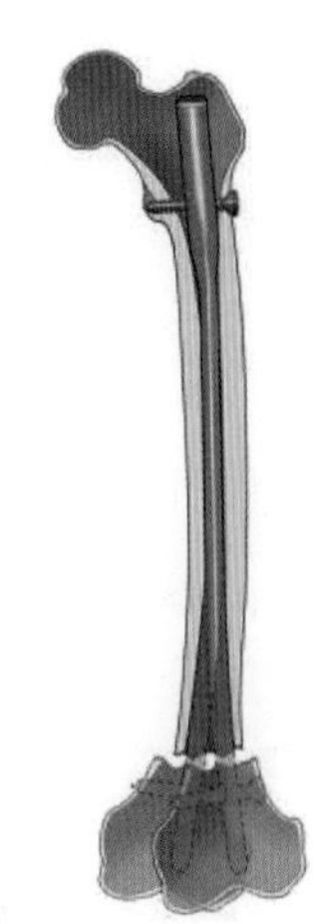

图 6-3-18 雨刷器效应

7. 髓内钉的手术技术

7.1 顺行髓内钉内固定技术

7.1.1 体位

共有 4 种体位可供选择：仰卧位、侧卧位，以及是否使用牵引床。各种体位都存在一定的优缺点（表 6-3-3）。对于单发的股骨干骨折，推荐使用仰卧位合并牵引床（图 6-3-19），或侧卧位（图 6-3-20）。对于多发伤患者，尤其是合并同侧肢体多发骨折或双侧股骨干骨折时，推荐使用仰卧位。侧卧位合并牵引床，由于牵引装置组装复杂且术前体位准备及消毒时间过长，目前临床上使用较少（图 6-3-21）。

表 6-3-3 股骨干骨折手术体位的优缺点

体位	仰卧位	侧卧位	仰卧位合并牵引床
优点	1. 术前体位准备简单快速； 2. 多发伤需要多部位手术时不需要重新消毒铺巾； 3. 术中可参照健侧股骨减少畸形发生	1. 进钉点确认容易； 2. 消毒铺巾简单	1. 持续有效地牵引； 2. 减少对助手的需求
缺点	需要助手牵引复位	1. 不适合多发伤患者，尤其是脊柱、胸部和颅脑损伤； 2. 术中透视困难； 3. 骨折旋转畸形发生率高	1. 牵引床引起的并发症； 2. 术前准备时间长，并增加麻醉时间； 3. 过度牵引和旋转畸形发生率高

牵引床的优势在于能够提供持续有效的轴向牵引力。但使用牵引床也会带来一些不良的并发症，应引起临床医师重视，其主要为：①术前准备时间、手术整体时间和麻醉时间增加；②断端过度牵引和旋转畸形的发生率更高；③阴部神经和男性勃起功能障碍；④健侧肢体的筋膜间室综合征。应根据患者病情，合并损伤的严重程度，多发骨折的部位和严重程度，选择有利于简化手术过程，提高复位标准的手术体位。

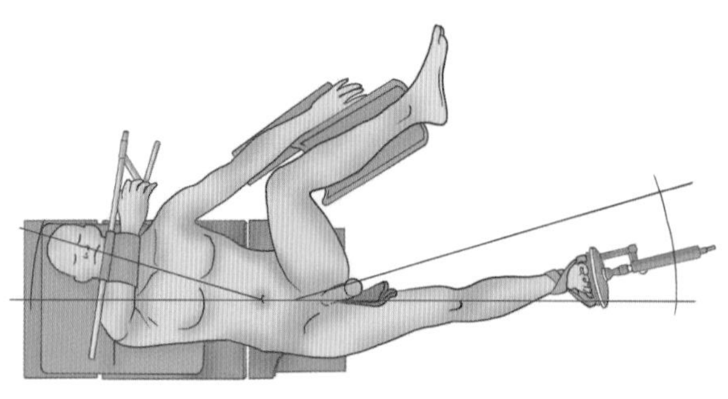

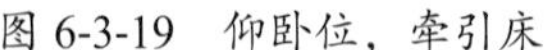
图 6-3-19 仰卧位，牵引床

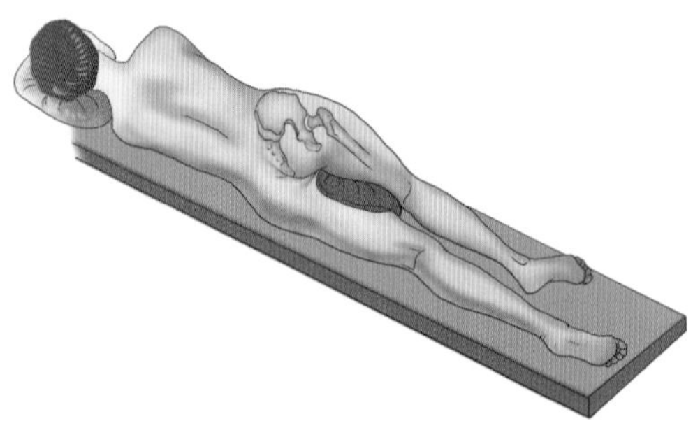

图 6-3-20 侧卧位

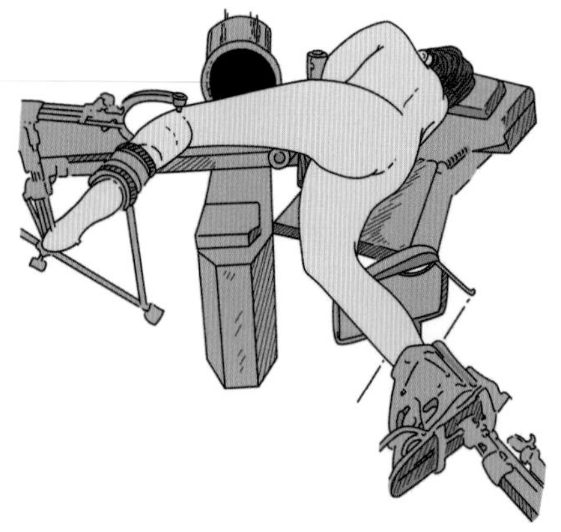

图 6-3-21 侧卧位，牵引床

7.1.2 进钉点

常用的进钉点有两种：梨状窝和股骨大转子。正确的进钉点是获得和维持复位的关键。不同的内置物类型，其进钉点也会不同。判断是否获得最佳进钉位置的关键在于术中正侧位透视影像。正位像上，髓腔的沿线通过梨状窝，即为梨状窝进顶点；而外侧入路进钉点位于股骨大转子尖附近，其具体位置视髓内钉的外翻角度而定。侧位像上，由于股骨干前弓的存在，梨状窝进针点位于中后 1/3；以大转子进针点位于前中 1/3（图 6-3-22 和图 6-3-23）。错误进钉点的位置和方向会导致骨折复位后的再次移位。

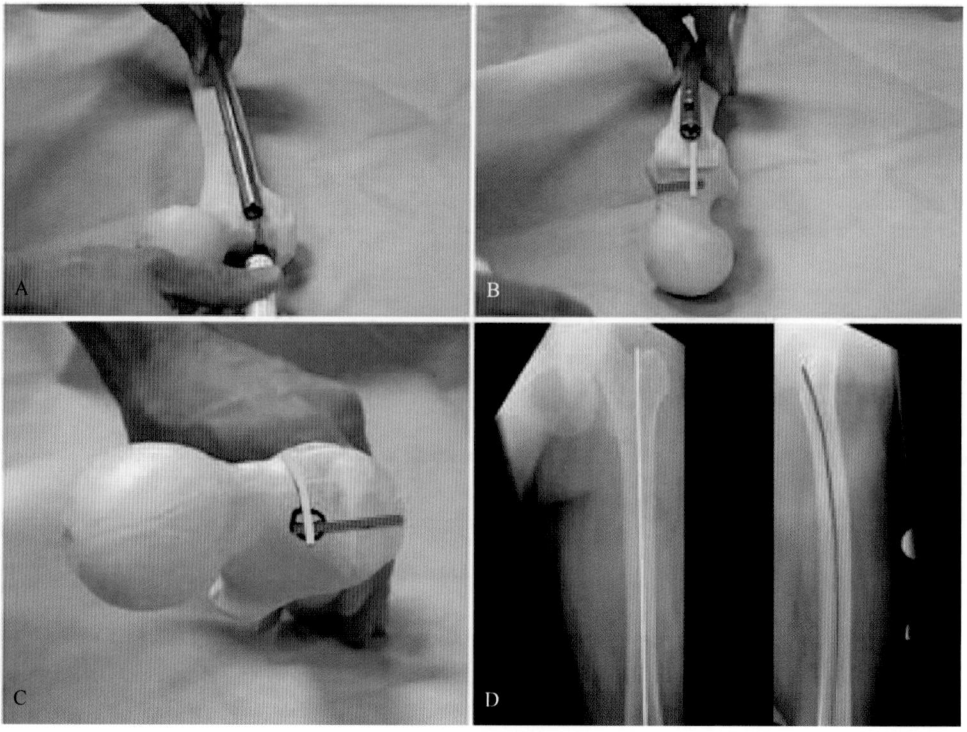

图 6-3-22 梨状窝进钉点

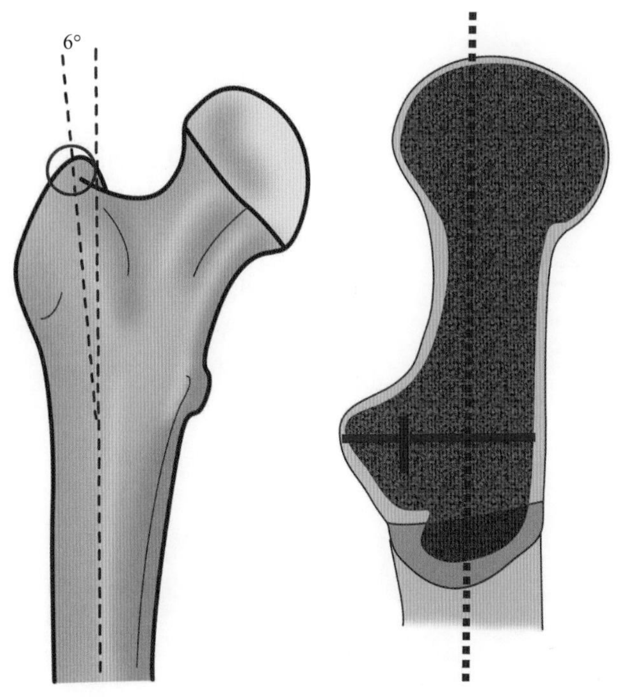

图 6-3-23 股骨大转子进钉点

经梨状窝的髓内钉，更符合轴心固定的原则。但是，其也会带来一系列的问题：①当进钉点过于偏内时，存在医源性股骨颈骨折风险；②过度的髋关节内收，虽然有利于进钉点的确定，但是会导致髂胫束的张力增高，导致复位困难；③扩髓会损伤髋部周围肌肉，影响髋关节功能；④扩髓会带出大量的骨碎屑，增加了髋关节周围异位骨化的发生概率。

因此，作为股骨顺行髓内钉梨状窝进钉的替代方式，股骨大转子进钉点广泛应用于临床。选择该进针点，可以减少对髋关节周围肌肉的损伤，操作更加简单，缩短了手术时间和透视暴露时间。但是，该进钉点也带来了新的问题：①潜在的医源性股骨近端骨折（内外侧壁）；②对于近端非峡部骨折，骨折复位常不满意，导致髋内翻畸形；③股骨大转子解剖变异大和不同厂家的髓内钉其近端外翻角差异，导致进钉点确定困难；④经外侧入路术后功能随访结果和理论上功能不符，63% 患者可以正常行走，而只有 45% 的患者髋关节可以主动正常屈曲活动。

7.1.3 骨折复位

（1）复位技巧

① 侧卧位复位技巧：在扩髓及置入髓内钉之前，必须先复位。术中由助手牵引患肢并屈髋，在透视下调整远端对近端，让导针通过骨折断端进入远端髓腔完成复位。测量患肢长度，与术前测量的健侧肢体比较，确认肢体长度的恢复。

此方法难点在于控制旋转，应透视下调整，纠正旋转畸形。首先，透视膝关节，调整双髁后侧连线重叠，此后膝关节维持位置不再变动；然后，旋转 C 形臂 10°～15°（或设计好的股骨颈前倾角），透视股骨近端，此时股骨颈和股骨干应在同一轴线上（图 6-3-24）。

② 平卧位复位技巧

患肢稍牵引，骨折远端内旋，保持髌骨朝向正上方。熟悉股骨干骨折移位的方向和机制

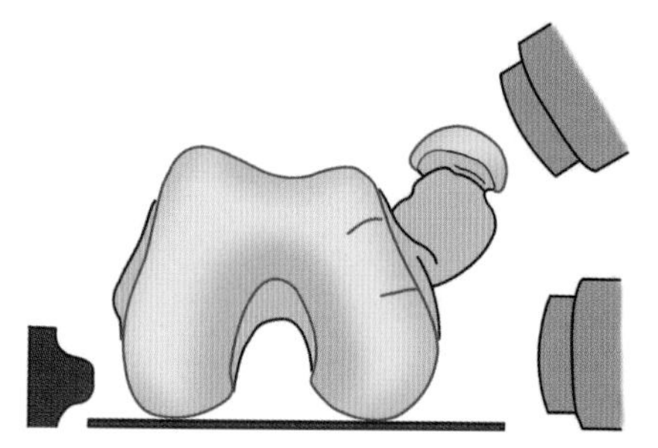

图 6-3-24　透视膝关节，调整双髁后侧重叠。保持膝关节不动，旋转 C 形臂 10°～15°，透视股骨近端。此时股骨颈和股骨干应在同一轴线上

是骨折复位的基础。但由于肌肉牵拉的作用，单纯牵引不能纠正畸形，须对近端骨折块采取辅助复位操作。

（2）常用的复位辅助技术

① Schanz 针 / 摇杆技术：利用原有已存在的临时外固定架针，或是术中在骨折远近端分别拧入 1 枚 Schanz 针，将其作为摇杆控制骨折移位，实现复位。骨折近端部分的 Schanz 针应在股骨偏后位拧入，避免阻挡导针；骨折远端部分的 Schanz 针只要远离骨折线拧入即可。一旦导针通过骨折线进入远端部分，应去除 Schanz 针，准备扩髓（图 6-3-25）。

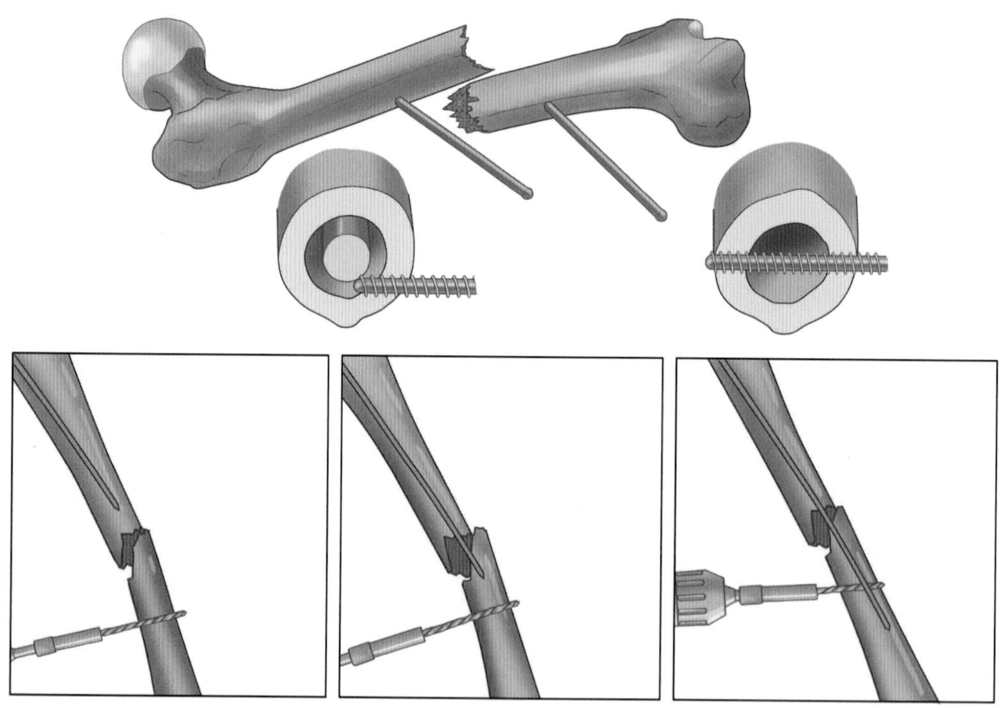

图 6-3-25　Schanz 针 / 摇杆技术

② 股骨牵开器：股骨牵开器对于骨折复位也非常有用。值得注意的是，近端 Schanz 针固定位置不能阻挡髓内针的插入：如果近端 Schanz 针前后方向固定，应位于股骨内侧；如果近端 Schanz 针水平方向固定，应位于股骨前方（图 6-3-26）。

③ 复位“金手指”：这种复位“手指”是由三部分构成，即近端的手柄使骨折操作变得更加容易；中空的管道有利于保留导针；远端略带弯曲且平坦的尖端有利于完成复位或引导导针通过骨折断端到达远端骨折块（图 6-3-27）。

④ 尖锥技术：通过尖锥将主骨块推向有利于骨折复位的方向。但是，股骨干是圆柱状且表面光滑，尖锥可能会滑脱并引发潜在的神经血管损伤。因此，在股骨干上行单皮质钻孔，然后安置尖锥，可以避免上述风险的发生（图 6-3-28）。

⑤ 预弯的圆头导针：应用预弯的圆头导针，在透视下插入移位的远端骨折块髓腔内，旋转导针后协助复位（图 6-3-29）。

⑥ 阻挡钉技术：详见阻挡钉技术章节。

⑦ 双反牵引顺势复位技术：张英泽院士及其团队创新性设计出一种用于骨折复位的牵引架，并提出双反牵引顺势复位技术的理论。该技术主要是通过牵引装置将力以骨折端为中心向两侧牵拉，主要依靠骨折周围的软组织挤压进行复位，这项技术即为张氏牵引技术（图 6-3-30）。

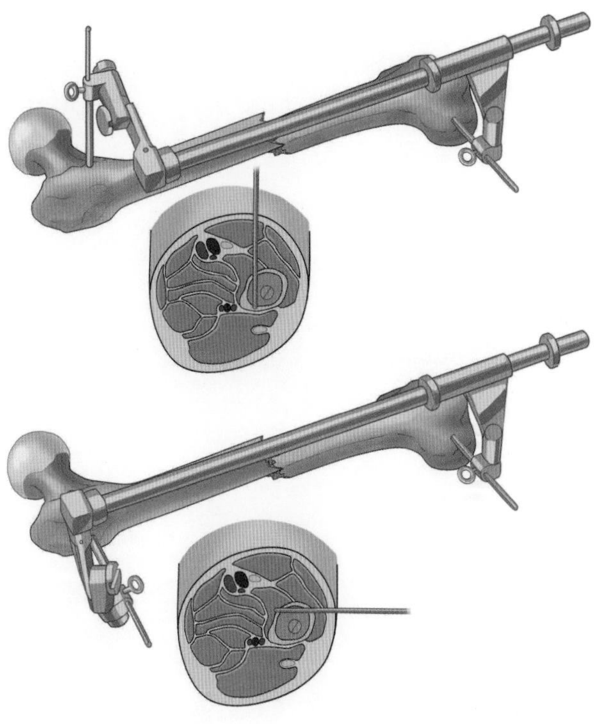

图 6-3-26 股骨牵开器

7.1.4 扩髓

一般来说，对于所有患者都应选择扩髓。其有以下优势：首先，扩髓后可以使用更粗的髓内钉，提供了更好的初始稳定性；其次，扩髓可以减少骨折延迟愈合和不愈合的发生率；最后，扩髓减少了置入髓内钉的阻力。

尽管如此，不正确的扩髓技术也会带来以下问题。

（1）偏心扩髓：可以导致一部分骨皮质变薄，从而影响愈合甚至导致疲劳骨折。

（2）扩髓钻头嵌顿或断裂：如果转速慢导致扩髓钻卡住，应由有经验的医师取出。而扩髓钻头在髓腔内断裂等工具的毁损是严重的并发症。

（3）骨的热坏死：对于股骨干中部髓腔狭窄的患者（9mm 或以下），应避免过度扩髓，否则可能导致髓腔内细胞的过热坏死。

（4）脂肪栓塞：快速插入扩髓钻会导致髓腔内压力升高。这有可能导致肺部的脂肪栓塞，甚至肺功能衰竭。

（5）仰卧位近端扩髓：容易偏向外后侧导致进钉方向改变，导致髋关节内翻畸形。

因此，扩髓时应遵循逐级递增的原则，尤其是对于髓腔较窄且峡部皮质更厚的年轻患者和多发伤患者。应从最小直径 8.5mm 开始，每次递增 0.5mm 直径，直至比预计置入的主钉直径大 1.5～2mm。扩髓的技术要点包括以下几方面：①用力要均匀温和，因用力过大会带来骨折再次移位，或对股骨远端前侧骨皮质带来损伤导致医源性骨折；②可以局部反复移动，以去除小的碎片；③缓慢插入扩髓钻，并且在每次扩髓之间停留足够的时间，保证髓腔内压力回复正常。

7.1.5 主钉的选择和置入

无论骨折线的位置和骨折粉碎程度，都应选择股骨全长髓内钉。

其置入的顺序和技巧如下（图 6-3-31）：

（1）连接主钉和导向器，注意固定螺丝一定要旋紧，否则在置入头钉时导向不准确。

（2）对有前弓角度的解剖型长重建钉，置入时应先将导向器置于大腿前方，使前弓角适

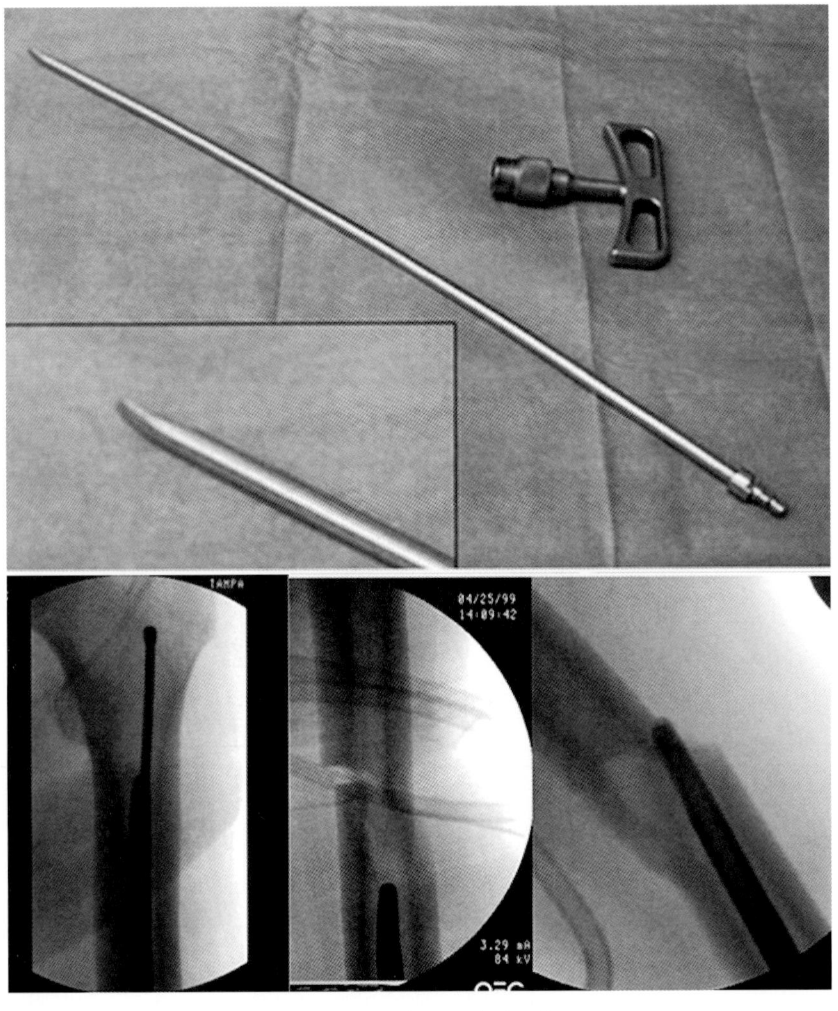

图 6-3-27 复位“金手指”

合入钉处的外翻角度。

（3）在透视监视下通过骨折断端。

（4）在置入主钉的后 1/3 时，导向器逐渐向外旋转 90° 至大腿外侧。此时应透视检查骨折断端是否存在旋转移位，并在交锁螺钉固定前予以纠正。

（5）透视下明确主钉插入的深度，主钉远端不应远于髌骨上极水平。

（6）髓内钉应徒手轻轻旋转插入髓腔，不能用锤子强行敲入髓腔，更不能暴力砸入。否则不仅可能导致医源性骨折，或反复敲打导致把持器与髓内钉之间连接松动，影响操作的准确性。

（7）插钉困难时应仔细分析原因，有时因髓内钉的弓形与股骨干的弓形不匹配，导致髓内钉的尖端顶在股骨前方皮质上，阻碍了髓内钉的进入。此时需要对股骨干进一步扩髓，或选用直径较细的髓内钉来解决问题。

7.1.6 旋转对位技术

在交锁螺钉拧入前，应纠正患肢的旋转移位。但是，对于股骨干骨折，尤其是 C 形骨折，恢复患肢轴向旋转非常重要，也是非常困难的。不借助透视辅助的情况下，可以使用无

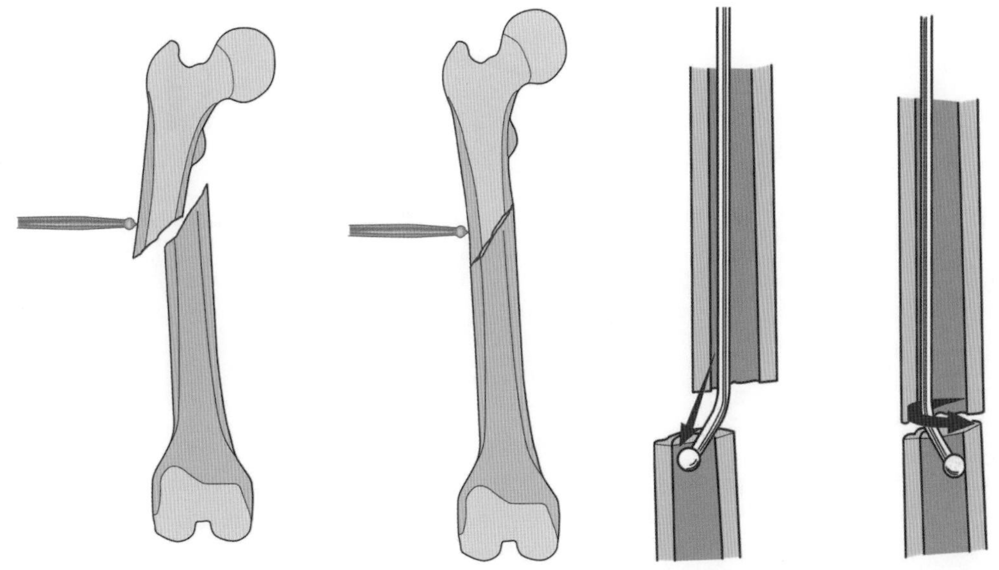

图 6-3-28 尖锥复位技术

图 6-3-29 预弯的圆头导针复位技术

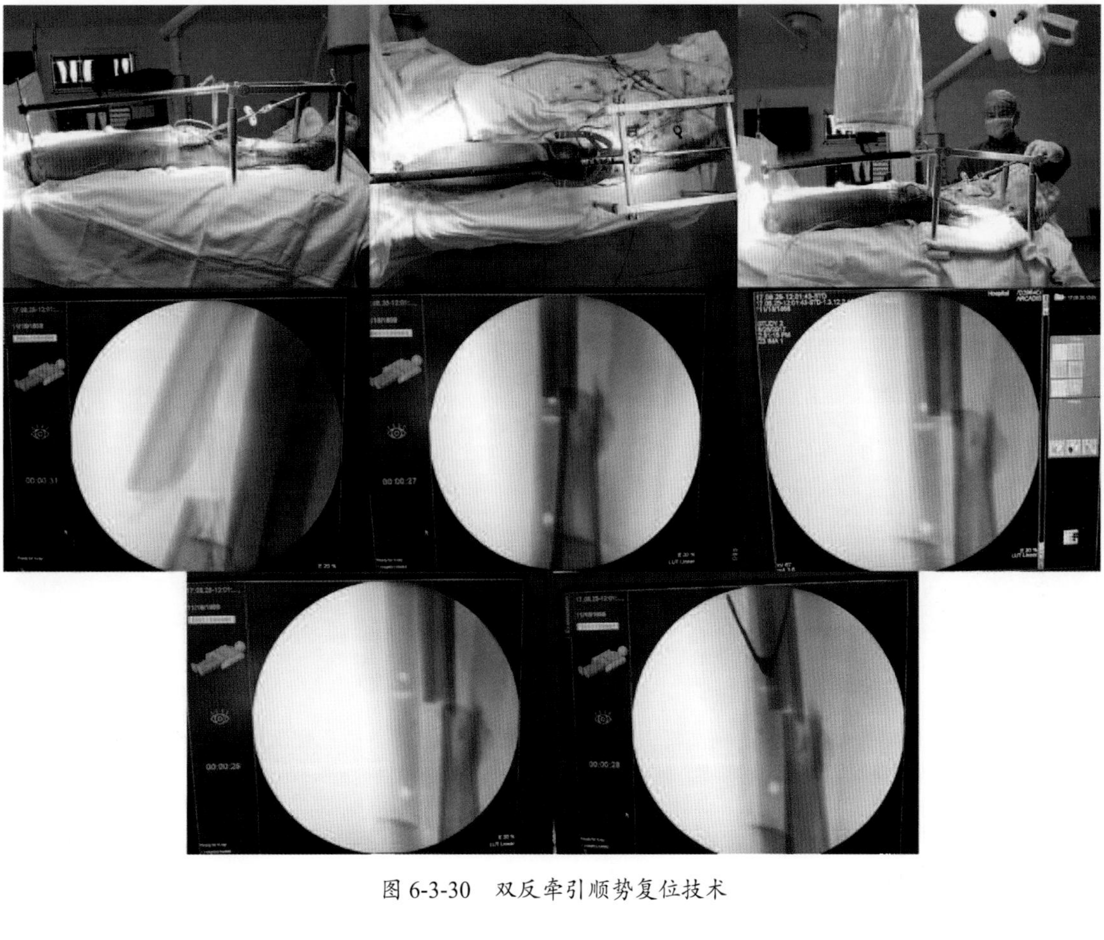

图 6-3-30 双反牵引顺势复位技术

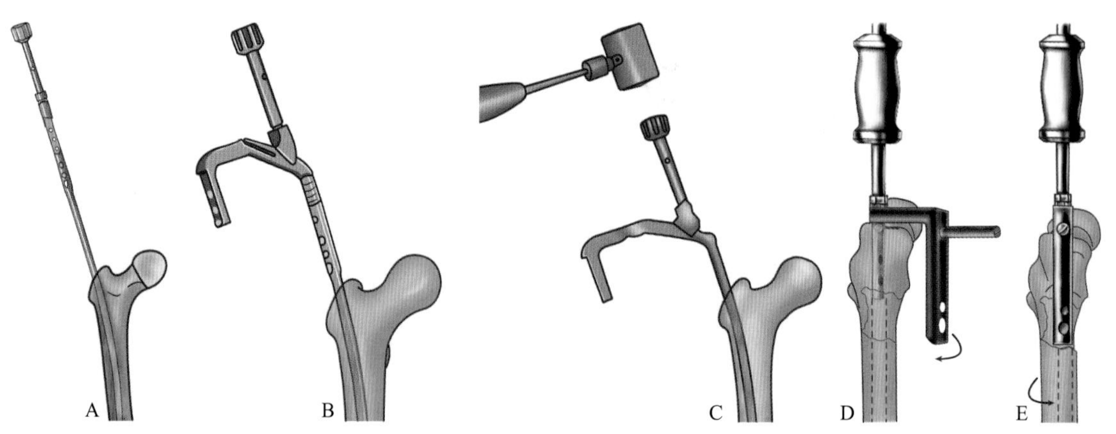

图 6-3-31　主钉的置入顺序和技巧

A. 置入主钉时首先让导向器位于大腿前方；B、C. 在插入主钉时逐渐向侧方旋转，至插入后 1/3 时旋转至大腿外侧，必要时可连接打砸器，用锤子辅助置入主钉；D、E. 在旋转导向器时，透视检查骨折断端是否存在旋转移位，并在交锁螺钉固定前纠正

菌绷带、电刀连线等，自患侧的髂前上棘，髌骨，第 1、2 趾间隙做连线调整力线及旋转。这种方式对于仰卧位合并牵引床或侧卧位，比较难以实现。因此，更精确的旋转调整可以借助术中 C 形臂透视辅助完成。

当小转子完整时，将患肢及健肢平放，保证髌骨朝向前方，透视并存储健侧肢体的小转子形状，然后透视患肢的小转子形状并与健侧相对比。如果小转子形态较健侧小，说明近端存在内旋；如果小转子形态较健侧大，说明近端存在外旋。调整旋转角度后，保证患肢髌骨朝向前方，重新透视，双侧小转子形态一致说明旋转畸形已经纠正（图 6-3-32）。

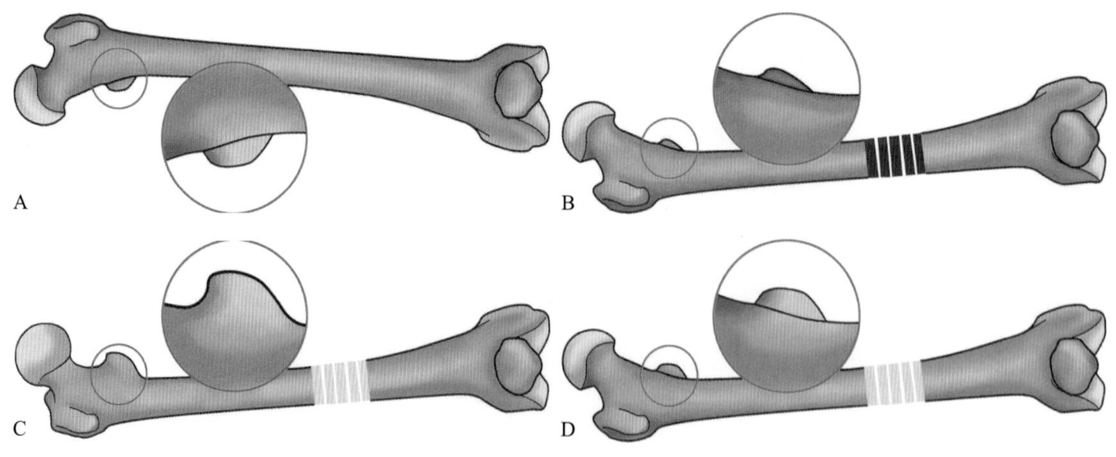

图 6-3-32　旋转对位技术

A. 保证双侧下肢髌骨朝向前方，透视双侧小转子形态；B. 如果患侧小转子较健侧小，则近端存在内旋畸形；C. 反之，存在外旋畸形；D. 调整后两侧小转子形态相同，畸形纠正

当小转子不完整时，应当透视股骨远端髁的标准侧位像，两髁完全重叠，记录此时 C 形臂角度。在该角度基础上，外旋 C 形臂 10°～15° 并稳定患肢和固定机臂，然后透视股骨近端，如果股骨颈和股骨干长轴在一条直线上，说明旋转畸形已经纠正（图 6-3-33）。对于 A 型股骨干骨折，可以透视骨折断端，观察近端和远端髓腔直径和皮质的厚度，若骨折两端存

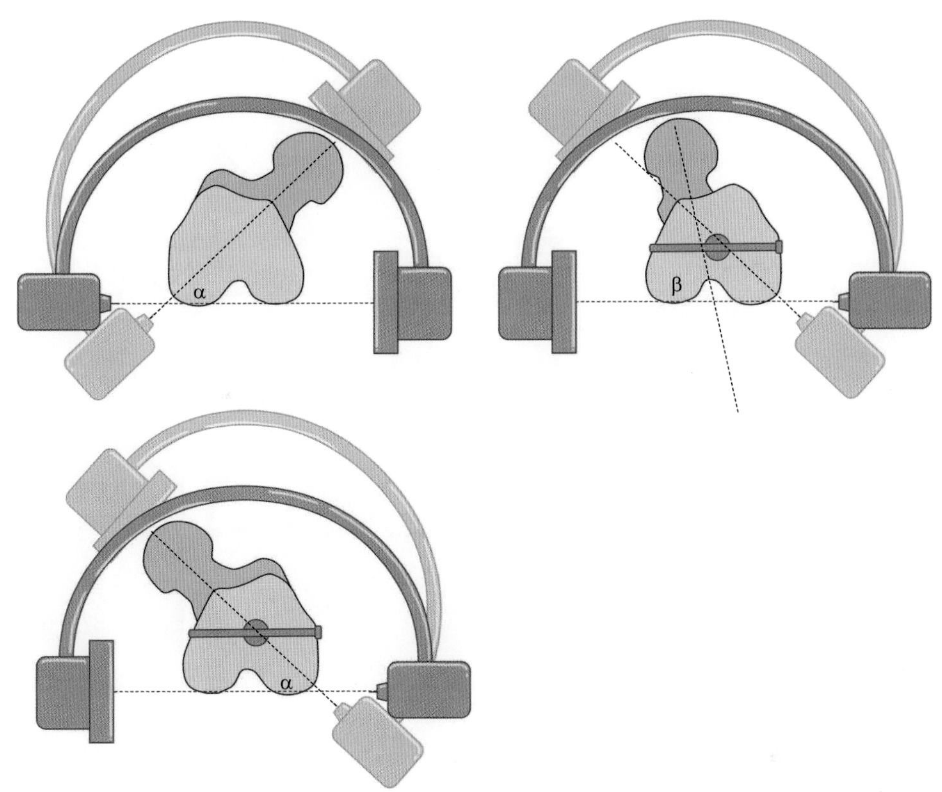

图 6-3-33 采用影像增强器纠正旋转畸形。首先，透视股骨远端髁的标准侧位像，两髁完全重叠，记录此时 C 形臂角度。其次，在该角度基础上，外旋 C 形臂 10°～15° 并稳定患肢和固定机臂。然后，透视股骨近端，如果股骨颈和股骨干长轴在一条直线上，说明旋转畸形已经纠正

在差异，则说明存在旋转畸形（图 6-3-34）。调整角度后断端的髓腔直径和皮质厚度一致，说明旋转畸形已经纠正。

7.1.7 远端锁钉的置入

（1）应用“满圆”技术，在透视下锁定远端螺钉。调整 C 形臂的投照角度，使锁定孔成为正圆。在圆孔中心，做一小切口。

（2）置入与钻头等粗的克氏针，并使针尖端接触骨面，保持一定倾斜，仔细调整斯氏针尖端的位置，保证其尖端在锁定圆孔中央。采用克氏针替代钻头的优势在于，克氏针锐利的尖端扎在骨面上不易滑脱，容易操作（图 6-3-35）。

（3）透视下确定针尖端同锁定孔在同一轴线上，针的边缘正好套在锁定孔内，或正好将其充满。

（4）钻透双层皮质，测深后选择合适长度的螺钉，拧入髓内钉远端锁孔。

（5）推荐采用静态锁定固定。如有必要，可在远端应用多平面锁定，以获得更好的稳定性。

（6）对于 A 型和 B 型骨折，应当回敲断端加压（图 6-3-36）。

（7）远端螺钉应穿过对侧皮质 2～3 个螺纹。螺钉过短，可能发生锁钉松动甚至退出，影响内固定稳定性。如果螺钉过长，可能会刺激对侧软组织，引起疼痛不适。

7.1.8 近端锁钉和尾帽的置入

根据需要和髓内钉的设计不同（图 6-3-37），可以选择多种锁定方式。同时，为了防止骨

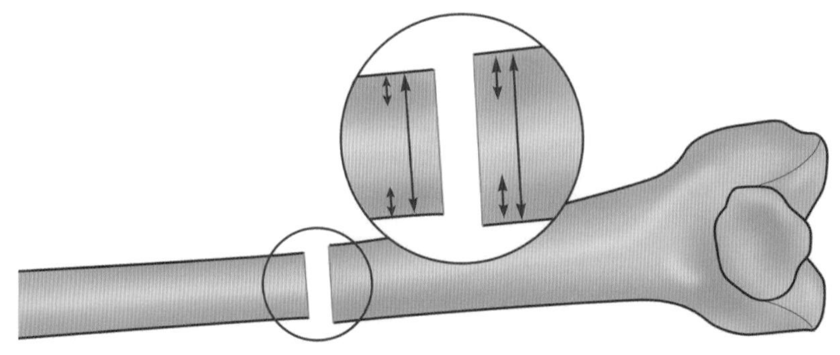

图 6-3-34　骨折端皮质厚度及髓腔直径存在差异，说明骨折存在旋转畸形

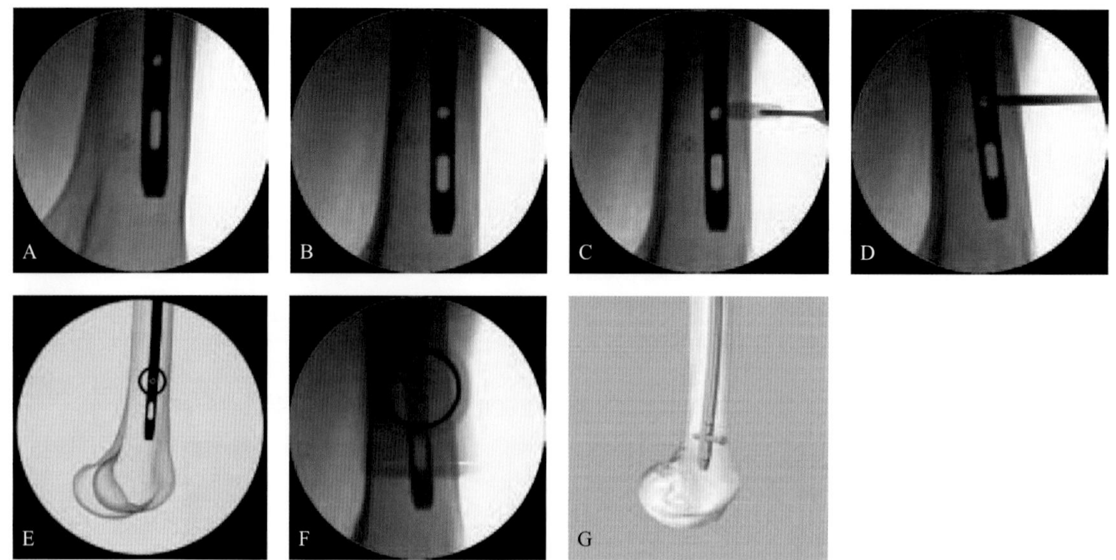

图 6-3-35　远端锁钉的置入

A、B. 调整透视管球的位置和方向，使远端锁定孔形成正圆形并位于屏幕正中；C. 以锁定孔为中心做一皮肤小切口；D. 将克氏针尖端接触骨面并倾斜一定角度，仔细调整，使其尖端位于锁定孔正中；E、F. 改变角度使克氏针同锁定孔在同一条线上；G. 远端可行多平面锁定防止旋转畸形

痂长入主钉尾端造成内置物难以取出，应当置入相应长度的尾帽。

7.2　逆行髓内钉内固定技术

7.2.1　体位

相比顺行髓内钉，逆行髓内钉对体位要求不高，一般在全透视骨科手术床上取仰卧位即可，不需要使用牵引床。其体位为：患者仰卧于全透视线的手术床上，患侧膝关节后方适当垫高使其屈曲 40° 左右，小腿中立位（图 6-3-38）。患侧膝关节僵直为逆行髓内钉的禁忌证。

健侧肢体存在可能会影响透视，因此推荐使用以下方法摆放对侧肢体：①半截石位，即将其置于产科腿架上，髋关节屈曲外展位固定；②进行侧方透视时，将其通过无菌被单临时垫起，使髋膝关节屈曲；③也可在消毒铺巾前用体位垫将健侧肢体垫起；④部分透视床可分别调整双下肢的体位，可将健侧肢体降低，使之低于患肢，从而避开透视。

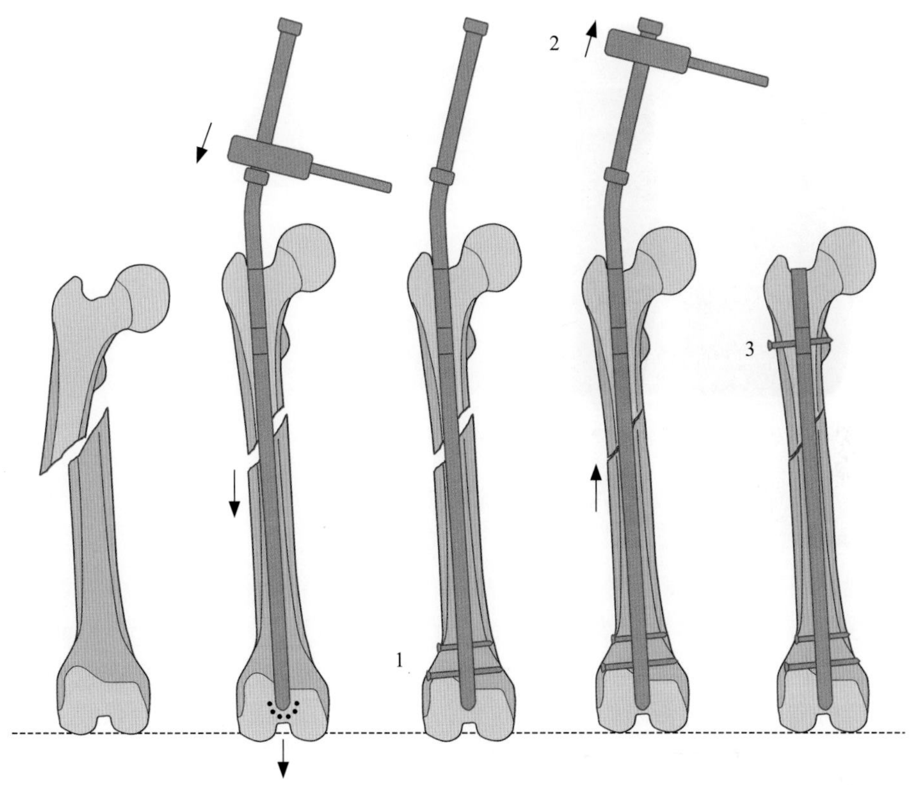

图 6-3-36 对于 A 型和 B 型骨折，当骨折断端存在明确接触时，应当回敲断端加压

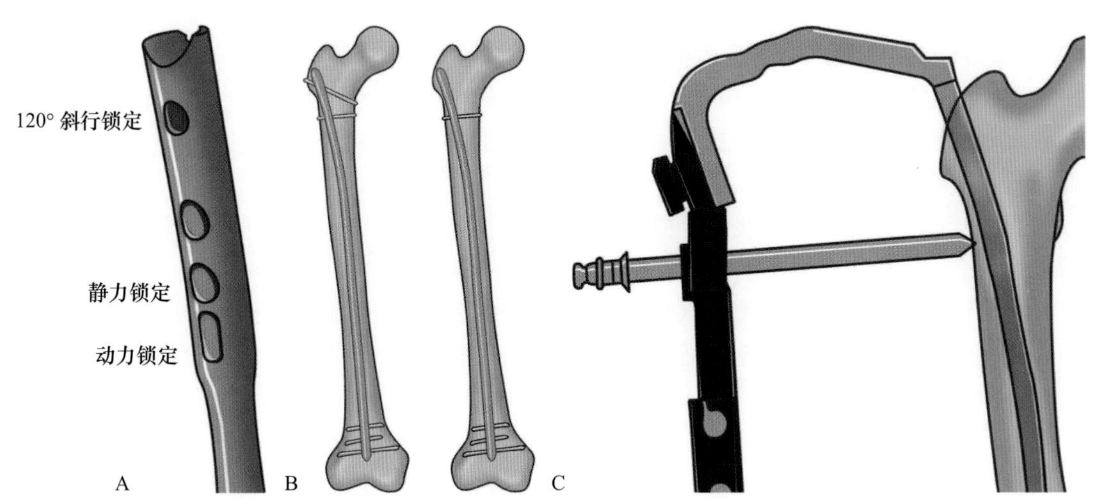

图 6-3-37 根据术中需要及髓内钉的设计，可以采取灵活的近端锁定方式：采取 120° 斜行锁定有更好的抗旋转效果。锁定时可应用瞄准器辅助

A. 股骨近端锁定的设计，包括斜行锁定、静力锁定和动力锁定等多种选择；B. 髓内钉锁定后的模式图，交锁钉能有效控制旋转活动；C. 瞄准器辅助下，确保交锁钉能准确置入

7.2.2 切口

使用 Marker 笔标记髌骨外形，自髌骨下缘正中向远端做一长为 2～3cm 的纵行切口。纵行劈开髌韧带，或用剪刀在髌韧带内侧锐性分离后向外侧牵开髌韧带，进入关节腔，术者的

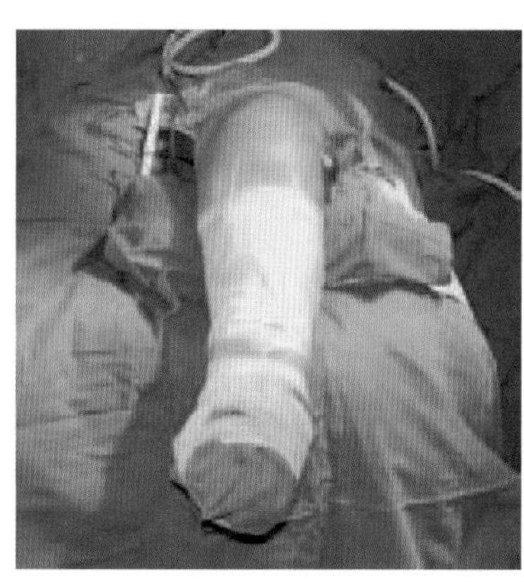
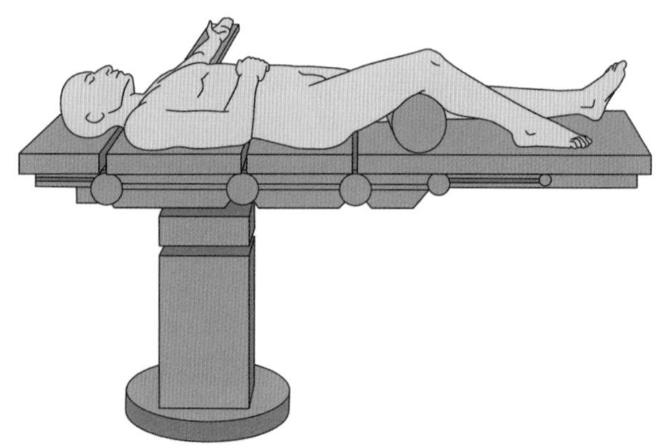

图 6-3-38 逆行髓内钉的术前体位准备

手指可以摸到髁间窝和髌骨。然后在透视下确定进钉点。

7.2.3 进钉点

应在透视下确定进钉点，而不是根据解剖结构确认。侧位像，可见股骨双髁重叠，此时最重要的透视标志是髁间窝皮质线（Blumensaat 线），进钉点位于在 Blumensaat 线的末端前方。我们推荐在该点的基础上，再向前轻微移动，移动距离为计划使用髓内钉半径，这样可以避免在开口时损失后叉韧带附着点。正位像，进钉点应在髓腔中心的延长线上，而股骨髓腔延长线和股骨髁水平连线处成角小于 90°。因此，我们建议进针点位于股骨髁间窝正中或轻度偏内（图 6-3-39）。

7.2.4 骨折复位

在扩髓前必须完成大致的骨折复位，复位技巧见顺行髓内钉部分。

7.2.5 主钉的置入（图 6-3-40）

导针跨过骨折断端，用空心钻沿导针逐步扩髓至小转子水平。测量所需髓内钉长度，徒手插入髓内钉。在置入髓内钉导针、扩髓时，应屈膝 40° 左右。屈膝度数过小，容易损伤胫骨结节；屈膝度数过大，容易损伤髌骨下极。

髓内钉近端位置：骨折线位于股骨干远端的骨折，髓内钉必须通过股骨干峡部；股骨干粉碎性骨折须将髓内钉插至小转子水平。

髓内钉远端位置：埋入关节软骨下，避免突出关节面，否则会损伤髌骨的软骨面。根据髓内钉尾端沉入骨内的深度选择适当长度的尾帽，尾帽不应埋入过深，以免骨折愈合后髓内钉取出困难。

7.2.6 交锁螺钉的固定

应首先完成远端锁钉的固定。远端锁定应用导向器锁定，近端锁钉技术遵循“满圆”技术。近端锁定前，参照健侧肢体，调整患侧肢体的长度、力线，成角和旋转畸形。

由于股骨远端的形态在横断面上呈梯形，因此在透视时，长度合适的锁钉会呈现在股骨远端骨内的现象。如果不加以注意，容易造成锁钉过长，突破内侧皮质，造成远期疼痛。因此，透视时应将患肢远端内旋 30°，投射内侧髁皮质的切线位（图 6-3-41）。

近端锁定时应避免损伤神经血管（图 6-3-42）。前后方向上锁钉时可能损伤邻近的股神经和旋股内侧动脉分支。相比在股骨小转子水平或其远端锁钉，在小转子水平以近进行操作会降低这种风险。钝性分离至骨面，并且钻孔时使用套筒，对于降低该风险非常重要。同时由

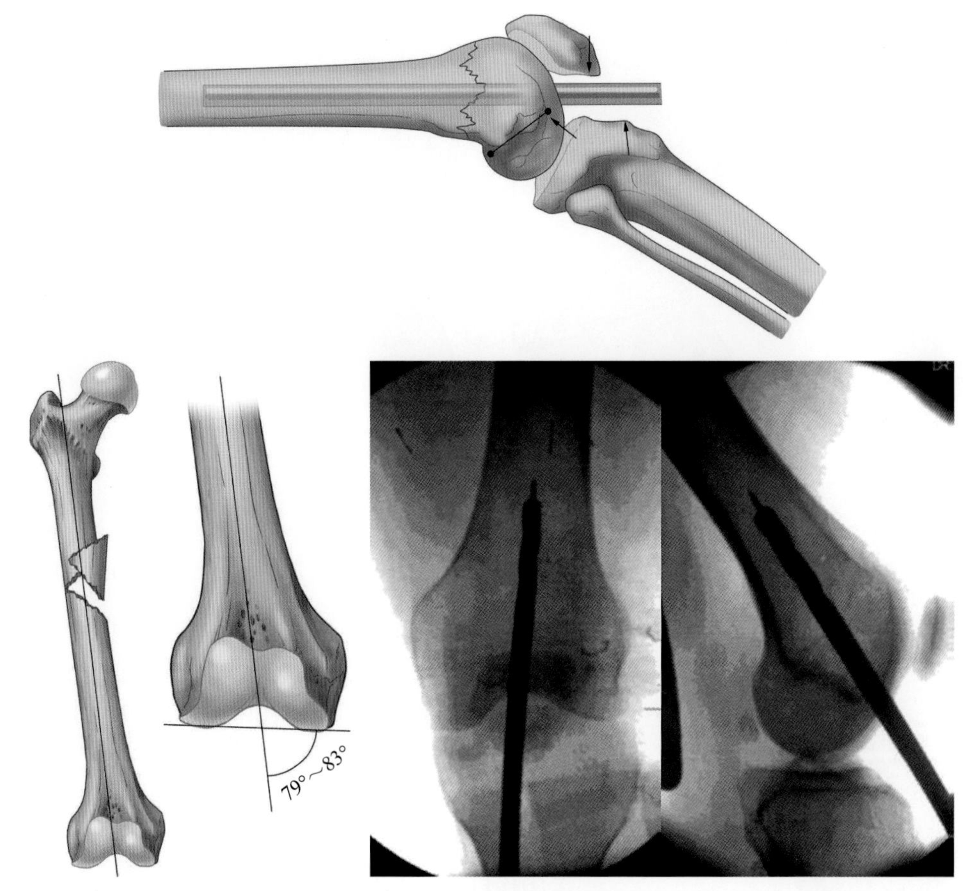

图 6-3-39 逆行髓内钉的进钉点

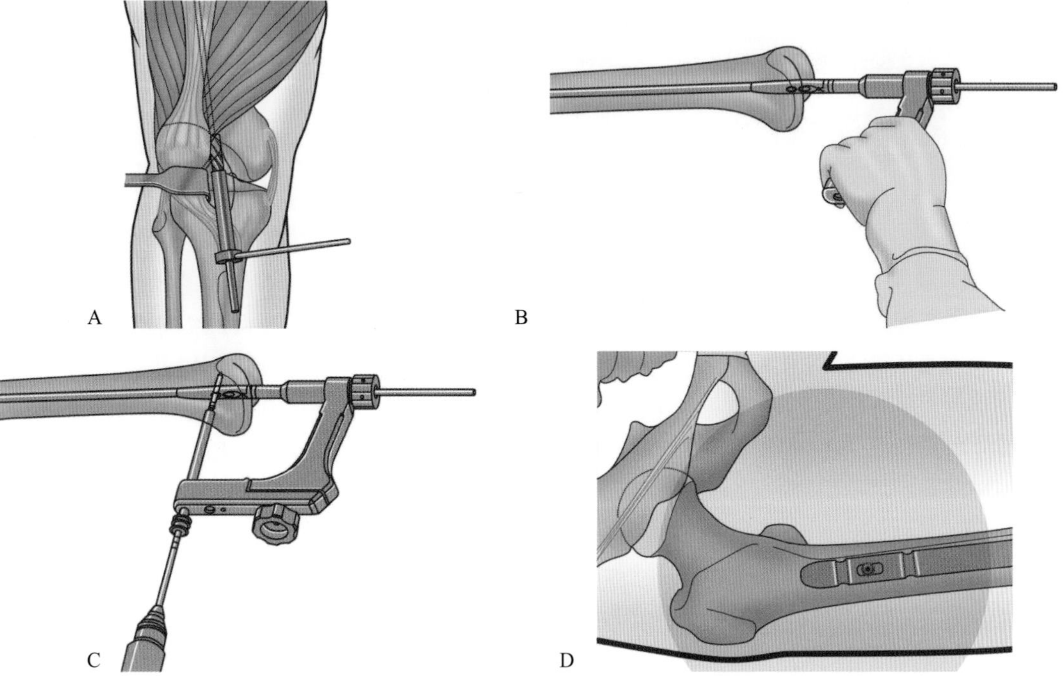

图 6-3-40 逆行髓内钉主钉的置入

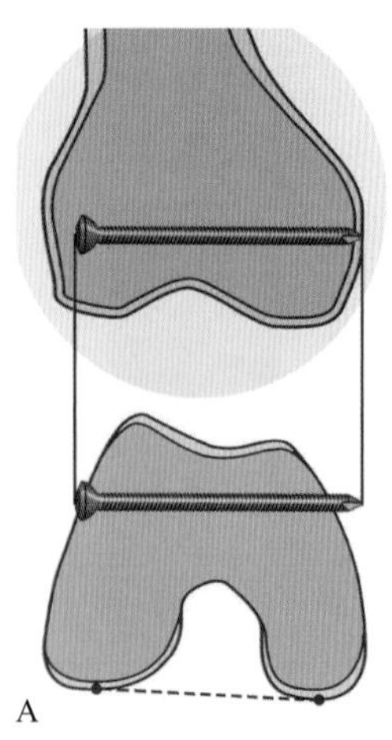

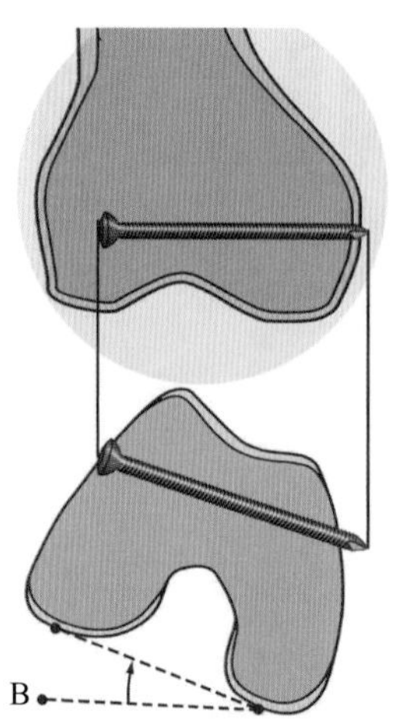

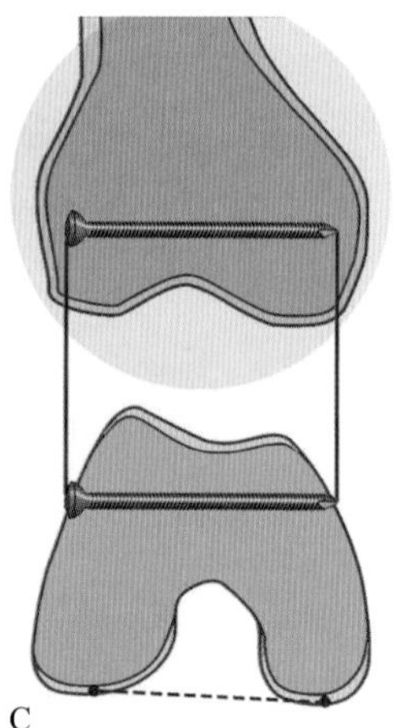

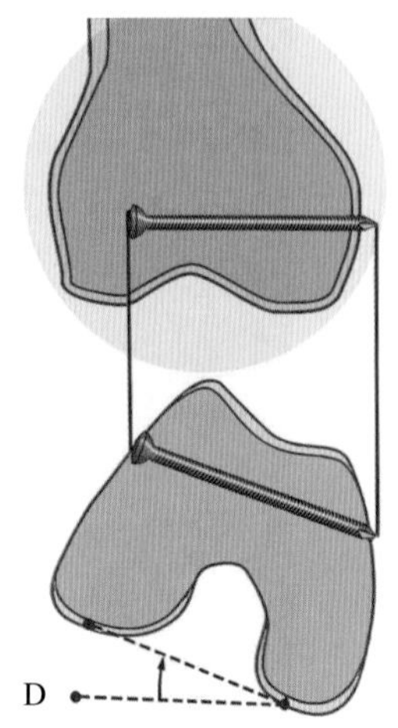

图 6-3-41 透视下观察锁钉固定

A. 正位像观察锁钉尖端位于皮质骨内；B. 将患肢远端内旋 30° 投照，此时为钉尖的切线位，发现螺钉尖端已经穿出对侧皮质，可能造成术后疼痛等症状；C、D. 为避免锁钉过长，应取股骨髁内侧面切线位投照，即患肢内旋 30° 投照

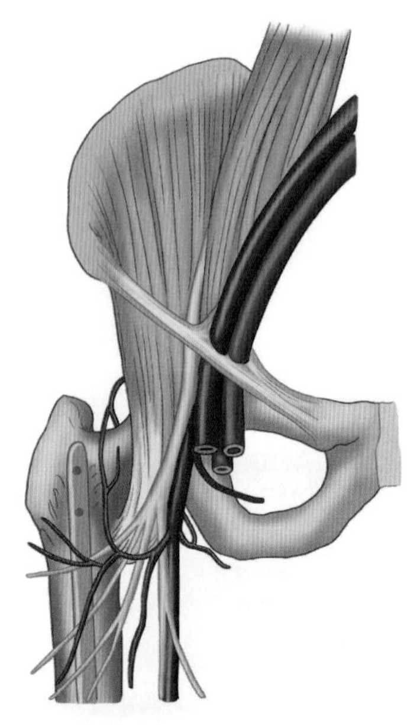

图 6-3-42 股骨近端神经血管示意图，逆行髓内钉的近端可以更靠近梨状窝，从而避开重要的神经血管

于该处的肌肉软组织很丰厚，拧入锁钉时可能出现锁钉尾部与改锥分离脱落入软组织的风险。有些生产厂商螺钉拧入装置存在自锁功能，能够避免该问题的发生。如果没有该装置，螺钉尾部用可吸收缝线固定后再行拧入操作。

7.2.7 闭合伤口

关闭伤口前应检查：①触诊股骨髁间进钉点是否存在髓内钉凸起；②应彻底冲洗关节内的骨屑，避免产生游离体。

7.3 阻挡钉技术

阻挡钉多应用于股骨干峡部粉碎性骨折、非峡部骨折和老年骨质疏松性骨折。这些骨折的特点在于骨折两端的髓腔相比髓内钉的直径更大，导致髓内钉在宽大的髓腔内过度地摆动，从而造成骨折复位困难，并继发成角和旋转移位，最终增加骨折畸形愈合和不愈合的风险。针对这些患者，阻挡钉具有皮质骨的功能，可以缩小髓腔，产生以下两种作用：①复位。合理地设计阻挡钉的位置，有助于引导髓内钉向正确的方向插入，利于骨折复位。②力学稳定。通过阻挡钉缩小髓腔直径，从而增加骨 - 髓内钉 - 螺钉结构的强度和刚度，提高了机械稳定性。

阻挡钉在髓内钉插入前后都可以使用。当需要矫正的力线差异不大时，可以在髓内钉插入后使用。当力学差异明显时，常需要取出已插入的髓内钉，然后在合理的位置拧入阻挡钉，引导髓内钉沿正确的方向插入实现骨折复位（图 6-3-43）。

此外，阻挡钉可以矫正错误的进钉点，纠正内翻和（或）成角畸形（图 6-3-44 和图 6-3-45）。例如，顺行髓内钉治疗股骨干近端非峡部骨折时，当进钉点偏外或偏前，主钉插入后会出现髋关

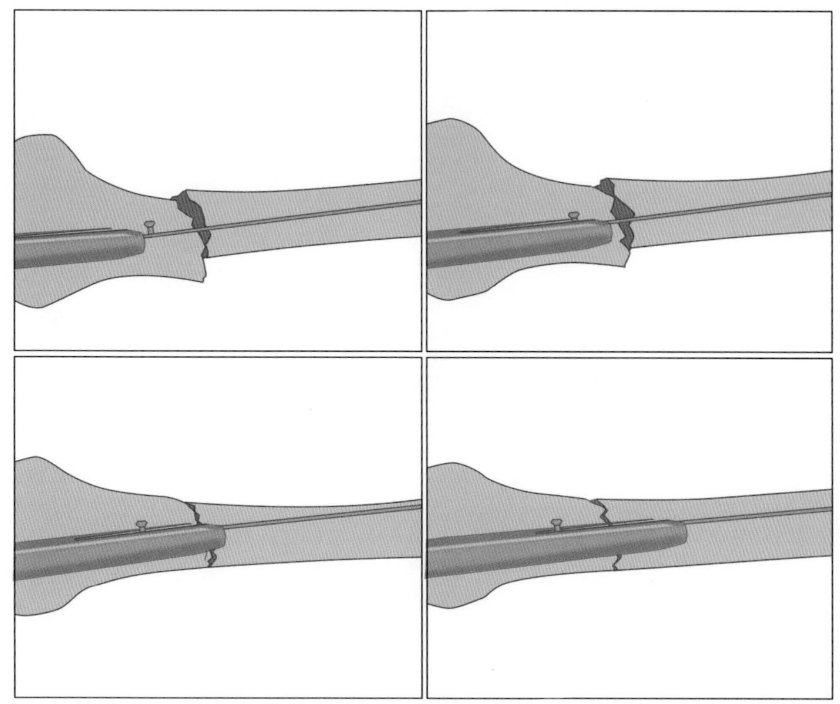

图 6-3-43 逆行髓内钉固定股骨干远 1/3 骨折时，预置阻挡钉协助骨折复位

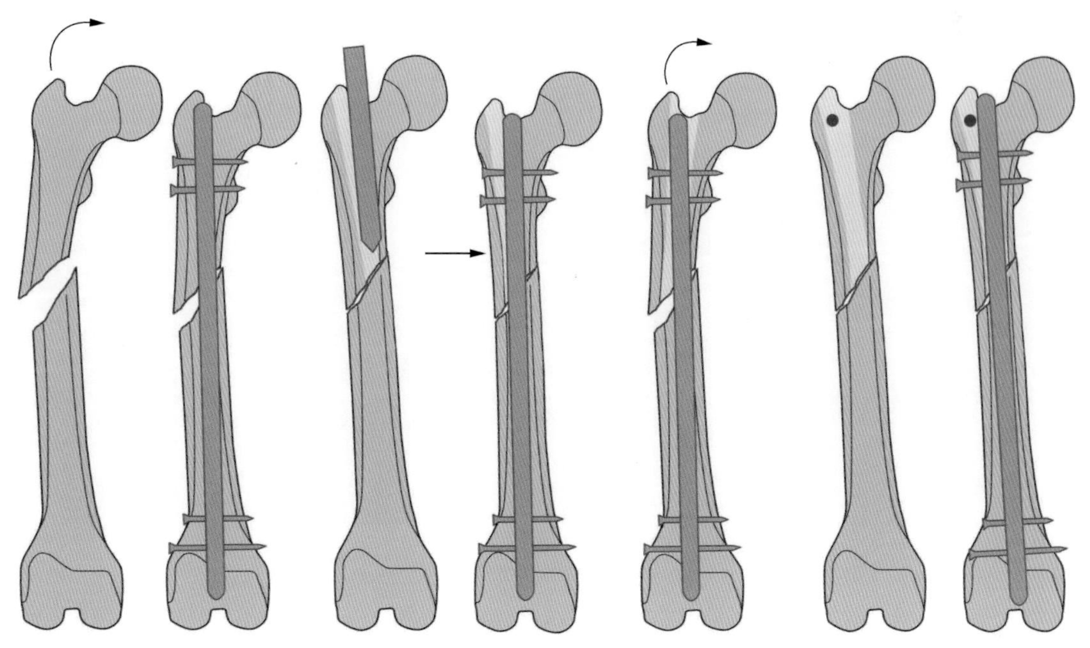

图 6-3-44 阻挡钉可以矫正错误的进钉点，纠正内翻畸形

节内翻畸形或股骨干向后成角畸形。此时，即使重新选择正确的进钉点，也会由于宽大的髓腔导致髓内钉过度摆动，使纠正髋内翻失败。有时，由于原有通道的存在，重新寻找进钉点会出现困难。而阻挡钉的存在，可以避免髓内钉在近端髓腔内冠状面的摆动，或是阻挡导针进入原有错误的进针通道，实现对畸形的纠正和骨折的稳定。

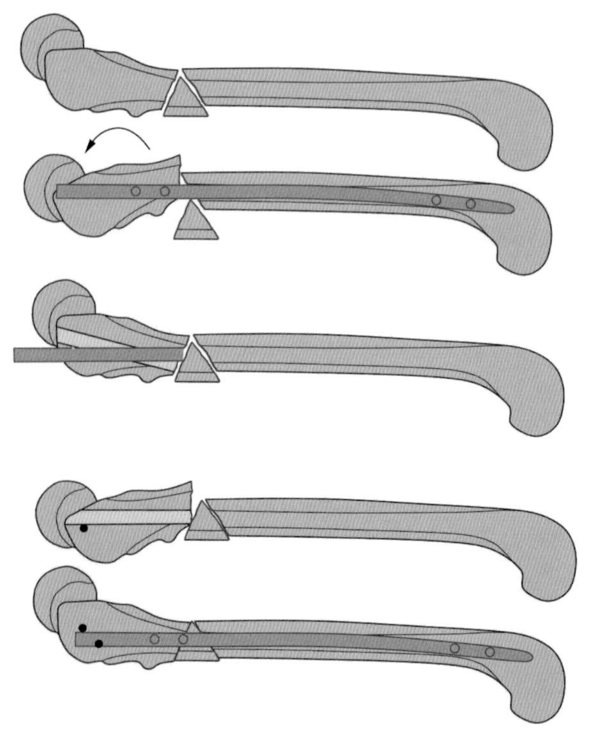

图 6-3-45 阻挡钉可以矫正错误的进钉点，纠正成角畸形

对于简单骨折，阻挡钉可以将剪切应力转变成压应力（图 6-3-46）。以斜形骨折为例，轴向加压可以在骨折断端区域产生剪切力，并导致移位，减少骨折断端的接触面积。这样，不仅会增加内置物断裂失败的风险，而且还会对骨折愈合造成负面影响。针对该情况，我们可以使用阻挡钉，一方面可以阻止骨折侧方移位，维持或提高断端接触，还可以将剪切应力转变成压应力，从而促进骨折愈合。

7.4 开放髓内钉技术

对于新鲜骨折不推荐使用该技术。因为髓内钉技术会破坏髓内血供，进行切开、环扎等操作会进一步破坏髓外血供，影响骨折的正常愈合。开放髓内钉技术仅用于开放性骨折伴髓腔污染的患者，对髓腔内进行清创冲洗及内固定。

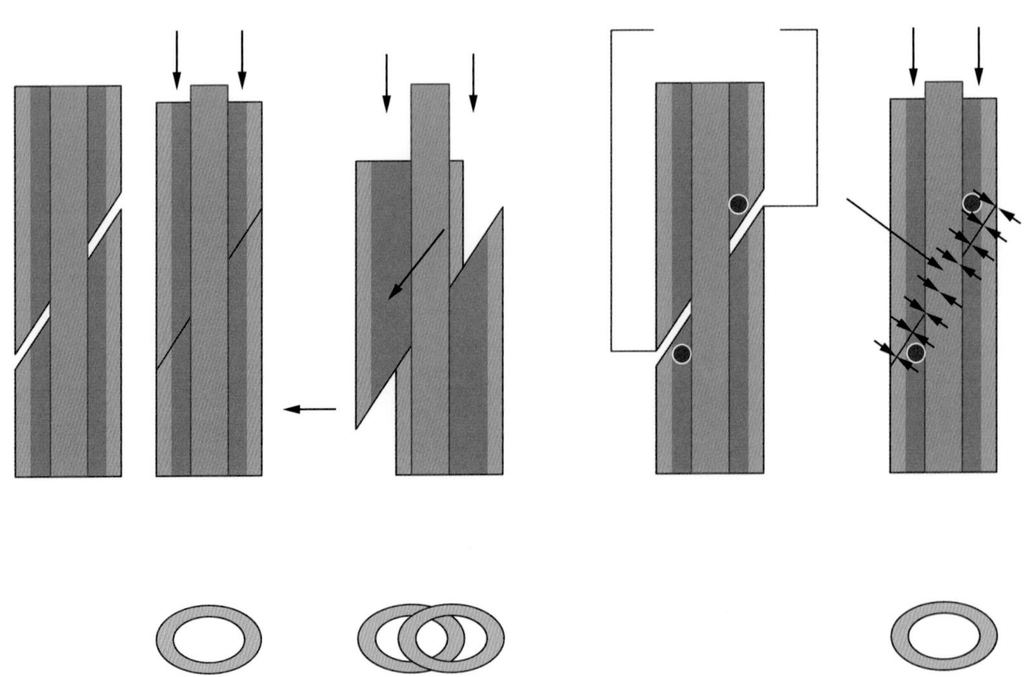

图 6-3-46 对于简单骨折，阻挡钉可以将剪切应力转变成压应力

目前，开放髓内钉技术的主要适应证为股骨干骨不连。注意如果采取开放髓内钉技术，骨折愈合时间会延长，感染和骨折不愈合几率会增加，应该相应地延长下地负重时间。

8. 术后处理

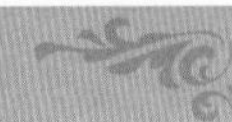

术后处理必须根据每个患者合并损伤的情况、骨折类型、固定的稳定性进行个体化实施。如果骨折固定稳定且患者一般情况良好，术后根据耐受情况逐渐增加负重。术后第1天，患肢行股四头肌等长收缩锻炼，膝关节被动功能锻炼。第1～2周，床边非负重下行膝关节功能锻炼。第3～4周，拄拐下地，患肢部分负重，继续行膝关节功能锻炼。静态锁定时，患肢负重不应超过自身体重的50%。影像检查提示骨折愈合后，才允许患者进行全负重功能锻炼。

9. 术后并发症及其防治策略

9.1 神经损伤

导致神经损伤的常见原因包括：过度牵引（术前和术中）、手术入路选择不当、粗暴的复位操作、交锁螺钉固定。其中最常见的原因是过度牵引。牵引引发的神经损伤以腓总神经最为多。相比胫骨结节牵引，术前采用股骨髁上牵引导致神经损伤的概率更低。术中除骨折复位时间外，其余手术流程应尽量减少牵引时间，这样也可以降低神经损伤的风险。牵引所导致的神经损伤往往预后较好，90%的患者术后1年内能够完全恢复。

选择梨状窝进钉点时，切口过于偏后或偏远端时，会导致臀上神经损伤，最终导致臀中肌和臀小肌肌力下降及髋关节外展无力。我们推荐采用侧卧位且不用牵引床，髋关节屈曲后可以使手术切口远离神经，从而避免损伤。逆行髓内钉行皮肤切口，尤其是延长切口时，可能会损伤隐神经的髌骨下分支。该神经的损伤会导致髌骨下方感觉障碍和痛性神经瘤形成。后者的形成可能会增加膝关节功能锻炼的疼痛感受，降低功能锻炼依从性，增加关节僵直的风险。临近髌骨下极的小切口，以及小心的组织分离可以减少该损伤。

粗暴的复位操作也会引发神经损伤，多见于之前骨折处理方式不当所致的股骨短缩畸形。恰当的使用复位工具是减少该类情况发生的关键。交锁螺钉固定所致的神经损伤多见于长的逆行髓内钉近端交锁固定，股神经的分支受累最为多见。小心地分离组织和使用保护套筒有利于减少神经损伤。同时，应使近端锁钉孔位于股骨小转子以近，也能够避免其发生。

9.2 血管损伤

血管损伤的发生率约2%，常见于骨折移位明显和股骨远1/3骨折的患者。术中发生血管损伤比较少见。逆行髓内钉近端前后方向交锁螺钉固定时，存在损伤旋股内侧动脉横支和降支的风险。因此，采用以下措施能够降低该风险：①小心地分离组织和使用保护套筒；②应使近端锁钉孔位于股骨小转子近端。如果术后发现血管损伤且存在失血性休克，应立即进行血管造影，行选择性血管栓塞治疗。

9.3 筋膜间室综合征

由于大腿只有两个间室，且间室内容量较大，所以筋膜间室综合征发生率较低，发病率为1%～2%。常见原因包括：外伤，正性肌力药物，扩髓，牵引床使用时间过长，手术时间过长，体位摆放错误，血管损伤后或修复后的再灌注损伤。其中，扩髓会导致出血增加，并将髓腔内容物释放到间室内，这可能会造成筋膜间室综合征。关于这种扩髓所致的筋膜间室综合征假说，至今为止没有确凿的证据支持。相关研究显示，扩髓的过程会临时增加间室内压力，但术后未能检测出持续的压力升高。

当舒张压和间室内压力差小于 30mmHg 时，应立即行筋膜间室减压术。大多数情况下，只需要通过股骨外侧切口切开外侧肌间隔进行减压。如果外侧减压后，间室内压力仍比较高，可能会需要辅助内侧切口行内收肌间室减压术。

9.4 医源性骨折

医源性骨折最常见的是股骨颈骨折，常由于进钉点错误、近端开口过度扩髓及暴力插入髓内钉所致。值得注意的是，股骨干骨折合并同侧股骨颈骨折的发病率高达 9%。但是，如果术中发现股骨颈骨折，应仔细分析原因，辨认是术前已存在的骨折还是术中医源性骨折。此时，术前股骨近端 CT 平扫＋三维重建就显得尤为重要。避免发生医源性骨折的关键在于，骨道开通的方向应在髓腔的延长线上。这样可以减少髓内钉插入时的张力和压力。如果发生医源性股骨颈骨折，应在髓内钉的前方向股骨头内固定两枚螺钉。如果发生其他医源性骨折，只要不降低髓内钉固定的稳定性，通常静力多枚螺钉交锁固定就可以获得足够的稳定性。

9.5 畸形

股骨髓内钉术后畸形包括三个方面：成角、短缩和旋转畸形。成角畸形是指在冠状面或矢状面上成角＞5°。短缩畸形是指患肢相比健侧短缩＞2cm。旋转畸形是指股骨内外旋＞15°。关于何种程度的畸形会给患者带来短期或长期的问题，目前还不清楚。畸形所带来的问题受多重因素的影响：畸形的程度、发现畸形的时间、患者的期望值和需求，以及合并症的严重程度。

成角畸形多发生于股骨近端非峡部骨折，多由于术中复位欠佳和进针点选择错误，以及术后内侧缺乏支撑继发的畸形所致。最有效的治疗方式是正确使用阻挡钉技术。短缩畸形多见于股骨粉碎性骨折，应将健侧作为参考，术前详细的测量计划和术中准确的透视是有效手段。旋转畸形最准确的评估方式是术后 CT。一旦诊断旋转畸形，且患肢在内外旋过程中不能通过中立位，应尽快手术矫正。可以采用两枚克氏针，分别固定于骨折线远、近端骨块上，根据术前测量的旋转畸形将这两枚克氏针成角固定。去除断端一侧的交锁螺钉后，旋转肢体远端。当两枚克氏针平行后，即完成旋转矫正，然后再次固定该螺钉。

9.6 内置物失效

内置物失效常意味着医师和患者将面临严重的挑战。尤其是当主钉发生断裂或弯曲时，其常伴发愈合相关问题（骨折延迟愈合和不愈合）及机械负荷过大的问题（疲劳损伤，急性外力损伤）。这种情况下，常需要行翻修手术。

9.7 骨折延迟愈合和不愈合

股骨干骨折髓内钉固定术后延迟愈合和不愈合的发生率为 1%～12.5%。相比扩髓髓内钉，非扩髓技术会增加骨折延迟愈合和不愈合的几率（4.5 倍）。目前临床常用的治疗方法包括髓内钉动力化，阻挡钉技术，更换髓内钉，附加钢板，外侧单钢板，双钢板技术，Ilizarov 牵张成骨技术（表 6-3-4）。无论采用何种手术方式治疗骨折不愈合，都应遵循以下原则：

提高机械力学稳定性，改善骨折愈合的生物学环境，消除骨折断端的间隙，控制感染。在此基础上，根据患者骨折不愈合的特点和医师个人所熟悉的手术方式，选择合理的治疗策略（图 6-3-47 和图 6-3-48）。

表 6-3-4 髓内钉固定术后骨折延迟愈合和不愈合治疗方式的优缺点

手术方式	愈合率	适应证	优点	缺点
附加钢板	＞95%	各种类型的无菌性骨不连	更加简便、快速和有效的方法	双皮质螺钉固定困难，钢板长度和螺钉数量的选择存在争议
双钢板	＞90%	各种类型的无菌性骨不连	固定强度大且牢固	手术创伤大，时间长，髓内和髓外的血供破坏大，愈合时间长
阻挡钉	—	选择性治疗肥大型骨不连	手术创伤小，操作简单	适应证狭窄
动力化	＜60%	简单骨折，之前髓内钉固定良好	手术简单	治疗成功率低，且常伴下肢短缩畸形
更换髓内钉	53%～90%	无菌性；不合并骨缺损的患者，尤其是肥大型骨不连	损伤较小，操作简单	适应证狭窄
Ilizarov 技术	80%～90%	各种类型骨不连，尤其是感染性	损伤小，术后可以早期进行负重功能锻炼	带架时间长，外架相关并发症多

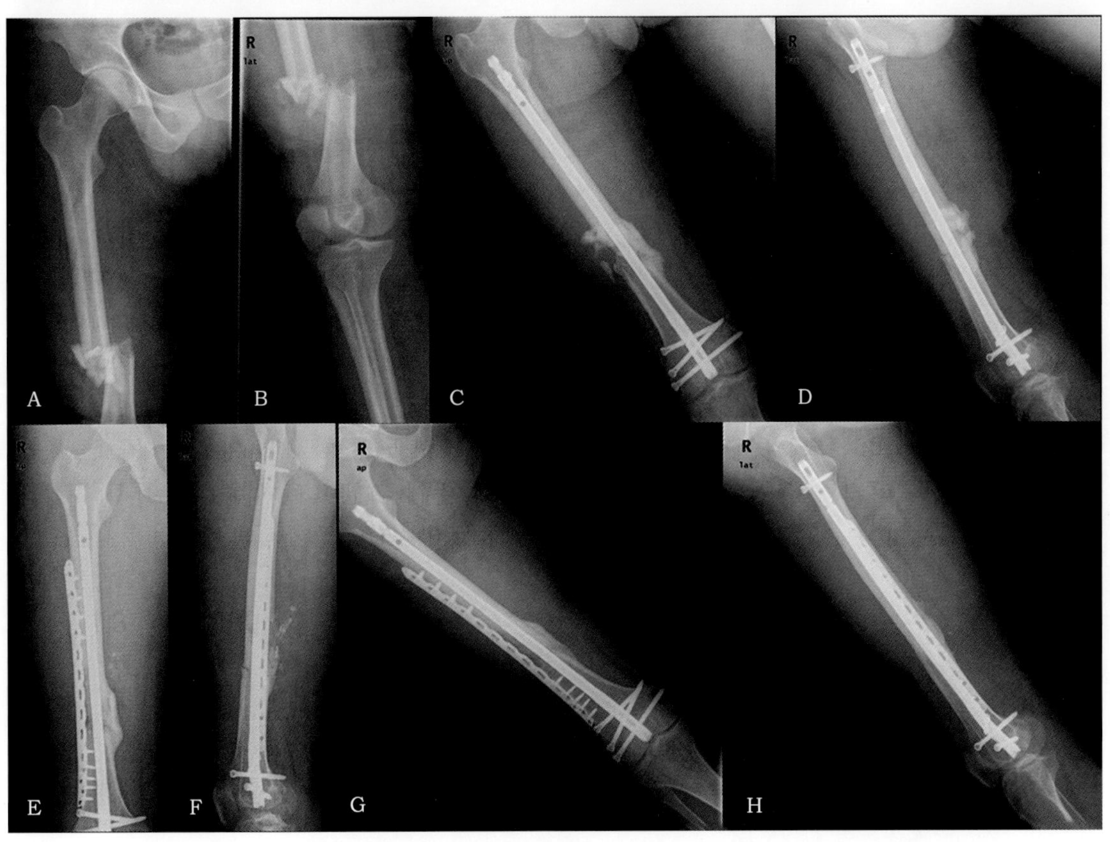

图 6-3-47 患者，男，34 岁，右股骨干骨折髓内钉术后骨不连，骨不连位于远端非峡部

A、B. 外伤致右股骨干骨折；C、D. 予以逆行髓内钉内固定，术后 10 个月 X 线显示骨折不愈合，骨不连类型为肥大型，之前内固定物未见松动断裂；E、F：在保留原有髓内钉的基础上，予以经外侧入路于股骨外侧置入附加钢板＋自体骨植骨术，钢板类型为 14 孔 4.5mm LCP，钢板远端固定 5 枚单皮质锁定螺钉，近端固定 4 枚单皮质锁定螺钉；G、H. 术后 3 个月 X 线显示骨折愈合

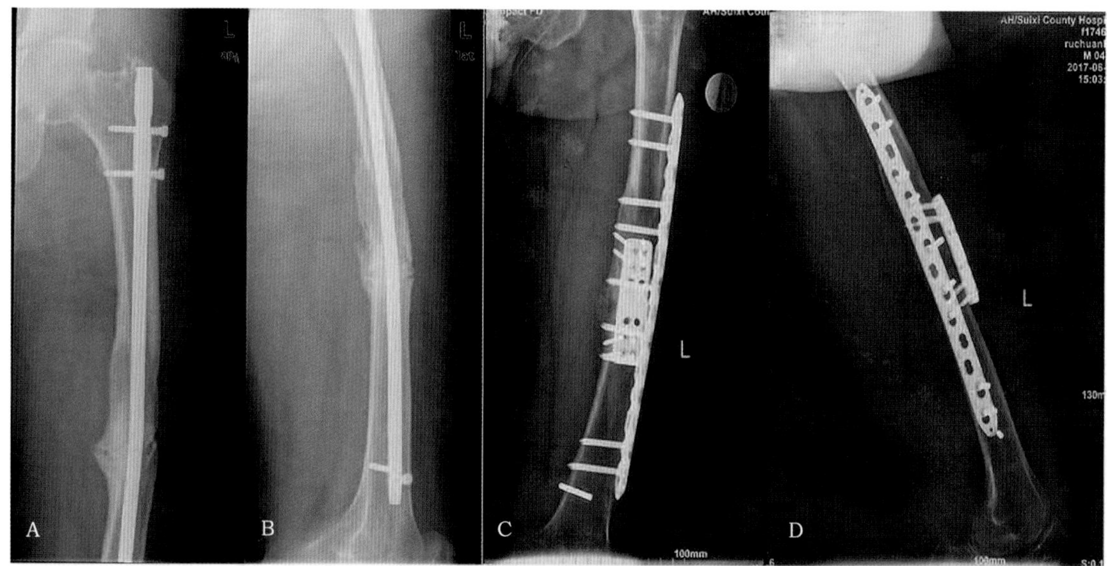

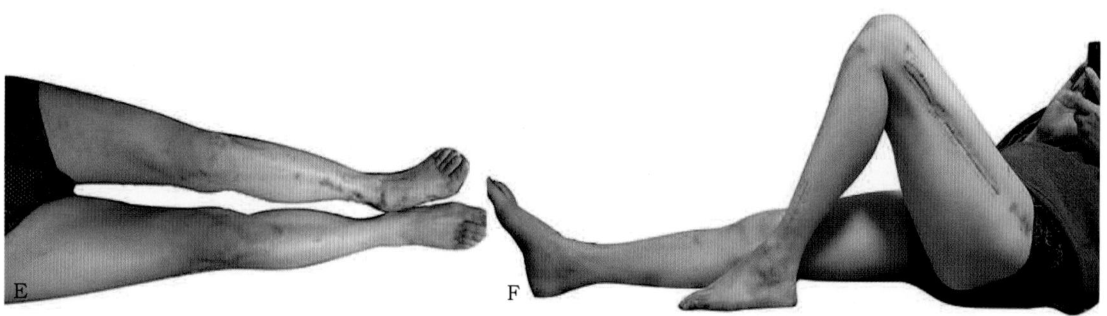

图 6-3-48 患者，男，43 岁，左股骨干骨折髓内钉术后骨不连

A、B. 术前 X 线示左股骨干肥大型骨不连，髓内钉的主钉和远端交锁螺钉均断裂，并合并明显的内翻和内旋畸形；C、D. 患者接受的手术方式为双钢板治疗，术后 7 个月 X 线示骨折愈合，未见明显骨折线，断端的前后和内外皮质均有连续性骨痂通过；E、F. 患者完全负重活动时，患肢局部无疼痛，外像显示患侧膝关节活动范围良好，患肢功能良好

（张 伟 张如意）

参考文献

［1］ Rommens PM, Hessmann MU. Intramedullary nailing [M]. Springer, 2015: 419-452.

［2］ Browner BD, Jupiter JB, Levine AM, et al. Skeletal trauma: basic science, management, and reconstruction [M]. 4th ed. Philadelphia, PA: W.B. Saunders, 2009.

［3］ Neumann MV, Sudkamp NP, Strohm P. Management of femoral shaft fractures [J]. Acta Chir Orthop Traumatol Cech, 2015, 82 (1): 22-32.

［4］ Tarr RR, Wiss DA. The mechanics and biology of intramedullary fracture fixation [J]. Clin Orthop Relat Res, 1986, 212: 10-17.

［5］ Rutter JE, de Vries LS, van der Werken C. Intramedullary nailing of open femoral shaft fractures [J]. Injury,

1994, (25): 419-422.
[6] Williams MM, Askins V, Hinkes EW, et al. Primary reamed intramedullary nailing of open femoral shaft fractures [J]. Clin Orthop Relat Res, 1995, (30): 182-190.
[7] Kessler SB, Hallfeldt KK, Perren SM, et al. The effects of reaming and intramedullary nailing on fracture healing [J]. Clin Orthop Relat Res, 1986, (212): 18-25.
[8] Brinke MR, O’ Connor DP. Exchange nailing of ununited fractures. J [J]. Bone Joint Surg (Am), 2007, (89): 177-188.
[9] Giannoudis P, MacDonald D, Matthews S, et al. Nonunion of the femoral diaphysis [J]. Bone Joint J, 2000, (82): 655-658.
[10] Tzioupis C, Giannoudis PV. Prevalence of long-bone non-unions [J]. Injury, 2007, (38): 3-9.
[11] Hak DJ, Fitzpatrick D, Bishop JA, et al. Delayed union and nonunion: Epidemiology, clinical issues, and financial aspects [J]. Injury, 2014, (45): 3-7.
[12] Robert Zura, Ze Xiong, Thomas Einhorn, et al. Epidemiology of Fracture Nonunion in 18 Human Bones [J]. JAMA Surg, 2016, (9): E1-E12.
[13] Markus Rupp, Christoph Biehl, Matthäus Budak, et al. Diaphyseal long bone nonunions — types, aetiology, economics, and treatment recommendations [J]. Int Orthop, 2018, (42): 247-258.
[14] McMillan TE, Johnstone AJ. Technical considerations to avoid delayed and non-union [J]. Injury, 2017, (48): S64-S68.
[15] Bell A, Templeman D, Weinlein JC. Nonunion of the femur and tibia: An update [J]. Orthop Clin N Am, 2016, (47): 365-375.
[16] 唐佩福，王岩．解放军总医院创伤骨科手术学：创（战）伤救治理论与手术技术 [M]．北京：人民军医出版社，2013.
[17] Pihlajamaki HK, Salminen ST, Bostman OM. The treatment of nonunions following intramedullary nailing of femoral shaft fractures [J]. J Orthop Trauma, 2002, (16): 394-402.
[18] Crowley DJ, Kanakaris NK, Giannouds PV. Femoral diaphyseal aspetic non-unions: Is there an ideal method of treatment [J]. Injury, 2007, (38): 55-63.
[19] Gelalis ID, Poltis AN, Arnaoutolou CM, et al. Diagnostic and treatment modalities in nonunions of the femoral shaft: A review [J]. Injury, 2012, (43): 980-988.
[20] 张伟，陈华，唐佩福．股骨干无菌性骨不连的最新治疗进展 [J]．中国修复重建外科杂志，2018，32（5）：519-525.
[21] Bumpass DB, Ricci WM, McAndrew CM, et al. A prospective study of pain reduction and knee dysfunction comparing femoral skeletal traction and splinting in adult trauma patients [J]. J Orthop Trauma, 2015, 29 (2): 112-118.
[22] Even JL, Richards JE, Crosby CG, et al. Preoperative skeletal versus cutaneous traction for femoral shaft fractures treated within 24 hours [J]. J Orthop Trauma, 2012, 26 (10): e177-e182.
[23] Gulli B, Ciatolla JA, Barnes L. American Academy of Orthopaedic Surgeons. Emergency care and transportation of the sick and injured [M]. 10th ed.Sudbury, MA: Jones and Bartlett, 2011: 672-673.
[24] Boulton CL, Pollak AN. Special topic. Ipsilateral femoral neck and shaft fractures—does evidence give us the answer? [J] Injury, 2015, 46 (3): 478-483.
[25] Winquist RA, Hansen ST Jr, Clawson DK. Closed intramedullary nailing of femoral fractures. A report of five hundred and twenty cases [J]. J Bone Joint Surg (Am), 1984, 66 (4): 529-539.
[26] Marsh JL, Slongo TF, Agel J, et al. Fracture and dislocation classification compendium-2007: Orthopaedic Trauma Association classification, database and outcomes committee [J]. J Orthop Trauma, 2007, 21 (suppl 10): S1-S133.
[27] Bone LB, Johnson KD, Weigelt J, et al. Early versus delayed stabilization of femoral fractures: A prospective

randomized study [J]. J Bone Joint Surg (Am), 1989, 71 (3): 336-340.

[28] Pape HC, Grimme K, Van Griensven M, et al; EPOFF Study Group. Impact of intramedullary instrumentation versus damage control for femoral fractures on immunoinflammatory parameters: Prospective randomized analysis by the EPOFF Study Group [J]. J Trauma, 2003, 55 (1): 7-13.

[29] Dell RM, Adams AL, Greene DF, et al. Incidence of atypical nontraumatic diaphyseal fractures of the femur [J]. J Bone Miner Res, 2012, (27): 2544-2550.

[30] DiChristina DG, Riemer BL, Butterfield SL, et al. Femur fractures with femoral or popliteal artery injuries in blunt trauma [J]. J Orthop Trauma, 1994, (8): 494-503.

[31] DiCicco JD 3rd, Jenkins M, Ostrum RF. Retrograde nailing for subtrochanteric femur fractures [J]. Am J Orthop, 2000, 29 (suppl 9): 4-8.

[32] Dodenhoff RM, Dainton JN, Hutchins PM. Proximal thigh pain after femoral nailing. Causes and treatment [J]. J Bone Joint Surg (Br), 1997, (79): 738-741.

[33] Dora C, Leunig M, Beck M, et al. Entry point soft tissue damage in antegrade femoral nailing: A cadaver study [J]. J Orthop Trauma, 2001, (15): 488-493.

[34] Duan X, Li T, Mohammed AQ, Xiang Z. Reamed intramedullary nailing versus unreamed intramedullary nailing for shaft fracture of femur: A systematic literature review [J]. Arch Orthop Trauma Surg, 2011, (131): 1445-1452.

[35] O'Toole RV, Dancy L, Dietz AR, et al. Diagnosis of femoral neck fracture associated with femoral shaft fracture: blinded comparison of computed tomography and plain radiography [J]. J Orthop Trauma, 2013, (27): 325-330.

[36] O'Toole RV, O'Brien M, Scalea TM, et al. Resuscitation before stabilization of femoral fractures limits acute respiratory distress syndrome in patients with multiple traumatic injuries despite low use of damage control orthopedics [J]. J Trauma, 2009, (67): 1013-1021.

[37] O'Toole RV, Riche K, Cannada LK, et al. Analysis of postoperative knee sepsis after retrograde nail insertion of open femoral shaft fractures [J]. J Orthop Trauma, 2010, (24): 677-682.

[38] Ostrum RF, Agarwal A, Lakatos R, et al. Prospective comparison of retrograde and antegrade femoral intramedullary nailing [J]. J Orthop Trauma, 2000, (14): 496-501.

[39] Ostrum RF, DiCicco J, Lakatos R, et al. Retrograde intramedullary nailing of femoral diaphyseal fractures [J]. J Orthop Trauma, 1998, (12): 46-468.

[40] Ostrum RF, Levy MS. Penetration of the distal femoral anterior cortex during intramedullary nailing for subtrochanteric fractures: A report of three cases [J]. J Orthop Trauma, 2005, (19): 656-660.

[41] Ostrum RF, Marcantonio A, Marburger R. A critical analysis of the eccentric starting point for trochanteric intramedullary femoral nailing [J]. J Orthop Trauma, 2005, (19): 681-686.

[42] McConnell A, Zdero R, Syed K, et al. The Biomechanics of Ipsilateral Intertrochanteric and Femoral Shaft Fractures: A Comparison of 5 Fracture Fixation Techniques [J]. J Orthop Trauma, 2008, (22): 517-524.

[43] Wähnert D, Hoffmerier KL, Dipl-Ing, et al. Internal fixation of type-C distal femoral fractures in osteoporotic bone [J]. J Bone Joint Surg (Am), 2010, (92): 1442-1452.

[44] Kyle RF, Shcaffhausen JM, Bechtold JE. Biomechanical characteristics of interlocking femoral nails in the treatment of complex femoral fractures [J]. Clin Orthop Relat Res, 1991, (267): 169-173.

[45] Bankston AB, Keating DA, Simon FD. The biomechanical evaluation of intramedullary nails in distal femoral shaft fractures [J]. Clin Orthop Relat Res, 1992, (276): 277-282.

[46] Johnson KD, Tencer AF, Blementhal S. Biomechanical performance of locked intramedullary nailing system in comminuted femoral shaft fractures [J]. Clin Orthop Relat Res, 1986, (206): 151-161.

[47] Bong MR, Kummer FJ, Koval KJ, et al. Intramedullary nailing of the lower extremity: Biomechanics and

biology [J]. J Am Acad Orthop Surg, 2007, (15): 97-106.
[48] Tarr RR, Wiss DA. The mechanics and biology of intramedullary fracture fixation [J]. Clin Orthop Relat Res, 1986, (212): 10-17.

第 4 节　股骨远端骨折

1. 流行病学

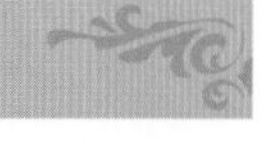

股骨远端骨折是指股骨最远端 9cm 以内的骨折，年发病率为 4.5 万～11.7/10 万人，约占全身骨折的 0.4%，占股骨骨折的 4%～6%。股骨远端骨折大多数为股骨髁上骨折，粉碎性骨折多见，开放性骨折占 5%～10%。本病发病呈双峰分布，青年男性多因高能量损伤所致，老年骨质疏松患者多为低能量损伤所致。随着人口老龄化的加重和膝关节置换术后患者的增多，该部位骨折的发病率逐年增高。股骨远端骨折人群中，老年患者占 85%。在假体周围骨折患者中，初次关节置换术后股骨远端骨折的发病率为 0.7%，关节置换翻修术后其发病率为 1.7%。

2. 应用解剖

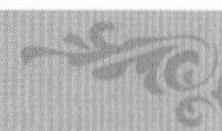

股骨远端骨折分为股骨髁上骨折和股骨髁间骨折。股骨髁上骨折是指骨折线位于股骨干骺端结合部和股骨髁之间的区域，未累及关节面。该部位是管状皮质骨和不规则松质骨的移行区，容易发生骨折。股骨髁间骨折是指骨折线经髁间区域，累及关节面。该部位髁间窝是股骨内外侧髁中间的凹陷部分，为力学薄弱区域，是该骨折易发生的重要原因。股骨远端周围血供丰富，在骨折稳定固定的基础上，一般都可以实现愈合。

股骨远端骨折复位重建成功的重要标准是恢复下肢的轴线，并预防内翻畸形。下肢的轴线有 3 条：躯体长轴、股骨力学轴线和股骨解剖轴线（图 6-4-1）。股骨力学轴线是从股骨头中央到膝关节中央的连线，该轴线与躯体长轴呈 3° 夹角。股骨解剖轴线，即股骨干的长轴轴线，是股骨梨状窝与股骨髁间窝前交叉韧带止点前方 1cm 处的连线，该轴线与躯体长轴呈 9° 夹角。股骨远端的外翻角对于控制内翻畸形非常重要。由于股骨内侧髁较外侧髁向远端延伸，使股骨的解剖轴线与胫骨的解剖轴线存在约 6° 的夹角，即股骨外翻角。骨折复位时需要恢复及维持此角度。文献报道，超过 15° 的外翻角度或任何内翻角度，都会引起或加速膝关节创伤性骨关节炎的发生。

股骨远端形状极不规则，正确地认识其解剖结构对于骨折的复位、钢板的放置，以及螺钉分布及其长度的选择非常重要（图 6-4-2）。股骨远端在髁上区域由柱形逐渐变化为扁形，再形成股骨髁的形态。在横断面上，从远端向近端观察股骨远端呈梯形。相比股骨内侧髁，外侧髁前缘更向前凸，从而形成从外前到内后 10° 倾斜。此外，股骨内外侧皮质向前方中线汇聚，分别形成 25° 和 10° 的倾斜角。固定股骨髁间骨折时，靠近前表面的螺钉，应自外上向内下倾斜 10°。从前向后置入螺钉固定股骨后髁的 Hoffa 骨折时，螺钉应平行于内外侧髁的倾斜面，内侧倾斜 25°，外侧倾斜 10°。不仅如此，术中透视时也应考虑这些倾角的存在，避

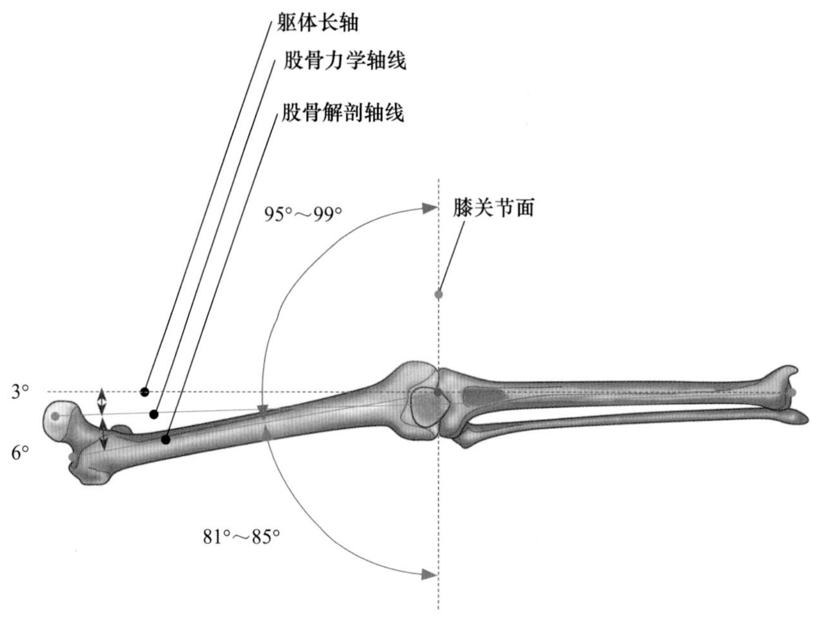

图 6-4-1 下肢的轴线示意图：躯体长轴、股骨力学轴线和股骨解剖轴线

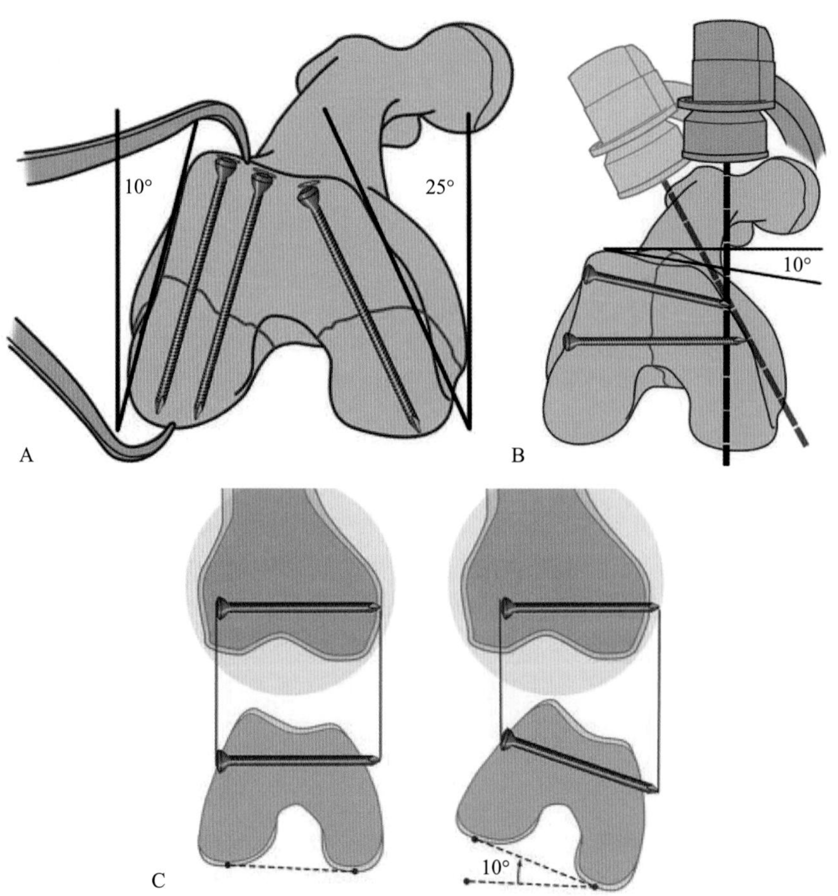

图 6-4-2 股骨远端形状极不规则，正确地认识其解剖结构对于骨折的复位、钢板的放置，以及螺钉分布及其长度的选择非常重要

免造成螺钉过长所致的对侧软组织和韧带激惹。从侧方观察股骨髁前半部分与股骨干相连接，后髁向后方延伸。因此，内固定物应固定在股骨髁的前半部，避免偏心固定导致骨折移位和内置物失败。此外，术中复位髁间骨折时，由于股骨远端的梯形形态，应使用大的复位钳钳夹股骨髁中部，避免加重骨折分离移位（图 6-4-3）。

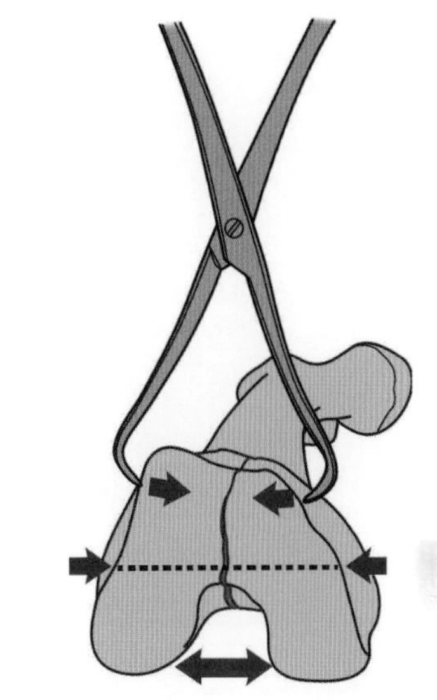

图 6-4-3　点式复位钳固定位置示意图，错误的加持位置会加重骨折分离移位

股骨远端被多组肌肉包绕和附着，这些肌肉组织会导致各种骨折畸形（图 6-4-4）。腓肠肌内、外侧头分别起始于股骨内、外侧髁后方，使骨折远端向后移位；骨折线延伸至髁间时，内、外侧头分别牵拉造成两髁旋转移位。前方的股四头肌和后方的腘绳肌收缩牵拉胫骨近端，顶推股骨远端，造成短缩畸形。大收肌止于股骨内上髁近端内侧面的收肌结节，造成内翻畸形。髂胫束止于胫骨外侧 Gerdy 结节，引起外翻畸形。因此，通常在腘窝后方垫枕轻度地屈曲膝关节，有利于骨折复位。

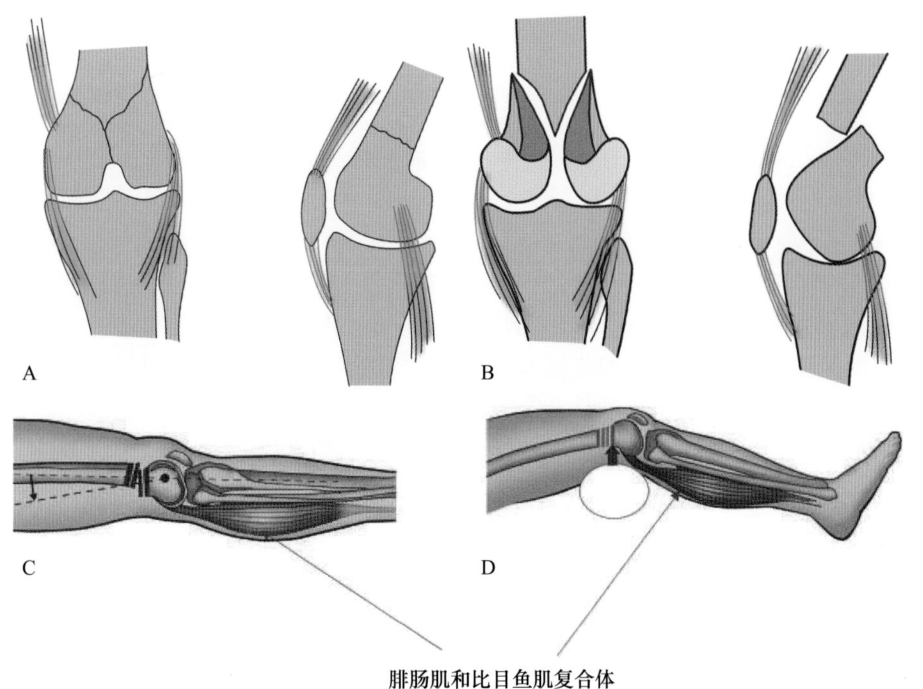

图 6-4-4　股骨远端骨折移位示意图

股骨远端后方分布着重要的血管和神经，移位的骨折块或是不正确的螺钉方向会造成严重的血管和神经损伤。在腘窝上方，血管神经束从收肌裂孔穿出；在腘窝后方，血管神经束直接贴附于股骨远端腘面（图 6-4-5）。这些血管和神经位置固定，活动性差，远侧的骨折块

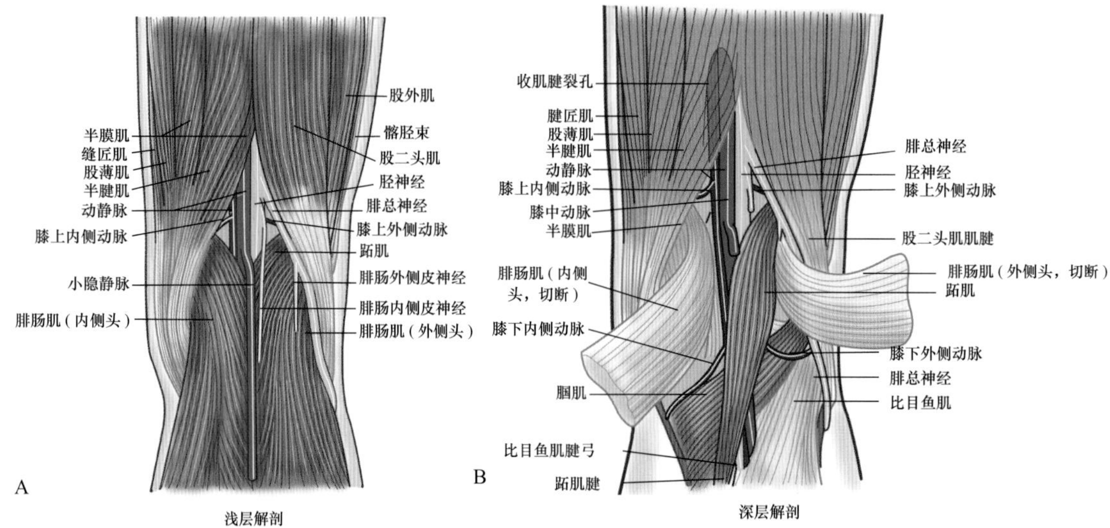

图 6-4-5 腘窝的浅层、深层结构图。可见其内走行的腘动脉、腘静脉、坐骨神经；前两者自收肌裂空穿出位置固定，且贴附于股骨远端腘面；股骨远端骨折时合并血管、神经损伤多发生于此处

在肌肉的牵拉下向后方移位，导致血管神经损伤。

3. 损伤机制和临床评估

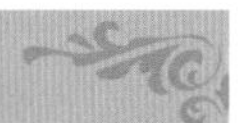

3.1 损伤机制

在轴向负荷基础上，合并存在外翻、内翻或旋转暴力是股骨远端骨折发生的主要机制。骨折发生的双峰分布是其主要特点。年轻患者多由高暴力损伤所致，外力直接作用于骨折部位，多见于车祸伤和高坠伤（图 6-4-6）。这类患者的骨折常移位明显且粉碎严重，有时会合并软组织损伤，甚至发生开放性骨折。合并骨质疏松的老年患者由低能量损伤所致，多见于不同原因所致的意外跌倒，而跌倒的原因应是临床医师关注的重点。此外，随着膝关节置换手术的增多，在术中对股骨远端过度修整可能是导致假体周围骨折的重要原因。

3.2 临床评估

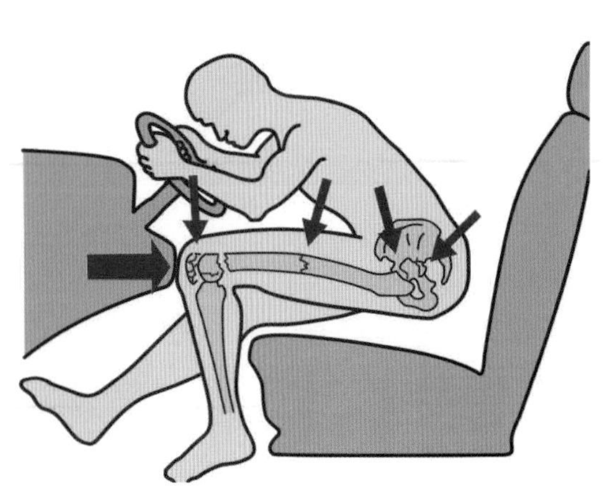

图 6-4-6 高暴力损伤所致的股骨远端骨折

对于怀疑发生股骨远端骨折的患者，应详细采集病史和进行体格检查。首先应询问致伤机制，明确为高能量或低能量损伤。典型的临床表现为局部疼痛、肿胀。如果骨折移位明显，患肢常伴发短缩和外旋畸形。检查膝关节周围皮肤软组织，是否存在挫伤、淤血、水肿，甚至开放伤。如存在开放性损伤，应明确其是否与关节腔相通。血管神经的检查和评估非常重要。腘窝部位肿胀，肢体苍白，皮温下降，足背脉搏消失提示血管可能损伤，须行血管超声、

血管造影或增强 CT 血管重建（图 6-4-7）。肢体麻木、感觉异常、双下肢感觉不对称等均提示神经损伤。小心对骨折进行复位并尽早固定患肢，有利于避免神经血管二次损伤的发生。对于高能量损伤的患者，注意评估是否存在失血性休克，并明确头、胸、腹、盆腔脏器等合并损伤的情况。此外，应判断是否合并同侧肢体其他骨折，如髌骨骨折、胫骨平台骨折、胫骨干骨折、股骨颈骨折、髋臼骨折。多学科协作早期有效地复苏和维持血流动力学稳定，对多发伤患者的救治至关重要。

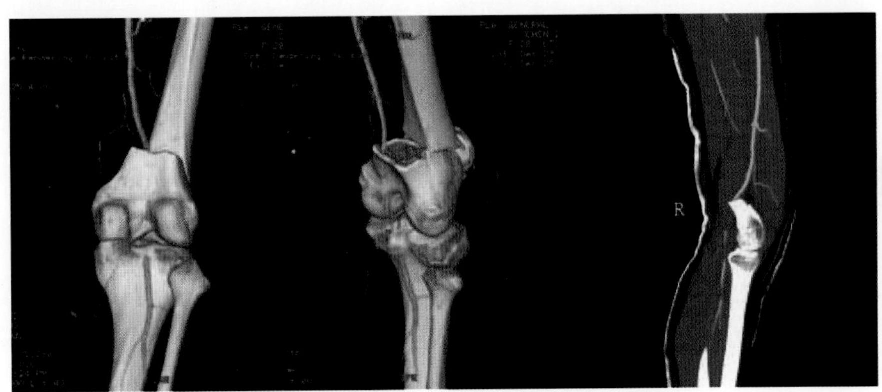

图 6-4-7 股骨远端骨折合并血管损伤

3.3 影像学评估

应行膝关节和股骨正侧位对股骨远端骨折进行诊断（图 6-4-8）。健侧肢体侧位片有助于制订术前治疗计划。如果为高能量损伤，还应行骨盆和同侧髋关节的 X 线检查，以排除合并伤是否存在。对于累及关节面的骨折推荐行 CT 平扫＋三维重建，这是对 X 线检查的重要补充，有助于诊断及制订术前治疗计划。CT 不仅可以明确关节内骨折的粉碎程度，还有利于发现隐匿性骨折（图 6-4-9）。文献报道，股骨远端骨折中 38.1% 包含冠状面骨折，仅靠平片诊断，漏诊率高达 31%。通常不需要常规进行 MRI 检查，但当怀疑韧带及半月板损伤时，MRI

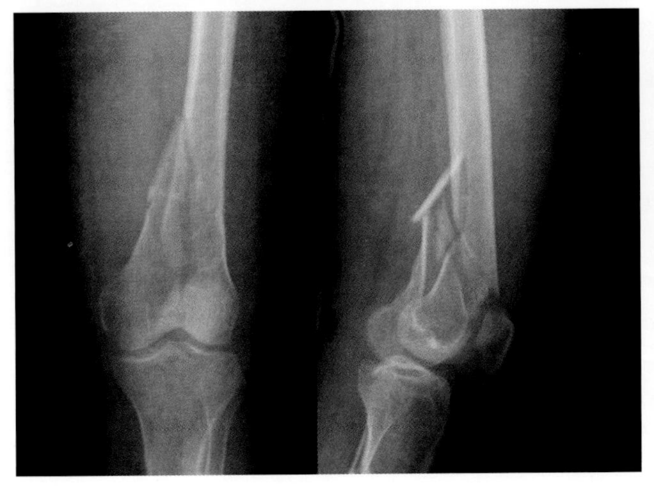

图 6-4-8 股骨远端骨折的 X 线表现

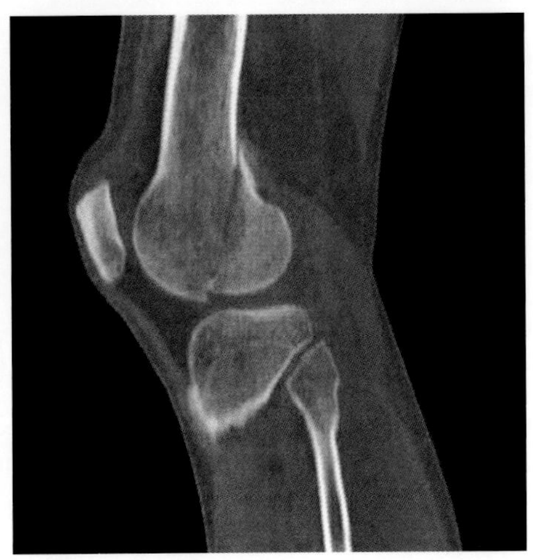

图 6-4-9 股骨远端 CT 平扫＋三维重建有利于对关节内骨折的诊断

检查能早期明确诊断。

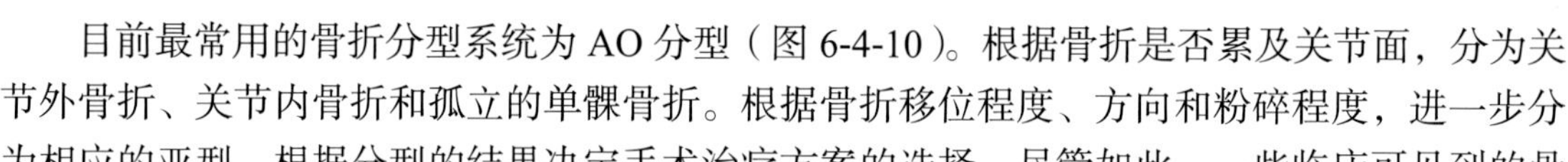

4. 骨折分型

目前最常用的骨折分型系统为AO分型（图6-4-10）。根据骨折是否累及关节面，分为关节外骨折、关节内骨折和孤立的单髁骨折。根据骨折移位程度、方向和粉碎程度，进一步分为相应的亚型。根据分型的结果决定手术治疗方案的选择。尽管如此，一些临床可见到的骨

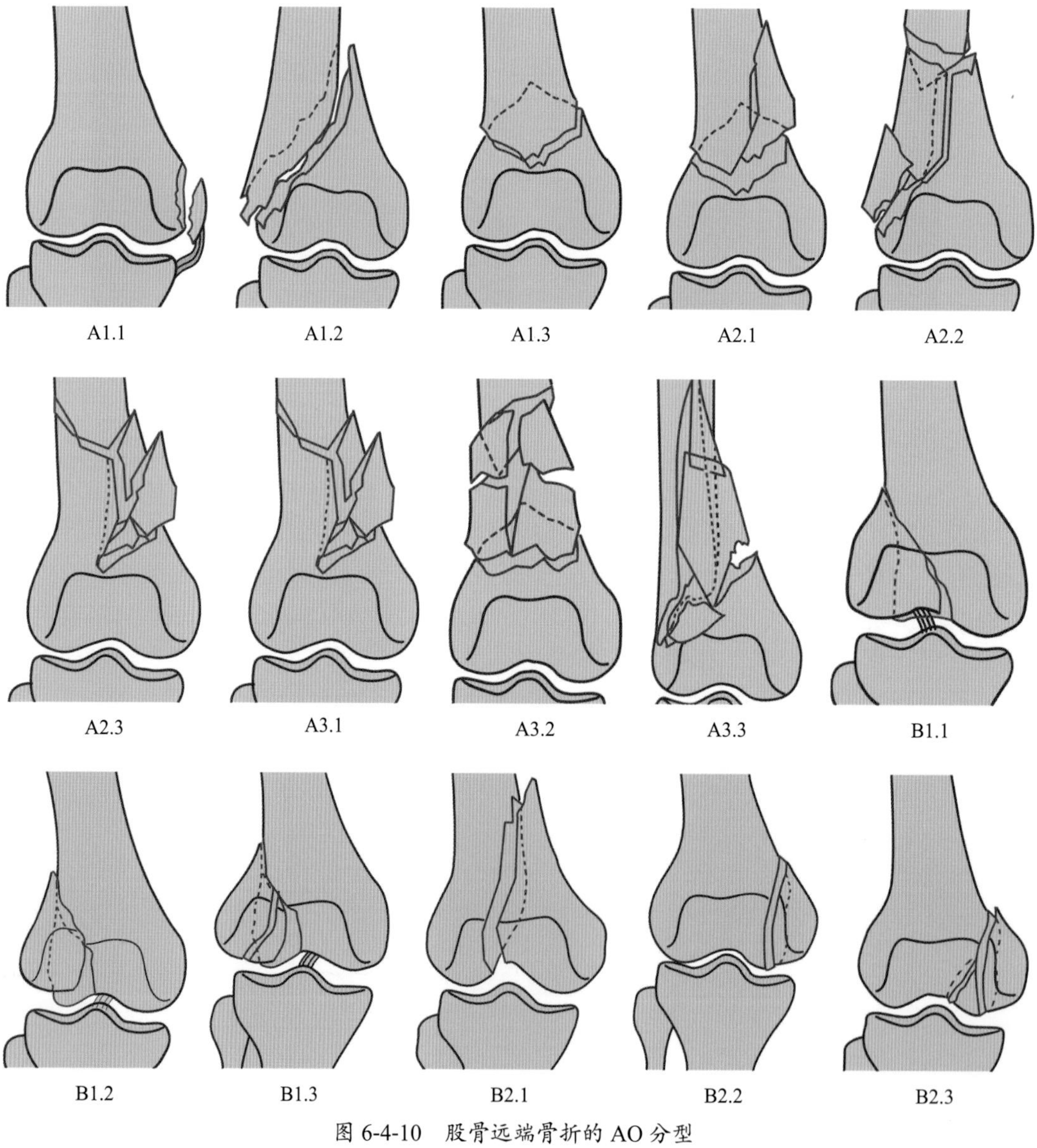

A1.1 A1.2 A1.3 A2.1 A2.2

A2.3 A3.1 A3.2 A3.3 B1.1

B1.2 B1.3 B2.1 B2.2 B2.3

图6-4-10 股骨远端骨折的AO分型

A型为关节外骨折，其中A1型为简单骨折，A2型为蝶形骨折，A3型为复杂骨折；B型为部分关节内骨折，其中B1型为外侧髁矢状线方向骨折，B2型为内侧髁矢状线方向骨折，B3型为冠状线方向骨折；C型为完全关节内骨折，其中C1型干骺端和关节面均为简单骨折，C2型关节面为简单骨折而干骺端为复杂骨折，C3型关节面为复杂骨折

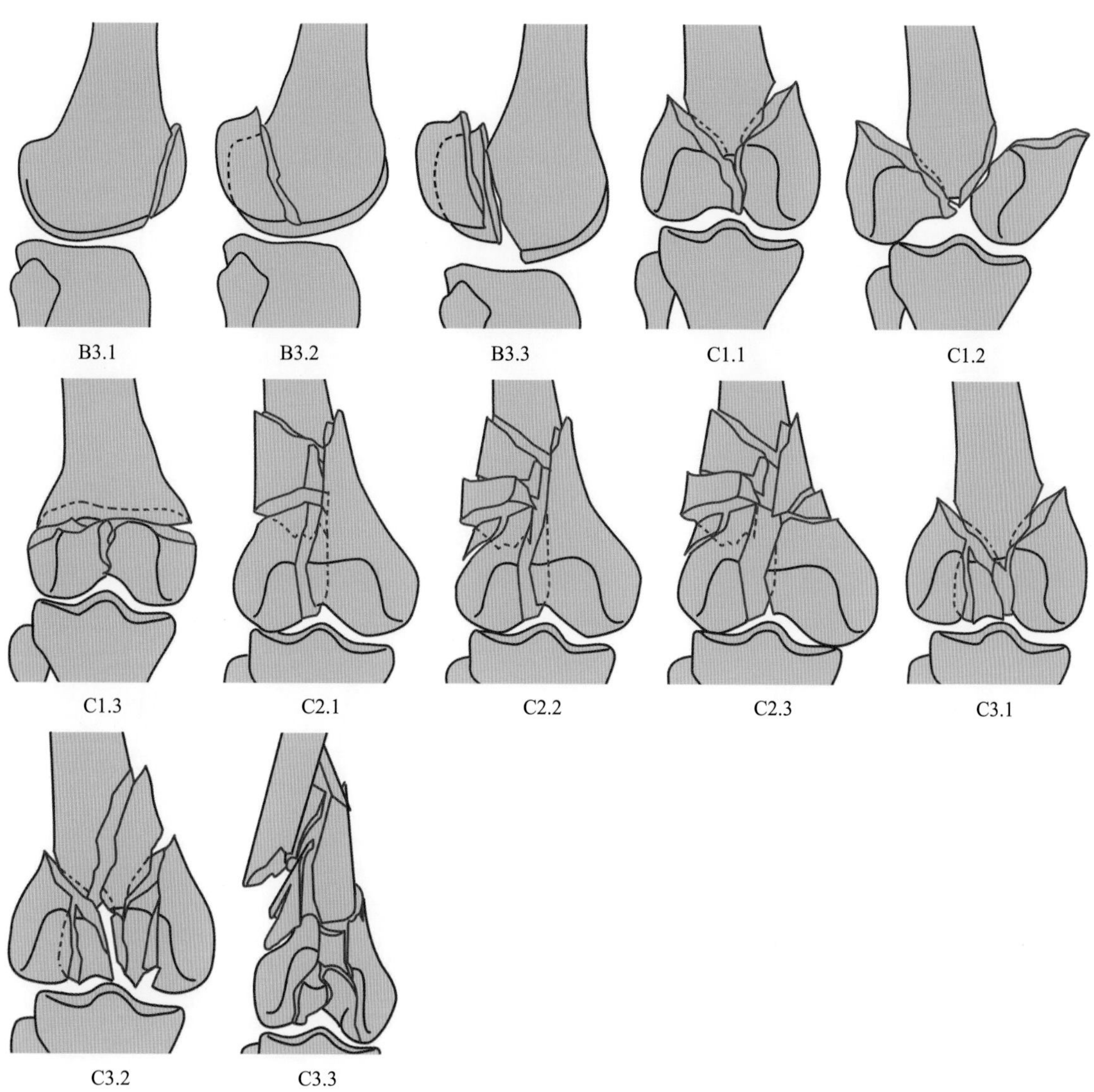

图 6-4-10 （续）

折类型并不能在该分型系统中找到相应的位置；另一些分型所未能纳入考虑的因素可能会影响治疗方案的选择和患者的预后，包括骨质疏松的程度、软组织受累的程度、神经血管损伤情况、同侧肢体骨折的类型（髌骨骨折或胫骨平台骨折）和多发伤情况。因此，应对每个患者及其骨折特征进行个体化评估，最终确认合适的治疗方案。

5. 治疗原则

早在20世纪60年代，大部分的股骨远端骨折都采用石膏和牵引进行非手术治疗，67%～90%的患者获得了基本满意的临床预后。然而，随着手术技术和内固定设计的进步，越来越多的患者开始接受手术治疗。手术治疗的成功率随之逐年提高，60年代达52%～54%，70年代达73.5%～75%，80年代达74%～80%。目前，如果患者的一般情况允许，且无明显的手术禁忌，几乎所有的股骨远端骨折都应行手术治疗。

5.1 非手术治疗

非手术治疗仅适用于以下情况：①无移位的骨折且患者的依从性良好；②受伤前长期卧床的患者；③合并严重内科疾病的患者，尤其心肺衰竭的患者。非手术治疗常用的方法为闭合复位联合骨牵引，是否行石膏或支具固定应视骨折的类型而定。因为非手术治疗需要长期卧床，对于老年患者或多发伤患者并不适用。并且，该方法还会带来一系列严重的并发症，包括肺栓塞、下肢深静脉血栓、肺炎、压疮、尿路感染等。

5.2 手术治疗

手术治疗是最常用的治疗方法。常用的固定方式包括：钢板（LISS 钢板，股骨髁钢板，角钢板，动力髁钢板）和逆行髓内钉（图 6-4-11）。无论采用何种固定方式，都应实现以下目标：①关节面解剖复位，坚强固定；②恢复股骨的长度、力线、外翻角和旋转畸形；③干骺端尽量采取间接复位，减少软组织损伤；④术后早期进行功能锻炼，避免膝关节僵直，并使患者恢复合理且舒适的步态。

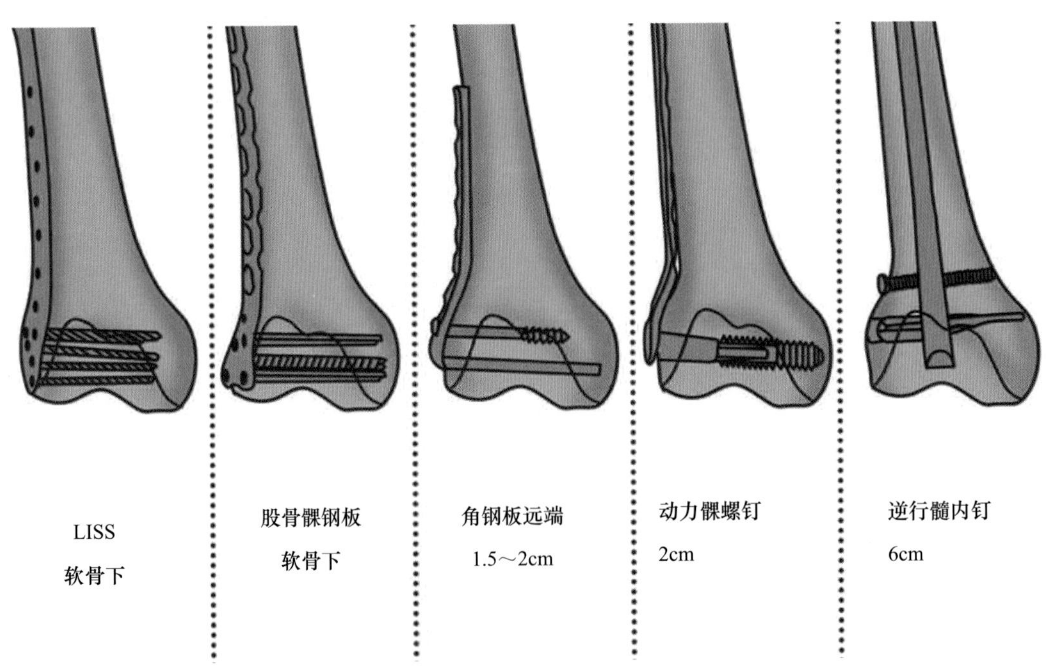

图 6-4-11 股骨远端骨折的固定方式

每种固定方式都有其优缺点，术者应根据骨折类型、患者自身的特点、医师的经验及医院的硬件条件选择合适的治疗方式。一般来说，钢板适用于各种类型的骨折，尤其是 B 型和 C3 型骨折。而髓内钉适用于 A 型、C1 型和 C2 型骨折。相比钢板螺钉固定，逆行髓内钉固定更适于以下情况：病理性肥胖、漂浮膝损伤、合并同侧股骨颈骨折、膝关节假体周围骨折和严重骨质疏松。而对于发生在极远端如关节面以上 2～3cm 的骨折或累及关节面的粉碎性骨折，不推荐采用逆行髓内钉固定。

6. 髓内钉的固定理念

早在20世纪初，Lambotte等就开始采用钢板治疗股骨远端骨折。20世纪40年代，AO/ASIF推荐采用角钢板固定，术后允许患者早期进行功能锻炼，保护关节软骨，预防膝关节僵直，也取得了一定的成功。70年代后，手术治疗逐渐取代非手术治疗，成为股骨远端骨折治疗的主要选择，钢板则是最主要的内固定方式。

然而，采用钢板固定时存在以下问题：①远端锁定螺钉进入关节内。不恰当的钢板放置位置、不正确的透视角度和螺钉长度的测量错误，会导致远端锁定螺钉穿入关节腔内或刺激对侧韧带肌肉软组织。②近端锁定螺钉切出。近端锁定螺钉偏心固定，导致螺钉的工作距离减少和螺钉切出（图6-4-12）。③骨折延迟愈合或不愈合。应用LISS固定股骨远端骨折，过于坚强的固定减少了骨折块之间的微动，抑制了骨痂的生长，甚至造成骨不连（图6-4-13）。此外，还有手术创伤大、出血多、植骨率和二次手术率高等问题。因此，髓内钉作为一种轴心固定方式，力学优势明显，且手术创伤小，逐渐引起临床医师的关注。

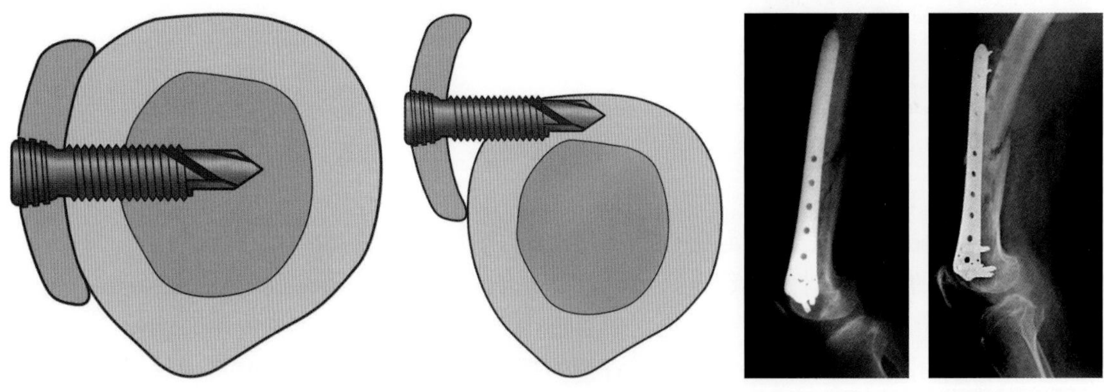

图6-4-12 近端锁定螺钉偏心固定后切出

1987年，Green和Seligson开始讨论采用髓内钉治疗低暴力所致的老年股骨髁上骨折。他们希望采用一种经皮微创的方式插入髓内钉，并通过准确的导向设计完成交锁螺钉的固定。1988年，第1例逆行髓内钉治疗股骨远端骨折获得成功。该髓内钉设计特点为10～12mm的直径，150～200cm的长度，远端有8°后倾角。其交锁螺钉更靠近远端关节面，螺钉直径6.5mm，并配备体外导向设计用于固定交锁螺钉。由于Green、Seligson和Henry在该钉设计和应用中的贡献，将这种髁上髓内钉命名为“GSH”髓内钉。早期临床结果显示，髓内钉作为一种经皮微创手术方式可用于股骨远端骨折的老年患者，允许患者早期进行功能锻炼，改善膝关节功能。在老年患者中取得成功后，他们又开始将这种髓内钉应用于高暴力损伤的年轻患者，结果同样令人满意。

当然，随着一种新方法应用于临床，不可避免地会带来一系列的问题，主要分为以下两个方面：生物学并发症和内固定设计相关并发症。一些医师担心经过膝关节置钉，会损伤膝关节交叉韧带。后续的解剖学研究却显示，逆行髓内钉的进钉点位于交叉韧带附着点的前方，术中操作不会损伤该结构。还有学者担心关节内手术操作会增加关节僵直的风险，但临

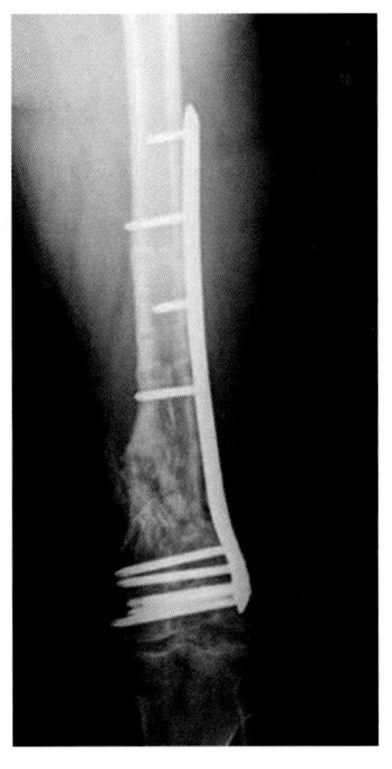
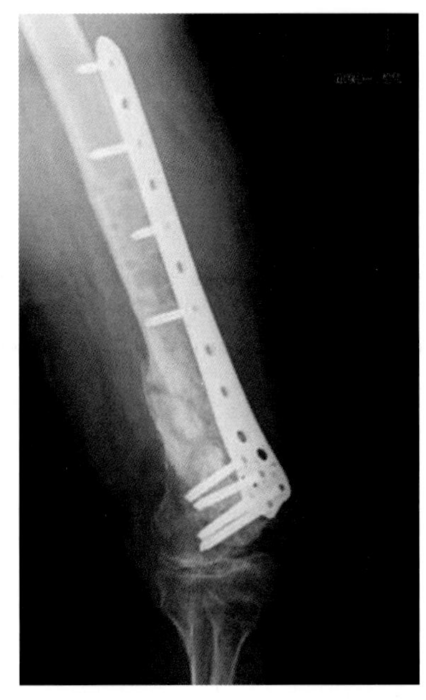

图 6-4-13　采取 LISS 固定股骨远端骨折术后骨不连，可见骨痂生长不对称

床随访结果显示膝关节屈曲活动范围只会轻度减少。而关于关节感染风险增加的担心，在后期临床实践中也未能被证实。

当逆行髓内钉广泛应用于年轻或活动需求量大的患者时，一些并发症开始陆续出现，包括髓内钉断裂（尤其是经锁定孔处断裂）、螺钉松动移位和髓内钉的下沉。因此，研究者对逆行髓内钉的远端设计进行改进。最早的变化就是同时减小远端锁定孔和交锁螺钉的直径，增加螺钉孔数量。这种设计只是延迟了髓内钉断裂，并未避免其发生；除此之外，该设计反而降低了髓内钉对重度骨质疏松骨折的把持力。同时，又有研究发现远端的前弓设计不仅会增加复位困难，还会导致折弯处应力集中，增加断裂风险。因此，逆行髓内钉远端由弯钉改为直钉，由单平面锁定改为多平面锁定或螺旋刀片进行固定（图 6-4-14）。这样不仅更符合髓腔本身形态，简化操作，而且增大了接触面积，提高了抗旋转性能。生物力学试验表明，股骨远端逆行髓内钉固定生物力学性能优秀，轴向负荷下刚度大于 LCP 和 DCS 等内固定器材；而当远端锁定远端锁入 4 枚螺钉，可以提供与 LCP 近似的抗旋

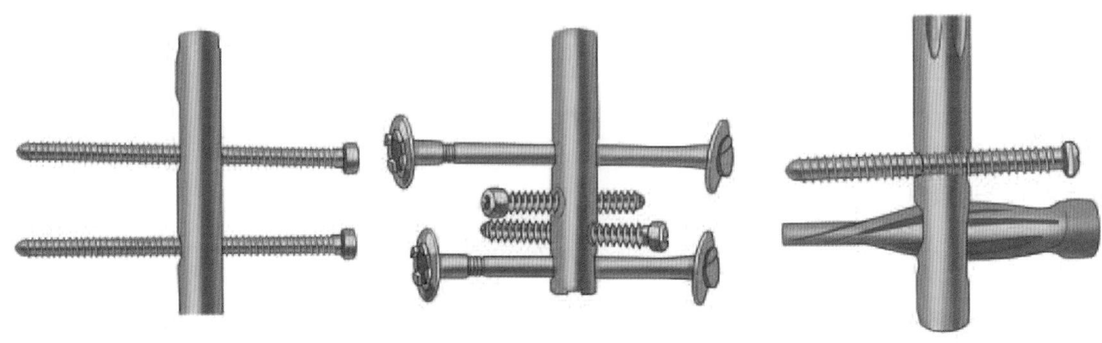

图 6-4-14　逆行髓内钉远端交锁螺钉设计

转刚度。

然而，随着钢板微创化技术的提高，逆行髓内钉的一些传统优势也在消失。钢板既可以实现经皮微创固定，也可以实现生物学弹性固定。因此，何种固定方式更优依然存在争议。Thomson 等报道了逆行髓内钉和钢板在治疗股骨远端骨折的长期随访结果。通过对 22 名患者的回顾性分析发现：①在二次植骨方面，两组间存在显著差异，髓内钉组 9%，钢板组 67%；②在畸形愈合方面，两组间存在显著性差异，髓内钉组 0，钢板组 42%；③在膝关节功能和感染率方面，髓内钉组优于钢板组，但是没有统计学差异；④在 SF-36、SMFA 量表评价方面，两组间没有差异。Hartin 等进行了一个小样本随机对照试验，比较逆行髓内钉和 95° 股骨髁角钢板两者之间的差异，结果显示在术中出血、手术时间、伤口感染、住院时间、膝关节功能和 SF-36 量表方面两组间没有明显差异。最近，在美国进行的多中心随机对照试验比较了锁定钢板和逆行髓内钉在治疗股骨远端骨折上的优缺点。前期随访的临床结果显示：①在术后畸形方面，髓内钉组 22%，钢板组 32%，其中钢板组 87% 的患者存在外翻畸形；②术后功能方面，髓内钉组也优于钢板组，但两组间没有显著的统计学差异。

总之，对于 A 型和部分 C 型股骨远端骨折，无论是否合并骨质疏松，逆行髓内钉都是锁定钢板的一种标准替代方式。在术后畸形、膝关节功能和并发症方面，逆行髓内钉可能优于钢板。

7. 髓内钉的手术技术

股骨远端骨折逆行髓内钉手术操作和股骨干骨折部分存在很多相似之处，是股骨干骨折髓内钉临床应用的延伸和扩展。但是，该部位的手术技术也有其独特之处，手术成功的关键在于以下两方面：①正确的进钉点和初始扩髓通道；②在髓内钉置入固定过程中维持骨折复位。下面结合股骨远端的解剖特点和骨折类型，介绍逆行髓内钉的手术操作技术。

7.1 手术入路

对于 A 型骨折，可以采取股骨干骨折相应章节介绍的微创入路（图 6-4-15）；对于 C 型骨折，首先可采取髌旁入路行切开复位并固定关节面骨折块（图 6-4-16 和图 6-4-17）。应用 4.5mm 空心拉力螺钉固定关节内骨折，将 C1、C2 型骨折转化为相应的 A 型骨折，注意拉力螺钉的位置应避免阻挡即将置入的髓内钉和交锁螺钉。

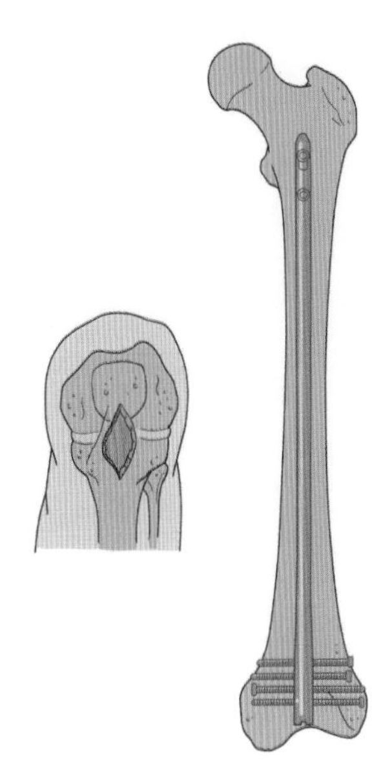

图 6-4-15 髌下正中入路用于 A 型骨折

7.2 髓内钉长度的选择

推荐选择股骨全长的髓内钉，该钉长度应超过股骨干峡部至小转子水平甚至在小转子以上。这样不仅可以增加力学稳定性，而且能够避免假体周围骨折的发生。

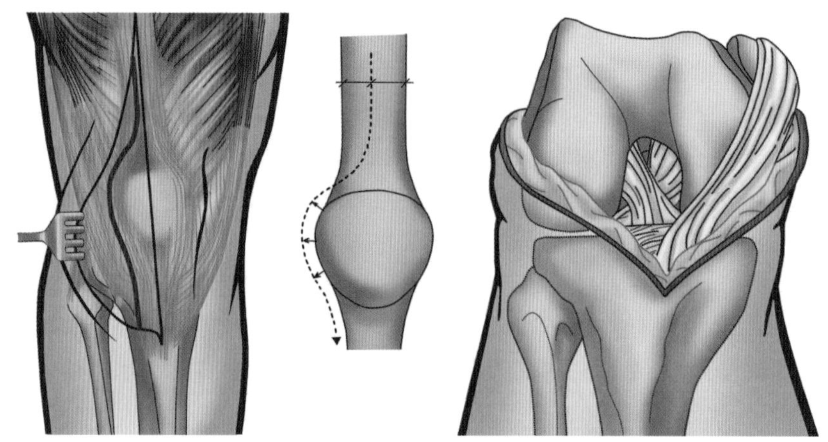

图 6-4-16　股骨远端外侧髌旁入路用于 C 型骨折

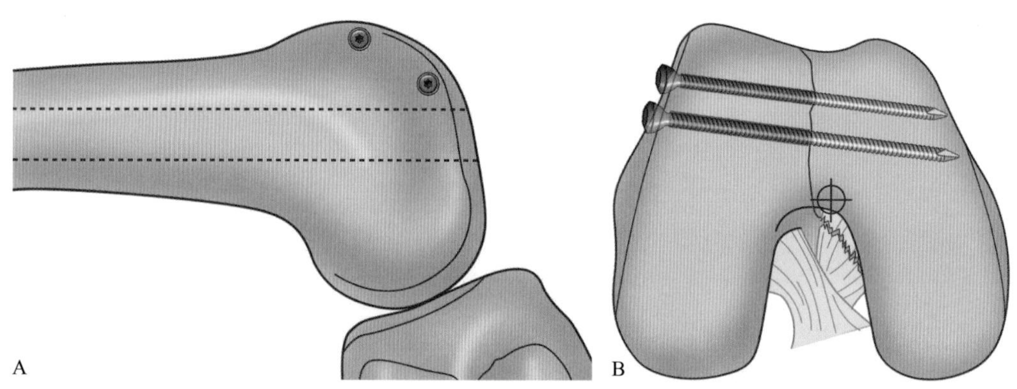

图 6-4-17　髓内钉置入前应通过拉力螺钉复位稳定骨折，并避开髓内钉通道

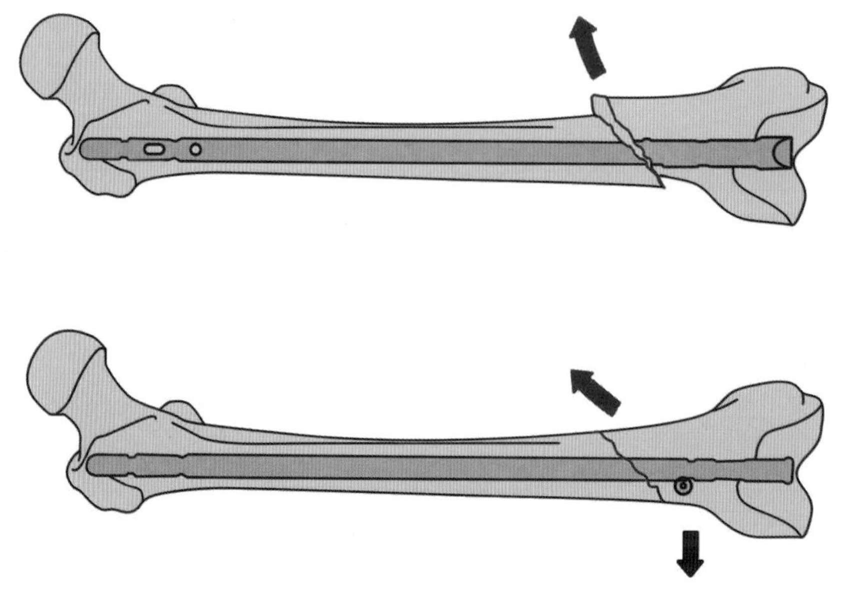

图 6-4-18　阻挡钉在简单骨折中的应用方式

7.3 阻挡钉技术

由于股骨远端髓腔宽大且位于松质骨区域，没有骨干峡部的约束，即使直径更大的髓内钉依然不能很好地控制其摆动和成角。因此，阻挡钉技术对于获得和维持骨折复位非常重要。通常选用4.5mm的皮质骨螺钉作为阻挡钉。其置入的位置决定于骨折移位的方向。通常阻挡螺钉放置于骨折远端骨块，斜形骨折长度较短的一边（图6-4-18）。若骨折稳定性极差，可应用2枚螺钉置于髓内钉的路径两侧。阻挡钉在股骨远端骨折的应用原理如下（图6-4-19）：①当进钉点可以提供支撑时，应在干骺端骨折移位的凹面临近骨折线的位置上置入1枚阻挡螺钉，建立稳定的三点固定；②当进钉点过宽或不完整时，在干骺端骨折移位的凸面，远离骨折线的位置再置入1枚阻挡螺钉，作为第三个支撑点。

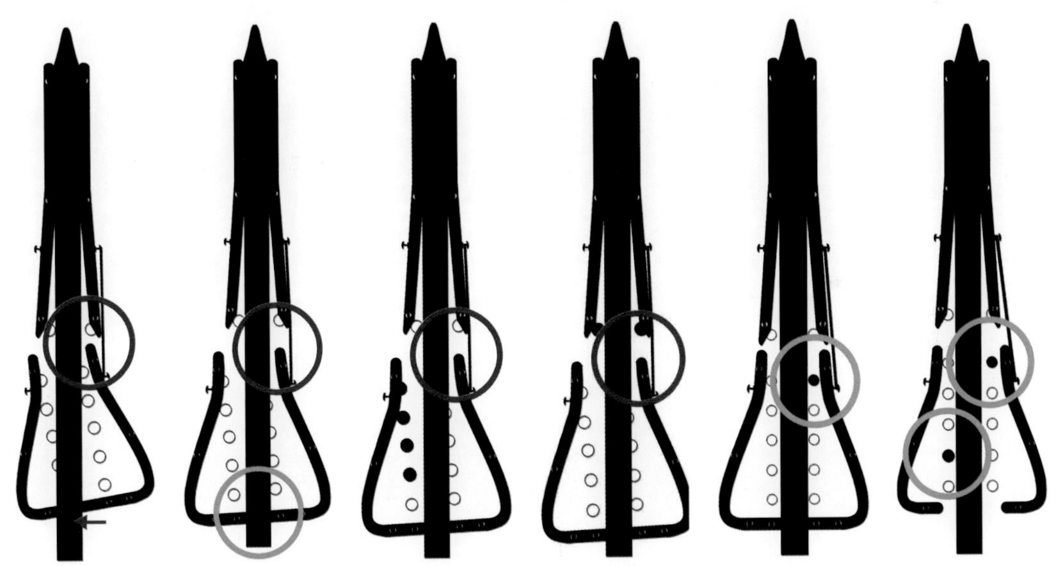

图6-4-19 阻挡钉在股骨远端骨折中的应用原理

7.4 交锁螺钉的固定

逆行髓内钉固定股骨远端骨折时，至少须在远端锁入2枚螺钉，以提供足够的抗旋转能力。对于骨质疏松患者，推荐锁入4枚远端螺钉或使用宽大的螺旋刀片。对于简单或稳定的骨折，近端固定1枚交锁螺钉就可以提供足够稳定性；对于粉碎性骨折，近端应固定2枚交锁螺钉。

为了提高髓内钉的抗旋转性能，Synthes公司设计了用于髓内钉的角稳定锁定系统（angle stable locking system，ASLS），通过螺钉的3个不同的直径和膨胀套管，分别固定于髓内钉的远端和近端，增加稳定性（图6-4-20）。

7.5 关节腔冲洗和关节囊缝合

内置物固定后，应对膝关节腔进行灌洗和抽吸，将关节腔内的淤血和碎屑清理干净，避免产生机械性摩擦和异位骨化。对于关节囊切开的患者，必须完整修复关节囊。

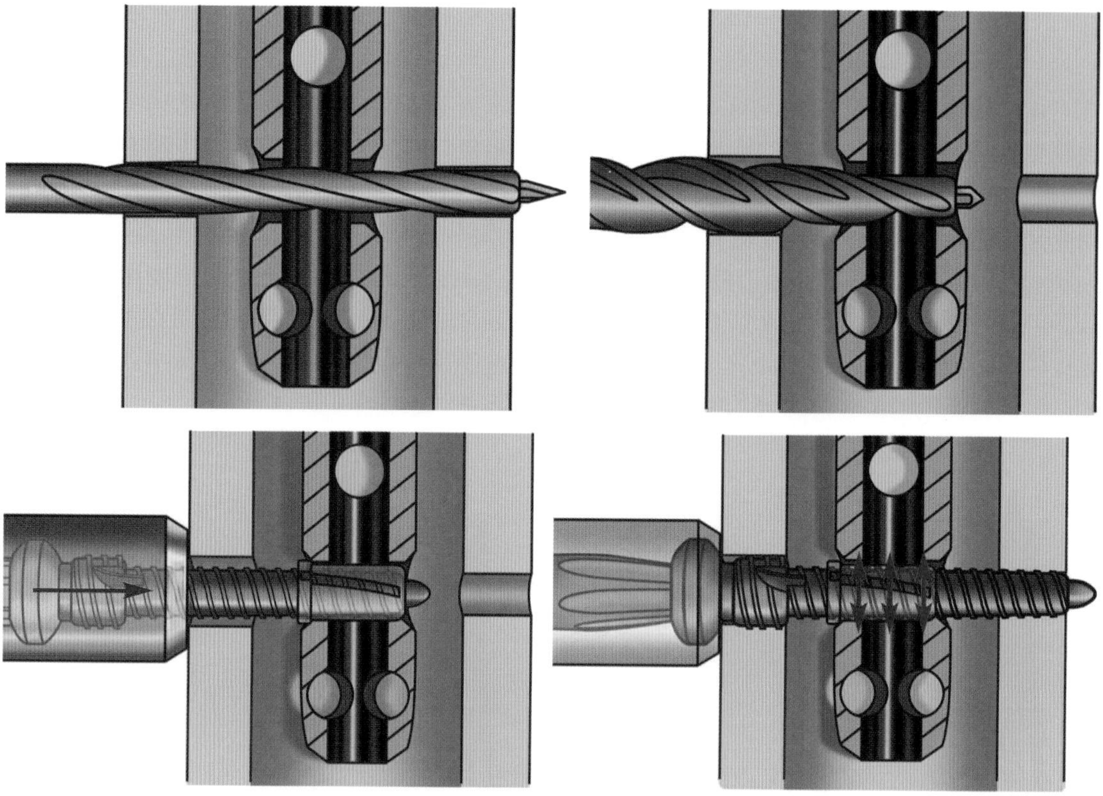

图 6-4-20 Synthes 公司的 ASLS 系统

8. 术后处理

对于关节内骨折，原则上鼓励进行早期功能锻炼。对于意识清醒的患者，建议行温和的主动功能锻炼；对于昏迷或无法配合治疗的患者（如精神障碍或智力低下），可进行连续的被动功能锻炼。如果允许，可以实施早期的步态训练。负重功能锻炼的时机和程度取决于术中固定的稳定性。如果骨折固定稳定，对于关节内骨折，推荐术后 10～12 周开始部分负重；对于关节外骨折，推荐术后 4～12 周开始部分负重。

9. 术后并发症及其防治策略

随着手术入路和内置物设计的改进，股骨远端骨折术后临床预后越来越好。但是，这些并不是临床预后满意的保障，骨科医师必须对局部的解剖特点、不同内置物的固定原则和愈合过程有科学的认识。手术相关的并发症介绍如下。

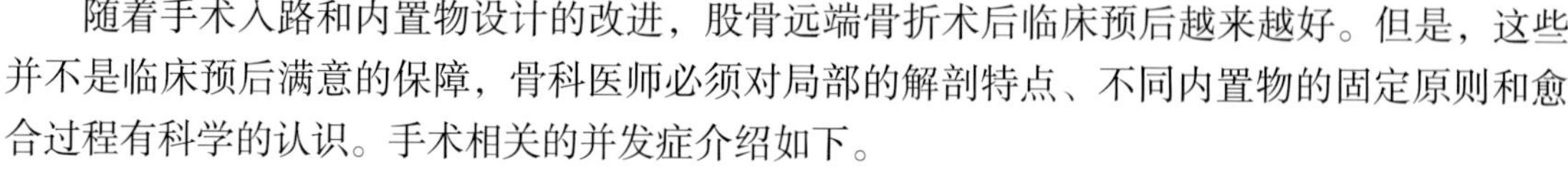

9.1 畸形愈合

任何超过 5° 的畸形都会影响膝关节的功能和下肢步态。其中，内外翻畸形对功能影响最大，其会造成内侧或外侧间室压力增高，继发骨关节病。前后成角、旋转和短缩也可能会对步态及远期日常生活的舒适性造成不良影响。尽管畸形愈合的发病率在逐年下降，但由于经皮微创技术的广泛应用，间接复位且骨折断端不显露，使对线不良的发生几率明显增高。

预防的关键是术中良好的复位和准确的透视技术。对于股骨远端粉碎性骨折，恢复肢体长度存在一定困难，全身麻醉下应用肌松剂有利于牵引复位恢复肢体长度，另外与健侧肢体比较，也可以避免肢体短缩。置入阻挡螺钉，可以减少冠状面上复位不良。在矢状面上，由于腓肠肌的牵拉作用，导致骨折断端向后成角。因此，术中应屈膝并在骨折断端成角下方垫一厚的衬垫协助并保持复位；或从前方在远端骨块内打入一枚 Schanz 螺钉作为摇杆协助复位。旋转复位应在透视下纠正，透视技术详见股骨干骨折部分。

9.2 骨折不愈合

即使采用生物学固定模式，股骨远端骨折术后骨不连仍然存在。钢板术后骨不连的发病率为 15%～20%；而逆行髓内钉术后骨不连发病率相对较低，不超过 10%。开放性骨折、肥胖、糖尿病、不锈钢材质的钢板、感染及内置物长度过短都是导致骨折不愈合的独立危险因素。手术治疗不仅要解决骨折愈合的问题，还要治疗或预防膝关节僵直。目前常用的治疗方式为股骨远端角钢板，但这种偏心固定方式在骨缺损明显时容易出现内置物断裂。双钢板或更换髓内钉联合附加钢板能够提供更优的力学稳定性，有利于骨折的愈合，并已获得初步的成功，尤其适用于重度骨质疏松和假体周围骨折的患者（图 6-4-21）。

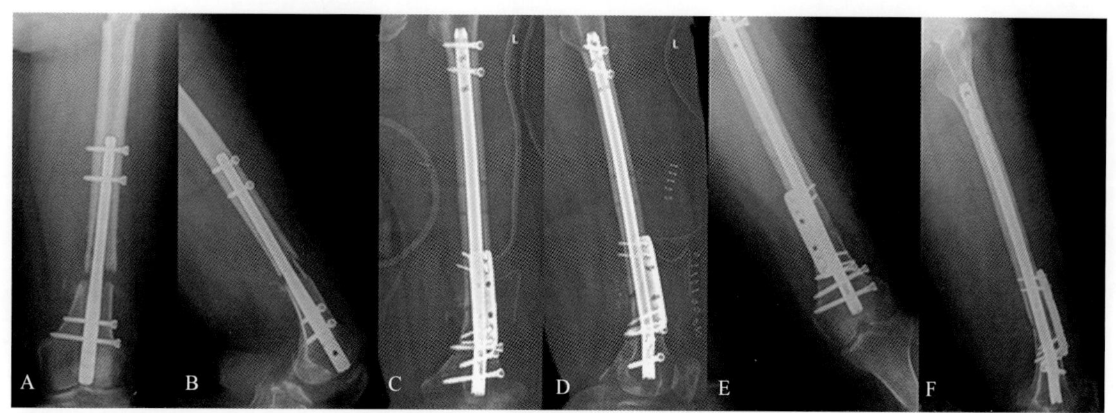

图 6-4-21 患者，女，36 岁，左股骨髁上骨折髓内钉术后骨不连，术前 X 线示左股骨干萎缩型骨不连伴骨缺损（A，B）；予以更换髓内钉＋附加钢板手术治疗，取自体髂骨植骨（C，D）；术后 5 个月 X 线示骨折愈合良好（E，F）

9.3 膝关节僵直

膝关节僵直也是术后常见并发症之一。外伤导致的关节内骨折和手术操作所致的股四头肌损伤是导致膝关节僵直的主要原因。一般来说，累及关节面的股骨远端骨折，术后膝关节屈伸功能少许的丢失是合理的和可接受的。术后膝关节功能锻炼的标准应达到屈曲 110°，伸直 0°。术中应实现骨折稳定固定，并小心仔细地保护膝关节周围韧带和软组织，为提高患者术后功能锻炼的依从性提供最好的准备。术后应尽早进行关节主动活动，如果超过 1 个月还不能达到膝关节活动范围的目标，可以辅助相应的物理治疗。一旦膝关节僵直发生，应考虑在麻醉状态下实施关节松解手术，或股四头肌成形术。

9.4 感染

导致感染发生的常见原因包括高暴力损伤导致骨块失活，开放性骨折，过度的手术剥离和固定不稳。对于闭合性骨折，术后感染率为 3%～16%；而开放性骨折术后感染率高达 25%。如果明确存在深部感染，应予以彻底清创和灌洗，并辅以创面负压吸引或抗生素骨水泥置入。根据细菌培养和药敏结果，选择敏感抗菌药物静脉治疗 3～6 周。如果内置物未见松动，应保留其直到骨折愈合；如果内置物松动失效或有难治性感染，应立即取出，并采用外固定架临时固定。

9.5 内置物相关并发症

股骨远端皮肤软组织覆盖较薄，尾帽过大的远端交锁螺钉、远端螺钉拧入过浅或长度过长穿出内侧皮质都会刺激膝关节周围软组织，引发局部疼痛或弹响，并在活动时加重，最终影响患者的日常活动。因此，为了避免这些并发症，骨科医师必须准确地测量螺钉的长度，并正确地掌握股骨远端梯形解剖结构及其相应的透视角度，以确定螺钉的位置。对于存在明显不适的患者，尤其是活动需求量高的年轻患者，可以考虑在骨折愈合后取出内置物。但是，对于老年患者，即使存在以上并发症，由于麻醉和手术风险往往超过取出内固定所带的益处，因此应谨慎掌握内固定取出的指征。当内固定取出后，患者应在腋杖保护下活动 4～6 周，完全的日常活动量应根据患者个体差异推迟至术后 3～6 个月。

9.6 创伤性关节炎

对于累及到负重关节面的骨折，常会影响膝关节正常功能。关节面的不平整可导致早期骨关节炎。复位不良导致的内外翻畸形也会增加该病发生的风险。然而，股骨远端骨折后创伤性关节炎的发病率目前尚不清楚，缺乏相关的长期随访文献报道。一般来说，对于单间室严重的骨关节炎，可以行截骨矫形术或单髁置换术。对于累及两间室或三间室的重度骨关节炎，需要行全膝关节置换术。

（张　伟　张如意）

参考文献

[1] 唐佩福，王岩. 解放军总医院创伤骨科手术学：创（战）伤救治理论与手术技术 [M]. 北京：人民军医出版社，2013.

[2] Hansen JT. Netter's clinical anatomy [M]. 3rd ed. Philadelphia: Elsevier, 2014: 283-292.

[3] Palastanga N, Somaes R. Anatomy and human movement: Structure and fuction [M]. 6th ed. Philadelphia: Elsevier, 2012: 241-244.

[4] Kolmert L, Wulff K, Epidemiology and treatment of distal femoral fractures in adults [J]. Acta Orthop Scand, 1982, (53): 957.

[5] Martinet O, Cordey J, Harder Y, et al. The epidemiology of fractures of the distal femur [J]. Injury, 2000, 31 (S 13): C62-C63.

[6] Arneson TJ, Melton LJ Ⅲ, Lewallen DG, et al. Epidemiology of diaphyseal and distal femoral fractures in Rochester, Minnesota, 1965-1984 [J]. Clin Orthop Relat Res, 1988, (234): 188-194.

[7] Müller ME, Allgower M, Schneider R, et al. Insertion of the plates into the distal femur. manual of internal fixation [M]. 3rd ed. New York: Springer-Verlag, 1995: 266.

[8] Rademakers MV, Kerkhoffs GM, Sierevelt IN, et al. Intraarticular fractures of the distal femur [J]. J Orthop Trauma, 2004, (18): 213.

[9] Yoshoika Y, Siu D, Cooke DV. The anatomy and functional axes of the femur [J]. J Bone Joint Surg Am, 1987, (69): 873.

[10] Pettine KA. Supracondylar fractures of the femur: Long-term follow-up of closed versus nonrigid internal fixation [J]. Contemp Orthop, 1990, 21 (3): 253-261.

[11] Gwathmey FW Jr, Jones-Quaidoo SM, Kahler D, et al. Distal femoral fractures: current concepts [J]. J Am Acad Orthop Surg, 2010, 18 (10): 597-607.

[12] Klineberg EO, Crites BM, Flinn WR, et al. The role of arteriography in assessing popliteal artery injury in knee dislocation [J]. J Trauma, 2004, (56): 786.

[13] Mills WJ, Barei DP, McNair P. The value of the ankle-brachial index for diagnosing arterial injury after knee dislocation: a prospective study [J]. J Trauma, 2004, (56): 1261.

[14] Nork SE, Segina DN, Aflatoon K, et al. The association between supracondylar-intercondylar distal femoral fractures and coronal plane fractures [J]. J Bone Joint Surg (Am), 2005, 87 (3): 564-569.

[15] Wähnert D, Hoffmerier KL, Dipl-Ing, et al. Internal fixation of type-C Distal femoral fractures in osteoporotic bone [J]. J Bone Joint Surg (Am), 2010, (92): 1442-1452.

[16] Gliatis J, Megas P, Panagiotopoulos E, et al. Midterm results of treatment with a retrograde nail for supracondylar periprosthetic fractures of the femur following total knee arthroplasty [J]. J Orthop Trauma, 2005; 19 (3): 164-170.

[17] Patel K, Kapoor A, Daveshwar R, et al. Percutaneous intramedullary supracondylar nailing for fractures of distal femur [J]. Med J Malaysia, 2004, 59 (Suppl B): 206-207.

[18] Markmiller M, Konrad G, Südkamp N. Femur-LISS and distal femoral nail for fixation of distal femoral fractures: Are there differences in outcome and complications? [J] Clin Orthop Relat Res, 2004, (426): 252-257.

[19] Assari S, Kaufmann A, Darvish K, et al. Biomechanical comparison of locked plating and spiral blade retrograde nailing of supracondylar femur fractures [J]. Injury, 2013, 44 (10): 1340-1345.

[20] Mehling I, Hoehle P, Sternstein W, et al. Nailing versus plating for comminuted fractures of the distal femur: a comparative biomechanical in-vitro study of three implants [J]. Eur J Trauma Emerg Surg, 2013, (39): 139-146.

[21] Rodriguez EK, Boulton C, Weaver MJ, et al. Predictive factors of distal femoral fracture nonunion after lateral locked plating: a retrospective multicenter case control study of 283 fractures [J]. Injury, 2014, 45 (3): 554-559.

[22] Paller DJ, Frenzen SW, Bartlett 3rd CS, et al. A three-dimensional comparison of intramedullary nail constructs for osteopenic supracondylar femur fractures [J]. J Orthop Trauma, 2013, 27 (2): 93-99.

[23] Wahnert D, Hoffmeier K, Frober R, et al. Distal femur fractures of the elderly-different treatment options in a biomechanical comparison [J]. Injury, 2011, 42 (7): 655-659.

[24] Thomson AB, Driver R, Kregor PJ, et al. Long-term functional outcomes after intra-articular distal femur fractures: ORIF versus retrograde intramedullary nailing [J]. Orthopedics, 2008, 31 (8): 748-750.
[25] Hartin NL, Harris I, Hazratwala K. Retrograde nailing versus fixed angle blade plating for supracondylar femoral fractures: a randomized controlled trial [J]. ANZ J Surg, 2006, 76 (5): 290-294.
[26] Su ET, DeWal H, Di Cesare PE. Periprosthetic femoral fractures above total knee replacements [J]. J Am Acad Orthop Surg, 2004, 12 (1): 12-20.
[27] Ristevski B, Nauth A, Williams DS, et al. Systematic review of the treatment of periprosthetic distal femur fractures [J]. J Orthop Trauma, 2014, 28 (5): 307-312.

第7章 胫骨骨折

第1节 胫骨近端骨折

1. 流行病学

胫骨近端包括累及关节面的平台骨折、未累及关节面的干骺端骨折及胫骨干近1/3。由于关节内骨折须解剖复位并坚强固定，多采用钢板螺钉内固定术。因此，本节重点介绍髓内钉在胫骨干近1/3和未累及关节面的干骺端骨折。该部分骨折发生率并不高，仅占胫骨骨折的7%～12%。80%的骨折多由交通伤所致，约1/3的胫骨近端骨折合并2～3级的软组织损伤，且复杂性粉碎性骨折相比胫骨干中远段更为常见。

2. 应用解剖

胫骨近端横断面为三角形，干骺端连同内外侧平台在尺寸上大于骨干。在外侧，与腓骨头在后外侧形成近胫腓关节。前方突出形成胫骨结节，其上有髌韧带附着。近端表面除外髓内钉的进钉点之外，其余均为关节面，进钉点与胫骨髓腔中心线在同一条直线上。

干骺端被一层薄的皮质骨所包绕，里面填充着松质骨（图7-1-1）。由于骨密度低下且干骺端宽大，容易发生髓内钉主钉固定不确切，并难以维持骨折复位。不论采用何种内固定，这个现象是普遍存在的，尤其常见于骨质疏松患者。

胫骨近端只有后方和外侧覆盖肌肉组织。前内侧的骨质就在皮下，容易导致此处出现开放骨折和皮肤破坏。即使是在闭合骨折，此处的皮肤很容易损伤，并且有限的软组织覆盖也减少了骨膜对于胫骨的血供，但这点对于骨折愈合时间尤为重要。

此外，胫骨近端周围附着大量的韧带组织，这些结构都可造成骨折移位明显及复位困难（图7-1-2）。在前方，附着于胫骨结节的髌腱牵拉近端骨折部分向前成角移位；在后方，腘绳肌肌腱和小腿三头肌牵拉骨折远端部分向后成角移位。当采用标准的髌下入路置入髓内钉时会造成畸形加重。在内侧，附着于前内侧鹅足的缝匠肌、股薄肌和半腱肌容易造

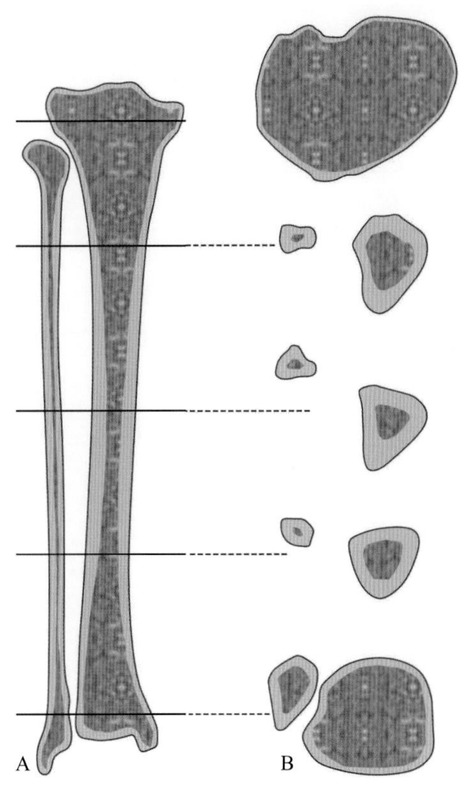

图7-1-1 胫骨及其横断面

A. 胫骨近端为三角形骨性结构，近端宽大干骺端区域，远端为收窄的皮质骨管道；B. 从近端到远端排列的胫骨三角形髓腔形态，可见干性部分前后的宽度，内侧相对窄一些

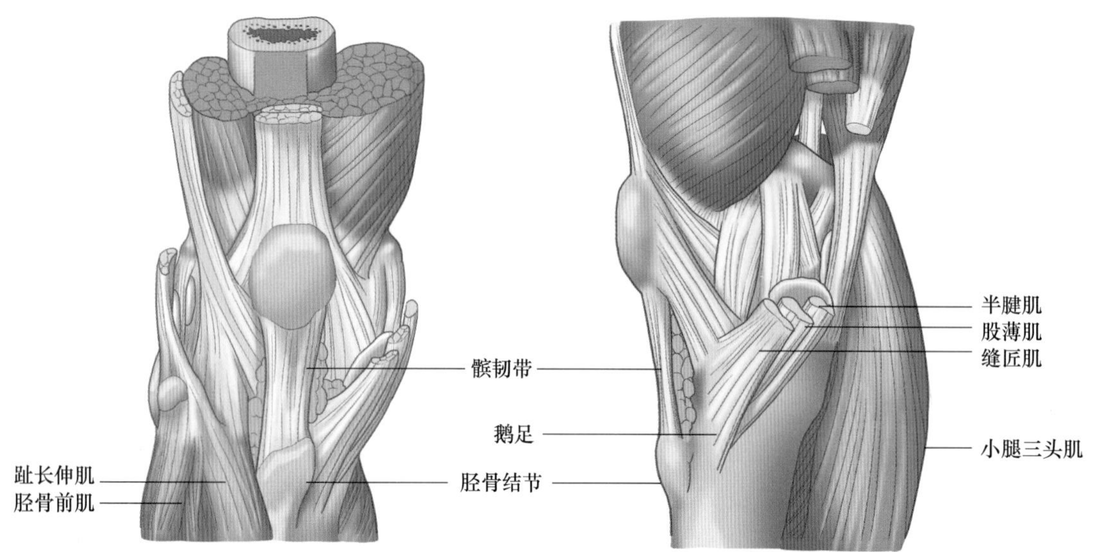

图 7-1-2 胫骨近端肌肉韧带示意图。附着于胫骨结节的髌腱牵拉近端骨折部分向前成角移位，后方的腘绳肌腱和小腿三头肌牵拉骨折远端部分向后成角移位；附着于前内侧鹅足的缝匠肌、股薄肌和半腱肌容易造成骨折外翻移位，小腿前方间室内附着于近端骨块的肌肉（如胫骨前肌和趾长伸肌）会加重外翻畸形

成骨折外翻移位；在外侧，小腿前方间室内附着于近端骨块的肌肉（如胫骨前肌和趾长伸肌）可加重外翻畸形。除了以上软组织结构，胫骨近端还包括膝关节侧副韧带和前后交叉韧带。任何导致这些结构的损伤合并胫骨骨折可导致膝关节不稳定。

由于以上韧带结构的存在，使胫骨近端周围血管神经位置相对稳定，外伤时组织退让的空间较小，损伤的风险高。胫后动脉附着在胫骨近端的后方，骨折的移位可能会导致血管损伤。腓总神经绕过腓骨颈远端下行至胫腓关节，高能量损伤导致腓骨近端骨折可能损伤该神经。血管神经的医源性损伤也可能会发生：当从内向外固定成角交锁螺钉会存在损伤腓总神经的风险；在胫骨近端后方置入 Poller 钉时可能会损伤胫后神经血管。

3. 损伤机制和临床评估

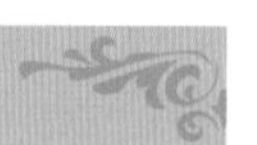

3.1 损伤机制

（1）直接暴力：80% 为交通伤。常见的受伤机制为行人被行驶的机动车（如摩托车或电动自行车）直接撞击在膝关节下方，从而导致胫骨干骺端骨折。这种骨折伴有严重的软组织损伤，并应警惕骨筋膜室综合征的发生。

（2）间接暴力：多由韧带的牵张力导致撕脱性骨折。

3.2 临床评估

对于年轻患者，由于高能量损伤所致胫骨近端骨折，患者通常伴有致命伤。要注意观察皮肤、软组织和血管神经是否存在损伤。明显的出血和肿胀容易导致小腿出现筋膜间室综合征。文献报道，对于胫骨近端骨折，约 7% 患者伴有筋膜间室综合征，因此须时刻警惕小腿间室压力的变化。相比胫骨干中远 1/3 的骨折，胫骨近端骨折严重软组织损伤的发生率要高

2倍，粉碎性和复杂性骨折的发病率也更高。因此，对于该部位骨折，治疗策略制订时要充分考虑到软组织损伤程度，从而更好地设计手术入路和内固定物置入种类。

3.3 影像学评估

X线是最常规的检查，标准的膝关节前后位、侧位可以诊断大多数的胫骨近端骨折（图 7-1-3）。如果怀疑骨折线累及关节，应行 CT 平扫＋三维重建（图 7-1-4）。一方面通过矢状面重建，能够提示胫骨近端骨折诊断的准确性，协助判断骨折块来源和移位程度；另一方面通过冠状面重建，能够提示关节面压缩情况。磁共振成像同样也很重要，可用于评估软组织结构和骨性结构，尤其是侧副韧带、半月板及交叉韧带的损伤情况。

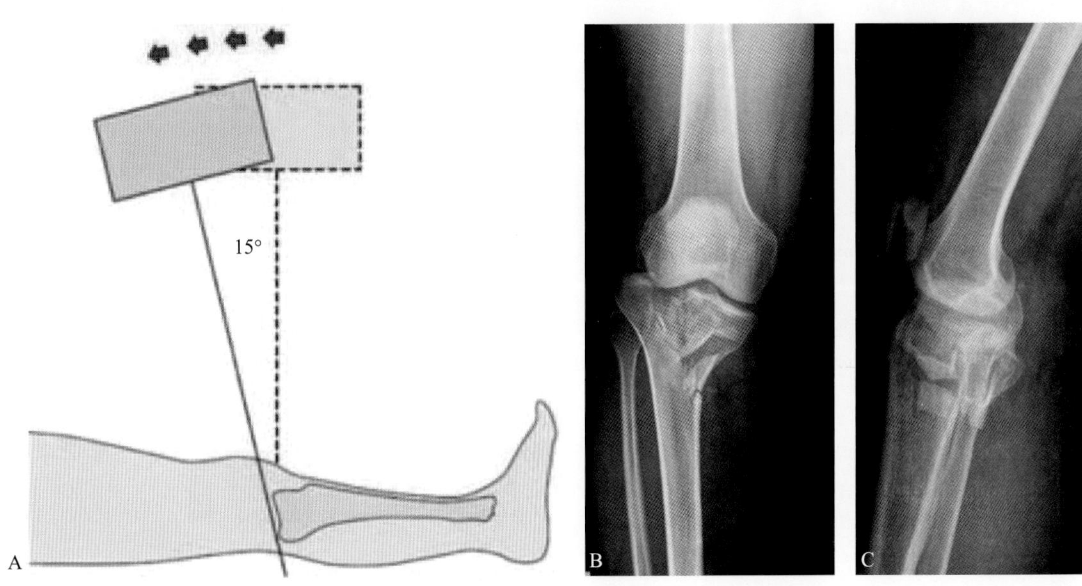

图 7-1-3 胫骨影像学检查

A. 将 X 线管球向头侧倾斜 10°～15°，用于更好地观察胫骨近端关节面和髁间棘的情况；B. Segond 骨折提示外侧副韧带损伤；C. 内侧副韧带附着点钙化提示内侧副韧带损伤

4. 骨折分型

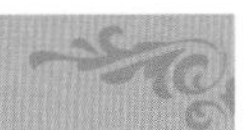

胫骨近端骨折最常用骨折分型为 AO/OTA 分型（图 7-1-5）。该分型系统根据骨折的形态位置、形态进行分类。

（1）A 型为关节外累及干骺端的骨折：A1 型为撕脱骨折；A2 型为干骺端的简单骨折；A3 型为干骺端的粉碎骨折。

（2）B 型为部分关节内骨折：B1 型为单纯劈裂骨折；B2 型为单纯压缩骨折；B3 型为劈裂 - 压缩型骨折。

（3）C 型为完全关节内骨折：C1 型为关节内和干骺端骨折均为简单骨折；C2 型为关节内简单骨折，干骺端粉碎骨折；C3 型为关节内和干骺端均为粉碎性骨折。

髓内钉技术主要用于 A2 型和 A3 型胫骨近端骨折（图 7-1-6）。胫骨干近 1/3 骨折也是髓内钉的手术适应证，该骨折的分型参照干性骨折的 AO/OTA 分型。

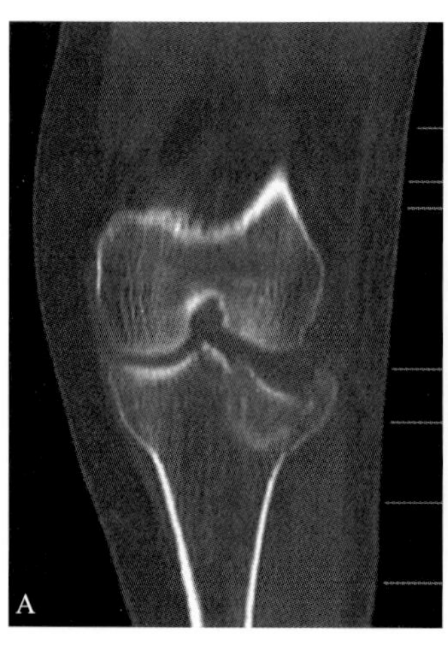

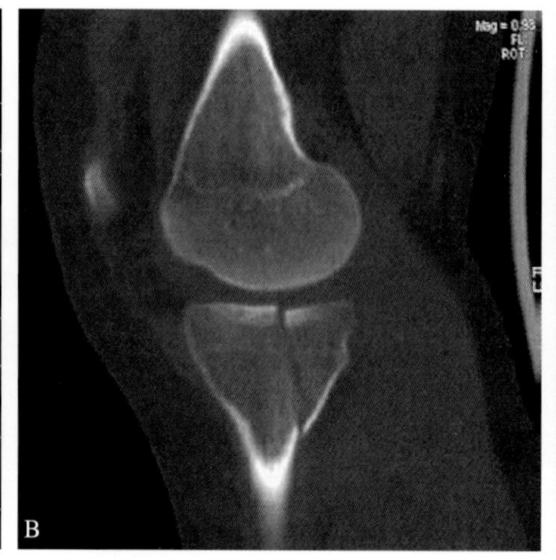

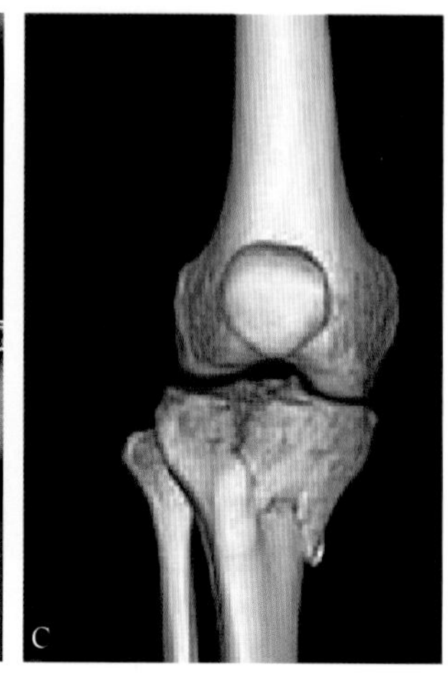

图 7-1-4　胫骨近端骨折 CT 检查

A. 冠状面扫描可提示关节面压缩情况；B. 矢状面扫描可提示骨折线走行和骨折块来源；C. 三维重建有助于整体评估胫骨平台骨折

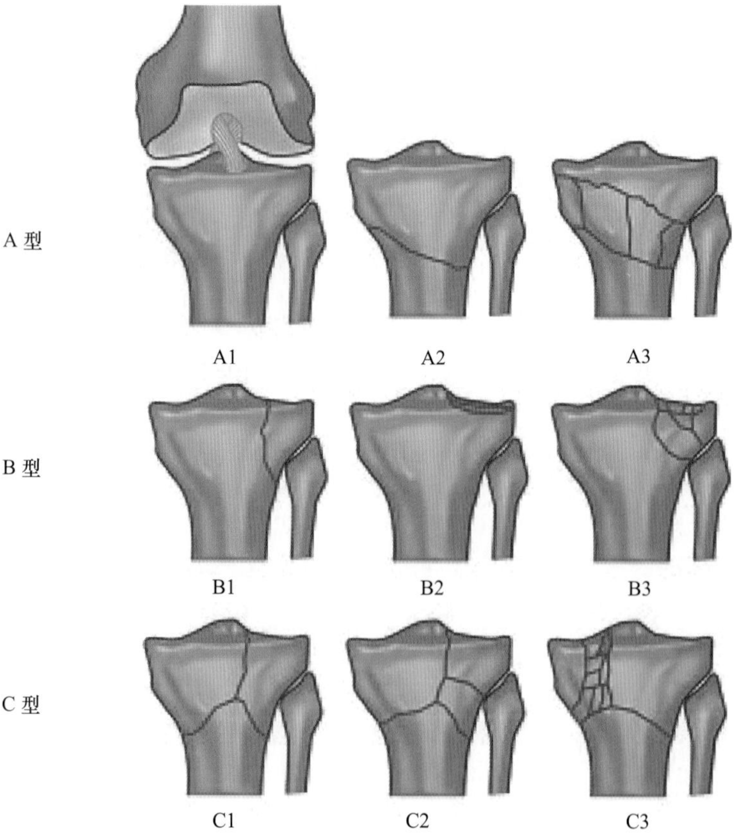

图 7-1-5　胫骨近端骨折的 AO/OTA 分型

5. 治疗原则

绝大多数胫骨近端骨折需要行手术治疗。手术治疗的目标是恢复下肢的长度、旋转和

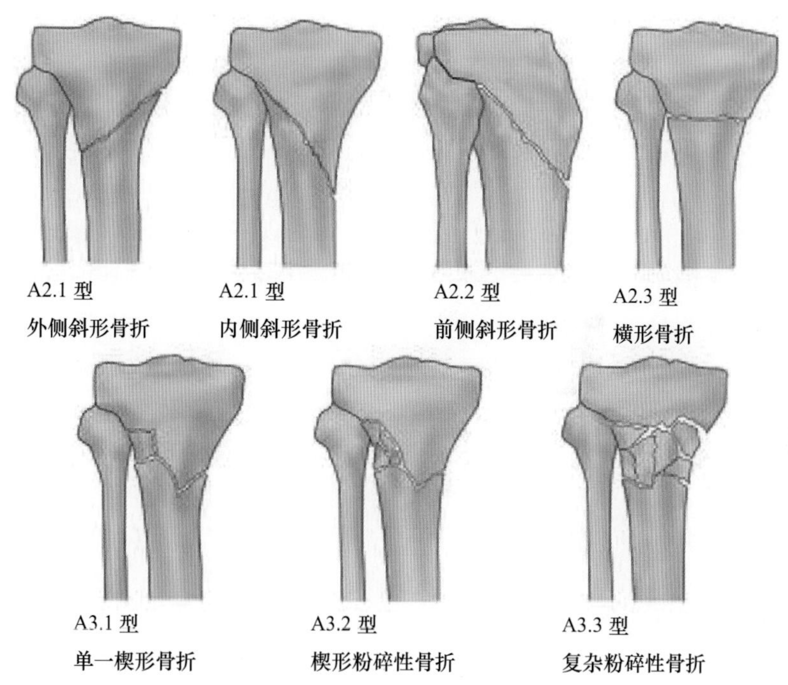

图 7-1-6 AO/OTA 分型中 A2 和 A3 型骨折的详细分型，这类骨折时髓内钉固定的主要适应证

力线，并在术后允许患侧膝关节的早期锻炼。如果骨折复位不良，如内外翻＞5°，或向后成角＞5°，或向前成角＞10°，都会严重影响患肢功能，导致步态异常和行走障碍，远期患者可能发生创伤性骨关节炎。常用的固定方式有 3 种，即钢板、髓内钉和外固定架。胫骨近端骨折由于近端的骨折块相对短小，远端的骨折块相对更长。因此，无论采用何种方式固定，都会形成一个长而大的力臂，在内固定物上产生强大的弯曲负荷。在骨折愈合过程中，需要警惕内固定物松动和断裂。

在手术治疗策略制订前，需要详细评估骨折类型、软组织损伤程度和其他伴随损伤。对于软组织损伤严重的患者，需要分期行手术治疗，首先采用临时的外固定来稳定软组织后，然后合理地安排治疗策略。

在这 3 种固定方式中，钢板螺钉内固定是最常用的选择。该固定方式具有抗扭转和弯曲稳定性更好，直视下复位更容易等优势，尤其是双钢板固定技术。然而钢板的置入需要过大的组织剥离，会增加骨折延迟愈合、不愈合，伤口愈合不良，骨和软组织感染等风险。因此，目前临床上更多采用微创接骨板（MIPO）技术在胫骨外侧置入钢板。外固定架主要用于合并严重软组织损伤的胫骨近端骨折，是分期治疗重要的组成部分，主要作为一期临时固定使用，其中跨膝关节外架最为常用。一旦软组织条件允许，应尽早解放膝关节并更换固定方式。对于一些无法采用内固定的患者，Hybrid 外架或 Ilizarov 环形外架也可作为最终确定性固定方式。髓内钉主要用于不累及关节面的胫骨近端骨折和胫骨干近 1/3 骨折。骨折复位丢失、外翻畸形和向前成角畸形是髓内钉术后最常见的并发症。一些手术技术，如半屈曲位髌上或髌旁置钉、阻挡钉技术、附加钢板、多平面交锁锁定螺钉设计等，有利于减少相关并发症的发生。

6. 髓内钉的固定理念

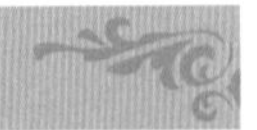

髓内钉技术已经成为胫骨干骨折手术治疗的金标准。然而，对于胫骨近端骨折，采用钢板还是髓内钉固定仍然存在争议。采用髓内钉固定胫骨近端骨折存在很多困难。早期髓内钉术后存在并发症多、畸形愈合率高、临床愈合差等问题，使很多临床医师反对采用髓内钉治疗胫骨近端骨折。1995 年，两个关于髓内钉术后的临床研究相继发表，同时都指出髓内钉治疗胫骨近端骨折的局限性和不足。Freedman 的研究显示，胫骨近端骨折髓内钉术后畸形率高达 58%（7/12），而该研究所纳入的全部胫骨骨折髓内钉术后畸形率只有 12%。Lang 等随访了采用髓内钉治疗的 32 例胫骨近端骨折患者，临床结果术后畸形愈合率更高，达 84%（27/32）。早期髓内钉术后畸形主要包括两大类：近端骨折块向前成角畸形和外翻畸形。畸形的发生和很多因素相关，包括髓内钉置入的体位和入路、对进钉点解剖位置认识的不足、手术技术的不规范及髓内钉的自身设计缺陷（表 7-1-1）。然而，由于髓内钉自身突出的生物学优势（微创，骨膜剥离少，软组织干扰小）和生物力学优势（轴向稳定性好，更适合下肢骨折），使临床医师没有放弃对髓内钉的设计改进和技术理念更新。

表 7-1-1 导致近端骨折块向前成角和外翻畸形的原因

畸形类型		相关原因
近端骨折块向前成角畸形	解剖学因素	1. 髌腱向上牵拉近端骨折块 2. 腓肠肌和腘绳肌肌腱共同使骨折块屈曲 3. 后方皮质不完整缺乏支撑和阻挡
	技术因素	1. 进钉点过于偏向前方和远端 2. 髓内钉的进钉角度过于偏后 3. 前方皮质矢状位上扩髓不是同心圆
	髓内钉的自身因素	髓内钉近端的 Herzog 弯弯曲过长所致的“楔形效应”
外翻畸形	解剖学因素	1. 附着于鹅足的肌腱牵拉近端骨块 2. 小腿前外侧间室内肌肉的牵拉
	技术因素	1. 进钉点过于偏内侧 2. 髓内钉的进钉角度过于偏外 3. 扩髓时在冠状面不是同心圆

髓内钉的设计缺陷是导致骨折复位固定失败的主要原因之一。胫骨髓内钉早期的设计其近端存在一个 Herzog 弯（图 7-1-7）。1993 年，Henley 等发现由于这个弯曲长度较长，当该弯曲后方顶点位于骨折线水平或其以远时会造成骨折向前成角移位，这被称为“楔形效应”（Wedge effect）。基于该发现，以后髓内钉设计时尽可能缩短 Herzog 弯并更加靠近近端，可以避免楔形效应的发生（图 7-1-8）。此外，早期髓内钉的近端交锁螺钉数量少或动力化设计也是导致固定失效的原因。这是因为胫骨近端主要由松质骨组成，对螺钉的把持力要求高，仅 1 枚交锁螺钉并不能维持有效的复位和提供早期功能锻炼所需的力学稳定性。因此，髓内钉的近端采用了多平面多枚交锁螺钉设计，并且为了提高稳定性还增加了交锁螺钉的成角锁定设计。生物力学研究显示，这种近端交锁螺钉设计能够最大限度地减少复位丢失，并提供比早期髓内钉更好的机械稳定性，这一力学优势在骨质疏松患者中表现得更为明显。

1999 年，Krettek 等首次提出了 Poller 钉技术（阻挡钉技术），并将其应用于髓内钉治疗

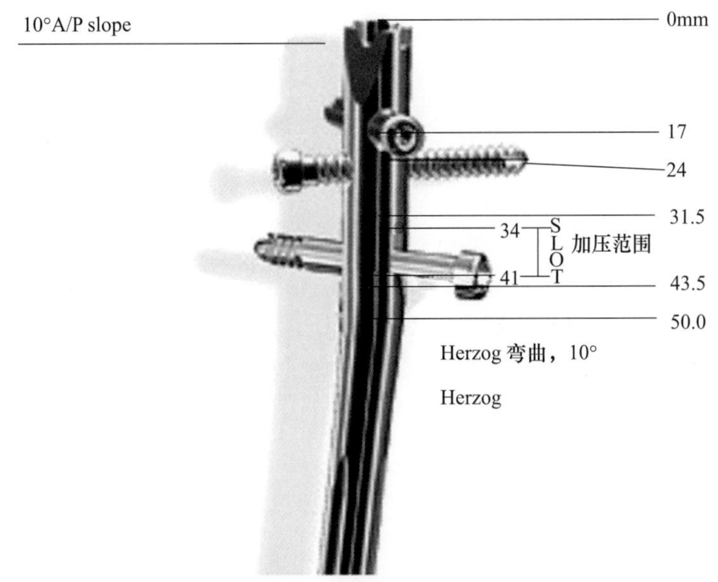

图 7-1-7 标准 T2 髓内钉，近端有弯曲

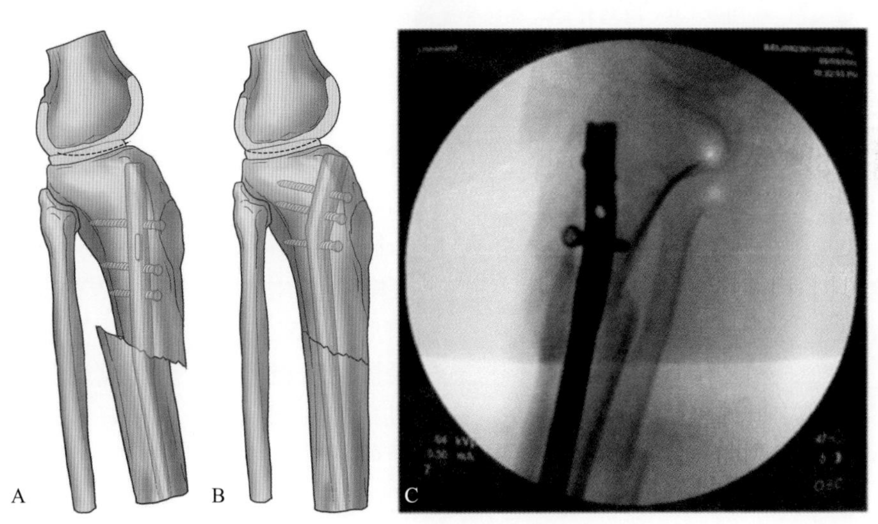

图 7-1-8 楔形效应

A. 当采用髓内钉固定胫骨近端骨折时，早期髓内钉近端的 Herzog 弯设计较长，当该弯曲顶点位于骨折线水平或其以远时会造成骨折向前成角移位，这被称之为“楔形效应”；B. 基于该发现，后期髓内钉设计时尽可能缩短 Herzog 弯并更加靠近近端，可以避免楔形效应的发生；C. 胫骨近端髓腔宽大，髓内钉固定后仍出现骨折端前后移位

胫骨非峡部骨折。该作者发现由于胫骨两侧的干骺端过于宽大，导致髓内钉常不按照预定的通道置钉。因此，Krettek 等采用在干骺端预置螺钉的方式，人为设定“皮质骨”位置并缩窄了髓腔，引导髓内钉主钉沿正确的路径进入髓腔，并达到矫正畸形的目的（图 7-1-9）。后续的临床研究显示，髓内钉联合阻挡钉治疗胫骨近端骨折，能有效地减少畸形发生率。相关的生物力学研究也显示，使用阻挡钉可以增加髓内钉 - 骨结构 25% 的固定强度。

经典胫骨髓内钉手术体位采用膝关节屈曲位固定（图 7-1-10），这一体位会使髌腱张力增高，导致胫骨近端骨折部分向前移位加重，增加术中复位困难度及术后骨折畸形愈合的发生

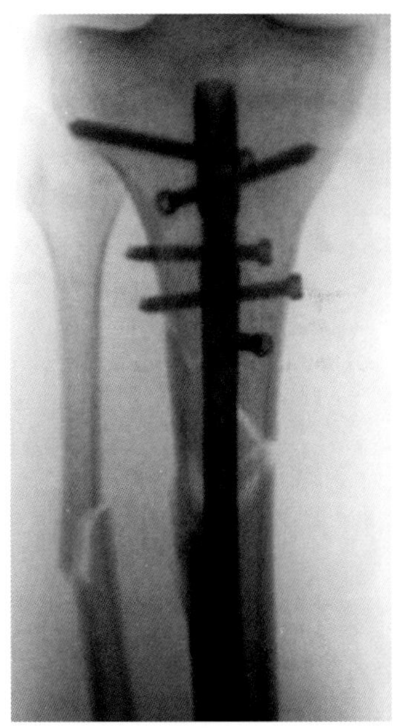
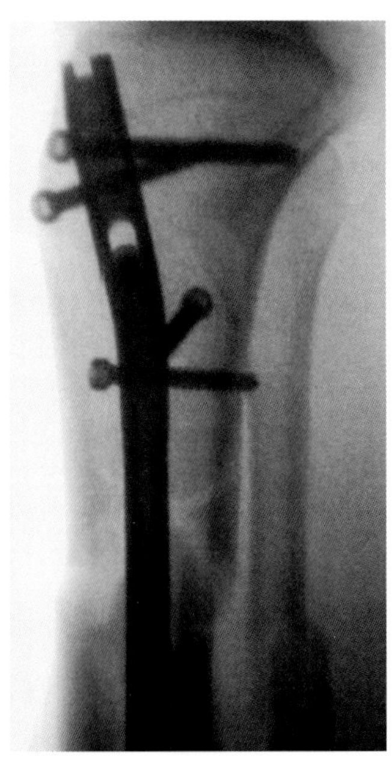

图 7-1-9　阻挡钉技术在胫骨近端骨折髓内钉固定术中的应用

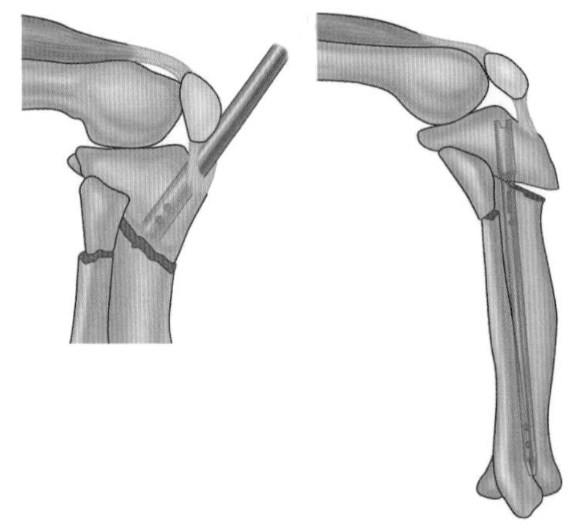

图 7-1-10　采用髌下入路时，可以出现胫骨近端前方突起畸形

率。因此，1996 年，Tornetta 等提出了膝关节伸直位（膝关节屈曲 15°～20°）复位骨折并置钉的理念，通过该体位可以最大限度地松弛股四头肌肌腱，减小其对近端骨折块的牵拉。其研究结果显示所有患者均未发生明显的向前成角畸形（<5°）。之后，Cole 等也报道了伸直位经髌上入路置钉，通过改进胫骨髓内钉置入过程中的配套器械，很好地保护了髌股关节面的软骨结构，并减少了关节内扩髓所带来的碎屑。

在这些成功经验的基础上，膝关节伸直位置钉（经髌上入路或经髌旁入路）成为了解决胫骨近端骨折复位不良的重要手段并被临床广泛接受（图 7-1-11）。除了平衡伸膝装置力量的优势外，经该体位置钉还有以下优点：①在膝关节伸直状态下，胫骨近端骨折的复位和维持更加容易，这对于胫骨干多段骨折尤为重要，减少了术者对助手的要求；②由于软组织处于松弛状态，导针置入、扩髓和置钉过程中周围的软组织干扰更小，术中更容易获得正确的置钉位置；③术中透视时更容易获得正确的膝关节正侧位影像；④由于避开了对髌骨下方髌腱、滑囊和隐神经髌下分支的干扰，有利于减少膝关节疼痛的发生；⑤当胫骨近端周围软组织条件差或是开发性骨折时，经髌骨上方入路可以降低切口愈合不良和感染的风险。

随着髓内钉技术的进步，胫骨近端骨折术后的畸形率可以控制在 8% 以下，并获得和钢板螺钉内固定相似的临床预后。然而，对于胫骨近端骨折，髓内钉和钢板何种技术能够使患

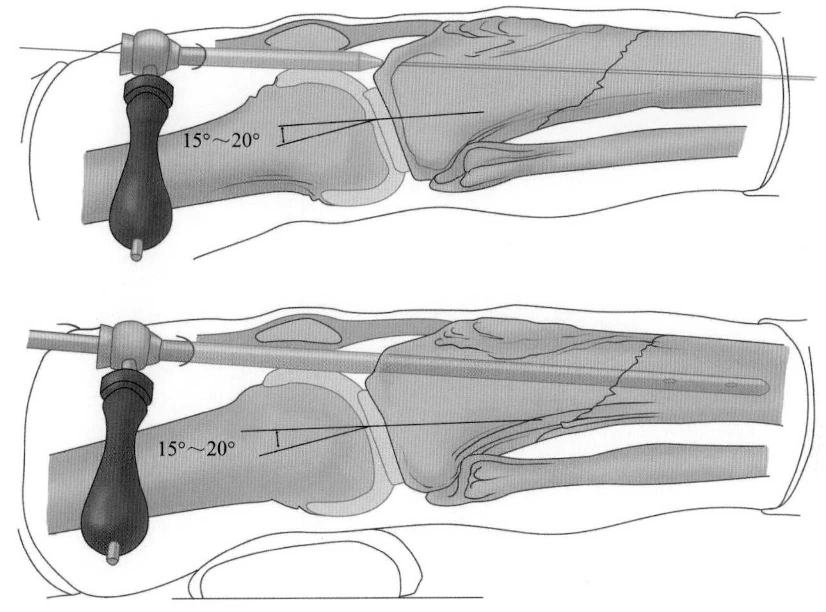

图 7-1-11 膝关节伸直位经髌上入路置入髓内钉

者获得更好的预后尚不清楚，关于这两种手术方式的临床对照研究也很少。Lindvall 等回顾分析了 56 例胫骨近端骨折，其中 22 例采用髓内钉，34 例采用钢板，均为经皮微创置入内固定物。结果显示，在骨折愈合率、畸形愈合率、复位不良率、感染率等方面两组间未见统计学差异。但是，钢板组中有 15% 的患者因为内固定物激惹而行内置物取出术，这是髓内钉组的 3 倍（5%）。值得注意的是，该临床研究的证据等级较低，且没有更有说服力的研究证实这两种方式的优势和不足。因此，我们推荐，对于胫骨近端骨折，临床医师应根据个人的经验，手术技术的熟悉程度，医院的客观条件及患者局部的软组织损伤程度选择合适的手术方式。

7. 髓内钉的手术技术

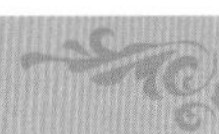

以下主要以半屈曲位置钉为例介绍髓内钉的应用和手术技术。

7.1 术前准备和体位

对于胫骨近端骨折，髓内钉固定时可采用膝关节屈曲位或伸直位。体位的选择应根据医院客观条件和医师的认知水平而定。我们推荐采用膝关节半伸直位，即膝关节轻度屈曲 15°（图 7-1-12）。可以在膝关节后方放置一个小圆枕，或采用可透视的体位垫将膝关节适当屈曲并垫高整个小腿。后一种方式更具优势，即将膝关节以下垫高使患肢和健侧肢体不在同一平面上，更便于术中透视，并减少了对助手手法牵引的需求。

7.2 骨折复位

骨折复位必须在确定进钉点和扩髓之前完成。这是因为干骺端骨折使用髓内钉固定时，不像在胫骨干骨折时一样，一旦进钉点确定后，髓内钉穿过峡部的过程可作为很好的辅助复

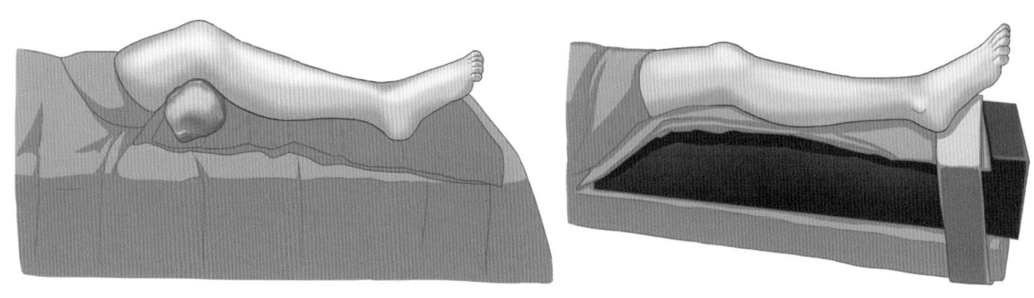

图 7-1-12　膝关节半屈曲体位置钉

位工具，使下肢的力线和旋转得到很好的控制与恢复。而干骺端粗大且以松质骨为主，髓内钉既无法作为复位的辅助工具，更无法维持骨折复位。当在干骺端入钉时，髓内钉倾向于选择一个偏离胫骨轴线，朝向后方皮质的轨道；当主钉沿着这个倾斜方向并到达后方皮质时，其通道随着远端骨折块的后方皮质向远端改变。因此，近端骨折块会出现倾斜，造成骨折断端向前成角。同时，由于骨折块上的肌肉和肌腱的牵拉作用，胫骨近端骨折的移位方向倾向于外翻和前屈。这两个畸形必须在安置髓内钉之前予以纠正。

常用的骨折复位手段包括经髌上或髌旁入路进钉、阻挡钉、复位钳、股骨牵开器、单皮质附加钢板。这些方式可以单独或联合应用，以达到骨折复位和维持复位的目的。

7.2.1　经髌上或髌旁入路进钉

具体详见入路部分内容。

7.2.2　阻挡钉

阻挡钉的主要作用是将胫骨干骺端髓腔变窄，并将其作为一侧骨皮质来保证髓内钉的正确置入。一般来说，螺钉应当在安置髓内钉和扩髓之前置入，以用来控制矢状位和冠状位的力线（图 7-1-13）。此外，也可以在髓内钉置入后再拧入阻挡钉，这样可以提高固定的力学稳定性。推荐采用直径较粗的螺钉作为阻挡钉，扩髓和置入主钉过程中会使直径过小螺钉

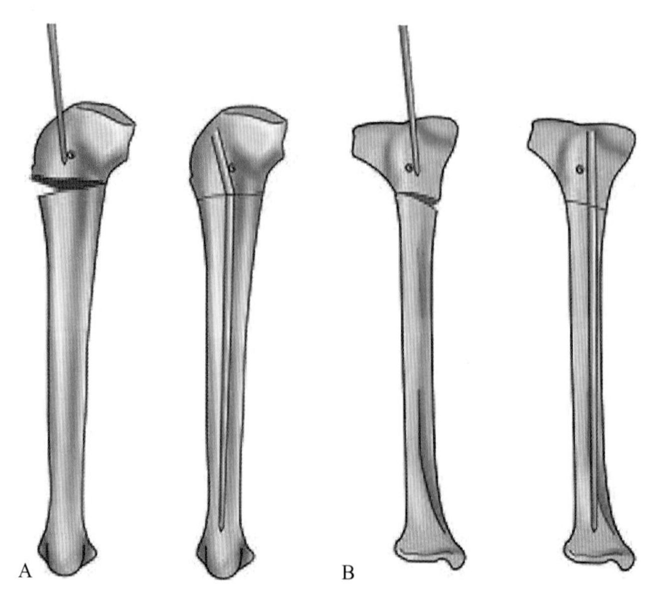

图 7-1-13　阻档钉

A. 在冠状面置入 1 枚阻挡钉预防骨折断端向前成角；B. 在矢状位上置入 1 枚阻挡钉预防近端骨折块外翻成角

（<3.5mm）发生弯曲或断裂，造成螺钉失效。有时，也可以使用斯氏针或克氏针作为临时阻挡钉，在完成远、近端交锁螺钉固定后再将其去除。阻挡钉的置入位置和骨折线的距离十分重要，应至少距离骨折线 1cm，避免发生医源性骨折。

为了预防骨折断端向前成角，应在冠状面放置一阻挡钉，位于在近端骨折块后方用来减少髓内钉后方的空间，减少屈曲和向后的力量，避免髓内钉朝向后方皮质。同样，在矢状位安放阻挡钉，可以减少外翻成角。值得注意的是，对于严重骨质疏松患者或是骨折线过于靠近近端时，阻挡钉的把持力会明显下降，使得该钉的引导复位和维持复位作用失效。

7.2.3 复位钳

虽然经皮点式复位钳已经成功用于胫骨干或远端骨折复位和维持复位，然而该技术在胫骨近端骨折应用方面并不常见。由于胫骨近端后方和外侧存在重要的神经血管，使用复位钳复位骨折时应警惕医源性损伤。对于开放性骨折，在骨折断端直视的前提下，血管神经损伤的风险较小。此外，还需要注意避免局部组织受压所致的组织坏死，应控制并减少复位钳钳夹皮肤软组织的时间。局部辅助小切口联合宽的复位钳可能会减少该并发症的发生率。

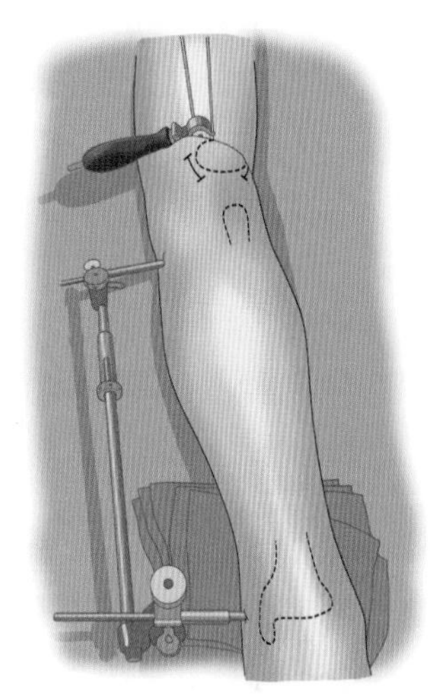

图 7-1-14 股骨牵开器在胫骨近端骨折中的应用

7.2.4 股骨牵开器

股骨牵开器的应用（图 7-1-14）要点如下：①应放置于小腿内侧，便于畸形矫正；②近端的斯氏针应遵循近端阻挡钉的置入方式，即在冠状面置入 1 枚斯氏针预防骨折断端向前成角；③远端的斯氏针应避开髓内钉预定的置入轨迹；④骨折两端的斯氏针应平行于胫骨远、近端关节面，并位于髓内钉预置轨迹的后方；⑤有时需要同时在外侧使用牵开器或外固定架辅助复位。

7.2.5 单皮质附加钢板

对于某些骨折复位和维持困难的胫骨近端骨折，可以在置钉前，在胫骨近端骨折块的内侧放置一块单皮质钢板来维持骨折复位。该方法尤其适用于开放性骨折和一部分闭合性骨折。如果用于闭合性骨折，应尽可能采用微创放置钢板，减少干扰骨折断端，这是因为切开放置钢板容易将骨折端的血肿流失。使用 1/3 管形钢板或其他短钢板（4～6 孔钢板），放置于胫骨近端骨折块前方、前内侧或后内侧，跨越骨折两端，保证骨折两边至少各有 2 枚单皮质螺钉。钢板可以在髓内钉置入后取出或留在骨折处作为预防进一步畸形的发生，但一般须将单皮质螺钉更换为双皮质固定（图 7-1-15）。

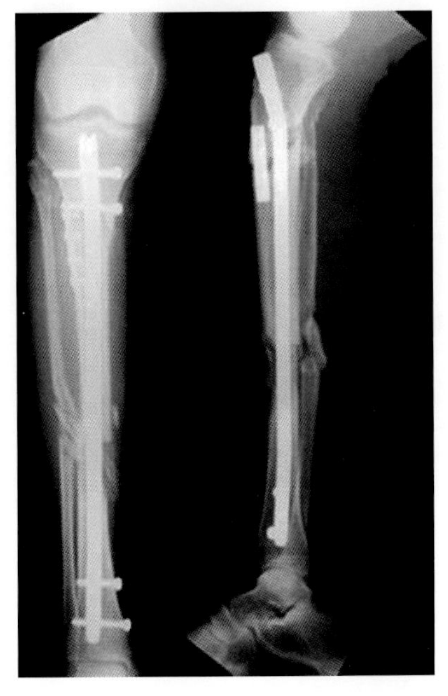

图 7-1-15 采用单皮质附加钢板辅助固定胫骨近端骨折

7.3 入路

胫骨髓内钉所采用的手术入路包括经典的髌下入路（劈开髌腱或经髌腱内侧）、髌旁（内侧或外侧）入路和髌上入路。经典的髌下入路详见胫骨干骨折部分。后两种入路是为伸直位或半伸直位置钉所采用的入路，将做详细介绍。

髌旁入路有两种：经内侧髌旁入路和经外侧髌旁入路。经内侧髌旁入路更为常用，原因包括以下几点：①对于大多数患者，内侧支持带和关节囊更为肥厚和坚韧，便于重建和组织愈合；②由于外侧支持带相对松弛，术中容易将髌骨牵拉或翻向外侧；③该入路是全膝关节置换术手术入路的一部分，减少了后期可能的翻修手术造成的额外的手术创伤。在实施前，应在体表确定髌骨、胫骨结节和髌腱的体表投影，内侧髌旁入路的手术切口体表投影为从髌骨内侧缘近1/3处开始，沿髌骨缘向远侧延伸至髌腱内侧缘（图7-1-16）。依次切开皮肤、皮下组织，内侧支持带和关节囊。之后，将髌骨向外侧牵拉，并辨认胫骨平台前缘、股骨滑车及其滑膜结构（图7-1-17）。确定好进钉点后，在透视引导下，经髌旁入路置入导针、扩髓和髓内钉（图7-1-18）。

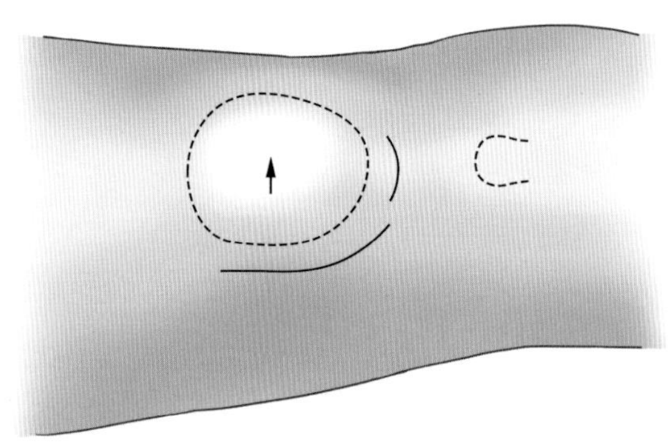

图7-1-16 手术切口体表投影为从髌骨内侧缘近1/3处开始，沿髌骨缘向远侧延伸至髌腱内侧缘

髌上入路详见胫骨干骨折部分。

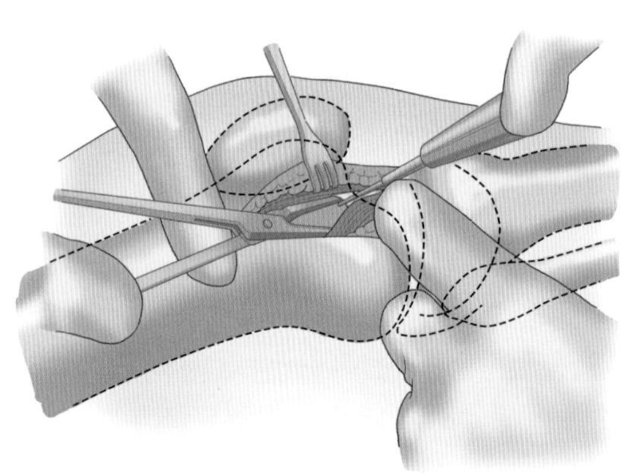

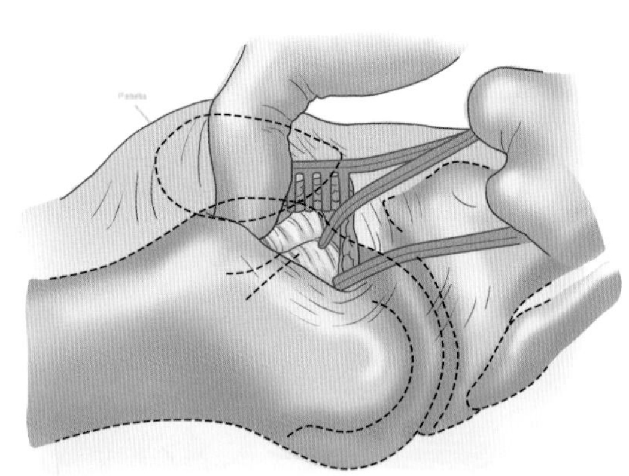

图7-1-17 依此切开皮肤、皮下组织，内侧支持带和关节囊；之后，将髌骨向外侧牵拉，并辨认股骨滑车及其滑膜结构

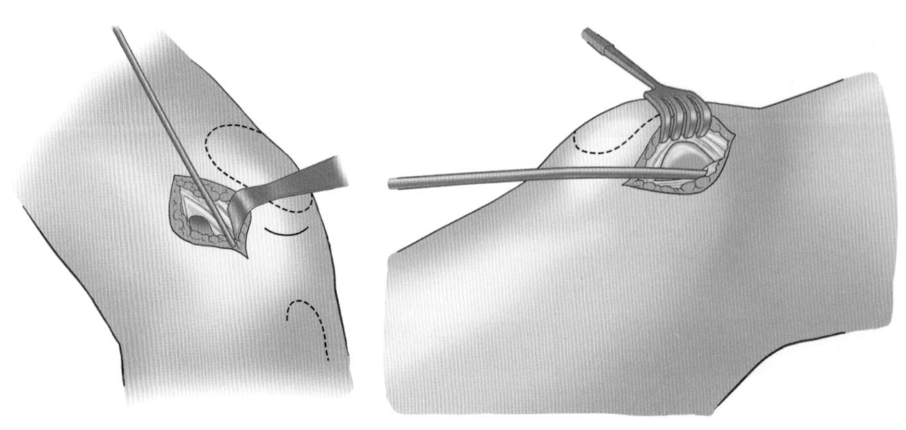

图7-1-18 经髌旁入路置入导针、扩髓和髓内钉

7.4 进钉点

对于任何一个髓内钉手术来说，选择一个正确的进钉点是最为重要的。理想的进钉点位于胫骨髓腔正侧位的轴心线的延长线与胫骨近端皮质的交点处。该点位于膝关节腔的髁间嵴处。如果采用该进钉点，容易导致前交叉韧带胫骨止点处。由于这个原因，胫骨髓内钉被设计成在矢状面上向前方弯曲进而能在胫骨近端前方皮质进钉。在胫骨近端骨折，胫骨平台和骨折线之间的距离很短。这就意味着，在有限的距离里要通过多平面的骨性锁定来维持骨折固定的稳定性。因此，该进钉点应越靠近近端越好，最好位于胫骨平台处但在膝关节腔之外。

在影像学上，正确的进钉点在正侧位像上应位于胫骨外侧棘的内侧，在侧位像上应位于胫骨关节面的前缘。如何获得正确的 X 线是进钉点正确的前提。临床上常用的 X 线有两种：①在前后位像上，腓骨头被胫骨外侧皮质平分为相等的两份；在侧位像上，股骨远端内外髁完全重叠（图 7-1-19）。②在前后位像上，可见明显突起的胫骨内外侧棘突（“Twin Peak”像）；在侧位像上，可见胫骨内外侧平台线重叠（图 7-1-20）。

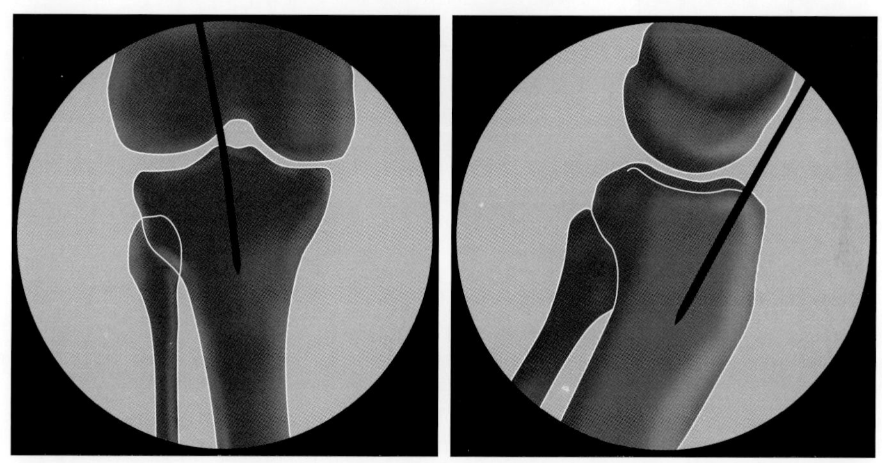

图 7-1-19　胫骨近端的 X 线正侧位：在前后位像上，腓骨头被胫骨外侧皮质平分为相等的两份；在侧位像上，股骨远端内外髁完全重叠

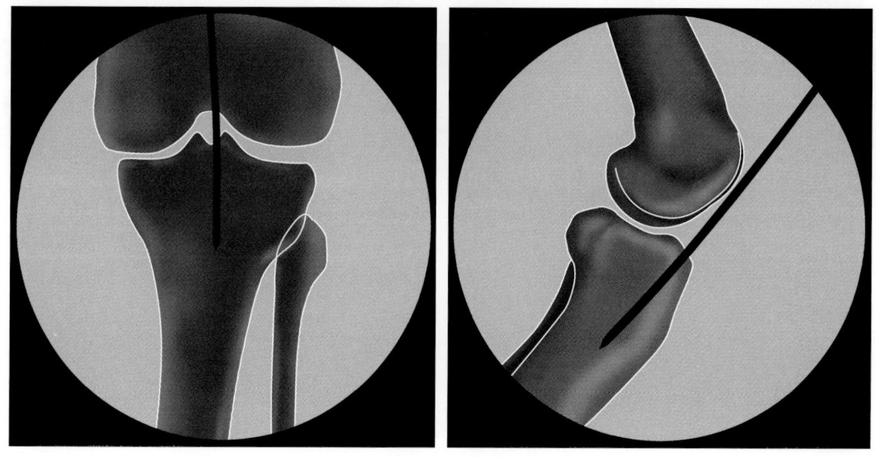

图 7-1-20　胫骨近端的 X 线正侧位：在前后位像上，可见明显突起的胫骨内外侧棘突；在侧位像上，可见胫骨内外侧平台线重叠

在解剖学上，正确的进钉点在正位上位于外侧平台棘旁边内侧一点，侧位在棘的正前方（图 7-1-21），由于这一区域远离关节面和前交叉韧带附着点，被称为“安全区”。安全区的平均宽度为（22.9±8.9）mm（12.6～56mm），位于胫骨平台中线的外侧（9.1±5）mm，胫骨结节中央外侧的 3mm 处（图 7-1-22）。

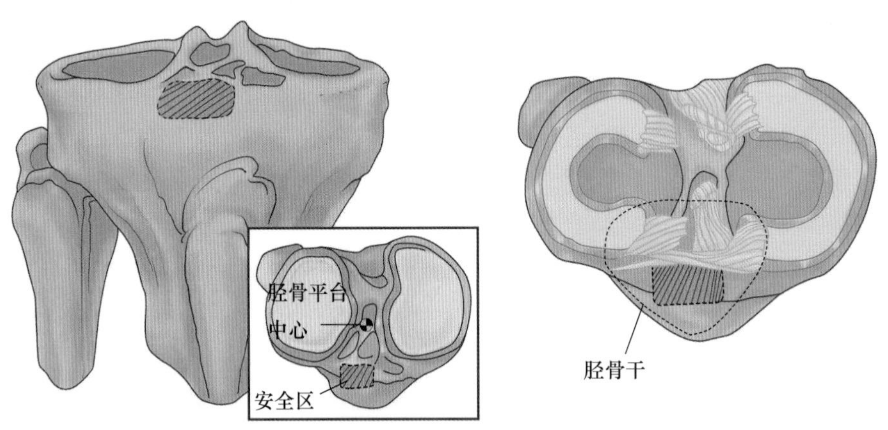

图 7-1-21 正确的进钉点

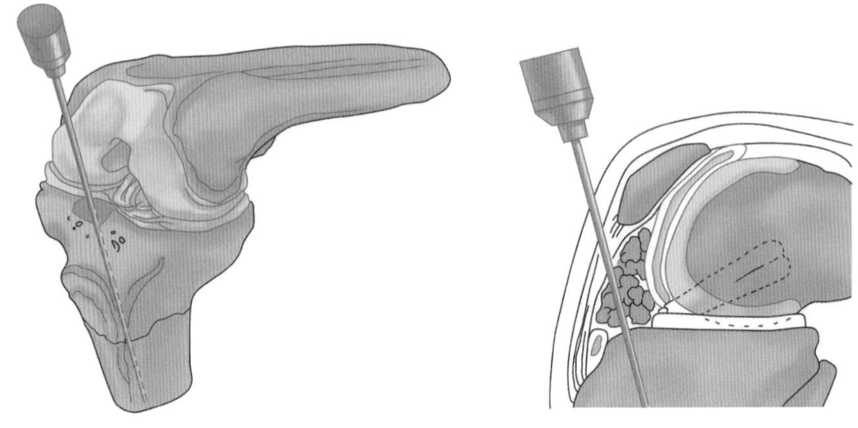

图 7-1-22 当采用标准的膝关节屈曲位经髌下入路置入髓内钉时，采用导针确定进钉点要比开口錾更准确，导针更容易调整顺应胫骨髓腔轴心并和胫骨前皮质平行

导针或开口錾均可用于确定进钉点的位置。无论采用何种体位及置钉方式，我们均推荐采用导针。这对于采用标准的膝关节屈曲位经髌下入路置入髓内钉尤为重要。采用导针确定进钉点要比开口錾更准确，导针更容易调整顺应胫骨髓腔轴心并和胫骨前皮质平行（图 7-1-23）。

任何偏离安全区进钉都会增加置钉的难度和骨折复位不良的风险。进钉点偏内侧容易导致骨折外翻，偏外容易导致骨折内翻（图 7-1-23）。进钉点偏低一方面会增加髓内钉经后方皮质穿出的风险，另一方面可能会导致胫骨结节医源性撕脱骨折。进钉点偏高可能会破坏胫骨平台关节面，并损伤半月板前脚和半月板间韧带。因此，胫骨髓内钉进钉点选择应遵循以下 3 个原则：①进钉点应适当偏外；②进钉点应在胫骨平台关节面的前缘；③应在矢状面上使髓内钉、导针和扩髓钻置入的方向与胫骨前皮质线相平行。

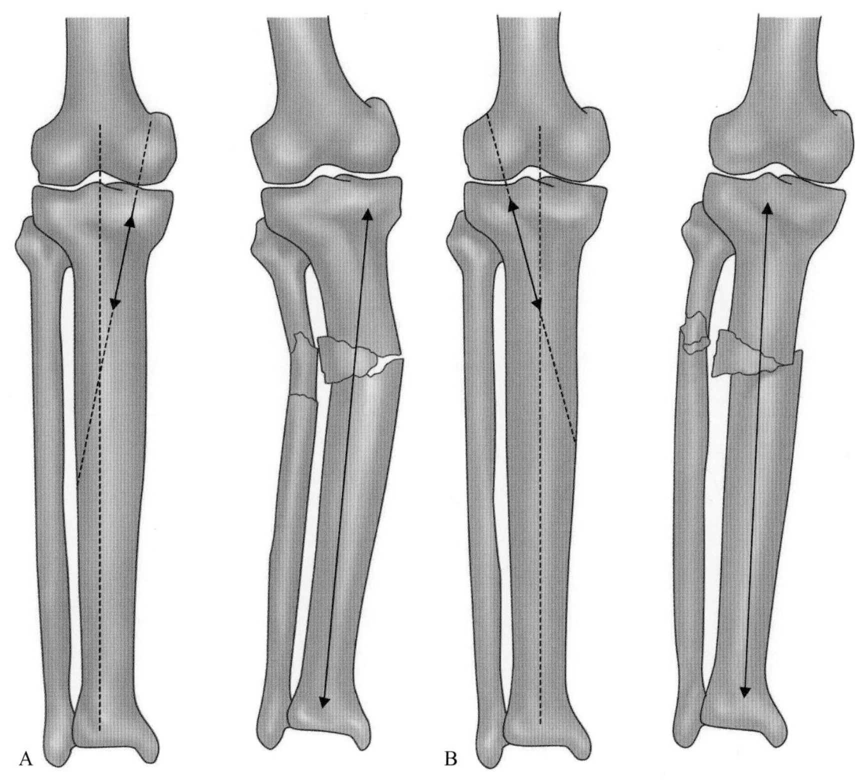

图 7-1-23 不正确的入针点容易导致骨折块内翻或外翻

7.5 扩髓、置钉和交锁螺钉固定技术

详见胫骨干髓内钉章节。

8. 术后处理

对于未累及关节的骨折，若骨折固定术后非常稳定，允许患者在术后第 1 天就可以进行负重活动；对于不稳定型骨折，如胫骨近端干部粉碎性骨折，早期不允许完全负重，可鼓励进行部分负重功能锻炼，6 周后方可完全负重。

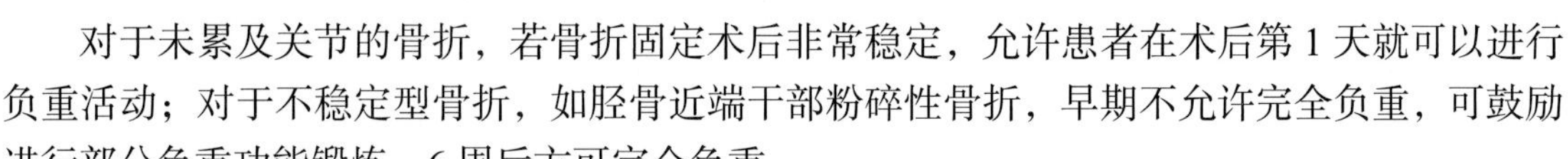

对于累及关节的骨折，通常前 6 周不允许负重。术后即刻开始膝踝关节活动。锁定钉动力化不是必需的，仅在骨折延迟愈合的患者才给予动力化。

9. 术后并发症及其防治策略

9.1 骨折复位不良

胫骨近端骨折复位不良的诊断标准为内外翻成角＞5°，向前或向后成角＞10°，短缩移位＞10mm，旋转畸形＞10°。该并发症多发生于早期的髓内钉固定术后，以向前成角畸形和外翻畸形最为常见。随着新的器械和技术出现后，如阻挡钉、附加钢板、股骨牵开器、临时外固定架和伸直位置钉等，术后骨折复位不良率已＜8%，与经典的髌下入路置钉相似。

骨折复位不良和畸形愈合有可能和创伤性膝关节骨关节炎相关。此外，骨折的位置、畸形严重程度及患者个体因素（体型、活动水平、遗传倾向等），也是膝关节骨关节炎发生的原因之一。一些研究长期随访了胫骨骨折髓内钉术后畸形愈合患者的预后，发现虽然影像学上表现出骨性关节炎，但患肢功能并未明显受影响，且患者并未表现出十分严重的临床症状。

9.2 髌上入路置钉的并发症

虽然越来越多的研究结果推荐对于胫骨近端骨折采用髌上入路进钉，然而其相关的潜在并发症依然引起临床医师的关注。可能的并发症包括髌股关节软骨损伤，扩髓碎屑关节腔残留，髓内钉取出困难等。

医源性的髌股关节面损伤是临床最为关注的问题。Gelbke 等对尸体膝关节进行的生物力学研究显示，尽管髌上入路会明显增加髌股关节的压力，但这种压力仍然远低于软骨细胞发生坏死及膝关节屈曲所产生的压力。还有医师采用关节镜评估髌上入路置钉术后髌股关节面情况，也未发现明显的软骨损伤表现。有研究比较了髌上入路和髌下入路置钉其他膝关节面的损伤，并未发现髌上入路置钉会增加其他关节面软骨损伤的风险。在扩髓碎屑残留方面，目前并无临床报道发现与其相关的膝关节并发症。当需要取出髓内钉时，一般应经髌下入路取出。

9.3 膝前痛

膝前痛是胫骨髓内钉最常见的并发症之一，经典的髌下入路髓内钉术后发病率可高达86%。常见的原因包括内置物近端激惹、关节内结构损伤、髌腱及其后方脂肪垫损伤、隐神经损伤等。随后，髌上入路被提出并应用时，由于可避免损伤隐神经髌下分支和胫骨近端组织分离，有研究者认为该入路是能够解决膝前痛的途径之一。Jones 等回顾性分析了 74 例髓内钉治疗胫骨干骨折患者，经髌上入路的 36 例，经髌下入路的 38 例。结果显示，尽管髌上入路组的进钉点更易确定，骨折复位更加容易，但两组在膝前痛发生率方面未见统计学差异。Ryan 等也比较了两种入路的差异，髌上入路组 84 例，为胫骨近端或远端骨折；髌下入路组 101 例，为胫骨干骨折。在膝前痛方面，临床随访结果未发现两组间存在统计学差异。Sander 等前瞻性非对照研究显示经髌上入路置钉，没有患者表现出膝前痛。然而该研究也存在明显缺陷，一方面失访率高达 34%，另一方面随访时间只有 1 年。基于以上研究，经髌上入路置钉并没有明显增加膝前痛的发病率，然而尚无法得出其能够较髌下入路明显改善和降低患者术后膝前痛的发生。

（李 佳 张 伟）

参考文献

[1] Tejwani N, Polonet D, Wolinsky PR. Controversies in the intramedullary nailing of proximal and distal tibia fractures [J]. J Am Acad Orthop Surg, 2014, (22): 665-673.

[2] Hernigou P, Cohen D. Proximal entry for intramedullary nailing of the tibia: The risk of unrecognised articular damage [J]. J Bone Joint Surg (Br), 2000, 82 (1): 33-41.

[3] Tornetta P Ⅲ, Riina J, Geller J, et al. Intraarticular anatomic risks of tibial nailing [J]. J Orthop Trauma, 1999, 13 (4): 247-251.

[4] Beltran MJ, Collinge CA, Patzkowski JC, et al. Skeletal trauma research consortium (STReC): Intra-articular risks of suprapatellar nailing [J]. Am J Orthop (Belle Mead NJ), 2012, 41 (12): 546-550.

[5] Bible JE, Choxi AA, Dhulipala S, et al. Quantification of anterior cortical bone removal and intermeniscal ligament damage at the tibial nail entry zone using parapatellar and retropatellar approaches [J]. J Orthop Trauma, 2013, 27 (8): 437-441.

[6] Lindvall E, Sanders R, Dipasquale T, et al. Intramedullary nailing versus percutaneous locked plating of extra-articular proximal tibial fractures: Comparison of 56 cases [J]. J Orthop Trauma, 2009, 23 (7): 485-492.

[7] 唐佩福，王岩．解放军总医院创伤骨科手术学：创（战）伤救治理论与手术技术 [M]．北京：人民军医出版社，2013.

[8] Hansen JT. Netter’s clinical anatomy [M]. 3rd ed. Philadelphia: Elsevier, 2014.

[9] Browner BD, Jupiter JB, Levine AM, et al. Skeletal trauma: Basic science, management, and reconstruction [M]. 4th ed. Philadelphia, PA: W.B. Saunders, 2009.

[10] Lang GJ, Cohen BE, Bosse MJ, et al. Proximal third tibial shaft fractures. Should they be nailed? [J]. Clin Orthop Relat Res, 1995, (315): 64-74.

[11] Ricci WM, O’ Boyle M, Borrelli J, et al. Fractures of the proximal third of the tibial shaft treated with intramedullary nails and blocking screws [J]. J Orthop Trauma, 2001, 15 (4): 264-270.

[12] Krettek C, Miclau T, Schandelmaier P, et al. The mechanical effect of blocking screws (“Poller screws”) in stabilizing tibia fractures with short proximal or distal fragments after insertion of small-diameter intramedullary nails [J]. J Orthop Trauma, 1999, 13 (8): 550-553.

[13] Dunbar RP, Nork SE, Barei DP, et al. Provisional plating of Type Ⅲ open tibia fractures prior to intramedullary nailing [J]. J Orthop Trauma, 2005, 19 (6): 412-414.

[14] Kuntscher G. The marrow nailing method [M]. Germany: Stryker, 2006.

[15] McConnell T, Tornetta P Ⅲ, Tilzey J, et al. Tibial portal placement: The radiographic correlate of the anatomic safe zone [J]. J Orthop Trauma, 2001, 15 (3): 207-209.

[16] Hiesterman TG, Shafiq BX, Cole PA. Intramedullary nailing of extra-articular proximal tibia fractures [J]. J Am Acad Orthop Surg, 2011, 19 (11): 690-700.

[17] Cole JD, Ansel LJ, Schwartzberg R. A sequential protocol for management of severe open tibial fractures [J]. Clin Orthop Relat Res, 1995, (315): 84-103.

[18] Benirschke SK, Henley MB, Ott JW. Proximal one-third tibial fracture solutions [J]. Orthopaedic Transactions, 1995, (18): 1055-1056.

[19] Nork SE, Barei DP, Schildhauer TA, et al. Intramedullary nailing of proximal quarter tibial fractures [J]. J Orthop Trauma, 2006, 20 (8): 523-528.

[20] Tornetta P III, Collins E. Semiextended position of intramedullary nailing of the proximal tibia [J]. Clin Orthop Relat Res, 1996, (328): 185-189.

[21] Vidyadhara S, Sharath KR. Prospective study of the clinico-radiological outcome of interlocked nailing in proximal third tibial shaft fractures [J]. Injury, 2006, 37 (6): 536-542.

[22] Forman JM, Urruela AM, Egol KA. The percutaneous use of a pointed reduction clamp during intramedullary nailing of distal third tibial shaft fractures [J]. Acta Orthop Belg, 2011, 77 (6): 802-808.

[23] Krettek C, Stephan C, Schandelmaier P, et al. The use of Poller screws as blocking screws in stabilising tibial fractures treated with small diameter intramedullary nails [J]. J Bone Joint Surg (Br), 1999, 81 (6): 963-968.

[24] Henley MB, Meier M, Tencer AF. Influences of some design parameters on the biomechanics of the unreamed tibial intramedullary nail [J]. J Orthop Trauma, 1993, 7 (4): 311-319.

[25] Jakma T, Reynders-Frederix P, Rajmohan R. Insertion of intramedullary nails from the suprapatellar pouch for proximal tibial shaft fractures: A technical note [J]. Acta Orthop Belg, 2011, 77 (6): 834-837.

[26] Court-Brown CM, Gustilo T, Shaw AD. Knee pain after intramedullary tibial nailing: Its incidence, etiology, and outcome [J]. J Orthop Trauma, 1997, 11 (2): 103-105.

[27] Toivanen JA, Väistö O, Kannus P, et al. Anterior knee pain after intramedullary nailing of fractures of the tibial shaft: A prospective, randomized study comparing two different nail-insertion techniques [J]. J Bone Joint Surg (Am), 2002, 84 (4): 580-585.

[28] Keating JF, Orfaly R, O'Brien PJ. Knee pain after tibial nailing [J]. J Orthop Trauma, 1997, 11 (1): 10-13.

[29] Morandi M, Banka T, Gaiarsa GP, et al. Intramedullary nailing of tibial fractures: Review of surgical techniques and description of a percutaneous lateral suprapatellar approach [J]. Orthopedics, 2010, 33 (3): 172-179.

[30] Jones M, Parry M, Whitehouse M, et al. Radiologic outcome and patient-reported function after intramedullary nailing: A comparison of the retropatellar and infrapatellar approach [J]. J Orthop Trauma, 2014, 28 (5): 256-262.

[31] Ryan SP, Steen B, Tornetta P Ⅲ. Semiextended nailing of metaphyseal tibia fractures: Alignment and incidence of postoperative knee pain [J]. J Orthop Trauma, 2014, 28 (5): 263-269.

[32] Sanders RW, DiPasquale TG, Jordan CJ, et al. Semiextended intramedullary nailing of the tibia using a suprapatellar approach: Radiographic results and clinical outcomes at a minimum of 12 months follow-up [J]. J Orthop Trauma, 2014, 28 (5): 245-255.

[33] Gelbke MK, Coombs D, Powell S, et al. Suprapatellar versus infrapatellar intramedullary nail insertion of the tibia: A cadaveric model for comparison of patellofemoral contact pressures and forces [J]. J Orthop Trauma, 2010, 24 (11): 665-671.

[34] Eastman JG, Tseng SS, Lee MA, et al. The retropatellar portal as an alternative site for tibial nail insertion: A cadaveric study [J]. J Orthop Trauma, 2010, 24 (11): 659-664.

[35] Gaines RJ. Suprapatellar versus infrapatellar intramedullary nail insertion of the tibia: A cadaveric model for comparison of patellofemoral contact pressures and forces [J]. Orthopaedics, 2013, (36): 1115-1118.

第 2 节 胫骨干骨折

1. 流行病学

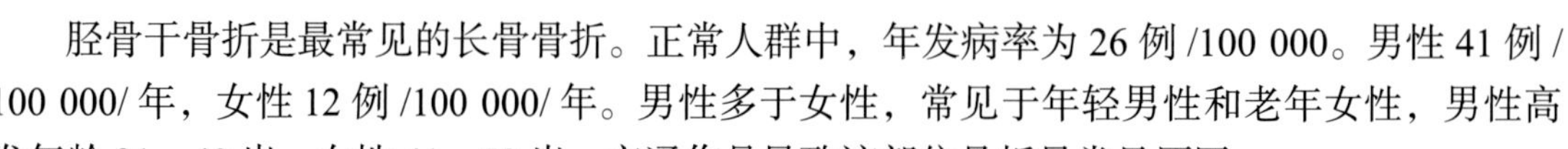

胫骨干骨折是最常见的长骨骨折。正常人群中，年发病率为 26 例 /100 000。男性 41 例 /100 000/ 年，女性 12 例 /100 000/ 年。男性多于女性，常见于年轻男性和老年女性，男性高发年龄 31～40 岁，女性 41～50 岁。交通伤是导致该部位骨折最常见原因。

2. 应用解剖

胫骨干大致呈三棱形，前缘上部锐利，下部较为圆钝，在胫骨远端逐渐转化为近似四边形结构。胫骨干上 1/3 呈三角形，下 1/3 略呈四方形，前、内、外三个嵴将胫骨干分成

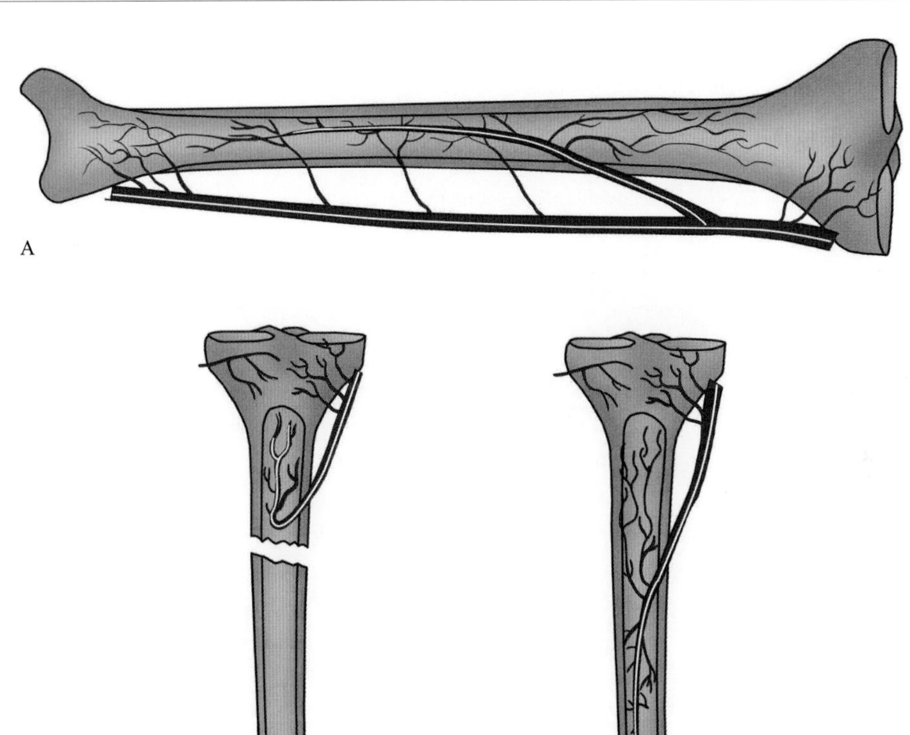

图 7-2-1 胫骨血液供应

A. 胫骨的动脉血供，来自单一的胫骨滋养动脉，在胫骨中 1/3 近端后侧，斜穿进入胫骨；B. 胫骨干骨折后，远端骨折块血供发生障碍

内、外、后三个面。中 1/3 是三角形和四方形骨干移行部，直径最细，该部位是骨折好发部位。胫骨的前内侧面仅有皮肤覆盖，易发生开放性骨折。胫骨干并非完全平直，而是有一向前外侧形成 10° 左右的生理弧度。成人胫骨长度 30～47cm，髓腔直径 8～15mm，长度和髓腔的大小影响髓内钉的尺寸。绝大多数的胫骨骨折是累及胫骨骨干的骨折。

胫骨的血液供应分为髓内和髓外血供（图 7-2-1）。由于胫骨内侧皮肤薄，仅有皮肤、皮下、骨膜覆盖的区域，骨皮质的血供几乎全部来自髓内血供。髓内血供来源于胫后动脉分出的滋养动脉，在胫骨中 1/3 近端后侧斜穿进入胫骨，随后向近端及远端发出分支，与干骺端骨内膜血管相吻合。胫骨外侧和后方区域有肌肉、韧带附着，其皮质外 1/3 部分血供来自髓外血管（即骨膜内血管）。因此，在显露、清创等手术过程中，应尽量保持肌肉、韧带在胫骨表面的附着，减少软组织剥离。

小腿有 4 个毗邻的筋膜间室，其内的肌肉、血管、神经被骨骼、筋膜、骨间膜所包围，扩张空间受到限制（图 7-2-2）。小腿外伤后容易造成间室内压力增高，引起血运障碍，严重

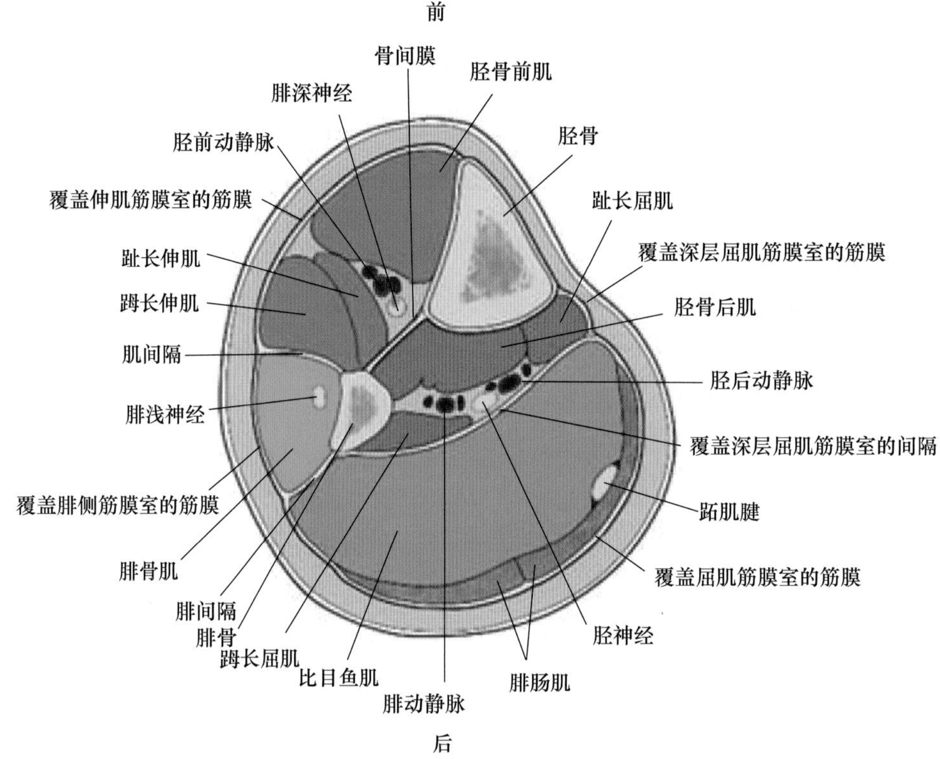

图 7-2-2 小腿筋膜间室：蓝色部分为前间室，包括胫骨前肌、趾长伸肌和第三腓骨肌，受腓深神经的支配，血供源于胫前动脉；绿色部分为外侧筋膜间室，包括腓骨长、短肌，受腓浅神经的支配；深红色部分为后深间室，包括踇长屈肌、胫骨后肌和趾长屈肌，受胫后神经支配，血供源于胫后动脉；粉色部分为后浅间室，包括腓肠肌、比目鱼肌、跖肌及腓肠神经

者可导致神经和肌肉坏死，甚至急性肾功能衰竭。小腿筋膜间室综合征好发于前间室及后深间室。

3. 损伤机制和临床评估

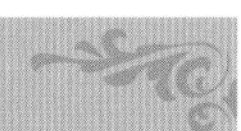

3.1 损伤机制

胫骨干骨折主要是由外伤所致，包括以下两个方面。

（1）直接暴力

① 高能量损伤：多发于交通伤，常为横断性、粉碎性或移位明显的骨折，伴软组织严重损伤。

② 折弯暴力：多为蝶形、短斜行或横断骨折，或粉碎性骨折，软组织损伤严重。常伴有骨筋膜间室综合征或骨折开放。

（2）间接暴力

① 扭转损伤：较低的高度坠落，足部固定、小腿扭转。多为螺旋形骨折，很少发生骨折粉碎及伴有严重的软组织损伤。

② 应力骨折：为疲劳性损伤，伤后数周才有影像表现。多见于两类人群，即部队新兵和

芭蕾舞演员。

3.2 临床评估

了解病史和损伤机制对于治疗方案的选择有着重要作用。对于多发伤患者，应首先进行全身状态评估，通过患者或可靠的目击者来了解详细受伤史，除外有威胁生命的合并损伤和全身多发骨折，特别是需要检查邻近的膝关节和踝关节是否受累，避免漏诊。由于胫骨位置表浅，骨折后症状明显，对于骨折的进一步评估见下文胫骨干骨折的影像学评估部分。

基于胫骨缺乏肌肉软组织包裹的特点，软组织条件的评估对于胫骨干骨折尤为重要。接诊患者后，应除去所有现场的临时固定物，进行皮肤和软组织损伤状况的评估。根据是否为开放性骨折，应选择不同的软组织损伤分级标准（表 7-2-1 和图 7-2-3）。

表 7-2-1 开放性骨折软组织的 Gustilo-Anderson 分级

分级	特征
Ⅰ级	低能量损伤，皮肤裂伤＜ 1cm，伤口清洁或轻微的污染
Ⅱ级	通常为低能量损伤，皮肤裂伤＞1cm，无广泛的软组织损伤、肿胀、撕脱
Ⅲ级	高能量损伤，分为三个亚型：
	ⅢA 广泛软组织挫伤、肿胀，但有足够的软组织覆盖，即使裂伤伤口＜ 1cm 也属于该类型
	ⅢB 广泛软组织缺损，没有足够的软组织覆盖，伴有骨折端外露、骨膜剥脱；常伴有伤口严重污染
	ⅢC 合并需要手术修复的血管损伤

当骨折移位明显，应警惕血管神经的损伤。体格检查是判断血管损伤的方式之一，应注意比较患肢和健侧肢体远端动脉搏动和毛细血管充盈时间。当体格检查提示患肢有异常时，应复位骨折，检查患者踝肱指数或血管超声情况；当患肢远端无脉及出现缺血症状时，应行 CT 血管成像检查，或急诊造影检查，明确血供损伤情况，并尽早手术，固定骨折并修复血管损伤。此外，当腓骨小头骨折时，应除外腓总神经损伤；当胫骨近端骨折移位明显，要警惕胫神经损伤情况。

当胫骨干骨折发生时，需要警惕筋膜间室综合征。筋膜切开减压宁早勿晚、宁可错切也不能延误，否则后果严重。以下情况的出现常提示筋膜间室综合征：①患肢出现张力性水疱，且足趾被动牵拉痛并进行性加重；②间室压力＞30mmHg，间室压力低于舒张压 30mmHg。此时，需要行急诊手术，行间室的切开减压。此外，还可通过周围神经的检查来判断哪一个间室出现明显的压力增高（表 7-2-2）。

表 7-2-2 不同小腿间室及其相应的神经损伤情况

间室	受累神经	运动障碍	感觉障碍
前间室	腓深神经	趾背伸	第 1～2 趾背
外侧间室	腓浅神经	足外翻	足背外侧
后深间室	胫神经	趾跖屈曲	足底
后浅间室	腓肠神经	踝跖屈	外踝

3.3 影像学评估

胫腓骨全长 X 线正侧位可以对绝大多数胫骨干骨折作出诊断，X 线片应包括邻近的膝踝

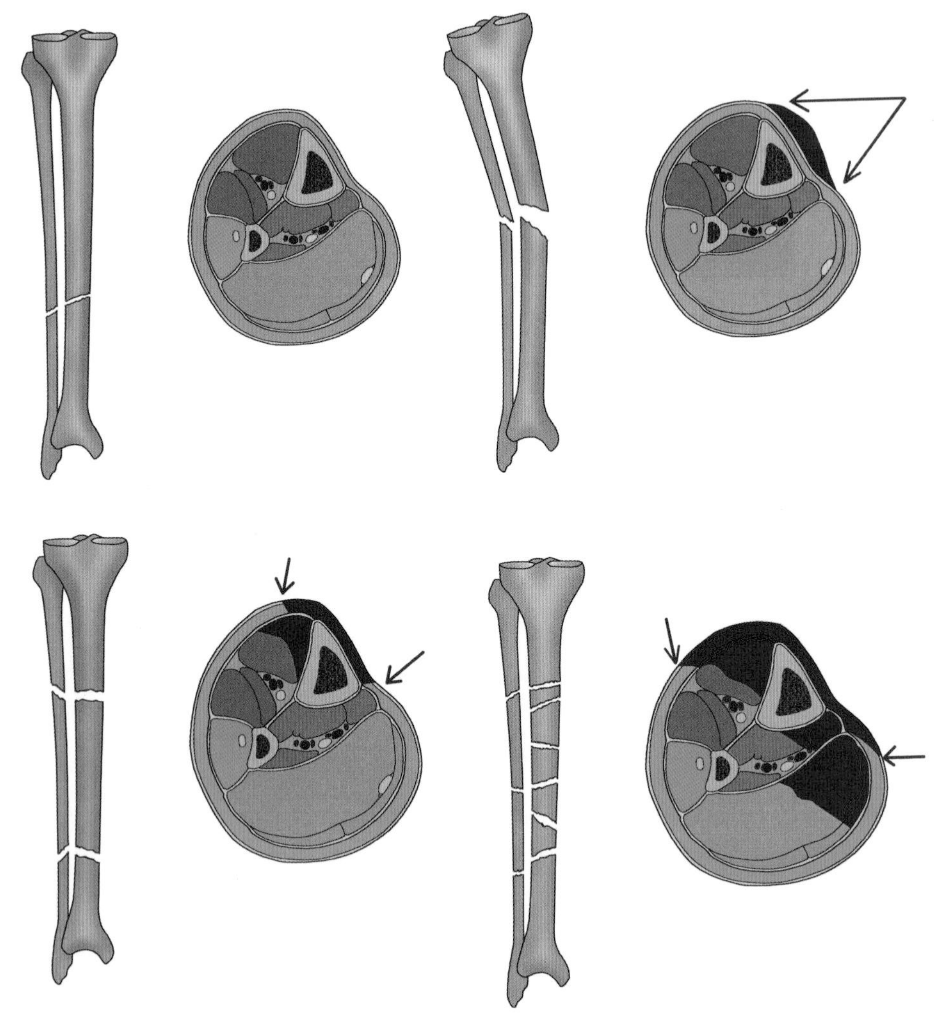

图 7-2-3 闭合骨折软组织损伤的 Tscherne 分型

0 级，软组织正常或轻微损伤；Ⅰ级，浅表软组织损伤，伴有骨折部位、局部的皮肤擦伤或肌肉挫伤；Ⅱ级，深部软组织损伤，有污染，伴有骨折部位、局部的皮肤擦伤或肌肉挫伤，张力大，有水疱；Ⅲ级，有广泛的皮肤挫伤或挤压伤，张力大，有水疱，合并骨筋膜室综合征或大血管损伤

两个关节。通过该检查应明确以下情况：①确定骨折的部位及形态，是否合并膝关节和踝关节损伤；②是否存在隐匿性骨折线，术中有再移位的可能性；③是否为粉碎性骨折；④是否合并骨质疏松、肿瘤转移及陈旧性骨折；⑤骨折块间移位的距离，提示骨块间有无软组织卡压；⑥软组织内是否存在气体影，排除开放性骨折，以及特异性感染，如气性坏疽等。对于疲劳应力骨折，当 X 线检查不能确诊时，应通过 ECT 或 MRI 检查协助诊断。如果怀疑存在动脉血管损伤，应行 CT 血管成像、血管造影或超声检查。

4. 骨折分型

通常使用 AO/OTA 分型系统：该系统按照骨折线的形态和骨折粉碎程度及合并的腓骨骨折的位置，将胫骨骨折分为 A、B、C 三型（图 7-2-4）。

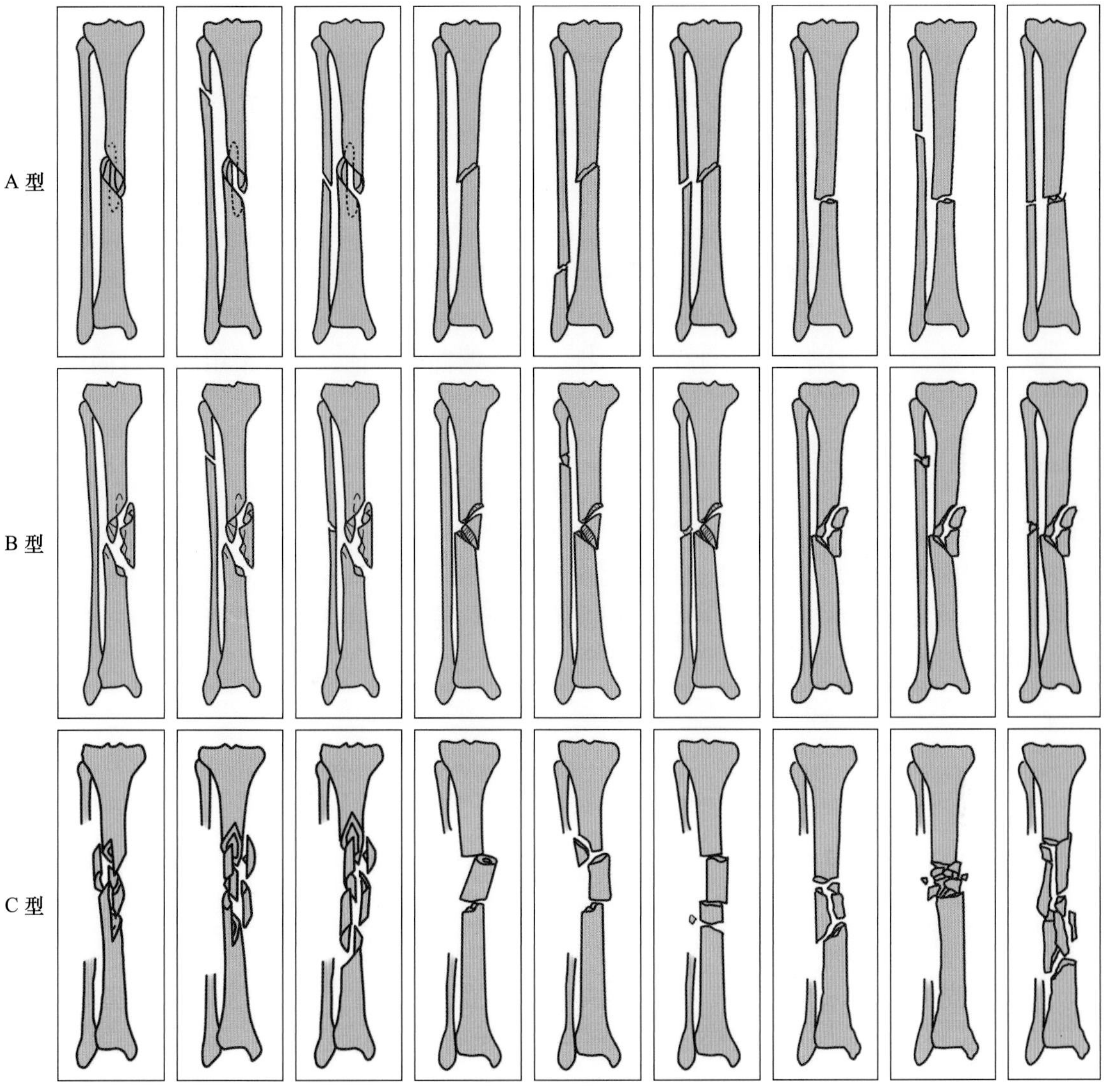

A 型

B 型

C 型

图 7-2-4 胫骨干骨折的 AO/OTA 分型
A 型，简单骨折；B 型，楔形骨折；C 型，复杂骨折

5. 治疗原则

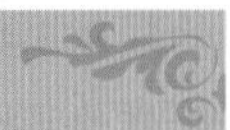

对于胫骨干骨折，只有出现以下情况时可以考虑行非手术治疗：①患者因严重的内科合并症或严重外伤导致无法耐受麻醉；②患者拒绝手术治疗。推荐采用长腿管型石膏固定。由于非手术治疗后患者临床预后差，常伴发较高的并发症发病率，包括骨折不愈合，畸形愈合，骨折愈合时间长，重返工作缓慢。当骨折非手术治疗失败，导致骨折断端出现：内翻 / 外翻畸形＞5°；前后成角畸形＞5°～10°，向后成角比向前成角更难被接受；旋转畸形＞0°～10°，内旋比外旋更难被接受；短缩畸形＞10～12mm，需要行手术治疗。

对于绝大多数胫骨干骨折，都需要行手术治疗。手术治疗时机与策略制订，必须考虑和评估患者全身情况与局部皮肤软组织条件。当出现以下情况时，应行急诊手术：患肢毁损伤，开放性骨折，血管神经损伤，筋膜间室综合征，断肢再植。除上述急诊手术指征以外，其他手术时机均应综合考虑患者的全身状况及局部的损伤因素。如果患者受伤后就诊及时，且有手术指征，此时局部软组织尚未出现明显的肿胀、水疱，手术应尽快进行，因为延期手术往往会加重软组织损害。对于严重多发伤的病史，通常按照治疗顺序首先进行挽救生命的治疗，然后行保肢治疗，最后才是骨折的固定。手术时机极其重要，它对治疗的最终结果会产生很大的影响。如果患者伤后 8～24 小时就诊，此时患肢往往明显肿胀，皮肤可有张力性水疱，排除开放性骨折和骨筋膜室综合征后，应将手术延期 7～14 天，待皮肤条件允许后再行手术。

髓内钉是目前胫骨干骨折治疗的金标准，如无明确禁忌证，均应采用髓内钉固定。钢板内固定对软组织条件要求较高，已经不作为胫骨干骨折的首选治疗方法；但是，对于累及踝关节和胫骨平台的螺旋形、长斜形或粉碎性骨折，使用钢板固定可以同时获得干部和关节面很好的解剖复位及坚强固定。对于开放性骨折，特别是伴有软组织缺损的胫骨骨折，采用外固定架治疗仍可以稳定骨折断端，便于进行各种皮瓣转移、创面覆盖等治疗。一期行外固定架临时固定，最终使用髓内钉固定，可减少外固定架固定时间，并减少感染等风险。在拆除外固定架后，清创、冲洗、抗生素治疗，使针道愈合后再置入髓内钉，以减少感染风险（图 7-2-5）。

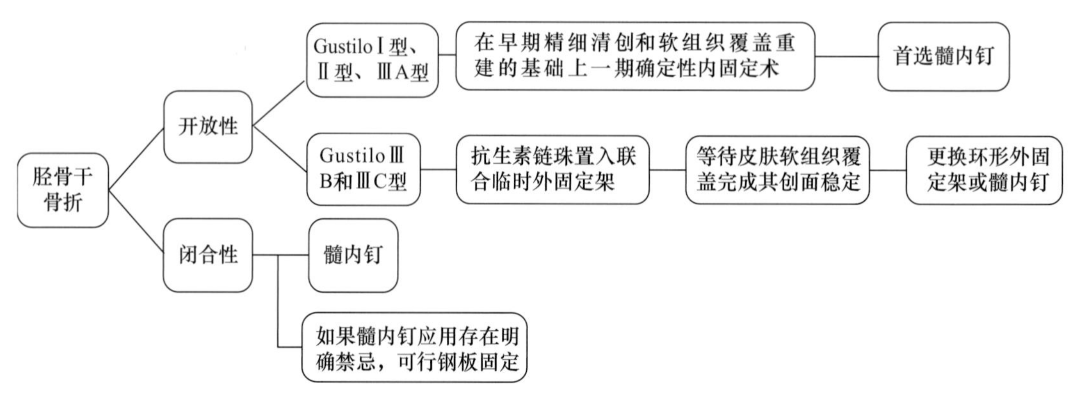

图 7-2-5　胫骨干骨折的手术治疗策略

6. 髓内钉的固定理念

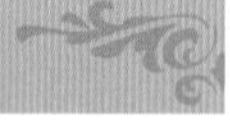

过去的 20 多年间，多种治疗方式应用于临床治疗胫骨干骨折，包括髓内钉、钢板、外固定架和石膏外固定。对于不稳定型骨折，由于石膏外固定并不能矫正和维持骨折复位，因此临床医师多倾向于选择手术治疗。在众多手术技术中，髓内钉由于其明显的力学和生物学优势，成为胫骨干骨折的首选治疗方案。

相比钢板、外固定架和石膏外固定，髓内钉不仅能够改善骨折复位质量，明显降低畸形愈合率和再手术率，并且允许患侧膝关节进行早期功能锻炼，使患者术后快速康复，尽快重返工作岗位和社会。这些髓内钉的优势已经被多项前瞻性临床研究和系统评价所证实。而新一代的胫骨髓内钉由于加入多平面交锁螺钉固定的设计，使其适用于更多类型的胫骨干骨折，如多节段骨折，骨折合并血管损伤，骨折合并筋膜间室综合征，外固定架或石膏外固定失败，开放性骨折，以及骨折合并大段骨缺损（>5cm）。

胫骨骨折多为高能量损伤所致，常伴大段骨缺损。这种骨缺损可以发生于外伤现场急性骨丢失，也可以发生于开放性骨折清创术后。这种骨缺损会导致胫骨结构完整性丧失，给患者和医师带来巨大的困难。针对该情况，手术治疗不仅必须获得有效的稳定性，而且要求尽可能减少手术创伤和软组织剥离。髓内钉固定恰恰能够满足这种临床需求。

对于开放性骨折，术后感染是髓内钉固定最担心发生的问题，早期的临床研究显示，胫骨开放性骨折髓内钉术后感染率高达62%。然而，该结果受到学者的质疑，有医师认为开放性骨折术后感染的发生和众多因素有关，包括不恰当的清创和皮肤软组织封闭技术，合并发生筋膜间室综合征导致局部血供进一步受损，扩髓所致的局部热坏死。因此，之后Tornetta等采用非扩髓髓内钉一期固定开放性胫骨干骨折，在精细软组织处理下，即使是对于Gustilo ⅢB型骨折，依然可以获得良好的临床预后和很低的感染率（3%）。在该成功经验的基础上，感染的有效控制也会大大提高髓内钉术后骨折的愈合率。对于胫骨开放性骨折，髓内钉术后骨折愈合率可达95%以上，其中Gustilo Ⅲ型开放性骨折可达50%。

对于胫骨干开放性骨折采用髓内钉固定，应尽早开始经验性应用抗生素预防感染，并给予破伤风抗毒素注射。清创和冲洗是处理开放骨折伤口的核心内容。尽量在伤后6小时内进行清创，Gustilo Ⅲ型开放骨折患者需要急诊手术。清创时，应尽量不用止血带，避免由此进一步减少受累组织的血液供应。对于Gustilo Ⅰ型至ⅢA型开放骨折，如果有活力的组织足够闭合伤口，可以间断缝合，一期闭合伤口，并予以髓内钉固定。

对于胫骨干多节段骨折，髓内钉固定同样是安全有效的。通过静力多平面交锁固定技术，髓内钉可以更好地对线对位，有利于维持下肢的长度和旋转控制。在获得力学稳定性的基础上，允许患者进行早期负重和邻近关节功能锻炼。

胫骨髓内钉置钉之前是否需要扩髓仍然存在争议。扩髓髓内钉的优势在于通过使用更大直径的髓内钉，可以使骨和髓内钉之间获得更多的接触，从而提供更强的力学稳定性，而且内固定物断裂的风险降低。除此之外，扩髓产生的骨泥堆积在骨折断端，相当于"自体内植骨"。然而，扩髓技术的劣势在于可造成局部骨的热坏死，这种情况可见于：①髓腔狭窄的年轻患者（直径<6mm）；②扩髓时应用止血带者；③使用钝的扩髓钻进行扩髓。解剖学研究表明，对于胫骨，66%的血供来自髓内，因此相比股骨使用扩髓髓内钉，扩髓所致的髓内血供破坏对胫骨影响更大，有可能会造成骨折延迟愈合或不愈合。同时有研究得出不同的结论，其发现尽管扩髓破坏了骨内膜的血供，但6周后骨内膜的血供可以完全自我重建。动物实验表明，相对于过度扩髓，非扩髓和有限扩髓更有利于骨折愈合。但是，临床对照研究尚未发现两者之间在骨折愈合方面存在明显差异。

尽管如此，如果出现以下情况时，应视为髓内钉应用的禁忌证：严重的软组织损伤，明确合并骨感染，生长发育期的骨折患者，非常狭窄的或不存在的髓腔（如骨硬化症）的成年患者，以及胫骨干骨折合并同侧平台粉碎性骨折。

7. 髓内钉的手术技术

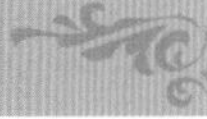

以下将从髌下入路和髌上入路置钉两部分讨论髓内钉在胫骨干骨折中的手术技术。

7.1 经髌下入路置钉

7.1.1 术前准备和体位

在全身麻醉或硬膜外麻醉下，患者仰卧于骨科小腿手术牵引床上，或在全透视骨科手术床上采用碳纤维全透视三角架。患肢维持于膝关节屈曲 90°～110°，小腿支柱位于大腿远端（非腘窝），保证髌骨朝向正上方。目前，碳纤维全透视三角架在临床上更为常用，相比传统的牵引床，该方式具有以下优点：①术前准备简单，无需额外跟骨牵引；②膝关节屈曲角度更大，更有利于显露进钉点位置；③术中透视更加容易；④对大多数骨折，复位更加容易（图 7-2-6）。

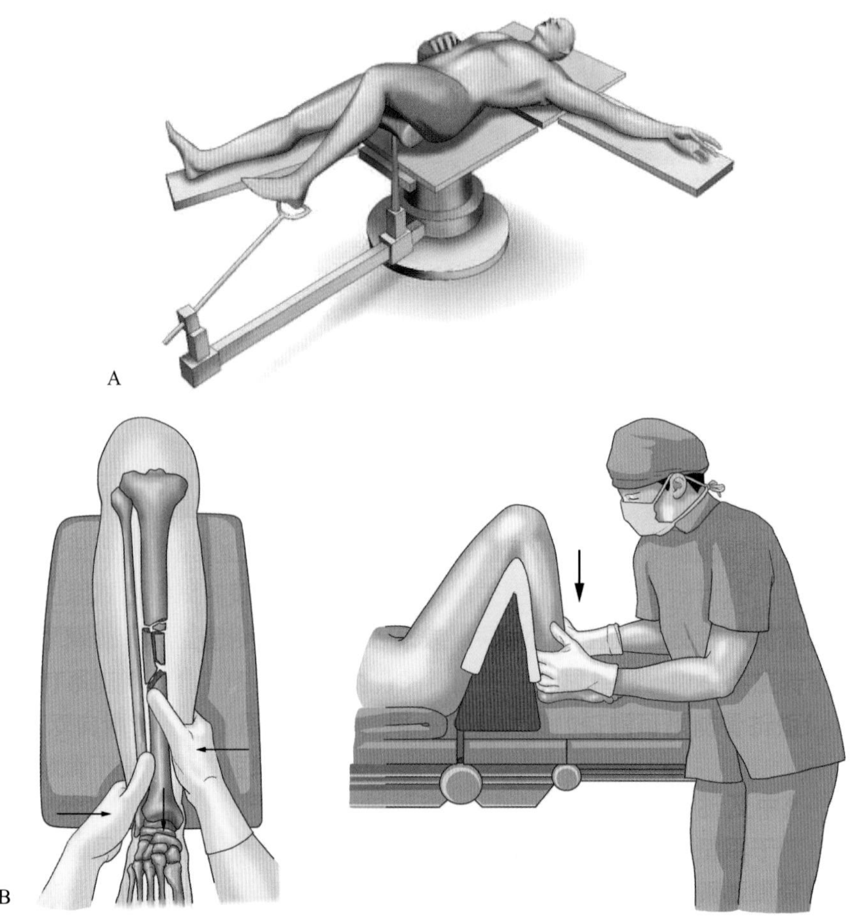

图 7-2-6　经髌下入路手术体位

A. 胫骨牵引床维持体位：患肢屈膝 90°，行跟骨牵引；B. 碳纤维三角架维持体位

7.1.2 手术入路

经髌下入路置钉包括两种手术入路：①经髌韧带入路；②经髌韧带旁入路。

经髌韧带入路的体表投影为髌骨下极与胫骨结节连线上（胫骨嵴内侧 3mm），沿髌腱的中线纵行切开，不做分层剥离。在置入导针、扩髓和髓内钉时，应注意采用套筒保护髌韧带（图 7-2-7）。

经髌韧带旁入路的体表投影为沿髌韧带内侧，自髌骨下极至胫骨结节水平，纵向切开，

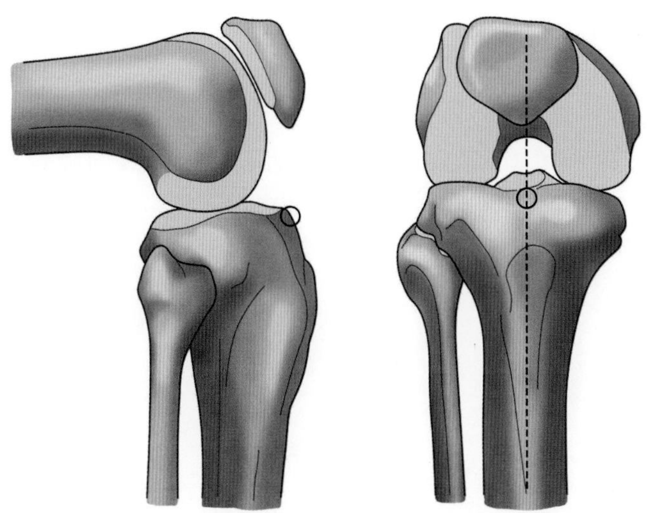

图 7-2-7 经髌韧带入路的切口体表投影示意图

不做分层剥离。在髌韧带内侧纵行切开伸肌支持带扩张部，使用拉钩将髌韧带牵向外侧，同样用套筒保护髌韧带（图 7-2-8）。

7.1.3 骨折复位

骨折复位必须在髓内钉置入前完成。由于胫骨 1/3 位于皮下，可以直接触及胫骨嵴和胫骨内侧面，因此骨折手法复位和对位对线结局的确定往往较为容易。除手法复位外，常用的复位

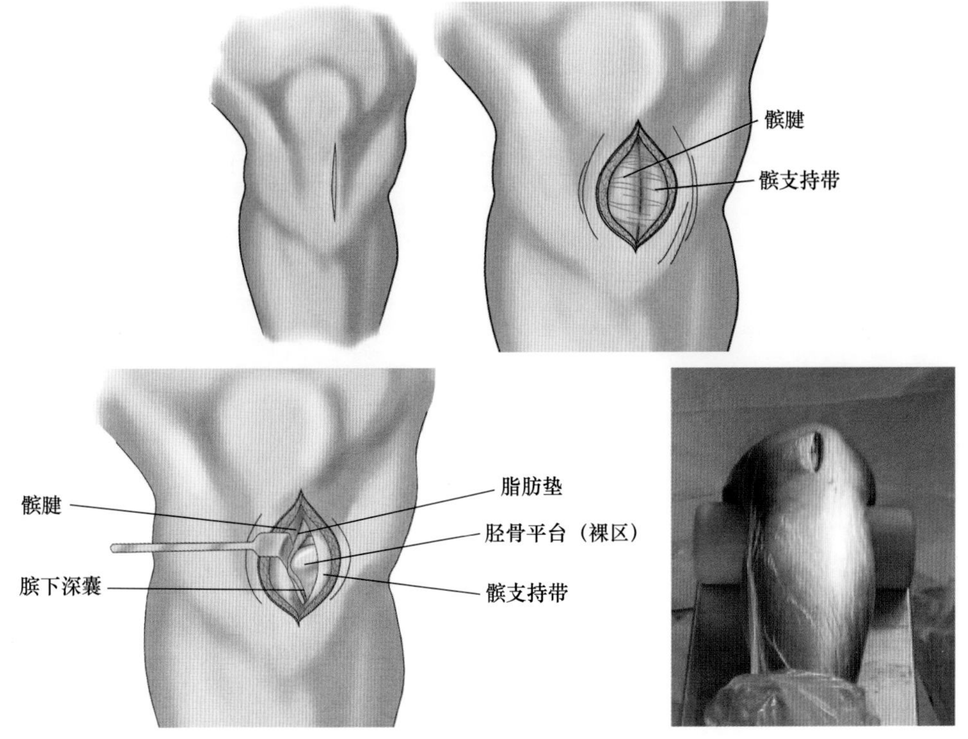

图 7-2-8 经髌韧带旁入路示意图。在髌韧带内侧做一直形的 4cm 切口，不要过多地分离皮下组织；在髌韧带内侧纵行切开伸肌支持带扩张部，使用拉钩将髌韧带牵向外侧

技术还包括以下几种：①点式复位钳经皮复位；②有限切开经皮下协助复位；③股骨牵开器复位；④有限切开撬拨复位；⑤摇杆技术；⑥金手指复位杆复位（图 7-2-9～图 7-2-14）。

7.1.4 进钉点

进钉点的位置在胫骨嵴内侧约 3mm，沿胫骨长轴的沿线同胫骨平台前缘的交点上，

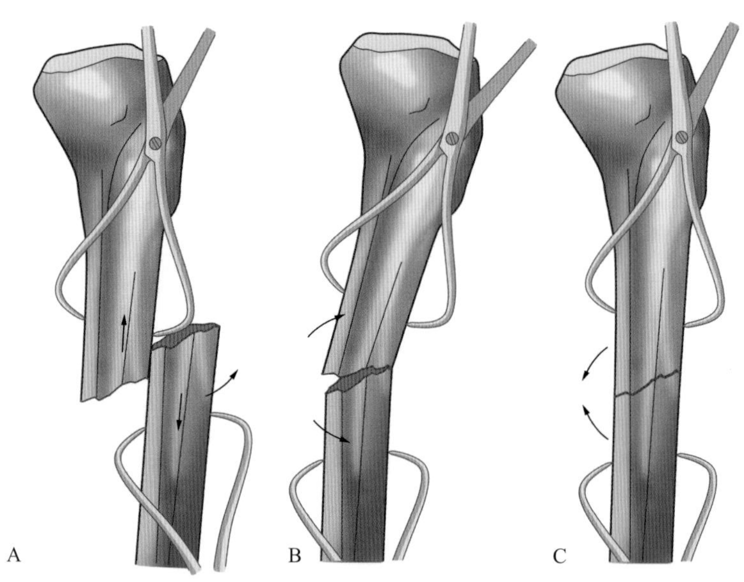

图 7-2-9 点式复位钳经皮复位

A. 对于长斜形或螺旋形骨折，可以通过 1 个点式复位钳实现骨折复位；B. 对于横形或短斜形骨折，由于骨折断端不易实现加压固定，可以通过两个复位钳进行骨折复位；C. 复位

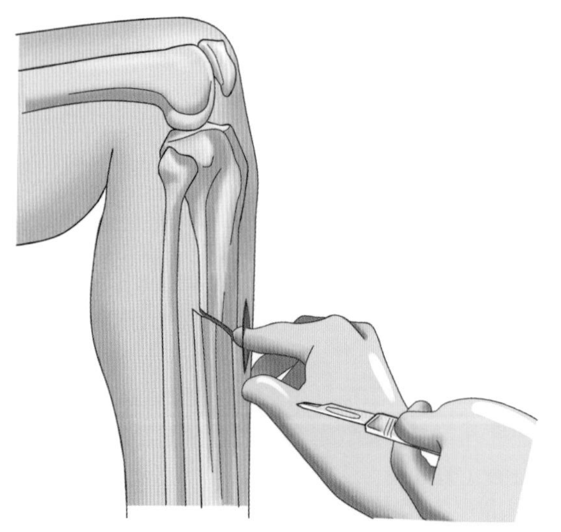

图 7-2-10 有限切开经皮下协助复位

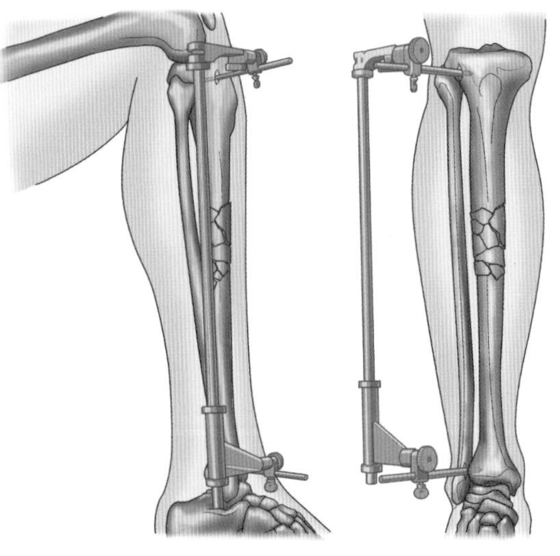

图 7-2-11 股骨牵开器复位。对于一些粉碎性骨折和多节段胫骨干骨折，牵开器或外固定架维持复位非常重要。外固定针应在冠状面置入，平行于关节面，并应尽量靠近膝踝关节面；同时，固定针在矢状面上应位于胫骨后方，避免阻挡主钉和交锁螺钉的置入

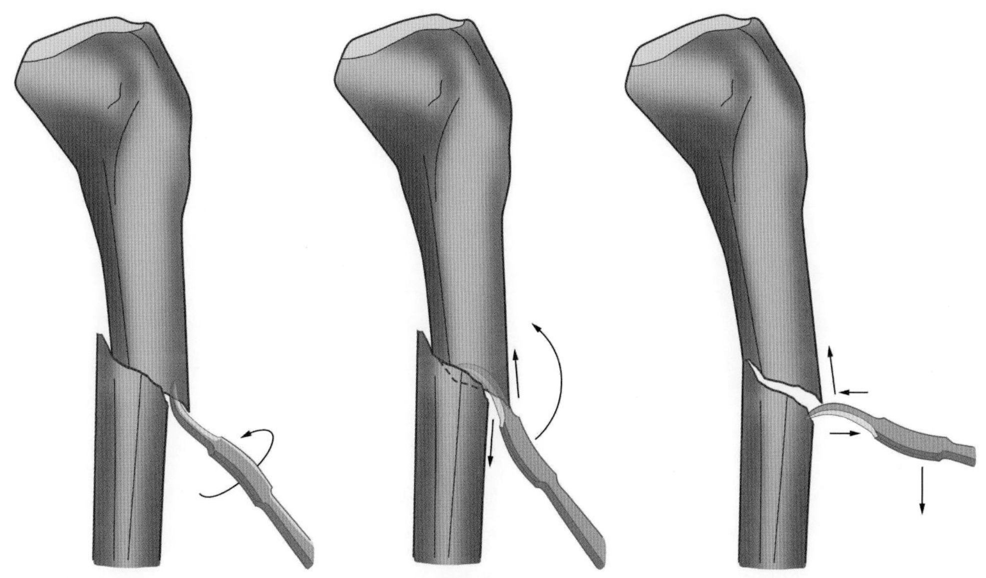

图 7-2-12 有限切开撬拨复位

通过骨折断端小切口，将 Hohmann 拉钩置入骨折断端之间，进行撬拨，解除骨折断端间的嵌顿或交锁，恢复胫骨长度。此过程应缓慢进行，避免医源性骨折；同时，在复位完成后维持至少 30 秒，松弛周围挛缩水肿的软组织，避免复位丢失

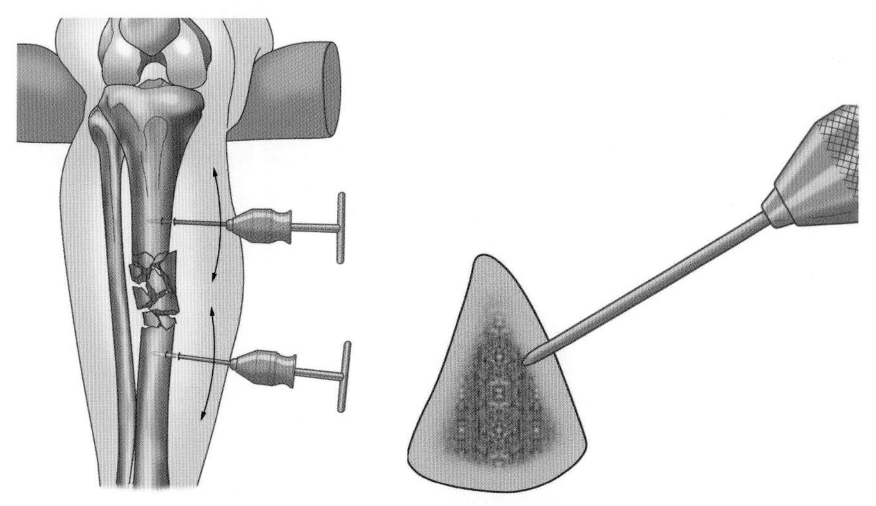

图 7-2-13 摇杆技术

在骨折断端两侧分别置入 1 枚斯氏针，单皮质固定，通过摇杆技术复位骨折

注意进钉点位置不要高于胫骨平台，否则有损伤半月板及其韧带的可能。可在正侧位透视协助下决定进钉位置：前后位位于胫骨平台外侧嵴的内缘，侧位位于胫骨平台前缘（图 7-2-15）。

7.1.5 主钉的置入

首先放置导针，在进钉点处触摸胫骨平台前缘，将导针放置于胫骨平台前缘的稍前方。之后，钻入导针，使其沿胫骨长轴进入髓腔，将导针近端推向后方，协助导针沿胫骨长轴方向进入。在导针位置满意后，可以沿导针应用开口钻钻开骨皮质，或透视引导下用弯尖锥锥

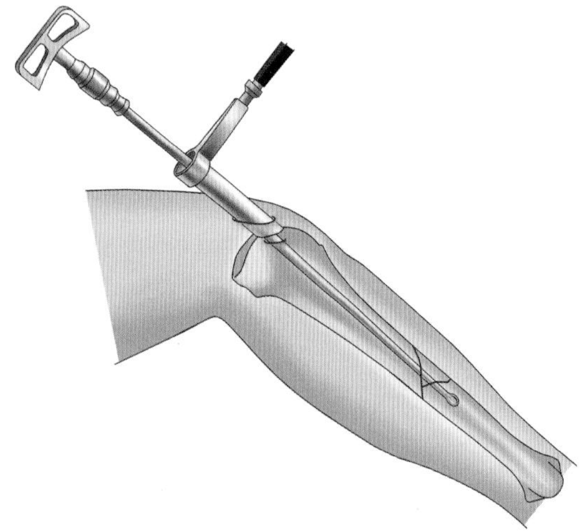

图 7-2-14　金手指复位杆复位

开皮质（图 7-2-16）。

插入直圆头导针，导针远端 5cm 范围内弯曲 15°，旋转导针，控制导针进入方向，通过骨折断端进入远端髓腔。插入球头导针后，在透视下调整位置，确保导针正侧位均位于髓腔正中（图 7-2-17）。

自 9mm 开始用软钻扩髓，直至感受到皮质骨摩擦声，头的直径应较髓内钉直径大 1～1.5mm。髓内钉进钉点宁高勿低，使用导针、空心钻、皮肤保护器等工具准确扩开近端皮质。注意仔细操作每一个手术步骤，否则可能超范围扩大前侧皮质。如果进钉点过低，扩髓时还可能损伤髌韧带止点；如果使用硬质扩髓钻，有可能损伤胫骨后侧皮质（图 7-2-18）。

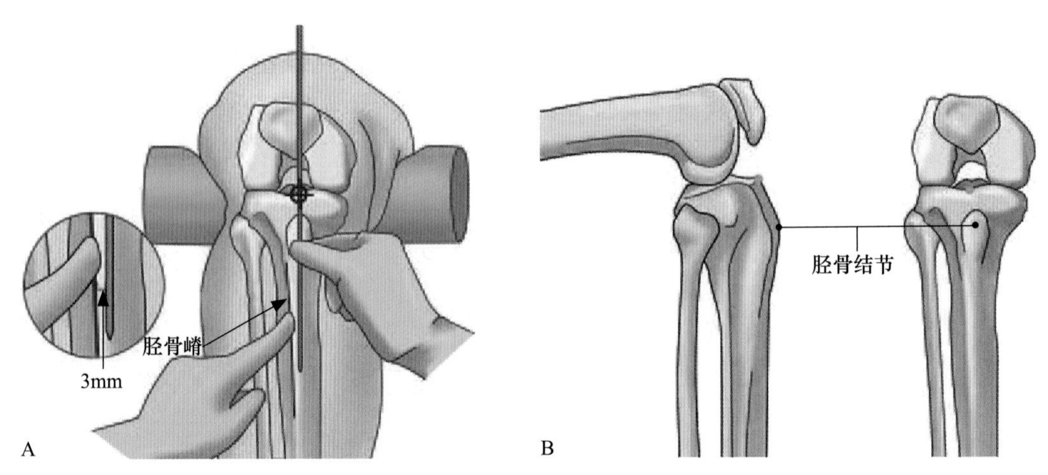

图 7-2-15　髓内钉进钉点。

A. 进针点的位置在胫骨嵴内侧约 3mm，沿胫骨长轴的沿线同胫骨平台前缘的交点上；B. 透视下观察进钉点的位置示意图：侧位在胫骨平台前缘，前后位在胫骨平台外侧嵴的内缘

沿导丝置入髓内钉。在透视下确定髓内钉穿过骨折线后，拔除导针，透视确定髓内钉手柄方向正确（即髓内钉远端沿髓腔轴线进入胫骨远端），术者保持这一方向，可以用滑锤将髓内钉轻轻锤入胫骨远端（图 7-2-19）。

7.1.6　锁钉的置入

应用满圆技术，徒手锁定远端交锁螺钉（图 7-2-20）。调整 C 形臂，使髓内钉远端锁钉孔成“满圆”后，进行远端瞄准锁定。近端锁钉一般通过瞄准器锁定。在确保骨折断端充分接触或加压的基础上，进行多平面锁定，远、近端均固定 2～3 枚交叉锁定螺钉。推荐采用所有交锁螺钉均采用静力锁定。远端螺钉锁定后，如果为 A 型或 B 型骨折，建议髓内钉回敲，使骨折断端加压利于骨折断端愈合（图 7-2-21）。安装尾帽利于封闭髓腔、减少出血及防止骨或软组织长入，便于髓内钉取出。冲洗后，缝合切开的髌腱，逐层关闭切口。

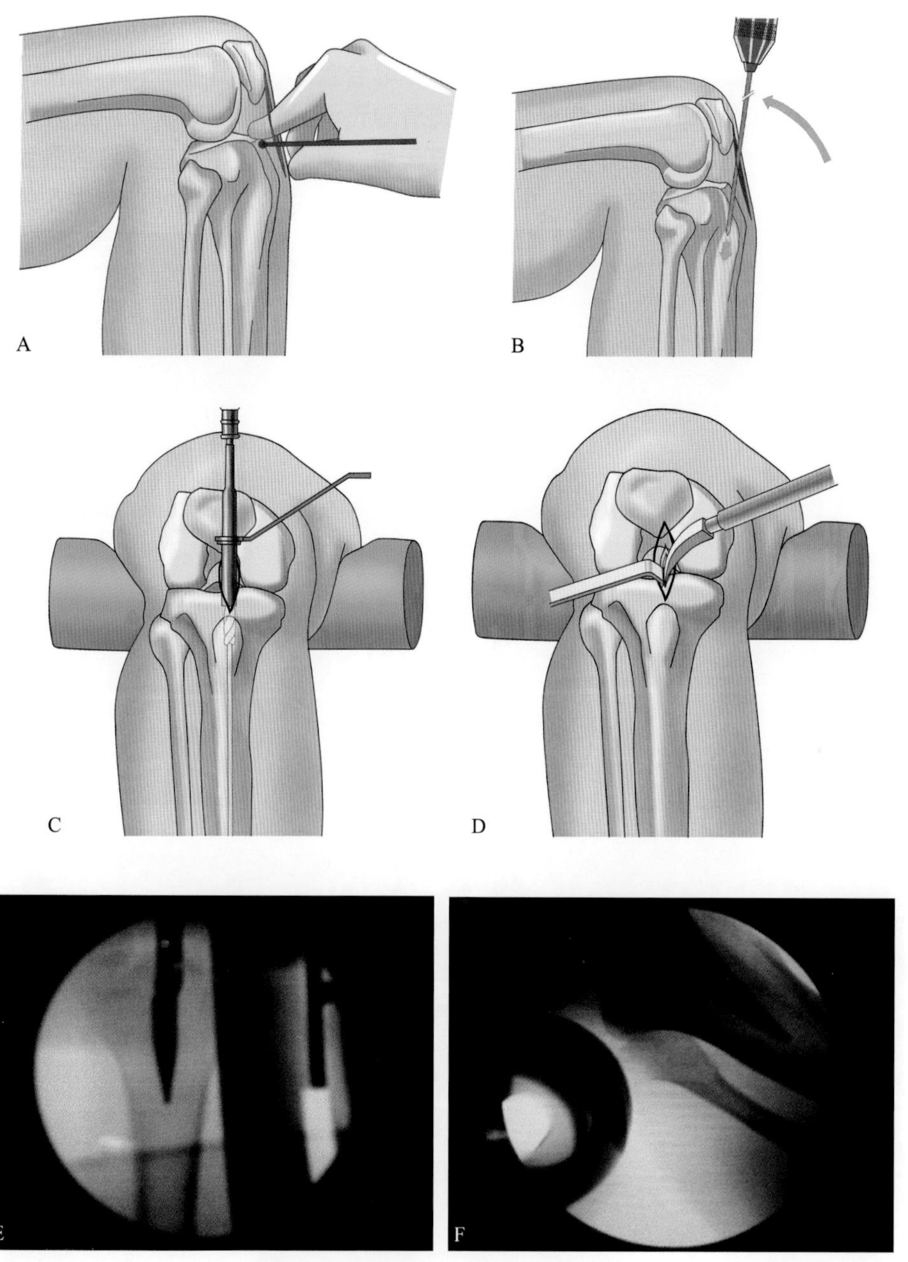

图 7-2-16 影像引导下导针置入

A、B. 在进钉点置入导针，并将导针插入髓腔内；C. 沿导针应用开口钻打开皮质；D. 或应用弯尖锥，在透视下锥开骨皮质；E、F. 术中透视，正位和侧位

7.2 经髌上入路置钉

对于胫骨干粉碎性骨折、多节段骨折，推荐采用经髌上入路置钉，有利于术中骨折复位和维持。

7.2.1 术前准备和体位

详见胫骨近端骨折部分。

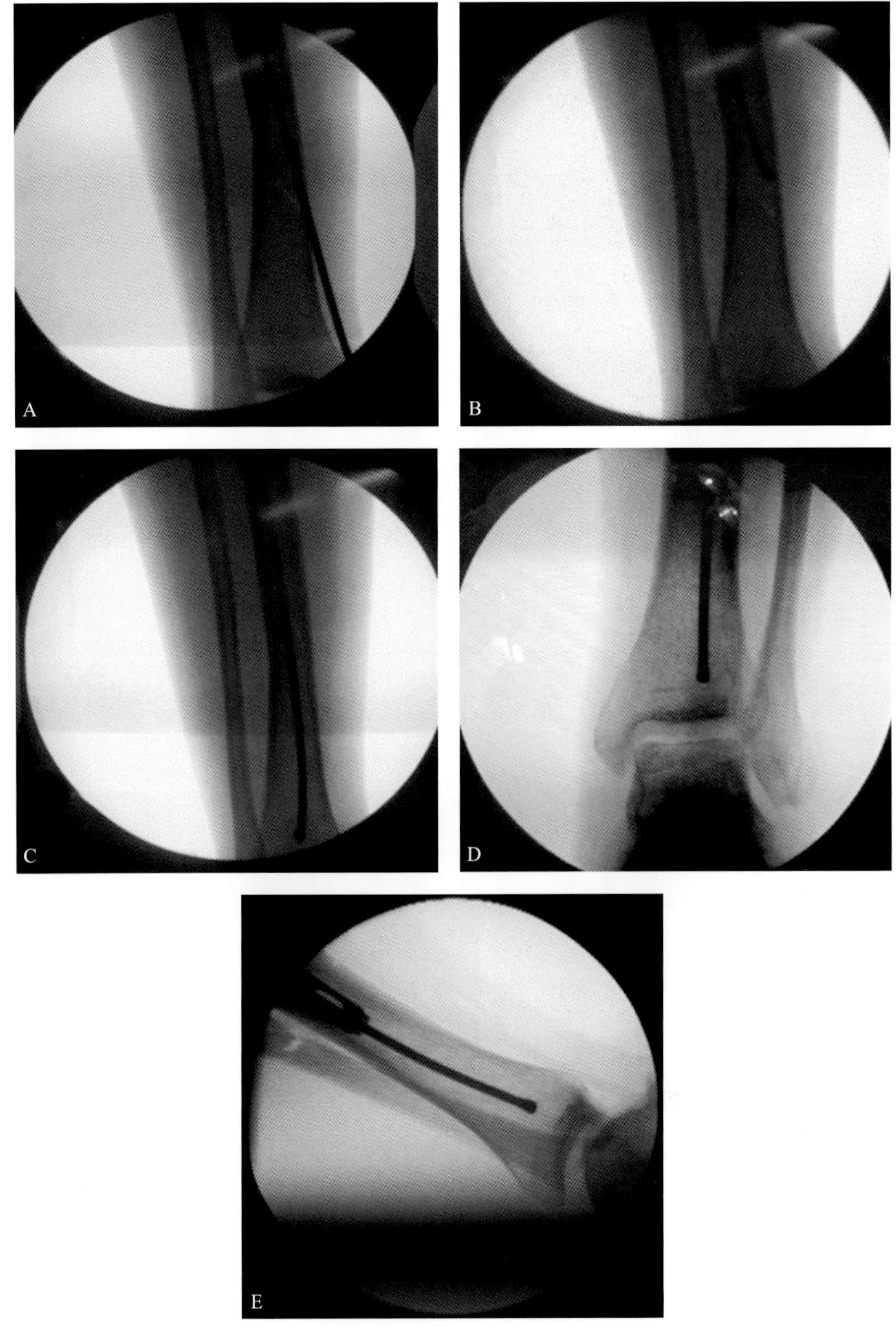

图 7-2-17　确认导针位置

A. 插入直圆头导针，导针沿骨折断端穿出；B. 导针远端 5cm 范围内弯曲 15°，旋转导针，控制导针进入方向，通过骨折断端进入远端髓腔；C. 导针置入胫骨远端髓腔；D、E. 插入球头导针后，在透视下调整位置，确保导针正侧位均位于髓腔正中

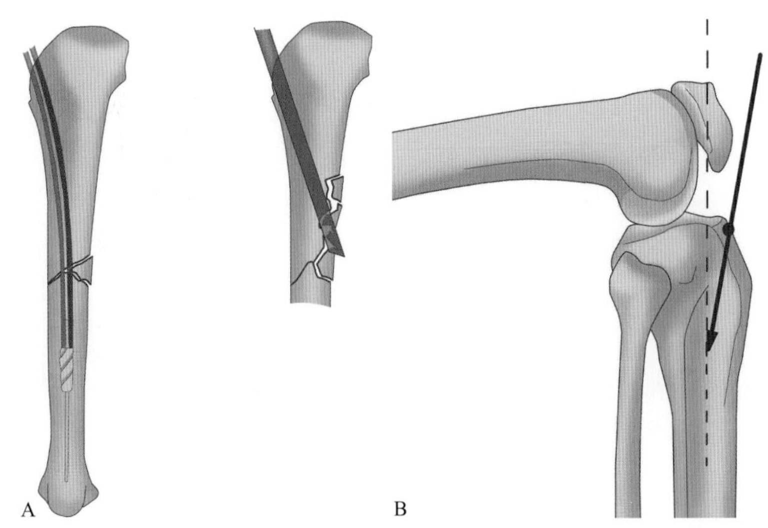

图 7-2-18 软钻扩髓

A. 应用导针、空心钻、保护器扩近端皮质，注意避免前侧皮质过度扩髓；B. 使用软钻扩髓，因硬质扩髓钻有可能导致后侧皮质穿透

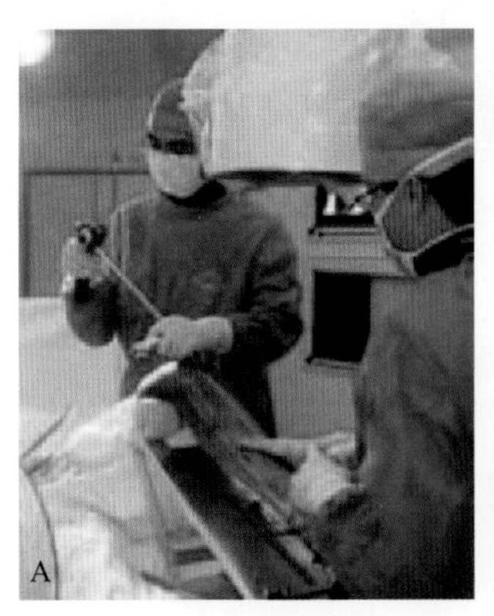

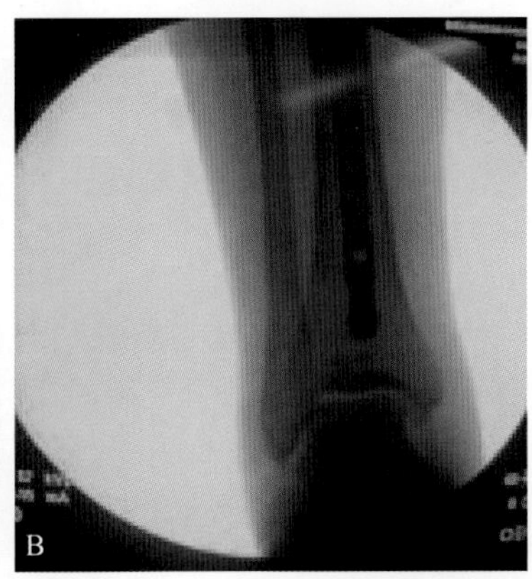

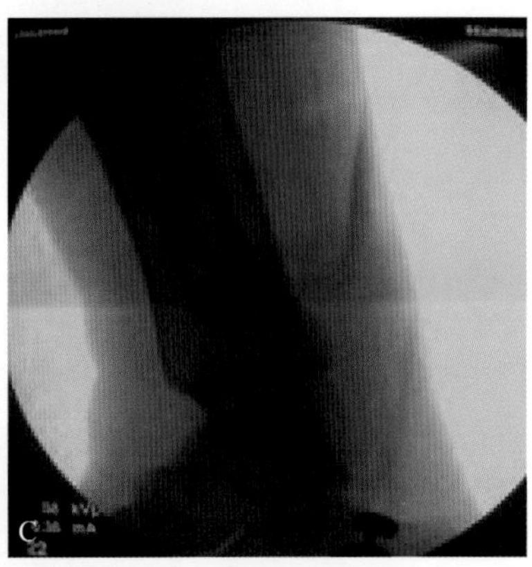

图 7-2-19 髓内钉置入胫骨远端正中

A. 术者左手控制进钉方向，右手用滑锤轻轻打入髓内钉；B. 透视下正位图像示髓内钉尖端位于髓腔正中；C. 透视下侧位像示主钉尖端位于髓腔正中

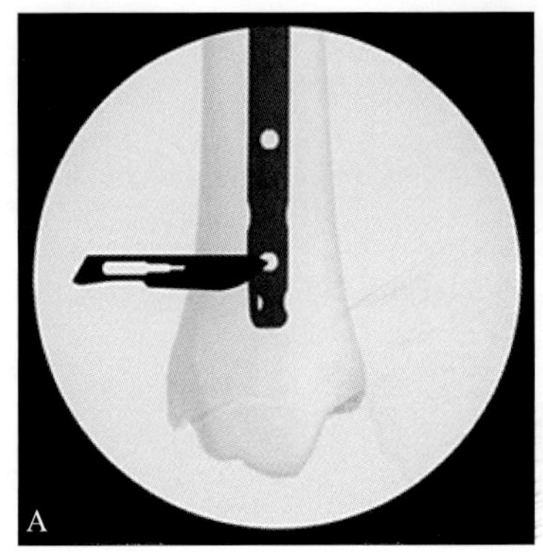

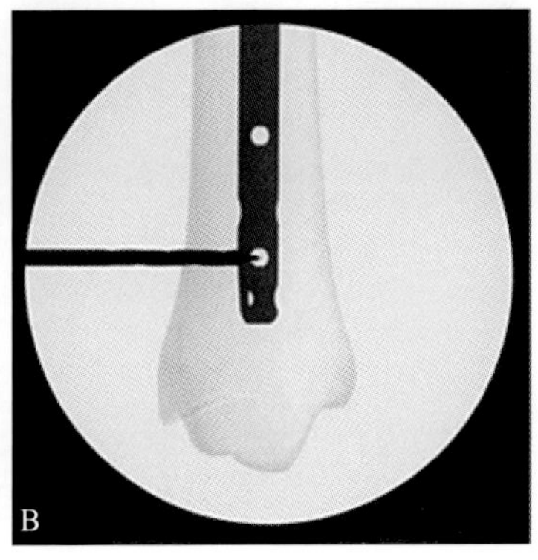

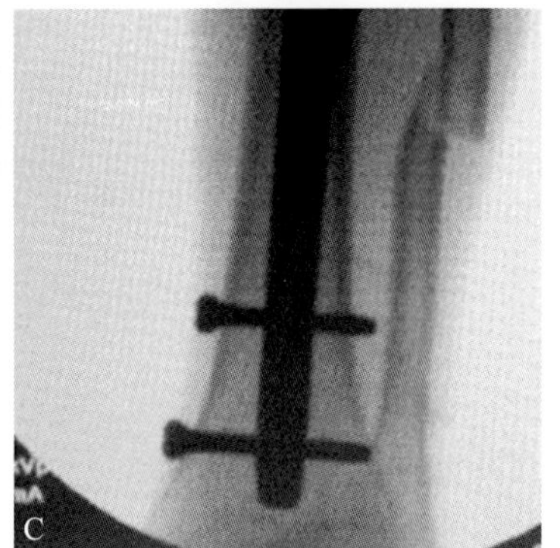

图 7-2-20 满圆理论指导下锁定远端交锁螺钉

A. 锁孔正上方切开皮肤；B. 克氏针沿锁孔中心钻入；C. 拧入锁定螺钉

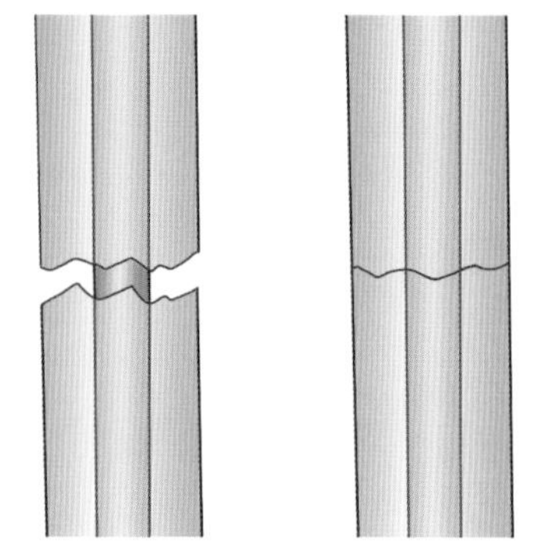

图 7-2-21 远端锁定后，可以通过回敲髓内钉近端，使骨折断端接触更加紧密

7.2.2 手术入路

患者取仰卧位，患侧膝关节伸直位（轻度屈曲15°～30°）（图 7-2-22）。手术开始前，在皮肤上用记号笔标记出髌骨的轮廓、关节线和胫骨结节，用来协助确认入路体表投影。切口在髌骨上极 1cm 处，做一长 1.5～2cm 纵行切口（图 7-2-23）。暴露股四头肌肌腱，沿肌腱中心线纵行切开（图 7-2-24）。为了更好地置钉，切口应允许一根手指很容易进入髌骨下方和膝关节（图 7-2-25）。如果不能实现，根据髌骨的活动度，需要在内侧或外侧支持带处多做一个附加切口，这样可以使髌骨呈现半脱位状态，也能通过器械将髌骨抬高。

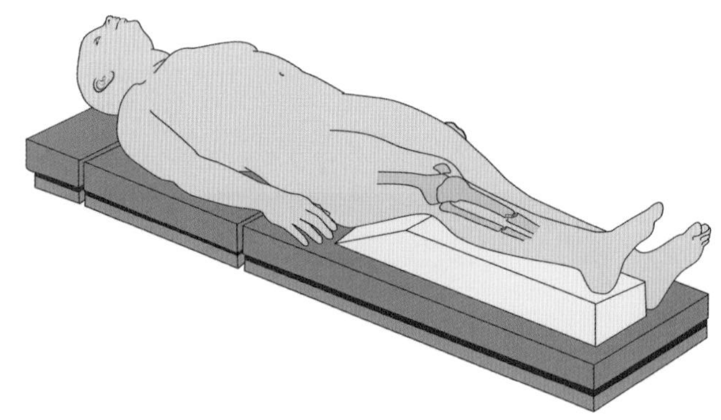

图 7-2-22 手术体位准备

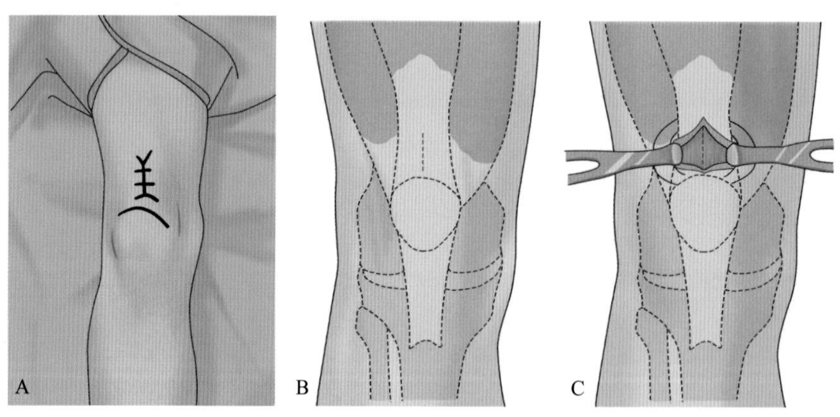

图 7-2-23 经髌上入路的切口示意图

7.2.3 骨折复位

详见经髌下入路置钉。

7.2.4 进钉点

放置导针，理想的进针点正位上位于胫骨平台中心外侧 9mm 处和胫骨结节稍外侧，侧位上位于前方关节边缘的前缘。在髓腔内，导针必须位于髓腔各个方位的正中央（图 7-2-26）。

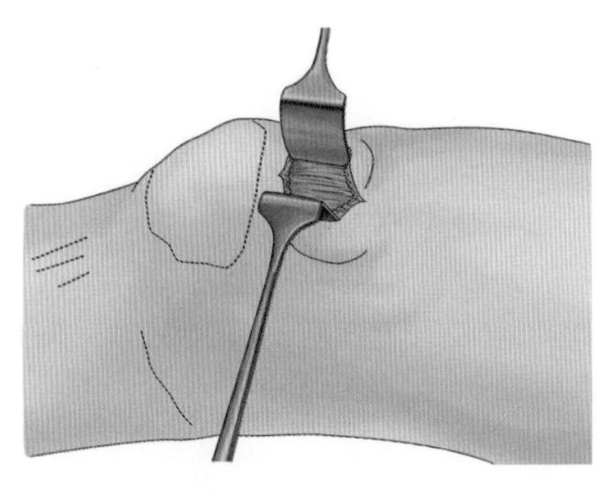

图 7-2-24 暴露股四头肌肌腱，并纵行切开

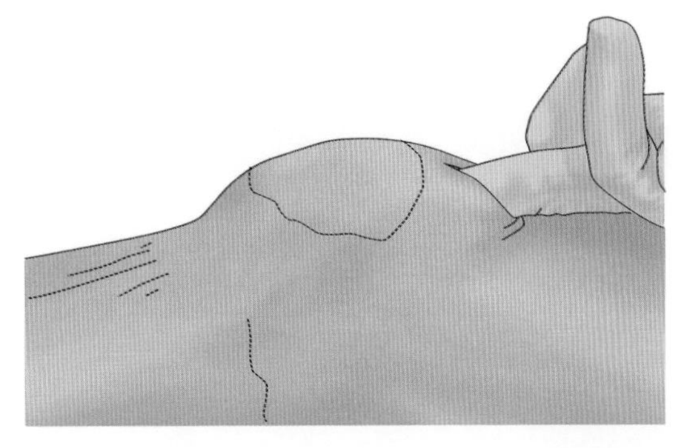

图 7-2-25 所做切口应很容易放置一根手指到髌骨下方

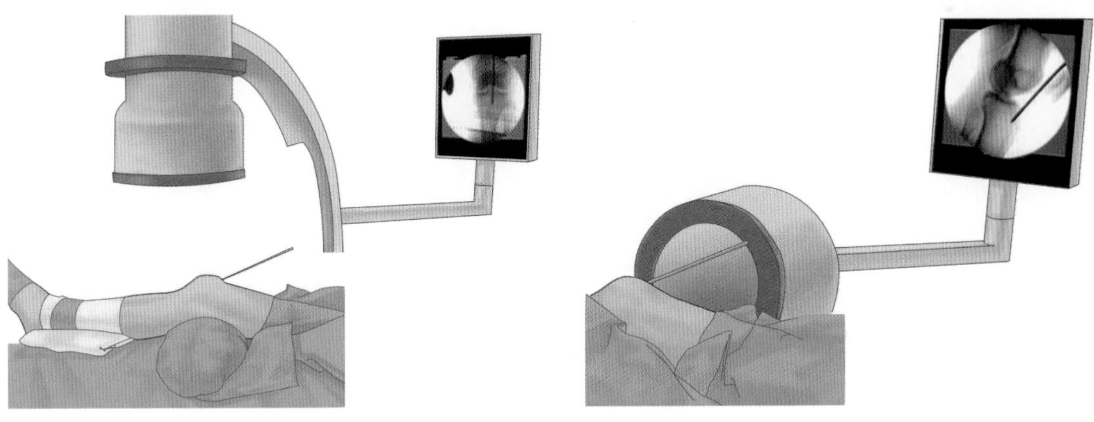

图 7-2-26 在C形臂机下确定正确的导针位置（正侧位）

7.2.5 主钉和交锁螺钉的置入

在正侧位验证了导针的正确位置后，插入保护套筒（图 7-2-27）。透视下确保保护套筒位于胫骨的上方，以避免对膝关节产生医源性损伤。一些器械需要用克氏针将套筒固定在胫骨平台上，这样可以避免在扩髓时套筒出现滑动。如果套筒没有固定，必须在每次扩髓之前常规检查套筒的位置。使用短扩髓钻沿导针和套筒在胫骨髓腔扩 4～6cm 深度。如果导针不在髓腔的中心或扩髓钻过于偏下，可能会有穿透后方皮质的风险。然后，用球钻扩髓至骨折端并到达胫骨远端。透视确认导针位于髓腔内，在干骺端骨折，导针必须位于远端骨折块的中央。

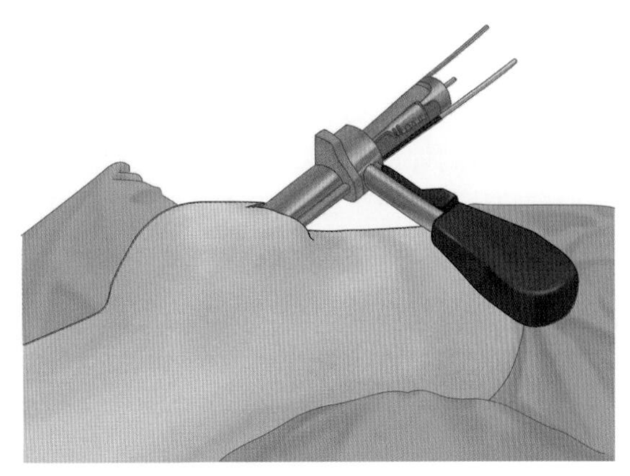

图 7-2-27 插入保护套筒

测量所需髓内钉长度，注意不要估计过长。扩髓前，应先将骨折复位。扩髓时应时刻注意要用套筒保护，避免损伤关节。通常扩髓号要比髓内钉大 1～1.5mm。扩髓完毕后，在置钉之前，须将保护套筒移除。髓内钉近端通过瞄准系统锁定，远端采用徒手技术锁定。

安置完尾帽后，可伸进手指确保关节内触及不到髓内钉，同时可检查髌骨和股骨软骨的损伤。最后用生理盐水彻底冲洗关节腔，确保将碎屑和残余血液去除。

8. 术后处理

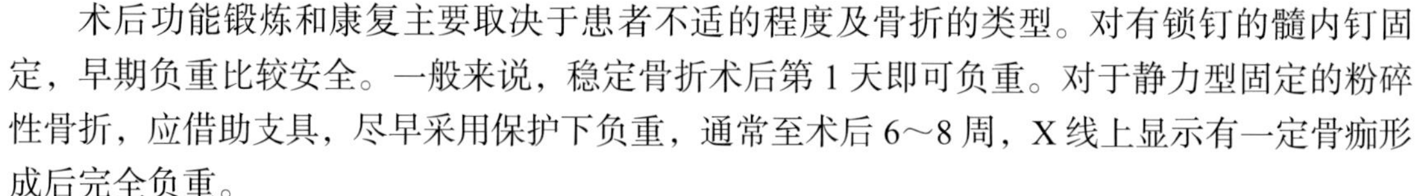

术后功能锻炼和康复主要取决于患者不适的程度及骨折的类型。对有锁钉的髓内钉固定，早期负重比较安全。一般来说，稳定骨折术后第 1 天即可负重。对于静力型固定的粉碎性骨折，应借助支具，尽早采用保护下负重，通常至术后 6～8 周，X 线上显示有一定骨痂形成后完全负重。

9. 术后并发症及其防治策略

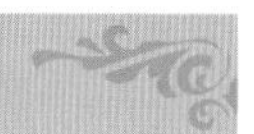

9.1 骨折不愈合

胫骨干骨折容易出现并发症。骨折周围由于缺乏软组织覆盖和保护，容易出现骨折不愈合。尽管治疗策略有所提高，但胫骨干骨折延迟愈合和不愈合仍然是一个很大的问题。髓内钉术后骨折不愈合率为 5%～33%，多数患者需要行二次手术以实现骨折愈合。再次接受手术的患者还需要面对额外的康复和无法重返工作岗位，进而导致潜在的资源损耗。

此外，髓内钉扩髓尽管可以显著提高股骨干骨折的愈合率，但对胫骨干骨折的疗效仍存在争议。一项 Meta 分析指出，扩髓髓内钉治疗胫骨闭合性骨折，相比较于非扩髓髓内钉来说有着更高的愈合率。然而对开放性胫骨干骨折却并非如此。对于开放性骨折来说，骨膜从骨皮质上剥脱和严重的软组织损伤有可能会破坏局部血供。因此，保护髓内血供尤为重要，但是扩髓会破坏髓内血供，增加骨折不愈合的风险。然而，这一假设并未被临床实践所证实。

为了避免不必要的手术干预，应在胫骨干骨折术后等待 6 个月未见愈合，且连续三次 X 线未见愈合进展。术前需要进行彻底的检查来评估骨折不愈合的原因和确定治疗策略。感染是首要的原因评估方面。感染的重要预测因素包括红细胞沉降率（ESR）、C 反应蛋白（CRP）和白细胞计数。感染概率随这三个预测值升高而增加。常用的辅助治疗包括超声和电磁场刺激。但这些方法并没有被发现可减少急性骨折不愈合或延迟愈合的发生率。手术治疗策略应遵循骨不连治疗的四大原则，提高骨不连断端的稳定性，并改善骨折愈合的生物学环境。更换髓内钉、钢板或环形外固定架联合自体骨植骨术是常用的有效治疗方式。

9.2 畸形愈合

骨折复位后对位对线不良和畸形愈合是多因素作用的结果，包括选择不正确的进钉点，错误的髓内钉置入角度，在置钉前没有实现良好的骨折复位和维持，旋转评估不足，累及近端的胫骨干骨折缺乏足够的后方皮质支撑，粉碎性骨折，内外后方间室肌肉的牵拉，髌股关节的牵拉，以及髓内钉长度不足等方面。

骨折复位后的对位对线不良分为原发性和继发性两种情况。原发性复位不良是由手术技术不良导致术中骨折复位不良。继发性复位不良是指在术后功能锻炼和康复过程中发生的骨折复位丢失。这主要是由于交锁稳定性不足和（或）交锁螺钉直径与锁定孔之间不匹配所致。

9.3 膝前痛

胫骨干骨折髓内钉固定术后最常见的并发症是膝前痛，其发病率可达57%。尽管大多数患者的疼痛为轻至中度，但这明显地影响了患者的生活质量。膝前痛的发生是多因素作用的结果。一个可能的病因是对关节内结构的医源性损伤。不准确的进钉点可能给关节内结构带来损伤风险。另一个可能病因是在扩髓时对软骨表面的损伤。手术入路对髌腱结构的破坏可能会造成膝前痛。因此，有研究推荐采用髌腱旁入路或髌上入路。对于经髌腱和髌腱周围切口是否对膝前痛有影响尚有争议。一项生物力学试验发现，不论是经髌腱切口还是髌腱周围切口，髌骨关节的接触压力都增加了。髌上入路也并未明显减低膝前痛的发生（详见胫骨近端骨折部分）。去除髓内钉在改善膝盖疼痛方面有不同的结果。然而，很少有患者能在取钉之后可以完全没有疼痛。

9.4 感染

闭合胫骨干骨折，使用髓内钉固定与其他内固定方法感染率无明显差异。髓内钉术后感染往往是局部的，位于骨折处，通过正确治疗可以治愈。扩创，清除脓腔及坏死组织，充分引流，保留髓内钉固定，只要没有脓液，即使有少量分泌物，骨折仍可实现愈合。骨折愈合后，去除髓内钉同时扩髓，清除脓性膜，切除窦道。对严重干扰患者，则应行扩创、死骨去除，取出髓内钉，更换内固定物或其他固定方式。

9.5 筋膜间室综合征

筋膜间室综合征常继发于胫骨骨折。胫骨干骨折后该病的发病率明显高于近端骨折或远端骨折。该病常发生于年轻患者，且运动员的发病率更高。开放性骨折的存在并不能降低筋膜间室综合征发生的风险。当合并胫骨平台内侧髁骨折脱位（Schatzker Ⅳ型）会大大增加筋膜间室综合征的发生风险。在确定治疗前7～14天，可采用临时稳定的外固定架固定胫骨，并时刻警惕筋膜间室综合征的发生。

经典的筋膜间室综合征表现为感觉异常、麻痹无力、无脉搏、皮温下降、被动牵拉痛和苍白。这些临床表现的同时出现意味着肢体发生了不可逆的肌肉和神经损伤。然而，早期最常见和可靠的临床表现只有感觉异常和与预期不成比例足踝被动牵拉疼痛。这些迹象出现意味着患肢小血管受压，此时这种肢体缺血是早期和可逆性，应立即行急诊筋膜切开术，以避免和减少不可逆损伤。

以下两种情况应注意警惕：①昏迷患者的筋膜间室综合征的诊断。如果患者处于昏迷或气管插管术后无法准确表达的状态下，筋膜间室综合征的诊断往往较为困难。此时，对间室内压力连续测量非常必要。错误的测量方法和技巧可能导致不正确的结果，误导医师判断。即使使用正确的技术，40%的读数具有差异性。因此，动态连续的临床查体观察也很重要，应注意患肢远端的循环状态及间室压力的触诊。②髓内钉术后医源性筋膜间室综合征。手术时间长、复位时过度牵引、过度扩髓等都可能会造成间室内压力增高。在每次髓内钉固定术后，必须评估间室内压力。如有压力明显增高，就需要行切开减压术。

（李 佳 张 伟）

参考文献

[1] Court-Brown CM, McBirnie J. The epidemiology of tibial fractures [J]. J Bone Joint Surg (Br), 1995, 77 (3): 417-421.

[2] Court-Brown CM, Wheelwright EF, Christie J, et al. External fixation for type III open tibial fractures [J]. J Bone Joint Surg (Br), 1990, 72 (5): 801-804.

[3] Grutter R, Cordey J, Buhler M, et al . The epidemiology of diaphyseal fractures of the tibia [J]. Injury, 2000, 31 (S3): 64-67.

[4] Vallier HA, Cureton BA, Patterson BM. Randomized, prospective comparison of plate versus intramedullary nail fixation for distal tibia shaft fractures [J]. J Orthop Trauma, 2011, 25 (12): 736-741.

[5] Ryan SP, Tornetta P Ⅲ, Dielwart C, et al. Knee pain correlates with union after tibial nailing [J]. J Orthop Trauma, 2011, 25 (12): 731-735.

[6] Purnell GJ, Glass ER, Altman DT, et al. Results of a computed tomography protocol evaluating distal third tibial shaft fractures to assess noncontiguous malleolar fractures [J]. J Trauma, 2011, 71 (1): 163-168.

[7] Moehring HD, Voigtlander JP. Compartment pressure monitoring during intramedullary fixation of tibial fractures [J]. Orthopedics, 1995, (18): 631-635.

[8] Georgiadis GM. Tibial shaft fractures complicated by compartment syndrome: Treatment with immediate fasciotomy and locked unreamed nailing [J]. J Trauma, 1995, (38): 448-452.

[9] Chan DS, Nayak AN, Blaisdell G, et al. Effect of distal interlocking screw number and position after intramedullary nailing of distal tibial fractures: A biomechanical study simulating immediate weight-bearing [J]. J Orthop Trauma, 2015, 29 (2): 98-104.

[10] Shah CM, Babb PE, McAndrew CM, et al. Definitive plates overlapping provisional external fixator pin sites: Is the infection risk increased? [J]. J Orthop Trauma, 2014, 28 (9): 518-522.

[11] Laible C, Earl-Royal E, Davidovitch R, et al. Infection after spanning external fixation for high-energy tibial plateau fractures: Is pin site-plate overlap a problem? [J]. J Orthop Trauma, 2012, 26 (2): 92-97.

[12] 唐佩福，王岩. 解放军总医院创伤骨科手术学：创（战）伤救治理论与手术技术 [M]. 北京：人民军医出版社，2013.

[13] McQueen MM, Gaston P, Court-Brown CM. Acute compartment syndrome. Who is at risk? [J]. J Bone Joint Surg Br, 2000, (82): 200-203.

[14] Tyllianakis M, Megas P, Giannikas D, et al. Interlocking intramedullary nailing in distal tibial fractures [J]. Orthopedics, 2000, (23): 805-808.

[15] Stuermer EK, Stuermer KM. Tibial shaft fracture and ankle joint injury [J]. J Orthop Trauma, 2008, 22 (2): 107-112.

[16] Bostman OM. Displaced malleolar fractures associated with spiral fractures of the tibial shaft [J]. Clin Orthop Relat Res, 1988, (228): 202-207.

[17] Huang YH, Liu PC, Chien SH, et al. Isolated posterior cruciate ligament injuries associated with closed tibial shaft fractures: a report of two cases [J]. Arch Orthop Trauma Surg , 2009, 129 (7): 895-899.

[18] Hansen JT. Netter's clinical anatomy [M]. 3rd ed. Philadelphia: Elsevier, 2014.

[19] Browner BD, Jupiter JB, Levine AM, et al. Skeletal trauma: Basic science, management, and reconstruction [M]. 4th ed. Philadelphia, PA: W.B. Saunders, 2009.

[20] Swiontkowski MF. Criteria for bone debridement in massive lower limb trauma [J]. Clin Orthop, 1989, (243): 41-47.

[21] Marsh JL, Slongo TF, Agel J, et al. Fracture and dislocation Glassification compendium-2007: Orthopaedic trauma association classification, database, and outcomes committee [J]. J Orthop Trauma, 2007, 21 (Suppl 10): S1-133.

[22] Orthopaedic Trauma Association Committee for Coding and Classification. fracture and dislocation

compendium [J]. J Orthop Trauma, 1996, 10 (Suppl 1): 1-154.

[23] Kakar S, Tornetta P Ⅲ. Open fractures of the tibia treated by immediate intramedullary tibial nail insertion without reaming: A prospective study [J]. J Orthop Trauma, 2007, (21): 153-157.

[24] Melvin JS, Dombroski DG, Torbert JT, et al. Open tibial shaft fractures: I. Evaluation and initial wound management [J]. J Am Acad Orthop Surg, 2010, 18 (1): 10-19.

[25] Anglen JO. Wound irrigation in musculoskeletal injury [J]. J Am Acad Orthop Surg. 2001, (9): 219-226.

[26] Dirschl DR, Duff GP, Dahners LE, et al. High pressure pulsatile lavage irrigation of intra-articular fractures: Effects on fracture healing [J]. J Orthop Trauma, 1998, (12): 460-463.

[27] Hassinger SM, Harding G, Wongworawat MD. High pressure pulsatile lavage propagates bacteria into soft tissue [J]. Clin Orthop Relat Res, 2005, (439): 27-31.

[28] Boyd JI Ⅲ, Wongworawat MD. High-pressure pulsatile lavage causes soft tissue damage [J]. Clin Orthop Relat Res, 2004, (427): 13-17.

[29] Sagi HC, Papp S, Dipasquale T. The effect of suture pattern and tension on cutaneous blood flow as assessed by laser Doppler flowmetry in a pig model [J]. J Orthop Trauma, 2008, (22): 171-175.

[30] DeFranzo AJ, Argenta LC, Marks MW, et al. The use of vacuum-assisted closure therapy for the treatment of lower-extremity wounds with exposed bone [J]. Plast Reconstr Surg, 2001, (108): 1184-1191.

[31] Georgiadis GM, Heck BE, Ebraheim NA. Technique for removal of intramedullary nails when there is failure of the proximal extraction device: A report of three cases [J]. J Orthop, 1997, (11): 130-132.

[32] Ueno M, Yokoyama K, Nakamura K, et al. Early unreamed intramedullary nailing without a safety interval and simultaneous flap coverage following external fixation in type ⅢB open tibial fractures: A report of four successful cases [J]. Injury, 2006, (37): 289-294.

[33] Court-Brown CM, Keating JF, McQueen MM. Infection after intramedullary nailing of the tibia. Incidence and protocol for management [J]. J Bone Joint Surg (Br), 1992, (74): 770-774.

[34] Zych GA, Hutson JJ Jr. Diagnosis and management of infection after tibial intramedullary nailing [J]. Clin Orthop, 1995, (315): 153-162.

[35] Kubiak EN, Widmer BJ, Horwitz DS. Extra-articular technique for semi-extended tibial nailing [J]. J Orthop Trauma, 2010, 24 (11): 704-708.

[36] Walker RM, Zdero R, McKee MD, et al. Ideal tibial intramedullary nail insertion point varies with tibial rotation [J]. J Orthop Trauma, 2011, 25 (12): 726-730.

[37] Bible JE, Choxi AA, Dhulipala S, et al. Quantification of anterior cortical bone removal and intermeniscal ligament damage at the tibial nail entry zone using parapatellar and retropatellar approaches [J]. J Orthop Trauma, 2013, 27 (8): 437-441.

[38] Eastman JG, Tseng SS, Lee MA, et al. The retropatellar portal as an alternative site for tibial nail insertion: A cadaveric study [J]. J Orthop Trauma, 2010, 24 (11): 659-664.

[39] Gelbke MK, Coombs D, Powell S, et al. Suprapatellar versus infra-patellar intramedullary nail insertion of the tibia: A cadaveric model for comparison of patellofemoral contact pressures and forces [J]. J Orthop Trauma, 2010, 24 (11): 665-671.

第3节 胫骨远端骨折

1. 流行病学

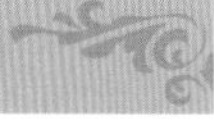

胫骨远端骨折有很多种定义，有的将峡部以远的胫骨骨折定义为胫骨远端骨折；有的认

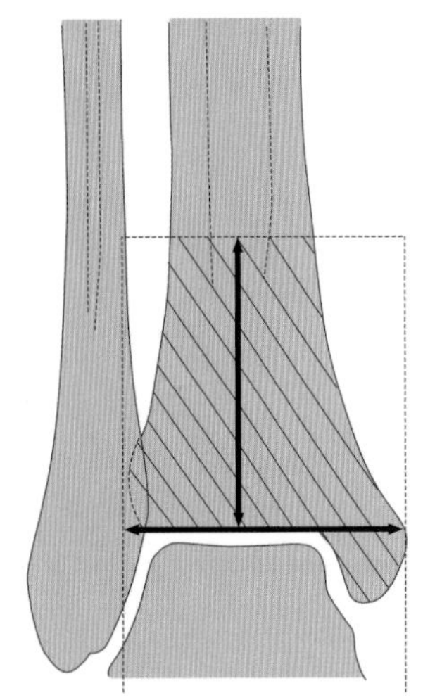
图 7-3-1 根据 AO/OTA 分型，胫骨远端骨折是 AO/OTA 43 型骨折，是指包含在图示的方格中间的骨折

为是胫骨远端 1/3 的骨折或是胫骨远端第 4 节和第 5 节段骨折，不包含胫骨远端关节面骨折。临床上，AO/OTA 分型标准则更为常用，认为胫骨远端干骺端位于一个正方形方格中，边长为胫骨远端关节面最长的距离（图 7-3-1）。文献报道，成人胫骨远端骨折占所有骨折的 0.7%，占胫骨骨折的 37.8%。本病常见于年轻人，通常为男性；也较常见于合并严重骨质疏松的老年患者。

2. 应用解剖

胫骨横截面上，由骨干向干骺端方向，胫骨的形状由三角形趋向于圆形。同胫骨近端一样，干骺端外面是一层薄的皮质骨，里面填充着松质骨。由于骨密度低下，会使螺钉固定更加有挑战。然而，骨质的情况和患者年龄及其活动度密切关联。在 50 岁以下的患者中，骨质情况一般较好，螺钉固定强度较好。此外，胫骨的髓腔形状像个沙漏，有着两头宽大的干骺端和中间狭窄的骨干，对于干骺端骨折来说，髓内钉固定的难度也比干部要高很多。

腓骨位于胫骨后外侧，并和胫骨远端构成远胫腓关节和踝关节。两者通过主远胫腓联合韧带和远端骨间膜紧密相连（图 7-3-2）。高能量损伤时，胫骨远端骨折的同时常合并腓骨骨折。在术中，腓骨的对位对线良好复位同样有利于胫骨远端骨折的复位和固定。

胫骨远端只有后方和部分外侧覆盖有肌肉组织，超过一半的周径只有皮肤和肌腱覆盖。

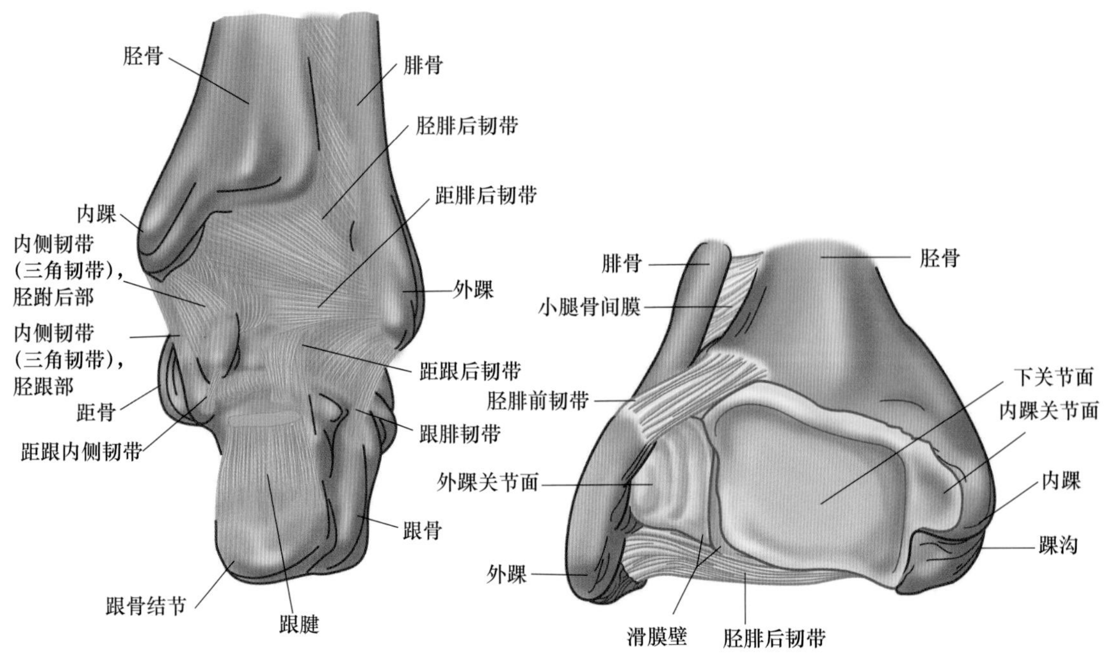

图 7-3-2 胫骨和腓骨主要通过远胫腓韧带和骨间膜紧密连接

因此，相比胫骨干部和近端，胫骨远端更容易合并严重的皮肤软组织挫裂伤和开放性骨折。此外，有限的软组织覆盖也减少了骨膜对于胫骨的血供。因此，髓内血供对骨折的愈合显得更为重要，因此，过度的扩髓可能会造成骨折延迟愈合和不愈合。

胫骨远端的血供主要来源于胫前动脉和胫后动脉。外侧 1/3 骨皮质的血供是由骨膜供应的，来自骨膜血管网。内侧 2/3 的胫骨远端血供来自髓内滋养动脉，是胫后动脉的分支。除了动脉，胫骨远端还有隐神经和大隐静脉经过，该静脉和神经的主要分支在距离内踝尖 10cm 的胫骨后侧皮质处相交，然后通过距离内踝尖约 3cm 的前方皮层。手术过程中，应注意保护，避免发生医源性损伤（图 7-3-3）。

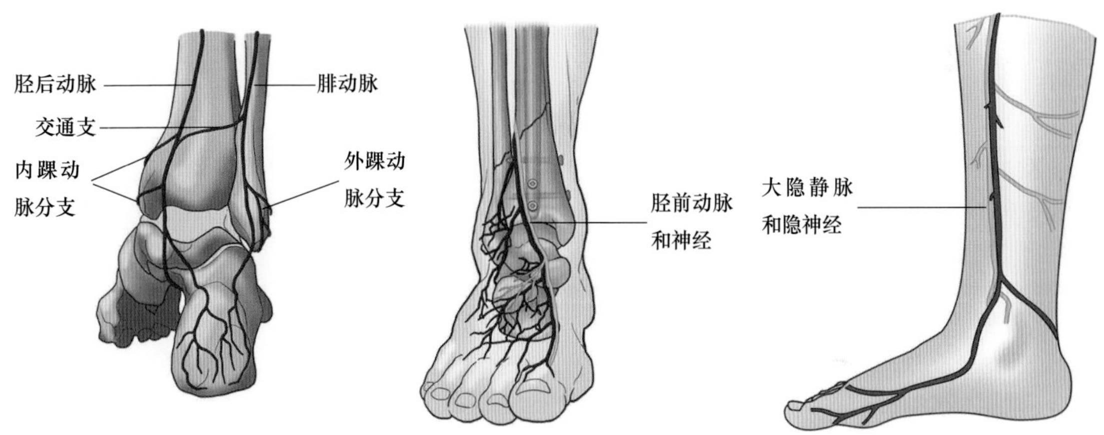

图 7-3-3 胫前动脉、胫后动脉、隐神经和大隐静脉示意图。髓内钉远端交锁螺钉固定时应注意保护，避免发生医源性损伤

3. 损伤机制和临床评估

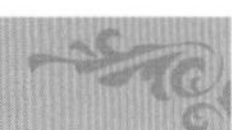

3.1 损伤机制

胫骨远端骨折的损伤机制和胫骨干骨折相似。对于年轻患者，多为高能量损伤，如交通事故或运动中损伤。对于老年患者，多为低能量损伤，如跌倒等。

3.2 临床评估

对于年轻患者，由于高能量损伤所致胫骨远端骨折，患者通常伴有致命伤。处理这些致命伤时应遵循高级创伤生命支持（advanced trauma life support，ATLS）原则。必须仔细询问病史，注意观察皮肤、软组织和血管神经是否存在损伤；必须仔细地检查下肢软组织情况，及早识别即将发生的皮肤损伤和尽早复位骨折，可降低转换为开放性骨折的风险。

软组织损伤的征象包括水肿、瘀斑、水疱和开放骨折，干骺端的骨折损伤程度往往较骨干骨折重（图 7-3-4）。胫骨远端开放骨折约占 20%，胫骨内侧仅有皮下组织覆盖，是最容易出现开放性损伤的部位。然而，胫骨远端骨折筋膜间室综合征的发生率较骨干要低，但也应时刻警惕其发生的可能性。

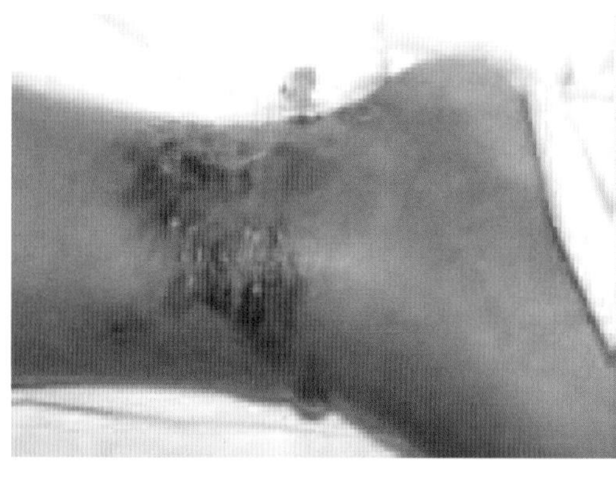
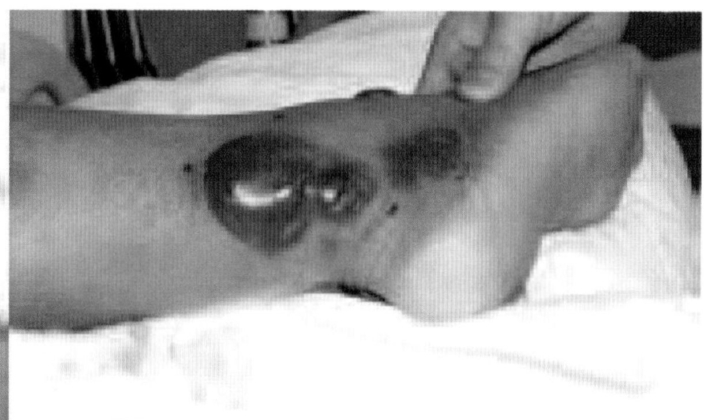

图 7-3-4　胫骨远端骨折后常伴发严重的皮肤软组织损伤

3.3　影像学评估

X 线检查是必需的，有助于明确损伤分型和确定手术治疗方案。X 线检查应包括胫骨远端和踝关节（踝关节正侧位和踝穴位），胫骨全长和膝关节。当骨折累及关节面时，CT 平扫+三维重建能够获得较 X 线片更多的细节。通过对损伤部位的重建，能够增加对胫骨远端骨折诊断的准确性，协助判断骨折块来源、是否累及关节面及移位方向。

4. 骨折分型

胫骨远端骨折通常伴有高能量损伤，对其分型时应同时对骨折和软组织情况进行分型，这对学术交流、研究、诊断和治疗策略的制订都有很大帮助。软组织损伤分型可根据 Gustilo-Anderson（开放性骨折）或 Tscherne-Gotzen 分型（闭合性骨折）来判断。

常用的骨折分型为 AO/OTA 分型（图 7-3-5）。该分型系统是根据骨折的形态位置等进行

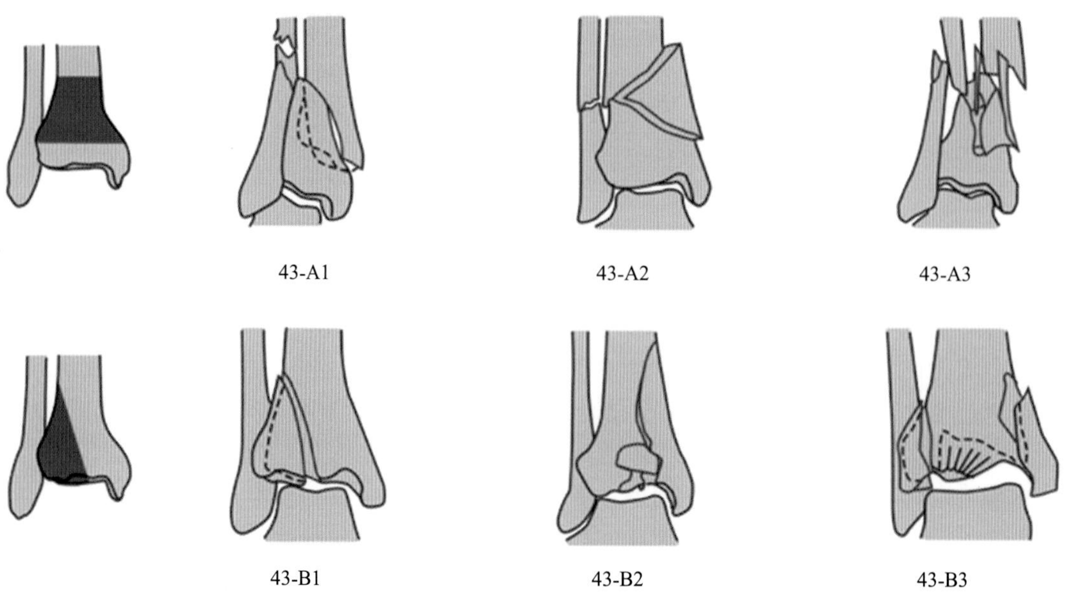

图 7-3-5　胫骨远端骨折的 AO/OTA 分型

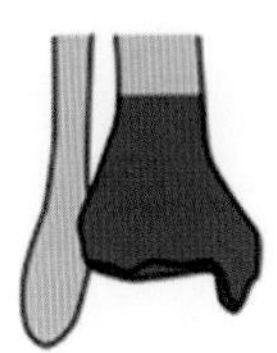

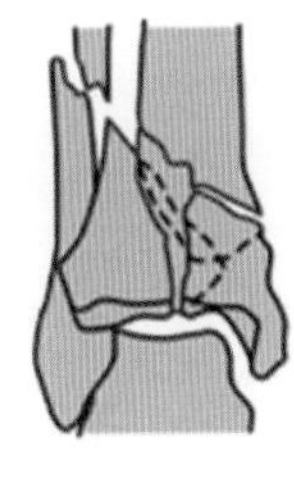

43-C1

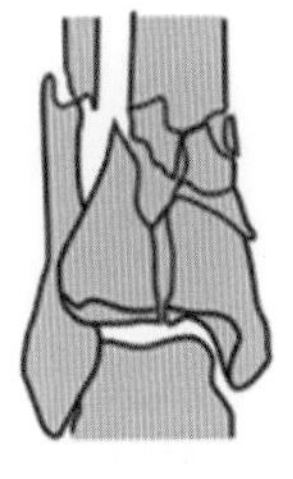

43-C2

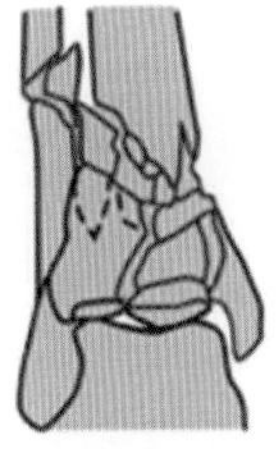

43-C3

图 7-3-5 （续）

分类。胫骨远端关节外骨折分型为 43（4=胫骨，3- 远端干骺端）。其中，A 型为关节外累及干骺端的骨折，包括 A1 型（关节外简单骨折）、A2 型（楔形骨折）和 A3 型（关节外粉碎骨折），是髓内钉固定的主要适应证。剩下的 B 型和 C 型骨折包含了关节面的移位和压缩等，通常选择钢板、螺钉及外固定架固定。当然，对 43-C1 和 C2 型骨折，部分医师认为在关节面解剖复位和螺钉稳定固定基础上，髓内钉固定同样可以获得很好的临床预后。

5. 治疗原则

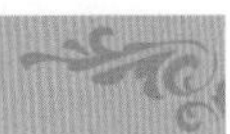

胫骨远端骨折可发于任何年龄阶段。一方面，低能量损伤会造成干骺端和远端螺旋形骨折；另一个方面，高能量撞击会导致复杂的粉碎性骨折。即使最不严重的骨折类型，也容易发生皮肤软组织问题。对于高能量损伤所致的胫骨远端骨折，还需要详细评估患者的全身情况，治疗的早期应遵守 ATLS 原则。

胫骨远端闭合性骨折非手术治疗适应证为：初始骨折短缩＜15mm，手法复位后在任何平面上成角畸形＜5°。但如果胫骨骨折，腓骨是完整的，不推荐采用非手术治疗，因为腓骨的支持作用，后期可能出现内翻畸形。若采取非手术治疗，采用长腿石膏托固定，膝关节屈曲 7°，踝关节背伸 90°。只要患者能够承受疼痛，可以允许患者在拐杖的辅助下活动。文献报道，非手术治疗出现畸形愈合的发生率约为 13.1%，判定畸形愈合的标准为：任何平面成角畸形＞7° 或短缩超过 12mm。

大部分的胫骨远端骨折均须行手术治疗。术前应首先确认骨折分型，软组织损伤和下肢的伴随损伤。手术方式可采用钢板或髓内钉处理。对于开放性骨折或软组织损伤严重的患者，需要临时的外固定稳定软组织后，再合理地安排治疗策略。应仔细评估下肢的血管神经情况，一旦有血管损伤情况，立刻行急诊手术治疗，在骨折复位和稳定的前提下修复血管损伤。

骨折的手术治疗时机是治疗成功的关键因素之一。对于开放性骨折，传统上建议 6 小时以内要完成清创手术，但并没有明确的文献能够支持这一说法，早期在伤后 3 小时内应给与输注广谱抗生素是至关重要的，能够减少感染的发生率。对于闭合性骨折，Tscherne-Gotzen 分型 0 和 Ⅰ 型骨折可以在 24 小时内给予固定。对于 Ⅱ 型和 Ⅲ 型，文献表明大多数术者倾向于等待软组织情况稳定后才考虑予以手术处理。

由于干骺端和骨干最狭窄部位的直径不一，远端骨折块过短等因素均会对骨折块的复位稳定造成潜在影响。因此，无论采用何种手术方式，面对不同的骨折类型，内固定需要有持续维持骨折复位的能力，以便骨折获得愈合。

6. 髓内钉的固定理念

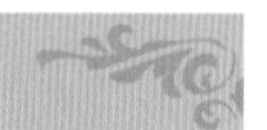

1940 年，就有医师采用髓内钉用来治疗胫骨干骨折。髓内钉固定不仅能够减小假关节和畸形愈合发生，同时还允许骨折断端有充足的微动来形成足够的骨痂进而达到愈合。然而，早期髓内钉的使用仅限于胫骨远端关节面以上 5cm 处骨折，对于胫骨远端骨折更多采用传统的 DCP 或 LC-DCP 钢板治疗。

对于胫骨远端骨折，早期使用髓内钉治疗的局限性在于骨与髓内钉之间的接触面少，进而可能导致骨折固定不牢靠。胫骨干骺端的宽大，由于髓内钉置入，会出现远端骨折块的“雨刷效应”，与钢板相比，减少了内固定的稳定性。当骨折远端的皮质接触不良时，较高比例的机械负荷由主钉承受，并传递到远端螺钉，导致远端螺钉与干骺端之间的负载分担较差，这可能使髓内钉对胫骨远端骨折的抗扭转和抗弯曲应力不足，最终导致内固定的失效或骨折复位丢失。

随着髓内钉的改进和技术的进步，这一限制已然不存在。髓内钉固定术后同样有着很高的愈合率，并且软组织损伤更小。很多技术用来增加骨 - 髓内钉结构的稳定性，包括腓骨固定、多平面交锁螺钉、交锁锁定螺钉和阻挡钉等。

然而，髓内钉和钢板，哪一个能够提供更好的临床预后，尚存在争议。早期，骨折是否累及关节面及关节面的骨折程度是手术方式选择的关键，即髓内钉只应用于 AO/OTA 分型中 A 型骨折。而且，由于采用髌下入路，膝关节过度屈曲位置钉术后畸形愈合率明显高于钢板。之后，随着髓内钉设计的改进（如专家型胫骨髓内钉，ETN）和技术进步（如半伸直位经髌上入路置钉、阻挡钉技术等），使骨折复位和主钉进钉更加容易，且允许更靠近胫骨远端关节面置入更多的多平面交锁固定，从而使髓内钉成功用于胫骨远端骨折。这也使内置物选择决策变得更具有争议。尤其随着经皮微创钢板置入技术的出现，使过去开放式钢板置入的一些缺点（如骨膜剥离、软组织损伤）得以克服，并扩大了其在胫骨远端骨折的应用。既往髓内钉的一些优势，包括软组织剥离小、骨折断端不显露、骨外膜损伤小等，可能被经皮微创钢板置入技术所抵消。

因此，许多关于钢板和髓内钉之间的前瞻性随机对照研究已经发表，结果显示髓内钉和钢板治疗胫骨远端骨折的效果基本类似，仅在感染率方面有所差异。Vallier 等的研究发现，在髓内钉组，骨折不愈合、畸形愈合、需要再次手术等方面要显著增高，但在最终的临床功能预后方面则无显著差异。而在踝、膝关节疼痛等方面，髓内钉组要差于钢板组。Naufffrey 等的研究发现，钢板治疗组，后期需要二次手术的患者数量更多。而 Im 等的研究则发现，髓内钉治疗组手术时间更短，功能恢复更好，并发症更少。生物力学研究显示，胫骨扩髓髓内钉术后的力学稳定性要明显优于非扩髓髓内钉和锁定钢板固定，该研究结果也支持术后患者可以更早地进行负重功能锻炼。此外，相比钢板，髓内钉对软组织条件要求更低，如果计划采用钢板固定，需要等踝关节周围软组织肿胀消退和皮肤皱褶试验阳性。

目前尚无证据表明髓内钉相比钢板更优临床优势，两者都可以获得良好的预后。整体来说相比钢板，髓内钉固定能够减少额外的软组织损伤和骨膜的剥离。骨折类型和骨质量的好坏决定了髓内钉固定的预后。对于稳定型骨折，当主钉准确地放置在胫骨解剖轴线上时，可以允许患肢早期负重。当远端骨折块足够大且骨质量好时，联合 2～3 枚多平面交锁螺钉的髓内钉固定能够获得稳定的固定。值得注意的是，腓骨骨折固定或腓骨未发生骨折时，骨折延迟愈合或不愈合风险更高。

由于胫骨远端骨折对髓内钉的临床技术要求更高，严格地把握髓内钉的手术适应证是成功的关键。当前，髓内钉的最佳适应证为胫骨远端关节外骨折（AO/OTA 分型 43-A1-3 型），且骨折远端骨量好，能够实现 2～3 枚交锁螺钉的固定。其相对适应证为：胫骨远端累及关节面骨折（AO/OTA 分型 43-C1-2）；老年皮肤较薄的、软组织情况较差；糖尿病患者伴有伤口愈合问题；非手术治疗失败的患者。其禁忌证包括：远端累及关节面骨折（AO/OTA 分型 43-B 型和 43-C3 型）；胫骨远端关节外骨折（AO/OTA 分型 43-A 型）骨折线距离关节面太近，不能固定 2～3 枚螺钉；膝关节置换手术患者；屈曲挛缩（<90°）；严重的髌股关节炎导致患侧膝关节屈伸活动障碍（屈曲<90°，或髌股关节间隙过于狭窄）；胫骨骨髓炎活动期；进钉点处软组织感染；髓腔过于狭窄无法使用髓内钉。

7. 髓内钉的手术技术

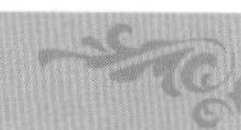

胫骨远端骨折髓内钉固定的绝大多数手术技术和胫骨干及近端骨折相似，因此，以下不再重复描述，主要介绍髓内钉在胫骨远端骨折中注意事项。

7.1 常用的骨折复位技术

（1）股骨牵开器或外固定架：股骨牵开器能很好地提供长度和力线的维持，并控制下肢在术中的情况。不同之处在于，远端 Schanz 钉固定于距骨或跟骨上，且平行于踝关节。尤其适用于胫骨骨折粉碎程度较严重的病例（图 7-3-6）。

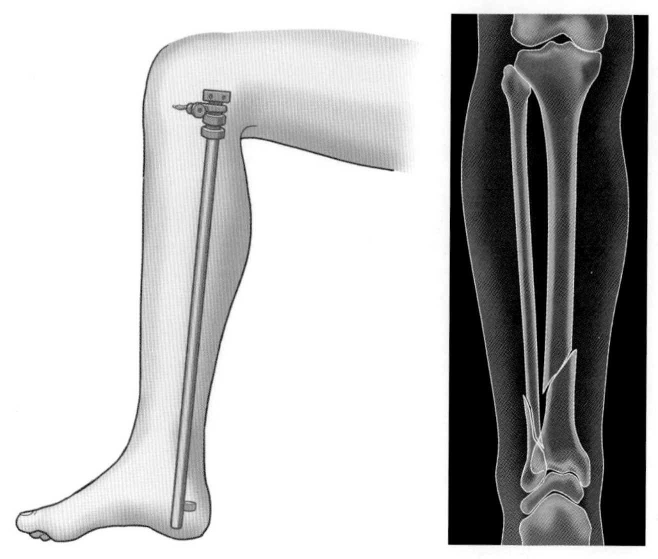

图 7-3-6 股骨牵开器用于胫骨远端骨折，远端 Schanz 钉固定于距骨或跟骨上

（2）点式复位钳：使用经皮点状复位钳对螺旋形或斜形骨折有所帮助。复位钳可经皮复位胫骨远端骨折并临时维持复位。使用复位钳时要注意复位钳部位的皮肤须切开小口以方便复位钳放置，同时有利于后期预防复位钳和皮肤接触下方出现血肿（图 7-3-7）。

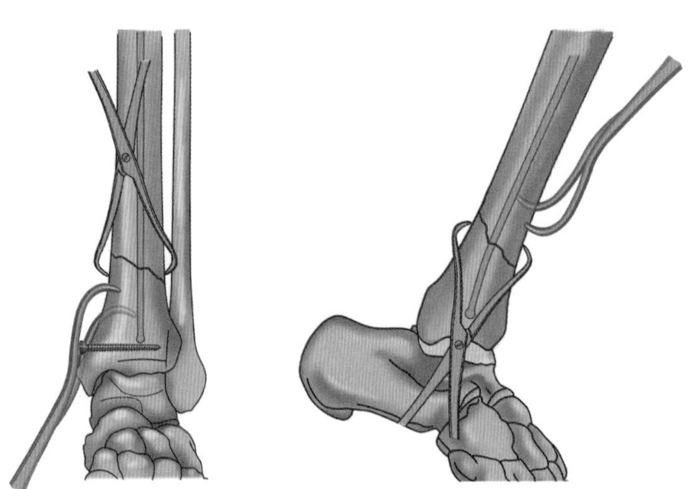

图 7-3-7 点式复位钳复位和维持骨折断端。导针在影像增强器的引导下置入最远端，并使之位于远端干骺端髓腔的正中心，这是避免骨折对线对位不良和畸形愈合的关键之一

（3）阻挡钉：阻挡钉有利于骨折复位，并同时引导导针、扩髓钻和主钉进入制定的区域和位置，使主钉的位置和胫骨髓腔的长轴保持一致（图 7-3-8）。

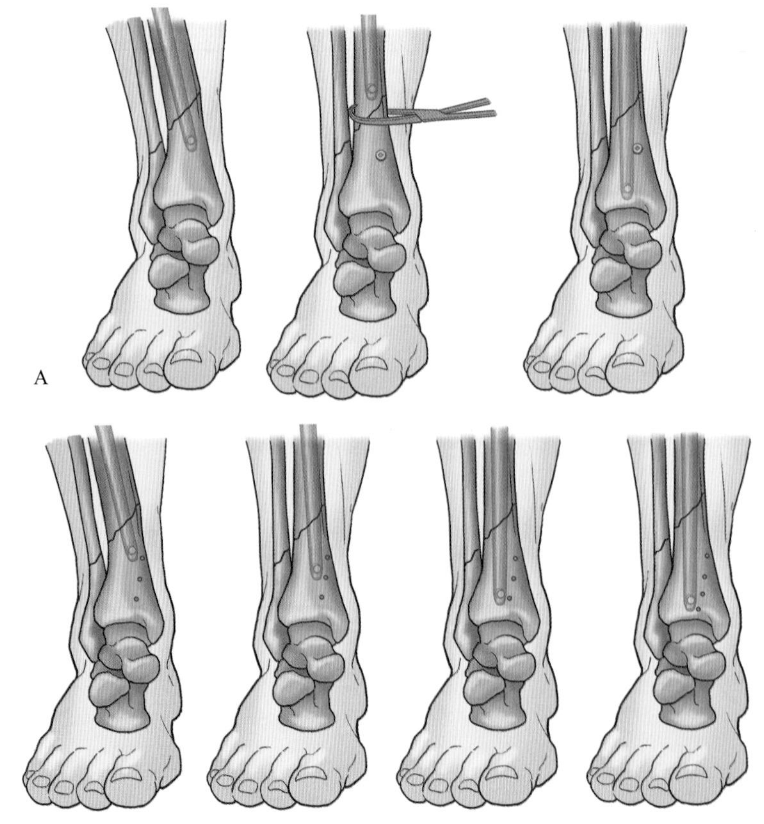

图 7-3-8 阻挡钉技术

A. 阻挡钉能够让髓内钉放置在手术医师预先想放置的位置，避免相关畸形的发生，前后向的阻挡钉一般放置在远端骨折块的内侧，这样有助于矫正内翻畸形；B. 在前后位上预置多枚克氏针，作为“栅栏”，引导髓内钉进入远端骨折块的正确位置

（4）临时辅助钢板：使用方法类似于胫骨近端骨折，但须警惕软组织损伤过大和髓内髓外血供同时破坏所致的骨折延迟愈合和不愈合，这在胫骨远端骨折的发生风险更高。也有学者该技术作为用于复杂性粉碎性骨折或骨折不愈合患者，此时钢板将永久置入体内，而不是临时固定（图 7-3-9）。

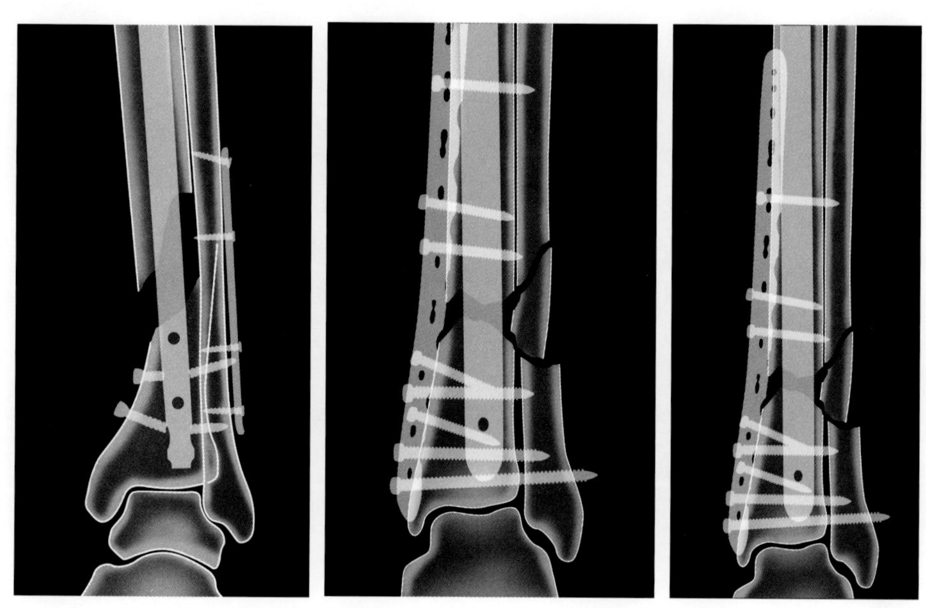

图 7-3-9 辅助钢板作为胫骨远端骨折髓内钉术后失败患者的翻修手术方式，使用前用去除腓骨侧钢板，便于术中畸形矫正

（5）膝关节半伸直位经髌上入路置钉：有益于控制胫骨，简化复位和术后透视，并且不影响腓骨骨折的操作，有利于骨折复位和置钉。这和对胫骨近端骨折的临床意义同样重要。

（6）AO/OTA 分型中 43-C1-2 型胫骨远端骨折：如果骨折线累及胫骨远端关节面，应首先复位关节内骨折并予以稳定固定。空心钉固定是最常用的方法，螺钉分布应避开髓内钉主钉和交锁螺钉的通道（图 7-3-10）。

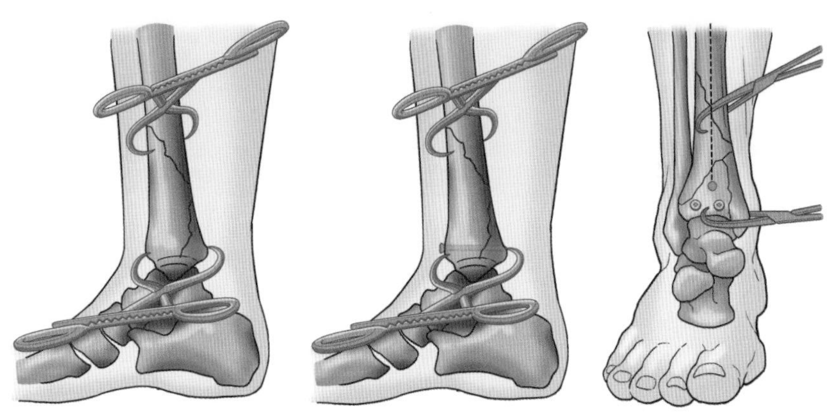

图 7-3-10 对于累及关节面的胫骨远端骨折，使用髓内钉固定时，在关节面解剖复位基础上应首先采用 1～2 枚空心拉力螺钉固定关节内骨折，将 C1 型骨折转化为 A 型骨折，之后再完成髓内钉交锁螺钉的固定

7.2 导针的置入

当采用髓内钉固定胫骨远端骨折时，其和胫骨干骨折不同，骨折不会随着髓内钉的置入发生自主复位。因此，应在影像增强器监视下确保导针在正侧位上位于中心（和胫骨髓腔长轴一致），从而使后续的扩髓和置钉均位于髓腔中轴线上，避免出现明显的对位对线不良和畸形愈合。导针顶端给予稍微折弯会有很大的帮助。导针在扩髓时必须和胫骨关节面保持为直角，这样可以减少冠状面的畸形。

7.3 远端交锁螺钉固定

远端锁定螺钉是用来提供胫骨远端冠状位和矢状位的稳定性，从而控制长度和旋转。对于胫骨远端骨折，早期的髓内钉无法提供足够的稳定，因此，医师通过修改远端锁定机制来达到更多的远端稳定性。这项技术已经被证实用在不影响远端关节的胫骨远端骨折是非常可靠的。新一代的髓内钉，可以在胫骨远端关节面 15mm 处置入多方面锁定螺钉。3 个锁定孔分别在髓内钉尖端上方 5mm、15mm 和 25mm 处。

推荐先行远端骨折块的交叉交锁固定。在钻孔和交锁螺钉置入过程中会造成骨折再次移位，这一点值得注意并需要在透视下多次确认骨折位置。远端推荐采用 2～3 枚锁定螺钉，能够增加髓内钉的疲劳属性和减少内固定失败的发生，有助于复位并维持骨折稳定直至骨折愈合（图 7-3-11）。

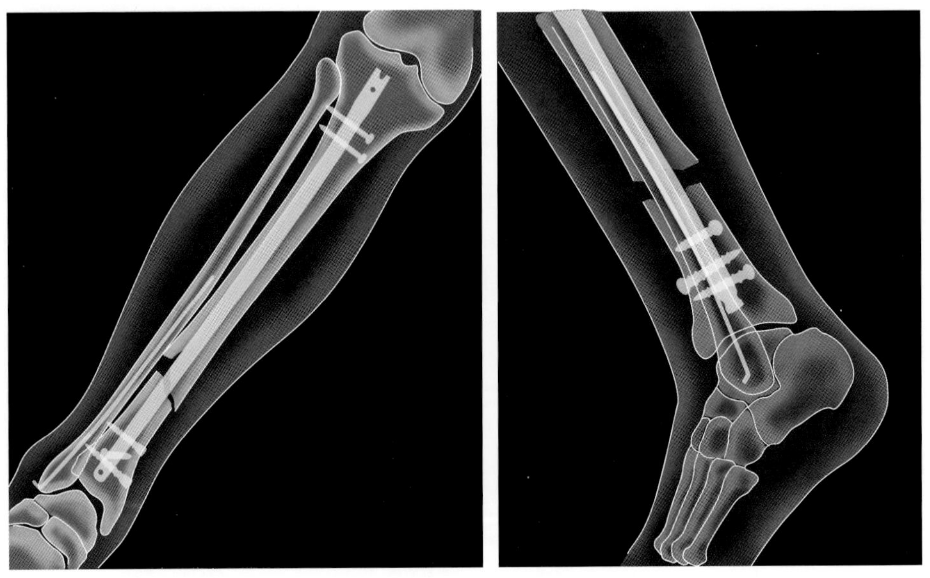

图 7-3-11 髓内钉置入后，下肢力线接近正常，远端采用 3 枚螺钉固定

7.4 腓骨骨折固定

在胫骨远端骨折时，腓骨骨折的固定能够增加踝关节的稳定性，有益于促进骨折复位和骨折愈合。腓骨固定的绝对指征是下胫腓联合损伤，但要警惕出现外翻畸形。当胫骨远端骨折出现难以控制的在旋转对位和矢状位力线不良时，腓骨固定对骨折复位固定更具有

重要意义。但有文献报道胫骨远端骨折采用钢板或髓内钉骨折后是否需要进行腓骨的钢板固定目前仍存在较多争议。Egol 等研究发现，腓骨钢板固定腓骨骨折后可以在复杂的胫腓骨远端骨折中提供下肢的外部力线支撑，有利于下肢胫骨长度恢复的控制。Vallier 等研究比较了髓内钉或钢板治疗胫骨骨折时固定或不固定腓骨的情况，发现尽管腓骨钢板在胫骨骨折复位过程中会有所帮助，但腓骨骨折钢板固定术后胫骨骨折不愈合率更高（图 7-3-12）。

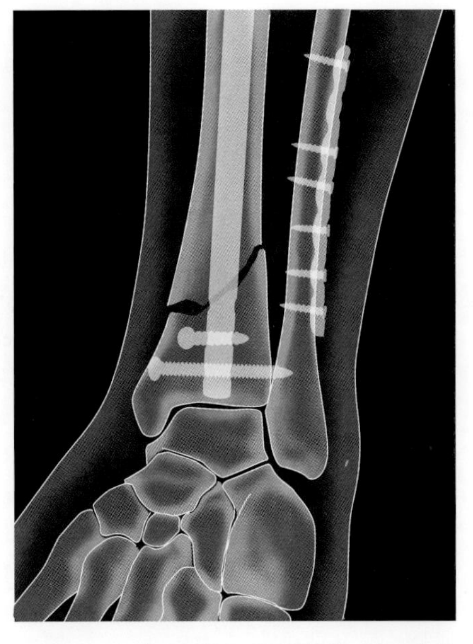

图 7-3-12 术后前后位 X 线片示胫腓骨远端骨折，腓骨钢板固定辅助确定胫骨长度，胫骨行髓内钉固定

8. 术后处理

术后建议患者在无负重条件下立即进行膝关节和踝关节屈伸活动。对于稳定型骨折，如横形骨折，稳定固定后可以进行患肢部分负重功能锻炼，此时不应＞20kg。术后 4～6 周，根据骨折类型和骨折愈合情况允许患者逐渐增加负重量。

如果骨折断端存在明显间隙，应在术后 4～6 周尽早实施髓内钉动力化。对于非体力工作者或简单稳定型骨折术后，允许患者术后 6～12 重返工作岗位；而对于重体力工作者或复杂性骨折术后，建议患者术后 1 年才可以重返工作岗位。如果存在明显的内置物激惹，在骨折愈合后可以考虑取出髓内钉。骨折愈合必须同时满足临床和影像学愈合两个标准，髓内钉取出建议在术后 18～24 个月。

（李 佳 张 伟）

参考文献

[1] Tejwani N, Polonet D, Wolinsky PR. Controversies in the intramedullary nailing of proximal and distal tibia fractures [J]. J Am Acad Orthop Surg, 2014, (22): 665-673.

[2] Krettek C, Miclau T, Schandelmaier P, et al. The mechanical effect of blocking screws ("Poller screws") in stabilizing tibia fractures with short proximal or distal fragments after insertion of small-diameter intramedullary nails [J]. J Orthop Trauma, 1999, 13 (8): 550-553.

[3] Krettek C, Stephan C, Schandelmaier P, et al The use of Poller screws as blocking screws in stabilising tibial fractures treated with small diameter intramedullary nails [J]. J Bone Joint Surg (Br), 1999, 81 (6): 963-968.

[4] Im GI, Tae SK. Distal metaphyseal fracture of tibia: A prospective randomized trial of closed reduction and intramedullary nail versus open reduction and plate and screws fixation [J]. J Trauma, 2005, 59 (5): 1219-1223.

[5] Vallier HA, Cureton BA, Patterson BM. Randomized, prospective comparison of plate versus intramedullary nail fixation for distal tibia shaft fractures [J]. J Orthop Trauma, 2011, 25 (12): 736-741.

[6] Vallier HA, Cureton BA, Patterson BM. Factors influencing functional outcomes after distal tibia shaft fractures [J]. J Orthop Trauma, 2012, 26 (3): 178-183.

[7] Vallier HA, Le TT, Bedi A. Radiographic and clinical comparisons of distal tibia shaft fractures (4 to 11 cm proximal to the plafond): Plating versus intramedullary nailing [J]. J Orthop Trauma, 2008, 22 (5): 307-311.

[8] Hansen JT. Netter's clinical anatomy [M]. 3rd ed. Philadelphia: Elsevier, 2014.

[9] Browner BD, Jupiter JB, Levine AM, et al. Skeletal trauma: Basic science, management, and reconstruction. 4th ed. Philadelphia, PA: W.B. Saunders, 2009.

[10] Mauffrey C, McGuinness K, Parsons N, et al. A randomised pilot trial of "locking plate" fixation versus intramedullary nailing for extra-articular fractures of the distal tibia [J]. J Bone Joint Surg (Br), 2012, 94 (5): 704-708.

[11] Helfet DL, Shonnard PY, Levine D, et al. Minimally invasive plate osteosynthesis of distal fractures of the tibia [J]. Injury, 1997, 28 (suppl 1): 42-47.

[12] Oh CW, Kyung HS, Park IH, et al. Distal tibia metaphyseal fractures treated by percutaneous plate osteosynthesis [J]. Clin Orthop Relat Res, 2003, (408): 286-291.

[13] Kumar A, Charlebois SJ, Cain EL, et al. Effect of fibular plate fixation on rotational stability of simulated distal tibial fractures treated with intramedullary nailing [J]. J Bone Joint Surg (Am), 2003, 85 (4): 604-608.

[14] Egol KA, Weisz R, Hiebert R, et al. Does fibular plating improve alignment after intramedullary nailing of distal metaphyseal tibia fractures? [J] J Orthop Trauma, 2006, 20 (2): 94-103.

[15] Hoegel FW, Hoffmann S, Weninger P, et al. Biomechanical comparison of locked plate osteosynthesis, reamed and unreamed nailing in conventional interlocking technique, and unreamed angle stable nailing in distal tibia fractures [J]. J Trauma Acute Care Surg, 2012, 73 (4): 933-938.

[16] Stannard JP, Volgas DA, McGwin G Ⅲ, et al. Incisional negative pressure wound therapy after high-risk lower extremity fractures [J]. J Orthop Trauma, 2012, 26 (1): 37-42.

第 8 章　其他部位骨折的髓内钉治疗

第 1 节　锁 骨 骨 折

1. 流行病学

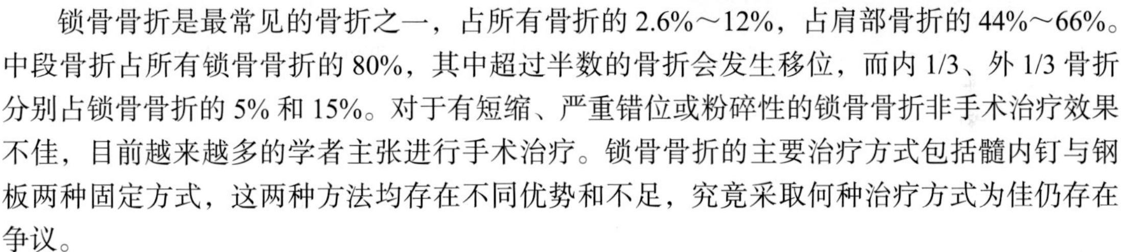

锁骨骨折是最常见的骨折之一，占所有骨折的 2.6%～12%，占肩部骨折的 44%～66%。中段骨折占所有锁骨骨折的 80%，其中超过半数的骨折会发生移位，而内 1/3、外 1/3 骨折分别占锁骨骨折的 5% 和 15%。对于有短缩、严重错位或粉碎性的锁骨骨折非手术治疗效果不佳，目前越来越多的学者主张进行手术治疗。锁骨骨折的主要治疗方式包括髓内钉与钢板两种固定方式，这两种方法均存在不同优势和不足，究竟采取何种治疗方式为佳仍存在争议。

在移位的锁骨中段骨折中，髓内钉治疗的优势主要是因为其为微创技术。临床研究显示，髓内钉固定在切口感染率、住院时间、切口长度、术中失血、手术时间及内固定不适症状的发生率等方面优于钢板，而两者在骨折愈合及功能恢复方面则无显著性差异。随着锁骨髓内钉在临床中应用的增加，我们也应注意到一些内固定稳定性不良等并发症的发生和防治。

2. 应用解剖和生物力学特点

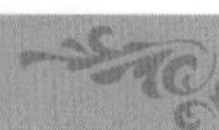

锁骨是连接上肢和躯干的唯一长骨，外形具有特有的 S 形双曲线。锁骨的内侧部曲度凸向前侧，约占全长的 2/3，为粗糙圆柱状或三棱柱状，内侧与胸骨端形成胸锁关节。其外侧部曲度凸向后侧，约占全长的 1/3，为扁平状骨，最外侧与肩峰形成肩锁关节。中 1/3 段和中外 1/3 交界处位于锁骨弧度和切面形状上的过渡区域，是轴向负荷集中的部位，也是骨折的好发部位。锁骨皮质骨内充满致密的骨小梁，皮质骨于两端较薄，越靠近中部越厚；中部的骨小梁于两端分布密集、直径细，靠近中部逐渐变疏，直径增粗。因此，中 1/3 段和中外 1/3 交界处具有细管状的髓内解剖结构，可考虑行髓内钉固定治疗。

骨折常造成其近、远端附着肌肉和韧带力量的失衡（图 8-1-1），产生骨折移位。通常情况下骨折近端在胸锁乳突肌作用下向上、向内移位，骨折远端在三角肌等作用下向下、向前移位，在锁骨下肌的作用下还发生短缩和断端重叠移位，在骨折复位时应注意纠正（图 8-1-2）。

肺尖在锁骨内侧，高于锁骨头水平，因此在置入内固定时应注意保护，不能突入过深，否则有可能刺破胸膜伤及肺，造成气胸。锁骨内侧 1/3 段，对其后方及下方的锁骨下动、静脉，臂丛神经起保护作用，在手术操作时应避免突入过深伤及此处的重要结构。

锁骨的运动是肩带运动的重要组成部分。锁骨可以上下移动 35°，前后移动 35°。此外，锁骨还有第三种运动模式，即可以沿长轴旋转 30°（图 8-1-3）。因此，在手术修复锁骨骨折时，除了注意轴向的稳定性外，还应特别注意控制旋转的稳定性，避免内固定失效。

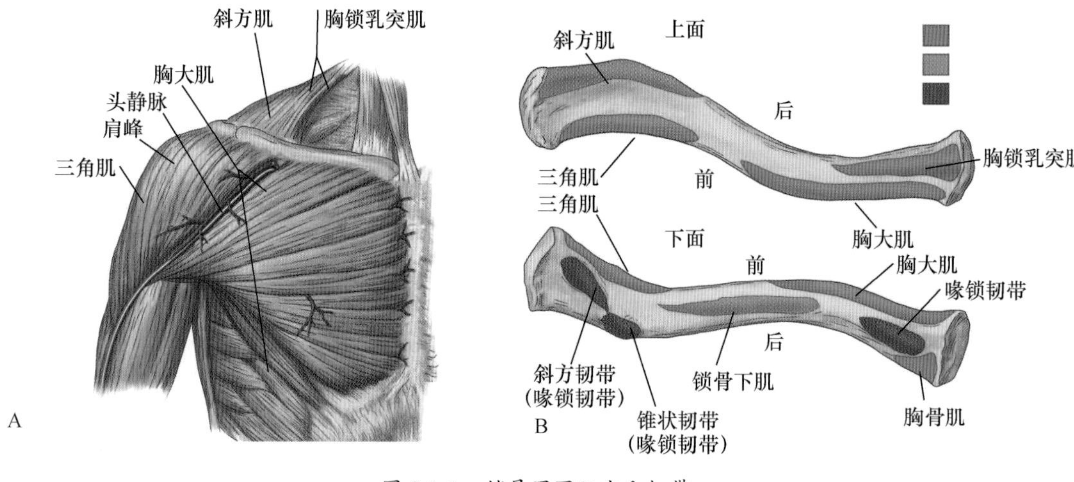

图 8-1-1 锁骨周围肌肉和韧带

A. 锁骨周围的肌肉附着；B. 锁骨上下表面肌肉、韧带附着点

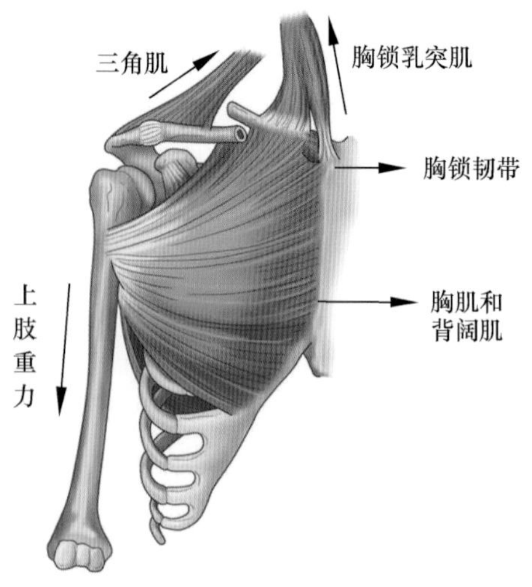

图 8-1-2 锁骨骨折的移位方式

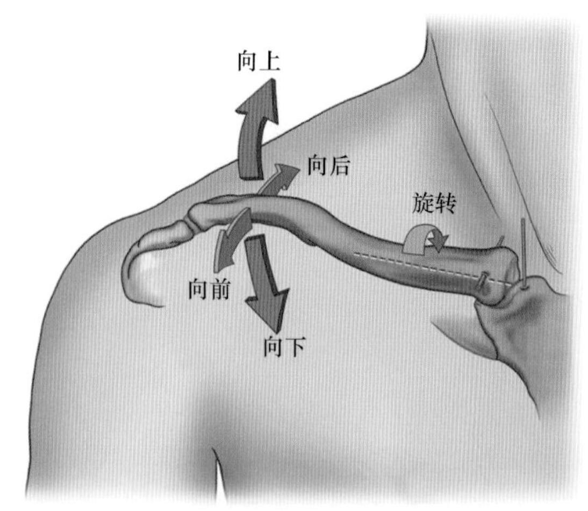

图 8-1-3 锁骨、胸锁关节的运动。上臂举过头顶，锁骨上抬 30°；水平面上，肩关节屈伸活动时，锁骨向前、向后移动 35°；上臂举过头顶，锁骨沿长轴旋转 30°。

3. 损伤机制和临床评估

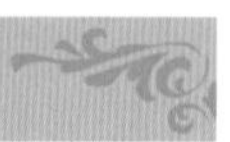

3.1 损伤机制

锁骨骨折致伤机制主要分为两种（图 8-1-4）。

（1）直接暴力：锁骨位于皮下，缺乏软组织保护，大部分骨折由直接暴力导致，87% 的骨折由于肩部直接着地受力导致，7% 的骨折由于直接打击导致。

（2）间接暴力：仅有 6% 的骨折是因上肢伸直位跌倒时手掌撑地、应力沿上肢传导导致。

此外，极为罕见的情况也可导致锁骨骨折，如继发于癫痫发作的肌肉痉挛、非创伤性病理性骨折、应力疲劳骨折等。

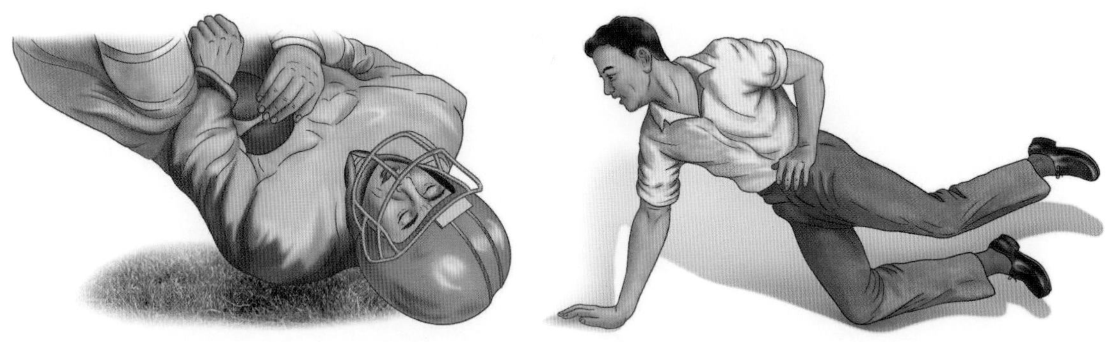

图 8-1-4　锁骨骨折常见的损伤机制

3.2　临床评估

锁骨骨折的诊断通常是直接的，并且以损伤的机制，肿胀、瘀斑的位置，以及所伴有的畸形、压痛和骨擦音为基础，双侧锁骨对比有助于明确诊断。锁骨骨折后，局部皮肤常被骨折块顶起，但开放性骨折、神经血管损伤、气胸和血胸等并发症并不多见，应注意鉴别，并及时行手术处理。

3.3　影像学评估

术前影像学评估非常重要，相关评估检查包括以下几方面（图 8-1-5）。

（1）锁骨前后位 X 线：常规检查，诊断锁骨骨折，了解骨折移位程度。

（2）锁骨斜位 X 线：如从一个角度摄片判断移位的程度和方向有困难，可以从另一个角度观察，一般选择向头侧倾斜 20°～60° 投照，胸廓对锁骨的显示影响最小。

（3）顶斜位：患肩前倾 45°、管球头倾 20° 投照，诊断轻度骨折，如新生儿骨折、儿童青枝骨折。

（4）外展脊柱前凸位：肩外展＞135°、管球头倾 25° 投照，显示锁骨干和骨折复位情况（肩外展时锁骨在纵轴方向向上旋转）。

（5）应力位 X 线：评价喙锁韧带的完整性及骨折移位，患肢持重物投照，前后位、向前和向后 45° 斜位。

（6）CT 扫描：鉴别胸锁关节脱位、骨骺损伤及锁骨远端骨折是否累及关节面。

4. 骨折分型

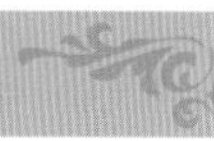

锁骨骨折的分型有多种方法，包括 Allman 分型、Neer 分型、Rockwood 分型、Robinson 分型、Craig 分型和 AO 分型等。

传统上将锁骨分为 3 段的方法似乎有些武断，因为多数骨折发生于邻近中段和远端 1/3 的连接处。此外，使用节段性分类不能充分地鉴别锁骨骨折伴有喙锁韧带的损伤。因此，有学者将锁骨分为 5 段，锁骨中段骨折应为其中间的 3/5，即 Robinson 分型中的Ⅱ型骨折。Craig 分型则在综合 Allman 和 Neer 等分型方法的基础上，加入了一些不常见的骨折类型，形成了一种更详细、全面的分型方法，Craig 分型中的第Ⅰ组患者即发生率占比 80% 的锁骨中段骨折。

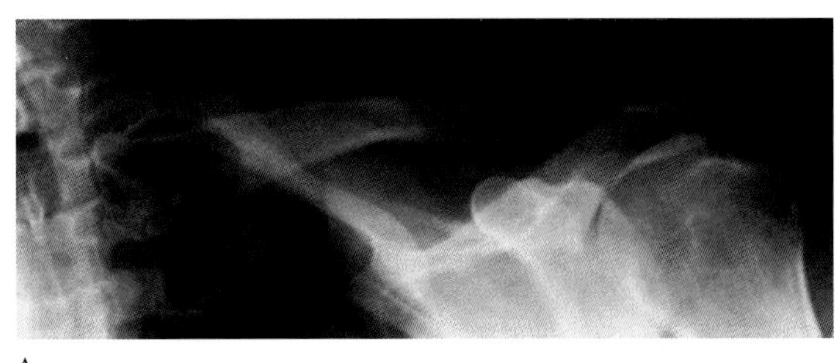
A

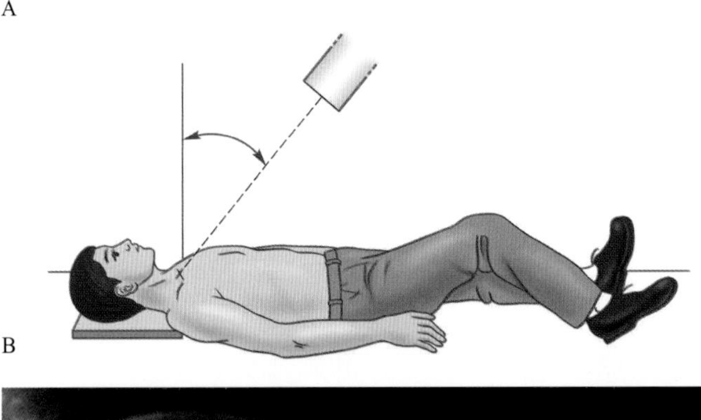
B

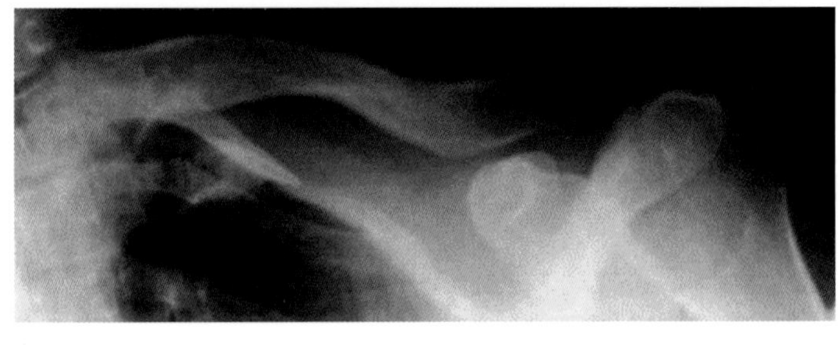
C

图 8-1-5　锁骨影像学检查

A. 锁骨前后位像，锁骨内侧受胸廓影响，显示欠清晰；B. 拍摄锁骨斜位像，应向头侧倾斜 20°～60° 投照；C. 锁骨斜位像，可以尽量避开胸廓的影响，提供第二个观察角度

AO 分型则将锁骨干骨折分为：A 型（锁骨干简单骨折），包括 A1（螺旋形骨折）、A2（斜形骨折）和 A3（横形骨折）；B 型（锁骨干楔形骨折），包括 B1（螺旋楔形骨折）、B2（折弯楔形骨折）和 B3（螺旋骨块粉碎的骨折）；C 型（锁骨干复杂骨折），包括 C1（螺旋复杂骨折）、C2（多段骨折）和 C3（不规则骨折），（图 8-1-6）。

5. 治疗原则

5.1　手术目标

锁骨骨折手术治疗的目标包括：①恢复锁骨正常形态及其吊臂的功能；②恢复胸锁关节、肩锁关节、喙锁韧带等结构的稳定性；③尽早恢复肩关节的活动功能。

5.2　非手术治疗和手术治疗适应证

对于无明显移位或仅有微小移位的锁骨骨折，首选前臂吊带或 8 字绷带等非手术治疗。

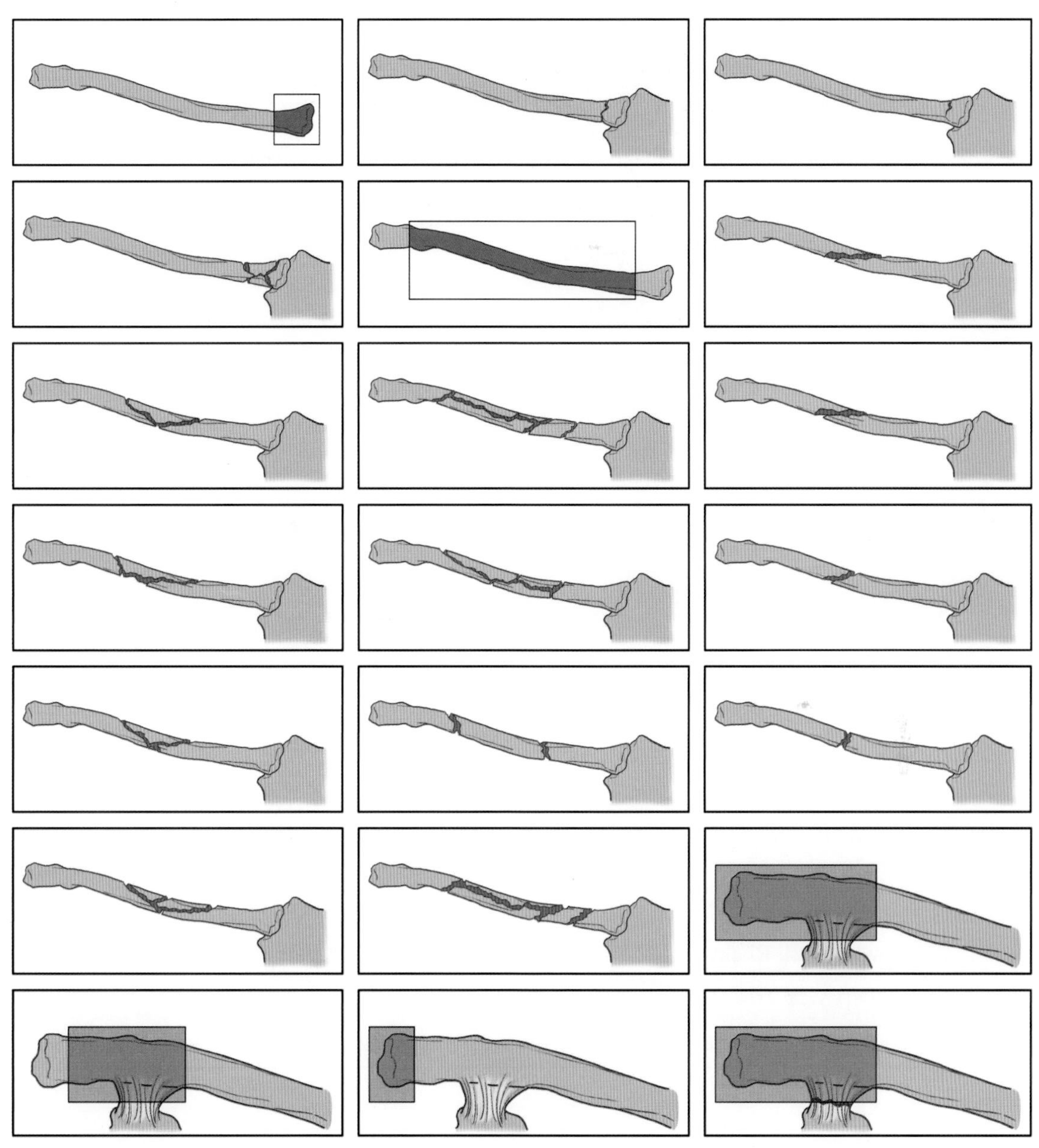

图 8-1-6　锁骨骨折的 AO/OTA 分型

对于移位明显的锁骨骨折，治疗方案则存在争议。既往认为，锁骨骨折具有很强的修复能力，即使畸形愈合或骨不连也可以取得良好的功能，合并血管、神经和心肺结构等的损伤是不常见的，因此积极的手术干预是不明智的。然而，越来越多的研究证实，在把儿童和成人发生的移位锁骨骨折分开评价后发现，成人的锁骨中段移位骨折是很严重的损伤，在愈合方面可能会存在较大困难。而骨折不愈合、延迟愈合或畸形愈合也可造成进行性肩部畸形、疼痛、功能受限和神经血管损伤等并发症，非手术治疗不良结果发生率可达 10%～30%。因此，应当积极行手术治疗。锁骨骨折手术治疗的适应证见表 8-1-1。

髓内钉和钢板何种固定方式治疗移位型锁骨中段骨折的疗效更佳仍存在争议。对于横行或短斜形的简单骨折类型，相比钢板，髓内固定具有微创固定的特点，应力更加分散，创伤和瘢痕相对较小，住院时间更短，恢复更快。对于同时适合髓内固定和钢板固定的锁骨骨折，应根据手术医师所受训练方式选择最熟悉和最舒适的内固定方式，这样可以带来最好的临床结果，并降低并发症发生率。

表 8-1-1　锁骨骨折手术治疗的适应证

骨折部位	适应证
锁骨近端骨折	当骨折块向后明显移位，特别是骨块突入颈根部和纵隔内，骨折块对颈根部神经血管有压迫风险
锁骨干骨折	1. 开放性骨折； 2. 伴随有锁骨下神经血管损伤的骨折； 3. 移位明显，皮肤被顶起，有可能发展成开放性的骨折； 4. 同侧的锁骨和肩胛骨骨折（漂浮肩），或合并 SSSC 上其他部位的损伤； 5. 移位超过锁骨直径或短缩超过 2cm 的骨折； 6. 合并肩胛胸分离的骨折
锁骨远端骨折	Craig Ⅱ型骨折

6. 髓内钉的发展历史和固定理念

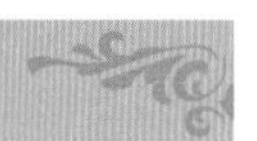

为避免由于髓内钉移位等而导致的并发症，髓内钉的设计和手术技术不断改进和提高。锁骨髓内固定物有很多种，包括克氏针、钛质弹性髓内钉（Synthes）、Hagie 钉（Smith & Nephew）、Knowles 钉（Zimmer）、Rockwood 钉（Depuy）、空心钉、实心钛加压螺钉（Acumed）和新型交锁髓内钉（Sonoma Orthopedic Products Inc，Santa Rosa，CA，USA）等（表 8-1-2，图 8-1-7）。克氏针由于常发生进针或退针，在软组织干扰和固定稳定性方面存在明显弊端，已不作为常规固定方法使用。目前常用的锁骨髓内钉包括 3 种：①弹性髓内钉，其材料为具有弹性的钛金属，在 S 形的锁骨髓腔中可获得三点稳定的锚固固定；②直形和刚性的螺纹髓内钉，如 Knowles 钉和 Rockwood 钉等，具有轴向稳定性；③交锁髓内钉，带有交锁设计，是目前真正能够有效控制锁骨旋转稳定性的髓内钉。

表 8-1-2　部分常用锁骨髓内固定物的比较

	材料	实心 / 空心	直径（mm）	坚硬 / 弹性	并发症
克氏针	不锈钢	实心	多种	弹性	移位，断裂
弹性髓内钉	钛	实心	2.0～3.5	弹性	皮肤侵蚀，断裂
Rockwood 钉	不锈钢	实心	2.5～4.5	坚硬	皮肤侵蚀
空心螺钉	不锈钢或钛	空心	4.5/6.5	坚硬	切割，骨不连
Sonoma CRx 交锁髓内钉	不锈钢	实心	4.2	弹性	断裂
Acumed 实心钛加压螺钉	钛	实心	3.0/3.8	半弹性	待随访

当采用髓内钉固定锁骨骨折时，骨折的复位和维持非常重要。常用的复位方法有两种：①切开复位髓内固定，即沿锁骨骨折部位走行局部切 2～3cm 小切口，直视下复位和置钉；②闭合复位髓内固定，需要在 X 线监测下以巾钳等经皮提拉复位，并进行弹性髓内钉等髓内固定。尽管后种方法在理论上相对更为微创，但在复位和置钉时损伤肺尖、纵隔、神经丛及血管的风险更高，在复位和置钉困难时应及时更改为切开复位。一般锁骨骨折部位的小切口

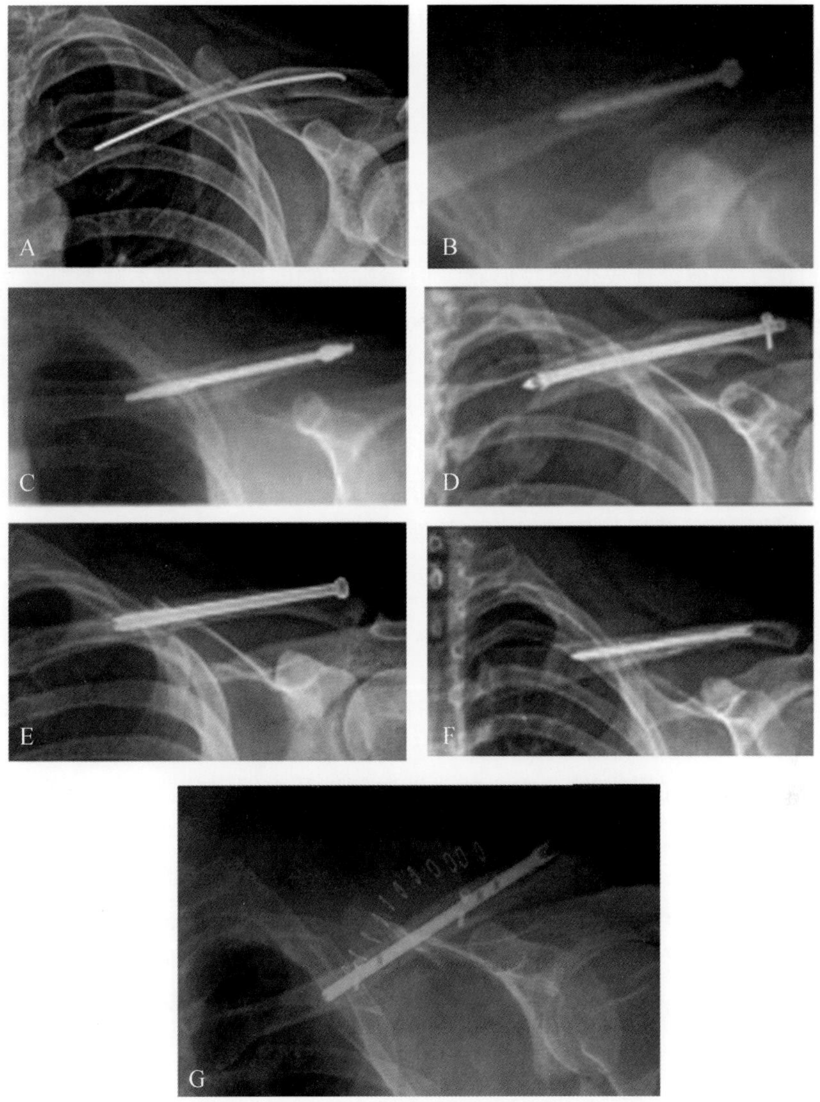

图 8-1-7　锁骨内固定物

A. 弹性髓内钉；B. Knowels 螺纹髓内钉；C. Rockwood 螺纹髓内钉；D. Sonoma CRx 交锁髓内钉；E. 空心钉；F. Acumed 实心钛加压螺钉；G. 远近段双侧锁定髓内钉

切开复位更有助于骨折断端的显露、复位和置钉。置钉方式可根据髓内钉的种类选择，从锁骨骨折远端、近端或骨折断端插入。术中应在透视监视下确认髓内钉位置。

6.1　弹性髓内钉

弹性髓内钉治疗锁骨骨折能顺应锁骨的髓腔，为中心性固定，同时具有软组织剥离少、对骨折端血运损伤小、操作简便、局部瘢痕小等优点。Peroni 在 1950 年第一次应用并描述弹性髓内钉治疗锁骨骨折，弹性髓内钉起内夹板作用，特有的弯曲弧度前端使它具有顺髓腔前行和防止钉后退的功能，在骨折治疗中提供 3 点固定支撑。陈奕等证实钛制弹性髓内钉治疗锁骨中段骨折中弯曲强度和扭转强度与钢板相比较低，但应力遮挡比钢板小 57%，生物力学性能明显优于其他内置物。然而，由于强度较差和没有锁定功能，弹性髓内钉控制锁骨骨折部位的长度和旋转作用较差，可能会导致骨折短缩、畸形，以及内置物突出和软组织的干扰。

6.2 螺纹髓内钉

为增强髓内钉在锁骨骨折中的力学稳定性，具有更好强度、刚度和稳定性的螺纹髓内钉逐渐出现，如Hagie钉（Smith & Nephew）、Knowles钉（Zimmer）、Rockwood钉（Depuy）等。Hagie钉的尖端被设计成带螺纹形状，但尾端的轴向把持力仍不够充分，固定效果仍不佳，已较少应用。Knowles钉的特点则是尾端呈膨大的棱柱状，以防止固定针的游走，针尾位于皮下易于触摸，也便于取出；针尖有螺纹，有防止固定针游走的作用。对锁骨进行髓内固定时，内固定物必须具有足够的强度和硬度，才能承受无支持的上肢重量而不会折断或弯曲。内固定物应该带有螺纹，或将其尾端弯成90°，以防止其朝向内侧的重要结构移位。Rockwood则进一步将锁骨髓内钉设计成了带尾端加压螺帽的髓内钉，两枚加压螺帽中的一枚用于骨折断端加压，另一枚用于对前一枚螺帽锁定加压。近年来，也有报道采用6.5mm空心螺钉或双螺纹实心钛加压螺钉进行锁骨骨折断端加压固定的报道。

6.3 交锁髓内钉

为更好地控制锁骨骨折断端所承受的旋转负荷，新型的交锁髓内钉开始出现并在临床中应用，取得了更好的临床预后。Sonoma CRx髓内钉是一款新型锁骨骨折髓内钉系统，材质为不锈钢，包括有实心直形钉体、空心的弹性内侧端及内固定装置。钉内侧端具有弹性，插入时能顺应锁骨的弧度。置入合适位置后，该髓内钉可被其特有的WaviBody装置激活并变得坚硬，在激活过程中，该装置在内侧端可伸出数个抓持爪，外侧则通过瞄准装置置入一枚交锁螺钉。这些设计特点理论上可提供轴向和旋转稳定性。然而，随访中却发现交锁髓内钉发生了断裂，引起对该种髓内钉设计和临床应用的关注。除了这种设计外，其他公司也尝试在内侧端置入交锁螺钉，或内外端同时置入交锁螺钉，至于其临床表现都有待进一步研究和随访。

6.4 髓内钉的手术适应证

按照Craig分型，Ⅰ型锁骨干骨折，包括移位的成人锁骨中段骨折及中外1/3交界处骨折，是锁骨髓内钉固定的适用人群。按照AO/OTA分型，锁骨髓内钉适用于锁骨中段简单骨折（A型）和楔形骨折（B型），而对于粉碎骨折（C型）疗效欠佳。钢板螺钉内固定则在治疗粉碎骨折（C型）时更具有确切的固定效果，可早期恢复功能锻炼。

7. 锁骨髓内钉的手术技术

以下重点介绍Rockwood螺纹髓内钉和Sonoma CRx交锁髓内钉手术技术。

7.1 螺纹髓内钉

7.1.1 术前准备和体位

患者沙滩椅位，肩后垫枕。标出锁骨、骨折部位和周围解剖结构（图8-1-8）。

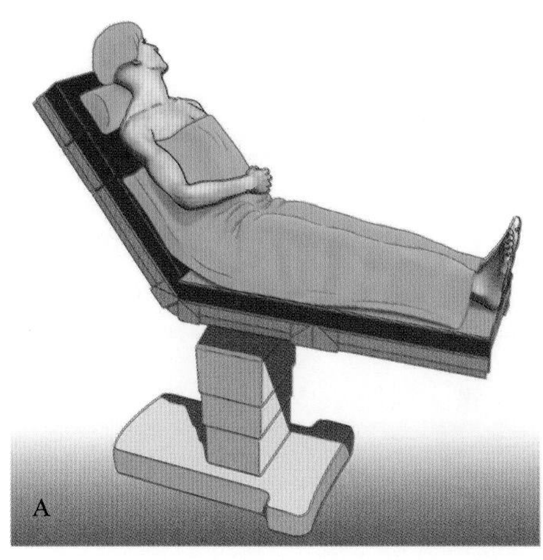
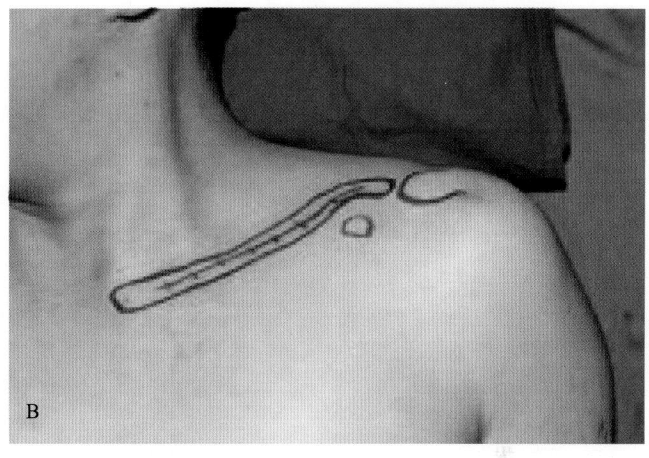

图 8-1-8　术前准备和体位示意图

7.1.2　切口体表投影

C 形臂透视标出骨折部位，沿颈部皮肤皱褶 Langer 线做 2～3cm 切口。

7.1.3　手术入路

切开皮肤、皮下，直达颈阔肌，在颈阔肌表面做皮下游离。沿颈阔肌肌纤维走行方向钝性分离（找出、牵开、保护锁骨上神经；中间支在锁骨中段附近）。显露锁骨骨折断端，清除断端血肿及嵌入的肌肉组织（如果有蝶形骨片，保留骨片周围附着的软组织）。

7.1.4　髓腔准备

用持骨器或巾钳夹持锁骨骨折近端，用合适的钻头量取髓腔直径，再用 C 形臂验证钻头是否充满髓腔，并标记髓腔的方向。连接钻头和 T 柄，扩锁骨髓腔，不要穿透锁骨前侧皮质；连接丝攻和 T 柄，髓腔攻丝直到前侧皮质（图 8-1-9A）。外旋上臂，抬起锁骨骨折远断端。使用同样的钻头，连接 T 柄，扩锁骨远断端髓腔。C 形臂引导下穿透后外侧皮质，确保钻头从肩锁关节囊的后内侧、锁骨后外侧下半部位穿出。连接丝攻和 T 柄，攻丝（图 8-1-9B）。

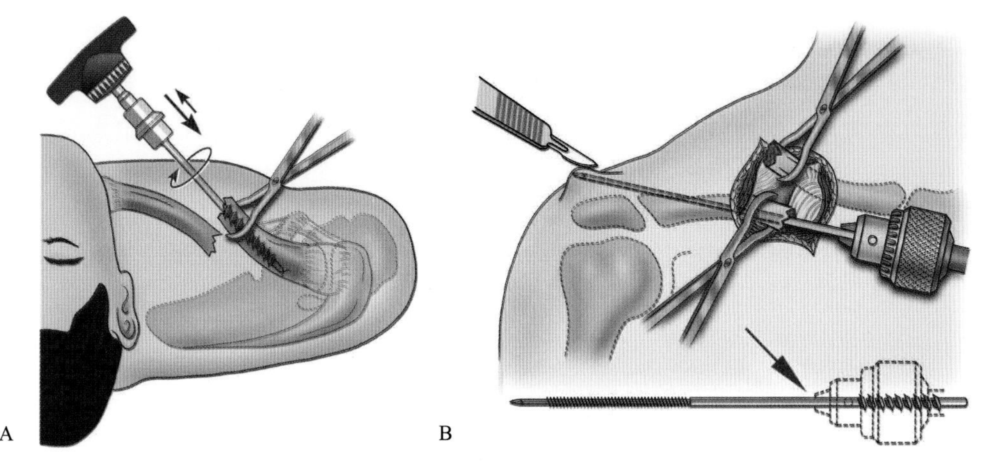

图 8-1-9　锁骨髓腔准备

A. 锁骨近端髓腔准备术中图示；B. 锁骨远端髓腔准备示意图

7.1.5 骨折复位、固定和加压

从骨折断端将锁骨髓内钉穿入外侧髓腔，在预置的钻孔处穿出。皮下触及髓内钉处切一个小口，用扳手旋转髓内钉直至内侧螺纹咬合外侧断端皮质。然后，T 柄连接髓内钉外侧头继续旋转使髓内钉没入髓腔。

抬上臂、复位骨折断端，将髓内钉旋转送入锁骨骨折近端，使用 X 线监测确认髓内钉穿过内侧骨折线，确保所有内侧螺纹穿过骨折线（图 8-1-10）。

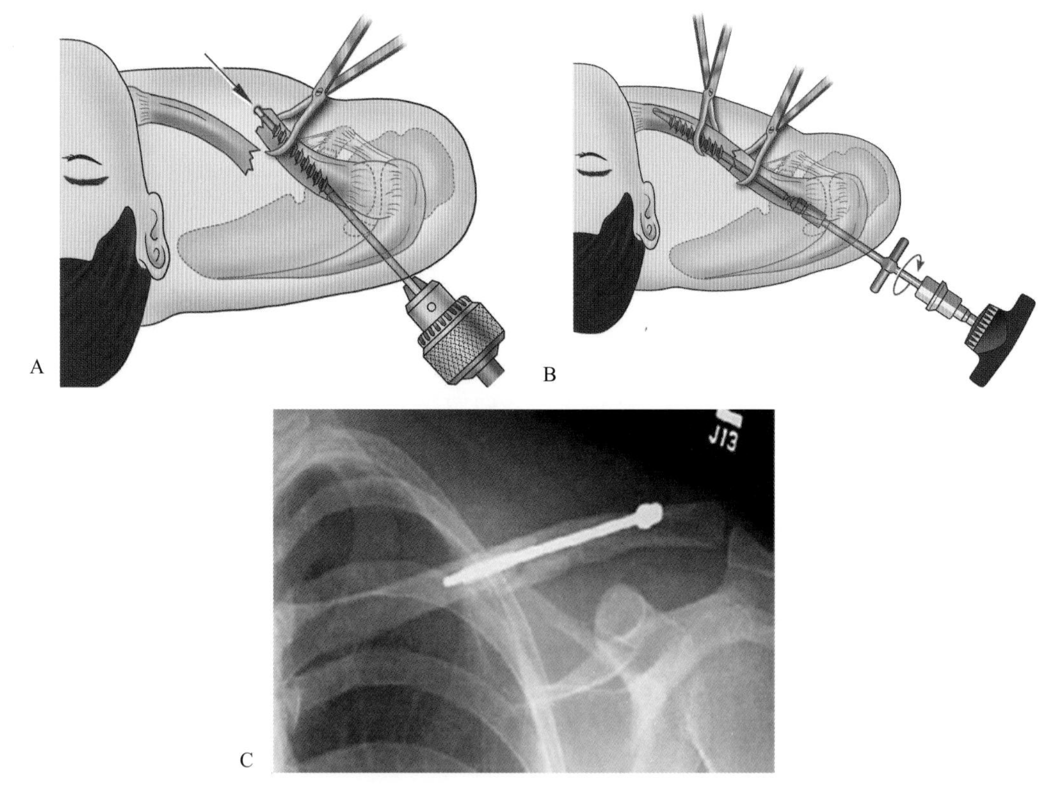

图 8-1-10　锁骨骨折复位、固定和加压

A、B. 骨折复位、固定和加压示意图；C. 术后 X 线

在髓内钉外侧端将两个螺母安装并锁紧。用外侧螺母扳手和 C 形臂引导，将髓内钉旋进锁骨骨折近端直至髓内钉接触前侧皮质。使用扳手、逆时针解锁打开两个螺母。然后旋进内侧螺母，让锁骨骨折位置加压。再次锁紧两个螺母。使用内侧螺母扳手，将髓内钉从软组织拽出并显露螺母，将髓内钉剪断，使其与螺母平齐。最后将髓内钉推回原位。

由于髓内钉的内侧头为钝性设计，技术上可以避免穿透锁骨前侧皮质。透视确定钻头从锁骨的后外侧、锁骨的下半部穿出；避免外侧髓内钉头过度突出导致皮肤磨破。如果锁骨骨折近端、远端丝攻太紧，可用再大一些直径的钻头钻孔，避免撑裂锁骨髓腔。

7.1.6 蝶形骨片的处理和切口闭合

对于蝶形骨片，可使用 0 号或 1 号可吸收线环扎（为了移动缝线，在锁骨下面放一个骨膜剥离子，缝线穿过蝶形骨片的骨膜环绕骨片和锁骨）。间断 8 字缝合法（0 号可吸收线）缝合骨折部位骨膜。间断 8 字缝合法（2-0 可吸收线）缝合颈阔肌筋膜。

7.2　交锁髓内钉

7.2.1　术前准备和体位

同螺纹髓内钉的术前准备和体位。

7.2.2　髓腔准备

在骨折部位切开，显露内外侧骨折端，尽量减少锁骨粉碎骨折块表面软组织的剥离。

内侧骨折段髓腔以 3mm 的尖锥开口，然后以直径 4.5mm 的尖锥手动扩髓，扩髓距离应尽量远离骨折端，以允许尽可能长的髓内钉置入（图 8-1-11）。另外，置钉时应注意尽量将钉内侧端插入远离骨折部位的位置至少 50mm 以上。

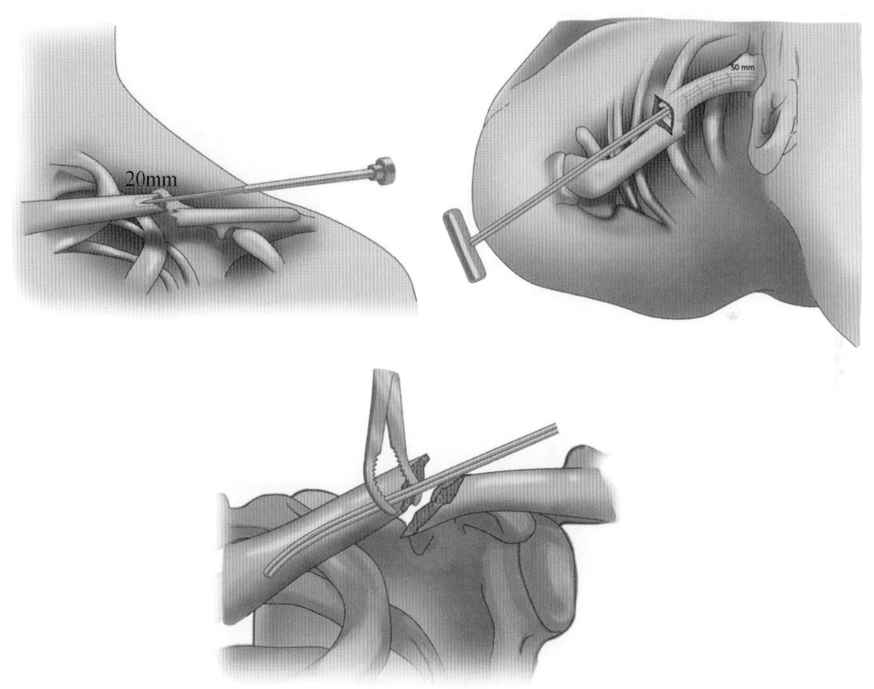

图 8-1-11　近端骨折块髓腔准备：锉开锁骨内侧髓腔

外侧骨折端准备同前。将瞄准装置穿入外侧骨折端，导针由内向外穿出锁骨后方皮质的顶端，由肩锁关节后方穿过，并向外穿出皮肤。然后在锁骨外侧端沿导针方向以空心钻开口（图 8-1-12）。

通过空心钻逆行插入弹性导针，复位骨折端并固定，将导针穿过骨折端并进入内侧骨折块。从外向内用一弹性电动扩髓钻扩髓，到达位置后通过测深尺测量所需髓内钉长度。

7.2.3　髓内钉安装

拔除导针之前由锁骨外侧端插入导向器，将髓内钉与手柄相连，沿导向器从锁骨外侧方向插入，通过骨折部位到达锁骨内侧端。确定髓内钉到达预期位置后，采用 WaviBody 装置从髓内钉远端激活钉内侧端抓持爪，外侧则通过置入一枚交锁螺钉经导向器锁定（图 8-1-13）。

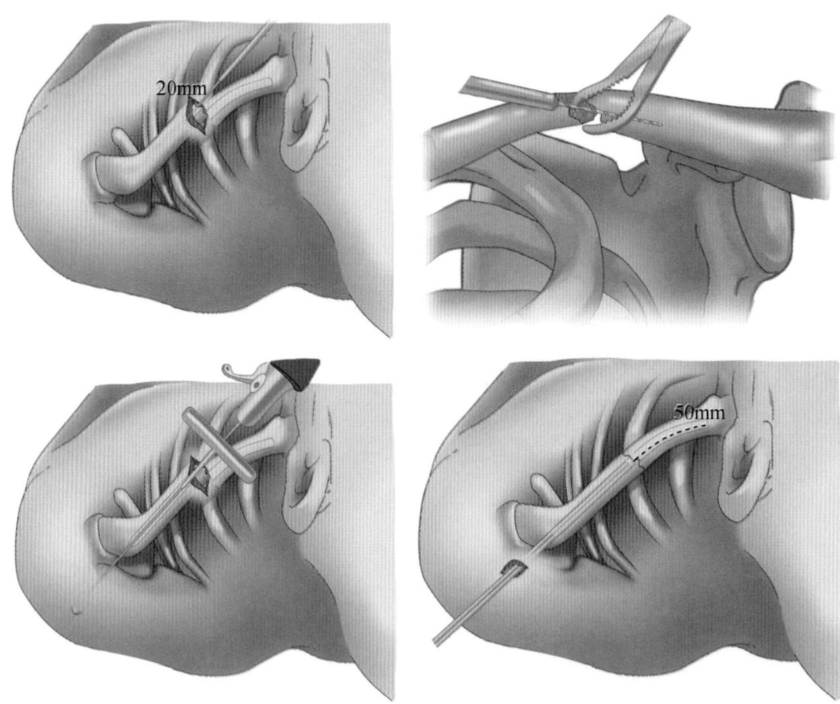

图 8-1-12　远端骨折块髓腔准备：在外侧骨折端确定进钉点

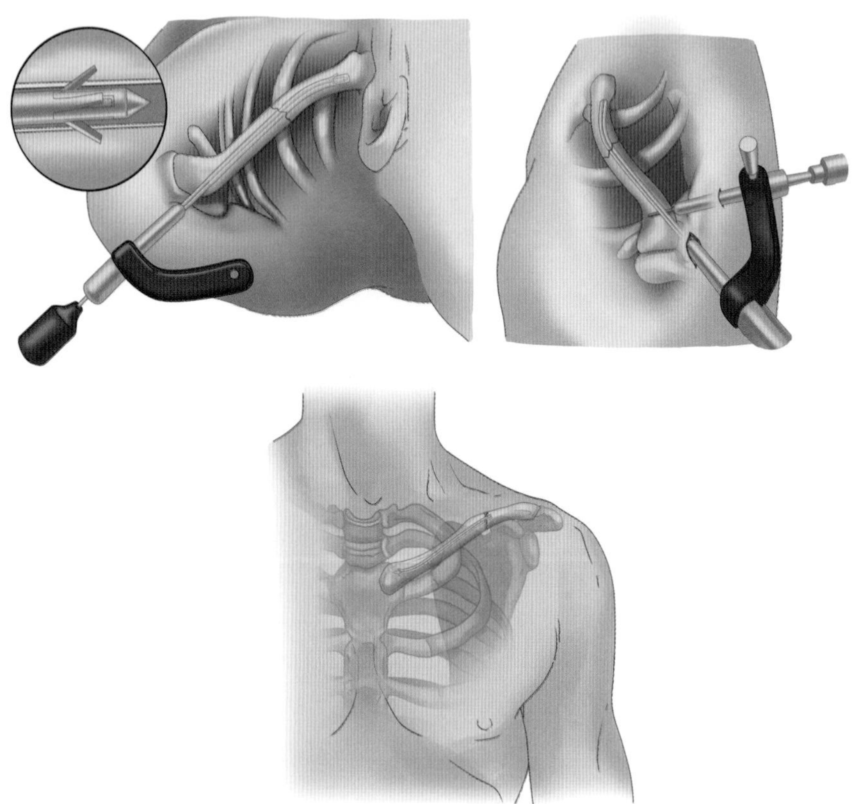

图 8-1-13　髓内钉装配置入髓内钉后，激活 CRx 装置，打开抓持爪；之后，以一枚交锁螺钉锁定 Sonoma CRx 髓内钉；最后，可见锁骨干骨折 Sonoma CRx 髓内钉固定术后

8. 术后处理

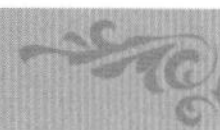

术后推荐患肢三角巾悬吊 4 周。每天至少取下三角巾 5 次，在肘关节活动范围内主动活动，肩关节主动辅助前屈 90°。4 周后，去除三角巾，肩关节开始全程主动功能锻炼。如果患者肩关节功能活动不受限，临床和放射证实骨折愈合，6 周时开始逐渐增加肩关节抗阻力练习。一旦锁骨骨折愈合，术后 10～12 周可以去除髓内钉。

9. 术后并发症及其防治策略

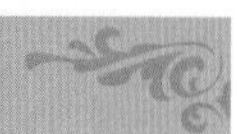

锁骨骨折常见的手术并发症包括骨折不愈合、骨折畸形愈合、去除内固定物后再骨折、神经血管损伤及感染（浅表感染或深部感染）等。另外，髓内钉固定具有其独有的内置入物并发症，包括内侧或外侧突出、内固定物移位导致复位丢失、内固定物松动断裂等。

9.1 骨折不愈合

关于锁骨骨折不愈合的发生率还存在较大争议。既往文献报道非手术治疗的不愈合率为 0.1%～4%，手术治疗的不愈合率要比非手术治疗的手术疗效还高。最近的临床随访显示，成人严重移位或粉碎性骨折延迟愈合和骨不连发生率可达 10%～20%。McKee 等则报道在非手术治疗中，骨不连发生率可高达 21%；而在手术治疗中，该发生率为 2.4%。总之，无论是手术治疗和非手术治疗，临床医师应关注和重视锁骨骨折不愈合的发生。这是因为成人的锁骨中段和远端移位骨折是很严重的损伤，损伤后的骨不连可造成进行性的肩部畸形、疼痛、功能损伤和血管神经并发症，严重影响患肩的功能和患者生活质量。而接受手术治疗的患者，骨不连的发生往往与内固定不稳定、创伤和移位严重、手术中软组织剥离过多导致血供破坏、固定时间不足等因素有关。

对于锁骨骨不连，大多数学者认为钢板螺钉坚强固定并结合植骨是最合理的治疗方法。也有学者在选择内固定物时采取髓内固定。但需要注意的是，髓内固定的抗旋转稳定性较差，而且髓内固定物的强度也较差，常出现内置物的弯曲或折断，且内置物游移也会带来一定的危险。

9.2 骨折畸形愈合

锁骨作为肩关节复合体中的重要组成部分，骨折后畸形愈合将导致肩关节活动受限。研究表明，锁骨短缩超过 10% 将影响肩胛骨的运动。成人骨折后塑形能力差，短缩或成角常引起外观上的畸形。为避免锁骨的畸形愈合，应重视术中复位的质量，包括长度、角度和旋转畸形的复位；同时术后注意定期复查，避免内固定失效造成的复位丢失。截骨术治疗有症状的锁骨畸形正越来越普遍。该治疗方法是从畸形处截去畸形愈合部位，用小型撑开器重建形态再用钢板螺钉固定。

9.3 血管、神经损伤

骨折早期可因骨折移位对神经、血管产生压迫症状，需要及时进行处理。锁骨骨折晚期，大量的骨痂或明显的成角畸形可使血管、神经间隙缩小而引起症状，可累及锁骨下血管、颈动脉及臂丛神经。

此外，医源性损伤更需要引起重视。在手术操作钻孔时有可能造成锁骨下动静脉等的损伤，虽然该发生率较低，但较危险。因此，手术室内应选用锋利的钻头钻孔；在骨折下方用拉钩进行保护；同时注意对钻的控制，一旦出现穿透感立刻停止深入。

9.4 髓内钉本身相关并发症

髓内钉本身相关并发症主要包括以下几方面。

（1）髓内钉内侧或外侧突出：由于锁骨上方皮肤薄且敏感，有可能造成肩关节疼痛、僵硬等并发症，出现该并发症后经过评估骨折已经愈合，应及时取出髓内钉。然而，如果在骨折愈合未完成时去除髓内钉，有可能造成再骨折。

（2）髓内钉移位：尤其见于使用髓内钉等光滑的内固定物时，注意术后定期复查内固定物位置，避免其进入危险区域（如纵隔等）。

（3）髓内钉松动断裂：常见的原因有选用的髓内钉过细，抗弯能力不强；或选用的钉过粗，钉尾顺髓腔潜行困难，穿入髓腔长度较短；或钉头弯钩未穿透断端两侧骨皮质，内固定作用差。

此外，锁骨外端骨质较为疏松，反复钻孔容易使内固定后的钉道相对松动。因此，应争取一次固定成功，避免反复钻孔，破坏骨质。而不适当的功能锻炼，以及不稳定的骨折术后未配合有效的外固定也会造成髓内钉的过早松动、移位和断裂。

（魏均强　郭　徽）

参考文献

[1] Bucholz RW. Rockwood and Green's fractures in adults [M]. 7th edn. Philadelphia: Lippincott Williams & Wilkins, 2010: 1107, 1115, 1121, 1128.

[2] Postacchini F, Gumina S, De Santis P, et al. Epidemiology of clavicle fractures [J]. J Shoulder Elbow Surg, 2002, 11(5): 452-456.

[3] Rowe CR. An atlas of anatomy and treatment of mid-clavicular fractures [J]. Clin Orthop, 1968, (58): 29-42.

[4] Craig EV. Fractures of the clavicle //Rockwood CA, Matsen FA. The shoulder [M]. Philadelphia: WB Saunders, 1990: 367-412.

[5] Craig EV. Fractures of the clavicle // Rockwood CA, Green DP, Bucholz RW, et al. Rockwood and Green's fractures in adults [M]. Philadelphia: Lippincott-Raven, 1996: 1109-1161.

[6] Craig EV. Fractures of the clavicle //Rockwood CA, Matsen FA. The shoulder [M]. 3rd ed. Philadelphia: WB Saunders, 1998: 428-482.

[7] Crenshaw AH. Fractures of the shoulder girdle, arm and forearm//Willis CC. Campbell's Operative orthopaedics [M]. 8th ed. St. Louis: Mosby-Year Book, 1992: 989-995.

[8] Moseley HF. The clavicle: its anatomy and function [J]. Clin Orthop, 1968, (58): 17-27.

[9] Robinson CM. Fractures of the clavicle in the adult [J]. J Bone Joint Surg Br, 1998, (80B): 476-484.

[10] Stanley D, Trowbridge EA, Norris SH. The mechanism of clavicular fracture: A clinical and biochemical analysis [J]. J Bone Joint Surg Br, 1988, (70B): 461-464.

［11］ Seo GS, Aoki J, Karakida O, et al. Case report: nonunion of a medical clavicular fracture following radical neck dissection: MRI diagnosis [J]. Orthopedics, 1999, (22): 985-986.

［12］ Throckmorton T, Kuhn JE. Fractures of the medial end of the clavicle [J]. J Shoulder Elbow Surg, 2007, (16): 49-54.

［13］ Goldberg JA, Bruce WJ, Sonnabend DH, et al. Type 2 fractures of the distal clavicle: a new surgical technique [J]. J Shoulder Elbow Surg, 1997, (6): 380-382.

［14］ Robinson CM, Cairns DA. Primary nonoperative treatment of displaced lateral fractures of the clavicle [J]. J Bone Joint Surge Am, 2004, (86A): 778-782.

［15］ Rockwood CA. Fractures of the outer clavicle in children and adults [J]. J Bone Joint Surg Br, 1982, (64B): 642.

［16］ Rokito AS, Eisenberg DP, Gallagher MA, et al. A comparison of nonoperative and operative treatment of type Ⅱ distal clavicle fractures [J]. Bull Hosp Joint Dis, 2003, (61): 32-39.

［17］ Webber MC, Haines JF. The treatment of lateral clavicle fractures [J]. Injury, 2000, (31): 175-179.

［18］ Canadian Orthopaedic Trauma Society. Nonoperative treatment compared with plate fixation of displaced midshaft clavicular fractures: A multicenter, randomized clinical trial [J]. J Bone Joint Surg Am, 2007, (89): 1-10.

［19］ Lazarides S, Za firopoulos G. Conservative treatment of fractures at the middle third of the clavicle: the relevance of shortening and clinical outcome [J]. J Shoulder Elbow Surg, 2006, (15): 191-194.

［20］ Palastanga NP, Soames RW. Anatomy and human movement [M]. 6th ed. Philadelphia: Lippincott Williams & Wilkins, 2012: 108.

［21］ Fukuda K, Craig EV, An KN, et al. Biomechanical study of the ligamentous system of the acromiocla-vicular joint [J]. J Bone Joint Surg Am, 1986, 68(3): 434-440.

［22］ Rockwood CA, Green DP. Fractures in adults [M]. 6th ed. Philadelphia: Lippincott Williams & Wilkins, 2006.

［23］ Urist MR. Complete dislocation of the acromioclavicular joint [J]. J Bone Joint Surg Am, 1963, (45): 1750-1753.

［24］ Allman FL. Fractures and ligamentous injuries of the clavicle and its articulation [J]. J Bone Joint Surg Am, 1967, (49): 774-784.

［25］ Neer CS Ⅱ, Fractures of the clavicle//Rockwood CA, Green DP. Fractures in adults [M]. Philadelphia: JB Lippincott, 1984: 707-713.

［26］ Neer CS Ⅱ, Fractures of the distal third of the clavicle [J]. Clin Orthop Relat Res, 1968, (58): 43-50.

［27］ Rockwood CA. Treatment of the outer clavicle in children and adults [J]. Orthop Trans, 1982, (6): 472.

［28］ Crenshaw AH. Fractures of the shoulder girdle, arm and forearm//Willis CC. Campbell's Operative orthopaedics [M]. 8th ed. St Louis: Mosby-Year Book, 1992: 989-995.

［29］ Weinberg B, Seife B, Alonso P. The apical oblique view of the clavicle: its usefulness in neonatal and childhood trauma [J]. Skeletal Radiol, 1991, (20): 201-203.

［30］ Riemer BL. The abduction lordotic view of the clavicle: a new technique for radiographic visualization [J]. J Orthop Trauma, 1991, (5): 392-394.

［31］ Ryan Will. Locking plates have increased torsional stiffness compared to standard plates in a segmental defect model of clavicle fracture [J]. Arch Orthop Trauma Surg, 2011, (131): 841-847.

［32］ Little KJ. Biomechanical analysis of locked and non-locked plate fixation of the clavicle [J]. Injury Int J Care Injured, 2012, (43), 921-925.

［33］ Taneja T. Clavicular hook plate: not an ideal implate [J]. J Bone Joint Surg Br, 2009, (91B): SUPP I 11.

［34］ McKee MD. Clavicle fractures in 2010: sling/swathe or open reduction and internal fixation [J]. Orthop Clin North Am, 2010, (41): 225-231.

［35］ Zlowodzki M, et al; Evidence-Based Orthopaedic Trauma Working Group. Treatment of acute midshaft clavicle fractures: systematic review of 2144 fractures: on behalf of the Evidence-Based Orthopaedic Trauma

Working Group [J]. J Orthop Trauma, 2005, (19): 504-507.

[36] Robinson CM, et al. Estimating the risk of nonunion following nonoperative treatment of a clavicular fracture [J]. J Bone Joint Surg Am, 2004, (86-A): 1359-1365.

[37] Matsumura N. Effect of shortening deformity of the clavicle on scapular kinematics: a cadaveric study [J]. Am J Sports Med, 2010, (38): 1000-1006.

[38] Kloen P. Anteroinferior plating of midshaft clavicle nonunions and fractures [J]. Oper Orthop Traumatol, 2009, (21): 170-179.

[39] Dehghan N, Schemitsch EH. Intramedullary nail fixation of non-traditional fractures: Clavicle, forearm, fibula [J]. Injury, 2017, (48) Suppl 1: S41-S46.

[40] King PR, Ikram A, Lamberts RP. The treatment of clavicular shaft fractures with an innovative locked intramedullary device [J]. J Shoulder Elbow Surg, 2015, 24(1): e1-6.

[41] Wu CL, Chang HC, Lu KH. Risk factors for nonunion in 337 displaced midshaft clavicular fractures treated with Knowles pin fixation [J]. Arch Orthop Trauma Surg, 2013, 133(1): 15-22.

[42] Houwert RM, Smeeing DP, Ahmed Ali U, et al. Plate fixation or intramedullary fixation for midshaft clavicle fractures: a systematic review and meta-analysis of randomized controlled trials and observational studies [J]. J Shoulder Elbow Surg, 2016, 25(7): 1195-1203.

[43] Ferran NA, Hodgson P, Vannet N, et al. Locked intramedullary fixation vs plating for displaced and shortened mid-shaft clavicle fractures: a randomized clinical trial [J]. J Shoulder Elbow Surg, 2010, 19(6): 783-789.

[44] Fu B. Minimally invasive intramedullary nailing of clavicular fractures by a new titanium elastic nail [J]. Acta Orthop Traumatol Turc, 2016, 50(5): 494-500.

[45] Wilson DJ, Scully WF, Min KS, et al. Biomechanical analysis of intramedullary vs. superior plate fixation of transverse midshaft clavicle fractures [J]. J Shoulder Elbow Surg, 2016, 25(6): 949-953.

[46] Mahran MA, Elmoatasem EM, ElGebeily MA. Reduction and internal fixation for acute midshaft clavicular fractures by mini-incision using cannulated screws [J]. Acta Orthop Belg, 2014, 80(3): 309-313.

[47] Eichinger JK, Balog TP, Grassbaugh JA. Intramedullary fixation of clavicle fractures: Anatomy, indications, advantages, and disadvantages [J]. J Am Acad Orthop Surg, 2016, 24(7): 455-464.

[48] Ni M, Niu W, Wong DW, et al. Finite element analysis of locking plate and two types of intramedullary nails for treating mid-shaft clavicle fractures [J]. Injury, 2016, 47(8): 1618-1623.

第2节 尺、桡骨干骨折

1. 概述

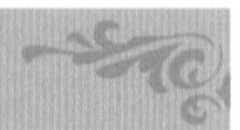

尺、桡骨干骨折相对较少，占全身骨折的0.9%左右，男女比约为2.7∶1。其开放性骨折发生率较高，约为11.7%，仅次于胫骨干骨折。尺、桡骨单一骨折，常合并韧带损伤和关节脱位，如Galaezzi骨折（占前臂骨折3%～7%）、Monteggia骨折（占前臂骨折1%～2%）、Essex-Lopresti骨折脱位等。尺骨和桡骨作为一个功能单位共同发挥作用，近年来倾向于将两者的连接关系视为一个关节，因此前臂骨折应按照关节内骨折处理。

成人前臂单骨折或双骨折常规行手术治疗，因为非手术治疗并发症发生率较高（除非是轻度移位的尺骨“警棍”骨折）。其治疗目的是解剖复位（恢复短缩、成角、旋转畸形，恢复桡骨弓），坚强内固定，以及早期行功能锻炼。

一般情况下，对于儿童，前臂骨折中通常采用髓内钉治疗。对于成人，手术固定仍主要采用切开复位和加压钢板；髓内钉只在部分病例中的应用被证实是安全有效的，是一种替代治疗方案，如开放性骨折、病理性骨折或皮肤软组织挫裂伤重的患者。而对于盖氏骨折、孟氏骨折和严重粉碎骨折等患者，髓内钉固定可能并不是一种更合理的选择。当然，髓内钉作为一种微创治疗方式，应重视其在临床应用的价值，并需要更多关于其和钢板的随机临床对照研究结果出现，从而更好地理解髓内钉的适应证和预后。

2. 应用解剖和生物力学特点

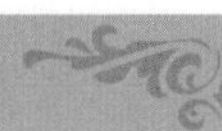

前臂由并行的尺骨和桡骨组成。尺骨近端膨大，远端细小；桡骨近端细小，远端膨大。尺、桡骨近端构成近尺桡关节，并与肱骨下端构成肱尺关节及肱桡关节。尺、桡骨远端互相构成远尺桡关节，桡骨下端与腕骨构成桡腕关节。

前臂最重要的功能是旋转，而远、近尺桡关节是旋转运动的骨性基础。尺骨为近似直线形长骨，略向后和内侧突出；桡骨为不规则形长骨，略向后和外侧突出，这种弧度结构有利于前臂旋转活动。因此，手术时恢复尺、桡骨的弧度非常重要（尤其是桡骨）（图 8-2-1）。前臂的旋转活动包括桡骨的自转和桡骨围绕尺骨的公转活动，前臂旋转的轴线位于自桡骨头中心到尺骨下端中心的连线上（图 8-2-2）。当桡骨绕该轴线旋转时，其轨迹表现为一个圆锥形。实际运动

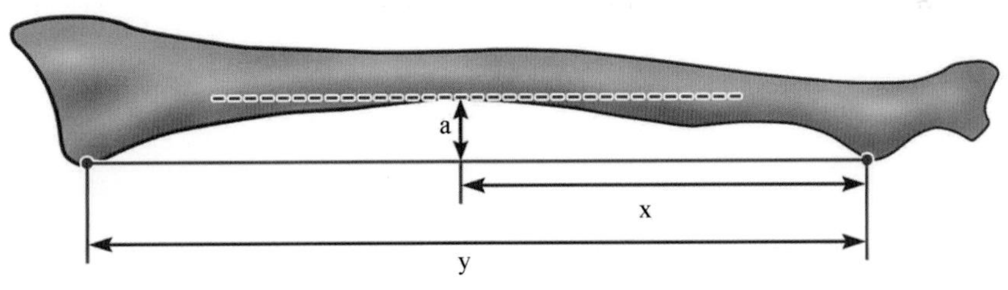

图 8-2-1　最大桡骨弧度的测量

在正位 X 线片，自桡骨粗隆向桡骨远端最尺侧做一连线，在桡骨尺侧缘距此线最远的点向该线做垂线，垂线的长度（a）就是最大桡骨弧度，平均值为 15mm；最大桡骨弧度定点值的测量：桡骨粗隆至上述桡骨弓最大值点的距离（x）除以桡骨弓的全长（y）所得百分率

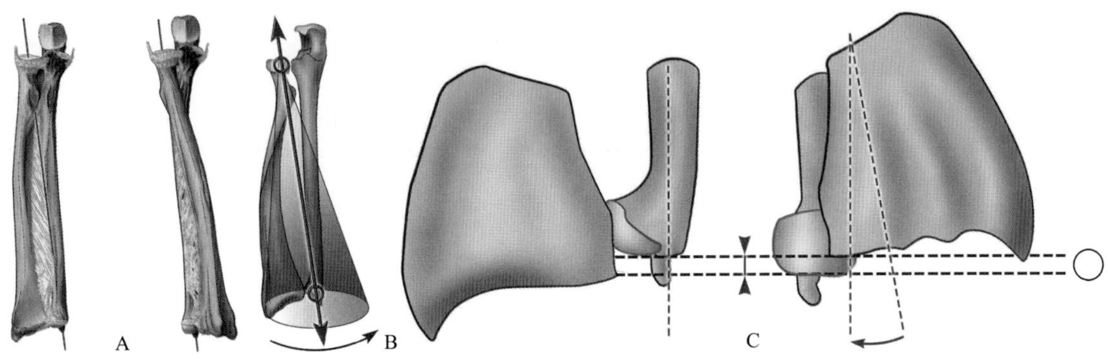

图 8-2-2　桡骨旋前的轴线

A. 是由桡骨头中心至尺骨头中心，桡骨沿此轴线绕尺骨旋转；B. 桡骨绕尺骨旋转时，轨迹为一圆锥形；C. 在旋后位桡骨远端较尺骨远端长 1.5～2.0mm，在旋前位尺骨远端较桡骨远端长 2.0mm

较上述理论模型更复杂，包括尺骨的摆动等。在旋后位，尺骨远端短于桡骨远端 1.5～2.0mm，此为正常的尺偏和桡骨茎突长度；当旋前时，桡骨相对于尺骨位置倾斜，使尺骨相对长度增加，尺骨远端超过桡骨远端 2.0mm。由于尺骨相对长度的变化性，在手术治疗时应注意恢复桡骨的长度，保证正常的尺偏和桡骨茎突长度，否则前臂旋前时会造成腕部不适或疼痛。

此外，骨折对位对线不良也会对前臂旋转功能造成负面影响。无论是前臂单一骨折还是双骨折，成角＞15° 即可造成前臂旋转功能的明显丧失，前臂骨折畸形愈合后的功能影响亦如此。前臂中 1/3 骨折对旋转功能影响最明显。因此，前臂骨折被认为是关节内骨折，其中任何一个骨折移位都可能造成两个尺桡关节的损伤，甚至脱位，如孟氏骨折、盖氏骨折等。前臂骨折治疗应遵循关节内骨折的治疗原则：解剖复位、坚强固定和早期活动，最大限度恢复患肢功能。

除了骨性结构外，前臂的骨间膜和肌肉组织是旋转功能的软组织结构基础。尺、桡骨间有骨间膜紧密相连，可以任意做旋前或旋后活动。骨间膜由坚韧的膜状纤维组织组成，附着于尺、桡骨的骨间嵴。纤维的走向自桡骨斜下内下，止于尺骨，并供肌肉附着，从而稳定尺桡关节和前臂旋转功能。当前臂处于中立位时，骨间膜最紧张，很稳定；旋后位次之；旋前位骨间膜最窄，不稳定。骨折创伤后骨间膜瘢痕挛缩会影响旋转功能。此外，桡骨的形态就像一个曲轴，其中肱二头肌附着的桡骨粗隆和旋前圆肌的附着点分别为曲轴的两个折弯点。旋前、旋后肌肉各分为短平肌和长肌两组，旋前运动肌为旋前方肌（短平肌）和旋前圆肌（长肌）；旋后运动肌为旋后肌（短平肌）和肱二头肌（长肌）。应注意的是，完成旋前运动的两块肌肉均由正中神经支配，旋后肌由桡神经支配，肱二头肌由肌皮神经支配。当合并神经损伤时，前臂的旋前运动易受影响。在前臂神经中，桡神经浅支在桡骨髓内钉手术时较易损伤，应注意避免。

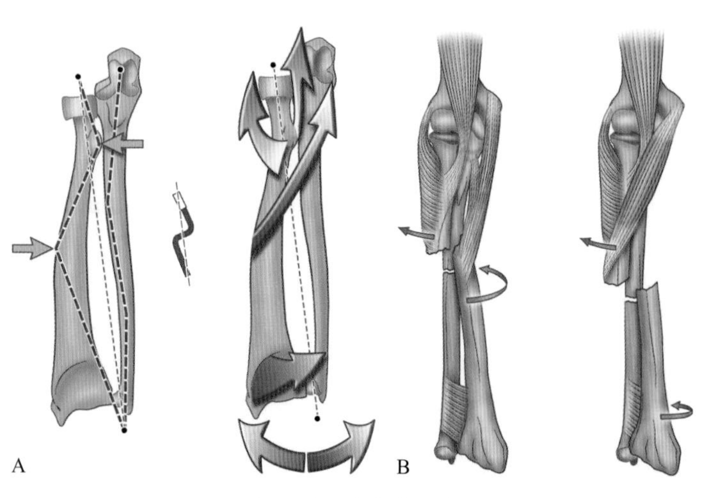

图 8-2-3　桡骨的形态

A. 就像一个曲轴，由长肌和短肌组成两组肌群，完成其旋转功能；B. 桡骨骨折位于近 1/3 时，骨折线位于旋前圆肌止点近端，近端骨块受旋后肌群牵拉发生旋后移位，远端骨块受旋前肌群牵拉发生旋前移位，此时骨折两端均发生明显移位；桡骨骨折位于中 1/3 时，骨折线位于旋前圆肌止点以远，近端骨块由于旋后肌群和旋前圆肌的拮抗作用，移位较小，远端骨块受旋前方肌作用发生旋前移位

前臂旋转所涉及的动力机制对骨折的部位和牵拉移位方向之间的关系具有重要影响（图 8-2-3）。当桡骨近端 1/3 骨折时，骨折线位于旋前圆肌止点近端，骨折两端受拮抗的肌肉作用，近端旋后，远端旋前。当桡骨中段骨折时，骨折线位于旋前圆肌止点远端，受旋前圆肌拮抗，骨折移位较小。

由于前臂的旋转功能如此重要，因此恢复前臂旋前与旋后运动是手术治疗的重要目标之一。正常情况下，在屈肘 90° 时，前臂可旋前 75° 和旋后 85°。前臂骨折后，恢复旋前、旋后范围各 50° 基本不影响日常生活（图 8-2-4）。

3. 损伤机制和临床评估

3.1　损伤机制

（1）直接暴力：交通事故等造成的高能量损伤，常伴随软组织损伤和开放性骨折。尺骨干骨折多为直接暴力引起，俗称警棍骨折。枪弹伤为高能量损伤，往往伴随骨缺损、软组织和神经血管损伤。

（2）间接暴力：摔伤、坠落、运动伤等间接作用，应力沿纵向传导造成骨折。伸腕时轴向负荷作用于前臂，有可能导致 Galeazzi 骨折，前臂旋后位时桡骨远侧骨折断端朝向掌侧，前臂旋前位时桡骨远侧骨折断端朝向背侧（图 8-2-5）。

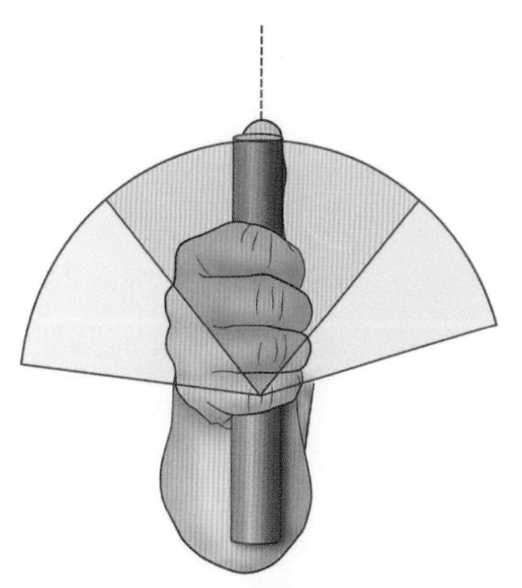

图 8-2-4　前臂可以旋前 75°，旋后 85°；骨折术后恢复旋前、旋后各 50° 基本不影响日常生活

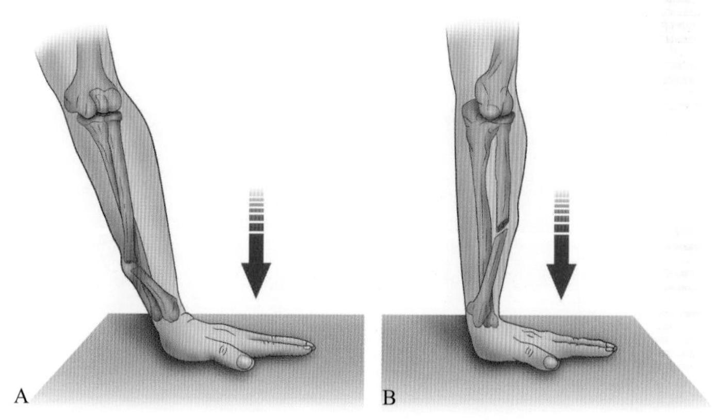

图 8-2-5　前臂骨折损伤机制
A. 前臂处于旋后位，造成 Galeazzi 骨折时，远侧骨折端朝向掌侧；B. 前臂处于旋前位，造成 Galeazzi 骨折时，远侧骨折端朝向背侧

3.2　临床评估

患侧前臂畸形、疼痛、肿胀，伴随前臂旋转和腕肘关节功能障碍。触诊桡动脉和尺动脉搏动检查前臂血供。评估正中神经、桡神经和尺神经支配区的感觉与运动功能。检查皮肤情况，除外开放性骨折，因为尺骨位于皮下，非常表浅的伤口就可以造成骨折开放。触诊前臂软组织张力，当出现难以忍受的、持续性疼痛，尤其是手指被动牵拉诱发疼痛时，强烈提示发生前臂骨筋膜室综合征的可能性，应尽早进行手术减压。

3.3　影像学评估

应行前臂的正位、侧位 X 线摄片，明确是否合并骨折脱位情况。放射学检查必须包括腕和肘关节，以明确骨折是否伴随尺桡关节脱位（图 8-2-6）。经桡骨干、桡骨头画线，无论肘关节在何位置均应通过肱骨小头。正常侧位片，尺骨后缘是一条直线，在 Bado Ⅰ型的 Monteggia 骨折中，出现尺骨后缘向前弓形突起的尺骨弓征。对于桡骨骨折，出现以下征象提示远尺桡关节损伤（图 8-2-7）：尺骨茎突基底部骨折；正位 X 线示远尺桡关

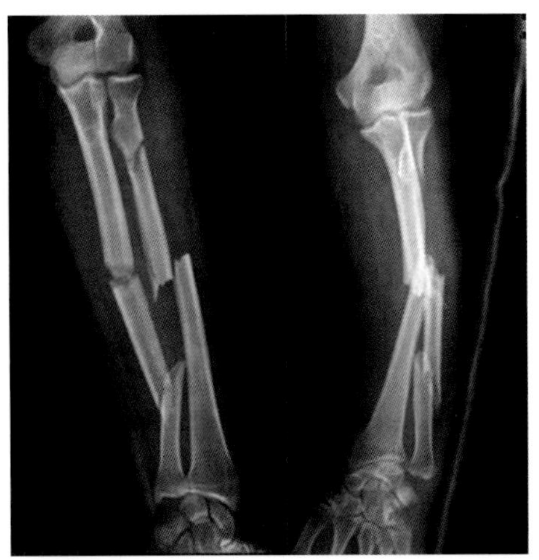

图 8-2-6 尺、桡骨骨折的 X 线表现

节间隙增宽；侧位 X 线示尺骨半脱位；桡骨短缩 >5mm。CT 可以详细地评估远、近尺桡关节的解剖关系，立体再现骨折的粉碎程度和尺桡关节的脱位情况。

4. 骨折分型

前臂骨折使用较多的是 AO/OTA 分型，该分型对流行病学统计和科学研究具有重要意义。但应注意到，AO 分型没有包含尺、桡骨骨折所有的合并损伤，因此一些传统的分类方法仍在临床中广为应用。AO/OTA 分型如下。

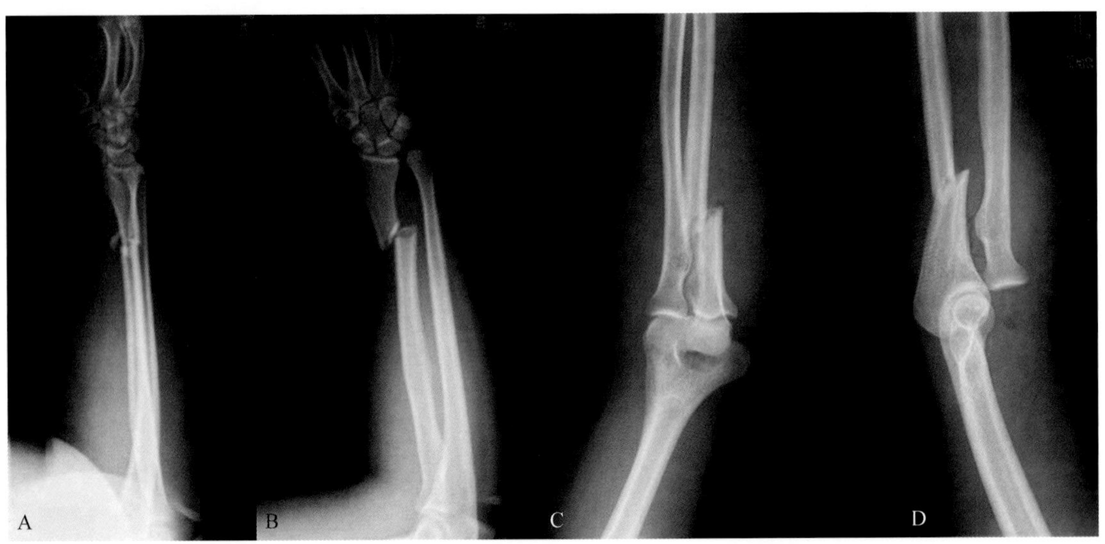

图 8-2-7 前臂骨折 X 线检查。X 线片应涵盖肘关节和腕关节，避免遗漏远、近尺桡关节脱位
A、B. 可见桡骨中远端骨折合并远尺桡关节增宽；C、D. 可见尺骨近端骨折，合并近尺桡关节和肱桡关节脱位

（1）A 型（简单骨折）（图 8-2-8）

A1 型仅累及尺骨：A1.1 型为尺骨的斜形骨折；A1.2 型为尺骨的横形骨折；A1.3 型为尺骨简单骨折伴桡骨头脱位（Monteggia 骨折）。

A2 型仅累及桡骨：A2.1 型为桡骨的斜形骨折；A2.2 型为桡骨的横形骨折；A2.3 型桡骨骨折伴下尺桡关节脱位（Galeazzi 骨折）。

A3 型为双骨折：可能合并上、下尺桡关节脱位，根据桡骨骨折平面累及上、中、下 1/3，分为 A3.1 型、A3.2 型和 A3.3 型。

（2）B 型（楔形骨折）（图 8-2-9）

B1 型仅累及尺骨：B1.1 型为尺骨的蝶形骨块完整的楔形骨折；B1.2 型为尺骨的蝶形骨块粉碎的楔形骨折；B1.3 型为尺骨的楔形骨折伴桡骨头脱位（Monteggia 骨折）。

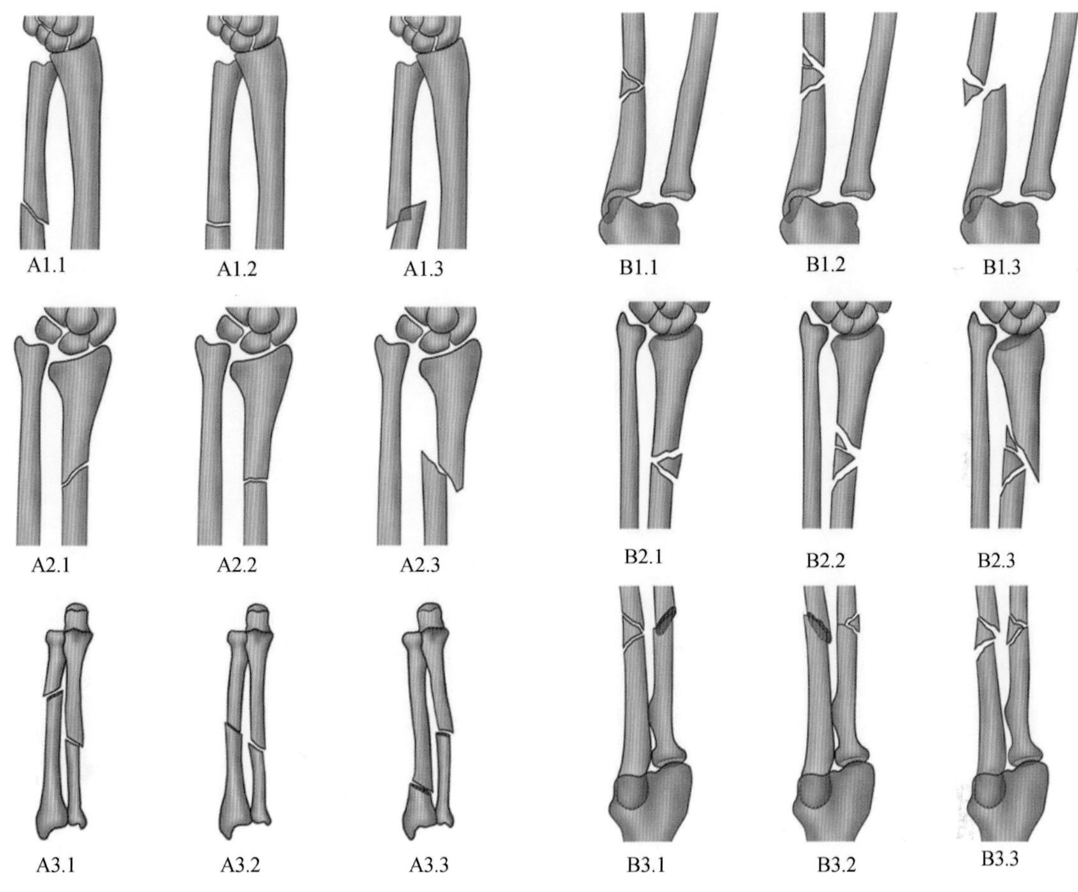

图 8-2-8　尺、桡骨骨折的 AO/OTA 分型 A 型

图 8-2-9　尺、桡骨骨折的 AO/OTA 分型 B 型

B2 型仅累及桡骨：B2.1 型为桡骨的蝶形骨块完整的楔形骨折；B2.2 型为桡骨的蝶形骨块粉碎的楔形骨折；B2.3 型为桡骨的楔形骨折伴下尺桡关节脱位（Galeazzi 骨折）。

B3 型为双骨折：B3.1 型为尺骨楔形骨折，桡骨简单骨折；B3.2 型为尺骨简单骨折，桡骨楔形骨折；B3.3 型为尺桡骨的楔形骨折。

（3）C 型（复杂骨折图 8-2-10）

C1 型为尺骨复杂骨折：C1.1 型为尺骨为两处骨折，桡骨完整，可以合并桡骨头脱位（Monteggia 骨折）；C1.2 型为尺骨为两处骨折，桡骨为简单骨折或楔形骨折；C1.3 型为尺骨不规则骨折，桡骨为简单或楔形骨折。

C2 型为桡骨复杂骨折：C2.1 型为桡骨为两处骨折，尺骨完整，可以合并下尺桡关节脱位（Galeazzi 骨折）；C2.2 型为桡骨为两处骨折，尺骨为简单骨折或楔形骨折；C2.3 型为桡骨不规则骨折，尺骨为简单或楔形骨折。

C3 型骨折为尺桡骨均为复杂骨折：C3.1 型尺、桡骨均为两处骨折；C3.2 型尺、桡骨一根为两处骨折，另一根为不规则骨折；C3.3 型尺、桡骨均为不规则骨折。

Monteggia 骨折是指尺骨干骨折合并近尺桡关节脱位，占前臂骨折的 1%～2%，根据 Bado 分型将该骨折分为四型（图 8-2-11）：Ⅰ型，为尺骨骨折，骨折部位向前成角，合并桡骨头前脱位；Ⅱ型，为尺骨骨折，骨折部位向后成角，合并桡骨头后脱位；Ⅲ型，为尺骨干骺端骨

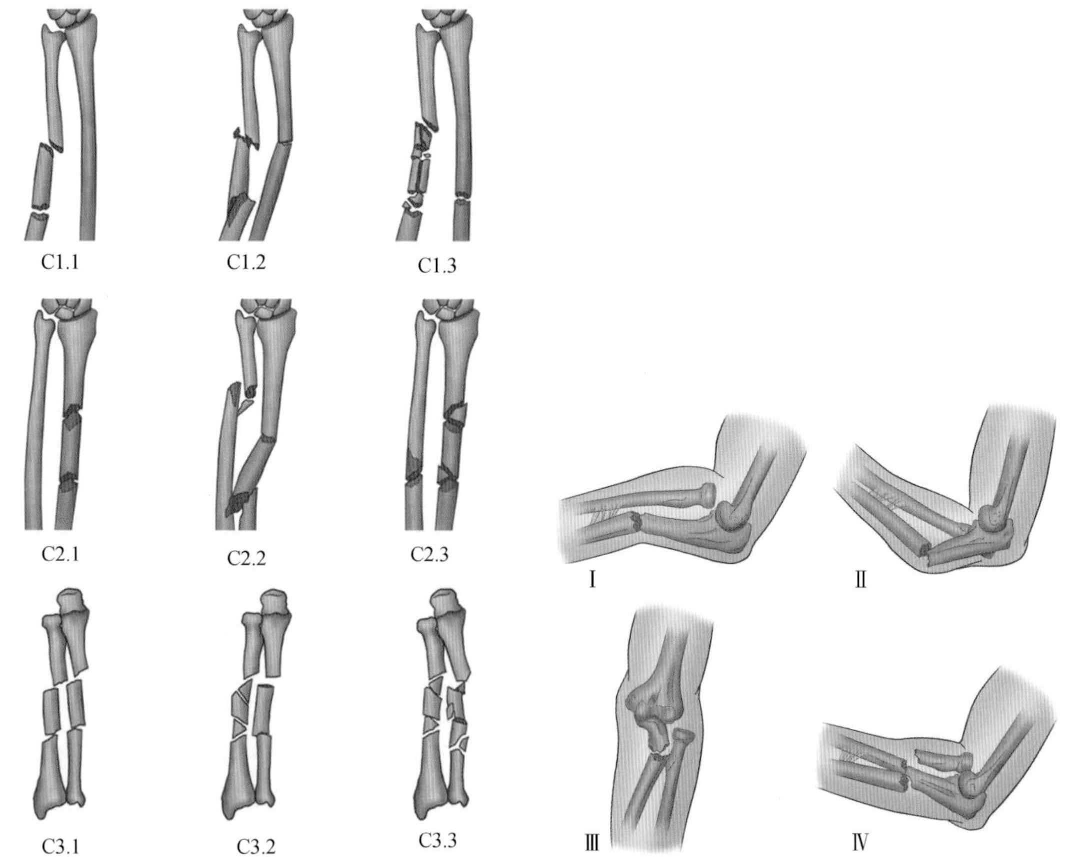

图 8-2-10　尺、桡骨骨折的 AO/OTA 分型 C 型

图 8-2-11　Monteggia 骨折的 Bado 分型

折，合并桡骨头向侧方或侧前方移位；Ⅳ型，为尺、桡骨近端 1/3，在同一水平的骨折，合并桡骨头前脱位。在成年患者中Ⅱ型占 59%～79%，Ⅰ型占 15%～30%，其余两型罕见。

Galeazzi 骨折是桡骨干骨折合并远尺桡关节脱位，根据骨折线距离桡骨远端关节面的距离分为Ⅰ型和Ⅱ型，出现远尺桡关节不稳定的概率分别为 55%、60%。Ⅰ型，骨折位于桡骨远端 1/3，骨折线距离桡骨远端关节面 7.5cm 以内；Ⅱ型，骨折位于桡骨中 1/3，骨折线距离桡骨远端关节面 7.5cm 以上。

5. 治疗原则

5.1　手术目标

5.1.1　手术指征

成年人前臂骨折被认为是关节内骨折，除无移位（成角＜10°，相对移位＜50%）的闭合性单纯远端 2/3 尺骨骨折可行非手术治疗外，其他均应行手术治疗。

5.1.2　手术目的

恢复尺、桡骨的长度和弧度；恢复近、远尺桡关节的正常解剖关系；恢复桡骨的旋转轴线；坚强的内固定；早期功能锻炼。

5.2　髓内钉固定的适应证

对于前臂骨折，髓内钉固定具有切口小、骨膜剥离少和置入物干扰小等优势。此外，与钢板固定相比，髓内钉取出后再骨折风险较低。理论上几乎所有前臂骨干骨折均可用髓内钉治疗（图 8-2-12）。然而，目前前臂骨折髓内钉固定的实际适应证是有限的。为减少软组织剥离，髓内钉在毁损肢体和烧伤等较差软组织、节段性骨折及跨越前臂骨质全长的病理性骨折等患者治疗中具有优势（图 8-2-13）。髓内钉的手术禁忌证包括髓腔直径＜3mm（可因采用的置入物类型而不同），延伸到干骺端或关节表面的骨折，粉碎性骨折，需要解剖重建长度的孟氏或盖氏骨折。对于这些病例应采用钢板固定。

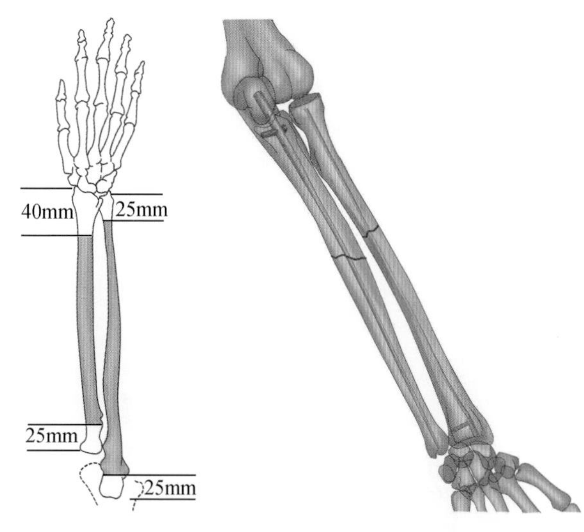

图 8-2-12　理论上几乎所有前臂骨干骨折都能使用现代髓内钉固定（阴影区是可做髓内固定的部位）

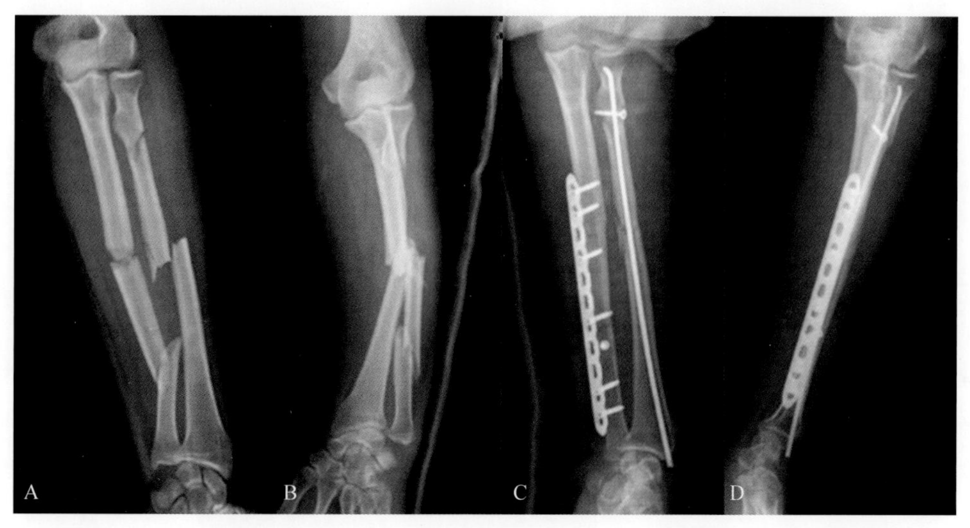

图 8-2-13　前臂的多节段骨折是髓内固定的良好适应证

6. 尺、桡骨骨折髓内钉的发展历史和固定理念

尺、桡骨骨折髓内钉固定系统的发展主要分为两个阶段。第一阶段为非交锁固定系统，以 Sage 钉、Rush 钉、Street 钉、True-Flex 钉为代表；第二阶段为交锁固定系统，以 Acumed 桡骨和尺骨髓内钉、ForeSight 髓内钉、SST 钉为代表。早期髓内钉系统都缺乏旋转和轴向稳定性，并具有较高的骨不连发生率（高达 21%）。交锁髓内钉系统的出现扩大了前臂髓内钉的适用范围，并为尺、桡骨骨折提供了更好的抗旋转、轴向和侧方稳定性。

最早广泛使用的前臂髓内钉系统是由 Sage 于 1959 年研制成功的（图 8-2-14）。预弯的桡骨髓内钉可以保持桡骨的弧度，三角形的横断面可以提供一定的抗旋转稳定性。桡骨和尺骨 Sage 髓内钉的大小足以充满髓腔，能够做到坚强的固定。直形的 Sage 尺骨髓内钉几乎可用于所有尺骨骨干骨折。预弯的 Sage 桡骨髓内钉适用于桡骨骨干骨折（除桡骨近侧 1/4 或远侧 1/3 骨折以外）。当存在以下情况时，并不适合采用 Sage 髓内钉：①若骨折位于肱二头肌结节区或在其近端，骨折块太短；②若骨折位于桡骨远侧 1/3，远侧骨块的髓腔可能太大；③髓腔最狭窄处的直径＜3mm。由于髓内钉比髓腔扩大器略大，过度扩髓会在插入髓内钉时造成骨干劈裂。

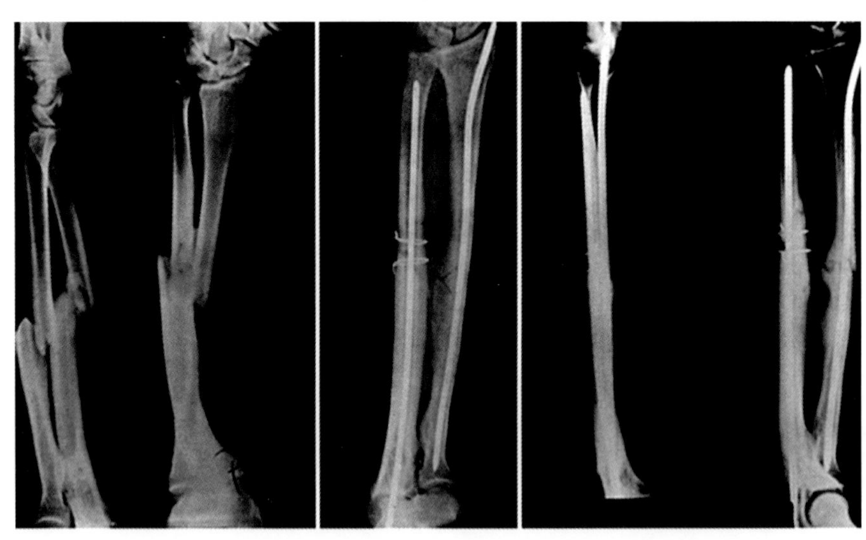

图 8-2-14　采用 Sage 髓内钉进行粉碎性桡骨和尺骨骨折的固定

之后，为了降低手术难度和并发症，又研发出一种名为 True-Flex 的不需要扩髓、钛制预弯的前臂髓内钉系统（图 8-2-15）。该髓内钉的横断面设计成星形，以提供旋转稳定性。根据 Herbert 螺丝钉双向调节原理（图 8-2-16），用一个有螺纹的钉帽可预防骨折短缩。髓内钉的远端必须紧抵软骨下骨，以防短缩。

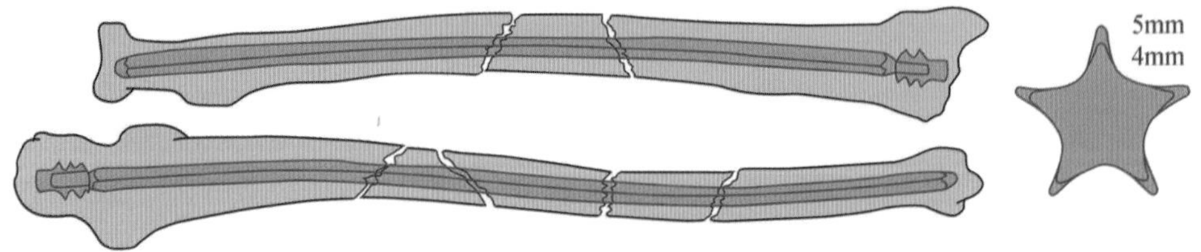

图 8-2-15　True-Flex 钛制不扩髓腔的前臂髓内钉，髓内钉的横断面呈星形，以控制旋转

在处理前臂骨折时，交锁髓内钉系统的出现扩大了前臂髓内钉的应用。如果存在骨缺损，压配型髓内钉一般不能维持骨的长度。用压配型髓内钉处理干骺交界部骨折难于控制旋转。新型前臂髓内钉具有交锁功能，能够为骨折断端提供更好的轴向、旋转和侧方稳定性，多种类型的髓内钉系统已经应用于临床。

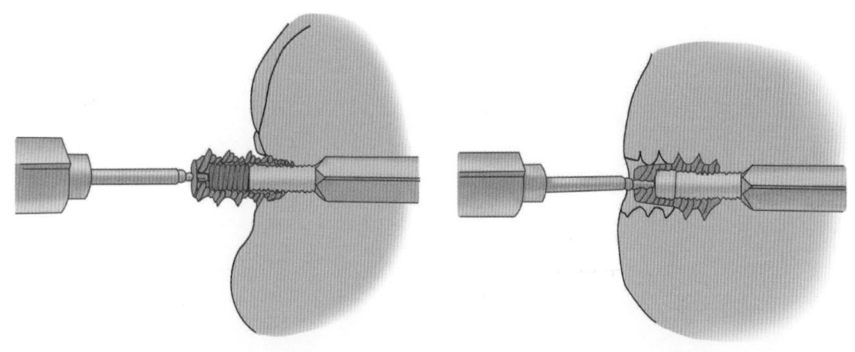

图 8-2-16　True-Flex 有螺纹的钉帽锁住在骨内的髓内钉打入端，用以调节髓内钉的长度，使髓内钉的非打入端紧抵软骨下骨，保持骨干的长度

Cole 设计了一个不锈钢的、直形、带锁的前臂髓内钉系统，它可用一套螺丝钉装置将远端锁住（图 8-2-17）。这种逐渐变细的不锈钢自攻钉（Stainless Steel Taper SST）的直径是 3.5mm，并逐渐变细成一个方形尖端。由于这种髓内钉不是预弯的，因此理论上必须用髓内钉打入端的螺丝钉和非打入端的螺丝钉装置保持桡骨的弧形。施乐辉公司也推出了一款不锈钢前臂髓内钉系统，即 ForeSight 髓内钉，其远端和近端均可置入交锁螺钉，以防骨折部位旋转、短缩和分离。ForeSight 前臂圆形直髓内钉，手术时将髓内钉折弯形成桡骨的弧度和尺骨的 S 形（图 8-2-18）。在稳定的桡骨干骨折中，无须锁住非打入端，即能保持桡骨的弧度。髓内钉打入后，若骨折有旋转不稳定或有骨折处短缩的可能，就应使用第二个锁钉。在打入端用一个 2.7mm 的皮质骨螺丝钉，并在非打入端用一个 2.7mm 螺丝钉经锁钉装置锁住髓内钉。根据髓腔的直径大小，扩髓或不必扩髓均可。Acumed 也有一种用于桡骨和尺骨骨折固定的髓内钉系统，为钛质并已预塑形，只在插入端具有锁定功能（尺骨在近端，桡骨在远端）。髓内钉另一端有凹槽，尖端为扁刃，可插入干骺端以提供旋转稳定性（图 8-2-19）。TST 前臂髓内钉采用钛合金制造，桡骨髓内钉只允许远端交锁，近端 10° 的弯曲提供了近端稳定性，尺骨髓内钉具有近端和远端交锁功能。

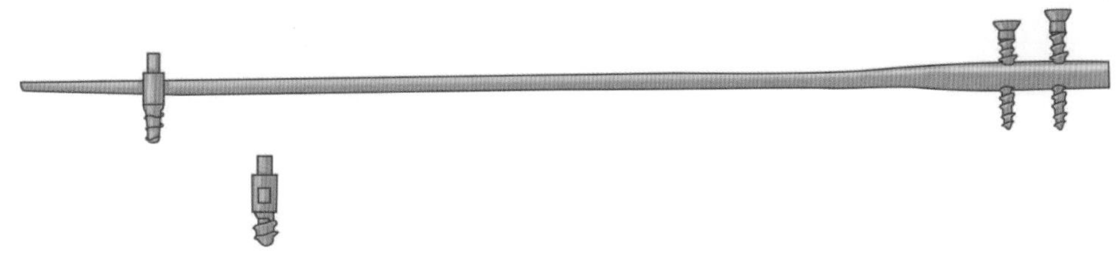

图 8-2-17　SST 不锈钢前臂带锁髓内钉（装好的螺丝钉锁住装置）

总体来说，相比钢板技术，髓内钉治疗成年人前臂骨折仍为一种有效的替代选择。这主要是因为髓内钉不保证能够进行解剖固定，长度和旋转的恢复也存在困难，且提供的力学稳定不足（尤其抗扭转稳定性）。生物力学研究显示，与钢板相比，双侧前臂骨折的髓内钉固定具有明显低的扭转刚度（分别为前臂骨折的 2% 和 83%），以及较低的牵引和压缩应力。因此，不像钢板固定，采用非交锁髓内钉固定的前臂骨折术后需要制动一段时间。即使采用交锁髓内钉装置，一些医师也常规对患者行肘上石膏或支具固定数周。此外，也有

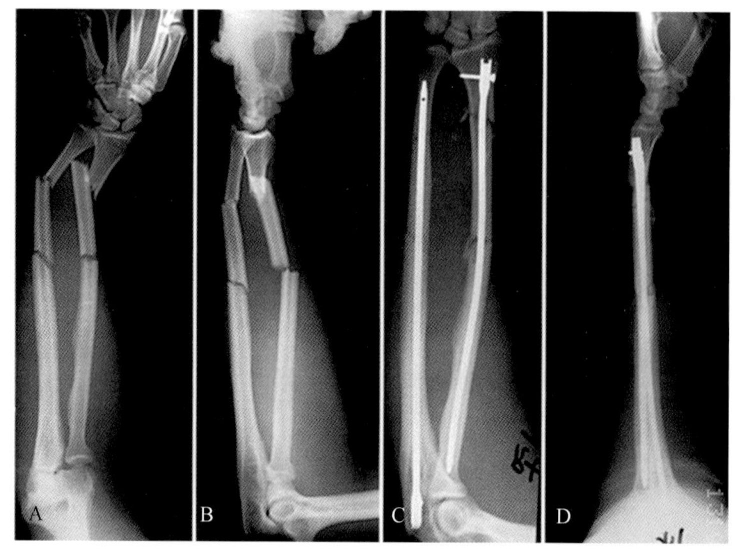

图 8-2-18 ForeSight 髓内钉整复

A、B. 前臂双骨的多段骨折；C、D. 用 ForeSight 髓内钉整复后，直髓内钉在插入前进行塑形，以保持骨间隙和尺骨与桡骨的正常曲线

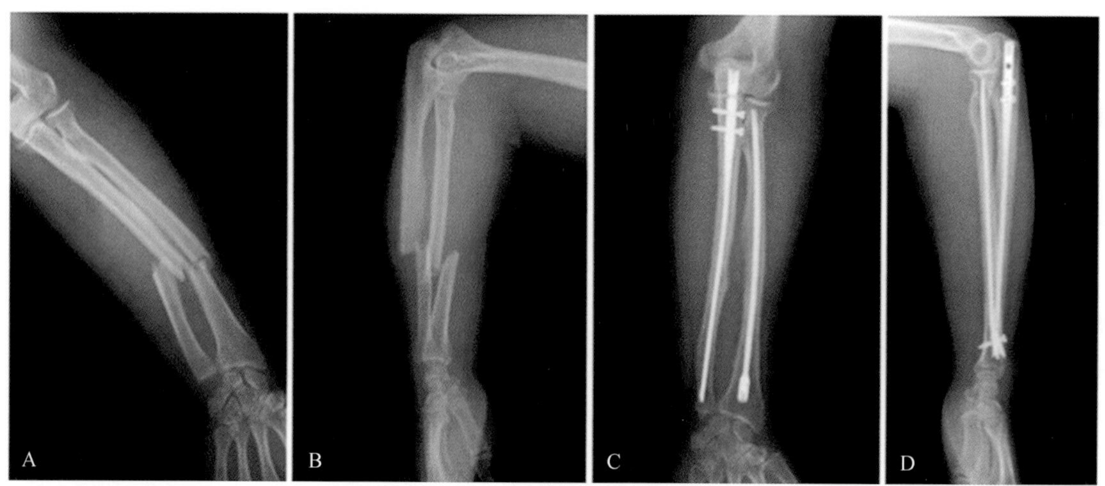

图 8-2-19 Acumed 髓内钉整复

A、B. 前臂双骨折；C、D. 采用 Acumed 髓内钉固定的术后影像

医师提出另一种前臂髓内钉应用方式，即对桡骨采用钢板固定，对于尺骨采用髓内钉固定（图 8-2-20）。这主要是由于以下原因：①尺骨相比桡骨开放性骨折的发生率更高，髓内钉固定在尺骨更具有明显的生物学优势；②相比采用髓内钉固定桡骨，尺骨的髓内钉固定可能会更容易，且并发症更少。在插入桡骨髓内钉时，髓内钉可能会在桡骨背侧弧线远处穿透骨皮质，或造成远端骨块劈裂。

已有一些关于前臂单骨折或双骨折交锁髓内钉固定应用的报道。大多数研究所涉及的骨折种类异质性较大。总体来说，髓内钉术后患者预后良好，DASH 评分为 5～15 分（轻到中度受限），愈合时间为 3～4 个月。其中，Lee 等报道了一项随机对照研究的结果，纳入 67 例前臂双骨折患者，35 例采用 Acumed 髓内钉，32 例采用钢板固定。其中，孟氏骨折、盖氏骨折，以及骨质疏松、粉碎、节段性骨折被排除在该研究外。所有采用髓内钉固定的闭合骨折采用闭合复位，髓内钉组患者采用长的上肢石膏固定 2 周，再换成铰链支具并固定 4 周。结果显示，钢板组愈合时间要明显短于髓内钉组（10 周和 14 周，$P=0.048$），影响髓内钉组愈合时间延长的因素主要是因为有蝶形骨块和严重移位。在内固定物取出、感染性骨不连等并发症比例在两组类似。与髓内钉组相比，钢板固定组明显提高了桡弓的重建。然而，在功能预后方面，两组间（如 DASH 评分或旋转）未见明显统计学差异。Lee 等认为只要患者选择正确，对成年人前臂双骨折来说，髓内钉可成为一项被接受、并有效的治疗选择。

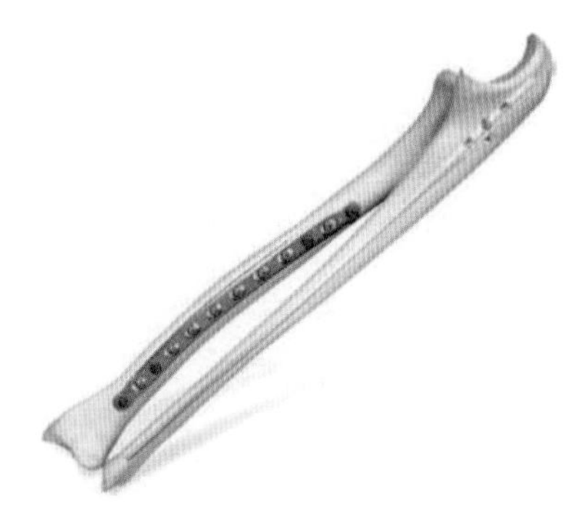

图 8-2-20　尺、桡骨双骨折，采用钢板螺钉内固定（桡骨）结合髓内钉固定（尺骨），有利于减少医源性软组织损伤，可能为一种更好的治疗选择

使用髓内钉治疗尺、桡骨骨折时，预后不良主要与髓内钉的长度或直径的选择错误、手术方法和术后处理不当相关。其中，髓内钉长度的测量错误是不常见的，但常发生髓内钉的直径和髓腔的粗细不相称。如果髓内钉直径太小，则会有侧向和旋转移位。如果髓内钉直径太大，可造成骨折进一步粉碎或另外的骨折。在较小的前臂中，由于髓腔较细，不适用于髓内固定。将髓内钉打入较细的髓腔有一定困难，此时绝不能强力打入。若不小心操作，远端锁钉的插入也很困难。

7. 尺、桡骨髓内钉的手术技术

本节以 Acumed 前臂尺、桡骨髓内钉系统为例，介绍相关的手术技术。总的原则适用于所有前臂髓内钉。Acumed 髓内钉系统具有以下两个特点：①解剖型设计，和尺骨或桡骨的曲度紧密匹配，以便于插入；②定向交锁螺钉和尖端桨叶叶尖设计能够更好地锁定和旋转固定骨折，提供更好的力学稳定性。与传统的钢板切开复位术相比，这种微创技术可以减少手术创伤和瘢痕，并缩短手术时间。

7.1　尺骨髓内钉的手术技术

7.1.1　术前准备和体位

所用髓内钉长度和直径应通过健侧术前影像进行测量。当患者取仰卧位时，患肢可放置于可透视的支臂板上；当患者取侧卧位时，患肢可置于病人的躯干上。通过术中影像增强器确定骨折的位置。

7.1.2　手术入路和进钉点

医师应根据患者个体的解剖结构选择合适的进钉点。常用的方法为沿尺骨鹰嘴尖做一个 1～2cm 长的纵形切口，切开皮下组织和肱三头肌筋膜，但不要在鹰嘴的内侧尺神经区分离。入口处应在鹰嘴突的中心线及髓腔的中央（图 8-2-21）。

确定进钉点后，使用 6.1mm 开口錾穿透皮质，通用套管组件联合开口錾使用，以保护周

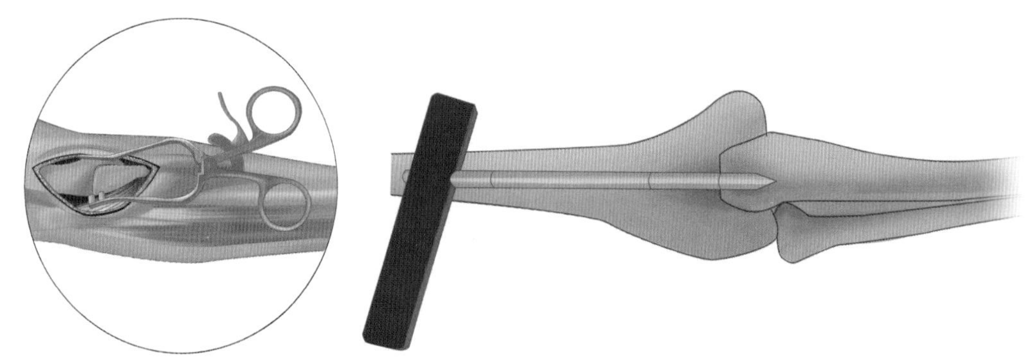

图 8-2-21　尺骨髓内钉的进钉点

围软组织。沿尺骨近端髓腔长轴继续开口，直至将锥子埋藏到轴上的深度槽上标明“尺骨”处。透视检查明确其是否在髓腔内。

7.1.3　髓腔准备和髓内钉的选择

采用 3.1mm×300mm 的扩髓装置进行髓腔轴准备，必要时可使用 3.7mm T 形手柄扩髓器进行扩髓，以实现理想的皮质接合（图 8-2-22）。应从较小直径开始扩髓，避免过度扩髓导致医源性骨折。杆长可直接从侧面读取绞刀手柄标记为“尺骨”。扩髓完成后，选择合适直径大小的髓内钉（图 8-2-23）。如选择的髓内钉直径过大，可导致杆在插入过程中受阻挡和嵌顿，并使取出困难。置钉前应始终使用扩髓器确保主钉顺利通过髓腔。

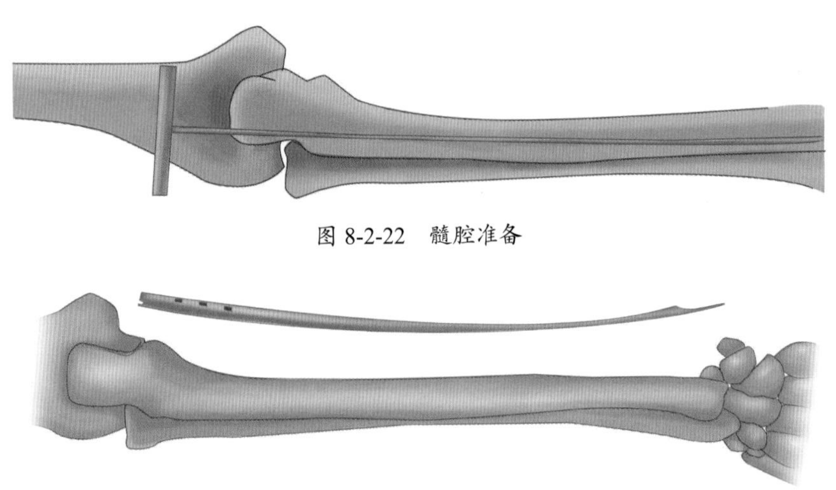

图 8-2-22　髓腔准备

图 8-2-23　选择合适长度和直径的髓内钉

7.1.4　主钉的置入

在主钉置入前，应首先组装目标导向装置，滑动髓内钉锁定螺栓穿过髓内钉靶向座，然后连接上髓内钉主钉（图 8-2-24）。将底板上的激光标记与尺骨髓内钉的近端激光标记相对应，以确保髓内钉置入时弧度正确。用锁紧螺栓指拧紧锁紧螺栓。

在术中透视监视下，沿尺骨髓腔插入选定的尺骨髓内钉，并通过骨折断端（图 8-2-25）。然后，调整主钉位置便于在交锁螺钉的置入。主钉置入过程时，应确保髓腔通过顺畅。如果

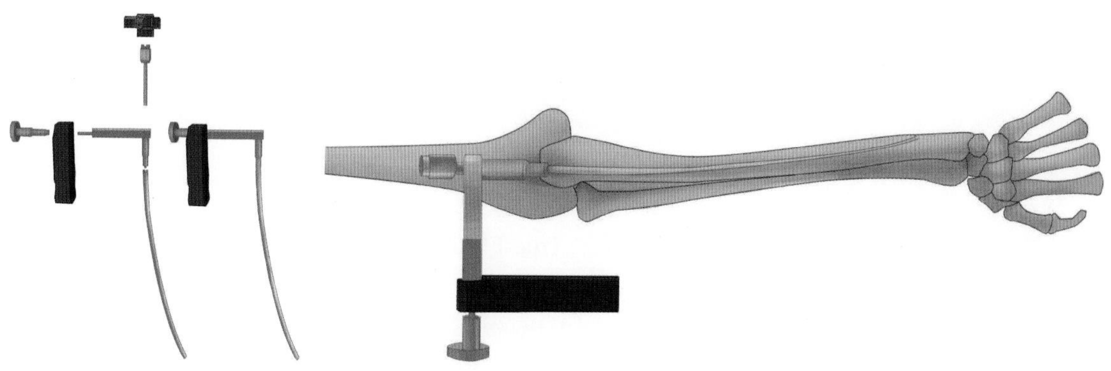

图 8-2-24　组装连接主钉　　　　图 8-2-25　主钉的置入

遇到阻力，则应拔出髓内钉，并再次扩髓。主钉置入完成后，应透视尺骨的前后位和侧位确认以下情况：①髓内钉在髓腔内，通过骨折断端；②骨折复位良好；③髓内钉的近端是否已埋入在尺骨皮质下。

7.1.5　交锁螺钉的置入

首先，将 3.5mm 靶向套管和 3.5mm 靶向探头插入选定的交锁螺钉孔。轻轻地将探针在皮质表面轻敲以制作一个凹陷。其次，通过套管插入 3.5mm 钻孔导向器 / 深度计；使用 2.8mm 钻头钻孔，并通过两侧皮质（图 8-2-26）。

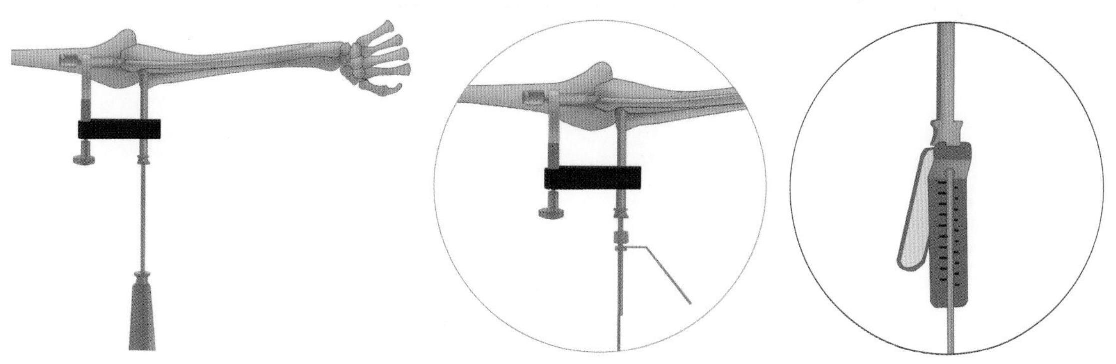

图 8-2-26　交锁螺钉的置入

确保钻孔导向器与骨齐平。透视下确认钻头深度，并从 3.5mm 钻孔导轨上读取的钻孔深度，确定交锁螺钉长度。去除钻孔导向器和套管后，拧入适当长度的 3.5mm 皮质螺钉，并在透视下验证螺钉位置。

交锁螺钉的选择和置入时应注意以下事项：①螺钉不应超过对侧皮质 3mm；②如果从后向前置入交锁螺钉，应在透视下确保螺钉不会进入肱尺关节间隙；③如果选择从后向前的交锁螺钉，最好选择最远端螺钉孔，应避免进入关节面。

7.2　桡骨髓内钉的手术技术

应在尺骨骨折复位固定的基础上，处理桡骨骨折。

7.2.1　术前准备和体位

同尺骨髓内钉部分。

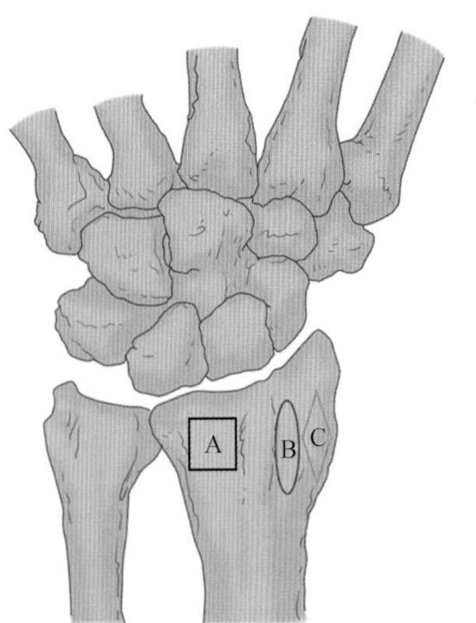

图 8-2-27　桡骨远端的髓内钉进钉点：A. True-Flex 和 Acumed；B. ForeSight；C. Sage。所有进钉点均在关节线近端 5mm 处

7.2.2　手术入路和进钉点

无论使用哪一种髓内钉系统，尺骨髓内钉都应通过尺骨鹰嘴尖端插入。而桡骨髓内钉从前臂远端插入，其进钉点应根据制造商置入物设计类型的不同而变化。Sage 桡骨髓内钉在桡侧伸腕长肌肌腱和伸拇短肌肌腱之间的桡骨茎突插入；True-Flex 和 Acumed 桡骨髓内钉的进钉点是在 Lister 结节的尺侧伸拇长肌肌腱下；ForeSight 桡骨髓内钉则在 Lister 结节的桡侧伸腕肌肌腱下插入（图 8-2-27）。

所有桡骨髓内钉均应正确插入，防止发生肌腱磨损和可能的断裂。对于 Acumed 桡骨髓内钉，做一约 2cm 长桡背侧切口，钝性解剖皮下组织，避免损伤桡神经浅支。确定并纵向切开伸肌支持带，但不要切开其近侧 1/3。在伸拇长肌肌腱和指伸肌肌腱之间显露 Lister 结节，进钉点应在桡骨远端，Lister 结节的尺侧，距关节面 5mm 处。采用尖锥或扩髓钻制作入钉孔，开口应轻柔，警惕不要穿过对侧皮质（图 8-2-28）。

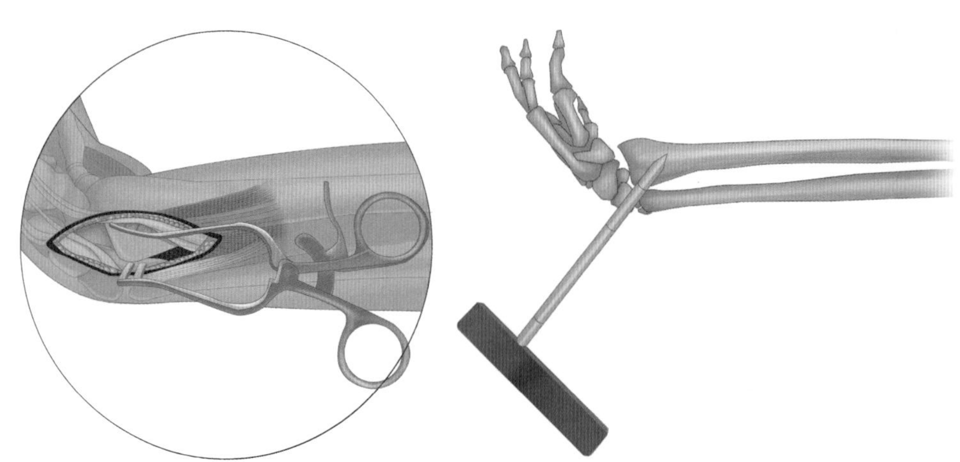

图 8-2-28　桡骨髓内钉的进钉点、手术入路和开口

7.2.3　髓腔准备和髓内钉的选择

同尺骨髓内钉部分（图 8-2-29）。

7.2.4　主钉的置入

同尺骨髓内钉部分（图 8-2-30）。

7.2.5　交锁螺钉的置入

同尺骨髓内钉部分（图 8-2-31）。

某些桡骨髓内钉系统，如 ForeSight 髓内钉，桡骨近端也可以存在交锁螺钉孔。交锁螺钉置入时可能会损伤骨间背神经，所以在保持前臂处于旋转中立位时，交锁螺钉在径向应不超过桡骨小头 3cm 以远。

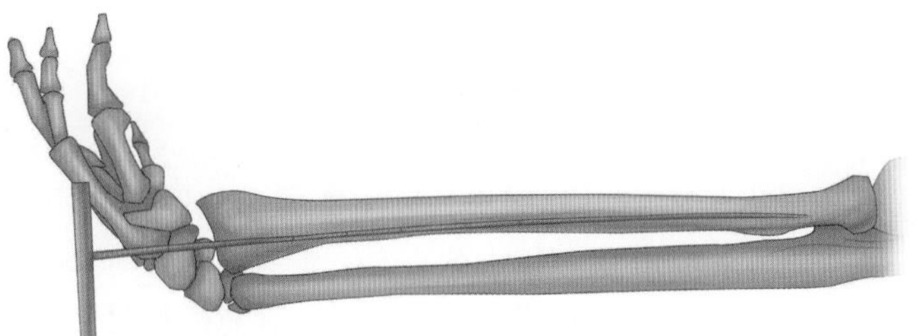

图 8-2-29　桡骨髓内钉的髓腔准备

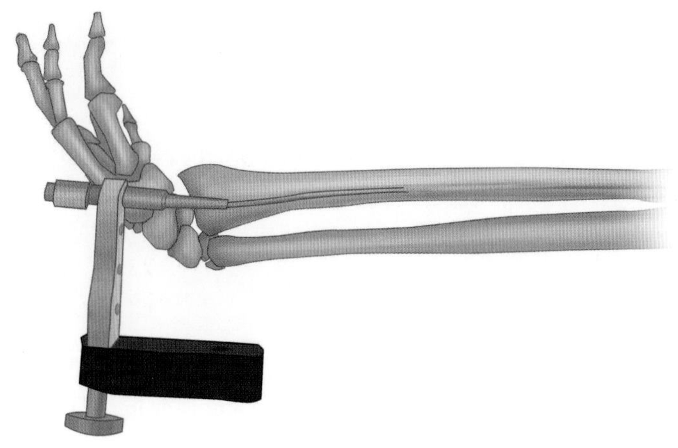

图 8-2-30　置入桡骨髓内钉的主钉

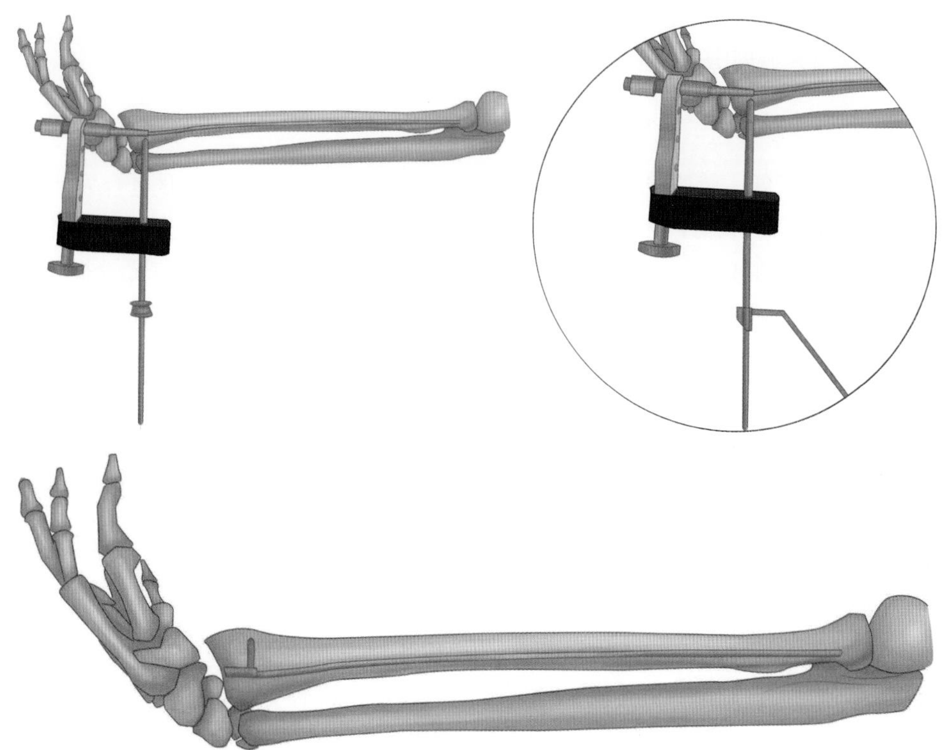

图 8-2-31　桡骨髓内钉交锁螺钉的固定

8. 术后处理

如果骨折获得了牢固可靠的固定，可用支具固定2周。此后，使用可拆卸的支具固定，直到桥形骨痂形成，在功能锻炼时可随时移去此支具。如果固定不牢固，则须用长臂管型石膏固定，前臂置于中立旋转位，肘关节屈曲90°。直到有满意的桥形骨痂形成后，才能去除管型石膏。在骨折完全愈合前，患者应在相应保护下进行功能活动。如须去除髓内钉，应在骨折完全愈合后才能去除。

9. 术后并发症及其防治策略

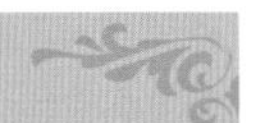

如果髓内钉的手术适应证把握准确，手术技术熟练，前臂骨折髓内钉术后并发症较少。其常见的并发症包括术后尺桡关节不稳，骨折不愈合或畸形愈合，尺、桡骨交叉愈合，因桡骨近段交锁钉引起的骨间背神经麻痹，髓内钉移位，医源性骨折等。

9.1 尺桡关节不稳

对于前臂骨折，应在术前对远、近尺桡关节进行详细评估，避免漏诊。在接诊患者后，应行包含腕关节和肘关节在内的前臂X线摄片检查，注意观察近、远尺桡关节的解剖结构。仔细询问病史和查体，判断有无合并腕、肘关节疼痛和功能障碍。认真检查上、下尺桡关节有无畸形、压痛等临床损伤体征。术中，在完成骨折复位和固定后，应再次检查上、下尺桡关节的稳定性。如果发现尺桡关节存在不稳，则采取相应的手术方法修复或辅助固定，以稳定尺桡关节，直到关节周围韧带软组织愈合。

9.2 骨折不愈合或畸形愈合

骨折对位对线不良、感染和固定稳定性不足都是骨折不愈合或畸形愈合发生的危险因素。骨不连的发生率报道存在较大差异，为3.7%～16%。骨不连一旦发生应行手术治疗，在控制感染或除外感染的基础上，应选择更为坚强的固定方式。这是因为前臂骨折不仅要承受轴向负荷，还要承受旋转负荷，因此选用具有足够强度的内固定物才能对抗轴向、旋转双重负荷。与髓内钉相比，钢板固定的抗旋转性能更强，因此多采用钢板固定进行翻修手术，包括去除原有髓内钉，彻底清理断端间的硬化骨和瘢痕组织，邻近断端去皮质化和松质骨植骨，髓腔再通，恢复桡骨弓的解剖对位。术后适当时间的长臂石膏或支具固定也是必要的。如果感染较重，可行Ilizarov或Masquelet技术进行治疗。

9.3 尺、桡骨交叉愈合

尺、桡骨间愈合会影响前臂的旋转功能。其发生的原因包括：①通过单一切口完成双骨折固定，因过度显露造成更大的软组织损伤，尤其是骨间膜损伤，导致尺、桡骨交叉愈合；②高能量造成严重的软组织损伤，累及骨间膜，导致尺、桡骨交叉愈合；③错误地将植骨材料置于尺、桡骨之间，致使尺、桡骨交叉愈合；④固定螺钉穿出至骨间膜部位，刺激骨痂生成，导致交叉愈合；⑤中枢神经损伤，骨折过度愈合；⑥合并桡骨头损伤或孟氏骨折损伤，往往合并骨间膜损伤，也可导致交叉愈合。因此，常用的预防措施包括：①前臂双骨骨折时，应分别采取桡骨、尺骨入路进行修复，避免干扰前臂骨间膜区域的软组织；②手术时精确测量螺钉长度，避免螺钉进入骨间膜区域；③手术时若行植骨，应避免将植骨材料置于骨间膜区域。

（魏均强　郭　徽）

参考文献

[1] Koval KJ. Handbook of fractures [M]. 3rd ed. Philadelplia: Lippincott Williams & Wilkins, 2006: 216.

[2] Faierman E, Jupiter JB. The management of acute fractures involving the distal radio-ulnar joint and distal ulna [J]. Hand Clin, 1998, (14): 213-229.

[3] Moore TM, Klein JP, Patzakis MJ, et al. Results of compression-plating of closed Galeazzi fractures [J]. J Bone Joint Surg, 1985, (67): 1015-1021.

[4] Galeazzi R. über ein besonderes Syndrom bei Verletzungen im Bereich der Unterarmknocken [J]. Arch Orthop Unfallchir, 1934, (35): 557.

[5] Moore TM, Klein JP, Patzakis MJ, et al. Results of compression plating of closed Galeazzi fractures [J]. J Bone Joint Surg Am, 1985, (67): 1015.

[6] Sarmiento A, Cooper JS, Sinclair WF.Forearm fractures: Early functional bracing. A preliminary report [J]. J Bone Joint Surg Am, 1975, (51): 297.

[7] Bruce, HE, Harvey J P, Wilson JC. Monteggia fractures [J]. J Bone Joint Surg Am, 1974, (56): 1563.

[8] Burwell HN, Charnley AD. Treatment of forearm fractures in adults with particular reference to plate fixation [J]. J Bone Joint Surg Br, 1964, (46): 404.

[9] Caden JG. Internal fixation of fractures of the forearm [J]. J Bone Joint Surg Am, 1961, (43): 1115.

[10] Reckling FW, Cordell LD. Unstable fracture-dislocations of the forearm: The Monteggia and Galeazzi lesions [J]. Arch Surg, 1968, (96): 999.

[11] Reckling FW. Unstable fracture-dislocation of the forearm: Monteggia and Galeazzi lesions [J]. J Bone Joint Surg Am, 1982, (64): 857.

[12] Schatzker J, Tile M. The rationale of operative fracture care [J]. Berlin: Springer-Verlag, 1987.

[13] Chow SP, Leung F. Radial and ulnar shaft fractures//Bucholz RW. Rockwood And Green's fractures in adults [M]. 7th ed. Philadelphia: Lippincott Williams & Wilkins, 2010.

[14] Morrey BF, Askew LJ, Chao EY. A biomechanical study of normal functional elbow motion [J]. J Bone Joint Surg Am, 1981, (63): 872.

[15] Schemitsch EH, Richards RR. The effect of malunion on functional outcome after plate fixation of fractures of both bones of the forearm in adults [J]. J Bone Joint Surg Am, 1992, 74(7): 1068-1078.

[16] Morrey BF, An KN, Stormont TJ. Force transmission through the radial head [J]. J Bone Joint Surg AM, 1988, (70): 250-256.

[17] Palmer AK, Werner FW. Biomechanics of the distal radioulnar joint [J]. Clin Orthop Relat Res, 1984, (187): 26-35.

[18] Pfaeffle HJ, Fischer KJ, Manson TT, et al. Role of the forearm interosseous ligament: Is it more than just longitudinal load transfer [J], J Hand Surg AM, 2000, (25): 683-688.

[19] Murray WM, Delp SL, Buchanan TS. Variation of muscle moment arms with elbow and forearm position [J]. J Biomech, 1995, (28): 513-525.

[20] Wald LD, Ambrose CG, Masson MV, et al. The role of the distal radioular ligaments, interosseous membrane, and joint capsule in distal radioulnar joint stability [J]. J Hand Surg AM, 2000, (25): 341-351.

[21] Watanabe H, Berger RA, An KN, et al. Stability of the distal radioulnar joint contributed by the joint capsule [J], J Hand Surg Am, 2004, (29): 1114-1120.

[22] Rettig ME, Raskin KB.Galeazzi fracture-dislocation: A new treatment-oriented classification [J]. J Hand Surg Am, 2001, 26(2): 228-235.

[23] Thompson JE. Anatomical methods of approach in operations on the long bones of the extremities [J]. Ann Surg, 1918, (68): 309.

[24] Henry WA. Extensile exposures [M]. 2nd ed. New York: Churchill Livingstone, 1973: 100.

[25] Muller ME. The comprehensive classification of fractures of long bones [M]. Berlin: Springer-Verlag, 1990.

[26] Bado JL. The Monteggia lesion [J]. Clin Orthop Relat Res, 1967, (50): 71-86.

[27] Konrad GG, Kundel K, Kreuz PC, et al. Monteggia fratures in adults [J]. J Bone Joint Surg Br, 2007, (89): 354-360.

[28] Ring D, Jupiter JB, Simpson NS. Monteggia fractures in adults [J]. J Bone Joint Surg Am, 1998, (80): 1733-1744.

[29] Jupiter JB, Leibovic SJ, Ribbans W, et al. The posterior Monteggia lesion [J]. J Orthop Trauma, 1991, (5): 395-402.

[30] Thompson JE. Anatomical methods of approach in operations on the long bones of the extremities [J]. Ann Surg, 1918, (68): 309.

[31] Mast J, Jakob R, Ganz R. Planning and reduction techniques in fracture surgery [M]. Berlin: Springer-Verlag, 1989.

[32] Bock GW, Cohen MS, Resnick D. Fracture-dislocation of the elbow with inferior radioulnar dislocation: a variant of the Essex-Lopresti injury [J]. Skeletal Radiol, 1992, 21(5): 315-317.

[33] Bruckner JD, Lichtman DM, Alexander AH. Complex dislocations of the distal radioulnar joint [J]. Clin Orthop Relat Res, 1992, (275): 90-103.

[34] Cetti NE. An unusual cause of blocked reduction of the Galeazzi injury [J]. Injury, 1977, (9): 59.

[35] Itoh Y, Horiuchi Y, Takahashi M, et al. Extensor tendon involvement in Smith's and Galeazzi's fractures [J]. J Hand Surg Am, 1987, (12): 535-540.

[36] Jenkins NH, Mintowt-Czyz WJ, Fairclough JA. Irreducible dislocation of the distal radioulnar joint [J]. Injury, 1987, (18): 40-43.

[37] Macule Beneyto F, Arandes Renu JM, et al. Treatment of Galeazzi fracture-dislocations [J]. J Trauma, 1994, 36(3): 352-355.

[38] Ayllon-Garcia A, Davies AW, Deliss L. Radioulnar synostosis following external fixation [J]. J Hand Surg Br, 1993, (18): 592.

[39] Breit R. Posttraumatic radioulnar synostosis [J]. Clin Orthop, 1983, (174): 149.

[40] Maempel FZ. Posttraumatic radioulnar synostosis: A report of two cases [J]. Clin Orthop, 1984, (186): 182.

[41] Razeman JP, Decoulx. J, Leclair HP. Les synostoses radiocubitales posttraumatiques de l' adulte [J]. Acta Orthop Belg, 1965, (31): 5.

[42] Botting TDJ. Posttraumatic radio-ulnar cross-union [J]. J Trauma, 1970, (10): 16.

[43] Crenshaw AH. Campbell's operative orthopaedics [M]. 7th ed. St. Louis: C.V. Mosby, 1987: 94.

[44] Knight RA, Purvis GD. Fractures of both bones of the forearm in adults [J]. J Bone Joint Surg Am, 1949, (31): 755.

[45] Garland DE, Dowling V. Forearm fractures in the head-injured adult [J]. Clin Orthop, 1983, (176): 190.

[46] Vince KG, Miller JE. Cross-union complicating fractures of the forearm: Part Ⅰ Adult [J]. J Bone Joint Surg Am, 1987, (69): 640.

第3节　腓骨骨折

1. 概述

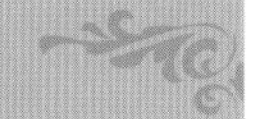

腓骨骨折是指腓骨所发生的骨折。腓骨单独发生骨折的概率较小，常合并胫骨骨折或踝关节骨折脱位等情况。一般腓骨中上段的骨折可行非手术治疗；而腓骨下段骨折涉及踝关节的稳定性，此类腓骨骨折多需要行手术治疗；腓骨骨折的联合损伤也须合并处理。

切开复位内固定仍然是腓骨骨折手术治疗的金标准。根据 AO 原则，通过加压螺钉和中和钢板来获得解剖固定。与此相比，腓骨骨折的髓内钉固定潜在优势包括手术切口小和软组织剥离少等。腓骨髓内钉固定治疗在老年人、糖尿病、肿胀或发生张力性水疱等软组织较差的患者中优势尤其明显，可减少伤口并发症和感染等风险。同时，与钢板相比，髓内钉也可以降低内置物对皮肤软组织激惹的风险。

2. 应用解剖和生物力学特点

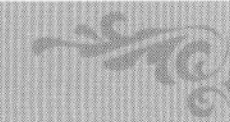

腓骨体呈三棱柱形，有三缘及三面。前缘及内侧嵴分别为腓骨前、后肌间隔的附着部。骨间膜起于腓骨头的内侧，向下移行于外踝的前缘。骨间膜向上、下分列与前缘及内侧嵴相合。腓骨体后面发生扭转，上部向后，下部向内。外侧面也出现扭转，上部向外，下部向后。

腓骨体有 9 块肌肉附着，除股二头肌向上外，其余各肌方向均向下。腓骨上、中 1/3 交点及中、下 1/3 交点均是肌肉附着区的临界点，是相对活动与相对不动的临界点，承受的张应力较大；在肌肉强力收缩下，可使腓骨发生骨折。腓骨远端接近体表，甚少有肌肉附着。成年人的腓骨干上、中段骨折对小腿负重无明显影响，亦不致畸；但下端骨折必须固定，以保持踝关节稳定性，防止足外翻畸形。

腓骨远端组成外踝，与胫骨远端一起构成踝关节。外踝呈锥形，比内踝低而显著，且靠背侧，故在正位观察外踝低于内踝约 1cm，在侧位观察外踝较内踝偏后约 1cm。内侧关节面为三角形或梨形，与距骨顶部外侧三角形关节面相关节，为了适应距骨前宽后窄的形状，其关节面有 10°～15° 向外开放的角度。在承重方面，腓骨重要性不及胫骨，站立时约有 1/6 的体重通过外踝，再通过骨间膜传递到胫骨。腓骨下端附着韧带包括外侧副韧带群（有距腓前、后韧带和跟腓韧带）和下胫腓韧带复合体。

踝关节骨折的治疗强调解剖复位，任何残留的移位都可能造成踝关节接触面积减少，导致应力集中，造成关节退行性改变（如创伤性骨关节炎）。如果外踝在轴向上发生 2°～4° 的倾斜，会导致距骨发生 2mm 的移位。外踝发生 2～3mm 的移位，会使距骨在垂直轴上发生 10° 的倾斜。距骨外移 1mm，关节面覆盖减少 42%；外移 3mm，关节面覆盖减少超过 60%。因此，无论腓骨骨折采用钢板固定或髓内钉固定都应遵循解剖复位的原则（图 8-3-1）。

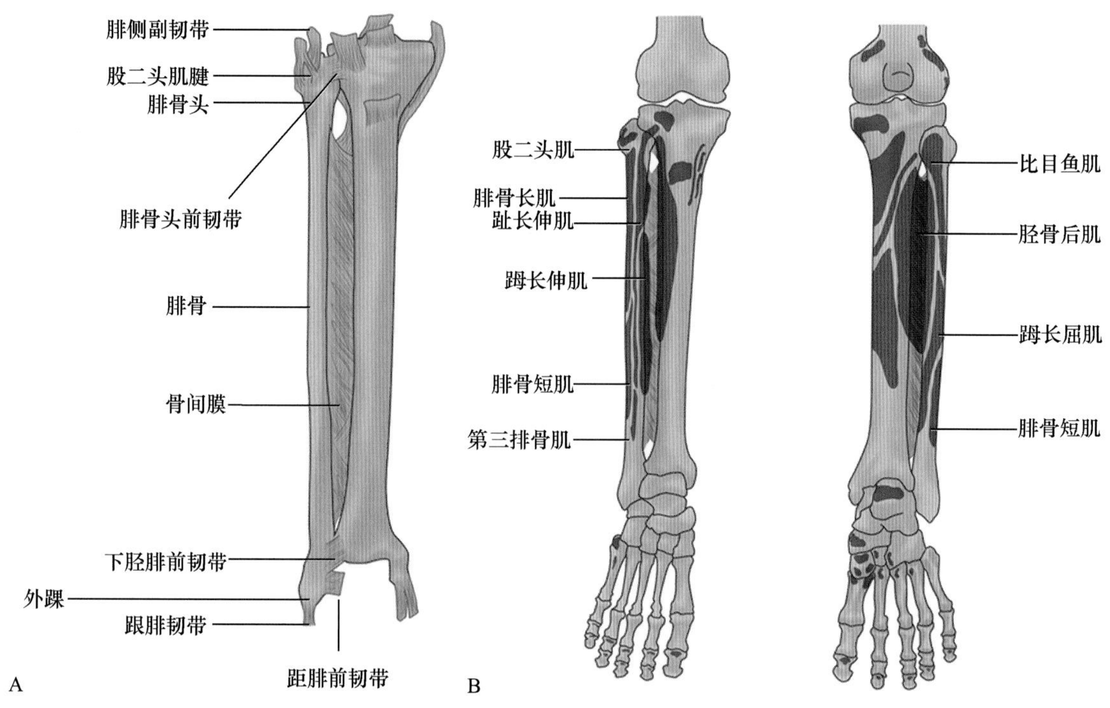

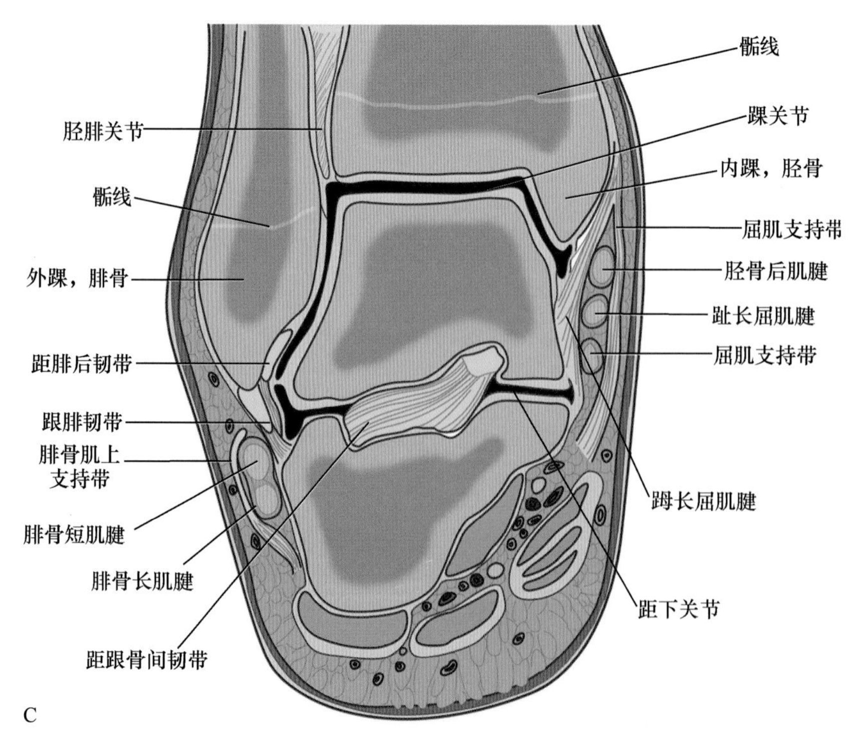

图 8-3-1　胫腓骨解剖

A. 胫腓骨骨性结构前面观（显示有韧带附着点）；B. 胫腓骨表面肌肉附着起点和止点；C. 额状切面下的踝关节结构，踝的骨性结构和复杂的韧带结构共同维持了关节的稳定性；D. 站立时体重的 1/6 经过外踝传递，然后经由骨间膜传递回胫骨；E. 腓骨的旋转和短缩，会造成距骨的旋转、倾斜，影响踝关节匹配和稳定

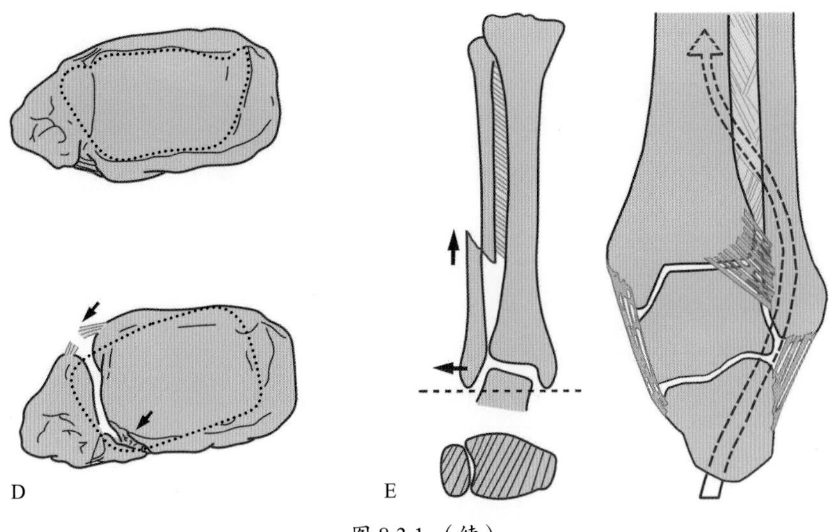

图 8-3-1 （续）

3. 损伤机制和临床评估

3.1　损伤机制

致伤机制主要分为两种。

（1）直接暴力：以撞击、重物打击、踢伤、车轮碾压伤等最为多见，暴力大多来自小腿的前外侧，骨折线呈横断形、短斜形或粉碎形。

（2）间接暴力：通常是高处坠落、强力旋转扭伤或滑倒等原因导致，骨折线多呈长斜形或螺旋形。

3.2　骨折评估

3.2.1　临床评估

腓骨骨折的诊断以损伤的机制，疼痛、肿胀和瘀斑的位置，以及所伴有的畸形和骨摩擦音为基础。应了解患者的受伤机制，以区分高能量损伤与低能量损伤。肿胀严重或开放性损伤时必须评估软组织情况，有利于手术计划的制订。如果患者主诉踝部损伤但问题不明显，应在诊断明确前对该部位每一个结构进行系统的评估，系统的视诊、触诊及活动度和稳定性的检查尤为重要，包括伤口、血管、神经、肌腱、距跟骨和跗跖骨等，应注意明确或排除侧副韧带的损伤和下胫腓联合韧带的损伤（图 8-3-2）。

3.2.2　影像学评估

临床上对胫腓骨骨折的影像学检查仍以 X 线检查为主（图 8-3-3）。常规摄片包括踝部的前后位、侧位和踝穴内旋位。如发现在胫骨下 1/3 有长斜形或螺旋形骨折或胫骨骨折有明显移位时，一定要注意腓骨上端有无骨折，此时应加拍全长的胫腓骨 X 线片，否则容易漏诊。踝关节各方向应力位 X 线片对踝关节韧带损伤和不稳定的评价有意义，但不常规应用于急性损伤的判断。

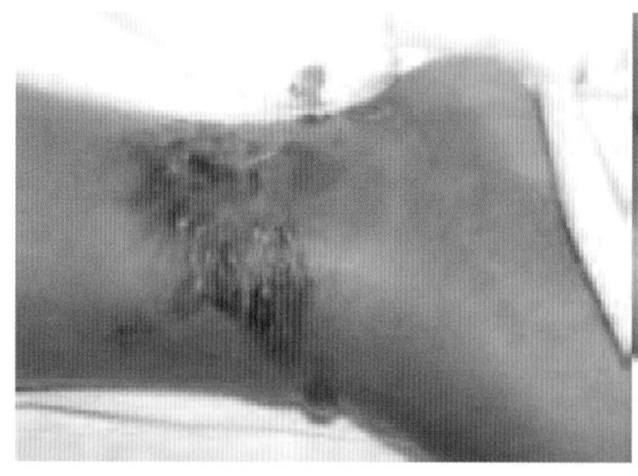
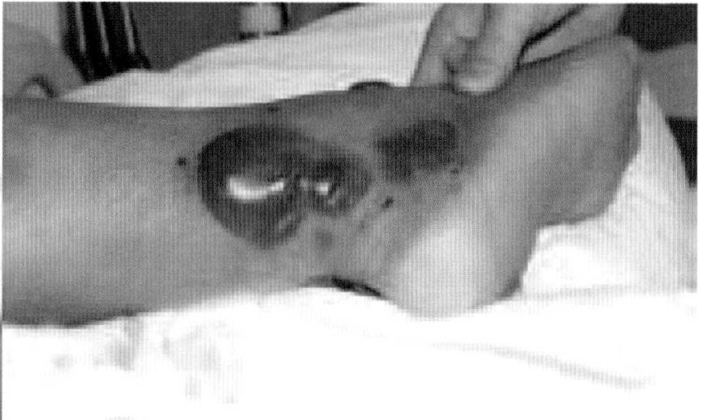

图 8-3-2　踝关节骨折常合并严重的软组织损伤

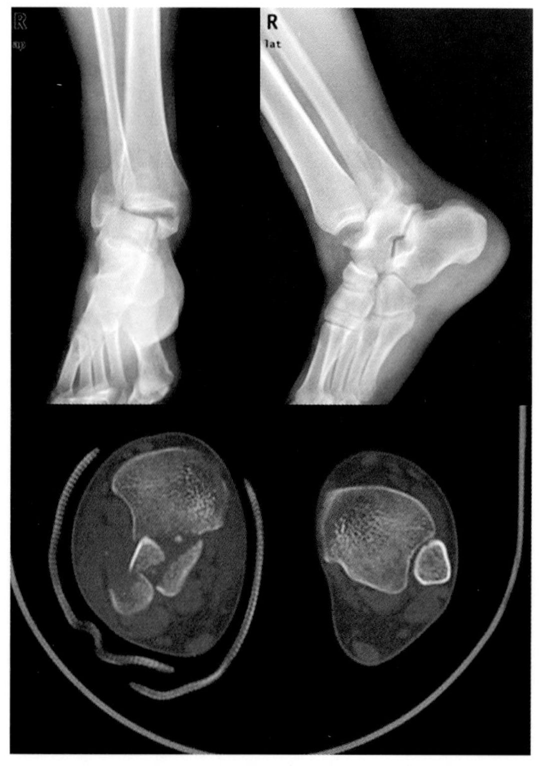

图 8-3-3　对于踝关节骨折常规行 X 线检查，CT 检查能提供更多的骨折信息

CT 检查，尤其是进行薄层扫描并保持患者体位时，可以提供更多信息（图 8-3-3）。其在关节部位的横断面扫描可以区分腓骨对胫骨的关系，以及距骨同踝穴的关系和软组织结构的状态，并可以进行精确的数据测量。明确关节面损伤的程度和部位有利于手术方案的制订。

4. 骨折分型

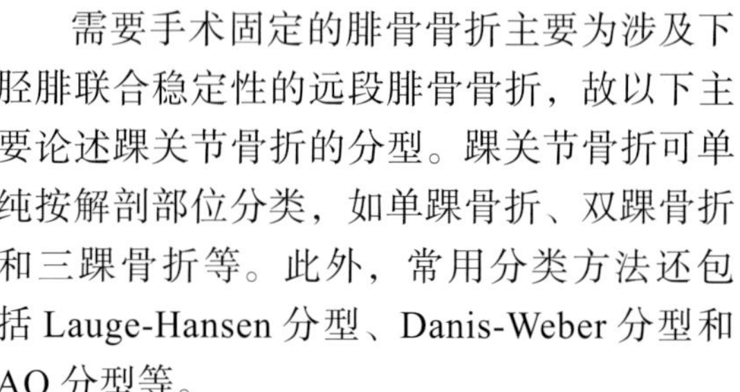

需要手术固定的腓骨骨折主要为涉及下胫腓联合稳定性的远段腓骨骨折，故以下主要论述踝关节骨折的分型。踝关节骨折可单纯按解剖部位分类，如单踝骨折、双踝骨折和三踝骨折等。此外，常用分类方法还包括 Lauge-Hansen 分型、Danis-Weber 分型和 AO 分型等。

Lauge-Hansen 分型是根据踝关节损伤时足部的位置及受伤时遭受的致畸暴力作用方向而提出的，在分型中结合了损伤机制，强调了韧带结构在踝关节稳定性中的重要性。根据该分型，大多数骨折属于旋后外旋型、旋后内收型、旋前外展型和旋前外翻型损伤。分类命名的第一个词表示损伤时足的位置，第二个词表示造成畸形的暴力方向。

Danis-Weber 分型是根据腓骨骨折部位及其形态进行的分型（图 8-3-4）。A 型骨折是由内旋和内收应力所致的平胫骨下关节面或其下侧外踝横形骨折，伴有或不伴有内踝斜形骨折。B 型骨折是由外旋应力所致的外踝斜形骨折，骨折线始于前内侧面并向近侧延伸至后外侧；可伴有下胫腓前韧带断裂或撕脱、内踝骨折或三角韧带断裂。C 型骨折：①外展型损伤，即下胫腓韧带断裂及其近端的腓骨斜形骨折（C1 型）；②外展外旋型损伤，即腓骨更靠近端的骨折和更广泛的骨间膜撕裂（C2 型）。C 型损伤可有内踝骨折或三角韧带断裂；3 种类型骨折均可伴有后踝骨折。

AO 分型则是根据踝关节内侧损伤情况，以腓骨骨折线位置与远端胫腓联合之间的位置关系将 Danis-Weber 的 3 个类型进行进一步分类，是临床常用的分型系统（图 8-3-5）。该分型系统地强调了外踝在踝关节稳定性中的重要性，对于手术中远端胫腓联合的修复有指导意义。其中 A 型为经下胫腓联合远端的腓骨骨折，B 型为经下胫腓联合的腓骨骨折，C 型为经下胫腓联合近端的腓骨骨折，各型骨折又分为三个亚型。

除此之外，在累及腓骨的踝关节骨折上，还有几种特殊的骨折类型，并以其发现的医师姓名来命名（图 8-3-6）。

（1）高位 Dupuytren 骨折：是指外展暴力作用下，腓骨位于下胫腓联合以上骨折，伴下胫腓联合韧带断裂、骨间膜撕裂和内踝骨折或三角韧带断裂，此时距骨在踝穴内向外脱位。

（2）Maisonneuve 骨折：是指当外旋伤力导致踝关节损伤时，如胫腓下联合前韧带断裂，伤力可引起腓骨近端骨折，骨折线常呈螺旋形，并可伴踝关节内侧损伤。这类

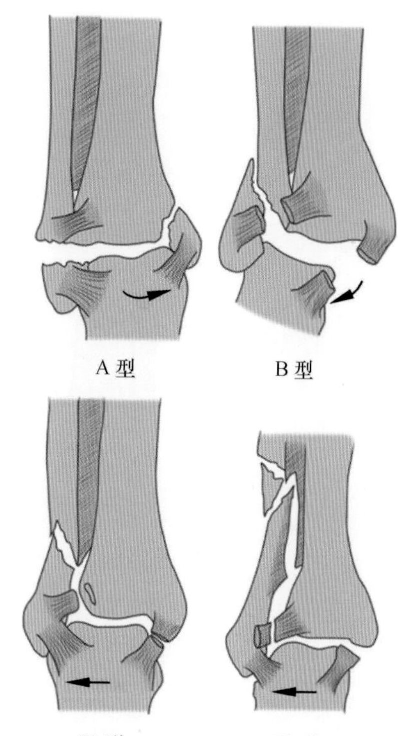

图 8-3-4　Danis-Weber 分型

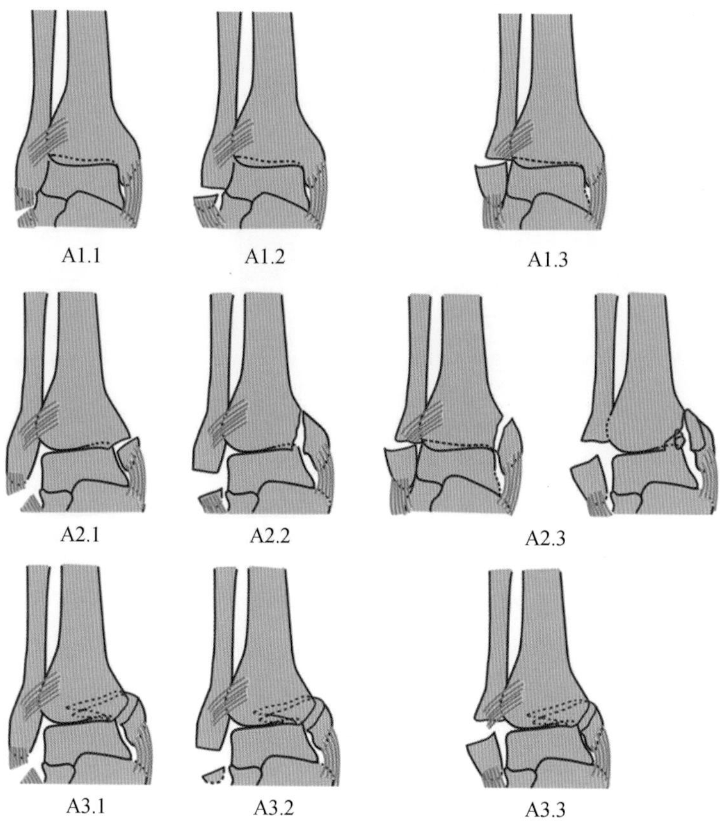

图 8-3-5　AO 分型

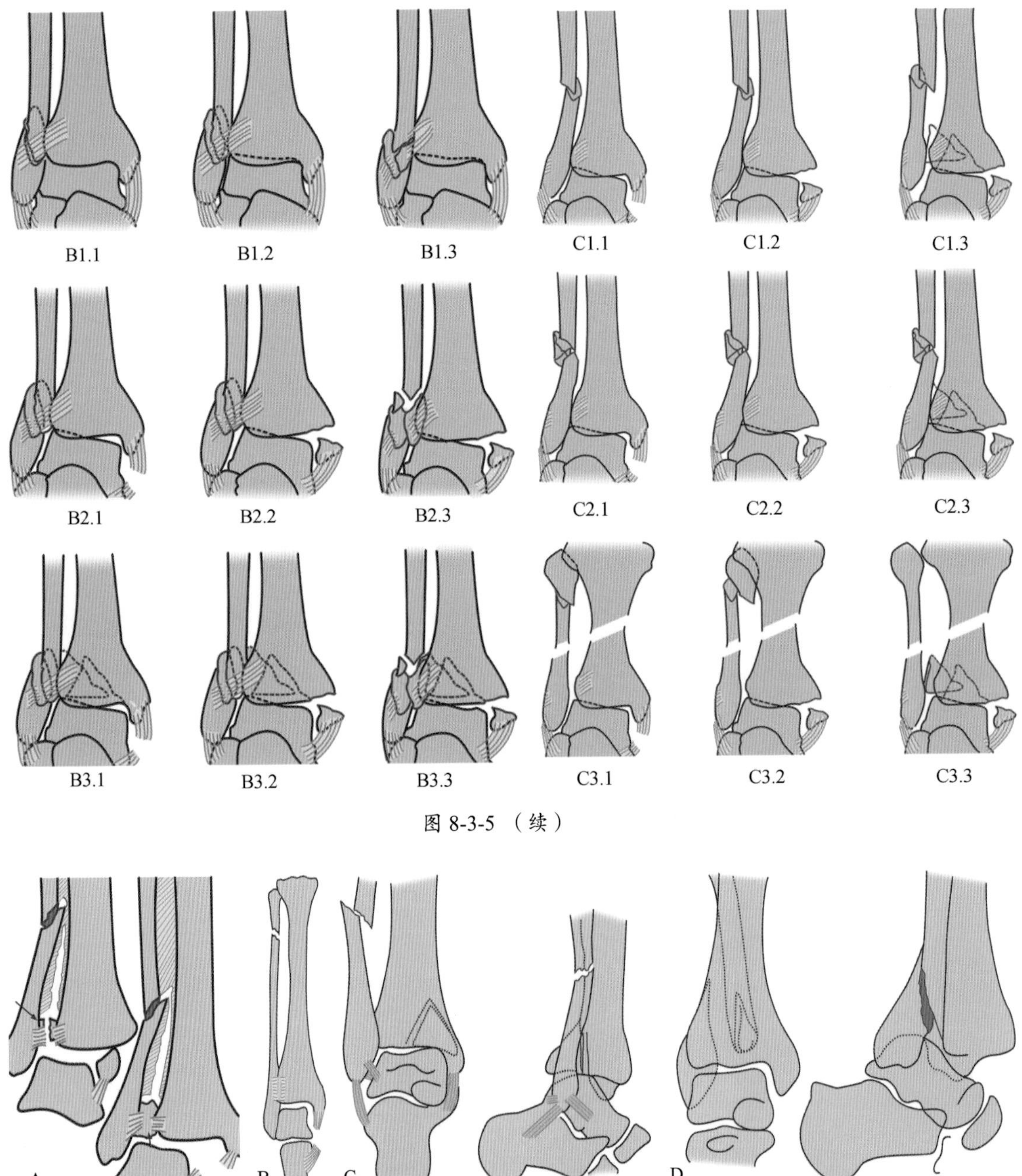

图 8-3-5 （续）

图 8-3-6　累及腓骨的特殊踝关节骨折类型

A. 高位 Dupuytren 骨折；B. Maisonneuve 骨折；C. Cotton 骨折；D. Bosworth 骨折

骨折和 Dupuytren 骨折都是不稳定的骨折，需要用下胫腓位置螺钉固定下胫腓关节 6～8 周。

（3）Cotton 骨折：是以胫骨后唇骨折为特征，同时伴内外踝骨折，距骨向后脱位。

（4）Bosworth 骨折：是指踝关节骨折后脱位，腓骨近端骨折片向胫骨后面移位交锁于胫骨后面。此类骨折是由于踝关节遭外旋伤力作用时，腓骨脱至胫骨后面而后再骨折，近端腓骨片受阻于胫骨后嵴处。同时，骨间膜及韧带紧张，腓骨肌腱被拉紧，腓骨近端骨折片被牢牢地嵌于胫骨后面。这类骨折通常闭合复位失败，需要切开复位内固定。

5. 治疗原则

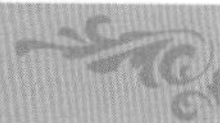

5.1　手术原则

腓骨骨折是踝关节骨折治疗重要组成部分，其治疗原则包括：①恢复腓骨长度和踝穴外侧壁的完整性，对踝关节面进行解剖复位；②对远端骨折提供良好的抗旋转作用；③对下胫腓联合韧带损伤提供良好的固定。通过以上目标可有效恢复踝关节负重、旋转、内外翻等功能，以及正常的行走步态。

手术时机的判断和把握对治疗与预后具有重要意义：①开放骨折需要急诊手术。②闭合骨折可在伤后发生明显肿胀之前行急诊手术；或者在肿胀的高峰期过后，通常需要 7～10 天。③如果需要延期手术，应对骨折脱位进行初步的闭合复位，石膏或支具固定，并注意抬高患肢以利于消肿。④注意合并后踝骨折的患者，具有后脱位倾向，应注意复位后维持距骨的位置，否则在脱位的位置上临时固定不利于软组织的恢复。⑤在行石膏固定时，应略微跖屈，减少腓肠肌、比目鱼肌的张力，同时适当地塑形石膏托的形态，以便给予更好的承托。

5.2　髓内钉固定的适应证

腓骨骨折手术治疗的适应证包括：因软组织嵌入无法手法复位者；可能造成距骨移位或踝穴增宽的不稳定型骨折；远端胫腓关节联合分离者；开放性骨折等。而髓内钉固定更适合 Weber B 型和低位的 Weber C 型外踝骨折。Weber A 型因为骨折块较小而无法行交锁螺钉固定；部分 Weber C 型因骨折线过高，固定效果也欠佳。更有一些患者因为腓骨髓腔过细或过粗，髓内钉规格不合适而无法进行有效固定。对于单纯无移位或移位不超过 2mm 的相对稳定的外踝骨折，以及无须反复整复即可达到并维持解剖复位的有移位的骨折患者，手术治疗仍存在争议。

6. 腓骨髓内钉的发展历史和固定理念

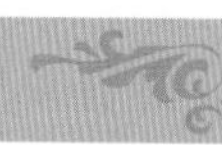

6.1　非锁定髓内钉

腓骨骨折髓内固定更符合生物学接骨（BO）原则，以恢复腓骨长度为主要目标。腓骨髓内钉在过去采用克氏针或髓内螺钉等，后期传统的非锁定髓内钉如弹性髓内钉、RUSH 钉、Knowels 钉、Inyo 钉，以及 Epifisa 钉已经用于固定腓骨骨折。尽管对非锁定髓内钉的研究已经显示有较高的愈合率，但还是有并发症的发生，如具有症状的内置物需要取出、髓内钉移位和畸形愈合等。这样的非锁定装置因为缺乏对旋转的控制，可能会导致内固定失效、腓骨短缩和畸形愈合的风险，在粉碎性或较长的不稳定骨折中更为如此。

6.2　交锁髓内钉

交锁髓内钉的优势包括更好的旋转控制、提供固定的稳定性和降低髓内钉移位的风险。一些研究已报道了腓骨交锁髓内钉应用的结果，所采用的髓内钉包括老款的髓内钉如 ANK 钉、XS 钉、SST 交锁钉等，以及新款的髓内钉如 Acumed 腓骨髓内钉（图 8-3-7）。

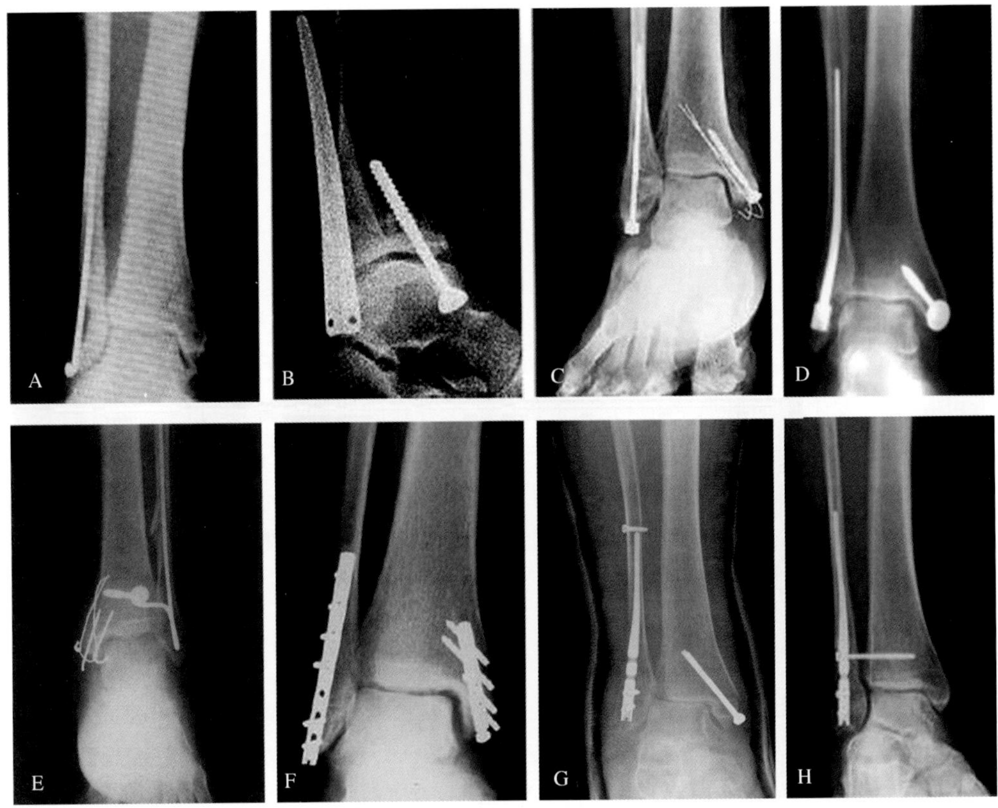

图 8-3-7 交锁髓内钉

A. Rush 钉；B. Inyo 钉；C. Knowels 钉；D. Epifisa 髓内钉；E. ANK 髓内钉；F. XS 髓内钉；G. SST 髓内钉；H. Acumed 髓内钉（A～D 为非锁定髓内钉，E～H 为带锁定髓内钉）

这些研究大多数是回顾性的，目前只有极少数前瞻性随机对照研究被报道。Acumed 等腓骨交锁髓内钉是良好稳定的固定装置，具有以下特点：①主钉远端具有交锁螺钉孔，对远端骨折有良好的抗旋转作用，并能良好地恢复腓骨高度；②设计了下胫腓骨联合螺钉固定孔，可以通过髓内钉对下胫腓联合韧带损伤的患者提供良好的固定；③解剖学设计，自带外倾角，恢复踝穴外侧壁的协调性。该型腓骨髓内钉系统可以通过小切口实现闭合复位，能够减少切口感染的风险，尤其适用于软组织条件较差、糖尿病、长期吸烟的患者。

现代腓骨交锁髓内钉已被证实为稳定可靠，并减少了固定失败、复位丢失和腓骨短缩等风险，提供了更高的骨折愈合率。有学者对采用各种交锁腓骨髓内钉治疗的 627 例腓骨骨折患者进行了系统综述，骨折总体愈合率为 98%。在另一项荟萃分析中，对 375 例患者进行了分析，结果显示腓骨髓内钉在软组织并发症和感染等方面具有更好效果，在老年患者等具有较高此并发症风险的患者中具有优势。然而，并发症风险并非可以忽略不计，如髓内钉在腓骨骨折中的应用存在一条学习曲线，且费用要明显高于钢板固定。Bulger 等讨论了 Acumed 髓内钉临床应用的学习曲线，并注意到手术技术的逐渐改善能提高患者的治疗效果。临床结果显示：在没有近端或远端交锁固定的情况下手术失败的风险会明显增加，如腓骨短缩或距骨外移等。只锁定远端、不锁定近端或无阻挡螺钉也可导致类似的失效。

在一些患者中，近端阻挡螺钉被用来维持腓骨长度，但仍存在距骨移位和短缩倾向。此外，在不干扰腓骨肌腱的情况下，对于远端骨折块，最稳定的结构应该是由前向后的远端交锁螺钉固定。当然，在该情况下，还需要置入一枚横向下胫腓螺钉来锁定髓内钉，以预防近端移位、侧偏和旋转。

7. 腓骨髓内钉的手术技术

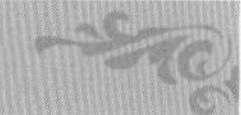

本部分手术操作技术以 Acumed 腓骨交锁髓内钉操作为例。Acumed 腓骨髓内钉（图 8-3-8）是一种坚固的钛钉，它有两个直径（分别为 3mm 和 3.6mm）和三种长度（分别为 110mm、145mm、180mm），主钉远端有两个锁定螺钉孔及两个下胫腓联合螺钉孔。

7.1 术前准备和体位

患者取仰卧位，麻醉成功后，常规消毒铺单。可不使用止血带。

7.2 手术入路和进钉点

在外踝远端踝尖处做一 1.5cm 纵行切口，采用复位钳经皮复位或通过远端骨折块中的导针来复位。如果复位困难，必要时可采用辅助性小切口显露骨折端进行直视下复位。在正侧位 X 线引导下，在踝尖处插入 1.6mm 导针，建立进钉点。

7.3 髓腔准备

对于腓骨远端 4cm 的干骺端，应采用通过导针的 6.1mm 空心钻开口和钻入，带凹槽全长钻入骨质。闭合复位后，采用 3.1mm 或 3.7mm 扩髓器相继对骨干髓腔进行扩髓，再次确定骨折端位置，组装髓内钉导向装置。

7.4 髓内钉的置入

此时，插入髓内钉的主钉。在置入前后向螺钉前，瞄准导向器应向后旋转约 25°，以达到两个目的：①骨折复位时需要具有一定程度的内旋；②可获得从腓骨置入胫骨中心的侧向螺钉解剖位置，需要具有一个较小程度的由后向前方向。

7.5 前后向螺钉的置入

在远端骨折块前后向锁定孔中的一个插入 3.5mm 导向套筒和钻头导向器，皮肤切小口以允许套筒和钻头导向器抵达骨面。钻至对侧骨皮质时测深，置入皮质骨螺钉，抵达但不穿透后方皮质，以避免干扰腓骨肌腱。根据具体情况，可置入 1～2 枚螺钉。

7.6 骨折复位

当远端骨折块已被牢固置于髓内钉上后，不要将主钉从导向器上拆除。利用髓内钉 + 导向器集合体轻柔移动，以恢复踝穴的解剖位置。踝关节旋后外旋型骨折一般需要轻微的牵引和内旋。推荐采用 X 线监视以仔细确认复位程度。

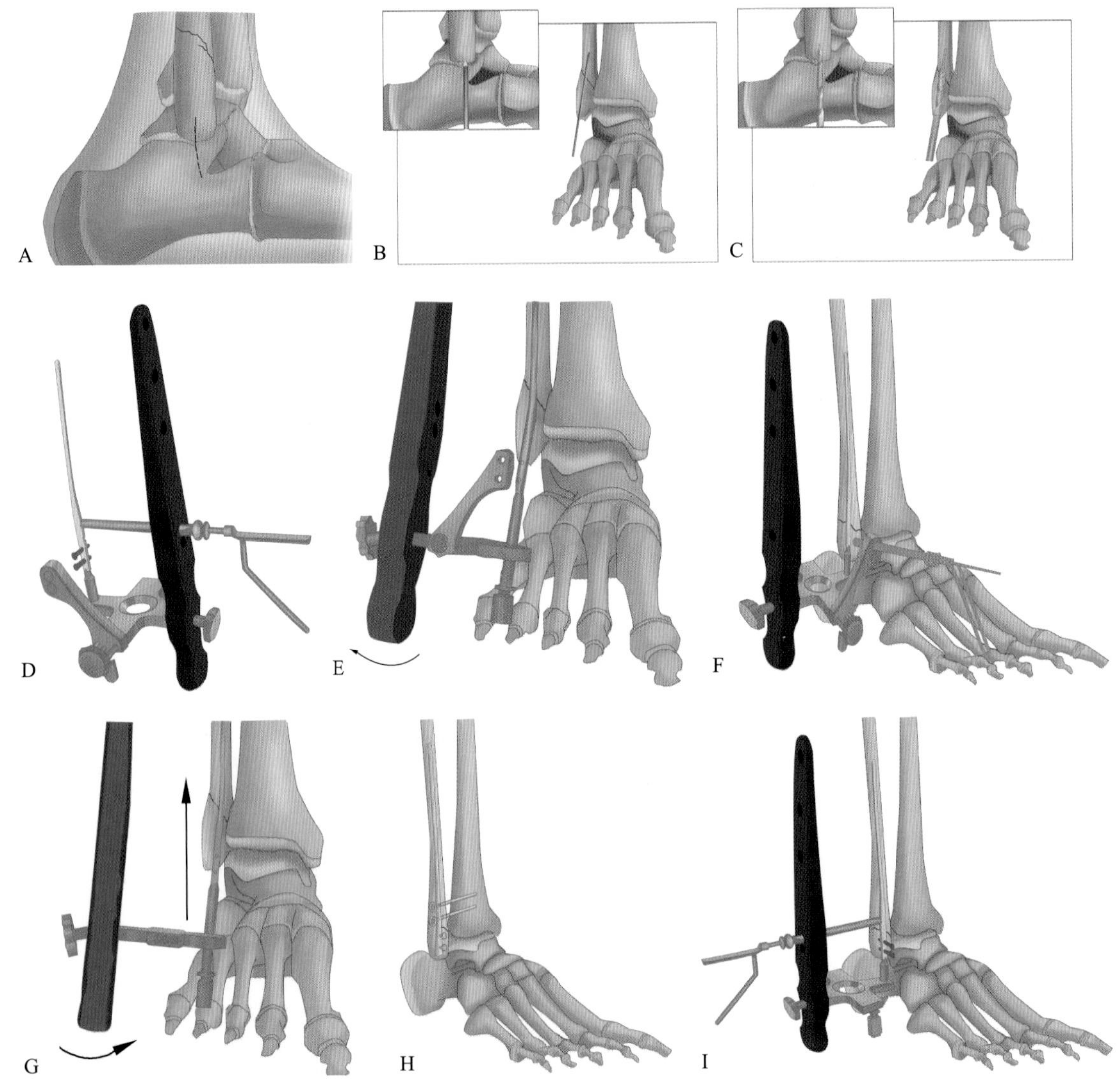

图 8-3-8 腓骨髓内钉手术技术

A. 手术入路；B. 进钉点；C. 髓腔准备；D. 组装髓内钉导向系统；E. 髓内钉的置入；F. 前后向螺钉的置入；G. 骨折复位；H. 横向螺钉的置入；I. 术后效果图

7.7 侧方螺钉的置入

徒手维持复位，并将导向套筒和转头导向器由外向内插入导向手柄中的一个孔中。之后，在相应的位置做小切口，以允许套筒和钻头导向器抵达骨面。保证套筒和导向器维持在轻度后向前的方向。钻透至少三层皮质，置入合适长度的皮质骨螺钉。此时，腓骨髓内钉已被锁定，可控制纵向或旋转移位，踝穴的侧向支撑已获得稳定。透视下采取 Hook 试验或踝关节外旋试验确定有无距骨向外移位或下胫腓联合分离。如果存在下胫腓联合不稳，可通过下胫腓联合螺钉固定。但此种做法存在争议，有学者认为无论下胫腓联合稳定性如何，腓骨髓内钉都建议置入横向下胫腓螺钉。去除导向器后，冲洗并关闭手术切口。

8. 术后处理

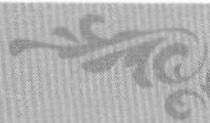

腓骨骨折髓内钉固定术后的康复计划通常不是独立制订的，其作为踝关节骨折的一部分，应根据踝关节骨折固定术后的整体稳定性进行康复治疗，依据主刀医师的判断和倾向进行限制性负重康复锻炼。

9. 术后并发症及其防治策略

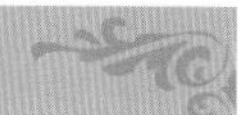

相比钢板技术，髓内钉治疗腓骨骨折具有更低的并发症发生率，无论是切口感染还是内置物激惹的发生风险，都明显降低。当然，从短期随访的患肢功能来看，钢板也未能表现出优于髓内钉，而髓内钉术后患者对切口瘢痕情况的满意度更高。我们将从以下几方面介绍腓骨骨折术后常见的并发症。

9.1 踝关节骨折畸形愈合

踝关节骨折术后畸形愈合多来自于术中的复位不良：①腓骨复位不良。由于骨折粉碎或重叠畸形造成腓骨的短缩，或由于复位不良等可造成腓骨延长。应注意根据患者个体情况决定手术顺序，对于粉碎的腓骨骨折，可以放弃腓骨优先的原则；牢记术中透视判断腓骨长度的方法，即通过 Shenton 线、钱币征等来判断腓骨长度。②腓骨角度的改变，包括腓骨远端骨块沿腓骨长轴的旋转和腓骨远端骨块在冠状面、矢状面内的旋转畸形；应注意术中透视与健侧对比，必要时可向远端延长切口，显露关节间隙，注意腓骨的内侧关节面适应距骨前宽后窄的形态，存在 10°～15° 的外旋角度。

9.2 下胫腓联合复位不良

下胫腓联合复位时应恢复腓骨在胫骨远端腓侧切迹内的解剖位置，注意复位时的施力方向，一般为向内、向前推挤腓骨。在置入下胫腓螺钉前，应用点式复位钳自后外侧向前内侧，垂直于下胫腓关节钳夹维持复位。此外，应注意下胫腓螺钉的置入位置，下胫腓螺钉应由腓骨中心轴线通过，螺钉偏前或偏后均有可能造成下胫腓关节的二次移位。下胫腓螺钉应平行于胫距关节面置入，否则置入螺钉的过程中有可能造成腓骨的移位。

9.3 创伤性关节炎

创伤性关节炎的发生与骨折的严重程度、骨折治疗后距骨复位不良或踝关节不稳定，以及骨折时软骨的损伤有关。创伤性关节炎的评估应结合 X 线表现和临床症状。部分患者 X 线表现严重，但不伴明显疼痛，可适当推迟踝融合或置换等翻修手术时机。

9.4 感染和软组织坏死、内固定刺激等切口并发症

在老年人、糖尿病等具有较差软组织愈合能力的患者中，感染和切口愈合不良的风险尤其明显。吸烟也是切口并发症发生的危险因素。由于内、外踝皮肤菲薄，严重的创伤如三踝骨折、双踝骨均可导致严重的软组织损伤，此时应推迟手术，否则术中难于无张力的关闭切

口，术后出现软组织并发症的风险也会相应增加。另外，内固定物激惹也可导致患者术后要求取出髓内钉或交锁螺钉。因此，应尽量避免将内固定物安置在切口正下方，并应尽量使用微创的方法，以及使用较小的内固定物如髓内钉。

9.5 内固定物松动、断裂、失效

钢板和髓内钉等内固定物松动、失效等也是手术失败的常见原因，与固定强度不足或过强、骨质疏松、糖尿病、骨膜过度剥离导致血运破坏等有关，可进一步导致骨折延迟愈合或不愈合。髓内钉属于中心固定，能够提供轴向负荷，交锁螺钉对远端骨折具有良好的抗旋转作用。目前推荐技术是使用下胫腓联合螺钉和一个远端的锁钉，加强抗旋转及短缩移位。对于不伴下胫腓联合损伤的患者，可不常规行该螺钉固定，通过提高骨折的抗旋转及缩短移位来增加骨折稳定性，避免螺钉断裂及因过度固定影响踝关节活动度。对于合并胫腓联合损伤的患者，虽有学者认为下胫腓联合螺钉可不拔除，即使断裂如无明显症状也可不拔除，但为避免螺钉断裂及松动、改善踝关节功能，在下胫腓联合损伤恢复时应及时取出。

（魏均强　郭　徽）

参考文献

[1] Kannus P, Palvanen M, Niemi S, et al. Increasing number and incidence of low-trauma ankle fractures in elderly people: Finnish statistics during 1970-2000 and projections for the future [J]. Bone, 2002, (31): 430-433.

[2] 郭世绂．骨科临床解剖学 [M]．济南：山东科学技术出版社，2000. 06.

[3] Ramsey PL, Hamilton W. Changes in tibiotalar area of contact caused by lateral talar shift [J]. J Bone Joint Surg Am, 1976, (58A): 356-357.

[4] Siegar S, Chen J, Schneck CD. The three-dimensional kinematics and flexibility charicteristics of the human ankle and subtalar joints-Part 1: kinematics [J]. J Biomech Eng, 1988, (110): 364-373.

[5] Lauge-Hansen N. Fractures of the ankle: Analytic historic survey as basis of new experimental roentgenologic and clinical investigations [J]. Arch Surg, 1988, (56): 259-261.

[6] Lauge-Hansen N. Fractures of the ankle: Combined experimental-surgical and experimental-roentgenologic investigation [J]. Arch Surg, 1950, (60): 957.

[7] Pankovich AM. Fractures of the fibula proximal to the distal tibiofibular syndesmosis [J]. J Bone Joint Surg Am, 1978, (60): 221.

[8] Orthopaedic Trauma Association Committee for Coding and Classification. Fracture and dislocation compendium [J]. J Orthop Trauma, 1996, 10(Suppl 1): v-ix. 1-154.

[9] Rüedi TP, Murphy WM. AO principles of fracture management [J]. Stuttgart: Thieme, 2000.

[10] Protas JM, Kornblatt BA. Fractures of the lateral margin of the distal tibia: The Tillaux fracture [J]. Radiology, 1981, 138(1): 55-57.

[11] Beekman R, Watson JT. Bosworth fracture-dislocation and resultant compartment syndrome [J]. J Bone Joint Surg Am, 2003, (85): 2211-2214.

[12] Cockshott WP, Jenkin JK, Pui M. Limiting the use of routine radiography for acute ankle injuries [J]. Can Med Assoc J, 1983, (129): 129-131.

[13] Pigman EC, Klug RK, Sanford S, et al. Evaluation of the Ottawa clinical decision rules for the use of radiography in acute ankle and midfoot injuries in the emergency department and independent sit assessment

[J]. Ann Emerg Med, 1994, (24): 41-45.

[14] Anis AH SI, Stewart DG, Laupacis A. Cost effective analysis of the Ottawa ankle rules [J]. Ann Emerg Med, 1995, (26): 422-428.

[15] Cameron C NC. No impact from active dissemination of the Ottawa ankle rules: further evidence of the need for further implementation of practice guidelines [J]. CMAJ, 1999, (160): 1165-1168.

[16] Fiesseler F, Szucs P, Kec R, et al. Can nurses appropriately interpret the Ottawa ankle rule? [J]. Am J Emerg Med, 2004, (22): 145-148.

[17] Weber BG, Simpson LA. Corrective lengthening osteotomy of the fibula [J]. Clin Orthop Relat Res, 1985, (33): 61-67.

[18] Magid D, Michelson JD, Ney DR, et al. ankle fractures: comparison of plain films and interactive two- and three-dimensional CT scans [J]. AJR Am J Roentgenol, 1990, (154): 1017-1023.

[19] Bauer M, Jonsson K, Nilsson B. Thirty-year followup of ankle fractures [J]. Acta Orthop Scand, 1985, (56): 103-106.

[20] Cockshott WP, Jenkin JK, Pui M. Limiting the use of routine radiography for acute ankle injuries [J]. Can Med Assoc J, 1983, (129): 129-131.

[21] Hovis WD, Kaiser BW, Watson JT, et al. Treatment of syndesmotic disruptions of the ankle with bioabsorbable screw fixation [J]. J Bone Joint Surg Am, 2002, (84): 26-31.

[22] Myerson MS, Henderson MR. Clinical applications of a pneumatic intermittent impulse compression device after trauma and major surgery to the foot and ankle [J]. Foot Ankle, 1993, (14): 198-203.

[23] Harri Pakarinen. Intraoperative assessment of the stability of the distal tibiofibular joint in supination-external rotation injuries of the ankle: sensitivity, specificity and reliability of two clinical tests [J]. J Bone Joint Surg Am, 2011, 93(22): 2057-2061.

[24] Ramsey PL, Hamilton W. Changes in tibiotalar area of contact caused by lateral talar shift [J]. J Bone Joint Surg Am, 1976, (58A): 356-357.

[25] Joy G, Patzakis MJ, Harvey JP Jr. Precise evaluation of the reduction of severe ankle fractures [J]. J Bone Joint Surg Am, 1974, (56A): 979-993.

[26] Pettrone FA, Gail M, Pee D, et al. Quantitative criteria for prediction of the results after displaced fracture of the ankle [J]. J Bone Joint Surg Am, 1983, (65A): 667-677.

[27] Court-Brown CM, McBirnie J, Wilson G. Adult ankle fractures: an increasing problem? [J]. Acta Orthop, 1998, (69): 43-47.

[28] Court-Brown CM. Epidemiology//Court-Brown CM, McQueen MM, Tornetta P Ⅲ, eds. Orthopaedic surgery essentials: Trauma [M]. Philadelphia, PA: Lippincott Williams & Wilkins, 2005: 1-11.

[29] Holme P, Sondergaard L, Konradsen L, et al. Epidemiology of sprains in the lateral ankle and foot [J]. Foot Ankle Int, 1994, 15(2): 72-74.

[30] Jensen SL, Andresen BK, Mencke S, et al. Epidemiology of ankle fractures. A prospective population-based study of 212 cases in Aalborg [J], Denmark. Acta Orthop Scand, 1998. 69(1): 48-50.

[31] Thur CK, Edgren G, Jansson KA, et al.Epidemiology of adult ankle fractures in Sweden between 1987 and 2004: a population-based study of 91, 410 Swedish inpatients [J]. Acta Orthop, 2012, 83(3): 276-281.

[32] Fousekis K, E Tsepis, G Vagenas. Intrinsic risk factors of noncontact ankle sprains in soccer: a prospective study on 100 professional players [J]. Am J Sports Med, 2012, 40(8): 1842-1850.

[33] Boraiah S, Gardner MJ, Helfet DL, et al. High association of posterior malleolus fractures with spiral distal tibial fractures [J]. Clin Orthop Relat Res, 2008. 466(7): 1692-1698.

[34] Tornetta PR. Competence of the deltoid ligament in bimalleolar ankle fractures after medial malleolar fixation [J]. J Bone Joint Surg Am, 2000. 82(6): 843-848.

[35] Michelson JD, B Waldman. An axially loaded model of the ankle after pronation external rotation injury [J]. Clin Orthop Relat Res, 1996(328): 285-293.
[36] Bahr R, Pena F, Shine J, et al.Biomechanics of ankle ligament reconstruction. An in vitro comparison of the Brostrom repair, Watson-Jones reconstruction, and a new anatomic reconstruction technique [J]. Am J Sports Med, 1997, 25(4): 424-432.
[37] Lauge-Hansen N. Fracture of the ankle Ⅲ, senitic reontgenologic diagnosis of fracture of the ankle [J]. Am J Roentgenol, 1954, (71): 456.
[38] 陆宸照 . 踝关节损伤的诊断和治疗 [M]. 上海：上海科学技术文献出版社，1998: 151-152.
[39] Hernanz González Y, Díaz Martín A, Jara Sánchez F, et al. Early results with the new internal fixator systems LCP and LISS: a prospective study [J]. Acta Orthop Belg, 2007, 73(1): 60-69.
[40] 王建兵，孙振中，马运宏. 腓骨远端解剖型锁定钢板治疗外踝骨折 [J]. 中国骨与关节损伤杂志，2011，26(12): 1132-1133.
[41] Pritchett JW. Rush rods versus plate osteosyntheses for unstable ankle fractures in the elderly [J]. Orthop Rev, 1993, 22(6): 691-696.
[42] Mclennan JG, Ungersma JA. A new approach to the treatment of ankle fractures: The Inyo nail [J]. Clin Orthop Relat Res, 1986, (213): 125-136.
[43] Bankston AB, Anderson LD, Nimityongskul P. Intramedullary screw fixation of lateral malleolus fractures [J]. Foot Ankle Int, 1994, 15(11): 599-607.
[44] Gehr J, Friedl W. Intramedullary locked fixation and compression nail (IP-XS-Nail): treatment of ankle joint fractures [J]. Oper Orthop Traumatol, 2006, 18(2): 155-170.
[45] Ryan W, Simovitch RW, Radkowski CA, et al. Intramedullary fixation of fibular fractures with flexible titanium elastic nails: Surgical technique and a case report [J]. J Long Term Eff Med Implants, 2006, 16(2): 175-178.
[46] Evans JM, Gardner MJ, Brennan ML, et al. Intramedullary fixation of fibular fractures associated with pilon fractures [J]. J Orthop Trauma, 2010, (24): 491-494.
[47] DeLong WG Jr, Born CT, Marcelli E, et al. Ender nail fixation in long bone fractures: experience in a level I trauma center [J]. J Trauma, 1989, (29): 571-576.
[48] Stewart CM, Kiner D, Nowotarski P. Intramedullary nail fixation of fibular fractures associated with tibial shaft and Pilon fractures [J]. J Orthop Trauma, 2013, 27(5): e114-117.
[49] Appleton P, McQueen M, Court-Brown C. The fibula nail for treatment of ankle fractures in elderly and high risk patients [J]. Tech Foot Ankle, 2006, (5): 204-208.
[50] Bugler KE, Watson CD, Hardie AR, et al. The treatment of unstable fractures of the ankle using the Acumed fibular nail [J]. J Bone Joint Surg Br, 2012, 94(8): 1107-1112.
[51] Rajeev A, Senevirathna S, Radha S, et al. Functional outcomes after fibula locking nail for fragility fractures of the ankle [J]. J Foot Ankle Surg, 2011, (50): 547-550.
[52] Ramasamy PR, Sherry P. The role of a fibular nail in the management of Weber type B ankle fractures in elderly patients with osteoporotic bone: a preliminary report [J]. Injury, 2001, (32): 477-485.
[53] Kara AN, Esenyel CZ, Sener BT, et al. A different approach to the treatment of the lateral malleolar fractures with syndesmosis injury: the ANK nail [J]. J Foot Ankle Surg, 1999, 38(6): 394-402.
[54] Jain S, Haughton BA, Brew C. Intramedullary fixation of distal fibular fractures: a systematic review of clinical and functional outcomes [J]. J Orthop Traumatol, 2014, 15(4): 245-254.
[55] White TO, Bugler KE, Appleton P, et al. A prospective randomised controlled trial of the fibular nail versus standard open reduction and internal fixation for fixation of ankle fractures in elderly patients [J]. Bone Joint J, 2016, 98-B(9): 1248-1252.

[56] Asloum Y, Bedin B, Roger T, et al. Internal fixation of the fibula in ankle fractures: a prospective, randomized and comparative study: plating versus nailing [J]. Orthop Traumatol Surg Res, 2014, 100(4 Suppl): 255-259.

[57] Rajeev A, Senevirathna S, Radha S, et al. Functional outcomes after fibula locking nail for fragility fractures of the ankle [J]. J Foot Ankle Surg, 2011, 50(5): 547-550.

[58] Gehr J, Neber W, Hilsenbeck F, et al. New concepts in the treatment of ankle joint fractures. The IP-XS (XSL) and IP-XXS (XXSL) nail in the treatment of ankle joint fractures [J]. Arch Orthop Trauma Surg, 2004, 124(2): 96-103.

[59] Rehman H, McMillan T, Rehman S, et al. Intramedullary versus extramedullary fixation of lateral malleolus fractures [J]. Int J Surg, 2015, (22): 54-61.

[60] Loukachov VV, Birnie MFN, Dingemans SA, et al. Percutaneous intramedullary screw fixation of distal fibula fractures: A case series and systematic review [J]. J Foot Ankle Surg, 2017, 56(5): 1081-1086.

第 9 章　髓内钉在其他领域的应用

第 1 节　假体周围骨折

1. 流行病学

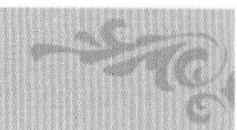

假体周围骨折是指假体或部分假体所在位置发生的骨折。其可以发生于术中，也可发生于术后。骨折发生的同时可合并出现假体的松动，甚至断裂。该病最常见于老年女性。人工全髋关节置换术后股骨假体周围骨折是最为常见的假体周围骨折，其发病率为 0.1%～18%。人工全膝关节假体周围骨折的发生率为 0.3%～5.5%。随着关节置换手术量的逐年增加，假体周围骨折的发病率也呈逐年上升趋势。其发病率升高可能和以下因素有关：①技术进步扩大了关节置换的适应证，包括老年人和活动量需求更高的年轻人；②非全关节假体（单间室关节置换：单髁置换 / 髌股关节置换）的应用和推广，关节置换的适用年龄进一步降低；③人群平均寿命的提升增加了关节置换术后老年患者的数量，而由于骨量丢失及假体周围骨质吸收等原因，这些老年患者恰恰是假体周围骨折的高危人群；④关节翻修手术的数量明显增长。

与老年髋部骨折相似，THA 和 TKA 术后假体周围骨折是一种高致死率的疾病。这一点已经引起临床医师的重视和认同。据报道，THA 假体周围骨折术后 1 个月、3 个月和 1 年的死亡率分别为 10%、14.2% 和 17.1%；TKA 假体周围骨折术后 3 个月和 1 年的死亡率分别为 14% 和 18.6%。其中 80% 术后死亡患者在术后 3 个月内，年龄是最主要的危险因素。此外，痴呆和术前 ASA 评分过高也会增加患者的死亡率。假体周围骨折已经被认为是一种增加患者死亡率的独立危险因素。

2. 危险因素

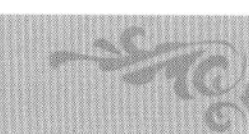

假体周围骨折的危险因素可归类为以下 3 个方面。

（1）患者相关因素：年龄＜50 岁的患者，由于活动范围大、运动强度高，其发生假体周围骨折的风险明显增高。女性患者假体周围骨折的发生风险是男性的 2.3 倍。而消化道溃疡和肺部疾病会使假体周围骨折的风险分别增加 87% 和 62%。除此之外，还包括炎性关节病、骨质疏松、代谢性骨病、高龄、骨溶解、感染、轴向力线不良及既往手术病史等。

（2）手术技术相关因素：翻修手术是导致假体周围骨折最主要的危险因素。有研究显示，TKA 翻修术后假体周围骨折的发生风险是初次 TKA 术后的 3 倍。股骨前髁过度截骨（notch）很长一段时间内被认为是 TKA 术后假体周围骨折发生的高危因素。但是，至今也没有文献和研究证实其是独立的危险因素。Ritter 和 Lee 等的研究结果显示，股骨前髁过度截骨并没有增加股骨远端假体周围的发生危险。此外，显露不足、骨床准备不足、髓腔准备角度不正确等也是骨折发生的危险因素。

（3）假体相关因素：生物固定型压配假体、假体尺寸过大等。

由于股骨假体周围骨折是髓内钉固定的最主要适应证，因此我们将股骨假体周围骨折的手术技术和假体相关危险因素总结列于表 9-1-1。适当扩大显露范围、避免偏心或成角磨锉、预防性使用捆绑带、避免股骨前髁过度截骨，以及在翻修手术中使用透视可降低术中发生骨折的风险。

表 9-1-1　TKA 和 THA 股骨假体周围骨折的技术和假体相关因素

因素	TKA	THA
技术相关因素	翻修手术 股骨前皮质切迹 后交叉韧带替代型假体 特定的髁间截骨假体	翻修手术 骨缺损（骨溶解） 股骨扩髓 磨锉过度 压配假体置入力度过大 骨皮质应力集中 螺钉孔 既往截骨手术
假体相关因素	屈曲度降低	压配式生物固定假体 大直径股骨柄 长（直）柄假体

3. 骨折分型

假体周围骨折的分型系统需要对以下 4 个方面进行评估：①骨折发生部位（相对于假体的位置）；②骨折形态特点；③假体稳定性评估；④假体周围骨量。当前，临床上常用的分型系统大多以 Duncan 和 Masri 在 1995 年提出的髋关节股骨假体周围骨折的 Vancouver 分型系统为根基建立。根据髓内钉在假体周围骨折中的应用范围，我们主要列出了 THA 和 TKA 股骨假体周围骨折的常用分型系统。

3.1　THA 的股骨假体周围骨折分型

3.1.1　Vancouver 分型

Vancouver 分型是临床上最为常用的分型系统（表 9-1-2 和图 9-1-1）。

表 9-1-2　股骨近端假体周围骨折 Vancouver 分型系统

分型	位置	亚型
A	转子区域	A～G 大转子骨折 A～L 小转子骨折
B	环绕或位于假体柄远端	B1 假体稳定（固定良好） B2 假体不稳定（松动） B3 假体松动且骨量不足
C	位于假体柄远端	—

3.1.2　UCS 分型

该分型系统是 Clive Duncan 等学者基于国际通用的 AO/OTA 骨折脱位分型系统所提出的，是可应用于全身各部位的假体周围骨折通用分型系统（unified classification system，UCS）（图 9-1-2～图 9-1-4）。

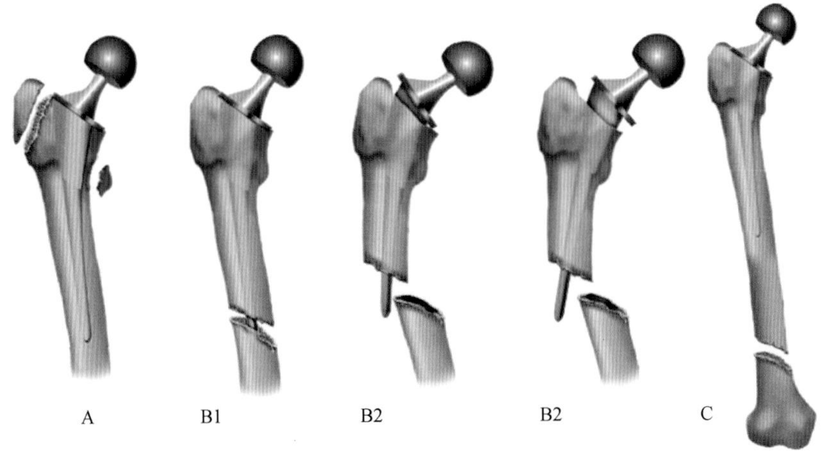

图 9-1-1　THA 股骨假体周围骨折的 Vancouver 分型系统

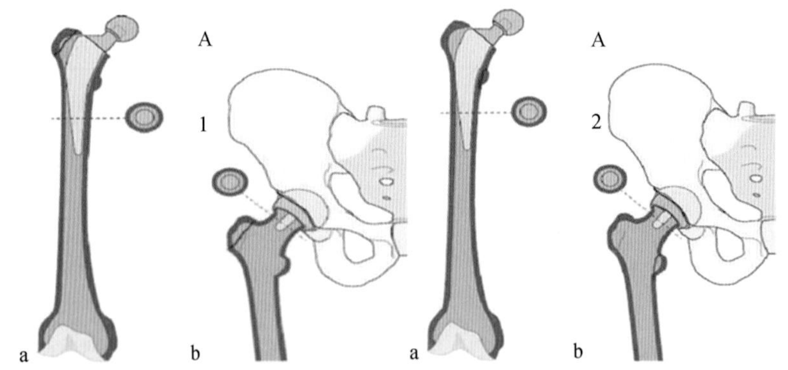

图 9-1-2　UCS 分型 A 型：累及股骨转子区（A1 型，累及大转子；A2 型，累及小转子）

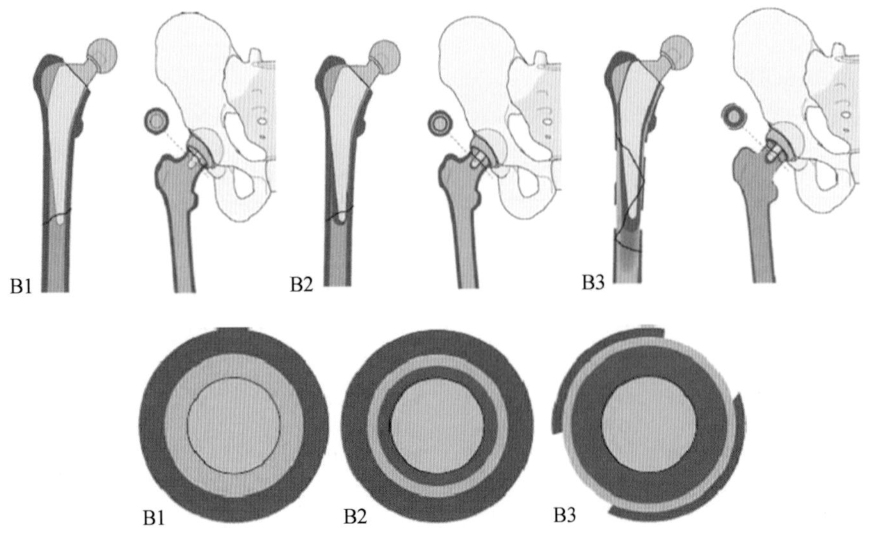

图 9-1-3　UCS 分型 B 型：此类骨折发生于假体柄周围或刚好位于假体柄远端，骨 - 假体界面受累。B1 型骨折假体柄固定良好，在所有三个 B 型骨折亚型中最为少见；B2 型骨折假体柄松动，通常松动发生于骨折之前，但也可能由于外伤引起松动；B3 型骨折假体柄松动伴有严重的骨量丢失。骨骼横截面示意图，显示不同的骨质量（B1，骨量良好，假体未松动；B2，骨量良好，假体松动；B3，骨量差或存在骨缺损，假体松动）

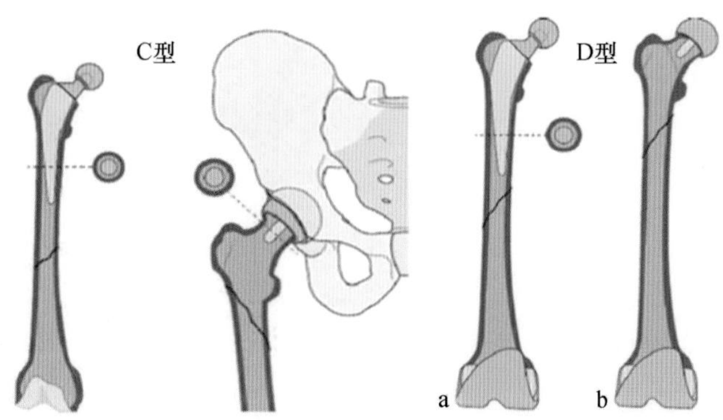

图 9-1-4　UCS 分型 C 型：累及假体柄远端的股骨；D 型：此类骨折最常累及髋关节和膝关节假体之间的股骨

3.2　TKA 的股骨假体周围骨折分型

3.2.1　Lewis 和 Rorabeck 分型

该分型是 TKA 术后股骨假体周围骨折最经典的分型系统（表 9-1-3 和图 9-1-5）。

表 9-1-3　股骨髁上骨折的 Lewis 和 Rorabeck 分型

骨折类型	特点
Ⅰ型	无移位骨折，假体稳定
Ⅱ型	骨折移位，假体稳定
Ⅲ型	假体松动，骨折移位或无移位

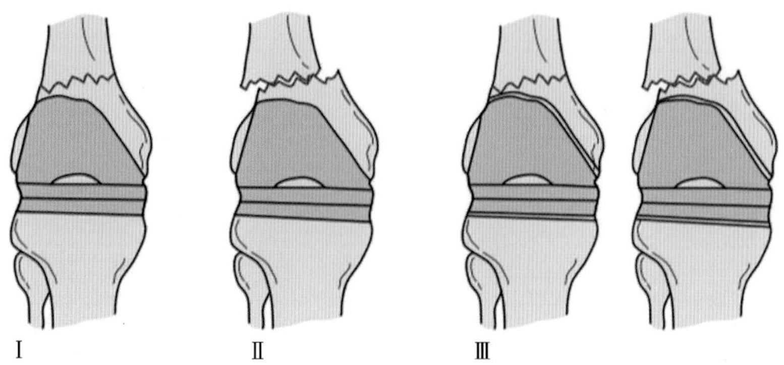

图 9-1-5　股骨髁上骨折的 Lewis-Rorabeck 分型系统

3.2.2　UCS 分型

UCS 分型见图 9-1-6。

3.2.3　Su 分型

Su 提出了一种基于骨折线位置的分型系统（图 9-1-7），根据不同的骨折线位置选择相应的翻修手术方式（图 9-1-8）。Ⅰ型：骨折线远离股骨假体，且位于其近端，该型骨折可以选

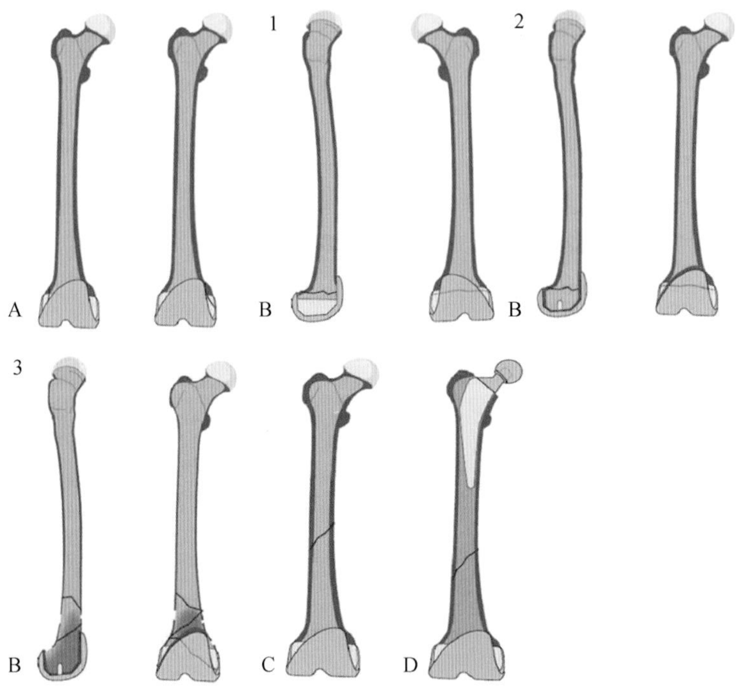

图 9-1-6 UCS 分型 A 型，股骨髁无移位骨折，由内翻或外翻损伤引起；B1 型，股骨假体固定良好，且骨折发生前患肢功能良好；B2 型，假体松动但骨量良好；B3 型，假体松动，骨量丢失严重；C 型，累及假体或假体柄近端股骨；D 型，此类骨折发生于髋关节和膝关节假体之间，属于假体间骨折

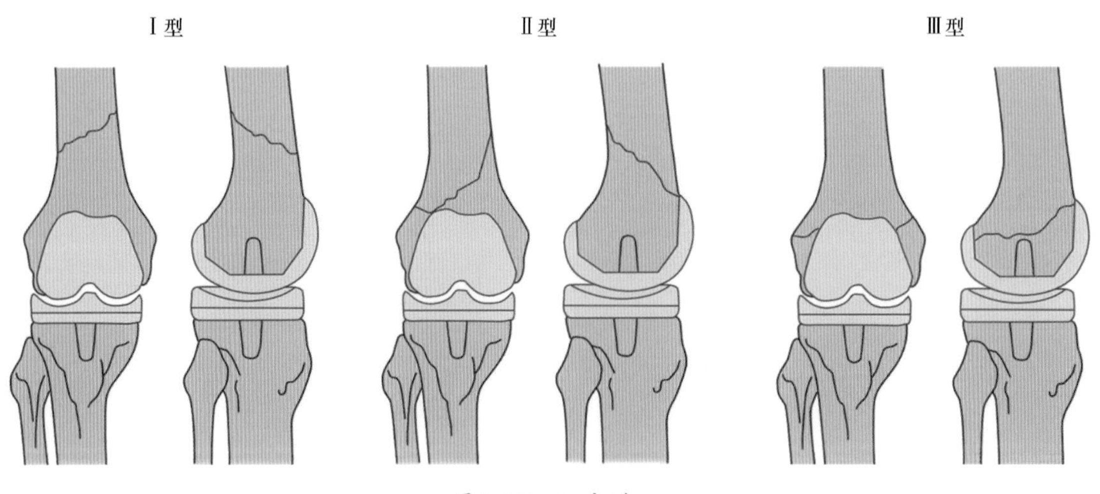

图 9-1-7 Su 分型

用髓内钉固定；Ⅱ型：骨折线起自股骨假体并向近端延伸，该型骨折选择髓内钉还是钢板更好，尚存在争议；Ⅲ型：任何骨折线位于股骨假体前翼以远的假体周围骨折，根据骨量多少和固定稳定性可选择钢板或翻修手术，该型不适用于髓内钉固定。当然，对于复杂的假体周围骨折，如明显的干骺端骨缺损，干骺端骨质和骨量较差，之前发生过骨折不愈合等情况，推荐选择关节置换翻修术。

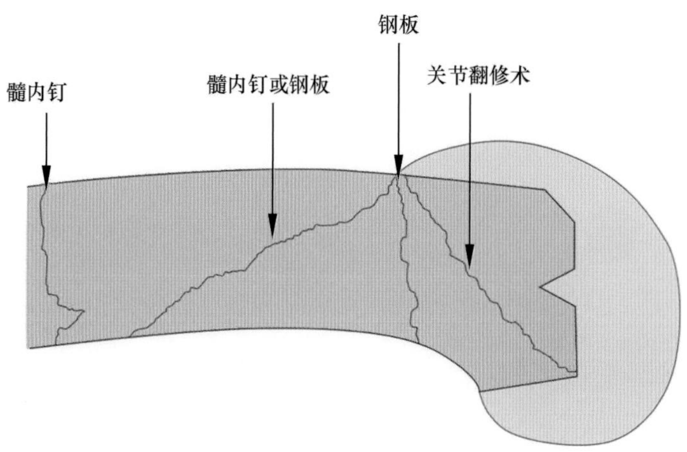

图 9-1-8　根据 Su 分型系统的不同分型选择对应的翻修手术方式

4. 假体周围骨折的诊断与评估

诊断假体周围骨折时，需要明确以下内容：受伤机制，骨折类型和假体的稳定性。同时，制订出相应方案预防手术后再次发生骨折。

4.1　患者评估

首先应明确是否存在明确的创伤性事件，即骨折的受伤机制。大部分假体周围骨折是由低暴力损伤所致，如跌倒。高暴力损伤所致的骨折多发于年轻患者。其次，明确患者的合并疾病，包括循环系统、呼吸系统、神经系统及精神状态，并在术前对患者进行 ASA 麻醉评分。然后，对患者受伤前状态进行评估，这有助于明确治疗目标，包括术后功能需求，患者的耐受性和依从性，以及术后处理活动的强度。最后，所有患者都应当筛查是否存在感染。

4.2　骨折与假体的评估

骨折与假体的评估主要依赖于 X 线和 CT 检查。X 线检查是诊断假体周围骨折必不可少的检查，能够快速有效地获得骨折和假体的信息，判断骨折类型。X 线检查应当包括假体全长及相邻关节。序贯的 X 线检查能够对假体松动情况进行诊断。通过与既往 X 线进行对比，可以发现假体的移位情况，从而判断是否存在无菌性松动及骨缺损。相比 X 线，CT 三维重建能够更为直观地观察假体和骨之间的关系，有助于假体稳定性的判断，尤其对于 B 型骨折。并且，CT 对于骨缺损的评估相较普通 X 线更为精确，但假体所造成的伪影可能会影响骨量的判断。

5. 治疗原则

假体周围骨折的治疗较常规的骨折更为复杂，需要考虑的因素更多：患者年龄及合并疾病；极差的骨量、骨溶解或缺损；解剖形态异常；可能需要同时对假体和骨折进行处理。手术前应详细评估以下几个方面的问题：①骨折线的位置，及其和假体之间的关系；②假体是否稳定，包括在骨折发生前骨 - 假体界面是否稳定，或骨折发生后是否会造成假体不稳定；③残留的骨量和骨质，包括残留的骨量和骨质是否足以支撑假体，是否足以实施骨折固定，是否需要行大面积重建翻修手术；④是否合并感染。手术治疗的目标为恢复骨的连续性，恢复患肢的负重能力，以期望患者尽早进行功能锻炼，避免卧床和制动带来的一系列并发症。

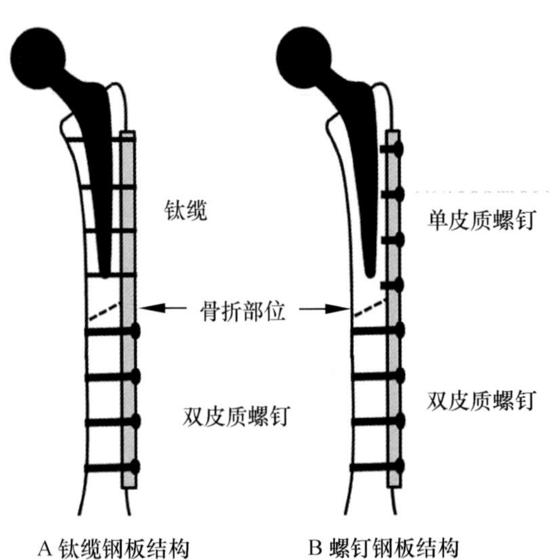

图 9-1-9 Ogden 构造中，在骨折近端采用钢丝捆绑固定接骨板，远端采用双层皮质螺钉固定（A），使接骨板更加贴附，避免因单层皮质固定所造成的抗拔出力不足（B）

目前，假体周围骨折常用的治疗方式有以下几种：非手术治疗、钢板、髓内钉、捆绑带环扎术和关节置换翻修手术。除了极少数移位不明显且稳定的假体周围骨折外，其他患者均应当行手术治疗。当然，如果患者合并严重的内科合并症不能耐受手术，或患者伤前长期卧床没有功能需求时，可以考虑行非手术治疗。

捆绑带环扎术是假体周围骨折治疗中重要的辅助固定方式，有时也可以独立应用。其手术适应证包括：① 术中 / 术后股骨假体周围劈裂骨折；② 接骨板近端辅助固定（Ogden 构造，图 9-1-9）；③ 近端预捆，预防骨折发生。

当骨折发生于假体稳定的患者时，应考虑使用内固定（钢板或髓内钉）治疗，同时评估骨折两端残留的骨量足够内固定把持。钢板联合捆绑带固定是最常用的固定方式，其适用于假体稳定且骨量充足的 UCS B 型和 C 型的骨折（图 9-1-10 和图 9-1-11）。如果 TKA 术

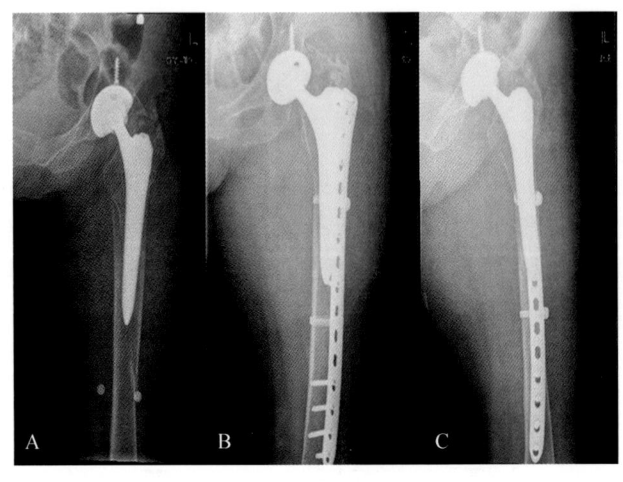

图 9-1-10 人工全髋关节置换术后股骨假体周围骨折

A. 术前 X 线显示股骨柄尖端股骨骨折；B、C. 选用最长的 LISS-PF（右侧 / 对侧）反向使用，在骨折近端采用单皮质锁定螺钉固定，远端按照锁定接骨板应用原则进行固定，在假体部分和骨折端使用捆绑带收紧固定

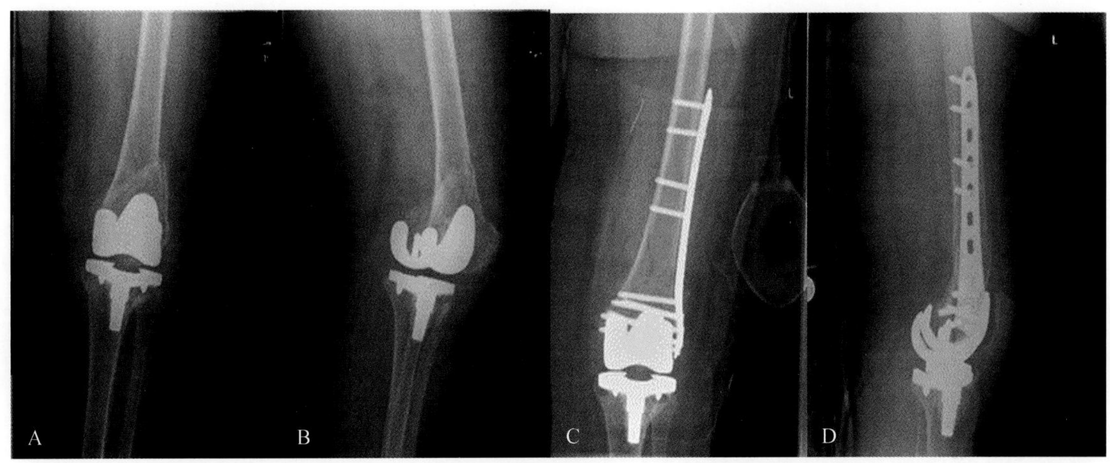

图 9-1-11　股骨远端假体周围骨折患者行钢板螺钉内固定的术前及术后 X 线

后股骨髁上区域骨缺损严重或内侧结构明显失去支撑，则应当使用异体骨板或内侧接骨板进行支撑。采用双钢板治疗，应在外侧使用较长的接骨板，内侧辅助短接骨板，双侧接骨板的近端不应在同一平面，以避免应力集中发生骨折（图 9-1-12）。而髓内钉则主要用于 TKA 术后患者，其适用于 Rorabeck 型 Ⅰ 和 Ⅱ 型，或 UCS C 型和部分 B 型，或 SU 分型 Ⅰ 和 Ⅱ 型（图 9-1-13）。

当原有的假体稳定性丧失，应考虑实施关节置换翻修术。其主要手术适应证为 UCS B 型骨折，残留的骨量应能够为翻修假体提供足够的稳定性。对于部分 UCS C 型骨折，也可使用长柄假体跨域骨折断端。对于股骨头表面置换，即使假体稳定，由于残余股骨颈的血供已经在骨折时发生了破坏，也应当进行翻修术。当假体翻修后，如骨折仍然无法获得足够的稳定性，应当附加内固定。

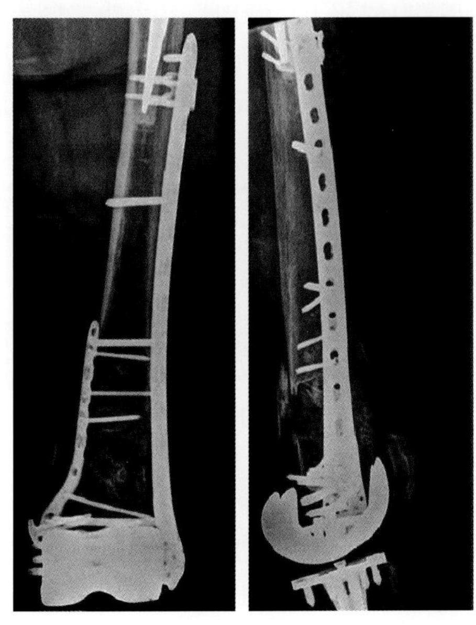

图 9-1-12　股骨远端假体周围骨折采用双侧接骨板治疗

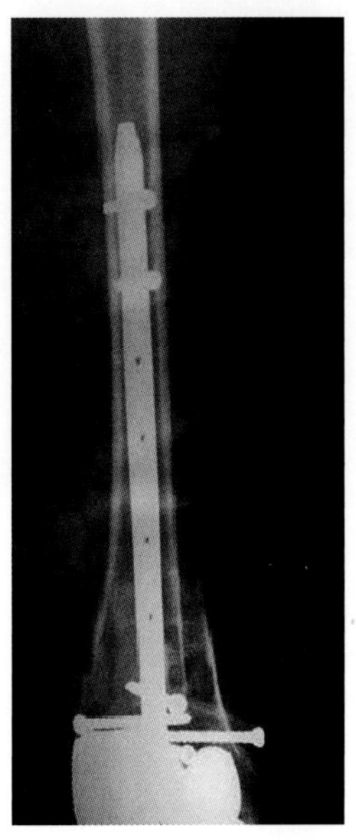

图 9-1-13　股骨假体周围骨折逆行髓内钉固定

6. 髓内钉在假体周围骨折中的临床应用

逆行髓内钉主要适用于全膝关节置换术后股骨远端假体周围骨折。对于骨量良好、骨折类型稳定且先前为股骨开放式假体的患者，采用髓内钉固定治疗假体周围骨折其临床预后更好。

应用于假体周围骨折时，髓内钉有诸多优势：①作为一种轴心固定方式，髓内钉固定后使骨折断端出现多方向的应力刺激，有利于刺激骨痂形成，实现二期骨折愈合；②逆行髓内钉置入的过程中组织剥离更小，且允许通过先前的膝正中入路实现置钉，可以降低某些潜在的软组织并发症；③患肢允许早期的功能锻炼和负重活动，从而减少关节僵直的发生；④骨折愈合高，所需时间短。一些小样本的回顾性研究显示，采用髓内钉治疗假体周围骨折，其骨折愈合率接近 100%，骨折愈合时间为 12～16 周。

当然，一些不能克服的客观因素限制了髓内钉在假体周围骨折中的应用。其中最主要的原因是患者体内先前股骨假体类型，其次是骨折类型，以及骨折线和假体之间的位置关系。对于闭合式股骨假体，会导致无法使用髓内钉。当股骨假体髁间过于狭窄时，会限制髓内钉可用的直径。对于股骨髁间切迹过于偏后的假体及后叉韧带保留性膝关节假体，采用髓内钉会增加手术置入的难度，并且过度偏后的进钉点可能会导致反弓畸形。对于早年接受 TKA 的患者，其假体类型并不明确，这时钢板固定相比髓内钉更好。对于粉碎性骨折或长斜形不稳定型骨折，髓内钉固定不能获得足够的稳定性。当骨折线位于股骨假体前翼以远时，由于股骨远端残存的骨量不足，髓内钉固定也并不适用。假体周围的骨量丢失和宽大的干骺端结构会导致髓内钉固定的稳定性不足和复位丢失，增加骨折不愈合和畸形愈合的风险。当同侧肢体也接受过髋关节置换术时，即使 TKA 为股骨开放式假体，也并不适合单纯采用逆向髓内钉进行固定，因为这样会造成局部明显的应力集中，容易再次骨折。

虽然钢板在假体周围骨折方面适应证更多，且临床应用时间更长，但是髓内钉仍有着独特的优势。生物力学研究显示，在循环的轴向应力载荷下，髓内钉和钢板之间未见明显差异。术后并发症方面，钢板并未表现出明显的优势。有些临床研究还发现钢板术后骨折不愈合率要高于髓内钉术后。当然，髓内钉术后骨折畸形率高于钢板术后。这可能和先前存在的假体导致进钉点选择困难、干骺端髓腔宽大导致髓内钉摆动过大，以及股骨假体存在导致可用的远端交锁螺钉数量减少有关。随着阻挡钉技术、捆绑带环扎技术等辅助方式的进步和提高，髓内钉在这方面的不足在逐渐被弥补。

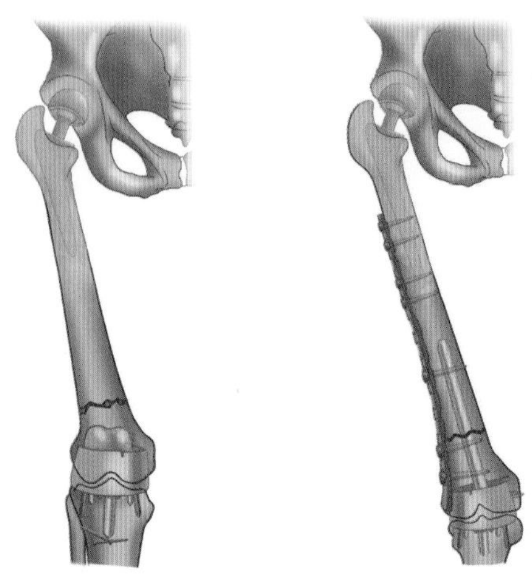
图 9-1-14 逆行髓内钉联合长钢板治疗假体周围骨折

对于一些严重肥胖（BMI>25），或严重骨质疏松，或两者均合并存在的假体周围骨折患者，单纯某一种内固定方式不能提供足够的稳定性。这时，可以采用髓内钉联合钢板对假体周围固定进行骨折（图 9-1-14）。这种组合式固定方式能够提供更好的力学稳定性，它既发挥了髓内钉轴向稳定性良好的力学优势，又避免了局部应力集中导致的骨折，强大的力学稳定性有利于实现快速康复的目标。

随着创伤骨科医师和关节外科医师之间的交流越来越密切，假体周围骨折的整体治疗策略会越来越优化。患者功能需求的增加和接受关节置换术年轻化使得我们将面对这样一类患者人群：他们 50 岁时接受了关节置换，70 岁左右在假体周围出现严重的骨质疏松并成为假体周围骨折的高危人群，当他们进入 80 岁以后，假体周围骨折将成为其主要的并发症。而这部分患者的老龄化将成为其手术治疗的主要障碍，也是导致围术期死亡的主要因素。因此，如何制订出最优的方案，以最小的创伤实现骨折的治疗，成为亟待解决的问题。

假体和内固定物设计的改变，使其能够更好地适应未来治疗的需求，可能是一种有效的解决办法。全膝关节假体的股骨侧设计时都应为开放式假体，并为髓内钉置入预留合适的进钉点。全髋关节假体的股骨假体柄近端和远端都预制交锁螺钉孔，可以使其用于一些 UCS B 型骨折治疗。辛迪思公司有一款逆行插入的髓内钉，可以用于髋关节置换术后部分 UCS B 型假体周围骨折（见图 9-1-15）。该逆行髓内钉通过近端开槽，使其在插入髓腔后能够和股骨假体柄的远端连接并相匹配，必要时辅以捆绑带技术加强固定，实现假体周围骨折的固定和治疗。

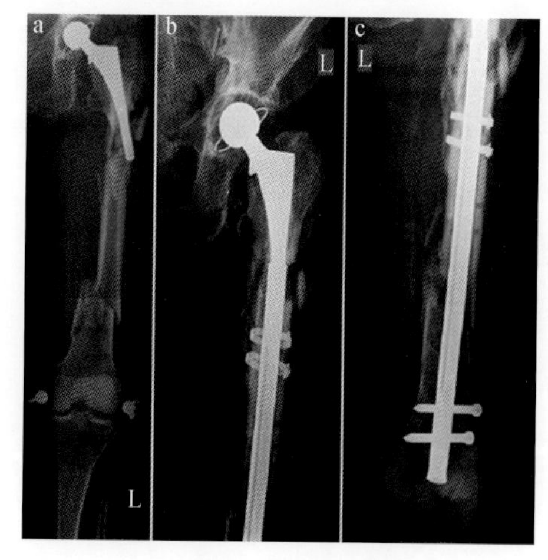

图 9-1-15　AO slotted universal femur nail 用于治疗髋关节置换术后 B 型假体周围骨折

总之，髓内钉已经成功用于一些特定的假体周围骨折患者。合理地选择髓内钉的手术适应证，有利于提高手术的成功率。其主要取决于以下 4 个方面。

（1）骨折的位置和类型：骨折线越靠近近端，越可以选择髓内钉；短横行的骨折更倾向选择髓内钉，长斜形或粉碎性骨折推荐钢板固定。

（2）患者因素：患者年龄、术前 ASA 评级、先前的手术切口、先前膝关节的活动范围、是否能够耐受长期制动，以及同侧髋关节是否接受置换手术是重要的影响因素。髓内钉能够减少手术创伤，能够使患者更加耐受手术治疗；有效利用先前手术切口，避免软组织再次损伤；关节内操作，有利于同时改善关节活动度；允许早期活动，避免患者术后长期制动。当然，如果同侧合并髋关节置换，则不推荐选择髓内钉。

（3）假体因素：术前须评估股骨侧假体和髓内钉的相容性。闭合式的股骨假体是髓内钉的绝对禁忌证。一些类型的假体（如 Nexgen CR，Genesis Ⅱ CR 和 TC Plus CR）会使进钉点过度偏后，导致髓内钉置入困难和骨折复位失败。后交叉韧带保留型假体，其髓内钉进钉点也偏后，常位于 Blumensaat 线之后，会导致后交叉韧带医源性损伤。

（4）手术技术因素：仔细的术前计划和良好的术中操作能够最大限度地发挥髓内钉的优势，减少和弥补其不足。术前通过股骨假体曲度和前后最大径评估髓内钉的进钉点位置。术中通过透视和关节切开确保正确的进钉点，以避免外翻和后弓畸形。远端多平面交锁固定和静态锁定也会提高固定的稳定性，促进骨折愈合。相比短髓内钉，长髓内钉可提供更好的力学稳定性，避免雨刷器效应和局部应力骨折。术中扩髓时，取出原有的聚乙烯衬垫，以提供更好的手术视野，并准备新的聚乙烯衬垫以备更换。

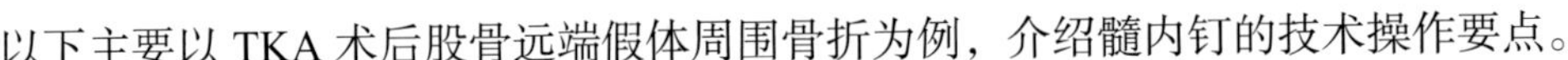

7. 手术技术

以下主要以 TKA 术后股骨远端假体周围骨折为例，介绍髓内钉的技术操作要点。

7.1 逆行髓内钉在 TKA 术股骨假体周围骨折中的操作要点

如果计划采用逆行髓内钉固定假体周围骨折，术前应准备以下器械：①股骨逆行髓内钉系统；②钛缆或捆绑带系统；③阻挡钉；④有时，术前无法确定股骨假体类型（闭合式或开放式，见图 9-1-16），或是无法确认假体髁间距离是否适合置入髓内钉，或是无法确认假体松动，我们推荐术前应同时准备股骨远端接骨板系统和翻修假体。

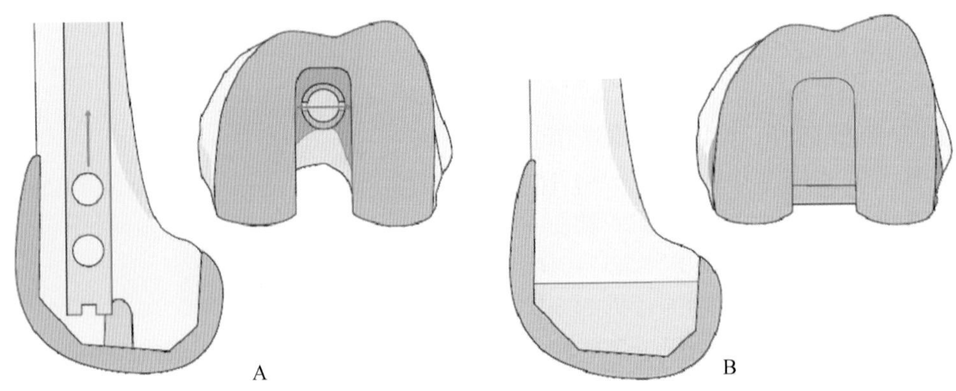

图 9-1-16 髁间开放式假体（A）可以使用逆行髓内钉进行骨折固定；髁间封闭式假体（B）仅可使用接骨板固定

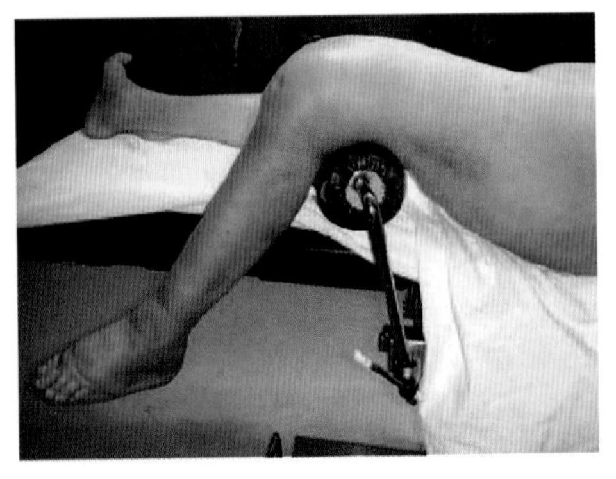

图 9-1-17 患侧膝关节屈曲，小腿下垂

采用全身或硬膜外麻醉；患者取平卧位；患侧膝关节下垂（见图 9-1-17）或使用膝关节屈曲位体位架。通常取原手术切口的中间部分，切开皮肤。劈开髌腱，或切开髌骨内侧支持带，将髌腱向外侧牵拉，显露假体和髁间进针点。

正确的逆行髓内钉进钉点是骨折复位和固定的重要保障。但由于关节假体的存在，使髓内钉的进钉点不得不向后偏离标准位置。这时，选用远端自带 4°～5° 前弓的髓内钉更适合于假体周围骨折。采用长的髓内钉，其近端应位于股骨小转子水平以近，通过股骨峡部和非峡部近端 1/3 交界部位限制假体的摆动，以提供更好的稳定性。

在假体周围骨折中，骨折的复位往往比较困难，这在髓内钉固定时更为常见。牵引器、捆绑带、阻挡钉和 Schanz 钉（摇杆技术）都是重要的复位手段，其中以阻挡钉最为重要。当局部骨质疏松严重时，即使进钉点正确且扩髓通道正确，当髓内钉主钉置入到宽大的干骺端时，依然会出现主钉进入假道的情况，从而继发复位丢失。阻挡钉可以起到良好的维持复位作用。在前后方向置入阻挡钉预防过伸过屈畸形，在内外位置入阻挡钉预防内外翻畸形，使主钉沿预定的轨迹进入髓腔，避免骨折复位丢失。事实上，股骨远端假体周围骨折更常见的是过伸和外翻畸形，所以在前方和外侧分别置入 1 枚阻挡钉，就可以起到预防畸形的作用。

主钉置入完成后，应进行交锁螺钉固定。远端推荐 3～4 枚螺钉固定，近端推荐 2 枚螺钉固定。除非有假体阻挡，所有交锁螺钉均应双皮质固定。对于远端交锁螺钉，应准确测量所需螺钉长度，避免长度过长造成膝关节内侧软组织激惹。

髓内钉固定完成后，应在透视下检查髓内钉远端和假体的关系，确保其在假体平面以近。有时，由于假体影像的阻挡，即使是正确的侧位像也无法明确髓内钉的深度是否合适。这时，我们推荐采用直视下观察或是用手指进行探查，明确两者之间关系，避免髓内钉置入过浅所致的关节活动受限或假体磨损。

7.2　捆绑带环扎技术（见图 9-1-18）

临床上常用的捆绑带包括钛缆和钢丝。其手术操作要点如下：①沿骨面少量剥离软组织，创建捆绑带通道；②使用合适尺寸的钢丝引导器穿过软组织通道；③将双股钢丝 / 钛缆的末端挂在钢丝引导器上，顺弧度抽出引导器；④将钢丝 / 钛缆的双侧末端交叉锁紧。采用不同的固定物环扎，其最后收紧固定阶段的要点也不一样。如果使用钢丝捆绑，在锁紧时应使用持针钳夹住钢丝的两侧末端，垂直骨面提起，同时旋转锁紧，直至钢丝交叉处贴紧骨面，剪断钢丝后将残端贴紧骨面，避免产生局部的软组织损伤。选择钛缆时，应使用专门的钛缆收紧器械，并使用专用锁扣进行固定。

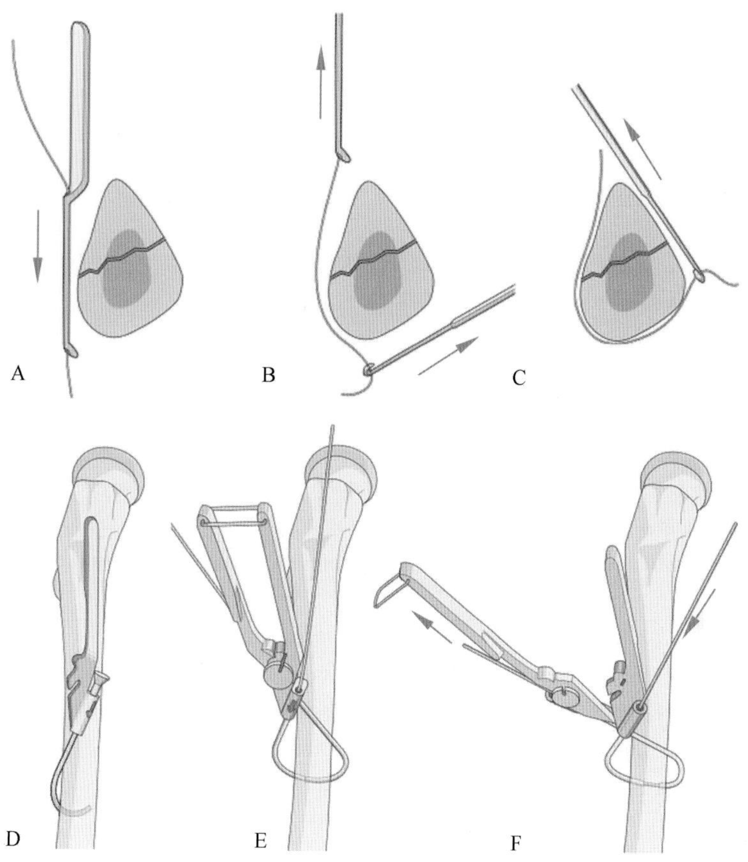

图 9-1-18　捆绑带环扎术示意图

8. 术后处理

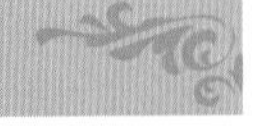

如无抗凝禁忌，术后应常规应用抗凝药物预防静脉血栓形成。术后即可开始髋关节及膝关节的无负重功能锻炼，加强股四头肌肌力训练，并避免膝关节屈曲畸形。对于合并重度骨质疏松或粉碎性骨折的患者，建议其术后4～6周开始逐步恢复下肢负重训练。当然，如果医师判断骨量良好且固定牢固，可以建议患者更早地负重活动。CPM机在术后功能锻炼中有重要的价值，其训练目标应参考患者术前患肢功能状态和活动范围。早期关节腔穿刺抽液有利于提高患者对功能锻炼的耐受性。何时可以提高负重活动量并完全去拐负重，应根据术后临床和影像学的复查情况决定。

（张 伟 张 卓 郭 徽）

参考文献

[1] 唐佩福，张立海．假体周围骨折[M]．济南：山东科学技术出版社，2015.

[2] Berry DJ. Epidemiology: Hip and knee [J]. Orthop Clin North Am, 1999, 30(2): 183-190.

[3] Franklin J, Malchau H. Risk factors for periprosthetic femoral fracture [J]. Injury, 2007, 38(6): 655-660.

[4] Chevillotte CJ, Ali MH, Trousdale RT, et al. Inflammatory laboratory markers in periprosthetic hip fractures [J]. J Arthroplasty, 2009, 24(5): 722-727.

[5] Lindahl H, Malchau H, Herberts P, et al. Periprosthetic femoral fractures classification and demographics of 1049 periprosthetic femoral fractures from the Swedish National Hip Arthroplasty Register [J]. J Arthroplasty, 2005, 20(7): 857-865.

[6] Beals RK, Tower SS. Periprosthetic fractures of the femur. An analysis of 93 fractures [J]. Clin Orthop, 1996, (327): 238-246.

[7] Zalzal P, Gandhi R, Petruccelli D, et al. Fractures at the tip of long-stem prostheses used for revision hip arthroplasty [J]. J. Arthroplasty, 2003, 18(6): 741-745.

[8] Su ET, DeWal H, Di Cesare PE. Periprosthetic femoral fractures above total knee replacements [J]. J Am Acad Orthop Surg, 2004, 12(1): 12-20.

[9] Cook RE, Jenkins PJ, Walmsley PJ, et al. Risk factors for periprosthetic fractures of the hip: A survivorship analysis [J]. Clin Orthop Relat Res, 2008, 466(7): 1652-1656.

[10] Singh JA, Jensen MR, Harmsen SW, et al. Are gender, comorbidity, and obesity risk factors for postoperative periprosthetic fractures after primary total hip arthroplasty? [J]. J Arthroplasty, 2013, 28(1): 126-131.

[11] Singh JA, Jensen MR, Lewallen DG. Patient factors predict periprosthetic fractures after revision total hip arthroplasty [J]. J Arthroplasty, 2012, 27(8): 1507-1512.

[12] Streit MR, Merle C, Clarius M, et al. Late peri-prosthetic femoral fracture as a major mode of failure in uncemented primary hip replacement [J]. J Bone Joint Surg Br, 2011, 93(2): 178-183.

[13] Kolb W, Guhlmann H, Windisch C, et al. Fixation of periprosthetic femur fractures above total knee arthroplasty with the less invasive stabilization system: A midterm follow-up study [J]. J Trauma, 2010, 69(3): 670-676.

[14] Li CH, Chen TH, Su YP, et al. Periprosthetic femoral supracondylar fracture after total knee arthroplasty with navigation system [J]. J Arthroplasty, 2008, 23(2): 304-307.

[15] Ng VY, Arnott L, McShane M. Periprosthetic femoral condyle fracture after total knee arthroplasty and saline-coupled bipolar sealing technology [J]. Orthopedics, 2011, 34(1): 53.

[16] Lewis PL, Rorabeck CH. Periprosthetic Fractures//Engh GA, Rorabeck CH, eds. Revision total knee arthroplasty [M]. Baltimore, MD: Williams & Wilkins, 1997: 275-295.
[17] Rorabeck CH, Taylor JW. Classification of periprosthetic fractures complicating total knee arthroplasty. Orthop Clin North Am, 1999, 30(2): 209-214.
[18] Meek RM, Norwood T, Smith R, et al. The risk of peri-prosthetic fracture after primary and revision total hip and knee replacement [J]. J Bone Joint Surg Br, 2011, 93(1): 96-101.
[19] Mont MA, Maar DC. Fractures of the ipsilateral femur after hip arthroplasty. A statistical analysis of outcome based on 487 patients [J]. J Arthroplasty, 1994, 9(5): 511-519.
[20] Mont MA, Seyler TM, Ulrich SD, et al. Effect of changing indications and techniques on total hip resurfacing [J]. Clin Orthop Relat Res, 2007, (465): 63-70.
[21] Alden KJ, Duncan WH, Trousdale RT, et al. Intraoperative fracture during primary total knee arthroplasty [J]. Clin Orthop Relat Res, 2010, 468(1): 90-95.
[22] Kim KT, Lee S, Cho KH, et al. Fracture of the medial femoral condyle after unicompartmental knee arthroplasty [J]. J Arthroplasty, 2009, 24(7): 1143-1144.
[23] Lesh ML, Schneider DJ, Deol G, et al. The consequences of anterior femoral notching in total knee arthroplasty. A biomechanical study [J]. J Bone Joint Surg Am, 2000, 82-A(8): 1096-1101.
[24] Peters CL, Hennessey R, Barden RM, et al. Revision total knee arthroplasty with a cemented posterior-stabilized or constrained condylar prosthesis: A minimum 3-year and average 5-year follow-up study [J]. J Arthroplasty, 1997, 12(8): 896-903.
[25] Tsiridis E, Spence G, Gamie Z, et al. Grafting for periprosthetic femoral fractures: Strut, impaction or femoral replacement [J]. Injury, 2007, 38(6): 688-697.
[26] Shimmin AJ, Back D. Femoral neck fractures following Birmingham hip resurfacing: A national review of 50 cases [J]. J Bone Joint Surg Br, 2005, 87(4): 463-464.
[27] Chettiar K, Jackson MP, Brewin J, et al. Supracondylar periprosthetic femoral fractures following total knee arthroplasty: Treatment with a retrograde intramedullary nail [J]. Int Orthop, 2009, 33(4): 981-985.
[28] Gliatis J, Megas P, Panagiotopoulos E, et al. Midterm results of treatment with a retrograde nail for supracondylar periprosthetic fractures of the femur following total knee arthroplasty [J]. J Orthop Trauma, 2005, 19(3): 164-170.
[29] Han HS, Oh KW, Kang SB. Retrograde intramedullary nailing for periprosthetic supracondylar fractures of the femur after total knee arthroplasty [J]. Clin Orthop Surg, 2009, 1(4): 201-206.
[30] Wick M, Muller EJ, Kutscha-Lissberg F, et al. Periprosthetic supracondylar femoral fractures: LISS or retrograde intramedullary nailing? Problems with the use of minimally invasive technique [J]. Unfallchirurg, 2004, 107(3): 181-188.
[31] Heckler MW, Tennant GS, Williams DP, et al. Retrograde nailing of supracondylar periprosthetic femur fractures: A surgeon's guide to femoral component sizing [J]. Orthopedics, 2007, 30(5): 345-348.
[32] Althausen PL, Lee MA, Finkemeier CG, et al. Operative stabilization of supracondylar femur fractures above total knee arthroplasty: A comparison of four treatment methods [J]. J Arthroplasty, 2003, 18(7): 834-839.

第2节 病理性骨折

1. 概述

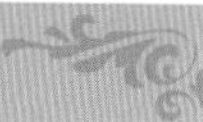

对于健康人群，骨折常由高能量损伤所致。然而，当骨的强度因为某种原因出现下降

时，患者在日常生活中或低能量损伤条件下也会发生骨折，这就是病理性骨折。这种骨折发生在正常骨质结构变弱的骨骼上，是局部或播散性恶性疾病的表达和结果。临床医师应该警惕病理性骨折，对其病因进行鉴别诊断，并制订合理的治疗方案。

病理性骨折最常见的原因是原发性和继发性骨质疏松症，该种类型的病理性骨折不在本章节的讨论范围内。除了骨质疏松外，原发性良、恶性骨肿瘤和转移癌是病理性骨折的常见病因。良性骨肿瘤，如动脉瘤样骨囊肿、纤维发育不良、内生软骨瘤等，骨折前大多无症状。原发恶性骨肿瘤，如骨肉瘤、尤文肉瘤等，病理性骨折往往出现在青少年患者，骨折之前具有疼痛，常为夜间痛。

对于非骨肿瘤癌症患者，由于综合治疗水平的提高，其生存率和生存时间获得了显著改善，患者的寿命也随之延长。相应地，骨转移性疾病和继发病理性骨折发生率也相应增加。流行病学显示，约 50% 以上的肿瘤可以转移至骨骼。易于发生骨转移的癌症包括晚期支气管癌、骨髓增生异常疾病、乳腺癌、前列腺癌、肾脏癌和甲状腺癌，其中乳腺癌的发病率最高，可达 50%～85%，其次是前列腺癌和肺癌（约 50%）。最常见的骨转移部位，包括脊柱、骨盆、肋骨、股骨和肱骨。其中，髓内钉主要应用于股骨和肱骨的病理性骨折。骨转移癌的病变性质取决于原发肿瘤的性质，约 75% 的转移瘤为溶骨性，10% 为成骨性，15% 为混合性。肺、肾和甲状腺癌的转移大多是完全溶骨性的。乳腺癌转移可表现为溶骨性或溶骨成骨混合型。前列腺癌骨转移常表现为成骨性。

2. 病理性骨折手术治疗的现状

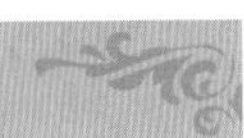

2.1 常用的手术方式

长骨病理性骨折是肿瘤患者（尤其是恶性肿瘤晚期患者）最令人烦恼和痛苦的并发症之一。为了达到充分缓解局部疼痛和改善生活质量的目的，对于即将发生或急性的病理性骨折应行手术治疗，这成为肿瘤患者综合治疗的重要组成部分。

根据病理性骨折的治疗时机分为两种：发生骨折后的固定和预防性固定。一般来说，由于长骨骨转移引起的病理性骨折大多是一种渐进性和全身性癌症的症状，治疗的目的并不是彻底根治，骨折发生后才需要处理。然而，预防性固定可以避免与骨肿瘤进展相关的疼痛和功能障碍。研究显示，即将发生骨折的患者在接受预防性固定手术后，生存期比完全性病理性骨折患者要长 5.9 个月。预防性固定的手术时机比较难以把握，多种评价系统用于指导临床医师对该技术的应用。

Fidler 等发现即将发生病理性骨折的患者骨折发生率与直径的破坏比例相关；当肿瘤破坏骨直径＞ 50% 时，具有较高的自发性骨折风险，需要进行预防性内固定。Harrington 等提出关于股骨近端预防性固定的标准：超过 50% 的骨干直径受累，病变直径超过 2.5cm，放疗后疼痛和小转子骨折。此外，Mirels 等所提出的评分标准涉及以下 4 个方面：病变部位、主观疼痛、成骨或溶骨特征和病变尺寸。评分为 7 分或更高的患者，应推荐进行预防性固定（表 9-2-1）。

表 9-2-1　骨折预防性固定的 Mirels 标准

	评分		
	1 分	2 分	3 分
部位	上肢	下肢	粗隆间
疼痛	轻度	中度	功能性
病变	成骨性	混合性	溶骨性
周径	＜1/3	1/3～2/3	>2/3

许多方法已被用来治疗长骨的病理性骨折，其治疗方案包括非手术治疗、肿瘤特制人工关节置换术、采用或不采用增强物的钢板和髓内钉固定。非手术治疗绝大多数情况下不会使骨折愈合，且患者疼痛缓解很少，也不会有相关的功能恢复。单独放疗可以减轻疼痛，但可能会进一步延缓骨折愈合和功能恢复。因此，非手术治疗不是合适的选择。只有在患者的全身情况差且不能耐受麻醉和手术、预期寿命有限时，才不得以采用非手术治疗。

肿瘤特制人工关节置换术对位于干骺端或骨骺区的骨折是一种有效的治疗方法。该技术尤其适用于股骨近端、肱骨近端、股骨远端和胫骨近端。广泛的病变切除后，通过肿瘤假体桥接巨大的骨缺损，术后患者疼痛缓解明显，功能恢复良好，多数情况下允许即刻或早期的全负重功能锻炼。然而，该技术的缺点在于对手术技术要求较高，手术时间长，出血多，手术创伤大，而且感染和复发性脱位可能也是严重的并发症。

切开复位钢板内固定在长骨病理性骨折的治疗中是一种确切的选择方式。该方法需要对肿瘤部位切开，可能的情况下，为减少局部肿瘤体积，对转移性病变进行切除术是必要的。当病变范围过大且位置靠近干骺端时，病变的扩大切除会使钢板固定无法获得良好的稳定性。为了获得坚固的固定结构，需要大段同种异体骨移植，并在此基础上使用长钢板和多枚螺钉来进行固定；水泥强化可增加固定稳定性；有时可能需要进行环扎等额外操作。但是，相比髓内钉固定，钢板螺钉内固定的手术创伤更大，切口更长，出血更多，同种异体骨不易和自体骨组织发生愈合，存在较高的免疫排斥和感染风险，最终增加内固定失效风险。

2.2　髓内钉固定的现状

长骨骨干病理性骨折常见于老年患者，且病灶性质多为溶骨性，因此交锁髓内钉是一种良好的治疗选择，多应用于肱骨和股骨。与钢板固定相比，髓内钉具有明显的临床和生物力学优势。该手术可获得即时和充足的稳定性，缓解疼痛明显，功能恢复良好。髓内钉置入物沿生物力学力线插入，骨与置入物匹配良好。骨折部位不一定都需要打开，手术入路和技术创伤小。该手术大多耐受良好，患者活动和功能恢复迅速。Piccioli 等指出，在肱骨病理性骨折进行固定，相比髓内钉，钢板具有较高的桡神经损伤风险，固定长度相对较短。Damron 等的研究表明，在尸体模型上，对于肱骨干中段 1/3 即将发生的骨折，交锁髓内钉与钢板相比具有生物力学优势。

然而，选择闭合性置钉还是开放性置钉技术应取决于肿瘤进展的程度。一般的原则是：选择闭合的髓内钉置钉技术前提是肿瘤已经全身扩散，且肿瘤进展的速度并不取决于骨折的固定技术。这主要是因为：①闭合操作在把髓内钉置入髓腔时将相当数量的肿瘤组织推向远端，这有可能会造成肿瘤通过髓腔加速转移和扩散；②髓内压增高可能会增加全身血管肿瘤栓塞的风险，导致急性肺水肿，使恶性疾病的进展可能会加快。Choong 提到，许多外科和麻醉策略中，应高度警惕含骨肿瘤髓内操作手术过程中的心肺并发症，这可能是最重要的预防措施。这包括对骨折部位的轻柔操作，必要时轻微扩髓，并避免髓内出现高压峰值。肿瘤刮除或整块切除可能也可作为一种方法。也有学者提出对于稳定急性或即将发生的股骨病理性骨折髓内钉固定和扩髓时，应使用 RIA 系统行减压扩髓。该系统一方面避免了扩髓过程中髓内压力增高，另一方面在负压下冲洗时去除了大部分的转移瘤。

对于即将发生的长骨病变是否进行髓内钉预防性固定也尚存争议。Kerr 等观察到在 3 例二次进行髓内钉插入的患者术中心脏停搏率为 100%，因此他们认为即将发生骨折的患者手术死亡风险最高。Moon 等回顾性分析了 16 例股骨近端、肱骨和胫骨即将发生骨折和已经发生骨折的患者，进行预防性和治疗性扩髓髓内钉治疗。出院前死亡 3 例，其中 2 例患者死亡原因考虑为肺部并发症，这些并发症被认为与髓内钉手术直接相关。最后，Moon 等观察到的死亡率与单根髓内钉治疗的死亡率没有明显差别，即将发生骨折的患者并不比完全骨折的风险高。因此，对于多发性即将发生的或急性病理性长骨骨折的患者，外科手术是一项挑战。这些患者通过手术实现了骨折固定和治疗，同时也承受着高负荷的肿瘤或脂肪栓塞风险，使围术期心肺并发症的发生和死亡率也相应更高。

但是，存在以下情况时，不应选择髓内钉固定：①骨骺或干骺端溶骨性病变，不应采用髓内钉固定，这是因为近端或远端较短的骨段难以获得可靠和持久的固定。②对于成骨性病变，髓腔常不易通过或被占位且骨质易碎，也不适合髓内钉。③先前存在的内置物可能会影响髓内钉的选择。例如，当人工关节假体存在时，由于进钉点被堵塞和髓腔被占据，使髓内钉置入技术上不可能实现。这时，采用增强植骨或不植骨的接骨板固定或更换肿瘤假体应被视为治疗的首选。④当转移性骨病变为单发，应行根治性切除术，并不适合采用髓内钉固定。⑤当转移性骨病变为单发，应行根治性切除术，并不适合采用髓内钉固定。

临床医师应该再次明确转移性骨折的髓内钉固定手术是姑息手术，通过手术必须实现对骨折的可靠固定。同时，我们必须考虑到局部肿瘤有可能会进展，骨折愈合是不确定的，预期寿命也不能精确地预测。实现骨和内置物的高度稳定性是外科治疗的最重要目标。不稳定的结构会导致骨折断端病理性微动，并触发疼痛，最终还可能导致内置物失效和断裂。当发生该情况时，患者往往不得不接受翻修手术，而重复多次的手术会降低患者的生活质量。手术策略还应预测进行性骨破坏导致的不稳定性。因此，当采用髓内钉固定时，主钉应尽可能长，锁定螺钉应尽量牢固。近端和远端交锁固定应在可靠的骨干或干骺端骨上进行。使用角稳定锁定可以增加稳定性。

3. 术前计划

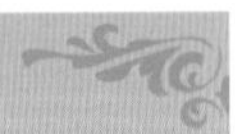

由骨转移引起的病理性骨折主要发生在接受癌症治疗数月或数年的患者身上。但是，在某些少见的情况下，病理性骨折可能是一种恶性疾病的首要表现。在这些患者中，原发病灶尚不清楚。这两种情况的治疗需要采用完全不同的方法。

对于已知的恶性或转移性疾病的患者，在常规的分期检查中可发现即将发生的骨折，但在没有事先征兆的情况下也可能发生骨折。决策与术前计划包括一个预先存在的肿瘤组织学鉴别、肿瘤史、实际肿瘤分期、患者的实际情况的评估（包括他 / 她的寿命预期）。这些方面应由多学科肿瘤相关科室进行讨论。在决定固定技术之前，骨科医师需要了解骨的局部质量、局部软组织状态，以及同一骨组织是否有额外的转移。锝 99 全身骨核素显像可以提供该恶性疾病是否累及其他骨骼的信息。在同一骨中检测到额外转移，可能会明显影响治疗策略。在可行的情况下，用单一内置物稳定所有病变是治疗的选择。一些恶性肿瘤，如肾癌和甲状腺癌是富血供和易于严重出血的操作过程。在这些情况下需要考虑术前动脉栓塞。此外，还应在术前评估是否需要行术后辅助治疗，如放疗、化疗和免疫治疗等。在骨折固定前，手术切除的肿瘤体积大小也会对骨折愈合和局部肿瘤进展造成潜在的影响。

对于已知的转移性疾病的患者，术中显露并完整切除肿瘤部位也是必要的。首先，在一般情况良好的患者中，肿瘤的切开和切除不是为了治愈的目的，而是为了减少肿瘤体积；同时，转移病灶的切除可以提高辅助治疗方案的有效性。此外，对于具有一种以上已知的原发肿瘤患者（如前列腺癌和膀胱癌），由于转移性疾病的起源可能会影响后续治疗，对转移的组织必须进行活检确认。最后，即使有原发癌病史，也应活检孤立性破坏性骨病变，因为有些患者会产生新的第二个肿瘤，这时可能需要采用完全不同的方法进行治疗。

对于病理性骨折作为潜在恶性疾病首要表现的患者，需要采用不同的策略。这些患者需要对原发肿瘤的鉴别进行一个完整的肿瘤筛查和后续的分期。筛选最初集中在骨转移可能性最大的肿瘤类型上。其鉴别诊断也应包括原发性骨肿瘤。活检和组织病理学检查是鉴别诊断不可缺少的部分。活检时所选用的切口和入路应慎重，最初的切口不应妨碍进一步的处理。这一点在需要考虑根治性切除术的原发性骨肿瘤或孤立性转移中尤其重要。

在决定对一处病理性骨干骨折进行髓内钉固定之前，需要对包括近端和远端关节的整根长骨进行影像学检查，以排除在干骺端或骨骺区域的额外转移。肿瘤特制人工关节置换术和钢板固定术也必须在术前准备，并被视为备选治疗方案。

4. 手术技术和预后

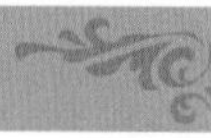

特定手术技术将主要集中在肱骨和股骨进行描述。这两种长骨通常易受播散性转移性疾病的影响。前臂和胫骨的骨转移则较为少见。虽然髓内钉在骨重建和稳定中可发挥作用，但与病理性骨折相关的原发性恶性骨肿瘤将不会在此特别进行阐述。

4.1　肱骨

4.1.1　手术技术

病理性肱骨骨折髓内钉固定需要在转移病灶近端和远端具有质量好的骨量。由于大多数骨折将不愈合，对固定的稳定性也提出了更高的要求。这意味着应使用长的髓内钉，主钉直径应调整为髓腔的宽度，以免摆动造成不稳定的情况。良好的骨置入物界面可改善旋转稳定性。固定的主要目的是实现疼痛缓解和功能恢复。

髓内钉通常会在沙滩椅位上以顺行的方式置入，通过肩袖入路置入肱骨髓内钉。常规扩髓并不是必要的。当髓腔狭窄或成骨性闭塞时，必须进行扩髓，手动扩髓是首选。在 X 线透视下进行扩髓操作，以避免意外通过薄弱骨皮质处穿出，增加转移的风险。应选择具有近端三维锁定关节组件的髓内钉，可以更好地维持近端的稳定。髓内钉和交锁螺钉之间的角稳定性可额外提高稳定性，推荐骨折远近端至少置入 2 枚锁定螺钉。在特定情况下可以考虑在插入髓内钉之前通过刮除减少和缩小肿瘤体积。该程序是通过前外侧切口进行，要记牢肱骨干和桡神经之间

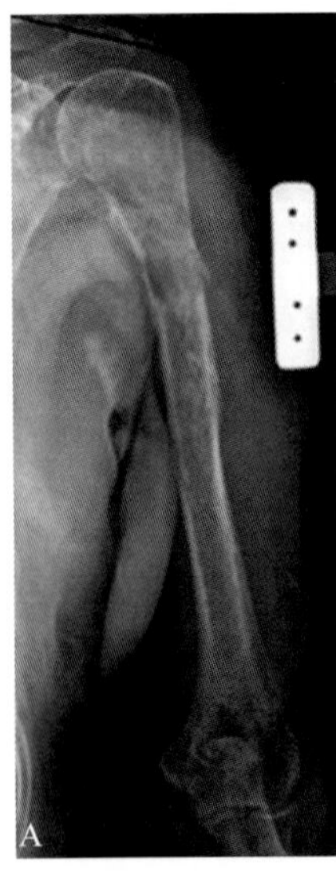

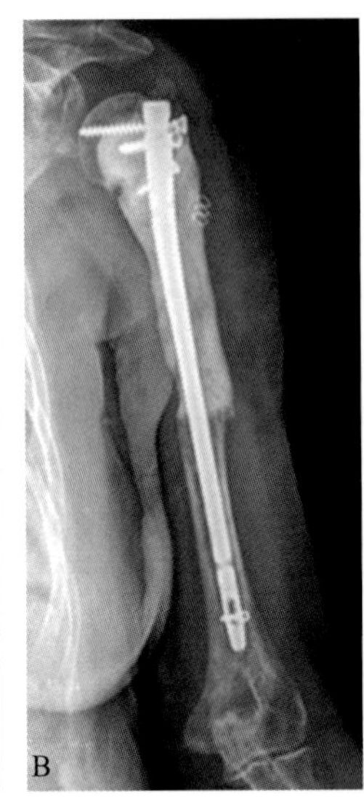

图 9-2-1 采用髓内钉联合骨水泥加固治疗肱骨干和近端长节段转移癌。

A. 患者，女，69 岁，多发性骨髓瘤，肱骨转移性病变，累及肱骨近端和肱骨干，病变为溶骨性表现；B. 病灶节段性切除后，采用骨水泥填充骨缺损处，通过髓内钉固定重建肱骨连续性（引自：Eun-Seok Choi, et al. Intramedullary nailing for pathological fractures of the proximal humerus. Clini Orthop Surg, 2016, 8: 458-464.）

的密切解剖关系。骨水泥加固可以通过同样的方法进行（图 9-2-1）。

4.1.2 预后

Piccioli 等报道了 57 例肱骨病理性骨折患者，采用顺行髓内钉治疗，其中 9 例患者进行了肿瘤切除和骨水泥加固。所有患者均接受了辅助放疗。术后并发症包括 2 例伤口浅表感染和 1 例桡神经麻痹。患者术后功能改善明显，疼痛缓解充分，术后镇痛药物用量明显减少，平均存活 8.3 个月。Laitinen 等比较了 40 例髓内钉患者中是否采用骨水泥的情况。使用骨水泥治疗的患者有更好的疼痛缓解，较少使用止痛药和更好的短期功能恢复，但两组并发症发生率无显著差异。

Dijkstra 等比较了采用髓内钉和钢板技术治疗肱骨病理性骨折，结果显示两种手术方法在疼痛缓解、功能和并发症方面没有差别。Sarahrudi 等则只在预后不良的患者中采用髓内钉治疗。肱骨病理性骨折手术最常见的并发症是桡神经麻痹。神经损伤与功能预后明显恶化有关。神经系统并发症仅在接受过接骨板治疗的患者中观察到，接受髓内固定的患者中则无局部并发症。髓内钉固定也需要较少的操作时间。

4.2 股骨

4.2.1 手术技术

对于股骨病理性骨折，内固定物的选择取决于骨折的部位。股骨转子间和转子下区域是最常累及的部位。具有股骨颈螺钉或刀片的内置物，如 PFNA，TFN，Gamma 钉等，适合用于该部位骨折的固定。有足够直径的长髓内钉是术中的首选。闭合性骨折复位内固定通常在牵引床上进行。在溶骨性相关缺损患者中轻微的短缩可以接受。如果病变呈持续溶骨性进展，应考虑在远端置入 2 枚交锁螺钉并静态锁定，以确保能持续提供足够的稳定性。骨干中段骨折可以采用顺行和逆行髓内钉解决。当两种置入方式都能达到同样的稳定性时，选择何种置入方式取决于外科医师的个人经验。

采用髓内钉固定时，应随时警惕在扩髓中和（或）髓内钉插入过程中可能发生的脂肪和肿瘤栓塞。由栓塞继发的严重心肺血管功能障碍和猝死已有报道。在股骨转移病变采用髓内钉进行预防性固定有 10%～13% 的栓塞风险；接受了内固定治疗股骨近端骨折患者近 33% 术后发生心肺功能不全。因此，应在术中进行髓内减压，包括在髓内钉插入之前进行局部肿瘤刮除和 RIA 的使用。此外，部分学者更偏向选择非扩髓髓内钉，以避免发生扩髓相关并发症。为了增强骨和内固定物的稳定性，可考虑在缺损处进行骨水泥增强来弥补骨缺损（图 9-2-2 和图 9-2-3）。

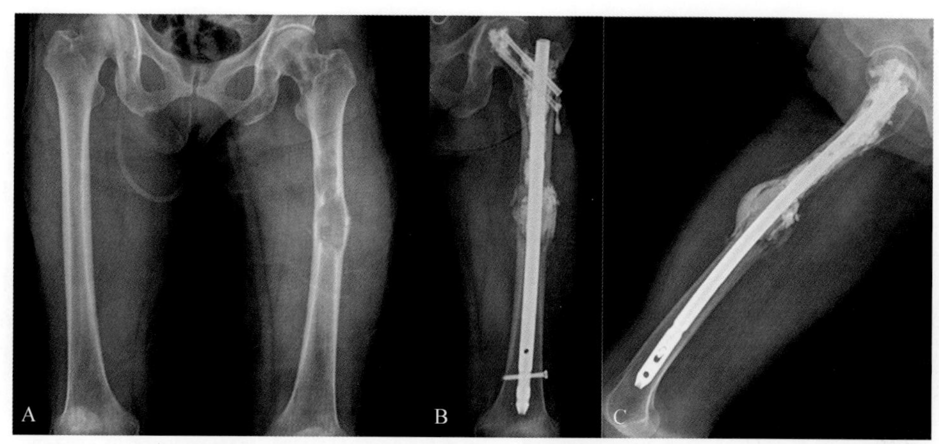

图 9-2-2　闭合髓内钉联合骨水泥加强固定

A. 患者，女，64 岁，肺癌，左侧股骨干转移，病变向近端侵犯股骨颈和股骨头；B、C. 通过近端头顶上预置的孔洞注射骨水泥，并采用全长髓内钉进行固定，术后 X 线显示髓内钉位置联合，骨水泥填充良好（引自：Y-i. Kim, et al. Closed intramedullary nailing with percutaneous cement augmentation for long bone metastases. Bone Joint J, 2016, 98-B: 703-709.）

4.2.2　预后

有研究表明，股骨转移性疾病的生存率是有限的。Sarahrudi 等观察该病术后平均生存期为 3.7 个月，只有 16% 的患者存活超过 1 年。前列腺癌和支气管肺癌患者的生存期短于乳腺癌患者。其他文献也显示平均生存期为 6～7 个月。这些数据表明，股骨转移性疾病患者的总体预后较差。

关于髓内钉治疗股骨病理性骨折的失败率，文献报道存在较大差异。Harvey 等纳入了 158 例患者（159 处股骨近端骨折），平均随访 16 个月（0.25～86 个月）。患者接受了交锁髓内钉治疗或人工关节置换术。其中，髓内钉组并发症为 12 例（28%），其中 10 例为骨不愈合，内置物失败 6 例，明显高于关节置换组。Steensma 等在 298 例股骨近端骨折采用髓内钉固定组的失败率为 6%，高于关节置换组，但明显低于钢板组。而 Sharma 等随访结果显示，股骨病理性骨折髓内钉固定后无一例失败，平均生存期 9.4 个月。同时，该研究还发现内置物失败的发生率与患者的存活率有关，预后良好的患者内固定失败的风险高于 1 年或更少的患者。

Ward 等将接受预防性固定和治疗性固定的患者进行随访比较。结果显示，对于即将发生骨折进行预防性固定，手术失血更少，住院时间更短，不负重行走的可能性更大。因此，该作者认为在没有禁忌证的情况下，对即将发生骨折的患者进行预防性固定是合理和合适的。Weikert 等也报道在即将发生骨折的患者中髓内钉固定具有良好的效果。

Cole 等对 73 例股骨转移病变患者中髓内钉扩髓和不扩髓进行了比较。术中死亡 2 例（2.7%），每组各 1 例。两名患者都是由于发生脂肪栓塞而死亡。在 8 例患者中进行了分期双侧髓内钉固定，没有观察到另一侧髓内钉手术会增加发病率。在置入物失败和技术失败率方面，扩髓及不扩髓没有区别。因此，作者推荐使用坚固的髓内钉固定，因为髓内钉固定的手术时间更短，失血更少。

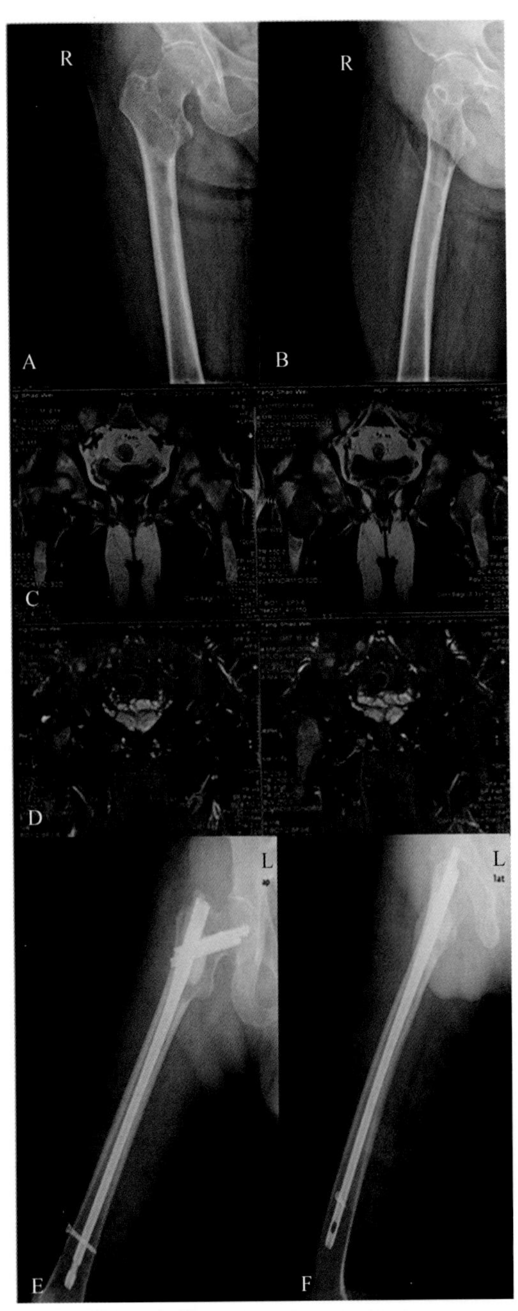

图 9-2-3 患者，男，61 岁，多发性骨髓瘤（IgG 型）伴多发骨转移，右髋关节疼痛 2 年

A、B. X 线示右股骨近端溶骨性病变，界限不清，转移病变可能性大；C、D. MRI 示右股骨近端病变，T1 加权像低信号，T2 加权像以高信号为主混杂病变；E、F. 予以病灶刮除，骨水泥填塞，Intertan 股骨近端髓内钉固定

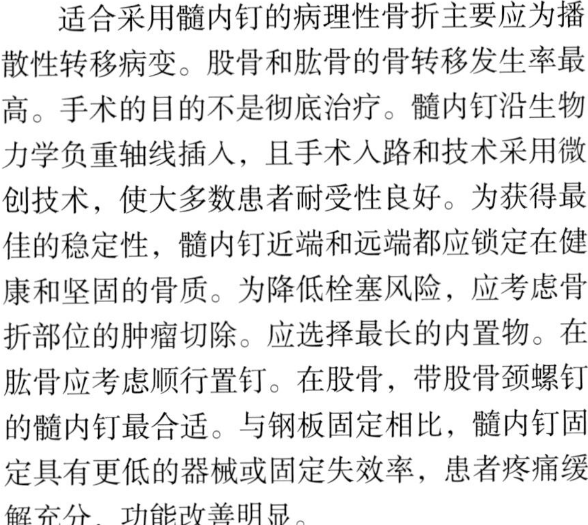

5. 小结

适合采用髓内钉的病理性骨折主要应为播散性转移病变。股骨和肱骨的骨转移发生率最高。手术的目的不是彻底治疗。髓内钉沿生物力学负重轴线插入，且手术入路和技术采用微创技术，使大多数患者耐受性良好。为获得最佳的稳定性，髓内钉近端和远端都应锁定在健康和坚固的骨质。为降低栓塞风险，应考虑骨折部位的肿瘤切除。应选择最长的内置物。在肱骨应考虑顺行置钉。在股骨，带股骨颈螺钉的髓内钉最合适。与钢板固定相比，髓内钉固定具有更低的器械或固定失效率，患者疼痛缓解充分，功能改善明显。

（魏均强　张　伟）

参考文献

[1] Harrington K. Orthopaedic surgical management of skeletal complications of malignancy [J]. Cancer, 1997, 80(8 Suppl): 1614-1627.

[2] Roth S. Pressurization of the metastatic femur during prophylactic intramedullary nail fixation [J]. J Trauma, 2004, (57): 333-339.

[3] Hage WD, Aboulafia AJ, Aboulafia DM. Incidence, location and diagnostic evaluation of metastatic bone disease [J]. Orthop Clin North Am, 2000, (31): 515-528.

[4] Sarahrudi K, Greitbauer M, Platzer P et al, Surgical treatment of metastatic fractures of the femur: a retrospective analysis of 142 patients [J]. J Trauma, 2009, (66): 1158-1163.

[5] Eingartner C, Pütz M, Schwab E, et al. Unreamed intramedullary nailing as minimal invasive palliative intervention in osteolysis and pathologic fractures of long tubular bones [J]. Unfallchirurg, 1997, (100): 715-718.

[6] Fourneau I, Broos P. Pathologic fractures due to metastatic disease. A retrospective study of 160 surgically treated fractures [J]. Acta Chir Belg, 1998, (98): 255-260.

[7] Ward W. Metastatic disease of the femur: surgical treatment [J]. Clin Orthop Relat Res, 2003, (415): 230-244.
[8] Katzer A. Surgery of skeletal metastases [J]. Arch Orthop Trauma Surg, 2002, 122(5): 251-258.
[9] Fidler M. Incidence of fracture in metastases of long bone [J]. Acta Orthop Scand, 1981, 52(6): 623-627.
[10] Sarahrudi K, Hora K, Heinz T, et al. V. Treatment results of pathological fractures of the long bones: a retrospective analysis of 88 patients [J]. Int Orthop, 2006, (30): 519-524.
[11] Steensma M, Boland P, Morris CD, et al. Endoprosthetic treatment is more durable for pathologic proximal femur fractures [J]. Clin Orthop Relat Res, 2012, (470): 920-926.
[12] Al-Jahwari A. The biomechanical effect of torsion on humeral shaft repair techniques for completed pathological fractures [J]. J Biomech Eng, 2012, (134): 024501.
[13] Piccioli A, Maccauro G, Rossi B, et al. R. Surgical treatment of pathologic fractures of humerus [J]. Injury, 2010, (41): 1112-1116.
[14] Damron TA, Rock M, Choudhury SN, et al. Biomechanical analysis of prophylactic fixation for middle third humeral impending pathologic fractures [J]. Clin Orthop Relat Res, 1999, (363): 240-248.
[15] Piatek S, Westphal T, Bischoff J, et al. Intramedullary stabilisation of metastatic fractures of long bones [J]. Zentralbl Chir, 2003, (128): 131-138.
[16] Van der Hulst RR, van den Wildenberg FA, Vroemen JP, et al. Intramedullary nailing of (impending) pathologic fractures [J]. J Trauma, 1994, (36): 211-215.
[17] Leddy LR. Rationale for reduced pressure reaming when stabilizing actual or impending pathological femoral fractures: a review of the literature [J]. Injury, 2010, (41): 48-50.
[18] Barre J, Lepouse C, Segal P. Embolism and intramedullary femoral surgery [J]. Rev Chir Orthop Reparatrice Appar Mot, 1997, (83): 9-21.
[19] Choong PF. Cardiopulmonary complications of intramedullary fixation of long bone metastases [J]. Clin Orthop Relat Res, 2003, (415): 245-253.
[20] Bennet S, McCann P, McFadyen I. Intramedullary nailing for pathological fractures of the ulna [J]. Hand Surg, 2011, (16): 323-326.
[21] Kelly CM, Wilkins RM, Eckardt JJ, et al. Treatment of metastatic disease of the tibia [J]. Clin Orthop Relat Res, 2003 (415 Suppl): S219-S229.
[22] De Geeter K, Reynders P, Samson I, et al. Metastatic fractures of the tibia [J]. Acta Orthop Belg, 2001, (67): 54-59.
[23] Blum J. Biomechanical comparison of bending and torsional properties in retrograde intramedullary nailing of humeral shaft fractures [J]. J Orthop Trauma, 1999, 13(5): 344-350.
[24] Frassica FJ, Frassica D. Evaluation and treatment of metastases to the humerus [J]. Clin Orthop Relat Res, 2003, (415): 212-218.
[25] Bickels J, Kollender Y, Wittig JC, et al. Function after resection of humeral metastases: analysis of 59 consecutive patients [J]. Clin Orthop Relat Res, 2005, (437): 201-208.
[26] Edwards SA, Pandit H, Clarke HJ. The treatment of impending and existing pathological femoral fractures using the long gamma nail [J]. Injury, 2001, (32): 299-306.
[27] Gibbons CE, Pope S, Murphy JP, et al. Femoral metastatic fractures treated with intramedullary nailing [J]. Int Orthop, 2000, (24): 101-103.
[28] Ramakrishnan M, Prasad S, Parkinson RW, et al. Management of subtrochanteric femoral fractures and metastases using long proximal femoral nail [J]. Injury, 2004, (35): 184-190.
[29] Samsani SR, Panikkar V, Georgiannos D, et al. Subtrochanteric metastatic lesions treated with the long gamma nail [J]. Int Orthop, 2003, (27): 298-302.
[30] Van Doorn R, Stapert J. Treatment of impending and actual pathological femoral fractures with the long Gamma nail in The Netherlands [J]. Eur J Surg Oncol, 2000, (166): 247-254.

[31] Karanko MS, Helttula I, Klemi PJ, et al. Arterial oxygenation can fall critically during intramedullary nailing of pathological femoral fractures [J]. J Trauma, 2010, (69): 1210-1216.

[32] Peter R. Fat embolism and death during prophylactic osteosynthesis of a metastatic femur using an unreamed femoral nail [J]. J Orthop Trauma, 1997, (11): 233-234.

[33] Cole A. Femoral nailing for metastatic disease of the femur: a comparison of reamed and unreamed femoral nailing [J]. Injury, 2003, (31): 25-31.

[34] Dalgorf D. Venting during prophylactic nailing for femoral metastases: current orthopaedic practice [J]. Can J Surgm, 2003, (46): 427-431.

[35] Kanakaris NK, Morell D, Gudipati S, et al. Reaming Irrigator Aspirator system: early experience of its multipurpose use [J]. Injury, 2011, (42): 28-32.

[36] Hunt KJ, Gollogly S, Randall RL. Surgical fixation of pathologic fractures: an evaluation of evolving treatment methods [J]. Bull Hosp Jt Dis, 2006, (63): 77-82.

[37] Miller B. Intramedullary nails for long bone metastases: why do they fail? [J]. Orthopedics, 2011, 34(4): 274-9.

[38] Wedin R, Hansen B, Laitinen M, et al. Complications and survival after surgical treatment of 214 metastatic lesions of the humerus [J]. J Shoulder Elbow Surg, 2012, (21): 1049-1055.

[39] Tomé J, Carsi B, García-Fernández C, et al. Treatment of pathologic fractures of the humerus with Seidel nailing [J]. Clin Orthop Relat Res, 1998, (350): 51-55.

[40] Rommens PM, Blum J, Runkel M. Retrograde nailing of humeral shaft fractures [J]. Clin Orthop Relat Res, 1998, (350): 26-39.

[41] Bauze A, Clayer M. Treatment of pathological fractures of the humerus with a locked intramedullary nail [J]. J Orthop Surg (Hong Kong), 2003, (11): 34-37.

[42] Pretell J, Rodriguez J, Blanco D, et al. Treatment of pathological humeral shaft fractures with intramedullary nailing [J]. A retrospective study. Int Orthop, 2010, (34): 559-563.

[43] Atesok K. Treatment of pathological humeral shaft fractures with unreamed humeral nail [J]. Ann Surg Oncol, 2007, (14): 1493-1498.

[44] Redmond BJ, Biermann J, Blasier RB. Interlocking intramedullary nailing of pathological fractures of the shaft of the humerus [J]. J Bone Joint Surg Am, 1996, (78): 891-896.

[45] Laitinen M, Nieminen J, Pakarinen TK. Treatment of pathological humerus shaft fractures with intramedullary nails with or without cement fixation [J]. Arch Orthop Trauma Surg, 2011, (131): 503-508.

[46] Dijkstra S, Stapert J, Stapert H, et al. T. Treatment of pathological fractures of the humeral shaft due to bone metastases: a comparison of intramedullary locking nail and plate osteosynthesis with adjunctive bone cement [J]. Eur J Surg Oncol, 1996, (22): 621-626.

[47] Sarahrudi K, Wolf H, Funovics P, et al. Surgical treatment of pathological fractures of the shaft of the humerus [J]. J Trauma, 2009, (66): 789-794.

[48] Assal M, Zanone X, Peter RE. Osteosynthesis of metastatic lesion of the proximal femur with a solid femoral nail and interlocking spiral blade inserted without reaming [J]. J Orthop Trauma, 2000, (14): 394-397.

[49] Algan SM, Horowitz S. Surgical treatment of pathological hip lesions in patients with metastatic disease [J]. Clin Orthop Relat Res, 1996, (332): 223-2231.

[50] Harvey N, Ahlmann E, Allison DC, et al. Endoprostheses last longer than intramedullary devices in proximal femur metastases [J]. Clin Orthop Relat Res, 2012, (470): 684-691.

[51] Sharma H, Bhagat S, McCaul J, et al. Intramedullary nailing for pathological femoral fractures [J]. J Orthop Surg (Hong Kong), 2007, (15): 291-294.

[52] Weikert DR, Schwartz H. Intramedullary nailing for impending pathological subtrochanteric fractures [J]. J Bone Joint Surg Br. 1991; (73): 668-670.

[53] Moon B, Lin P, Satcher R, et al. Simultaneous nailing of skeletal metastases: is the mortality really that high? [J].

Clin Orthop Relat Res, 2011, (469): 2367-2370.

[54] Kerr P, Jackson M, Atkins R. Cardiac arrest during intramedullary nailing for femoral metastases [J]. J Bone Joint Surg Br, 1993, (75): 972-973.

[55] Giannoudis PV, Xypnitos F, Dimitriou R, et al. Internal fixation of proximal humeral fractures using the Polarus intramedullary nail. Our institutional experience and review of the literature [J]. J Orthop Surg Res, 2012, (7): 39-44.

第3节　牵张成骨

1. 概述

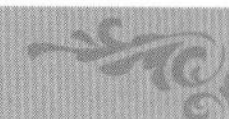

Ilizarov 技术出现至今，已成为肢体延长和骨骼矫正手术的首选治疗方法。该技术适应证广泛，既可以用于创伤后肢体晚期修复，也可用于先天性畸形矫正和肢体延长，改善患肢功能和美化外形，提高患者生活质量。理想的牵张技术不仅可以矫形力线和旋转，而且牵张速度可匀速控制、感染风险小、患者依从性良好，以及舒适性和美容效果良好。

Ilizarov 牵张成骨技术广泛用于肢体畸形和缺陷的治疗，并取得了较好的临床预后。其最重要的原则是多个小幅度的逐渐延长，这样人体的耐受性较好。牵引过度或过速时，肌肉和肌腱承载的张力过大，会发生损伤或导致邻近关节挛缩。一般推荐的牵张速率为 1mm/d，并分 4 次实施。但由于外固定架和张力性钢针的并发症和弹性，可能会使实际速率降低（波动在 0.5～0.8mm/d）；同时，被牵引骨段的轴向偏移增加了额外的手术次数。最终，外固定架带架时间通常超出患者的心理预期，这种情况在股骨延长中尤为常见。除此之外，该技术还存在其他缺点，包括复杂和冗长的外科手术，针道感染并危及置入物的稳定性和耐用性，负重程度降低，体积庞大的固定器常使患者心理烦躁或有心理障碍等。

Ilizarov 技术的上述缺点加速了内固定器的开发研究，并使髓内钉技术在牵张成骨技术上占有一席之地。一方面，传统髓内钉在牵张成骨技术中可以和外固定架相结合，有效地控制延长或搬移骨段的移动方向，缩短矿化时间和外固定架携带时间；另一方面，新的可自身延长的髓内钉根据牵张成骨的原理进行设计，单独用于肢体延长和畸形矫正，如液压延长髓内钉和“Fitbone®”装置等。

2. 用于牵张成骨的髓内钉种类

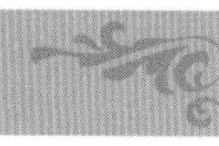

2.1　与外固定架相结合的传统髓内钉

与外固定架相结合的传统髓内钉置入方式有两种：①截骨后同时置入外固定架和髓内钉（图 9-3-1）。一般采用直径较小的髓内钉，有利于截骨后远端骨段的滑移。临时置入髓内钉后取出，将导针留在髓腔内，截骨基本完成时再置入外固定架和髓内钉。外固定架上所有的钢针置入时都要避免和髓内钉接触，钢针和髓内钉之间至少要有间隙。②截骨后先置入外固定架，延长结束后拆除外固定架，再置入髓内钉（图 9-3-2）。此时，允许选择足够长度和直径较大的髓内钉。

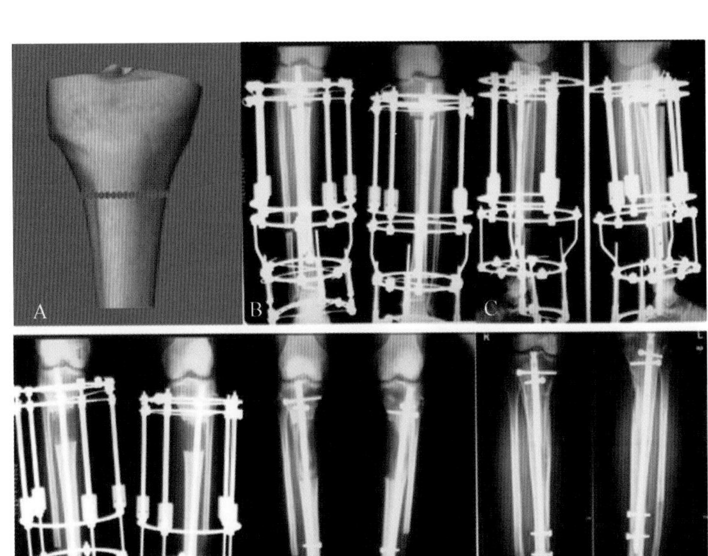

图 9-3-1　患者，女，23 岁，双侧小腿延长 8cm

A. 横行截骨示意图；B、C. 截骨术后 10 天正侧位片；D. 术后 10 周正位片，双侧小腿延长 4cm；E. 牵张期结束后 4 周，置入远端锁定钉，拆除外固定架；F. 外固定支架拆除后 1 年，牵张骨痂完全矿化

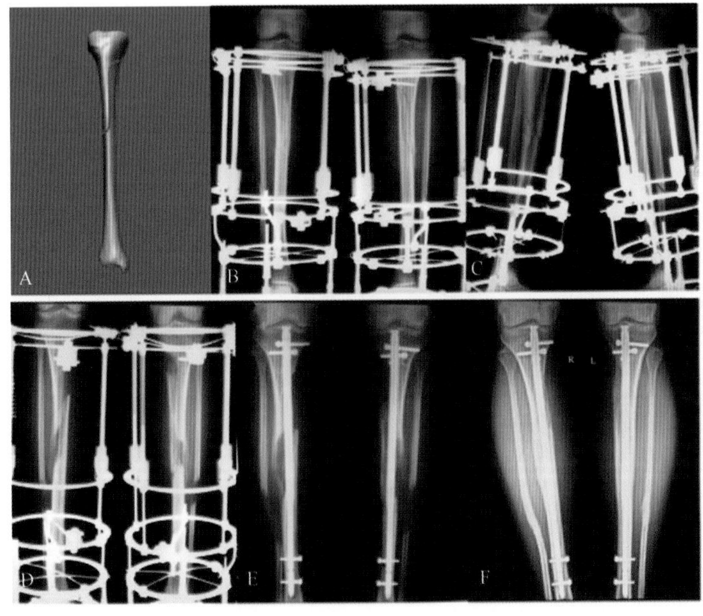

图 9-3-2　患者，男，27 岁，双侧小腿延长 8cm

A、B. 截骨术后 10 天正侧位片，置入延长环形外固定架；C. 截骨术后 10 周，延长 4cm；D、E. 截骨术后 18 周，延长 8cm，3 周后摄正位片显示，置入髓内钉，拆除外固定架；F. 外固定架拆除后 5 个月，牵张骨痂矿化完全

2.2 液压延长髓内钉

1975 年，Götz 和 Schellmann 首先描述了液压技术应用于延长术。髓内钉带有两个伸缩部分，可以逐渐分开两个骨段。置入物由一个液压单元驱动，液压单元通过插入管连接到钉子尖端，管滞留在身体外部。延长机制很容易理解，使用简单。使用这种方法可以延长 8cm，搬移 5.5cm。将套叠钉的远端部分钉入髓内的压力介质是花生油，它具有较好的流变学性质和优良的抗细菌生长能力。通过改变使用的材料，可以避免如内置物失效或入口管破裂等主要并发症。液压延长髓内钉的优点是可缩短牵张时间，避免患者长期带架，使用简单，成本较低。

2.3 Fitbone® 延长髓内钉

Fitbone® 延长髓内钉为高顺应性系统，具有完全置入皮下的优点，能有效降低感染风险。Fitbone® 钉配备了电动驱动器，以及能够施加 1500N 以上轴向力的齿轮。Fitbone® 系统具有不同变型，是一种多重矫正工具，几乎可矫正所有的股骨和胫骨畸形。最新的系统能将肿瘤假体与加长的髓内钉组合起来（图 9-3-3）。

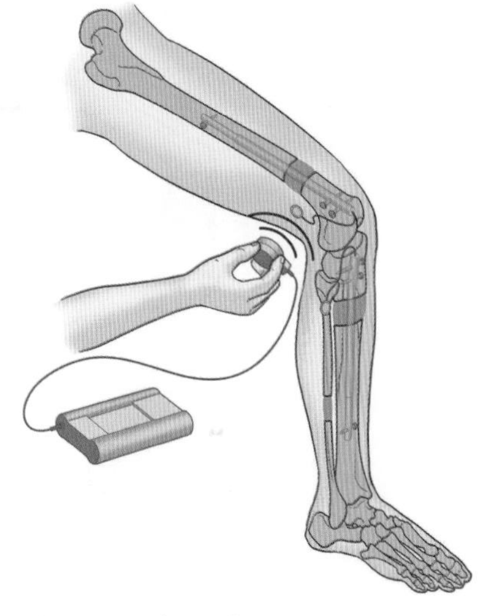

图 9-3-3 在股骨和胫骨中应用的 Fitbone® 置入物。电动驱动系统是完全置入的，而能量通过皮肤传输

3. 可延长髓内钉的不同设计和相应适应证

3.1 液压延长髓内钉

液压延长髓内钉是一种锁定伸缩髓内钉（见图 9-3-4）。液压钉由驱动器驱动，钉的可延伸远端部分由钴铬合金制成，可以向远侧和近侧锁定。柔性入口管直径为 3mm，长度为 25cm。将管插入钉的尖端，用锥形夹将其连接到钉上，用螺母固定。对于股骨，常用外径为 3mm，内腔为 1mm 的不锈钢 316L 金属管。对于胫骨，常采用相同尺寸的增强聚酰亚胺柔性管。灵活的供能管末端在体外，与快速连接的螺母头接头连接，该接头可接收金属手动泵的公头对接件。金属手动泵可以与螺母头配对部分连接。手动泵每天连接灵活的入口槽，并将无菌精炼的花生油注入主动液压系统，以形成驱动压力。为避免细菌污染，手动泵的快速连接公头尖端与螺母头部件连接之前应先用 70° 乙醇消毒。通过加压的驱动器逐渐推动柱塞，柱塞带出伸缩钉的远端以 2 枚螺钉锁定在骨结构上。之后，慢慢地沿顺时针方向转动手泵手柄，将无菌花生油推入驱动装置；顺时针转动手柄 360° 会产生 3mm 的牵张距离；髓内钉内部的单向防返流阀和机械锁可以防止牵张丢失。由于三酰甘油可能具有杀菌特性，且具有非常低的空气含量，因此推荐采用黏稠的无菌精炼花生油作为压力介质。目前，液压髓内钉主要适应证是创伤后轴向短缩畸形，其优点是可避免延长外固定架的复杂性和缺点，降低新式置入牵引装置的高昂成本，易于处理。

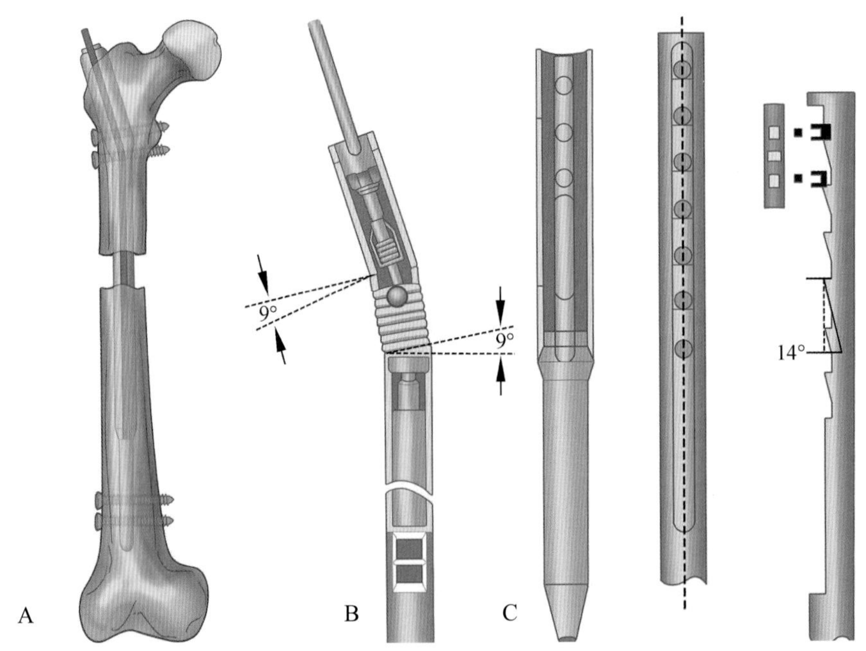

图 9-3-4 A. 股骨液压延长钉的示意图；B. 髓内钉近端部分的示意图；C. 双圆柱形外壳和可延伸髓内钉远端部分之间的安全锁定接口，防止主钉失效，仅用于延长钉（分解图可见嵌入式锁定槽前后视图和侧视图）

3.2 Fitbone® 延长髓内钉

Fitbone® 系统是目前唯一的电动驱动的完全置入系统，可以矫正骨缺损、短缩、轴向和旋转畸形。Fitbone® 系统的不同设计可应对各种各样的适应证。

（1）伸缩式活动促动系统（TAA）的直径为 11～13mm，是一种紧凑型系统，固定式集成电机驱动器作为气密封闭装置。其适用于以下手术：延长股骨，胫骨（最长 85mm）；通过一种入路同时延长股骨和胫骨；肢体延长，同时进行轴向和旋转矫正（见图 9-3-5）。

（2）滑动式活动促动系统（SAA）的直径为 12～13mm，具有模块化设计的关键优势。通过三个有角度的螺钉甚至可以固定极短的骨段（60mm）。该系统可以在股骨上进行以下手术：骨延长（高达 85mm）；骨延长，同时进行轴向和旋转矫正；合并骨缺损的骨搬移术；骨延长与骨搬移相结合；骨延长，同时进行轴向和旋转矫正及骨搬移。

（3）股骨 / 胫骨段促动系统（FSA/FSA）的设计是将 TAA 和 SAA 的优势结合在一个系统中。该系统不需要进一步手术，即可在骨缺损的情况下进行骨搬移，然后根据需要进行肢体延长，纠正肢体长度的差异。

（4）伸缩式致动器装置（TAM）直径为 16mm，是一个非常短的 Fitbone® 系统类型，可将股骨的残肢延长至 100mm。

（5）“可扩张”肿瘤内置假体 MUTARS Xpand® 是 Fitbone® 系统与肿瘤内置假体结合使用的新应用，可以在恶性骨肿瘤切除后进行骨延长。与其他完全置入式系统如 KMFTR® 系统（Stryker）或 Repiphysis® 系统（Wright）相比，MUTARS Xpand® 系统结合了完全置入式肢体加长机动系统（Fitbone®，Wittenstein-Intens）和模块化肿瘤内置系统（MUTARS® Implantcast）。内置假体的关节组件和将假体固定到骨干的杆与传统模块化装置几乎相同。但

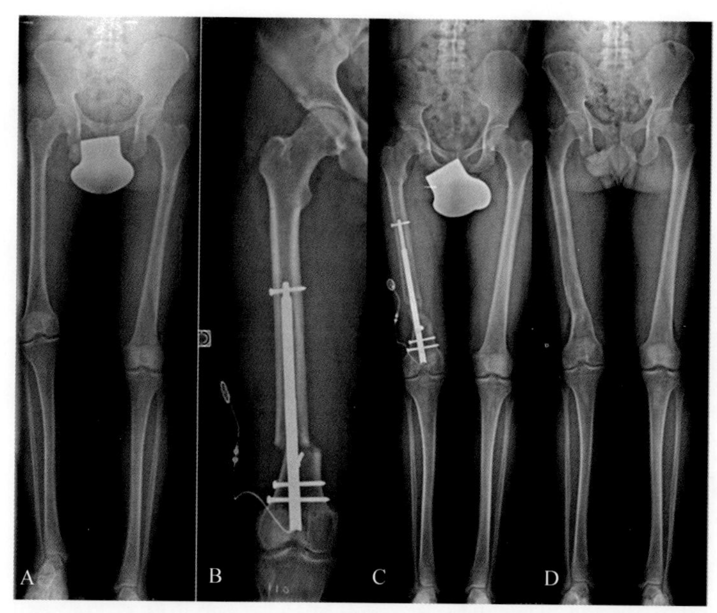

图 9-3-5　采用 Fitbone® 系统治疗股骨短缩内翻畸形。通过详细术前规划，将远端的截骨断端内移，并通过阻挡钉予以固定。之后，在此基础上进行延长，实现畸形矫正。A. 术前 X 线；B. 术后即刻的 X 线表现；C. 股骨延长 50mm 后的 X 线表现；D. 术后 2 年随访，去除髓内钉（引自：Accadbleda F, et al. Bone lengthening using the Fitbone® motorized intramedullary nail: The first experience in France. Orthop Traumatol-Sur. 2016, 102: 217-222.）

是，在这两个部件之间插入一个带电动驱动装置的伸缩式中间部件，每当检测到小腿长度存在偏差时就可以逐渐激活。延长过程可以连续进行，也可以分几步进行，不会有任何过度或严重的风险，分散伤害神经血管结构或肢体其他软组织。带有电动驱动的伸缩模块一直处于体内，成熟后由非机动组件替换。

4. 术前评估和计划

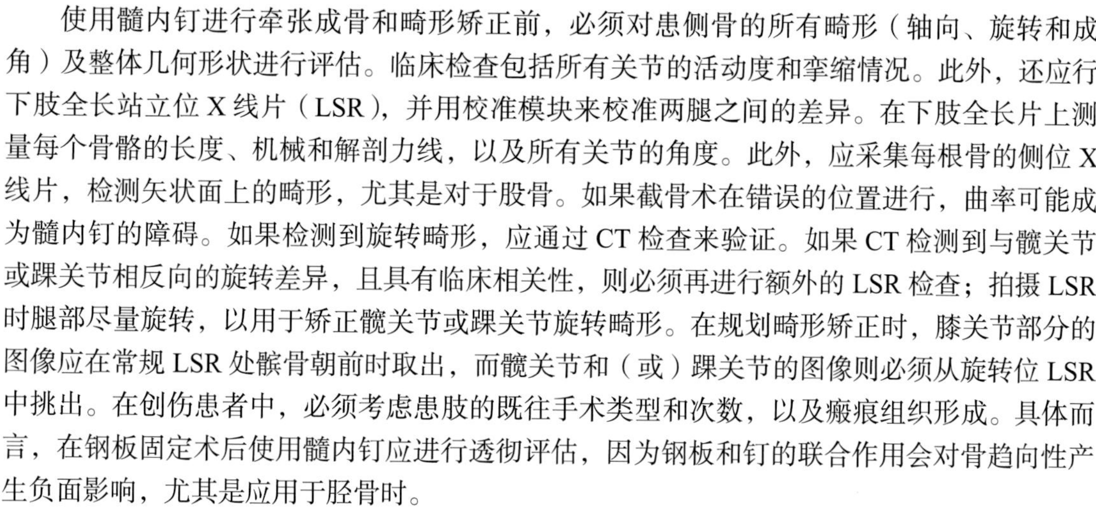

使用髓内钉进行牵张成骨和畸形矫正前，必须对患侧骨的所有畸形（轴向、旋转和成角）及整体几何形状进行评估。临床检查包括所有关节的活动度和挛缩情况。此外，还应行下肢全长站立位 X 线片（LSR），并用校准模块来校准两腿之间的差异。在下肢全长片上测量每个骨骼的长度、机械和解剖力线，以及所有关节的角度。此外，应采集每根骨的侧位 X 线片，检测矢状面上的畸形，尤其是对于股骨。如果截骨术在错误的位置进行，曲率可能成为髓内钉的障碍。如果检测到旋转畸形，应通过 CT 检查来验证。如果 CT 检测到与髋关节或踝关节相反向的旋转差异，且具有临床相关性，则必须再进行额外的 LSR 检查；拍摄 LSR 时腿部尽量旋转，以用于矫正髋关节或踝关节旋转畸形。在规划畸形矫正时，膝关节部分的图像应在常规 LSR 处髌骨朝前时取出，而髋关节和（或）踝关节的图像则必须从旋转位 LSR 中挑出。在创伤患者中，必须考虑患肢的既往手术类型和次数，以及瘢痕组织形成。具体而言，在钢板固定术后使用髓内钉应进行透彻评估，因为钢板和钉的联合作用会对骨趋向性产生负面影响，尤其是应用于胫骨时。

使用可延长髓内钉时，反向计划法（RPM）对术前规划至关重要。该方法规定了内置物的畸形矫正、骨骼几何形状和锁定能力。这种矫正方法已经在临床实践中反复应用，并能够防止手术过程中出现的困难。如果以 1 ∶ 1 的比例打印，它可以进行视觉控制，有助于找出正确的截骨水平及骨块的明确位置，从而在延长结束时达到预期的理想结果。

5. 手术技术

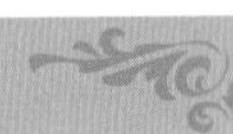

5.1 与外固定架相结合的传统髓内钉

以小腿胫骨为例。一种方法为截骨后同时置入外固定架和髓内钉。另一种方法为截骨后置入外固定架，延长结束后拆除外固定架，再置入髓内钉。

5.1.1 截骨后同时置入外固定架和髓内钉

麻醉满意后，患者取仰卧位，取胫骨髓内钉高位入路，胫骨通过导针扩髓至直径大于髓钉 2mm。一般采用直径较小的髓内钉，有利于截骨后远端骨段的滑移。临时置入髓内钉后取出，将导针留在髓腔内。截骨时上止血带。钻孔完成后，不折断骨，松开止血带，置入外固定支架。所有的钢针置入时都要避免和髓内钉接触，钢针和髓内钉之间至少要有 1mm 的间隙。截骨完成后，沿着解剖轴向相反的方向旋转截骨远近端的固定环就可轻易的截断。如果手法没有截断，则可采用骨刀将残余的骨截断。截断胫腓骨以后，旋紧外固定环之间的固定螺母，然后于胫骨高位入路处置入主钉，近端锁钉孔分别用 2 枚交锁螺钉固定。

5.1.2 延长结束后拆除外固定架，再置入髓内钉

麻醉满意后，患者取仰卧位，截骨时上止血带。钻孔完成以后，不折断骨，松开止血带，置入外固定支架。所有的钢针置入时尽可能远离髓腔，为后期的髓内钉置入留下空间。截骨完成以后，旋紧外固定环之间的固定螺母，完成固定。在延长结束后，要求患者完全负重至少 3 周，如果跟腱张力大，应延长带架时间直到跟腱张力正常。为避免长度丢失，拆除外固定架之前先置入髓内钉和远近端锁定钉。尽可能选择足够长度和直径较大的髓内钉。

5.2 液压延长髓内钉技术

对于股骨和胫骨，髓腔可以扩大到 14mm。对于小转子下方 6cm 的股骨和关节线下方 8cm 处的胫骨，在干骺端进行截骨术。首先钻多个孔并用骨凿完成截骨术。远端皮质被扭转运动断开。在经皮质处形成三角形骨折线，这样可改善骨骼接触。此过程中，应注意减少软组织创伤和保护骨膜。将扩孔过程中取出的骨屑通过截骨切口推入截骨部位。在钉子尖端上固定柔性聚酰亚胺管，在桌子上制备液压钉。通过从驱动器注射和释放花生油，去除髓内钉内部残余空气。以适当的力量用手将髓内钉向下驱动，在牵引位置远端和近端锁定。使用聚酰亚胺管时，用空心导针将输入管带离皮肤，离近端皮肤切口约 10cm。在手术中，用带手泵的聚酰亚胺管给髓内钉加压。截骨部位看到轻微的分离，且在术中透视监视下可见髓内钉位置良好。将含庆大霉素的可吸收胶原蛋白包裹住进口管的皮下路径。

5.3 Fitbone® 延长髓内钉

Fitbone® 用于股骨，可通过大转子尖顺行或通过髌下前逆行手术入路进入。对于胫骨，

如果膝关节活动范围正常，则可以通过与股骨相同的路径顺行置入。如果膝关节屈曲受限，则选择髌上入路进钉。

对于 Fitbone® 系统的置入，扩髓过程需要不同直径和扩孔能力的扩髓器。带圆头的扩孔器用于扩大和矫直弯曲的骨头。尖端具有切割能力的扩孔器有助于创建一个通路，它可以通过硬皮质区域，如在股骨背侧，但需要警惕扩髓钻穿透皮质。弹性扩髓器有时并不适用，因为它们会沿与术前计划不一致的微小阻力通路进行。

如果在使用延长髓内钉时必须进行轴向矫正，则应靠近膝关节完成。骨干中间 1/3 不能提供轴向矫正，因为髓内钉的通路或多或少由皮质壁来引导。所有提及的标准都应在 RPM 的考虑范围内，包括在股骨上髓内钉是接近解剖轴而不是沿着机械轴延长。

从进钉点开始，扩髓必须在影像监视控制下逐步进行到计划截骨水平的正位和侧位视野。建议通过股骨 5mm 外侧切口和胫骨的前外侧切口进行截骨。骨块必须如 RPM 正位和侧位视图中所指出的那样进行定位。通过皮肤切口插入小凿子进行截骨，这可能有助于控制骨块。此后，根据骨骼相对部分的钉直径确定是否需要继续钻孔。

6. 术后处理和康复计划

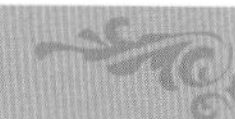

对于外固定架与髓内钉相结合进行肢体延长或搬移的患者，截骨术后第 7～10 天（潜伏期），按 1mm/d，分 4 次开始延长。1 周后，以每天 0.67mm 的速度开始延长。延长速度根据每 2 周拍摄的 X 线片中新骨的生长质量，按照“个体化”原则进行适当的调整。功能训练方面提倡以生活自理、充分使用肢体为原则。尽可能让肢体有更多的负重，减少对助行器的依赖。患者术后即可完全负重，要求每天每次行走少于 10 步，每天不超过 50 步。内外固定结合的患者，外固定架拆除后，允许扶双拐在支具保护下部分负重。当正侧位 X 线片显示至少有两层皮质相连时允许在支具保护下完全负重。当正侧位 X 线片显示至少有三层皮质相连时，允许患者去掉支具完全负重。双侧接受手术时，当有一侧肢体未达拆除外固定架标准时，应等待达到标准后一并拆除。如果预计相差时间较长，可考虑先拆除达标的一侧外固定架。

对于液压延长髓内钉，在手术结束时，切开柔性入口管，冲洗髓内钉尖端，并在术后 10 天开始延长。每天将手动泵连接到入口管，顺时针缓慢转动手动泵的手柄，激活液压钉。这个过程需要 3 分钟，对大多数患者来说这并不痛苦。某些情况下，患者描述腿部有“压力感”。这种感觉将持续 2 小时并逐渐消退。通过透视检查，可以在患者中观察到流体注射后 4 小时的髓内钉牵张进展的情况。这种现象可能是由于液体温度变化导致额外的压力增加。患者一般都不需使用镇痛药。延长的髓内钉在牵张期间开始承受高达 20% 的体重，因此建议明确骨组织再生前不要承重。膨胀的髓内钉可承受超过 4000N 的轴向力。每周 X 线监测骨延长的进展。

对于 Fitbone® 髓内钉，外部控制单元可以激活该髓内钉。外部控制单元小巧轻便，易于操作。0.8～1mm 的延长程序少于 2 分钟，无疼痛，每天 3 次。股骨延长术应在术后 5 天开始，胫骨处在术后 10 天开始。延长期间，必须每周或每两周在临床上检查骨骼生长情况。根据使用的 Fitbone® 置入物和体重，患者应适当行早期功能锻炼。如果条件允许，可在夜间进行水疗，并使用支具防止关节收缩。增加钙摄入量可以改善新骨的再生和构建。髓内钉可以留在整个延长骨段的钙化阶段，降低载荷传递效率（通常持续 18 个月）。由于机电部件的原因，为避免将来出现膝关节或髋关节置换的困难，必须移除置入物。

7. 临床预后

不同的髓内钉应用方式，其临床预后和术后并发症发生方面也存在较大差异。作者所在医院骨科报道 520 例小腿胫骨骨延长患者中，502 例采用了髓内钉和延长外固定架架内外相结合的延长技术。其中，截骨后安装外固定架、同时置入髓内钉 482 例，拆除外固定架后置入髓内钉 20 例。结果显示：①截骨时置入髓内钉和髓内钉后置两种固定方式均可为新骨提供力学支撑，使肢体在延长的过程中获得良好的稳定性，能显著缩短佩戴外固定架的时间，减少外固定架拆除后轴线偏移和再骨折的发生；②髓内钉后置能显著缩短新骨的矿化时间；③截骨时置入髓内钉，受预置髓内钉长度的限制，相应地骨延长距离也受限；④截骨时置入髓内钉，为有利于截骨后远端骨段向远端滑行，所采用髓内钉直径偏小，外固定架拆除后轴线偏移和骨折的风险相对增加。此外，Kim 等报道应用直径＜8mm 髓内钉，特别是直径＜6.7mm 的髓内钉还易出现髓内钉或锁定钉的断裂。因此，在不影响骨延长的情况下，尽可能采用较粗的髓内钉，不仅有利于早期拆除外固定架和进行功能锻炼，还可减少外固定架拆除后新骨骨折、髓内钉和锁钉断裂的发生率。

关于液压延长髓内钉的临床报道并不多。Reynders-Frederix 等报道了 85 名接受液压髓内钉治疗的患者，包括 48 例胫骨和 37 例股骨的治疗。除 2 例外，其他患者的适应证均为创伤后骨和软组织愈合问题，且多经历过多次手术治疗。股骨平均每日延长速率为 1.6mm，胫骨平均每日延长速率为 1.3mm。股骨平均延长 4.8cm，胫骨平均延长 5.5cm；股骨平均搬移长度为 6cm（4～12cm），胫骨平均搬移长度为 3cm（2～5cm）。股骨延长指数为 6.7d/cm，胫骨为 7.9d/cm。除 1 例外大部分患者均获骨愈合。所有患者的入口管与皮肤间的接触面具有良好的耐受性。在术后并发症发生方面，6 例股骨患者，聚酰亚胺管因髋关节弯曲过度而破裂，需要更换；6 例患者需要额外的骨牵引才能获得骨性愈合。3 例患者髓内钉取出时发现断裂；1 例患者治疗期间由于发生车祸导致髓内钉断裂。2 名患者经常性深部感染使髓内钉早期进行了移除。除 1 例外，大部分获得骨质愈合。

对于 Fitbone® 可延长髓内钉，Baumgart 等回顾性随访了 101 名接受 119 Fitbone® 置入物治疗的患者，37% 为先天性短缩畸形，60% 为创伤后短缩畸形，3% 为肿瘤切除后骨缺损患者。将 68 根 Fitbone® 髓内钉置入股骨（49 例 TAA 和 18 例 SAA），51 根 Fitbone® 髓内钉置入胫骨，其中 18 根 Fitbone® 髓内钉同时置入股骨和胫骨。股骨平均延长量为 44mm，胫骨为 35mm。所有患者均成功完成治疗，最后能够完全负重行走。术后 LSR 评估下肢长度残余差异，82% 患者＜5mm，97% 患者＜10mm。3% 患者为轻微内翻，5% 患者为外翻畸形低于 5°。所有患者在 Fitbone® 延长过程中没有出现与置入相关的技术问题，未发现有感染或无菌炎症发生。其中，3 例股骨和 9 例胫骨延长区骨再生不完整，需要取髂骨植骨。1 例同时进行股骨和胫骨延长的患者伴有严重膝关节不稳定，由于残余外翻畸形而对胫骨进行额外矫正；2 例同时进行股骨和胫骨延长的患者，由于缺乏物理治疗导致伸膝角度丢失超过 10°。

8. 小结

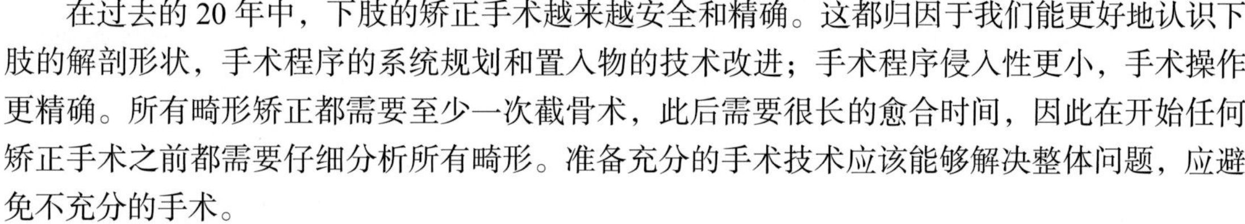

在过去的 20 年中，下肢的矫正手术越来越安全和精确。这都归因于我们能更好地认识下肢的解剖形状，手术程序的系统规划和置入物的技术改进；手术程序侵入性更小，手术操作更精确。所有畸形矫正都需要至少一次截骨术，此后需要很长的愈合时间，因此在开始任何矫正手术之前都需要仔细分析所有畸形。准备充分的手术技术应该能够解决整体问题，应避免不充分的手术。

下肢延长髓内钉具有不同的种类和型号，是一种多重矫正工具，而不是简单的延长装置。该系统使外科医师几乎可以校正所有股骨和胫骨畸形，但胫骨的远端 1/3 除外。为了正确使用系统，必须制订术前计划。反向计划方法是一种特定的计划工具，它不仅能够避免在错误的位置执行截骨术，而且能够保证骨延长贴近解剖轴而不是沿着机械轴。总之，由于术前计划、截骨技术、术中力线矫正、髓内钉置入及术后监护技术的复杂性，畸形矫正和延长手术应由经过特殊训练和经验丰富的创伤骨科医师执行。

（魏均强　张　伟）

参 考 文 献

[1] Burghardt RD, Herzenberg JE, Specht SC, et al. Mechanical Failure of the Intramedullary Skeletal Kinetic Distractor in limb lengthening [J]. J Bone Joint Surg Br, 2011, 93(5): 639-643.

[2] Dincyurek H, Kocaoglu M, Eralp IL, et al. Functional results of lower extremity lengthening by motorized intramedullary nails [J]. Acta Orthop Traumatol Turc, 2012, 46(1): 42-49.

[3] Hankemeier S, Gosling T, Pape HC, et al. Limb lengthening with the intramedullary skeletal kinetic distractor (ISKD) [J]. Oper Orthop Traumatol, 2005, 17(1): 79-101.

[4] Kenawey M, Krettek C, Liodakis E, et al. Leg lengthening using intramedullay skeletal kinetic distractor: results of 57 consecutive applications [J]. Injury, 2011, 42(2): 150-155.

[5] Schiedel FM, Pip S, Wacker S, et al. Intramedullary limb lengthening with the intramedullary skeletal kinetic distractor in the lower limb [J]. J Bone Joint Surg Br, 2011, 93(6): 788-792.

[6] Thaller PH, Furmetz J, Wolf F, et al. Limb lengthening with fully implantable magnetically actuated mechanical nails-preliminary results [J]. Injury, 2014, (45) Suppl 1: 60-65.

[7] Lascombes P, Popkov D, Huber H, et al. Classification of complications after progressive long bone lengthening: proposal for a new classification [J]. Orthop Traumatol Surg Res, 2012, 98(6): 629-637.

[8] Cole JD, Justin D, Kasparis T, et al. The intramedullary skeletal kinetic distractor (ISKD): first clinical results of a new intramedullary nail for lengthening of the femur and tibia [J]. Injury, 2001, (32) Suppl 4: 129-139.

[9] Guichet JM, Casar RS. Mechanical characterization of a totally intramedullary gradual elongation nail [J]. Clin Orthop Relat Res, 1997(337): 281-290.

[10] Horn J, Grimssrud O, Dagsgard AH, et al. Femoral lengthening with a motorized intramedullary nail. A matched-pair comparison with external ring fixator lengthening in 30 cases [J]. Acta Orthopaedica, 2014, 85(6): 1-29.

[11] Krieg AH, Lenze U, Speth BM, et al. Intramedullary leg lengthening with a motorized nail [J]. Acta Orthop, 2011, 82(3): 344-350.

[12] Simpson AH, Shalaby H, Keenan G. Femoral lengthening with the Intramedullary Skeletal Kinetic Distractor [J]. J Bone Joint Surg(Br), 2009, 91(7): 955-961.

[13] Kenawey M, Krettek C, Liodakis E, et al. Insufficient bone regenerate after intramedullary femoral lengthening: risk factors and classification system [J]. Clin Orthop Relat Res, 2011, 469(1): 264-273.

[14] Papanna MC, Monga P, Al-Hadithy N, et al. Promises and difficulties with the use of femoral intra-medullary lengthening nails to treat limb length discrepancies [J]. Acta Orthop Belg, 2011, 77(6): 788-794.

[15] Christos Garnavos. Treatment of aseptic non-union after intramedullary nailing without removal of the nail [J]. Injury, 2017, (48): 76-81.

[16] Jordan CJ, Goldstein RY, McLaurin TM, et al. The evolution of the Ilizarov technique, Part 1: The history of limb lengthening [J]. Bull Hosp Joint Dis, 2013, 71(1): 89-95.

[17] Goldstein RY, Jordan CJ, McLaurin TM. et al. The Evolution of the Ilizarov Technique, Part 2: The Principles of Distraction Osteosynthesis [J]. Bull Hosp Joint Dis, 2013, 71(1): 96-103.

[18] Qun Zhang, Wei Zhang, Zhuo Zhang, et al. Femoral nonunion with segmental bone defect treated by distraction osteogenesis with monolateral external fixation [J]. J Orthop Surg Res, 2017, (12): 183-189.

[19] Qun Zhang, Wei Zhang, Zhuo Zhang. Accordion technique combined with minimally invasive percutaneous decortication for the treatment of bone non-union [J]. Injury, 2017, (48): 2270-2275.

[20] Menon DK, Dougall TW, Pool RD, et al. Augmentative Ilizarov external fixation after failure of diaphyseal union with intramedullary nailing [J]. J Orthop Trauma, 2002, 16(August (7)): 491-497.

[21] Brinker MR, O'Connor DP. Ilizarov compression over a nail for aseptic femoral nonunions that have failed exchange nailing: a report of five cases [J]. J Orthop Trauma, 2003, 17(November-December (10)): 668-676.

[22] Wael Azzam, Mohamed EI-Sayed. Ilizarov distraction osteogenesis over the preexisting nail for treatment of nonunited femurs with siginificant shortening [J]. Eur J orthop Surg Traumatol, 2016, (26): 319-328.

[23] Papakostidis C, Bhandari M, Giannoudis PV. Distraction osteogenesis in the treatment of long bone defects of the lower limbs: effectiveness, complications and clinical results; a systematic review and meta analysis [J]. Bone Joint J, 2013, (95-B): 1673-1680.

[24] Hasler CC, Krieg AH. Current concepts of leg lengthening [J]. J Child Orhop, 2012, (6): 89-104.

[25] El-Husseini TF, Ghaly NAM, Mahran MA, et al. Comparison between lengthening over nail and conventional Ilizarov lengthening: a prospective randomized clinical study [J]. Strategies Trauma Limb Reconstr, 2013, (8): 97-101.

[26] Ulrich Wiebking, Emmanouil Liodakis, Christian Krettek. Limb Lengthening Using the PRECICETM Nail System: Complications and Results [J]. Arch Trauma Res, 2016, 5(4): e36273.

[27] Mahboubian S, Seah M, Fragomen AT, et al. Femoral lengthening with lengthening over a nail has fewer complications than intramedullary skeletal kinetic distraction [J]. Clin Orthop Relat Res, 2012, (470): 1221-131.

[28] Al-Sayyad MJ. Lower limb lengthening and deformity correction using the Fitbone motorized nail system in the adolescent patient [J]. J Ped Orthop B, 2012, (21): 131-136.

[29] Simpson AH, Halliday J, Hamilton DF, et al. Limb lengthening and peripheral nerve function-factors associated with deterioration of conduction [J]. Acta Orthop, 2013, (84): 579-584.

[30] Baumgart R, Thaller P, Hinterwimmer S, et al. A fully implantable, programmable distraction nail (Fitbone®)-new perspectives for corrective and reconstructive limb surgery//Leung KS, Taglang G, Schnettler R, editors. Practice of intramedullary locked nails: new developments in techniques and applications. Berlin/Heidelberg [M]. New York: Springer; 2006: 189-198.

[31] Gitelis S, Neel MD, Wilkins RM, et al. The use of an expandable prosthesis for pediatric sarcomas [J]. Chir Organi Mov, 2003, (88): 327-333.

[32] Baumgart R, Lenze U. Expandable endoprostheses in malignant bone tumors in children: indications and limitations//Tunn P-U, editor. Treatment of bone and soft tissue sarcomas, recent results in cancer research [M].

Berlin/Heidelberg: Springer, 2009.

[33] Gosheger G, Winkelmann W. MUTARS: a modular tumor and revision system. Experiences at the Munster Tumor Center [J]. Orthopade, 2000, (29) Suppl 1: S54-55.

[34] Guichet JM, Deromedis B, Donnan LT, et al. Gradual femoral lengthening with the Albizzia intramedullary nail [J]. J Bone Joint Surg (Am), 2003, (85-A): 838-848.

[35] Singh S, Lahiri A, Iqbal M. The results of limb lengthening by callus distraction using an extending extramedullary nail (Fitbone®) in non-traumatic disorders [J]. J Bone Joint Surg Br, 2006, (88-B): 938-942.

[36] Burghardt RD, Herzenberg JE, Specht SC, et al. Mechanical failure of intramedullary skeletal kinetic distractor in limb lengthening [J]. J Bone Joint Surg Br, 2011, (93-B): 639-643.

[37] Garcia-Cimbrelo E, Curto de la Mano A, Garcia-Rey E, et al. The intramedullary elongation nail for femoral lengthening [J]. J Bone Surg Br, 2002, (84-B): 971-977.

[38] Kenawey M, Krettek C, Liodakis E, et al. Leg lengthening using intramedullary skeletal kinetic distractor: results of 57 consecutive applications [J]. Injury, 2011, (42): 150-155.

[39] Accadbleda F, Bone lengthening using the Fitbone® motorized intramedullary nail: The first experience in France [J]. Orthop Traumatol-Sur, 2016, (102): 217-222.

第 4 节　创伤后畸形

1. 概述

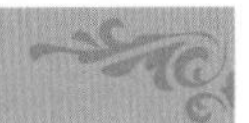

髓内钉固定与肢体创伤后畸形有关，可表现为双刃剑：一方面，髓内钉固定失败会导致肢体畸形；另一方面，髓内钉可用于畸形的矫正和固定。术后早期畸形矫正基本上要优于后期矫形截骨。畸形可以是一维或多维的。单平面畸形可发生在冠状面、矢状面、横断面或扭转力线上。

在髓内钉发生原位畸形连接的情况下，畸形矫正有 3 种基本的策略，包括保留髓内钉、更换髓内钉、取出髓内钉然后采用其他类型置入物来获得稳定性。创伤后畸形矫正手术是一种个性化定制的手术，应包括所有获认可的外固定和内固定技术、急性和持续性矫正手术，以及关节置换手术。

实现骨愈合、恢复原有的解剖结构及肢体功能是手术治疗的两个主要目标。诸如感染、骨不连和畸形愈合等并发症可能会妨碍这些目标的实现。肢体畸形连接要求彻底地分析三维骨骼几何形状。股骨和胫骨骨折髓内钉固定后发生创伤后畸形并不罕见。在髓内钉固定过程中及固定之后，必须对冠状面和矢状面的轴向力线及肢体长度和旋转进行临床评估与影像学检查（X 线、CT）（图 9-4-1 和图 9-4-2）。

在冠状面和矢状面上，轴向力线不齐＞5°（即成角畸形）是股骨髓内钉固定的一种并不少见的并发症，2%～12% 胫骨髓内钉固定也存在这种并发症。创伤后畸形还包括长度偏差和旋转差异。8%～10 % 股骨和胫骨髓内钉术后肢体缩短超过 1cm，在粉碎性骨干骨折中这种风险更高。CT 平扫 + 三维重建在诊断髓内钉固定术后旋转畸形方面具有重要的价值，这种畸形的实际发生率更高。有研究采用 CT 检查评估了股骨干骨折（$n=80$）和胫骨（$n=100$）髓内钉固定术后的 180 名非选择性患者，分析旋转畸形的发生情况。结果显示，在股骨髓内钉固定术后 28% 和胫骨髓内钉固定术后超过 10% 的患者发生了超过 15° 的旋转畸形。

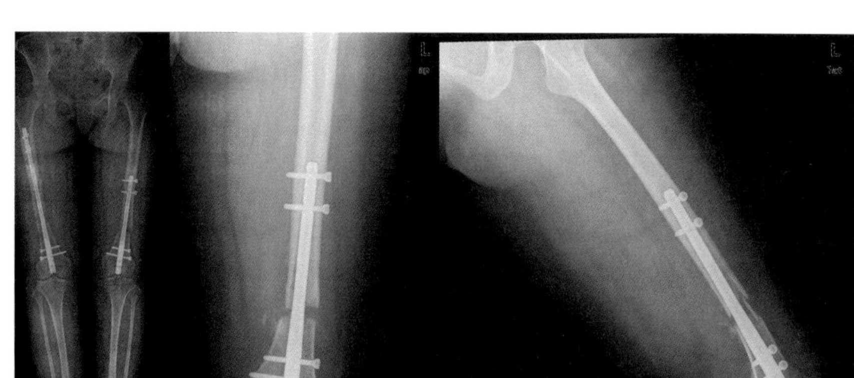

图 9-4-1　左侧股骨远端骨折髓内钉固定术后骨不连，断端可见明显骨缺损，下肢全长显示股骨远端向外侧成角畸形

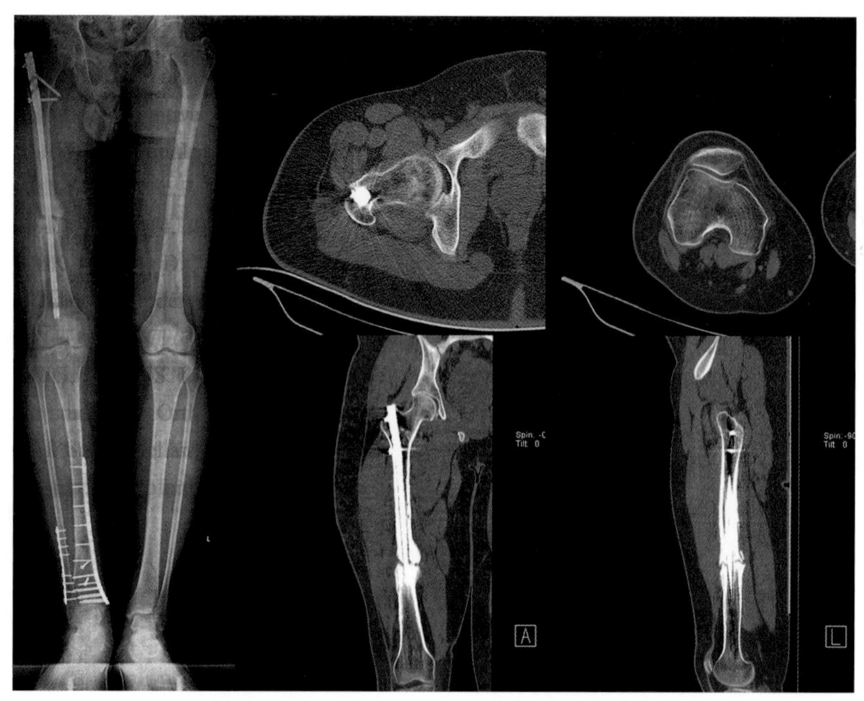

图 9-4-2　CT 平扫 + 三维重建及双下肢站立位全长片在髓内钉术后畸形评估中的重要性：患者，男，26 岁，右股骨干骨折髓内钉术后骨不连合并外旋畸形 10°，下肢短缩 2cm

2. 矫形截骨术

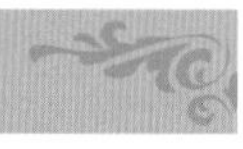

2.1　手术适应证

矫形截骨术可以为骨折畸形愈合提供有效的方式。矫形截骨术的实施应考虑多方面的因素，包括患者年龄、依从性、风险因素和期望。此外，还应考虑外科医师的经验、能力及截骨术操作的安全性。

畸形可以是单平面的，也可以是多维的。单平面畸形可发生在冠状面、矢状面、横断面及旋转。

在冠状面上畸形矫正的基本目标是恢复髋关节、膝关节和踝关节的生物力学负重轴。此时，应对膝关节软骨进行术前评估。通过关节镜评估内侧和外侧膝关节腔内软骨可能会改变在冠状面上矫正的最初预期。

在矢状面上畸形矫正的首要目标应遵循 Paley 提出的国际共识和规则，即应完全伸展下肢所有关节。不完全的弯曲可以容忍，但不能伸直绝不能容忍。虽然想要建立所有关节的最大运动是理想的，但由于创伤后粘连和瘢痕，在某些情况下不得不接受活动范围受限的结果。

股骨干在横断面上的平移畸形通常会被大腿的软组织所掩盖。因此，这些畸形大部分可以容忍。然而，小腿在横断面上的畸形可能会使胫骨前嵴发生相应改变。通过局部手术使前皮质平滑有时可能是一个适当的治疗选择。邻近膝关节的排列不齐可能会影响髌股关节的平衡。任何矫形截骨术必须重新建立髌股关节的协调性，以纠正和避免作用于关节表面与软骨的生物机械力量不足。

股骨和胫骨骨折髓内钉固定术后肢体不等长也并不少见。创伤后肢体长度差异＜1.5cm 通常可以容忍或采用非手术方法进行治疗。更严重的长度差异则应进行矫正，尤其对于年轻患者。对于老年患者，矫正手术的适应证取决于手术的局部和全身风险、外科医师的经验、围术期管理、患者的依从性及他（她）的需求和期望。最终，决定进行矫形截骨术取决于对患者和医师相关方面的所有利弊的关键考虑。

由邻近关节的旋转畸形所致的关节任何无法自由的外旋和内旋运动，也应行矫形截骨术。任何由于旋转不良而导致的髋关节旋转受限都被认为等同于股骨 - 髋臼撞击，这是被公认的创伤性骨关节炎的高危因素。小腿的旋转对位不良和膝关节无法自由地外旋和内旋也是如此。人的双下肢股骨和胫骨长度与旋转角度通常是对称的，因此健侧肢体基本上确定了畸形矫正所必须达到的目标。如果发生双侧创伤后或先天性畸形，矫正的程度由关节运动的标准值来确定。任何旋转矫正的最终结果必须是同侧邻近关节可以自由旋转。

单平面畸形矫形截骨术的上述建议标准和适应证也适用于在多平面和更复杂的畸形情况。几种“轻度”畸形的共存可能会影响矫形截骨术的适应证，因此所有的“轻度”畸形都必须得到充分的解决。

2.2 截骨技术

在骨骺和干骺端水平上，截骨术通常用摆锯进行。股骨和胫骨的骨干切开术通常使用钻孔 / 骨凿技术来完成。用摆锯或钻头切开骨骼会引起骨骼热坏死。因此，在整个手术过程中，锯片和钻头应用冷盐水或林格溶液进行连续冲洗。对局部生物环境进行细致保护至关重要。因此，不建议在矫形截骨术中使用止血带。Gigli 截骨术可能是矫正胫骨畸形的适当替代方案。髓内钉并不会妨碍两种技术的操作，这对于在保留髓内钉基础上的截骨术来说是一个很大的优势。

3. 髓内钉固定和创伤后畸形

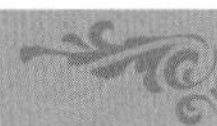

髓内钉固定与肢体创伤后畸形有关，可表现为双刃剑：髓内钉固定失败会导致肢体畸形；髓内钉可用于手术治疗畸形连接。一方面，因髓内钉固定失败导致的畸形连接包括不同

的病因，如特定骨折类型中髓内钉固定适应证错误、术中技术缺陷、术中无法控制长度和扭转、骨折复位丢失及交锁固定失效等。另一方面，髓内钉固定能在钢板接骨术、外固定或非手术性骨折治疗失败后提供明显的矫正和固定优势。以下通过一些典型病例对以上两种情况进行描述。

3.1 髓内钉术后畸形

当髓内钉发生原位畸形连接时，必须考虑畸形的类型及接骨术的特征。畸形矫正有 3 种基本策略：①保留髓内钉；②更换髓内钉；③取出髓内钉，然后使用不同类型的置入物矫正畸形。

3.1.1 保留髓内钉

如果创伤后畸形只涉及长度和（或）旋转，而不合并成角畸形，初始置入的髓内钉通常就能保留。在骨折端的近端和远端内各置入 1 枚 5mm Schanz 螺钉，以矫正旋转不良。Schanz 螺钉既可用作旋转矫正的参考，也可作为实现矫正旋转的工具。手术暴露截骨部位并插入 Schanz 螺钉后，取下髓内钉一端的交锁螺钉，髓内钉周围进行钻孔 / 骨凿。随后，使用 2 枚 Schanz 螺钉作为操作手柄，通过反转来矫正旋转不良。旋转畸形矫正后，通过插入新的交锁螺钉或可选择性增加一个桥接截骨部位的附加钢板来实现稳定性。

保留髓内钉的延长方法可通过用骨松质填充最长 2cm 距离的骨间隙的一期手术处理，或通过额外的单侧外固定器持续牵张成骨来实现。这些手术的必要前提是活动性骨段在髓内钉上可以无障碍地移动。为了减少针道感染的风险，推荐使用表面涂有羟基磷灰石的 Schanz 螺钉。

3.1.2 更换髓内钉

如果骨和髓内钉之间发生了干扰（手术中必须评估滑动情况），就必须将主钉更换为一个直径较小的主钉和（或）进行扩髓。当沿着髓内钉进行延长或分段搬移时，髓腔扩髓必须超过髓内钉直径 2mm（见图 9-4-3）。

3.1.3 取出髓内钉并用不同置入物矫正畸形

然而，在一些骨折类型中髓内钉固定可能发生出乎意料的副作用，在长骨骨干的斜形骨折及干骺端髓腔扩大区域尤其明显。此时，髓内钉可能像楔子一样使断端摆动，最后不利于断端之间充分接触和骨折的愈合。在这种情况下，保留髓内钉的手术重建往往是无效的。手术类型和置入物的选择将取决于个人情况。在大多数这些补救操作中，适合采用钢板接骨术。因为这些问题的要求可能很高，所以可能也不得不考虑其他手术技术。必须讨论外固定器的各种应用可能及在特定情况下甚至关节置换的适应方法（图 9-4-4）。

3.2 髓内钉用于矫正其他术后畸形

髓内钉固定在矫正畸形方面具有重要的优势。使用髓内钉的一个必要前提是髓腔开放且髓腔直径足够宽，或髓腔可以无风险扩大至所需直径。我们通过一些病例介绍了满足畸形矫正中特殊挑战的个性化髓内钉固定应用。这些病例的特点是最初骨折固定方法不成功或存在其他主要问题。在初始钢板接骨术，外固定器初始固定和畸形矫正联合血管重建，非手术性骨折治疗，以及开放性骨折、骨髓炎、骨关节炎导致的畸形愈合中介绍了作为治疗选择的髓内钉（图 9-4-5 和图 9-4-6）。

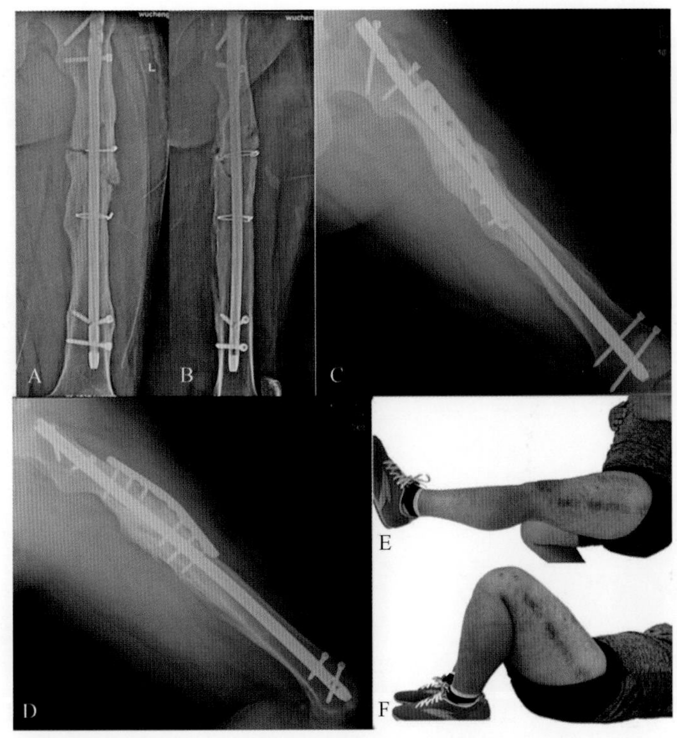

图 9-4-3　患者，男，26 岁，左股骨干骨折髓内钉术后骨不连

A、B. 术前 X 线示该骨不连合并明显的畸形（内翻 20°，短缩 3cm），髓内钉远端 2 枚交锁螺钉也断裂；C、D. 予以更换髓内钉 + 附加钢板，术后 X 线示内翻和短缩畸形矫正良好，术后 6 个月 X 线示骨折愈合良好；E、F. 术后膝关节功能恢复良好

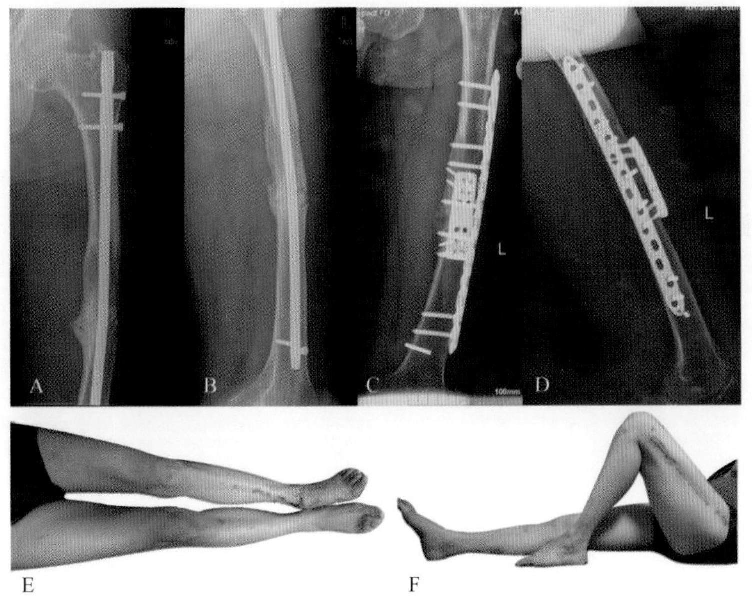

图 9-4-4　患者，男，43 岁，左股骨干髓内钉术后骨不连

A、B. 术前 X 线示原有髓内钉主钉和远端交锁螺钉均断裂，并合并明显畸形（内翻 20°，内旋 30°）；C、D. 予以原有髓内钉取出，双钢板内固定术后，同时矫正畸形，术后 7 个月 X 线示骨折已愈合，畸形均获矫正；E、F. 术后患肢功能良好

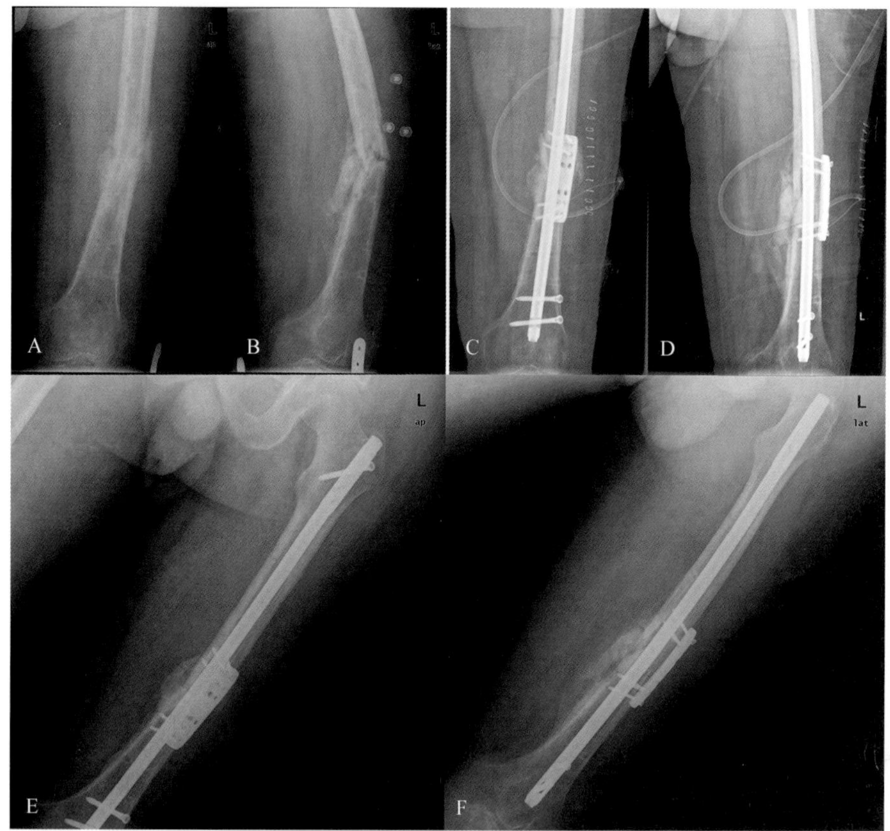

图 9-4-5 患者，男，55 岁，左股骨干骨折外固定架术后骨不连

A、B. 予以去除外固定架，并旷置 2 周，术前 X 线示左股骨干骨不连合并明显畸形（内翻成角 20°，向前成角 30°）；C、D. 予以髓内钉联合附加钢板固定，同时矫正畸形；E、F. 术后 3 个月 X 线示骨折线模糊，内侧、外侧和前侧皮质存在连续性骨痂通过，骨折已愈合

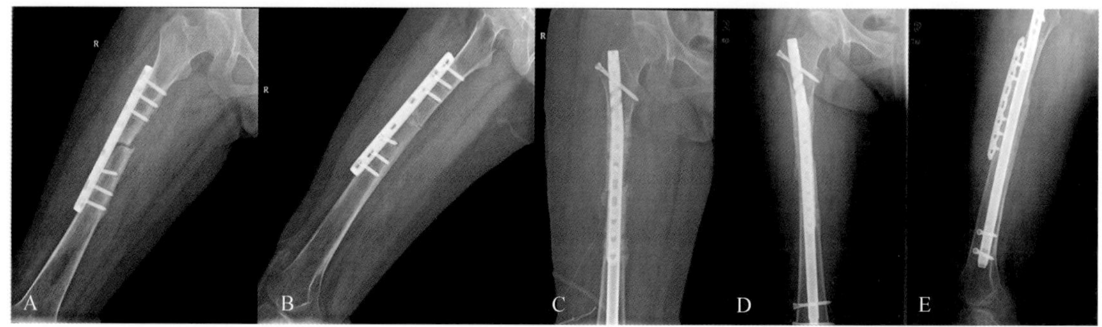

图 9-4-6 患者，女，26 岁，右股骨干钢板术后骨不连

A、B. 术前 X 线示右股骨干萎缩型骨不连（内翻成角畸形 10°，内旋 10°）；C. 予以取出钢板，采用更换髓内钉联合附加钢板固定；D、E. 术后 3 个月 X 线示骨折已愈合

4. 小结

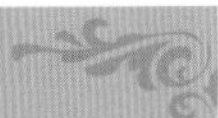

髓内钉术后应避免畸形愈合。因此，最初治疗计划应考虑髓内钉的优势和不足。术中和术后应恢复和维持骨折的对线对位，并纠正旋转、成角和短缩畸形，最终最大限度地恢复患肢功能。如果发生畸形，矫正应在骨骼愈合之前尽早进行。早期矫正的预后明显优于晚期矫正，且手术技术要求更低，无须行截骨术。

术前考虑到个人创伤前解剖、邻近关节软骨的生物力学负荷、患者的个体特性和手术团队的能力，应严格规划和确定矫形手术的适应证与技术。创伤后畸形的矫形手术是一种个性化定制的手术，应包括所有获认可的外固定和内固定技术、急性和持续性矫正手术及关节置换手术。

（魏均强　张　伟）

参考文献

[1] 唐佩福，王岩．解放军总医院创伤骨科手术学：创（战）伤救治理论与手术技术 [M]．北京：人民军医出版社，2013.

[2] Strecker W, Suger G, Kinzl L. Local complications of intramedullary nailing [J]. Orthopade, 1996, (25): 274-291.

[3] Strecker W, Popp D, Keppler P. Torsional deformities following intramedullary nailing of femur und tibia fractures [J]. Osteo Trauma Care, 2004, (12): 215-218.

[4] Jaarsma RL, Pakvis DF, Verdonschot N, et al. Rotational malalignment after intramedullary nailing of femoral fractures [J]. J Orthop Trauma, 2004, (18): 403-409.

[5] Strauss EJ, Schwarzkopf R, Kummer F, et al. The current status of locked plating: the good, the bad, and the ugly [J]. J Orthop Trauma, 2008, (22): 479-486.

[6] Wieser K, Babst R. Fixation failure of the LCP proximal femoral plate 4.5/5.0 in patients with missing posteromedial support in unstable per-, inter-, and subtrochanteric fractures of the proximal femur [J]. Arch Orthop Trauma Surg, 2010, (130): 1281-1287.

[7] Clifford RP, Lyons TJ, Webb JK. Complications of external fixation of open fractures of the tibia [J]. Injury, 1987, (18): 174-176.

[8] Paley D. Principles of deformity correction [M]. Berlin/Heidelberg/New York: Springer, 2002: 155-74.

[9] Strecker W, Keppler P, Gebhard F, et al. Length and torsion of the lower limb. J Bone Joint Surg Br, 1997, (79): 1019-1023.

[10] Kendoff D, Citak M, Gardner MJ, et al. Navigated femoral nailing using noninvasive registration of the contralateral intact femur to restore anteversion. Technique and clinical use [J]. J Orthop Trauma, 2007, (21): 725-730.

[11] Müller M, Strecker W. Arthroscopy prior to osteotomy around the knee [J]. Arch Orthop Trauma Surg, 2008, (128): 1217-1221.

[12] Ganz R, Parvizi J, Beck M, et al. Femoroacetabular impingement [J]. Clin Orthop, 2003, (217): 112-120.

[13] Strecker W, Keppler L, Kinzl L. One-step corrective osteotomy for rotational femoral malunions following intramedullary nailing [J]. Orthop Traumatol, 1997, (5): 200.

[14] Paley D, Herzenberg JE, Paremain G, et al. Femoral lengthening over an intramedullary nail [J]. J Bone Joint Surg Am, 1997, (79-A): 1464-1480.

[15] Strecker W. Corrective osteotomy of the distal femur by retrograde nailing [J]. Oper Orthop Traumatol, 2003, (4): 363-386.
[16] Bellabarba C, Ricci WM, Bolhofner BR. Results of indirect reduction and plating of femoral shaft non-unions after intramedullary nailing [J]. J Orthop Trauma, 2001, 15(4): 254-263.
[17] Murray WR, Lucas DB, Inman VT. Treatment of nonunion of fractures of the long bones by the two-plate method [J]. J Bone Joint Surg Am, 1964, (46): 1027-1048.
[18] 张伟，唐佩福，陈华，等. 经股直肌旁入路治疗股骨干无菌性骨不连的临床疗效 [J]. 解放军医学院学报，2018，39（1）: 31-35.
[19] 张伟，陈华，唐佩福. 股骨干无菌性骨不连的最新治疗进展 [J]. 中国修复重建外科杂志，2018，32（5）: 519-525.
[20] Wei Zhang，Hua Chen，Peifu Tang，et al. Clinical outcomes of femoral shaft nonunion: dual plating versus exchange nailing with augmentation plating [J]. J Orthop Surg Res, 2018, (13): 295-301.
[21] Zhen Wang, Chunfeng Liu, Chaoqun Liu, et al. Effectiveness of exchange nailing and augmentation plating for femoral shaft nonunion after nailing [J]. Int Orthop, 2014, (38): 2343-2347.
[22] Kyu-Hyun Yang，Yougun Won, Sang Bum Kim, et al. Plate augmentation and autologous bone grafting after intramedullary nailing for challenging femoral bone defects: a technical note [J]. Arch Orthop Trauma Surg, 2016, (136): 1381-1385.

第5节 关节融合

1. 概述

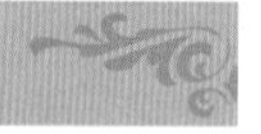

随着人工关节初次置换或翻修后感染等并发症发生率的增加，需要接受关节融合术的患者明显增多。关节融合术是一种挽救性手术，手术前应仔细与患者沟通关节融合术的优势、缺点、潜在并发症、预期结果、术后出现关节活动受限可能，以及可能的替代治疗方案。目前，常用的关节融合手术包括膝关节融合术及后足和踝关节融合术。

本节主要介绍髓内钉在膝关节及足和后踝融合术中的使用。对于膝关节融合术来说，可选择髓内钉、加压钉和模块化融合系统进行融合。髓内钉融合类似于股骨髓内钉，从大转子尖端进钉，远端在胫骨峡部锁定，此融合方法可允许早期部分负重活动，有些患者可以全负重活动。后足和踝关节融合术亦可采用髓内钉治疗，髓内钉固定可以提供刚性内固定，具有负荷分担能力，融合率较高，并发症较少的优点。

2. 膝关节融合术

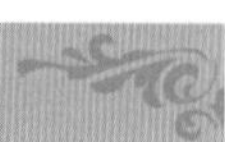

2.1 历史

“关节融合术”最早由 Zinsmeister 于 1887 年在 *German Journal of Surgery* 发表的文章“关于残废关节的外科治疗（关节融合）”中介绍，作者发表了他原来在维也纳的同事阿尔伯特教授在 1878 年 7 月 10 日采用膝关节融合术治疗了 1 例残废的“连枷膝”。随后他又报道了 10 例膝关节或踝关节融合的手术，随访数年，9 例疗效良好。关节毁损的患者中包括 8 例脊髓灰质炎与 2 例斑疹伤寒和天花感染后的麻痹，术前这些患者完全不能走动或依赖辅助步行设备行走。手术切除受累及的关节表面，采用银线缝合骨质，治疗平均疗程为 6 周，功能良好，关节获得稳定融合。

1927 年 10 月，W.R. 布里斯托向伦敦皇家医学学会骨科介绍了关节融合术的适应证和技术。无论是否畸形，关节疼痛和功能丧失均为手术指征，并总结适应证：“感染性、中毒性或代谢性关节炎；外伤导致关节骨折；麻痹（最常见于小儿麻痹症，周围神经损伤后罕见）”。他特别强调髋关节和膝关节结核的治疗，因为当时用药物进行非手术治疗无效，所以采用关节融合可能是更有效的办法。

之后，布雷斯劳的 Weil 教授在 *Results of Surgery and Orthopedics* 一书中写有“关节融合和关节制动”内容，对关节融合做了全面介绍，并讨论了关节融合手术的适应证和技术细节。1945 年 3 月，Küntscher 等出版了《髓内钉技术》，发表在德国莱比锡的泰姆出版物上。在该文中，给出了一例膝关节融合术的病例，该例 X 线片结果与我们现在的结果惊人地相似。1960 年，John Charnley 报道了 171 例膝关节融合术的结果，其融合率为 98.8%；并引入了“加压式关节融合术”的理论，即通过外固定架对关节施加 45kg 的压力，手术时间和并发症发生率均较小。

然而，随着人工关节置换技术的发展和医患双方对于恢复关节功能认知的提高，关节融合手术应用得越来越少。1980 年，Chanley 在《膝关节炎》一书的“关节融合”写道：由于膝关节置换得到了很好的发展，关节融合术已经被替代，膝关节融合只有在关节非常僵硬，不再可能运动的情况下才考虑实行。康维等也总结了膝关节融合术目前的适应证、结果和治疗方案，并认为破坏膝关节的传染病和脊髓灰质炎不再是关节融合所需要解决的主要问题，而膝关节置换术后假体周围感染成为其主要适应证，膝关节融合术在减少感染复发率的同时进行保肢方面疗效确切。

2.2 适应证

目前，膝关节融合术的主要适应证为全膝关节置换术后发生感染性并发症的患者，常见的情况包括慢性假体周围感染（持续超过 4 周）；感染软组织缺损伴瘘管形成；股骨远端或胫骨近端慢性骨髓炎；多重耐药病原体感染；伸膝装置破坏；患者免疫力受损；重度骨质疏松，翻修的全膝关节置换假体不太可能长期稳定固定；慢性疼痛综合征。除此之外，其他手术适应证还包括：顽固性慢性膝关节脓肿累及人工关节假体周围的骨质；当股骨远端和胫骨近端恶性肿瘤病例不能用肿瘤内假体治疗时也可行关节融合；严重骨病无法行关节置换（如血友病性关节炎等）。

2.3 禁忌证

一般来说，该手术主要禁忌是：①在假体周围感染或膝关节脓肿的情况下，脓毒症进行性加重并伴有多器官系统衰竭；②身体一般状况差，不允许手术；③既往卧床不起的患者；④脊髓损伤的症状；⑤Ⅳ期的难治性外周动脉疾病。其他潜在禁忌证包括对侧膝关节严重功能障碍或关节融合，以及同侧髋关节和（或）踝关节严重的关节畸形。此时，需要认真评估关节融合术是否是最好的治疗方案。

2.4 优势和不足

膝关节融合术比无感染膝关节置入术的效果要差，然而，与不稳定或受感染的膝关节置换或截肢相比，膝关节融合术具有显著优势：①再次感染的风险显著低于关节翻修术；②融合术后出现骨性愈合则可以完全去除内置物，翻修手术或内置物相关感染的风险得以消除；③截肢后许多患者不能适应新假肢，导致残疾。Husted 等报道了 24 例膝关节假体置入后人工假体周围感染的患者，17 例患者进行了两期修复，其中 15 例感染被消除，但 8 例仍存在持续疼痛。膝关节融合术后，90% 以上的患者疼痛症状可以改善。Pring 等报道只有 30% 的截肢者会经常活动。一般情况下，相对年轻和积极活动的患者功能性的结果会较好，因为这些患者在关节融合时骨质量更好。

当然，该技术也存在不少缺陷。最主要的缺点在于融合术后关节的功能丧失是永久性的。从功能上讲，膝关节融合术后面临的主要问题是不能在空间狭小的地方坐着（如飞机、剧院、电影院）；不能开车及爬楼梯；一半患者需要长期使用拐杖，步行距离有限；手术的目标是肢体缩短约 1cm，但肢体长度差距可能会变得更大；与健康人相比，步行所消耗的能量要增加约 25%；膝关节融合术后可能会增加同侧髋关节和踝关节的负荷，可能会出现关节炎，或导致之前存在的关节炎恶化。

一旦关节融合术失败，膝关节离断或股骨远端截肢也是一种彻底的解决方案，然而，很少有患者愿意接受此手术。只有老年患者在绝境的情况下才进行截肢，如无法控制的渐进性感染。对于积极的能够移动的患者，只有在腿部感觉丧失或出现手术无法治疗的严重循环问题时，才会采取这个方案。

2.5 术前告知及术前准备

术前医师应多次与患者及家属谈话，以保证患者能全面了解膝关节融合术的优点、缺点、并发症，以及其他的治疗方案。不要敦促患者接受融合手术，重点是强调其他治疗方法并发症和预后，详细解释为什么认为膝关节融合术最适合于该患者，患者可以选择任何一种治疗方案。此外，还应告知患者，膝关节融合术是一种保肢术式，可能会出现翻修、关节再融合的情况，并不能保证疗效一定好。

一旦所有各方同意接受手术，应详细进行常规临床检查：①评估瘢痕的类型和大小。患者都曾做过手术，并有软组织受损，应评估瘢痕大小及是否有窦道形成。②评估周围血运。应进行下肢多普勒血管超声检查，评估下肢动脉情况，如果有动脉闭塞的证据，应加做血管造影。③完善带标尺 X 线平片（包括股骨、胫骨、膝关节及下肢全长）检查，特殊情况下应行 CT 和（或）MRI 检查。④膝关节融合术是择期手术，如采用髓内方式手术，还应备血。

2.6 手术技术

患者取仰卧位，置于全透视无菌手术台上。切口应位于大转子近端，将臀筋膜分开，进行臀中肌钝性分离。关节融合髓内钉的进钉点正好在股骨干轴线的前后和轴向投影中。开口后在透视引导下将 150cm 长的导针送入股骨髓腔。如果将导丝引入胫骨有困难，可以做一个 3～4cm 长的切口手动导入通过骨痂组织。如果需要打开膝关节取出占位器或珠链，可以逆行将导针从髁间导入大转子，然后再以顺行方式插入胫骨髓腔内。

导针的尖端应居中放置在踝穴上方。股骨和胫骨髓腔随后通过多次扩髓进行扩大，从 8.5mm 开始，以 0.5mm 增量增加，置入物应选择直径 11.5mm 的关节融合髓内钉。胫骨髓腔头部大小扩大到 12.5mm，股骨髓腔扩大到 13.5mm。通过测量导针的剩余部分并与术前计划进行比较来确定置入物的长度，从可用的长度中选择最合适的内置物。髓内钉最远端应位于胫骨干峡部以远，主钉置入时应避免和（或）纠正股骨和胫骨的偏离，同时透视下观察近端主钉进入的深度。然后，用徒手技术在内侧进行远端锁定，小心地逆向敲打髓内钉。对于合并骨质疏松的患者，不应施加过大的力，以免造成医源性骨折。最后，使用导向装置执行近端锁定，并拧入尾帽（图 9-5-1）。扩髓期间收集到的胫骨和股骨骨碎屑可以被压入股骨髁和胫骨近端之前内置物所在的骨缺损内。因此，只有在特殊情况下才需要进行额外的松质骨移植。

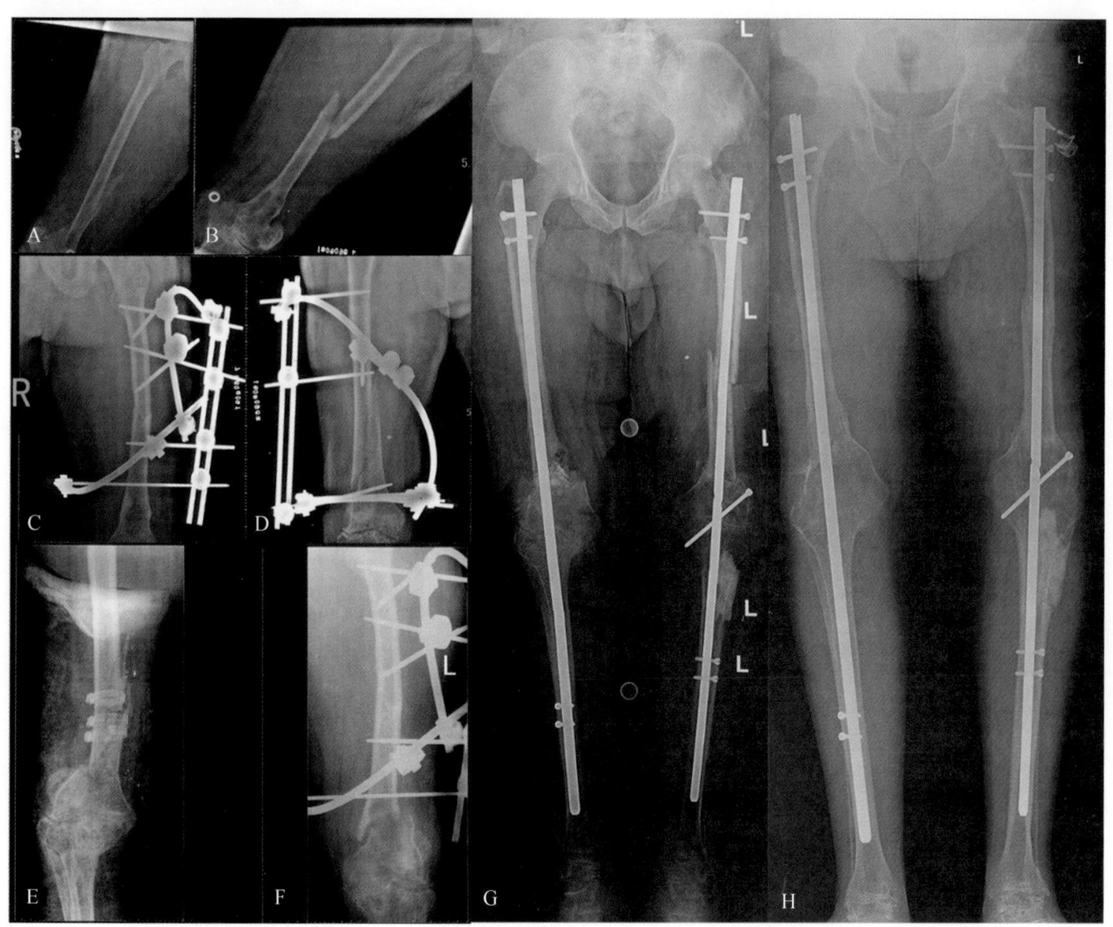

图 9-5-1　患者，男，51 岁，血友病性关节炎，不慎跌倒致双侧股骨骨折

A、B. X 线显示双侧股骨干骨折，邻近膝关节病变严重；C、D. 由于血友病患者凝血功能障碍，患者初次外院就诊时，当地医师予以外固定架固定，术后 X 线示双侧股骨对位对线良好；E、F. 随访过程中，因右大腿渗出较多无法耐受外固定架，予以去除并用多条捆绑带固定，术后 1 年 X 线示双侧股骨骨不连，右股骨畸形明显，左股骨远端合并新发骨折；G. 在作者所在医院予以特制下肢全长髓内钉固定，分期完成双侧膝关节融合术，术后 X 线示骨折对位对线良好，髓内钉位置良好；H. 术后 5 年 X 线示骨折愈合良好

如果术前没有持续性感染，可以在 24 小时内进行抗生素预防。如果术前感染在临床和实验室检查中表现为阴性，但术中培养显示有生长，则应给予抗生素治疗 6 周。术后早期可以从 20kg 重量开始部分负重活动，6 周后可以增加负荷。

如果手术入口不正确，髓内钉直径太大或锤击力太大，会导致股骨颈医源性骨折或股骨、胫骨干断裂。髓内钉固定后稳定性太差，如关节融合水平有间隙或骨缺损，可能都会导致融合不成功或内置物断裂。

2.7 小结

内置物置入和翻修术后假体周围感染是关节融合术最常见的适应证。如果感染轻微且骨量丢失较少，加压髓内钉关节融合术是最好的选择，随访结果也令人满意。

3. 后足或踝关节融合术

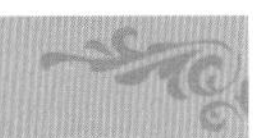

3.1 概述

胫距跟关节融合术是一种挽救手术，用于解决踝关节和距下关节的疾病，主要包括：①骨折导致的创伤后骨关节炎；②退行性关节炎伴发距骨坏死和下肢长期畸形；③后足畸形，多为外翻（扁平足）或内翻（弓形足）畸形；④踝关节撞击综合征导致的顽固性疼痛，包括软组织或骨性撞击；⑤踝关节肿瘤且关节受累明显，肿瘤扩大切除后无法重建踝关节解剖结构和稳定性。

踝关节和后足关节具有功能性联系。踝关节融合后，可通过横向移动跗骨关节维持至少 26%的跖屈和背屈。后足关节包括距下关节、距舟关节和跟骰关节，可使足部适应不平坦的地面，还可保持下肢处于垂直位置。距下关节和距舟关节对于后足功能至关重要。距下关节融合导致外翻和内翻丧失，可通过横向移动距舟关节维持跖屈、背屈以及旋后和内旋。距舟关节融合会消除大部分残余运动，基本可以达到固定后足的结果。跟骰关节融合可导致约三分之一的外翻和内翻受限。长期研究表明，后足或踝关节融合可能导致邻近关节退化，后足关节的融合导致功能受到显著限制。因此，只有在无其他替代治疗方案时，才可将它作为最后的一种治疗手段。

采用髓内钉对胫距跟关节进行融合，可以通过相对较小的切口插入，生物力学特性优于其他置入物，具有更高的弯曲刚度、更高的扭转稳定性和提供动力加压的能力。髓内钉的设计一直在进步，早期从对股骨和肱骨髓内钉的改进开始，较新的髓内钉已设计成不同的长度和直径，并且可以改进锁定螺钉的位置。研究表明，直钉的设计在进钉点有损伤外侧足底神经及其分支的风险，弯曲钉的设计允许通过外翻入口插入，从而降低神经血管损伤的风险，同时能很好地固定在跟骨上，并且与胫骨力线有一定角度。踝关节和距下关节融合所引起的运动损失会导致胫骨的巨大弯曲载荷发生，这种负荷可能会转移到最薄弱点，即髓内钉末端部位，该区域可见胫骨骨皮质增生和应力骨折。因此，采用短的髓内钉可以减少胫骨峡部水平的应力增高发生率，一些新的后足髓内钉设计对胫骨、距骨及跟骨之间具有内部加压能力，此设计的优点为可消除骨性表面之间的剪切力和间隙。但是，如果存在以下情况时，不应考虑采用采髓内钉进行胫距跟关节融合术：距下关节正常；胫骨远端严重成角畸形；足底脂肪垫萎缩和严重血管疾病。

3.2　术前规划

术前规划至关重要。首先应详细询问病史和进行临床检查，评估负重时的后足对位情况、足后跟位置、足部僵硬类型、肌肉力量测试和腓肠肌松紧度，这可以帮助确定病理机制，完善负重位 X 线片及三维 CT，用于评估骨性排列和关节病变情况。必要时可行 MRI 检查。

此外，术前应明确患者不良嗜好史，包括嗜烟酒等。有研究显示，吸烟与骨折不愈合的风险呈明显相关。对于踝关节创伤后骨关节炎患者，应了解高能踝关节损伤或开放性损伤的病史，这可增加踝关节融合术后骨不愈合的风险，术前应详细评估。感染并不是手术的绝对禁忌证，术前应请相关科室医师联合会诊，制订详细的手术计划及术后诊疗计划。

3.3　踝关节融合的标准

后足的理想位置应为足与小腿呈 90°，足跟外翻 0°～5°，外旋应与健侧相匹配，过度背屈会导致足后跟疼痛和溃疡，而过度跖屈会导致跖骨痛和膝反屈。如果中足关节僵硬并且无法代偿，则外翻和内翻畸形将分别导致膝关节侧副韧带拉伤以及前足内旋和旋后。同时，手术尽可能向后平移距骨，这样会减小力臂在前足上的作用，从而减小中足的压力。正位 X 线显示胫骨的解剖轴线恰好落在距骨体中点内侧；在侧位像上，胫骨的解剖轴应与距骨外侧突起相交（图 9-5-2）。重建后足的目标应该是尽可能地恢复这种解剖学力线。

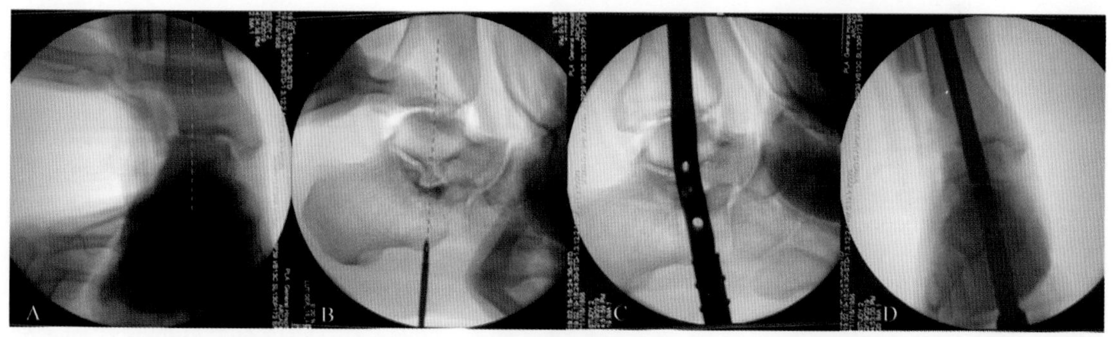

图 9-5-2　术中应在透视监视下将导针沿胫骨的解剖轴置入，之后主钉沿导针置入

3.4　手术技术

患者应取仰卧位，同侧臀部垫高，消毒铺单，应暴露膝关节，以帮助重新定位肢体。如果必要，还便于从胫骨近端采集自体松质骨。

如果要进行开放性后足融合，可以选择腓肠神经和腓浅神经之间的外侧入路。沿腓骨远端向前弯曲，延伸至跗骨窦并朝向第四跖骨基部；腓骨远端切除，可显露踝关节和距下关节。当然，也可通过前外侧入路进入踝关节和距下关节，保留腓骨作为支撑。切除踝关节和距下关节的关节面，直到足部可以与腿放置成 90° 位置，必要时进行跟腱经皮 Z 形延长和其他软组织松解，以使足部成水平位置。

关节准备好后，在中线外侧的足底跟部软组织上做一个 2cm 长的纵向切口，并用钝头止

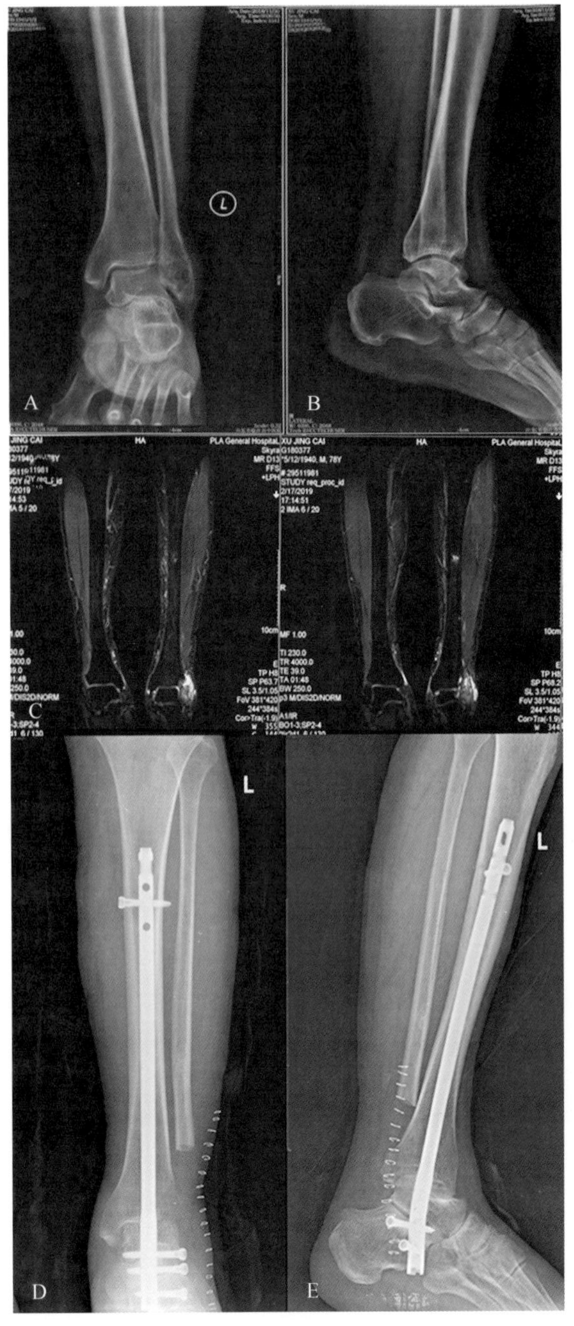

图 9-5-3 患者，男，79 岁，腓骨肉瘤

A、B. 术前 X 线示腓骨远端可见溶骨性病变；C. 术前 MRI 的 T2 加权像示腓骨远端混杂型高信号表现，界限不清，周围骨和软组织侵犯明显；D、E. 予以肿瘤扩大切除，采用髓内钉行踝关节融合术，重建关节的稳定性，并有利于患者早期负重功能锻炼

血钳将其解剖至跟骨。此过程中，应尽可能避免神经并发症，通过皮肤切口外侧到足中线，脂肪垫正前方分布着胫神经的分支，是特别危险的位置。由助手握住后足，将其放置在关节融合的最佳位置，在透视下将导针通过跟骨和距骨插入胫骨远端，使用手动铰刀进入跟骨和距骨，达到胫骨入口点可以使用空心铰刀到达胫骨髓腔。开口处比使用的髓内钉尺寸大 1mm，这是大多数股骨和胫骨髓内钉系统的标准推荐做法。如果入路良好，髓腔相对较宽，尤其是老年人，不一定必须要超过胫骨干骺端的水平。透视下置入髓内钉，于跟骨体和胫骨远端中心。在跟骨和距骨进行远端锁钉，进行加压后完成近端锁钉。由于有些患者出现了与髓内钉有关的局部足跟疼痛，因此大多数情况下不需要尾帽。

在多数情况下，应使用尽可能短且粗的弯曲髓内钉（见图 9-5-3）。短的髓内钉不仅刚性最强和应力断裂风险最小，而且还可以降低近端应力性骨折的风险。同时，弯曲的髓内钉还可以减少外侧足底神经损伤的风险，并确保跟骨体内固定良好，不会出现内侧壁爆裂性骨折的风险。交锁螺钉固定的最佳位置存有争议。跟骨后部突起螺钉易于放置，可以穿过跟骰关节；通过距骨的斜螺钉同样有良好的骨性固定效果，可以固定距舟关节。然而，载距突是足部最坚固骨骼，因此从外侧到内侧的横向螺钉在该位置可提供非常好的固定。对于近端来说，从内侧到外侧进行锁钉，如果骨质量有问题可以利用滑动孔，过度的静态加压可能会引起骨骼再吸收，通过滑动孔可以使髓内钉进一步加压。

如果存在大量骨缺损，则需要进行骨移植来填补缺损。大量同种异体移植物的使用尽管完成了骨性充填，但无血管骨不会迅速重建血运，伴随发生血运重建，结构刚性可能会丧失。自体骨移植和骨替代物与脊柱钛笼相结合，以此作为充填物能达到最好的结果，能维持长度和稳定性，同时具备合理的连接速度。

术后膝关节以下支具或石膏固定 2 周。最初 2 周内不承重，直到皮肤伤口愈合，在接下来的 6 周内允许部分承重，直至可承受完全负重。

3.5　并发症

可能出现的并发症有：伤口感染，骨的延迟愈合和不愈合，胫骨皮质增生和应力骨折，足底和踝关节周围神经损伤，足底外侧动脉损伤，足跟持续疼痛，金属置入物突出和静脉血栓栓塞等。

3.6　小结

采用髓内钉进行胫距跟关节融合术时，髓内钉具有应力分担和加压的刚性内固定能力，获得了较高的融合率，且并发症较少。关节融合术是一个挽救手术，术前应详细与患者及家属沟通，告知其存在的潜在并发症、预后以及因关节融合带来的活动受限可能性。虽然关节融合术能够改善疼痛即行走功能，但是不能实现正常的足踝功能。当然，对于脚踝严重疼痛和后足畸形的患者，这是有效的治疗方法。

使用逆行髓内钉的后足关节融合术需要进行仔细的术前规划，对手术方式、关节准备、骨移植，以及使用的髓内钉类型和大小方面做详细的计划。通过对关节表面完善的准备，稳定的固定和后足排列的恢复，即使患有严重畸形和神经关节性病变的患者，融合率仍可达到 80% 以上。

（魏均强　邬晓勇）

参 考 文 献

[1] 唐佩福，王岩. 解放军总医院创伤骨科手术学：创（战）伤救治理论与手术技术 [M]. 北京：人民军医出版社，2013.

[2] Budnar VM, Hepple S, Harries WG, et al. Tibiotalocalcaneal arthrodesis using a curved interlocking intramedullary nail [J]. Foot Ankle Int, 2010, 31(12): 1085-1092.

[3] Coester LM, Saltzman CL, Leupold J, et al. Long-term results following ankle arthrodesis for post-traumatic arthritis [J]. J Bone Joint Surg Am, 2001, (83): 219-228.

[4] Hanson TW, Cracchiolo A. The use of a 95° blade plate and a posterior approach to achieve tibiotalocalcaneal arthrodesis [J]. Foot Ankle Int, 2002, (23): 704-710.

[5] Amirfeyz R, Bacon A, Ling J, et al. Fixation of ankle fragility fractures by tibiotalocalcaneal nail [J]. Arch Orthop Trauma Surg, 2008, (128): 423-428.

[6] Thordarson DB. Fusion in post traumatic foot and ankle reconstruction [J]. J Am Acad Orthop Surg, 2004, 12(5): 322-333.

[7] Fazal MA, Garrido E, Williams RL. Tibiotalocalcaneal arthrodesis by retrograde intramedullary nail and bone grafting [J]. Foot Ankle Surg, 2006, (12): 185-190.

[8] Baumhauer JF, Lu AP, DiGiovanni BF. Arthrodesis of the infected ankle and subtalar joint [J]. Foot Ankle Clin, 2002, (7): 175-190.

[9] Thomas RL, Sathe V, Habib SI. The use of intramedullary nails in tibiotalocalcaneal arthrodesis [J]. J Am Acad Orthop Surg, 2012, (20): 1-7.

[10] Nihal A, Gellman RE. Ankle arthrodesis review [J]. Foot Ankle Surg, 2008, (14): 1-10.

[11] Hammett R, Hepple S, Forster B, et al. Tibiotalocalcaneal (hindfoot) arthrodesis by retrograde intramedullary nailing using a curved locking nail. The results of 52 procedures [J]. Foot Ankle Int, 2005, 26(10): 810-815.

[12] Winson IG, Robinson DE, Allen PE. Arthroscopic ankle arthrodesis [J]. J Bone Joint Surg (B), 2005, 87(3): 343-347.

[13] Thodarson DB, Kuehn S. Use of demineralised bone matrix in ankle/hindfoot fusion [J]. Foot Ankle Int, 2003, (24): 557-560.

[14] Greisberg J, Sangeorzan B. Hindfoot arthrodesis [J]. J Am Acad Orthop Surg, 2007, (15): 65-71.

[15] Conway JD, Mont MA, Bezwada HP. Arthrodesis of the knee [J]. J Bone Joint Surg Am, 2004, (86-A): 835-848.

[16] Husted H, Toftgaard Jensen T. Clinical outcome after treatment of infected primary total knee arthroplasty [J]. Acta Orthop Belg, 2002, (68): 500-507.

[17] Henkel TR, Boldt JG, Drobny TK, et al. Total knee arthroplasty after formal knee fusion using unconstrained and semiconstrained components: a report of 7 cases [J]. J Arthroplasty, 2001, (16): 768-776.

[18] Jones RE, Russell RD, Huo MH. Alternatives to revision total knee arthroplasty [J]. J Bone Joint Surg Br, 2012, (94-B): 137-140.

[19] Batta V, Sinha S, Trompeter A. Temporary fixation using a long femoral-tibial nail to treat a displaced medial tibial plateau fracture in a 90-year-old patient: A case report [J]. J Orthop Case Rep, 2017, 7(4): 36-38.

[20] Santangelo JR, Glisson RR, Garras DN, et al. Tibiotalocalcaneal arthrodesis: a biomechanical comparison of multiplanar external fixation with intramedullary fixation [J]. Foot Ankle Int, 2008, 29(9): 936-941.

[21] Ebraheim NA, Elgafy H, Stefancin JJ. Intramedullary fibular graft for tibitalocalcaneal arthrodesis [J]. Clin Orthop, 2001, (385): 165-169.

[22] Noonan T, Pinzur M, Paxinos O, et al. Tibiotalocalcaneal arthrodesis with a retrograde intramedullary nail: a biomechanical analysis of the effect of nail length [J]. Foot Ankle Int, 2005, 26(4): 304-308.